FEEDBACK – Arzneimittel pocket plus

Extrem brauchbar! – wurde ab Erhalt des Buches täglich benutzt. Das Büchlein ersetzt in wichtigen Teilen die ROTE LISTE und passt doch in die Kitteltasche. Darüber hinaus viele wichtige Tabellen etc. für den Apothekenailtag, besonders in der Klinikversorgung. extrem brauchbar!
Rezensent – 11.2.2009

Two in One!
Wow, endlich gibt es den perfekten Taschenbuchratgeber für Arzneimittel. Ich war ja anfangs etwas skeptisch, zwei Bücher in einem und das soll immer noch in die Kitteltasche passen... Aber es passt – kein langes Suchen und Blättern, die wichtigsten Informationen auf einem Blick. Einfach Klasse – sehr empfehlenswert!
Rezensent

„**Super.** Ich habe erstmal überlegt, ob ich wirklich vom Arzneimittel pocket auf das plus umsteigen soll – hab mich dann von meinen Kollegen sozusagen „überreden" lassen. Aber ich habe es bisher nicht bereut! Einfach Klasse und dank der Therapieschemata ein nahezu vollkommenes Werk."
Rezensent – Amazon.de

„Die ‚Arzneimittel pockets' begleiten meinen Klinikalltag nun schon seit einigen Jahren. Dieses Jahr habe ich mich für die „**Arzneimittel plus**"-Ausgabe entschieden und bin sogar noch mehr angetan: Neben einer übersichtlichen Auflistung aller gängigen Medikamente sind auch eine Großzahl von Therapieschemata und -leitlinien angegeben. Für einen sehr fairen Preis und nur wenigen Euros mehr erhält man also **gleich zwei nützliche Ratgeber auf einmal**."
Rezensent – Amazon.de

„2 in 1 und trotzdem noch kitteltaschentauglich!
Das ist echt unglaublich, wieviel in einem so kleinen Buch drinsteht, obwohl es in dem Fall ja sogar zwei Bücher sind. Das Arzneimittel pocket und das Therapie pocket. Ich kannte bisher eigentlich nur das Arzneimittel pocket, muss aber sagen, dass mir als Klinikanfänger das Arzneimittel Therapie pocket, das ja im Plus komplett mit drin ist, total viel nützt. Wie war doch gleich die Asthmatherapie? Schnell im Therapieteil der Atemwegserkrankungen gucken. Hmmh, wir haben hier auf Station aber ein anderes Handelspräparat, als die hier angeben. Also schau ich doch mal unter dem Arzneimittel Teil, schließlich sagt der Querverweis, dass da mehr Produkte stehen. Und siehe da!! Hier steht es und noch viele andere Präparate dazu.
Also alles in allem, echt super das Plus."
Rezensentin/Rezensent aus Köln – Amazon.de

Weitere Titel dieser Reihe:

Affektive Störungen XXS pocket
Akupunktur pocket
Anamnese & Untersuchung pocket
Anästhesie XXS pocket
Antiinfektiva XXS pocket
Arzneimittel Infektionen pocket
Arzneimittel pocket 2012
Arzneimittel Therapie pocket 2010-2011
Arzneimittel Pädiatrie pocket
Arzneimittel Phytotherapie pocket
Arzneimittel Rettungsdienst pocket
Asthma XXS pocket
COPD XXS pocket
Diabetes XXS pocket
Differenzialdiagnose pocket
EKG pocket
EKG Fälle pocket
GK3 Termini pocket
Heilpraktiker Kompaktwissen pocket
Homöopathie pocket
Homöopathie für Kinder pocket
Impfungen XXS pocket
Infektionen XXS pocket
Kardiologie XXS pocket
KHK XXS pocket
Labormedizin pocket
Medizinisches Englisch pocket
Medizinisches Französisch pocket
Medizinisches Italienisch pocket
Medizinisches Spanisch pocket
Medizin Translator pocket
Mensch Körper pocket
Mensch Körper XXL pockets
Neurologie pocket
Neurologie XXS pocket
Normalwerte pocket
Notaufnahme Innere Medizin pocket
Notfallmedikamente XXS pocket
Pankreas XXS pocket
Pneumologie pocket
Pneumonie XXS pocket
Regionalanästhesie pocket
Thrombose/Embolie XXS pocket
Wörterbuch Medizin pocket

Vorwort zur 8. Auflage

Gesundheitsforschung eröffnet Chancen und Perspektiven. Dank des Fortschritts in der Medizin kann man bereits den Ausbruch vieler Krankheiten verhindern, ihren Verlauf abmildern oder sie bestenfalls sogar heilen. Dabei wissen gerade Ärzte als Anwender der Medizinprodukte diese Innovationskraft besonders zu schätzen. Pharmaforschung ist jedoch risikoreich, langwierig und teuer. Die Entwicklung jedes in 2011 neu zugelassenen Medikaments wurde bereits in den 1990er-Jahren begonnen und hat aufwändige Testphasen und Prüfungen zur Gewährleistung von Wirksamkeit, Qualität und Sicherheit hinter sich.

In der aktuellen Auflage des **Arzneimittel pocket plus 2012** finden Sie wieder mit höchstmöglicher Aktualität auch die erst kürzlich neu zugelassenen Medikamente. Die 8. Auflage präsentiert sich in der bewährten Aufteilung, nämlich in einen Arzneimittel-Teil, in dem alle wichtigen Wirkstoffe und Handelsnamen aufgeführt sind, und einen Therapie-Teil, in dem Sie die wichtigsten Krankheitsbilder und Indikationen finden. Über die entsprechenden Querverweise gelangen Sie schnell von den Therapieempfehlungen im Therapie-Teil zu den Wirkstoffangaben im Arzneimittel-Teil und umgekehrt.

Alle **dopingrelevanten Arzneimittel** sind nach aktuellem Kenntnisstand und gemäß Listung der World Anti-Doping Agency mit einem kleinen weißen Hand-Symbol markiert.

Nach dem großen Erfolg des Arzneimittel pocket 2010 als i-pocket Application wird demnächst auch das **Arzneimittel pocket plus 2012** als **iPhone App** bzw. als **Android App** verfügbar sein.

Für zusätzliche Informationen erkundigen Sie sich einfach auf der Website des Börm Bruckmeier Verlags: **www.media4u.com**

Wir freuen uns wieder über konstruktive Kommentare und hoffen, dass Ihnen das Arzneimittel pocket plus im Arbeitsalltag weiterhin eine wertvolle Hilfe ist.

Herausgeber, Autoren und Verleger im August 2011

Autorenverzeichnis

Dr. Andreas Ruß **(Hrsg., Arzneimittel)**	Fachärztliche Internistische Praxis, Kirchplatz 1, 83734 Hausham
Prof. Dr. Stefan Endres **(Hrsg. Therapien,** Gastroenterologie – Therapie)	Leiter der Abteilung für klinische Pharmakologie, Medizinische Klinik Innenstadt, Klinikum der Universität München
Dr. Philipp Baumann (Hämatologie/Onkologie - Therapie)	Abteilung Hämatologie/Onkologie Medizinische Klinik Innenstadt, Universität München
Prof. Dr. Felix Beuschlein (Endokrinologie – Therapie)	Oberarzt, Medizinische Klinik Innenstadt, Klinikum der Universität München
Dr. Doreen Brodmann (Urologie – Therapie)	KfH Nierenzentrum Erfurt, Nordhäuser Str. 74, 99089 Erfurt
Dr. Harald Bruckbauer (Dermatologie - Therapien)	Facharztpraxis für Haut- und Geschlechtskrankheiten, Allergologie, Neufahrn
PD Dr. Tom Bschor (Psychiatrie – Therapie)	Chefarzt der Abteilung für Psychiatrie, Schlosspark-Kinik, Heubnerweg 2, 14059 Berlin
Prof. Dr. Dirk Clasing (Doping)	Fachbereich Sportwissenschaft, Universität Münster, Westfälische Wilhelms-Universität Münster, Schlossplatz 2, 48149 Münster
Dr. Alexandra Fuchs (Pädiatrie - Arzneimittel)	Abteilung Kinderkardiologie und Pädiatrische Intensivmedizin, Klinikum Großhadern
Prof. Dr. Ralph Haberl (Kardiologie – Therapie)	Herzzentrum Alter Hof, Dienerstraße 12 80331 München
PD Dr. Dr. Matthias Helbig (HNO – Therapie)	Oberarzt am Zentrum für HNO-Heilkunde, Klinikum der J.-W.-Goethe Universität Frankfurt
Dr. Silke Helbig (HNO – Therapie)	Oberärztin am Zentrum für HNO-Heilkunde, Klinikum der J.-W.-Goethe Universität Frankfurt
Dr. Hans Jürgen Heppner (Toxikologie – Therapie)	Oberarzt, 2. Medizinische Klinik, Klinikum Nürnberg, FAU Erlangen-Nürnberg
Dr. Marek Humpich (Anästhesie - Therapie)	Klinik für Anästhesiologie/Intensivmed./Schmerztherapie, Klinikum der Goethe Universität Frankfurt am Main
Dr. Michael Jakob (Pneumologie – Therapie)	Leit. Oberarzt der II. Medizinischen Abteilung, Krankenhaus Dritter Orden, München
Dr. Sonja Karl (Dermatologie – Therapie)	Facharztpraxis für Haut- und Geschlechtskrankheiten, Allergologie, Neufahrn
Dr. Beate Kloos-Drobner (Ophthalmologie – Therapie)	ARGUS Augenzentrum Mittelhessen Überörtliche Berufsausübungsgemeinschaft, Giessen
Dr. Anja Meurer (Schmerz, Infektiologie – Therapie)	Facharztpraxis für Innere Medizin und Infektiologie, Ainmillerstraße 26, 80801 München
PD Dr. Ralf Schmidmaier (Hämatologie/Onkologie - Therapie)	Oberarzt, Abteilung Hämatologie/Onkologie Medizinische Klinik Innenstadt, Universität München
Dr. Silke Schmidt-Petruschkat (Gynäkologie – Therapie)	MVZ Institut für Klinische Genetik, Pathologie und Zytologie Nordrhein GmbH, Oberhausen
Dr. Sebastian v. Stuckrad-Barre (Neurologie – Therapie)	Deutsche Klinik für Diagnostik, Fachbereich Neurologie, Wiesbaden

A Arzneimittel

A 1 Notfallmedikamente 31

A 2 Kardiologie 35

A 2.1 Antihypertensiva 35
A 2.2 Diuretika 53
A 2.3 Antianginosa 57
A 2.4 Antiarrhythmika 59
A 2.5 Digitalisglykoside 63
A 2.6 Sympathomimetika 64
A 2.7 Parasympatholytika 66
A 2.8 Phosphodiesterasehemmer 66
A 2.9 Mittel zur Therapie der pulmonalen Hypertonie 67

A 3 Hämatologie 69

A 3.1 Mineralstoffe 69
A 3.2 Phosphatbinder 70
A 3.3 Kationenaustauscher 70
A 3.4 Parenterale Ernährung 71
A 3.5 Plasmaersatzmittel 74
A 3.6 Azidose, Alkalose 74
A 3.7 Vitamine 75
A 3.8 Antianämika 78
A 3.9 Gerinnung 79

A 4 Pneumologie 91

A 4.1 Sekreto- und Mukolytika 91
A 4.2 Bronchodilatatoren 92
A 4.3 Glukokortikoide 96
A 4.4 Antitussiva 97
A 4.5 Allergie 98

A 5 Schmerz, Entzündung 101

A 5.1 Opioid-Analgetika 101
A 5.2 Opioidrezeptor-Agonist mit Noradrenalin-Reuptake-Hemmung 106
A 5.3 Weitere zentral wirksame Analgetika 106
A 5.4 Non-steroidale Antirheumatika 106
A 5.5 Anilinderivate 110
A 5.6 Pyrazolonderivate 110
A 5.7 Spasmolytika 111
A 5.8 Analgetika-Kombinationen 112
A 5.9 Analgetika + Schleimhautprotektiva 113
A 5.10 Rheuma-Basistherapeutika 113
A 5.11 Glukokortikoide 115
A 5.12 Selektive Immunsuppressiva 117

A 6 Endokrinologie, Stoffwechsel 119

A 6.1 Antidiabetika 119
A 6.2 Antihypoglykämika 124
A 6.3 Lipidsenker 125
A 6.4 Schilddrüse, Nebenschilddrüse 128
A 6.5 Gichtmittel 131
A 6.6 Kalziumstoffwechselregulatoren 133
A 6.7 Abmagerungsmittel 135
A 6.8 Orphan Drugs 136
A 6.9 Sexualhormone 138
A 6.10 Hypophysenhinterlappenhormone 139
A 6.11 Wachstumshormonrezeptor-Antagonisten 140
A 6.12 Endokrinologische Diagnostik 140

A 7 Gastroenterologie 142

A 7.1 Ulkustherapeutika 142
A 7.2 Motilitätssteigernde Mittel 146
A 7.3 Laxantien 147
A 7.4 Darmlavage-Lösungen 148
A 7.5 Karminativa 148
A 7.6 Antidiarrhoika 148
A 7.7 Stoffe zur Auflösung von Gallensteinen 149
A 7.8 Verdauungsenzyme 149

A 7.9 Schwer resorbierbare Antiphlogistika 150
A 7.10 Glukokortikoide 151
A 7.11 Antiemetika, Antivertiginosa 151
A 7.12 Serotoninantagonisten 153
A 7.13 Regulatorische Peptide 154
A 7.14 Hämorrhoidalmittel 154
A 7.15 Sonstige Proktologika 155

A 8 Infektiologie 156

A 8.1 Keimempfindlichkeit: Keime – Antibiotika 156
A 8.2 Penicilline 157
A 8.3 Beta-Lactamase-Inhibitoren 159
A 8.4 Cephalosporine 160
A 8.5 Cycline 164
A 8.6 Makrolide, Ketolide 165
A 8.7 Lincosamide 166
A 8.8 Aminoglykoside 166
A 8.9 Chinolone 167
A 8.10 Folsäureantagonisten 169
A 8.11 Nitroimidazole 170
A 8.12 Carbapeneme 170
A 8.13 Glykopeptide 171
A 8.14 Lipopeptide 172
A 8.15 Oxazolidinone 172
A 8.16 Intestinale Antibiotika 172
A 8.17 Weitere Antibiotika 173
A 8.18 Tuberkulostatika 174
A 8.19 Virustatika 176
A 8.20 Antimykotika (systemisch) 184
A 8.21 Antimykotika (topisch) 187
A 8.22 Anthelminthika 188
A 8.23 Antimalariamittel 189

A 9 Immunologie 191

A 9.1 Immunsuppressiva 191
A 9.2 Wachstumsfaktoren 193
A 9.3 Interferone 194
A 9.4 Immunglobuline 195
A 9.5 Impfstoffe 195
A 9.6 Impfkalender 199

A 10 Anästhesie 200

A 10.1 Opioid-Analgetika 200
A 10.2 Narkotika 201
A 10.3 Muskelrelaxantien 203
A 10.4 Lokalanästhetika 204

A 11 Neurologie 206

A 11.1 Antiepileptika 206
A 11.2 Antiparkinsonmittel 213
A 11.3 Migränemittel 218
A 11.4 Muskelrelaxantien 220
A 11.5 Cholinergika 222
A 11.6 Antidementiva 222
A 11.7 Selektive Immunsuppressiva 224
A 11.8 Weitere ZNS-Medikamente 224
A 11.9 Glasgow Coma Scale, Dermatome 226

A 12 Psychiatrie 227

A 12.1 Antidepressiva 227
A 12.2 Antimanika, Phasenprophylaktika 233
A 12.3 Neuroleptika 233
A 12.4 Sedativa, Hypnotika 238
A 12.5 Psychoanaleptika 243
A 12.6 Alkoholentwöhnungsmittel 244
A 12.7 Rauchentwöhnungsmittel 244

A 13 Dermatologie 245

A 13.1 Antipruriginosa, Antiphlogistika 245
A 13.2 Glukokortikoide 245
A 13.3 Antipsoriatika 247
A 13.4 Aknemittel 249
A 13.5 Antiinfektiva 251
A 13.6 Keratolytika 254
A 13.7 Haarwuchsmittel 255
A 13.8 Weitere Externa 255

A 14 Ophthalmologie 257

A 14.1 Oberflächenanästhetika 257
A 14.2 Antiinfektiva 257
A 14.3 Antiphlogistika 259
A 14.4 Glaukommittel 261
A 14.5 Mydriatika und Zykloplegika 263
A 14.6 Antiallergika 264
A 14.7 Vasokonstriktiva 264
A 14.8 Hornhautpflegemittel 265
A 14.9 Antineovaskuläre Mittel 266
A 14.10 Neutralisierungslösungen bei Verätzungen 266

A 15 HNO 267

A 15.1 Rhinologika 267
A 15.2 Otologika 268
A 15.3 Hals-Rachen-Therapeutika 269

A 16 Urologie 270

A 16.1 Urospasmolytika 270
A 16.2 Prostatamittel 271
A 16.3 Erektile Dysfunktion 272
A 16.4 Sexualhormone 273
A 16.5 Urolithiasismittel 275
A 16.6 Weitere Urologika 275

A 17 Gynäkologie, Geburtshilfe 276

A 17.1 Hormonpräparate 276
A 17.2 Hormonelle Kontrazeptiva 281
A 17.3 Weheninduktion, Geburtseinleitung 285
A 17.4 Prolaktinhemmer 285
A 17.5 Wehenhemmer 286
A 17.6 Schwangerschaft, Stillzeit 287

A 18 Pädiatrie 294

A 18.1 Basic Life Support 294
A 18.2 Advanced Life Support 295
A 18.3 Arzneimittel mit pädiatrischer Zulassung 296

A 19 Onkologie 309

A 19.1 Wichtiger Benutzerhinweis 309
A 19.2 Allgemeine unerwünschte Wirkungen von Zytostatika 309
A 19.3 Alkylierende Mittel 309
A 19.4 Antimetabolite 313
A 19.5 Alkaloide und andere natürliche Mittel 316
A 19.6 Zytotoxische Antibiotika 319
A 19.7 Weitere antineoplastische Mittel 321

A 20 Toxikologie 330

A 20.1 Allgemeines 330
A 20.2 Ärztliche Behandlung 330
A 20.3 Antidota 331
A 20.4 Transport 334
A 20.5 Asservierung 334

T Therapie

T 1 Notfall 335

T 1.1 Notfälle 335
T 1.2 Adult Advanced Life Support 336

T 2 Kardiologie 337

T 2.1 Hypertonie 337
T 2.2 Hypertensive Krise 341
T 2.3 Hypotonie 342
T 2.4 Schock 343
T 2.5 Koronare Herzkrankheit 344
T 2.6 Herzinsuffizienz 350
T 2.7 Herzrhythmusstörungen 353
T 2.8 Endokarditis 358
T 2.9 Endokarditisprophylaxe 359
T 2.10 Perikarditis 361
T 2.11 Periphere arterielle Verschlusskrankheit 361
T 2.12 Akuter Extremitätenarterienverschluss 361
T 2.13 Thrombophlebitis 362
T 2.14 Thromboseprophylaxe 362
T 2.15 Phlebothrombose 363

T 3 Hämatologie 364

T 3.1 Hämophilie 364
T 3.2 Von-Willebrand-Jürgens-Syndrom 364
T 3.3 Anämie 365
T 3.4 Zytostatika induzierte Neutropenie 367
T 3.5 Idiopathische thrombozytopenische Purpura 367
T 3.6 Polyzythaemia vera 367
T 3.7 Essenzielle Thrombozythämie 368
T 3.8 Chronisch-myeloische Leukämie 368
T 3.9 Myelodysplasie 368
T 3.10 Non-Hodgkin-Lymphom 369
T 3.11 Akute Leukämie 373
T 3.12 M. Hodgkin 374
T 3.13 Multiples Myelom 375

T 4 Pneumologie 378

T 4.1 Asthma bronchiale 378
T 4.2 Chronisch obstruktive Bronchitis und Lungenemphysem 383
T 4.3 Alpha-1-Antitrypsinmangel 387
T 4.4 Bronchiektasien 387
T 4.5 Exogen allergische Alveolitis 387
T 4.6 Idiopathische Lungenfibrose 388
T 4.7 Pneumonie 388
T 4.8 Lungenabszess 392
T 4.9 Pleurale Infektionen 392
T 4.10 Pleuritis 393
T 4.11 Lungenembolie 394
T 4.12 Pulmonalarterielle Hypertonie 395
T 4.13 Akutes Lungenödem 397
T 4.14 Mukoviszidose 398
T 4.15 Sarkoidose 400

T 5 Schmerz, Entzündung 401

T 5.1 Schmerztherapie (WHO-Stufenschema) 401
T 5.2 Raynaud-Syndrom 401
T 5.3 Fibromyalgie-Syndrom 401
T 5.4 Arthrosis deformans 402
T 5.5 Rheumatoide Arthritis 402
T 5.6 M. Bechterew 404
T 5.7 Reaktive Arthritis, M. Reiter 405
T 5.8 Psoriasisarthritis 405
T 5.9 Systemischer Lupus erythematodes 406
T 5.10 Progressiv systemische Sklerodermie 407
T 5.11 Arteriitis temporalis Horton, Polymyalgia rheumatica 408
T 5.12 Panarteriitis nodosa 408
T 5.13 Wegener-Granulomatose 409
T 5.14 Sjögren-Syndrom 409

T 6 Endokrinologie, Stoffwechsel 410

T 6.1 Dehydratation 410
T 6.2 Hyperhydratation 411
T 6.3 Ödemausschwemmung 412
T 6.4 Hypokaliämie 412
T 6.5 Hyperkaliämie 412
T 6.6 Hypokalzämie 413
T 6.7 Hyperkalzämie 413
T 6.8 Hypomagnesiämie 414
T 6.9 Hypermagnesiämie 414
T 6.10 Metabolische Azidose 414
T 6.11 Metabolische Alkalose 415
T 6.12 Respiratorische Azidose 415
T 6.13 Respiratorische Alkalose 415
T 6.14 Diabetes mellitus 416
T 6.15 Hyperlipoproteinämien 422
T 6.16 Hyperurikämie, Gicht 424
T 6.17 Porphyrien 425
T 6.18 Osteoporose 426
T 6.19 Osteomalazie 428
T 6.20 Ostitis deformans Paget 429
T 6.21 Morbus Wilson 429
T 6.22 Hämochromatose 430
T 6.23 Struma 430
T 6.24 Hyperthyreose 431
T 6.25 Hypothyreose 432
T 6.26 Thyreoiditiden 433
T 6.27 Cushing-Syndrom 434
T 6.28 Conn-Syndrom, Hyperaldosteronismus 435
T 6.29 Hypokortisolismus 435
T 6.30 Phäochromozytom 436
T 6.31 Hyperparathyreoidismus 437
T 6.32 Hypoparathyreoidismus 438
T 6.33 Hypopituitarismus 438
T 6.34 HVL-Überfunktion, HVL-Tumoren 440
T 6.35 Diabetes insipidus 440
T 6.36 Insulinom 441
T 6.37 Verner-Morrison-Syndrom 441
T 6.38 Gastrinom 441
T 6.39 Karzinoid 442
T 6.40 Gynäkomastie 442

T 7 Gastroenterologie 443

T 7.1 Ösophagitis 443
T 7.2 Achalasie 444
T 7.3 Gastritis 444
T 7.4 Ulkuskrankheit 444
T 7.5 Divertikulitis 446
T 7.6 Morbus Crohn 446
T 7.7 Colitis ulcerosa 447
T 7.8 Pankreatitis 448
T 7.9 Hepatitis 449
T 7.10 Leberzirrhose 451
T 7.11 Leberabszess 452
T 7.12 Cholelithiasis 452
T 7.13 Akute Cholezystitis oder akut eitrige Cholangitis 453
T 7.14 Darmlavage zur Vorbereitung einer Koloskopie 453
T 7.15 Sedierung 453

T 8 Infektiologie 454

T 8.1 Amöbiasis 454
T 8.2 Aspergillose 454
T 8.3 Borreliose 455
T 8.4 Candidose 455
T 8.5 Cholezystitis 457
T 8.6 Cholera 457
T 8.7 Diphtherie 458
T 8.8 Echinokokkose 458
T 8.9 Endokarditis 458
T 8.10 Erysipel 459
T 8.11 Furunkel 459
T 8.12 Gastroenteritis 459
T 8.13 Giardiasis 460
T 8.14 Gonorrhoe 460
T 8.15 Herpes-simplex-Virus 461
T 8.16 Legionellose 462
T 8.17 Meningitis 462
T 8.18 Primäre Osteomyelitis 463
T 8.19 Otitis media 463
T 8.20 Oxyuriasis 463

T 8.21 Pest 463
T 8.22 Pneumonie 463
T 8.23 Salmonellose 464
T 8.24 Scharlach 465
T 8.25 Shigellose 465
T 8.26 Syphilis 466
T 8.27 Taeniasis 467
T 8.28 Trichomoniasis 467
T 8.29 Tuberkulose 467
T 8.30 Windpocken/Gürtelrose 470
T 8.31 Zystitis 470
T 8.32 Unkomplizierte Pyelonephritis 470

T 9 Immunologie 471

T 10 Anästhesie 472

T 10.1 Prämedikation 472
T 10.2 Narkosezwischenfälle 473
T 10.3 Narkoseführung 474
T 10.4 Perioperative Probleme 475

T 11 Neurologie 476

T 11.1 Glasgow Coma Scale, Dermatome 476
T 11.2 Alkoholdelir 477
T 11.3 Chorea 477
T 11.4 Demenz 478
T 11.5 Epilepsie 478
T 11.6 Fazialisparese 481
T 11.7 Kopfschmerzen 481
T 11.8 Lumbago 484
T 11.9 Meningitis/Enzephalitis 484
T 11.10 Multiple Sklerose 486
T 11.11 Myasthenia gravis 487
T 11.12 Myoklonien 488
T 11.13 Parkinson-Syndrom 488
T 11.14 Neuroborreliose 490
T 11.15 Restless-legs-Syndrom 490
T 11.16 Schwindel 491
T 11.17 Spastik 491
T 11.18 Tremor 492
T 11.19 Zerebrale Ischämie 492

T 12 Psychiatrie 494

T 12.1 Psychiatrischer Notfall 494
T 12.2 Demenz 495
T 12.3 Alkoholabhängigkeit 496
T 12.4 Depression 497
T 12.5 Manie 498
T 12.6 Schizophrenie 499
T 12.7 Wahnerkrankung 501
T 12.8 Angsterkrankung 501
T 12.9 Zwangserkrankung 502
T 12.10 Aufmerksamkeitsdefizit-/Hyperaktivitätsstörung 502

T 13 Dermatologie 503

T 13.1 Hinweis zur Therapie 503
T 13.2 Bakterielle Infektionen 503
T 13.3 Akne und akneiforme Dermatosen 507
T 13.4 Alopezie 509
T 13.5 Diabetische Gangrän 511
T 13.6 Ekzemerkrankungen 511
T 13.7 Epizoonosen 514
T 13.8 Ichthyosen 514
T 13.9 Lichen ruber 515
T 13.10 Mykosen 515
T 13.11 Pemphigus vulgaris 518
T 13.12 Psoriasis 518
T 13.13 Sexuell übertragbare Krankheiten 520
T 13.14 Urtikaria 523
T 13.15 Virale Infektionen 524

T 14 Ophthalmologie 526

T 14.1 Hordeolum 526
T 14.2 Blepharitis 526
T 14.3 Lidabszess, -furunkel, -phlegmone, Orbitalphlegmone 526
T 14.4 Virusinfektionen der Lider 527
T 14.5 Dakryoadenitis 527
T 14.6 Dakryozystitis 528
T 14.7 Konjunktivitis 528
T 14.8 Keratitis 530

T 14.9 Verätzung, Verbrennung 531
T 14.10 Episkleritis 532
T 14.11 Skleritis 532
T 14.12 Uveitis anterior 532
T 14.13 Intermediäre und hintere Uveitis 534
T 14.14 Toxoplasmose-Retinochorioiditis 534
T 14.15 Endophthalmitis 535
T 14.16 Neuritis nervi optici 535
T 14.17 Ischämische Optikusneuropathie 536
T 14.18 Zentralarterienembolie 536
T 14.19 Zentralvenenthrombose 537
T 14.20 Primäres Offenwinkelglaukom 538
T 14.21 Akutes Winkelblockglaukom 539
T 14.22 Endokrine Orbitopathie 540
T 14.23 Diabetisches Makulaödem 540
T 14.24 Zystoides Makulaödem 541

T 15 HNO 542

T 15.1 Rhinitis 542
T 15.2 Nasenfurunkel 543
T 15.3 Sinusitis 544
T 15.4 Tonsillitis 545
T 15.5 Pharyngitis 545
T 15.6 Laryngitis 546
T 15.7 Perichondritis 547
T 15.8 Otitis externa 547
T 15.9 Zoster oticus 548
T 15.10 Otitis media 548
T 15.11 Mastoiditis 549
T 15.12 M. Menière 550
T 15.13 Hörsturz 550
T 15.14 Tinnitus aurium 550
T 15.15 Neuropathia vestibularis 551
T 15.16 Ideopathische Fazialisparese 551
T 15.17 Sialadenitis 551

T 16 Urologie 552

T 16.1 Infektionen 552
T 16.2 Niereninsuffizienz 560
T 16.3 Nierensteine 572
T 16.4 Akuter Harnverhalt 574
T 16.5 Benigne noduläre Prostatahyperplasie 575
T 16.6 Inkontinenz 575

T 17 Gynäkologie, Geburtshilfe 576

T 17.1 Mastopathie 576
T 17.2 Mastodynie 576
T 17.3 Prämenstruelles Syndrom 576
T 17.4 Endometriose 577
T 17.5 Vulvadystrophie 577
T 17.6 Vulvovaginitis 577
T 17.7 Zervizitis 579
T 17.8 Salpingitis, Endometritis 580
T 17.9 Pelvic inflammatory disease 581
T 17.10 EPH-Gestose 581
T 17.11 Hyperemesis gravidarum 583
T 17.12 Puerperalfieber 583
T 17.13 Mastitis 584
T 17.14 Hormonelle Kontrazeption 584
T 17.15 Hormonsubstitution 585
T 17.16 Inkontinenz 586

T 18 Pädiatrie 587

T 19 Onkologie 588

T 19.1 Supportive Therapie nach Symptom 588
T 19.2 Analkarzinom 588
T 19.3 Harnblasenkarzinom 589
T 19.4 Bronchialkarzinom 590
T 19.5 Gallenblasenkarzinom 595
T 19.6 Hodentumoren 595

T 19.7 Kolorektales Karzinom 596
T 19.8 Leberzellkarzinom 599
T 19.9 Neuroendokrine Tumoren 599
T 19.10 Magenkarzinom 600
T 19.11 Malignes Melanom 603
T 19.12 Mammakarzinom 603
T 19.13 Multiples Myelom 607
T 19.14 Nierenkarzinom 607
T 19.15 Non-Hodgkin-Lymphom 608
T 19.16 Ösophaguskarzinom 608
T 19.17 Ovarialkarzinom 609
T 19.18 Pankreaskarzinom 609
T 19.19 Prostatakarzinom 610
T 19.20 ZNS-Malignome 611

T 20 Toxikologie 612

T 20.1 Wichtige Hinweise zur Therapie 612
T 20.2 Allgemeinmaßnahmen 613
T 20.3 Acetylsalizylsäure-Intoxikation 614
T 20.4 Ajmalin-, Prajmalin-Intoxikation 614
T 20.5 Amanitin-Intoxikation 615
T 20.6 Amantadin-Intoxikation 615
T 20.7 Amphetamin-Intoxikation 615
T 20.8 Antidepressiva-Intoxikation 616
T 20.9 Antihistaminika-Intoxikation 617
T 20.10 Arsen-Intoxikation 617
T 20.11 Atropin-Intoxikation 617
T 20.12 Barbiturat-Intoxikation 617
T 20.13 Benzodiazepin-Intoxikation 618
T 20.14 Betablocker-Intoxikation 618
T 20.15 Biguanide-Intoxikation 618
T 20.16 Biperiden-Intoxikation 618
T 20.17 Blei-Intoxikation 619
T 20.18 Botulismus-Intoxikation 619
T 20.19 Carbamat-Intoxikation 619
T 20.20 Chinin-Intoxikation 619
T 20.21 Chloroquin-Intoxikation 619
T 20.22 Chrom-Intoxikation 620
T 20.23 Clenbuterol-Intoxikation 620
T 20.24 Clonidin-Intoxikation 620
T 20.25 Cumarin-Intoxikation 620
T 20.26 Cyanid-Intoxikation 621
T 20.27 Dihydroergotamin-Intoxikation 621
T 20.28 Eisen-III-/-II-sulfat-Intoxikation 621
T 20.29 Ethylenglykol-Intoxikation 621
T 20.30 Gammahydroxybuttersäure/-butyrat-Intoxikation 621
T 20.31 Heparin-Intoxikation 622
T 20.32 Herzglykosid-Intoxikation 622
T 20.33 Kalziumantagonist-Intoxikation 622
T 20.34 Koffein-Intoxikation 622
T 20.35 Kokain-Intoxikation 623
T 20.36 Kupfer-Intoxikation 623
T 20.37 Lithium-Intoxikation 623
T 20.38 MOI-Hemmer-Intoxikation 623
T 20.39 Methanol-Intoxikation 623
T 20.40 Met-Hb-Bildner-Intoxikation 624
T 20.41 Methotrexat-Intoxikation 624
T 20.42 Mutterkornalkaloid-Intoxikation 624
T 20.43 Neuroleptika-Intoxikation 624
T 20.44 Opiat-Intoxikation 624
T 20.45 Organophosphat-Intoxikation 625
T 20.46 Paracetamol-Intoxikation 625
T 20.47 Penicillin- und Derivate-Intoxikation 625
T 20.48 Pyrazolon-Verbindungs-Intoxikation 625
T 20.49 Quecksilber-Intoxikation 625
T 20.50 Reizgas-Intoxikation 625
T 20.51 Reserpin-Intoxikation 625
T 20.52 Säuren-Intoxikation 626
T 20.53 Schaumbildner-Intoxikation 626
T 20.54 Schilddrüsenhormon-Intoxikation 626
T 20.55 Spice-Intoxikation 626
T 20.56 Sulfonamid-Intoxikation 626
T 20.57 Thallium-Intoxikation 626
T 20.58 Theophyllin-Intoxikation 626
T 20.59 Zink-Intoxikation 626
T 20.60 Giftinformationszentralen 627

T 21 Zusatzinfos

T 21.1	Grundbegriffe der Pharmakologie	628
T 21.2	Dosisanpassung bei Niereninsuffizienz	631
T 21.3	Zytochrom-P450-System	633
T 21.4	Häufige Phytotherapeutika	635
T 21.5	Berechnung der Körperoberfläche	637
T 21.6	Doping	640
T 21.7	Betäubungsmittelverordnung	644
T 21.8	Meldung unerwünschter Arzneimittelwirkungen	646
T 21.9	Internetlinks zur Arzneimitteltherapie	647

Neuzulassungen 2011

Kapitel	Wirkstoff	Handelsname	Klasse, Indikation	Seite
Kardiologie	Aliskiren + Amlodipin	**Rasilamlo**	Direkter Renininhibitor + Kalziumantagonist; arterielle Hypertonie	→ 51
Immunologie	Fingolimod	**Gilenya**	Selektives Immunsuppressivum; Multiple Sklerose	→ 192
Neurologie	Retigabin	**Trobalt**	Antiepileptikum; fokale Krampfanfälle bei Erwachsenen	→ 212
Onkologie	Cabazitaxel	**Jevtana**	Taxan; hormonrefraktäres, metastasiertes Prostatakarzinom	→ 318

Neuzulassungen 2010

Kapitel	Wirkstoff	Handelsname	Klasse, Indikation	Seite
Kardiologie	Olmesartan + Amlodipin + Hydrochlorothiazid	**Sevikar HCT** **Vocado HCT**	Angiotensin-II-Blocker + Kalziumantagonist + Diuretikum; arterielle Hypertonie	→ 50
	Telmisartan + Amlodipin	**Twynsta**	Angiotensin-II-Blocker + Kalziumantagonist ; arterielle Hypertonie	→ 49
	Aliskiren + Amlodipin + Hydrochlorothiazid	**Amturnide**	Direkter Renininhibitor + Kalziumantagonist + Diuretikum; arterielle Hypertonie	→ 51
	Vernakalanthydrochlorid	**Brinavess**	Mehrkanalblocker; Vorhofflimmern	→ 62
Hämatologie	Ticagrelor	**Brilique**	Thrombozytenaggregationshemmer; akutes Koronarsyndrom	→ 87
	Conestat alfa	**Ruconest**	C-1-Esterase-Inhibitor-Analogon; hereditäres Angioödem	→ 90
Pneumologie	Roflumilast	**Daxas**	Phosphodiesterase-4-Inhibitor; COPD	→ 95
Schmerz, Entzündung	Tapentadol	**Palexia retard**	Opioidrezeptor-Agonist mit Noradrenalin-Reuptake-Hemmung (MOR-NRI); chronische Schmerzen	→ 106
	Paracetamol + Tramadol	**Zaldiar**	Analgetika-Kombination; Schmerzen	→ 113

Kapitel	Wirkstoff	Handelsname	Klasse, Indikation	Seite
Endokrinologie, Stoffwechsel	Febuxostat	**Adenuric**	Xanthinoxidasehemmer; Hyperurikämie	→ 132
	Denosumab	**Prolia**	Monoklonaler Antikörper; Osteoporose	→ 135
	Velaglucerase alfa	**Vpriv**	Orphan drug; M.Gaucher Typ I	→ 137
Anästhesie	Capsaicin	**Qutenza**	TRPV1-Agonist; neuropathische Schmerzen	→ 205
Psychiatrie	Asenapin	**Sycrest**	D2- und 5-HT2A-Rezeptorantagonist; Antidepressivum	→ 232
Ophthalmologie	Tropicamid + Phenylephrin	**Mydriasert**	Mydriatikakombination; diagnostische und präoperative Mydriasis	→ 264
Gynäkologie	Corifollitropin alfa	**Elonva**	FSH-Analogon; kontrollierte ovarielle Stimulation	
Onkologie	Pazopanib	**Votrient**	Multi-Tyrosinkinase-Inhibitor; fortgeschrittenes Nierenzellkarzinom	→ 323
	Ofatumumab	**Arzerra**	Monoklonaler Antikörper; CLL	→ 325

Wichtige Rufnummern

	Tel-Nummer/Funk	
Herzalarm/Notruf		
Stationen		
–		
–		
–		
–		
–		
–		
–		
–		
–		
Ärzte		
–		Funk
–		Funk
–		Funk
–		Funk
–		Funk
–		Funk
–		Funk
–		Funk
–		Funk
–		Funk

	Tel-Nummer/Funk	
Diensthabender Arzt (Fachbereich)		
-		
-		
-		
-		
-		
-		
-		
-		
-		
Funktionsbereiche		
- Röntgen		
- Röntgen		
- Röntgen		
- Röntgen		
- CT		
- CT		
- EKG		
- Lungenfunktion		
- Labor		
- Labor		
- Labor		
- Blutbank		

	Tel-Nummer/Funk	
– Endoskopie		
– Endoskopie		
– Herzkatheter		
– Ultraschall		
– Ultraschall		
– UKG		
– Ambulanz		
– Ambulanz		
– Notaufnahme		
– OP		
– OP		
– OP		
– OP		
– OP		
– Kreißsaal		
– Mikrobiologie		
– Pathologie		
– Dr Hübler	18714	
–		
–		
–		
–		
–		
–		

	Tel-Nummer/Funk	
Sonstiges		
- Sekretariat		
- Sekretariat (Fax)		
- Telefonzentrale		
- Patientenaufn.		
- Verwaltung		
- Personalabteilung		
- Hol-/Bring-Dienst		
- Cafeteria		
- Hausmeister		
-		
-		
-		
-		
-		
-		
Externe Nummern		
- Polizei		
- Taxi		
-		
-		
-		
-		
-		

November 2011

Di	1	Allerheiligen	44. Woche
Mi	2	Allerseelen	
Do	3		
Fr	4		
Sa	5		
So	6		
Mo	7		45. Woche
Di	8		
Mi	9		
Do	10		
Fr	11	Martinstag	
Sa	12		
So	13		Volkstrauertag
Mo	14		46. Woche
Di	15		
Mi	16		Buß- und Bettag
Do	17		
Fr	18		
Sa	19		
So	20		Totensonntag
Mo	21		47. Woche
Di	22		
Mi	23		
Do	24		
Fr	25		
Sa	26		
So	27		1. Advent
Mo	28		48. Woche
Di	29		
Mi	30		

Dezember 2011

Do	1		
Fr	2		
Sa	3		
So	4		2. Advent
Mo	5		49. Woche
Di	6	Nikolaus	
Mi	7		
Do	8		
Fr	9		
Sa	10		
So	11		3. Advent
Mo	12		50. Woche
Di	13		
Mi	14		
Do	15		
Fr	16		
Sa	17		
So	18		4. Advent
Mo	19		51. Woche
Di	20		
Mi	21		
Do	22		
Fr	23		
Sa	24	Heiligabend	
So	25		1. Weihnachtsfeiertag
Mo	26	2. Weihnachtsfeiertag	52. Woche
Di	27		
Mi	28		
Do	29		
Fr	30		
Sa	31	Silvester	

Januar 2012

So	1		Neujahrstag
Mo	2		1. Woche
Di	3		
Mi	4		
Do	5		
Fr	6	Hl. Drei Könige	
Sa	7		
So	8		
Mo	9		2. Woche
Di	10		
Mi	11		
Do	12		
Fr	13		
Sa	14		
So	15		
Mo	16		3. Woche
Di	17		
Mi	18		
Do	19		
Fr	20		
Sa	21		
So	22		
Mo	23		4. Woche
Di	24		
Mi	25		
Do	26		
Fr	27		
Sa	28		
So	29		
Mo	30		5. Woche
Di	31		

Februar 2012

Mi	1		
Do	2		
Fr	3		
Sa	4		
So	5		
Mo	6		6. Woche
Di	7		
Mi	8		
Do	9		
Fr	10		
Sa	11		
So	12		
Mo	13		7. Woche
Di	14	Valentinstag	
Mi	15		
Do	16		
Fr	17		
Sa	18		
So	19		
Mo	20	Rosenmontag	8. Woche
Di	21	Fastnacht	
Mi	22	Aschermittwoch	
Do	23		
Fr	24		
Sa	25		
So	26		
Mo	27		9. Woche
Di	28		
Mi	29		

März 2012

Do	1	
Fr	2	
Sa	3	
So	4	
Mo	5	10. Woche
Di	6	
Mi	7	
Do	8	
Fr	9	
Sa	10	
So	11	
Mo	12	11. Woche
Di	13	
Mi	14	
Do	15	
Fr	16	
Sa	17	
So	18	
Mo	19	12. Woche
Di	20	
Mi	21	
Do	22	
Fr	23	
Sa	24	
So	25	
Mo	26	13. Woche
Di	27	
Mi	28	
Do	29	
Fr	30	
Sa	31	

April 2012

So	1	Palmsonntag	
Mo	2		14. Woche
Di	3		
Mi	4		
Do	5	Gründonnerstag	
Fr	6	Karfreitag	
Sa	7	Karsamstag	
So	8	Ostersonntag	
Mo	9	Ostermontag	15. Woche
Di	10		
Mi	11		
Do	12		
Fr	13		
Sa	14		
So	15		
Mo	16		16. Woche
Di	17		
Mi	18		
Do	19		
Fr	20		
Sa	21		
So	22		
Mo	23		17. Woche
Di	24		
Mi	25		
Do	26		
Fr	27		
Sa	28		
So	29		
Mo	30		18. Woche

Mai 2012

Di	1	Tag der Arbeit	
Mi	2		
Do	3		
Fr	4		
Sa	5		
So	6		
Mo	7		19. Woche
Di	8		
Mi	9		
Do	10		
Fr	11		
Sa	12		
So	13	Muttertag	
Mo	14		20. Woche
Di	15		
Mi	16		
Do	17	Christi Himmelfahrt, Vatertag	
Fr	18		
Sa	19		
So	20		
Mo	21		21. Woche
Di	22		
Mi	23		
Do	24		
Fr	25		
Sa	26		
So	27	Pfingstsonntag	
Mo	28	Pfingstmontag	22. Woche
Di	29		
Mi	30		
Do	31		

Juni 2012

Fr	1		
Sa	2		
So	3		
Mo	4		23. Woche
Di	5		
Mi	6		
Do	7	Fronleichnam	
Fr	8		
Sa	9		
So	10		
Mo	11		24. Woche
Di	12		
Mi	13		
Do	14		
Fr	15		
Sa	16		
So	17		
Mo	18		25. Woche
Di	19		
Mi	20		
Do	21		
Fr	22		
Sa	23		
So	24		
Mo	25		26. Woche
Di	26		
Mi	27		
Do	28		
Fr	29		
Sa	30		

Juli 2012

So	1	
Mo	2	27. Woche
Di	3	
Mi	4	
Do	5	
Fr	6	
Sa	7	
So	8	
Mo	9	28. Woche
Di	10	
Mi	11	
Do	12	
Fr	13	
Sa	14	
So	15	
Mo	16	29. Woche
Di	17	
Mi	18	
Do	19	
Fr	20	
Sa	21	
So	22	
Mo	23	30. Woche
Di	24	
Mi	25	
Do	26	
Fr	27	
Sa	28	
So	29	
Mo	30	31. Woche
Di	31	

August 2012

Mi	1	
Do	2	
Fr	3	
Sa	4	
So	5	
Mo	6	32. Woche
Di	7	
Mi	8	
Do	9	
Fr	10	
Sa	11	
So	12	
Mo	13	33. Woche
Di	14	
Mi	15	Mariä Himmelfahrt
Do	16	
Fr	17	
Sa	18	
So	19	
Mo	20	34. Woche
Di	21	
Mi	22	
Do	23	
Fr	24	
Sa	25	
So	26	
Mo	27	35. Woche
Di	28	
Mi	29	
Do	30	
Fr	31	

September 2012

Sa	1		
So	2		
Mo	3		36. Woche
Di	4		
Mi	5		
Do	6		
Fr	7		
Sa	8		
So	9		
Mo	10		37. Woche
Di	11		
Mi	12		
Do	13		
Fr	14		
Sa	15		
So	16		
Mo	17		38. Woche
Di	18		
Mi	19		
Do	20		
Fr	21		
Sa	22		
So	23		
Mo	24		39. Woche
Di	25		
Mi	26		
Do	27		
Fr	28		
Sa	29		
So	30		

Oktober 2012

Mo	1		40. Woche
Di	2		
Mi	3	Tag der deutschen Einheit	
Do	4		
Fr	5		
Sa	6		
So	7		
Mo	8		41. Woche
Di	9		
Mi	10		
Do	11		
Fr	12		
Sa	13		
So	14		
Mo	15		42. Woche
Di	16		
Mi	17		
Do	18		
Fr	19		
Sa	20		
So	21		
Mo	22		43. Woche
Di	23		
Mi	24		
Do	25		
Fr	26		
Sa	27		
So	28		
Mo	29		44. Woche
Di	30		
Mi	31	Reformationstag	

November 2012

Do	1	Allerheiligen
Fr	2	Allerseelen
Sa	3	
So	4	
Mo	5	45. Woche
Di	6	
Mi	7	
Do	8	
Fr	9	
Sa	10	
So	11	Martinstag
Mo	12	46. Woche
Di	13	
Mi	14	
Do	15	
Fr	16	
Sa	17	
So	18	Volkstrauertag
Mo	19	47. Woche
Di	20	
Mi	21	Buß-und Bettag
Do	22	
Fr	23	
Sa	24	
So	25	Totensonntag
Mo	26	48. Woche
Di	27	
Mi	28	
Do	29	
Fr	30	

Dezember 2012

Sa	1		
So	2	1. Advent	
Mo	3		49. Woche
Di	4		
Mi	5		
Do	6	Nikolaus	
Fr	7		
Sa	8		
So	9	2. Advent	
Mo	10		50. Woche
Di	11		
Mi	12		
Do	13		
Fr	14		
Sa	15		
So	16	3. Advent	
Mo	17		51. Woche
Di	18		
Mi	19		
Do	20		
Fr	21		
Sa	22		
So	23	4. Advent	
Mo	24	Heiligabend	52. Woche
Di	25	1. Weihnachtsfeiertag	
Mi	26	2. Weihnachtsfeiertag	
Do	27		
Fr	28		
Sa	29		
So	30		
Mo	31	Silvester	1. Woche

Schulferien Termine 2011/2012

Land	Weihnacht 2011/12	Winter 2012	Ostern 2012	Pfingsten 2012	Sommer 2012	Herbst 2012	Weihnacht 2012/13
Baden-Württemb.	23.12.-5.1.	-	2.4.-13.4.	29.5.-9.6.	26.7.-8.9.	29.10.-2.11.	24.12.-5.1.
Bayern	27.12.-5.1.	20.2.-24.2.	2.4.-14.4.	29.5.-9.6.	1.8.-12.9.	29.10.-3.11.	24.12.-5.1.
Berlin	23.12.-3.1.	30.1.-4.2.	2.4.-14.4./ 30.4.	18.5.	20.6./21.6.-3.8.	1.10.-13.10.	24.12.-4.1.
Brandenburg	23.12.-3.1.	30.1.-4.2.	4.4.-14.4./ 30.4.	18.5.	21.6.-3.8.	1.10.-13.10.	24.12.-4.1.
Bremen	23.12.-4.1.	30.1.-31.1.	26.3.-11.4./ 30.4.	18.5./29.5.	23.7.-31.8.	22.10.-3.11.	24.12.-5.1.
Hamburg	27.12.-6.1.	30.1.	5.3.-16.3.	30.4.-4.5./ 18.5.	21.6.-1.8.	1.10.-12.10.	21.12.-4.1.
Hessen	21.12.-6.1.	-	2.4.-14.4.	-	2.7.-10.8.	15.10.-27.10.	24.12.-12.1.
Mecklenb.-Vorp.	23.12.-3.1.	6.2.-17.2.	2.4.-11.4.	25.5.-29.5.	23.6.-4.8.	1.10.-5.10.	21.12.-4.1.
Niedersachsen	23.12.-4.1.	30.1.-31.1.	26.3.-11.4./ 30.4.	18.5./29.5.	23.7.-31.8.	22.10.-3.11.	24.12.-5.1.
Nordrhein-Westf.	23.12.-6.1.	-	2.4.-14.4.	29.5.	9.7.-21.8.	8.10.-20.10.	21.12.-4.1.
Rheinland-Pfalz	22.12.-6.1.	-	29.3.-13.4.	-	2.7.-10.8.	1.10.-12.10.	20.12.-4.1.
Saarland	23.12.-4.1.	20.2.-25.2.	2.4.-14.4.	-	2.7.-14.8.	22.10.-3.11.	24.12.-5.1.
Sachsen	23.12.-2.1.	13.2.-25.2.	6.4.-14.4.	18.5.	23.7.-31.8.	22.10.-2.11.	22.12.-2.1.
Sachsen-Anhalt	22.12.-7.1.	04.02.-11.2.	2.4.-7.4.	21.5.-26.5.	23.7.-5.9.	29.10.-2.11.	19.12.-4.1.
Schleswig-Holstein	23.12.-6.1.	-	30.3.-13.4.	18.5.	25.6.-4.8.	4.10.-19.10.	24.12.-5.1.
Thüringen	23.12.-1.1.	6.2.-11.2.	2.4.-13.4.	25.5.-29.5.	23.7.-31.8.	22.10.-3.11.	24.12.-5.1.

Kongresskalender 2012

Datum	Fachrichtung	Ort	Kongress
01.02. - 04.02.	Thrombose	St. Gallen (CH)	56. Jahrestagung der Ges. f. Thrombose- u. Hämostaseforschung
22.02. - 25.02.	Onkologie	Berlin	30. Deutscher Krebskongress 2012
24.02. - 25.02.	Dermatologie	Berlin	1. DDG-Kompakttagung 2012
01.03. - 05.03.	Radiologie	Wien	European Congress of Radiology (ECR)
14.03 - 17.03.	Schmerz	Frankfurt/M.	23. Dt. interdiszipl. Schmerz u. Palliativkongress
29.03. - 31.03.	Osteologie	Basel (CH)	Osteologie 2012
29.03. - 01.04.	Pneumologie	Nürnberg	53. Kongress der Dt. Ges. f. Pneumologie u. Beatmungsmedizin (DGP)
11.04. - 14.04.	Kardiologie	Mannheim	78. Jahrestagung der Dt. Ges. f. Kardiologie (DGK)
14.04. - 17.04.	Innere Medizin	Wiesbaden	118. Internistenkongress der DGIM
24.04. - 27.04.	Chirurgie	Berlin	129. Kongress der Dt. Ges. f. Chirurgie (DGCH)
05.05. - 07.05.	Anästhesie	Leipzig	Dt. Anästhesiekongress der Dt. Ges. f. Anästhesiologie u. Intensivmedizin (DGAI)
16.05. - 19.05.	Diabetologie	Stuttgart	47. Jahrestagung der Dt. Diabetes Ges. (DDG)
16.05. - 20.05.	HNO	Mainz	83. Jahresversammlung der Dt. Ges. f. Hals-Nasen-Ohren-Heilkunde, Kopf- u. Hals-Chirurgie
06.06. - 09.06.	Intern. Intensiv Notfall	Köln	44. Gemeinsame Jahrestagung der Dt. u. Österr. Ges. f. Intern. Intensiv- u. Notfallmedizin
12.09 - 15.09.	Angiologie	Mainz	41. Jahrestagung der Dt. Ges. f. Angiologie (DGA)
13.09 - 16.09.	Pädiatrie	Hamburg	DGKJ-Jahrestagung 2012
19.09. - 22.09.	Rheumatologie	Bochum	40. Jahreskongress der Dt. Ges. f. Rheumatologie
19.09. - 22.09.	Gastroenterologie	Hamburg	67. Jahrestagung der Dt. Ges. f. Verdauungs- und Stoffwechselkrankheiten
20.09. - 23.09.	Ophthalmologie	Berlin	110. DOG-Kongress
26.09. - 29.09.	Urologie	Leipzig	64. Kongress der Dt. Ges. für Urologie
09.10. - 13.10.	Gynäkologie	München	59. Kongress der Dt. Ges. f. Gyn. u. Geburtshilfe
11.10. - 13.10.	Kardiologie	Stuttgart	36. Herbsttagung der Dt. Ges. f. Kardiologie
19.10. - 23.10.	Hämatologie u. Onkologie	Stuttgart	Jahrstagung der Dt. Ges. f. Hämatologie u. Onkologie (DGHO)
23.10. - 26.10.	Orthopäd. u. Chir.	Berlin	Dt. Kongress f. Orthopädie u. Unfallchirurgie
14.11. - 17.11.	Medica	Düsseldorf	Weltforum der Medizin
21.11. - 24.11.	Psychiatrie	Berlin	Kongress der Dt. Ges. f. Psychiatrie, Psychotherapie u. Nervenheilkunde (DGPPN)
22.11. - 24.11.	Hypertonie	Berlin	35. Wissenschaftlicher Kongress der Dt. Hochdruckliga e.V. (DHL) - Dt. Hypertonie Gesellschaft

A 1 Notfallmedikamente

Acetylsalicylsäure		HWZ 15min (3-22h), dosisabhängig → 107
Aspirin i.v. *Inj.Lsg. 0.5g/5ml*	**Akutes Koronarsyndrom:** 500mg i.v.; **akuter Migräneanfall:** 1g i.v.; **akute Schmerzen:** 0.5-1g i.v., max. 5g/d	
Adenosin		HWZ < 10s → 63
Adrekar *Inj.Lsg. 6mg/2ml*	**Paroxysmale AV-junktionale Tachykardien:** 3-6-9-12mg jeweils als Bolus je nach Wi	
Adrenalin (Epinephrin)		HWZ 1-3min → 65
Suprarenin *Amp. 1mg/1ml; Inj.Fl. 25mg/25ml*	**Kardiopulmonale Reanimation:** 1 : 10 verdünnen, alle 3-5min 1mg i.v. (ggf. intraossär); **Anaphylaxie:** 1 : 10 verdünnen, 0.25-1mg i.v.; Wdh. nach Wi	
Ajmalin		HWZ 1,6h → 59
Gilurytmal *Amp. 50mg/10ml*	**Supraventrikuläre Tachykardie bei WPW-Syndrom:** 50mg über 5min i.v.; ggf. Dauerinfusion 20-50mg/h Perf. (250mg) = 5mg/ml ⇒ 4-10ml/h	
Amiodaron		HWZ 20h-100d → 61
Cordarex *Amp. 150mg/3ml*	**Rezidivierendes Kammerflimmern oder ventrikuläre Tachykardie:** 300mg i.v.	
Atropin		HWZ 2h → 66
Atropinsulfat *Amp. 0.5mg/1ml, 100mg/10ml*	**Bradykardie:** 0.5-1.5mg i.v. alle 4-6h; **Alkylphosphatintoxikation:** 2-5mg alle 10-15min i.v. bis zum Rückgang der Bronchialsekretion, bis 50mg	
Biperiden		HWZ 11-36h → 217
Akineton *Amp. 5mg/1ml*	**Dyskinesien durch Neuroleptika:** 2.5-5mg i.v.	
Butylscopolamin		HWZ 5h → 111
Buscopan *Amp. 20mg/1ml*	**Koliken:** 20-40mg i.v./i.m./s.c., max. 100mg/d	
Clemastin		HWZ 8h → 98
Tavegil *Amp. 2mg/5ml*	**Allergische Reaktion, Anaphylaxie:** 2-4mg i.v.	
Diazepam		HWZ 24-48h → 239
Diazepam Desitin rectal tube *Rektallsg. 5, 10mg* **Valium** *Amp. 10mg/2ml* **Stesolid** *Amp. 10mg/2ml; Rectiole 5, 10mg*	**Erregungszustände:** 2-10mg i.v./rect.; **Status epilepticus:** 5-10mg i.v./rect.	
Digoxin		HWZ 30-50h → 63
Lanicor *Amp. 0.25mg/1ml*	**Tachykarde HRST bei Vorhofflimmern:** ini 0.25mg i.v., bis 0.75mg an d1 in 3ED	
Dopamin		HWZ 5-10min → 65
Dopamin *Amp. 50mg/5ml; Amp. 250mg/50ml*	**Kardiogener Schock, schwere Hypotension:** 2-20µg/kg/min i.v., max. 50µg/kg/min; Perf. (250mg) = 5mg/ml ⇒ 1.7-17ml/h	

Esketamin	HWZ 2-4h → 201
Ketanest S *Amp. 25mg/5ml, 50mg/2ml; Inj.Lsg. 100mg/20ml, 250mg/10ml*	**Narkoseeinleitung, Narkoseerhaltung:** 0.5-1mg/kg i.v.; 2-4mg/kg i.m., dann 50% der Initialdosis alle 10-15min; **Analgesie:** 0.125-0.25mg/kg i.v.; 0.25-0.5mg/kg i.m.
Esmolol	HWZ 9min → 40
Brevibloc *Amp. 100mg/10ml, 2.5g/250ml*	**Supraventrikuläre Tachykardie:** ini 0.5mg/kg über 1min i.v., dann 50µg/kg/min, max. 200µg/kg/min
Etomidat	HWZ 3-5h → 202
Hypnomidate *Amp. 20mg/10ml*	**Kurznarkose, Narkoseeinleitung:** 0.15-0.30mg/kg i.v.
Fenoterol	HWZ 3.2h → 92
Berotec N *DA 0.1mg/Hub* **Partusisten** *Amp. 0.5mg/10ml*	**Asthma bronchiale:** 1 Hub, ggf. Wdh. nach 5min; **vorzeitige Wehentätigkeit:** 0.5-3µg/min i.v., Perf. (0.5mg) = 10µg/ml ⇒ 3-18ml/h
Fentanyl	HWZ 3-12h → 102
Fentanyl-Janssen *Amp. 0.1mg/2ml, 0.5mg/10ml*	**Analgesie:** 1.5-3µg/kg i.v.; **Narkose:** 2-50µg/kg i.v.
Flumazenil	HWZ 53min → 333
Anexate *Amp. 0.5mg/5ml, 1mg/10ml*	**Benzodiazepinintoxikation:** ini 0.2mg i.v., ggf. minütlich Nachinjektion von 0.1mg bis max. 1mg Gesamtdosis
Furosemid	HWZ 1h → 53
Lasix *Amp. 20mg/2ml, 40mg/4ml*	**Lungenödem:** 20-40mg i.v.
Glucose 40%	HWZ 15 min → 72
Glucose 40 Braun *Amp. 10ml*	**Hypoglykämie:** 20-100ml i.v.
Haloperidol	HWZ 13-30h → 236
Haldol *Amp. 5mg/1ml*	**Akute Psychose:** 5-10mg p.o./i.m., max. 60mg/d
Heparin	HWZ 1.5-2h → 79
Heparin-Natrium-ratioph. *Amp. 25.000IE/5ml*	**Herzinfarkt, Lungenembolie, Gefäßverschluss:** 5000IE i.v.
Ketamin	HWZ 2-4h → 202
Ketamin-ratioph. *Amp. 50mg/5ml, 100mg/2ml, 500mg/10ml*	**Narkoseeinleitung, Narkoseerhaltung:** 1-2mg/kg i.v.; 4-8mg/kg i.m., dann 50% der Initialdosis alle 10-15min; **Analgesie:** 0.25-0.5mg/kg i.v., 0.5-1mg/kg i.m.
Mepivacain	HWZ 3h → 205
Scandicain 1% *Amp. 50mg/5ml*	**Lokalanästhesie:** max. 30ml infiltrieren
Metamizol	HWZ 1.8-4.6h → 111
Novalgin *Amp. 1g/2ml, 2.5g/5ml*	**Starke Schmerzen:** 1-2.5g i.v., max. 5g/d
Metoclopramid	HWZ 2.6-4.6h → 146
Paspertin *Amp. 10mg/2ml*	**Übelkeit:** 10mg i.v., bis 3x/d

Morphin		HWZ 2.5h → 103
Morphin, MSI *Amp.10mg/1ml, 20mg/1ml*	**Stärkste Schmerzen, Lungenödem:** 2.5-10mg i.v.; 5-30 mg s.c./i.m.	
Naloxon		HWZ 3-4h → 105
Naloxon-ratioph. *Amp. 0.4mg/1ml*	**Opiatintoxikation:** 0.4-2mg i.v./i.m./s.c., ggf. Wdh.; **Opiatüberhang nach Narkose:** 0.1-0.2mg i.v., Wdh. alle 2-3min bis Spontanatmung einsetzt	
Natriumhydrogencarbonat 8.4%		→ 74
Natriumhydrogencarbonat 8.4% *Inf.Lsg. 100ml (100ml = 100mmol HCO3⁻)*	**Metabolische Azidose:** 0.5-1ml/kg i.v., evtl. Wdh. nach 10min	
Nifedipin		HWZ 2.5-5h → 44
Adalat *Kps. 5, 10, 20mg*	**Hypertensiver Notfall:** 10-mg-Kapsel zerbeißen und schlucken, ggf. Wdh. nach 30 min	
Nitroglycerin		HWZ 2-4.4min → 57
Nitrolingual *Kps. 0.8, 1.2mg; Spray 0.4mg/Hub; Amp. 5mg/5ml, 25mg/25ml, 50mg/50ml*	**AP, Linksherzinsuffizienz, hypertensiver Notfall, akuter Herzinfarkt:** 0.4-1.2mg s.l., ggf. nach 10min wiederholen; ini 0.5-1mg/h i.v., je nach Wi und RR 2-8mg/h, Perfusor 50mg/50ml (1mg/ml): 0.5-8ml/h	
Oxytocin		HWZ 15min → 285
Syntocinon *Amp. 3IE/1ml, 10IE/1ml*	**Postpartale Nachblutung:** 5-6IE langsam i.v.; 5-10IE i.m.	
Phenytoin		HWZ 20-60h → 208
Phenhydan *Amp. 250mg/5ml, 750mg/50ml*	**Status epilepticus:** 750mg über 20-30min i.v. (bis 50mg/min), ggf. Wdh., max. 17mg/kg/d bzw. 1500mg/d	
Prednisolon		HWZ 1.7-2.7h → 116
Infectocortikrupp *Supp. 100mg* **Klismacort** *Rektalkps. 100mg* **Solu-Decortin H** *Amp. 50mg/1ml, 250mg/5ml, 1000mg/10ml*	**Anaphylaktischer Schock:** 1g i.v.; **toxisches Lungenödem:** 1g i.v., evtl. Wdh. nach 6, 12 u. 24h; **Status asthmaticus:** 100-500mg i.v.; **Pseudokrupp:** 100mg rect., bei Bedarf nach 1h (Infectocortikrupp) bzw. 2-4h (Klismacort) erneut 100mg; 25-50mg i.v., evtl. Wdh. nach 2-3h; **Addison-Krise:** 25-50mg i.v.	
Promethazin		HWZ 8-15h → 234
Atosil N *Amp. 50mg/2ml*	**Unruhezustände:** 25mg i.v., ggf. Wdh. nach 2h, max. 100mg/d, schwere Fälle 200mg/d; **Ki.:** 12.5-25mg i.v., max. 0.5mg/kg/d	
Propofol 1%		HWZ 40-200min → 202
Disoprivan *Amp. 200mg/20ml, 500mg/50ml; Fertigspritze 500mg/50ml* **Propofol lipuro** *Amp. 200mg/20ml, 500mg/50ml, 1g/100ml*	**Narkoseeinleitung:** 1.5-2.5mg/kg langsam i.v.; Patient > 55J oder Risikopatient 1mg/kg; **Narkoseaufrechterhaltung:** 4-12mg/kg/h i.v.; **Sedierung bei chirurgischen oder diagnostischen Eingriffen:** ini 0.5-1mg/kg über 1-5min i.v., dann 1.5-4.5mg/kg/h	

Terbutalin	HWZ 16h → 93
Bricanyl *Amp. 0.5mg/1ml*	**Status asthmaticus:** 0.25-0.5mg s.c., ggf. Wdh. nach 15-20min, max. 4x/d
Theophyllin	HWZ 7-9h (Erw.); 3-5h (Ki.) → 92
Bronchoparat *Amp. 200mg/10ml* **Euphylong** *Amp. 200mg/10ml*	**Asthma-Anfall:** 5mg/kg über 20min i.v. (2.5mg/kg bei Theophyllin-Vorbehandlung), dann 10mg/kg/d; Perfusor 800mg/50ml (16mg/ml): 2ml/h
Urapidil	HWZ 2-3h → 46
Ebrantil *Amp. 25mg/5ml, 50mg/10ml*	**Hypertensiver Notfall:** 10-50mg langsam i.v., ggf. Wdh. nach 5min; Dauerinfusion: ini 2mg/min, mittlere Erh.Dos. 9mg/h; Perfusor 100mg/50ml (2mg/ml): 4.5-60ml/h
Vasopressin	HWZ 10-20min
Pitressin *Amp. 20IE/1ml (Int. Apotheke!)*	**Reanimation:** 40IE i.v. an Stelle von oder nach Adrenalingabe
Verapamil	HWZ 3-7(12)h → 42
Isoptin, Falicard *Amp. 5mg/2ml*	**Supraventrikuläre Tachykardie, absolute Arrhythmie mit schneller Überleitung:** 5mg langsam i.v., ggf. Wdh. nach 5-10min; Perf. (100mg) = 2mg/ml ⇒ 2-5ml/h

A 2 Kardiologie - Arzneimittel

A 2.1 Antihypertensiva

A 2.1.1 ACE-Hemmer

Wm: kompetitive Hemmung des Angiotensin-Konversions-Enzyms ⇒ Angiotensin II ↓, Bradykinin ↑;
Wi: Vasodilatation ⇒ RR ↓, Nierendurchblutung ↑, Aldosteronfreisetzung ↓, Katecholaminfreisetzung ↓, Rückbildung von Herz- und Gefäßwandhypertrophie, protektive Wi bei diabetischer Nephropathie;
UW (Enalapril): Husten, Verschwommensehen, Schwindel, Übelkeit, Asthenie, Kopfschmerzen, Depression, Hypotonie, orthostatische Hypotonie, Synkope, Brustschmerzen, Herzrhythmusstrg., Angina pectoris, Tachykardie, Dyspnoe, Diarrhö, Bauchschmerzen, Geschmacksveränderzungen, Hautausschlag, Überempfindlichkeit, angioneurotisches Ödem, Müdigkeit;
KI (Enalapril): bekannte Überempfindlichkeit, anamnestisch bekanntes, durch vorhergehende Therapie mit einem ACE-Hemmer ausgelöstes angioneurotisches Ödem, hereditäres oder idiopathisches Angiodem, SS (2. und 3. Trimenon);
Ink: Erythropoetin, K^+-Präparate, K^+-sparende Diuretika

Benazepril Rp — HWZ 6h, Q0 0.05, PPB 95%, PRC C (1.), D (2., 3. Trim.), Lact +

Benazepril HEXAL *Tbl. 5, 10, 20mg*
Cibacen *Tbl. 5, 10, 20mg*
Cibacen Cor *Tbl. 5mg*

Art. Hypertonie → 337: 1 x 10-20mg p.o.; max. 40mg/d;
Herzinsuffizienz → 350: ini. 1 x 2.5mg p.o., Erh.Dos. 1 x 5-10mg p.o., max. 20mg/d p.o.;
DANI GFR < 30: max. 10mg/d; **DALI** KI

Captopril Rp — HWZ 2(12) h, Q0 0.15, PPB 30%, PRC C (1.), D (2.,3.Trim.), Lact +

ACE-Hemmer-ratioph. *Tbl. 12.5, 25, 50, 100mg*
Captobeta *Tbl. 6.25, 12.5, 25, 50, 100mg*
CaptoHEXAL *Tbl. 6.25, 12.5, 25, 50, 100mg*
Cor tensobon *Tbl. 12.5mg*
Lopirin *Tbl. 12.5, 25, 50mg*
Tensobon *Tbl. 25, 50mg*

Art. Hypertonie → 337: ini. 2 x 12.5-25mg p.o., je nach Wi steigern bis 2 x 50-75mg, max. 150mg/d;
Herzinsuffizienz → 350: ini. 2-3 x 6.25-12.5mg p.o., langsam steigern auf 75-150mg/d p.o., max. 50mg/d;
post Herzinfarkt → 348: ini. 1 x 6.25mg p.o., nach 2h 1 x 12.5mg, nach 24h 1 x 25mg, ab d2 2 x 50mg;
Ki. > 6J: 0.3mg/kg;
DANI (Ki.) 0.15mg/kg;
DANI GFR > 40: ini. 25-50mg, max. 150mg/d; 21-40: ini. 25mg, max. 100mg/d; 10-20: ini. 12.5, max. 75mg/d; < 10: ini. 6.25mg, max. 37.5mg/d

Cilazapril Rp — HWZ (9)h, Q0 0.2, PPB 25-30%

Dynorm *Tbl. 0.5, 1, 2.5, 5mg*

Art. Hypertonie → 337: ini 1 x 1.25mg p.o., je nach Wi steigern auf 1 x 2.5mg, max. 5mg/d;
DANI GFR 40-60: 1 x 0.5-1mg, max. 2.5mg/d; < 40: KI;
DALI KI

Enalapril Rp — HWZ (11)h, Q0 0.1, PPB < 50%, PRC C (1.), D (2., 3. Trim.), Lact +

Benalapril *Tbl. 5, 10, 20mg*
Corvo *Tbl. 2.5, 5, 10, 20mg*
EnaHEXAL *Tbl. 2.5, 5, 10, 20, 30, 40mg*
Enalapril-ratioph. *Tbl. 2.5, 5, 10, 20mg*
Jutaxan *Tbl. 2.5, 5, 10, 20mg*
Xanef *Tbl. 2.5, 5, 10, 20mg*

Art. Hypertonie → 337: ini. 1 x 20mg p.o., Erh.Dos. 20mg/d, max. 2 x 20mg/d;
Herzinsuffizienz → 350: d1-3: 2.5mg, d4-7: 2 x 2.5mg, d8-14: 10mg, d15-28: 20mg/d, max. 40mg/d;
DANI GFR 30-80: 5-10mg/d;10-30: 2.5mg/d p.o.; HD: 2.5mg/d

Fosinopril Rp	HWZ 11.5 h, Q0 0.5, PPB > 95%, PRC C (1.), D (2., 3. Trim.), Lact +
Dynacil *Tbl. 10, 20mg* **Fosinopril Basics** *Tbl. 10, 20mg* **Fosinorm** *Tbl. 10, 20mg* **Fosino Teva** *Tbl. 10, 20mg*	**Art. Hypertonie** → 337, **Herzinsuffizienz** → 350: ini. 1 x 10mg p.o. je nach Wi steigern auf 1 x 20mg, max. 40mg/d; **DANI, DALI** nicht erforderlich
Lisinopril Rp	HWZ 12h, Q0 0.3, PPB 3-10%, PRC C (1.), D (2., 3. Trim.), Lact +
Acerbon *Tbl. 2.5, 5, 10, 20mg* **Lisidigal** *Tbl. 5, 10, 20mg* **Lisinopril-ratioph.** *Tbl. 2.5, 5, 10, 20mg* **Lisigamma** *Tbl. 2.5, 5, 10, 20mg* **LisiHEXAL** *Tbl. 2.5, 5, 10, 20mg* **Lisi Lich** *Tbl. 5, 10, 20mg* **Lisodura** *Tbl. 5, 10, 20mg*	**Art. Hypertonie** → 337: ini. 1 x 10mg p.o., Erh.Dos. 1 x 20mg, max. 80mg/d; **Herzinsuffizienz** → 350: ini. 1 x 2.5mg p.o., langsam steigern bis 1 x 10mg, max. 35mg/d; **post Herzinfarkt** → 348: ini. 1 x 5mg p.o., nach 24h 1 x 5mg, nach 48h 1 x 10mg, Dosisanpassung je nach RR; **DANI** GFR 30-80: ini. 5-10mg/d; 10-30: ini 2.5-5mg; < 10: ini 2.5mg; jeweils langsam steigern bis max. 40mg/d
Moexipril Rp	HWZ 1 (25)h, Q0 (0.4), PRC C (1.), D (2., 3. Trim.), Lact +
Fempress *Tbl. 7.5, 15mg*	**Art. Hypertonie** → 337: ini. 1 x 7.5mg p.o., je nach Wi steigern bis 1 x 15mg, max. 30mg/d; **DANI** GFR 40-60: ini. 3.75mg; < 40: Kl; **DALI** Kl bei Leberfunktionsstrg.
Perindopril Rp	HWZ (25)h, Q0 (0.56), PPB < 30%, PRC C (1.), D (2., 3. Trim.), Lact +
Coversum *Tbl. 4mg* **Perindopril 1A Pharma** *Tbl. 4mg*	**Art. Hypertonie** → 337: ini. 1 x 4mg p.o., je nach Wi steigern bis max. 8mg/d; **Herzinsuffizienz** → 350: ini. 1 x 2mg p.o., langsam steigern bis max. 4mg/d; **DANI** GFR 30-60: 1 x 2mg p.o., max. 4mg/d; < 30: Kl; **DALI** Kl
Quinapril Rp	HWZ (3)h, Q0 0.2, PPB ca. 97%, PRC C (1.), D (2., 3. Trim.), Lact +
Accupro *Tbl. 5, 10, 20mg* **Quinapril HEXAL** *Tbl. 5, 10, 20mg* **Quinapril Stada** *Tbl. 5, 10, 20mg*	**Art. Hypertonie** → 337: ini. 1 x 10mg p.o., je nach Wi steigern bis 1-2 x 10mg, max. 40mg/d; **Herzinsuffizienz** → 350: ini. 2 x 2.5mg p.o., langsam steigern bis 10-20mg/d, max. 2 x 20mg/d; **DANI** GFR 30-60: ini. 1 x 5mg p.o., dann 5-10mg/d, max. 20mg/d; 10-29: 1 x 2.5mg/d, max. 5mg/d; < 10: Kl; **DALI** Kl
Ramipril Rp	HWZ 3 (13-17)h, Q0 0.15, PPB 73%, PRC C (1.), D (2., 3. Trim.), Lact +
Delix *Tbl. 2.5, 5, 10mg* **Rami-Q** *Kps. 2.5, 5, 10mg* **Ramilich** *Tbl. 2.5, 5, 10mg* **Ramipril ct** *Tbl. 2.5, 5, 10mg* **Ramipril HEXAL** *Tbl. 1.25, 2.5, 5, 7.5, 10mg* **Ramipril-ratioph.** *Tbl. 2.5, 5, 10mg* **Vesdil** *Tbl. 2.5, 5, 10mg*	**Art. Hypertonie** → 337: ini. 1 x 2.5mg p.o., je nach Wi steigern bis 1 x 5mg, max. 10mg/d; **Herzinsuffizienz** → 350, **post Herzinfarkt** → 348: ini. 2 x 1.25-2.5mg p.o., langsam steigern bis max. 2 x 5mg; **DANI** GFR 30-60: ini. 1 x 1.25mg p.o., dann 1 x 2.5mg, max. 5mg/d; < 30: Kl; **DALI** Kl

Spirapril Rp — HWZ 2(40)h, Q0 0.27, PPB 90%

Quadropril *Tbl. 6mg*

Art. Hypertonie → 337: ini. 1 x 3mg p.o., je nach Wi steigern auf max. 6mg/d;
DANI GFR 30-60: 100%; 10-29: 1 x 3mg p.o.; < 10: KI;
DALI nicht erforderlich

Trandolapril Rp — HWZ 1 (16-24)h, Q0 0.44, PPB > 80%, PRC C (1.), D (2., 3. Trim.), Lact +

Udrik *Kps. 0.5, 1, 2mg*

Art. Hypertonie → 337: ini. 1 x 1mg p.o., je nach Wi steigern bis 1 x 2mg, max. 4mg/d;
post Herzinfarkt → 348: ini. 1 x 0.5mg p.o., nach 24h 1 x 1mg, dann langsam steigern bis 1 x 4mg;
DANI GFR 30-60: 100%; < 30: KI;
DALI ini. 0.5mg/d, max. 2mg/d; KI bei schwerer LI

A 2.1.2 Angiotensin-II-Blocker (Sartane)

Wm: Blockade des Angiotensin-II-Typ-1-Rezeptors;
Wi: spezifische Hemmung der Angiotensin-II-Wi, ohne Wi auf Bradykinin;
UW (Losartan): Schwindel, Asthenie, Müdigkeit, Hypotonie, Hyperkaliämie, Hypoglykämie;
UW (Valsartan): Schwindel, Hypotonie, Nierenfunktionstrg.;
KI: SS (2. u. 3. Trim.), SZ, Nierenarterienstenose, Z.n. Nierentransplantation, primärer Hyperaldosteronismus, biliäre Zirrhose, schwere Leberschäden;
KI (Losartan): bekannte Überempfindlichkeit, schwere Leberinsuffizienz, SS (2. u. 3. Trim.);
KI (Valsartan): bekannte Überempfindlichkeit, schwere Leberinsuffizienz, Cholestase, biliäre Zirrhose, SS (2. u. 3. Trim.)

Candesartan Rp — HWZ 9h, Q0 0.4, PPB 99%, PRC C (1.), D (2., 3. Trim.), Lact ?

Atacand *Tbl. 4, 8, 16, 32mg*
Blopress *Tbl. 4, 8, 16, 32mg*
Ratacand *Tbl. 8, 16, 32mg*

Art. Hypertonie → 337: ini. 1 x 8mg p.o., je nach Wi steigern bis 1 x 16mg, max. 32mg/d;
Herzinsuffizienz → 350: ini. 1 x 4mg, alle 2W Dosis verdoppeln je nach Verträglichkeit bis 32mg/d;
DANI ini. 4mg; GFR < 15: nicht empfohlen;
DALI ini. 2mg

Eprosartan Rp — HWZ 5-9h, Q0 0.9, PPB 98%, PRC C (1.), D (2., 3. Trim.), Lact -

Emestar Mono *Tbl. 600mg*
Eprosartan Ct *Tbl. 600mg*
Eprosartan-ratioph. *Tbl. 600mg*
Teveten Mono *Tbl. 600mg*

Art. Hypertonie → 337: 1 x 600mg p.o.;
DANI GFR > 30: 100%; < 30: sorgfältige Dosiseinstellung;
DALI KI bei schwerer Leberinsuffizienz

Irbesartan Rp — HWZ 11-15h, Q0 1.0, PPB 96%, PRC C (1.), D (2., 3. Trim.), Lact ?

Aprovel *Tbl. 75, 150, 300mg*
Karvea *Tbl. 75, 150, 300mg*

Art. Hypertonie → 337: ini. 1 x 150mg p.o., je nach Wi steigern bis max. 300mg/d;
DANI Dialyse: ini. 75mg;
DALI nicht erforderlich

Losartan Rp	HWZ 2 (6-9)h, Q0 0.95, PPB 99%, PRC C (1.), D (2., 3. Trim.), Lact ?
Cozaar *Tbl. 50mg* **Lorzaar** *Tbl. 12.5, 50, 100mg; Lsg. 2.5mg/ml* **Losar-Q** *Tbl. 50, 100mg* **Losartan Hexal** *Tbl. 12.5, 25, 50, 75, 100mg*	**Art. Hypertonie** → 337: 1 x 50mg p.o., je nach Wi steigern bis max. 100mg/d; **Herzinsuffizienz** → 350: ini 1 x 12.5mg p.o., langsam steigern bis 1 x 25-50mg; **Hypertonie + D.m + Proteinurie** → 563: (> 0.5g/d): ini. 1 x 50mg, ggf. n. 1 M 1 x 100mg; **Hypertonie + LVH zur Risikoreduktion cerebr. Insult**→ 337: 1 x 50mg; ggf. 1 x 100mg; **DANI** nicht erforderlich; **DALI** Dosisreduktion, KI bei schwerer LI
Olmesartan Rp	HWZ 10-15h, PPB 99%, PRC C (1.), D (2., 3. Trim.), Lact ?
Belsar *Tbl. 20, 40mg* **Olmetec** *Tbl. 10, 20, 40mg* **Votum** *Tbl. 10, 20, 40mg*	**Art. Hypertonie** → 337: 1 x 10mg p.o., je nach Wi steigern bis max. 40mg/d; **DANI** GFR > 20: max. 20mg; < 20: nicht empfohlen; **DALI** leichte Funktionsstrg.: 100%; mäßige: ini.10mg, max. 20mg/d; schwere LI: Anwendung nicht empfohlen
Telmisartan Rp	HWZ > 20h, Q0 1.0, PPB 99%, PRC C (1.), D (2., 3. Trim.), Lact ?
Kinzal mono *Tbl. 20, 40, 80mg* **Micardis** *Tbl. 20, 40, 80mg* **Pritor** *Tbl. 40, 80mg*	**Art. Hypertonie** → 337: 1 x 20-40mg p.o., max. 80mg/d; **kardiovask. Prävention:** 1 x 80mg p.o.; **DANI** leichte-mäßige NI: 100%; schwere NI, HD: ini. 20mg/d **DALI** max. 40mg/d, KI bei schw. Leberfunktionsstörung
Valsartan Rp	HWZ 6h, Q0 0.7, PPB 94-97%, PRC C (1.), D (2., 3. Trim.), Lact ?
Cordinate *Tbl. 40, 80, 160, 320mg* **Diovan** *Tbl. 40, 80, 160, 320mg; Lsg. 3mg/ml* **Provas** *Tbl. 40, 80, 160, 320mg*	**Art. Hypertonie** → 337: 1 x 80mg p.o.; ggf. steigern auf max. 320mg/d; **Ki.** 6-18J.: < 35kg: 1 x 20mg (=7ml Lsg.) p.o., >35kg: 1 x 40mg (=14ml Lsg.), max. 80mg/d (=27ml), **DANI** > 30: 100%, < 30: nicht empfohlen, **DALI** KI bei schwerer LI, Cholestase; **Herzinsuffizienz** → 350: ini. 2 x 40mg p.o., steigern auf max. 2 x 160mg; **post Herzinfarkt** → 348: ini. 2 x 20mg p.o., steigern auf max. 2 x 160mg; **DANI** GFR > 10: 100%; < 10, HD: nicht empfohlen; **DALI** leichte bis mittelschwere LI: max. 80mg/d, KI bei schwerer LI

A 2.1.3 Betablocker

Wm/Wi: kompetitive Betarezeptoren-Hemmung ⇒ negativ ino-/chronotrop ⇒ HZV ↓, kardialer O_2-Verbrauch ↓, Reninsekretion ↓; in hohen Dosen: unspezifische, membranstabilisierende, chinidinartige Wi;
UW (Bisoprolol): Bradykardie (bei chronischer Herzinsuffizienz), Verschlechterung der Herzinsuffizienz, Schwindel, Kopfschmerzen, Übelkeit, Erbrechen, Diarrhö, Obstipation, Kälte- oder Taubheitsgefühl in den Extremitäten, Hypotonie, Asthenie, Müdigkeit;
KI (Bisoprolol): akute Herzinsuffizienz, dekompensierte Herzinsuffizienz mit erforderlicher i.v. inotroper Therapie, kardiogener Schock, AV-Block II° oder III°, Sinusknotensyndrom, SA-Block, Bradykardie < 60/min, Hypotonie, schwere Formen von Asthma bronchiale, schwere COPD, Spätstadium pAVK, Raynaud-Syndrom, unbehandeltes Phäochromozytom, metabolische Azidose;
Ink (Bisoprolol): Ca-Antagonisten vom Verapamiltyp, zentralwirksame Antihypertensiva wie Clonidin, Methyldopa, Moxonidin, Reserpin

Wirkstoff / Präparate	Dosierung	β_1	ISA
Acebutolol Rp	HWZ 4(7-13)h, Q0 0.8 (0.4), PPB 25%, PRC B, Lact ?		
Prent *Tbl. 200, 400mg; Amp. 25mg/5ml*	**Art. Hypertonie** → 337: ini. 1 x 200mg p.o., je nach Wi steigern bis 1 x 400-800mg; **KHK** → 344: 1 x 400-800mg p.o.; **tachykarde HRST** → 353: 2-3 x 200mg p.o.; 12.5-25mg i.v.; **DANI** GFR 10-30: 50%; < 10: 25%; **DALI** Dosisreduktion	+	+
Atenolol Rp	HWZ 6h, Q0 0.12, PPB 3%, PRC D, Lact ?	+	0
Atenolol-ratioph. *Tbl. 25, 50, 100mg* **AteHEXAL** *Tbl. 25, 50, 100mg* **Atebeta** *Tbl. 25, 50, 100mg* **Duratenol** *Tbl. 25, 50, 100mg* **Cuxanorm** *Tbl. 25, 50mg* **Juvental** *Tbl. 25, 50, 100mg* **Tenormin** *Tbl. 25, 50, 100mg*	**Hyperkinetisches Herzsyndrom:** 1 x 25mg p.o.; **art. Hypertonie** → 337, **KHK** → 344, **supraventrikuläre und ventrikuläre HRST** → 355: 1 x 50-100mg p.o.; **DANI** GFR 10-30: 50%; < 10: 25%		
Betaxolol Rp	HWZ 18h, Q0 0.8, PPB 50%, PRC C, Lact ?	+	0
Kerlone *Tbl. 10, 20mg*	**Art. Hypertonie** → 337: 1x10-20mg p.o.; **DANI** GFR > 30: 100%; < 30, HD: max. 10mg/d		
Bisoprolol Rp	HWZ 11h, Q0 0.48, PPB 30%, PRC C, Lact ?	+	0
Bisobeta *Tbl. 5, 10mg* **Bisoprolol-ratioph.** *Tbl. 1.25, 2.5, 3.75, 5, 10mg* **Concor** *Tbl. 5, 10mg* **Jutabis** *Tbl. 5, 10mg* **Concor Cor** *Tbl. 1.25, 2.5, 3.75, 5, 7.5, 10mg*	**Art. Hypertonie** → 337, **KHK** → 344: 1 x 2.5-10mg p.o.; **Herzinsuffizienz** → 350: ini. 1 x 1.25mg p.o., je nach Verträglichkeit steigern um 1.25-2.5mg/W bis 10mg/d; **DANI** GFR < 20: max. 10mg/d; **DALI** max. 10mg/d		
Carteolol Rp	HWZ 5-7h, Q0 0.3, PPB 15%, PRC C, Lact ?	**β_1**	**ISA**
Endak *Tbl. 5, 10mg*	**Art. Hypertonie** → 337, **KHK** → 344; **hyperkinetisches Herzsyndrom:** 1 x 2.5-20mg p.o.; **DANI** 50%	0	+
Carvedilol Rp	HWZ 6-10h, Q0 1.0, PPB 99%, PRC C, Lact ?	0	0
Carlich *Tbl. 6.25, 12.5, 25mg* **Carvedilol HEXAL** *Tbl. 3.125, 6.25, 12.5, 25, 50mg* **Carvedilol-ratioph.** *Tbl. 3.125, 6.25, 12.5, 25mg* **Dilatrend** *Tbl. 3.125, 6.25, 12.5, 25mg* **Dimetil** *Tbl. 6.25, 12.5, 25mg* **Querto** *Tbl. 6.25, 12.5, 25mg*	**Art. Hypertonie** → 337: 1 x 12.5-25mg p.o.; **KHK** → 344: 2 x 12.5-50mg; **Herzinsuffizienz** → 350: ini. 2 x 3.125mg, je nach Verträglichkeit alle 2W steigern um 3.125-12.5mg; bis 85kg: max. 2 x 25mg; > 85kg: max. 2 x 50mg; **DANI** nicht erforderlich		
Celiprolol Rp	HWZ 5-7h, Q0 0.6	+	+
Celipro Lich *Tbl. 200mg* **Celiprolol ct** *Tbl. 200mg* **Selectol** *Tbl. 200mg*	**Art. Hypertonie** → 337, **KHK** → 344: 1 x 200-400mg p.o.; **DANI** GFR < 10: 1 x 100mg		

Esmolol Rp	HWZ 9min, Q0 1.0, PPB 55%, PRC C, Lact ?	+	0
Brevibloc *Amp. 100mg/10ml, 2500mg/250ml* **Esmocard** *Amp. 100mg/10ml, 2500mg/10ml*	**Supraventrikuläre Tachykardie** → 355: ini. 500µg/kg i.v. über 1min, dann 50µg/kg/min, max. 200µg/kg/min; **DANI** GFR 30-60: Anw. für max 4h; < 30: KI; **DALI** KI bei schwerer Leberfktsstrg.		
Metoprololsuccinat Rp	HWZ 3-4h, PPB 10%	+	0
Beloc-Zok *Tbl. 23.75(ret.), 47.5(ret.), 95(ret.), 190(ret.)mg* **MetoHEXAL-Succ** *Tbl. 23.75(ret.), 47.5(ret.), 95(ret.), 142.5(ret.), 190(ret.)mg* **Meto-Succinat Sandoz** *Tbl. 23.75(ret.), 47.5(ret.), 95(ret.), 142.5(ret.), 190(ret.)mg*	**Art. Hypertonie** → 337, **KHK** → 344, **tachykarde HRST** → 353, **hyperkinetisches Herzsyndrom:** 1 x 47.5-190mg p.o.; **Herzinsuffizienz** → 350: ini. 1 x 23.75mg, nach Verträglichkeit Dosis alle 2W verdoppeln bis max. 1 x 190mg; **Migräne-Pro.** → 483: 1 x 95mg p.o.		
Metoprololtartrat Rp	HWZ 3-5(8)h, Q0 > 0.8, PPB 12%	+	0
Beloc *Amp. 5mg/5ml* **Jeprolol** *Tbl. 50, 100, 200(ret.)mg* **Jutabloc** *Tbl. 50, 100, 200(ret.)mg* **Lopresor** *Tbl. 50, 100mg; Amp. 5mg/5ml* **Meprolol** *Tbl. 50, 100, 200(ret.)mg* **MetoHEXAL** *Tbl. 50, 100, 100(ret.), 200(ret.)mg* **Metoprolol AWD** *Tbl. 50, 100, 200(ret.)mg* **Metoprolol-ratioph.** *Tbl. 50, 50(ret.), 100, 100(ret.), 200(ret.)mg* **Prelis** *Tbl. 50, 100(ret.), 200(ret.)mg*	**Art. Hypertonie** → 337, **KHK** → 344, **tachykarde HRST** → 353, **hyperkinetisches Herzsyndrom:** 1-2 x 50-100mg p.o.; 1 x 100-200mg (ret.); 5-10mg langsam i.v.,max. 20mg i.v.; **Migräne-Pro.** → 483: 1-2 x 50-100mg p.o. ; 1 x 100-200mg (ret.); **DANI** nicht erforderlich		
Nebivolol Rp	HWZ 10-50h, Q0 0.95, PPB 98%	β_1	ISA
Nebilet *Tbl. 5mg* **Nebivolol-ratioph.** *Tbl. 5mg* **Nebivolol Stada** *Tbl. 5mg*	**Art. Hypertonie** → 337: 1 x 5mg p.o.; **chron. Herzinsuffizienz bei > 70J:** ini. 1.25mg, max. 10mg/d; **DANI** ini 2.5mg; **DALI** KI	+	0
Oxprenolol Rp	HWZ 1-2h, Q0 0.95 PPB 80%	0	+
Trasicor *Tbl. 160(ret.)mg*	**art. Hypertonie** → 337, **KHK** → 344: 1 x 160mg p.o., ggf. 1 x 320mg (ret.); **DANI** nicht erforderlich; **DALI** vorsichtig dosieren		
Penbutolol Rp	HWZ 13-28h, Q0 0.95, PPB 99%, PRC C, Lact ?	0	+
Betapressin *Tbl. 40mg*	**Art. Hypertonie** → 337: 1 x 40-80mg p.o.; **hyperkinetisches Herzsyndrom, KHK** → 344, **tachykarde HRST** → 353: 20-80mg/d in 1-2ED		
Pindolol Rp	HWZ 3-4h, Q0 0.5, PPB 40%, PRC B, Lact ?	0	+
Durapindol *Tbl. 5, 15mg* **Visken** *Tbl. 5mg;*	**Art. Hypertonie** → 337: 3 x 5-10mg p.o.; **KHK** → 344: 3 x 5mg p.o.; 1 x 15mg; **tachykarde HRST** → 353: 3 x 5-10mg p.o.; **hyperkinetisches Herzsyndrom:** 2-3 x 2.5mg; **DALI** Dosisreduktion		

		β1	ISA
Propranolol Rp **Beta Tablinen** *Tbl. 40, 80mg* **Dociton** *Tbl. 10, 40, 80mg; Kps. 80(ret.), 160(ret.)mg; Amp. 1mg/1ml* **Elbrol** *Tbl. 40, 80mg* **Inderal** *Tbl. 40mg* **Obsidan** *Tbl. 25, 40, 100mg* **Prophylux** *Tbl. 40mg* **Propra-ratioph.** *Tbl. 10, 40, 80mg; Kps. 80(ret.), 160(ret.)mg* **Propranolol Stada** *Tbl. 40, 80mg*	HWZ 3-4h, Q0 1.0, PPB 90%, PRC C, Lact ? **Art. Hypertonie** → 337: 2-3 x 40-80mg p.o.; 2 x 160mg; 1 x 160-320mg (ret.); **KHK** → 344, **tachykarde HRST** → 353: 2-3 x 40-80mg; 1 x 1mg langsam i.v., max. 10mg i.v.; **hyperkinetisches Herzsyndrom:** 3 x 10-40mg; **prim. Angstsyndrom** → 501, **essentieller Tremor** → 492, **Migräne-Pro.** → 482: 2-3 x 40mg; **Hyperthyreose** → 431: 3-4 x 10-40mg; **DANI** nicht erforderlich	0	0
Sotalol Rp **Corsotalol** *Tbl. 80, 160mg* **Darob** *Tbl. 80, 160mg* **Jutalex** *Tbl. 80, 160mg* **Rentibloc** *Tbl. 40, 160mg* **SotaHEXAL** *Tbl. 40, 80, 120, 160, 240mg* **Sotalex** *Tbl. 80, 160mg;* **Sotalol-ratioph.** *Tbl. 40, 80, 160mg*	HWZ 15h, Q0 0.15, keine PPB, PRC B, Lact ? **Supraventrikuläre und ventrikuläre HRST** → 355: ini. 2 x 80mg p.o., je nach Wi steigern bis 2 x 160mg; **DANI** GFR 10-30: 50%; < 10: 25%	0	0
Talinolol Rp **Cordanum** *Tbl. 50, 100mg*	HWZ 11h, PPB 53-67% **Art. Hypertonie** → 337: ini. 1 x 50mg p.o., Erh.Dos. 1 x 100mg; **DANI** GFR 10-30: 66%; < 10: 50%	+	0

β1: selektive Hemmung von Beta-1-Rezeptoren;
ISA: intrinsische sympathomimetische Aktivität = partieller Agonismus und partieller Antagonismus

A 2.1.4 Direkte Renininhibitoren

Wm/Wi: selektive direkte Hemmung des humanen Renins ⇒ Blockade der Umwandlung von Angiotensinogen zu Angiotensin I ⇒ Reduktion der Plasmareninaktivität; Senkung der Angiotensin I- und II-Spiegel ⇒ RR ↓;
UW: Diarrhoe, Hautausschlag;
KI: SS (2., 3. Trim.), Angioödem unter Aliskiren in Vorgeschichte, gleichzeitige Anwendung von Aliskiren mit Ciclosporin, bekannte Überempfindlichkeit gegen den Wirkstoff oder sonstige Bestandteile

Aliskiren Rp **Rasilez** *Tbl. 150, 300mg*	HWZ 40h, PPB 49%, PRC C (1.), D (2., 3. Trim.), Lact ? **Art. Hypertonie** → 337: ini. 1 x 150mg p.o., ggf. nach 2W steigern auf 1 x 300mg; **DANI** GFR < 30: vorsichtige Anwendung; **DALI** nicht erforderlich

A 2.1.5 Kalziumantagonisten (Non-Dihydropyridine)

Wm: Hemmung des Ca^{2+}-Einstroms;
Wi: negativ inotrop, kardialer O_2-Verbrauch ↓, Vasodilatation (v.a. Arteriolen ⇒ Nachlast ↓, Vorlast unbeeinflusst!), negativ chronotrop, AV-Überleitungszeit ↑, AV-Refraktärzeit ↑;
UW (Verapamil): Übelkeit, Brechreiz, Völlegefühl, Obstipation, Müdigkeit, Nervosität, Schwindel, Benommenheit, Schläfrigkeit, Parästhesie, Neuropathie, Tremor, Entwicklung/Verschlechterung einer Herzinsuffizienz, Hypotonie, Orthostase, Sinusbradykardie, AV-Block I°, Knöchelödeme, Flush, Hautrötung, Wärmegefühl, allergische Reaktionen, Erythem, Pruritus, Urtikaria, makulopapulöses Exanthem, Erythromelalgie, Schwitzen, Kopfschmerzen;
KI (Verapamil): Herz-Kreislauf-Schock, akuter Herzinfarkt mit Komplikationen, ausgeprägte Reizleitungsstrg. (z. B. SA- bzw. AV-Block II° u. III°), Sinusknotensyndrom, manifeste Herzinsuffizienz, Vorhofflimmern/-flattern u. gleichzeitiges WPW-Syndrom, i.v. Applikation von Beta-Blockern (Ausnahme Intensivmedizin);
Ink (Verapamil): Simvastatin, Flecainid, Disopyramid

Diltiazem Rp — HWZ 6h, Q0 > 0.9, PPB 70-85%, PRC C, Lact -

Dilsal *Kps. 90(ret.), 120(ret.), 180(ret.)mg* **DiltaHEXAL** *Tbl. 60, 90(ret.), 120(ret.)mg; Kps. 180(ret.)mg* **Diltiazem-ratioph.** *Tbl. 60mg; Kps. 90(ret.), 120(ret.), 180(ret.)mg* **Dilzem** *Tbl. 90(ret.), 120(ret.), 180(ret.)mg; Kps. 180(ret.), 240(ret.)mg*	**Art. Hypertonie** → 337, **KHK** → 344**:** 3 x 60mg; 2 x 90-180mg (ret.); 1 x 240mg (ret.) p.o.; **DANI, DALI** ini 120mg/d

Gallopamil Rp — HWZ 3.5-8h, Q0 1.0, PPB 92%

Procorum *Tbl. 25, 50, 100 (ret.)mg*	**Art. Hypertonie** → 337**:** 2 x 50mg; 1 x 100mg (ret.) p.o., max. 200mg/d; **supraventrikuläre Tachykardie** → 355**:** 2-3 x 25-50mg p.o.; **KHK:** 2-3 x 25-50mg; 2 x 100mg (ret.) p.o.; **DANI** KI bei schwerer NI; **DALI** 25%, KI bei schwerer LI

Verapamil Rp — HWZ 3-7h, Q0 > 0.8, PPB 90%, PRC C, Lact +

Falicard *Tbl. 40, 80, 120, 120(ret.), 240(ret.)mg; I* **Isoptin** *Tbl. 40, 80, 120, 120(ret.), 240(ret.)mg; Inj.Lsg. 5mg/2ml* **VeraHEXAL** *Tbl. 40, 80, 120, 120(ret.), 240(ret.)mg; Kps. 120(ret.), 180(ret.), 240(ret.)mg; Inj.Lsg. 5mg/2ml* **Veramex** *Tbl. 40, 80, 120, 240(ret.)mg* **Verapamil-ratioph.** *Tbl. 40, 80, 120, 240(ret.)mg; Inj.Lsg. 5mg/2ml*	**Art. Hypertonie** → 337, **KHK** → 344, **supraventrikuläre Tachykardie** → 355**:** 3 x 80-120mg; 2 x 120-240mg (ret.) p.o.; 5mg langsam i.v., dann 5-10mg/h, max. 100mg/d; Perf. (100mg) = 2mg/ml ⇒ 2-5ml/h; **Ki. 6-14J:** 80-360mg/d, 2.5-5mg i.v.; **< 6J:** 80-120mg/d, 2-3mg i.v.; **Sgl.:** 0.75-2mg i.v.; **NG:** 0.75-1mg i.v.; **DANI** nicht erforderlich; **DALI** 2-3 x 40mg

A 2.1.6 Kalziumantagonisten (Dihydropyridine)

Wm/Wi: Hemmung des Ca^{2+}-Einstroms ⇒ negativ inotrop, kardialer O_2-Verbrauch ↓, Vasodilatation v.a. der Arteriolen ⇒ Nachlast ↓, Vorlast unbeeinflusst!;
UW (Amlodipin): Knöchelschwellung, Kopfschmerzen, Schläfrigkeit, Schwindel, Schwäche, Palpitationen, Übelkeit, Dyspepsie, Bauchschmerzen, Gesichtsrötung mit Hitzeempfindung;
KI (Amlodipin): Überempfindlichkeit gegen Amlodipin oder andere Dihydropyridine, schwere Hypotonie, Schock, kardiogener Schock, Herzinsuffizienz nach akutem Herzinfarkt (erste 4W), hochgradige Aortenstenose, instabile Angina pectoris;
Ink (Amlodipin): Diltiazem, Ketoconazol, Itraconazol, HIV-Proteasehemmer, Makrolide, Nefazodon, Ritonavir, Rifampicin, Johanniskraut, Dexamethason, Phenobarbital, Phenytoin, Carbamazepin, Nevirapin, Rifabutin, andere Antihypertensiva;
Ink (Felodipin): Cimetidin, Itraconazol, Ketoconazol), Makrolide, HIV-Proteaseninhibitoren, Grapefruitsaft, Carbamazepin, Phenytoin, Barbiturate, Rifampicin, Johanniskraut, Hydrochlorothiazid, Cyclosporin, Digoxin

Amlodipin Rp — HWZ 40h, Q0 0.85, PPB 93%, PRC C, Lact ?

Amlobesilat Sandoz *Tbl. 5, 7.5, 10mg*
Amlobeta *Tbl. 5, 10mg*
Amlocard *Tbl. 10mg*
Amlodipin Basics *Tbl. 5, 10mg*
Amlodipin HEXAL *Tbl. 5, 7.5, 10mg*
Amlodipin-ratioph. *Tbl. 5, 10mg*
Amparo *Tbl. 5, 10mg*
Norvasc *Tbl. 5mg*

Art. Hypertonie → 337, **chron. stabile AP** → 344: 1 x 5-10mg p.o.;
DANI nicht erforderlich;
DALI KI b. schwerer LI

Felodipin Rp — HWZ 10-16h, Q0 1.0, PPB 99%, PRC C, Lact ?

Felocor *Tbl. 2.5(ret.), 5(ret.), 10(ret.)mg*
Felodipin ct *Tbl. 2.5(ret.), 5(ret.), 10(ret.)mg*
Modip *Tbl. 2.5(ret.), 5(ret.), 10(ret.)mg*
Munobal *Tbl. 2.5(ret.), 5(ret.), 10(ret.)mg*
Plendil *Tbl. 5(ret.), 10(ret.)mg*

Art. Hypertonie → 337: ini. 1 x 2.5-5mg; Erh.Dos. 1 x 5-10mg (ret.) p.o.;
DANI GFR < 30: KI;
DALI sorgfältige Dosiseinstellung, KI bei Child C

Isradipin Rp — HWZ 8.4h, Q0 1.0, PPB 95%, PRC C, Lact ?

Lomir Sro *Kps. 5(ret.)mg*
Vascal uno *Kps. 2.5(ret.), 5(ret.)mg*

Art. Hypertonie → 337: 2 x 2.5-5mg; 1 x 5-10mg (ret.) p.o.;
DANI GFR > 30: ini. 50%; < 30: nicht empfohlen;
DALI KI

Lercanidipin Rp — HWZ 8-10h, PPB > 98%

Carmen *Tbl. 10, 20mg*
Corifeo *Tbl. 10, 20mg*
Lercanidipin Heumann *Tbl. 10, 20mg*
Lercanidipin Stada *Tbl. 10, 20mg*

Art. Hypertonie → 337: 1 x 10-20mg p.o.;
DANI GFR > 30: 100%; < 30: nicht empfohlen;
DALI KI bei schwerer Leberfunktionsstörung

Manidipin Rp — PPB 99%

Manyper *Tbl. 10, 20mg*

Art. Hypertonie → 337: ini. 1 x 10mg p.o., nach 4W je nach Wi 1 x 20mg;
DANI GFR < 10: KI;
DALI max. 10mg/d

Nifedipin Rp	HWZ 2.5-5h, Q0 1.0, PPB 98%, PRC C, Lact
Adalat *Kps. 5, 10mg; Tbl. 20(ret.), 30(ret.), 60(ret.)mg; Inf.Lsg. 5mg/50ml* **Cisday** *Tbl. 40(ret.)mg* **Corinfar** *Tbl. 10(ret.), 20(ret.), 40(ret.)mg; Gtt. (1ml = 20mg)* **Duranifin** *Kps. 5, 10mg; Tbl. 10(ret.), 20(ret.), 40(ret.)mg* **Jutadilat** *Tbl. 10(ret.), 20(ret.)mg; Gtt. (1ml = 20mg)* **NifeHEXAL** *Kps. 5, 10, 20mg; Tbl. 10(ret.), 20(ret.), 30(ret.), 40(ret.), 60(ret.)mg; Gtt. (1ml = 20mg)* **Nifical** *Tbl. 10(ret.), 20(ret.)mg; Gtt. (1ml = 20mg)*	**Art. Hypertonie** → 337, **KHK** → 344: 3 x 10-20mg p.o.; 1 x 30-60mg (ret.), 2 x 20mg (ret.), max. 60mg/d p.o.; 0.63-1.25mg/h i.v.; Perf. (5mg) = 0.1mg/ml ⇒ min1-5: 60-120ml/h, dann 6-12ml/h; **hypertensive Krise** → 341: 10mg p.o. (Kps. zerbeißen), evtl. Wdh. nach 30min; **Raynaud-Syndrom** → 401: 3 x 10-20mg p.o.; **DANI** nicht erforderlich; **DALI** sorgfältige Dosiseinstellung
Nilvadipin Rp	HWZ 15-20h, Q0 1.0, PPB 99%
Escor *Kps. 8(ret.), 16(ret.)mg* **Nivadil** *Kps. 8(ret.), 16(ret.)mg*	**Art. Hypertonie** → 337: ini. 1 x 8mg p.o., je nach Wi steigern bis 1 x 16mg; **DANI** GFR < 30: nicht empfohlen; **DALI** max. 8mg/d
Nisoldipin Rp	HWZ 7-12h, Q0 1.0, PPB 99%, PRC C, Lact
Baymycard *Tbl. 5, 10mg* **Baymycard RR** *Tbl. 10(ret.), 20(ret.), 30(ret.)mg*	**Art. Hypertonie** → 337: 2 x 5-10mg, max. 2 x 20mg p.o.; 1 x 10-40mg (ret.); **chronisch stabile AP** → 344: 2 x 5-10mg, max. 2 x 20mg p.o.; **DANI** nicht erforderlich; **DALI** KI bei schwerer Leberfunktionssstörung
Nitrendipin Rp	HWZ 8-12h, Q0 1.0, PPB 99%, PRC C
Bayotensin *Tbl. 10, 20mg; Phiole 5mg* **Jutapress** *Tbl. 10, 20mg* **Nitrendipin-ratioph.** *Tbl. 10, 20mg* **Nitrepress** *Tbl. 10, 20mg*	**Art. Hypertonie** → 337: 1-2 x 10-20mg p.o.; **hypertensive Krise** → 341: 5mg s.l., evtl. Wdh. nach 30 min; **DANI** nicht erforderlich; **DALI** ini. 10mg/d, häufige RR-Kontrolle

A 2.1.7 Zentral angreifende Alpha-2-Rezeptoragonisten

Wm: Stimulation zentraler Alpha-2-Rezeptoren ⇒ präsynaptisch ⇒ Noradrenalinfreisetzung ↓ ⇒ postsynaptisch ⇒ peripherer Sympathikotonus ↓, Reninfreisetzung ↓ ⇒ Hemmg des RAAS;
Wm (Alpha-Methyldopa): zusätzlich Bildung des „falschen" Tansmitters Alpha-Methylnoradrenalin;
Wm (Moxonidin): Stimulation von zentralen Imidazolinrezeptoren; relativ schwache Stimulation zentraler Alpha-2-Rezeptoren;
Wi: peripherer Widerstand ↓, HF ↓, HZV ↓ ⇒ RR ↓;
UW (Alpha-Methyldopa): Sedierung, Schwindel, orthostatische Strg., Benommenheit, Kopfschmerzen, HF ↓, Mundtrockenheit, Ödeme, Schlafstrg., Depression, Halluzinationen, Libidostrg., Gynäkomastie, Amenorrhoe;
UW (Clonidin): Schlafstrg., Depression, Kopfschmerzen, AV-Block, HF ↓, Sedierung, Mundtrockenheit, Potenz- u. Libidostörung;
UW (Moxonidin): Benommenheit, Mundtrockenheit, Schläfrigkeit, Schwäche, Schwindel, Kopfschmerzen, gestörte Denkprozesse, Schlafstrg., Übelkeit, Obstipation, Vasodilatation;
KI (Alpha-Methyldopa): akute u. chronische Lebererkrankungen, schwere Nierenfunktionsstörung, Phäochromozytom, Depression, schwere Herzinsuffizienz, hämolytische Anämie;
KI (Clonidin): SZ, Depressionen, HF ↓ < 50/min, AV-Block II°-III°, Sick Sinus;
KI (Moxonidin): Sick Sinus, sinuatrialer Block, AV-Block II°-III°, HF ↓ < 50, maligne Arrhythmien, Herzinsuffizienz, schwere Koronarinsuffizienz, instabile AP, schwere Nierenfunktionsstrg., Angioödem, schwere Lebererkrankung;
Ink (Methyldopa): Lithium;
Ink (Clonidin): trizyklische Antidepressiva

Alpha-Methyldopa Rp	HWZ 2h, Q0 0.4, PPB 10-15%, PRC B, Lact +
Dopegyt *Tbl. 250mg* **Methyldopa Stada** *Tbl. 250mg* **Presinol** *Tbl. 125, 250, 500mg*	**Art. Hypertonie** → 337: ini. 1-3 x 125mg p.o., je nach Wi steigern bis 2-3 x 250mg; **Schwangerschaftshypertonie** → 582: 250-2000mg/d; **DANI** sorgfältige Dosiseinstellung, Erh.Dos. max. 50%
Clonidin Rp	HWZ 10-20h, Q0 0.4, PPB 30-40%, PRC C, Lact ?
Catapresan *Tbl. 0.075, 0.15, 0.3mg* **Clonidin-ratioph.** *Kps. 0.075, 0.15, 0.25(ret.), 0.3mg; Amp. 0.15mg/1ml* **Clonistada** *Tbl. 0.15, 0.3, 0.25 (ret.)mg* **Haemiton** *Tbl. 0.075, 0.15, 0.3mg*	**Art. Hypertonie** → 337: 2 x 0.075-0.3mg; 1-2 x 0.25mg (ret.), max. 0.9mg/d p.o.; **hypertensive Krise** → 341: 1-4 x 0.075-0.15mg i.m./s.c./i.v.; Perf. (0.45mg) = 9µg/ml ⇒1-5ml/h; s. auch Alkoholentwöhnungsmittel → 244; **DANI** max. 0.3mg/d p.o./i.v.
Moxonidin Rp	HWZ 2-3h, Q0 0.4, PPB 7%
Cynt *Tbl. 0.2, 0.3, 0.4mg* **Moxobeta** *Tbl. 0.2, 0.3, 0.4mg* **Moxonidin HEXAL** *Tbl. 0.2, 0.3, 0.4mg* **Physiotens** *Tbl. 0.2, 0.3, 0.4mg*	**Art. Hypertonie** → 337: 1-2 x 0.2-0.4mg p.o., max. 0.6mg/d; **DANI** GFR: 30-60: max. 0.4mg/d; < 30: KI; **DALI** KI bei schwerer LI

A 2.1.8 Alphablocker

Wm: reversible Alpha-1-Rezeptorblockade; irreversible Alpha-1-/Alpha-2- Rezeptorblockade (Phenoxybenzamin);
Wi: Vasodilatation, Pre- und Afterload ↓; Urapidil: zusätzlich Agonist am 5-HT1A-Rezeptor;
UW: reflektorische Tachykardie (nicht bei Prazosin), Arrhythmien, orthostatische Dysfunktion, Müdigkeit, Übelkeit, Hyperazidität des Magens, Diarrhoe, Prazosin: „First-Dose-Phänomen": orthostatische Dysfunktion v.a. bei 1. Gabe (⇒ einschleichend dosieren!), „Adrenalinumkehr": Adrenalin bei Alpha-Blockade ⇒ Vasodilatation, RR ↓ (Beta-Wi!);
KI: Aorten- und Mitralstenose, Perikarderkrankungen, Lungenembolie, Linksherzinsuffizienz, Ki. <12J, SS/SZ

Bunazosin Rp	HWZ 12h, PPB 97%
Andante *Tbl. 3(ret.), 6(ret.)mg*	**Art. Hypertonie** → 337: 1 x 6mg (ret.) p.o., ggf. steigern auf 1 x 12mg; **DANI** GFR 30-60: ini. 1 x 3mg, je nach Wi steigern bis 1 x 6mg; < 30: KI; **DALI** ini 1 x 3mg, max. 1 x 6mg nach 2-4 W
Doxazosin Rp	HWZ 8.8-22h, Q0 0.95, PPB 98%, PRC C, Lact ?
Cardular PP *Tbl. 4(ret.)mg* **Diblocin PP** *Tbl. 4(ret.)mg* **Doxacor** *Tbl. 1, 2, 4, 8mg* **Doxazosin-ratioph.** *Tbl. 1, 2, 4, 4(ret.)mg* **Doxazosin Stada** *Tbl. 1, 2, 4, 4(ret.), 8mg* **Jutalar** *Tbl. 2, 4, 4(ret.), 8mg*	**Art. Hypertonie** → 337: ini. 1 x 1mg/d, bei Bedarf um 1mg/W steigern auf 1 x 8mg p.o., max. 16mg/d; **DANI** nicht erforderlich; **DALI** sorgfältige Dosiseinstellung
Phenoxybenzamin Rp	HWZ 24h, PRC C, Lact ?
Dibenzyran *Tbl. 1mg; Kps. 5, 10mg*	**Phäochromozytom** → 436: 1-3W präoperativ: ini. 1 x 10mg p.o., je nach Wi steigern bis 100mg/d; inoperabel: ini 10mg/d, Erh.Dos. 2-3 x 20-40mg; **Ki.:** ini 0.2-0.4mg/kg/d; **DANI** KI

Prazosin Rp
HWZ 2.5-4h, Q0 1.0, PPB 95%, PRC C, Lact ?

Prazosin-ratioph. *Tbl. 1, 2, 5mg*

Art. Hypertonie → 337: d1-7: 2-3 x 0.5mg p.o., d8-14: 2-3 x 1mg, Erh.Dos. 2-3 x 2-5mg; max. 20mg/d;
DANI, DALI sorgfältige Dosiseinstellung

Terazosin Rp
HWZ 8-14h, Q0 0.95, PPB 90-94%, PRC C, Lact ?

Heitrin *Tbl. 1, 2, 5mg*
Terazosin Stada *Tbl. 2, 5, 10mg*

Art. Hypertonie → 337: ini 1 x 1mg p.o., je nach Wi steigern bis max. 20mg/d;
DANI nicht erforderlich;
DALI Dosisreduktion

Urapidil Rp
HWZ 4.7 (10)h, Q0 1.0, PPB 80%

Ebrantil *Kps. 30(ret.), 60(ret.), 90(ret.)mg; Amp. 25mg/5ml, 50mg/10ml*
Urapidil Carino *Amp. 25mg/5ml, 50mg/10ml*
Urapidil Pharmore *Amp. 25mg/5ml, 50mg/10ml, 100mg/20ml*

Art. Hypertonie → 337: 2 x 30-90mg (ret.) p.o.;
hypertensiver Notfall → 341: 10-50mg langsam i.v., ggf. Wdh. nach 5min;
Dauerinfusion ini 2mg/min, mittlere Erh.Dos. 9mg/h;
Perfusor 100mg/50ml (2mg/ml): 4.5-60ml/h;
DANI, DALI sorgfältige Dosiseinstellung

A 2.1.9 Direkte Vasodilatatoren

Wm: direkter Angriff an der glatten Muskulatur kleinerer Arterien und Arteriolen ⇒ peripherer Widerstand ↓ (Afterload) ⇒ RR ↓;
UW: Hypotonie, Na-H_2O-Retention, Tachykardie, Schwindel, Kopfschmerz; (Dihydralazin): Lupus erythematodes; (Nitroprussid): Cyanidvergiftung; (Minoxidil): Hypertrichose, Perikarderguss, Veränderung der T-Welle;
KI (Nitroprussid): Aortenisthmusstenose, Hypothyreose, metabolische Azidose;
KI (Minoxidil): SZ

Dihydralazin Rp
HWZ 4-5h, PPB 84-90%, PRC B

Nepresol *Tbl. 25, 50mg; Amp. 25mg/2ml*

Art. Hypertonie → 337: ini. 2 x 12.5mg p.o., je nach Wi steigern bis 2 x 25mg; max. 100mg/d;
hypertensive Krise → 341, **Eklampsie** → 582: 12.5-25mg i.m.; 6.25-12.5mg langsam i.v., evtl. Wdh. nach 20 min;
Perf. (75mg) = 1.5mg/ml ⇒ 1-5ml/h; max. 100mg/24h;
DANI, DALI sorgfältige Dosiseinstellung

Minoxidil Rp
HWZ 4h, Q0 0.9, keine PPB, PRC C, Lact +

Loniten *Tbl. 2.5, 10mg*
Lonoten *Tbl. 10mg*
Lonolox *Tbl. 2.5, 10mg*

Therapieresistente art. Hypertonie → 337: ini. 2 x 2.5mg p.o., alle 3d um 5-10mg steigern, ab 50mg um 25mg/d steigern bis max. 100mg/d;
Ki. bis 12J: ini. 0.1mg/kg, alle 3d um 0.1-0.2mg/kg steigern, max. 1mg/kg bzw. 50mg/d;
DANI GFR < 30, HD: sorgfältige Dosiseinstellung

Nitroprussid-Na Rp
HWZ 3-4min (170h), Q0 1.0 (0.01)

Nipruss *Inf.Lsg. 60m*

Hypertensive Krise → 341, **kontrollierte Hypotonie (intraop.):** ini. 0.2µg/kg/min i.v., je nach Wi alle 3-5min steigern bis max. 10µg/kg/min;
max. Gesamtmenge 1-1.5mg/kg;
Perf. (60mg) = 1.2mg/ml ⇒ 1-28ml/h

A 2.1.10 ACE-Hemmer + Diuretikum

Benazepril + Hydrochlorothiazid Rp

PPB (H) 64%, PRC C (1.), D (2., 3. Trim.), Lact -

Benazeplus Al *Tbl. 10+12.5, 20+25mg*
Benazeplus Stada *Tbl. 10+12.5, 20+25mg*
Benazepril HEXAL comp *Tbl. 10+12.5, 20+25mg*
Benazepril Winthrop comp *Tbl. 10+12.5, 20+25mg*
Cibadrex *Tbl. 10+12.5, 20+25mg*

Art. Hypertonie → 337: 1 x 10-20 + 12.5-25mg p.o., max. 2 x 20+25mg;
DANI GFR 30-60: sorgfältige Dosiseinstellung; < 30: KI;
DALI KI

Captopril + Hydrochlorothiazid Rp

PRC C (1.), D (2., 3. Trim.), Lact -

ACE-Hemmer-ratioph. comp. *Tbl. 25+12.5, 25+25, 50+25mg*
Adocomp *Tbl. 25+12.5, 25+25, 50+25mg*
Capozide *Tbl. 25+12.5, 50+25mg*
CaptoHEXAL comp. *Tbl. 25 +12.5, 25+25, 50+25mg*
Cardiagen *Tbl. 25+25, 50+25mg*
Jutacor comp. *Tbl. 50+25mg*
Tensobon comp. *Tbl. 25+12.5, 25+25, 50+25mg*

Art. Hypertonie → 337: 1 x 25-50+12.5-25mg p.o.;
DANI GFR 30-80: ini. 1 x 25+12.5mg; < 30: KI;
DALI sorgfältige Dosiseinstellung, KI bei schwerer LI

Cilazapril + Hydrochlorothiazid Rp

Dynorm Plus *Tbl. 5+12.5mg*

Art. Hypertonie → 337: 1 x 5+12.5mg p.o.;
DANI GFR 30-60: sorgfältige Dosiseinstellung; < 30: KI;
DALI KI bei schwerer LI

Enalapril + Hydrochlorothiazid Rp

PPB (E) < 50%, PRC C (1.), D (2., 3. Trim.), Lact -

Corvo HCT *Tbl. 10+25mg*
Enacomi *Tbl. 10+25mg*
EnaHEXAL comp. *Tbl. 10+25mg, 20+6mg, 20+12.5mg*
Enalagamma Hct *Tbl. 10+25, 20+12.5mg*
Enalapril HCT Sandoz *Tbl. 10+25, 20+6, 20+12.5mg*
Enaplus Al *Tbl. 10+25mg, 20+6mg, 20+12.5mg*
Renacor *Tbl. 10+25mg*

Art. Hypertonie → 337: 1 x 10-20+6-25mg p.o.;
DANI GFR 30-60: sorgfältige Dosiseinstellung; < 30: KI;
DALI KI bei schwerer LI

Fosinopril + Hydrochlorothiazid Rp

Dynacil comp. *Tbl. 20+12.5mg*
Fosinopril Act comp. *Tbl. 20+12.5mg*
Fosinorm comp. *Tbl. 20+12.5mg*
Fosino Teva comp. *Tbl. 20+12.5mg*

Art. Hypertonie → 337: 1 x 20+12.5mg p.o.;
DANI GFR 30-60: sorgfältige Dosiseinstellung; < 30: KI;
DALI KI

Lisinopril + Hydrochlorothiazid Rp

PRC C (1.), D (2., 3. Trim.), Lact -

Acercomp *Tbl. 10+12.5, 20+12.5mg*
Lisibeta comp. *Tbl. 10+12.5, 20+12.5mg*
Lisidigal Hct *Tbl. 10+12.5, 20+12.5mg*
Lisigamma Hct *Tbl. 10+12.5, 20+12.5mg*

Art. Hypertonie → 337: 1 x 10-20+12.5mg p.o.;
DANI GFR 30-60: sorgfältige Dosiseinstellung; < 30: KI;
DALI KI bei schwerer LI

Moexipril + Hydrochlorothiazid Rp

PRC C (1.), D (2., 3. Trim.), Lact -

Fempress Plus *Tbl. 15+25mg*

Art. Hypertonie → 337: 1 x 15+25mg p.o.;
DANI GFR 40-60: 50%; < 40: KI;
DALI KI

Perindopril + Indapamid Rp

BiPreterax N *Tbl. 5+1.25mg*
Preterax N *Tbl. 2.5+0.625mg*

Art. Hypertonie → 337: 1 x 2.5-5+0.625-1.25mg p.o.;
DANI GFR 30-60: max. 1 x 2.5+0.625mg; < 30: KI;
DALI KI

Quinapril + Hydrochlorothiazid Rp

PRC C (1.), D (2., 3. Trim.), Lact -

Accuzide *Tbl. 10+12.5, 20+12.5mg*
Accuzide diuplus *Tbl. 20+25mg*
Quinaplus Stada *Tbl. 10+12.5, 20+12.5, 20+25mg*
Quinapril HEXAL comp. *Tbl. 10+12.5, 20+12.5, 20+25mg*

Art. Hypertonie → 337: 1 x 10-20+12.5-25mg p.o.;
DANI GFR 30-60: sorgfältige Dosiseinstellung; < 30: KI;
DALI KI bei schwerer LI

Ramipril + Piretanid Rp

Arelix ACE *Tbl. 5+6mg*
Aretensin *Tbl. 5+6mg*
Prilace *Tbl. 5+6mg*
Ramipril Piretanid Sandoz *Tbl. 5+6mg*
Ramitanid Al *Tbl. 5+6mg*

Art. Hypertonie → 337: 1 x 5-10+6-12mg p.o.;
DANI GFR 30-60: sorgfältige Dosiseinstellung, max. 1 x 5 + 6mg; < 30: KI;
DALI KI bei schwerer LI

Ramipril + Hydrochlorothiazid Rp

Delix plus *Tbl. 2.5+12.5, 5+25mg*
Ramiplus Al *Tbl. 2.5+12.5, 5+25mg*
Ramipril comp. ct *Tbl. 2.5+12.5, 5+25mg*
Ramipril-ratioph. comp. *Tbl. 2.5+12.5, 5+25mg*
Rami-Q comp. *Tbl. 2.5+12.5mg, 5+25mg*
Vesdil Plus *Tbl. 2.5+12.5, 5+25mg*

Art. Hypertonie → 337: 1 x 2.5-5+12.5-25mg p.o.;
DANI GFR 30-60: sorgfältige Dosiseinstellung; < 30: KI;
DALI KI bei schwerer LI

A 2.1.11 Angiotensin-II-Blocker + Diuretikum

Candesartan + Hydrochlorothiazid Rp

Atacand plus *Tbl. 8+12.5, 16+12.5mg, 32+12.5mg*
Blopresid plus *Tbl. 16+12.5mg*
Blopress plus *Tbl. 8+12.5; 16+12.5mg, 32+12.5mg*
Ratacand plus *Tbl. 16+12.5mg*

Art. Hypertonie → 337: 1 x 8-16+12.5mg p.o.;
DANI GFR > 30: 100%; < 30: KI;
DALI KI bei schwerer LI

Eprosartan + Hydrochlorothiazid Rp

PRC C (1.), D (2., 3. Trim.), Lact -

Emestar plus *Tbl. 600+12.5mg*
Epratenzide plus *Tbl. 600+12.5mg*
Eprosartan Comp Ct *Tbl. 600+12.5mg*
Eprosartan-ratioph. comp. *Tbl. 600+12.5mg*
Teveten plus Tbl. 600+12.5mg

Art. Hypertonie → 337: 1 x 600+12.5mg p.o.;
DANI GFR > 30: 100%; < 30: KI;
DALI leichte bis mittelschwere Leberfunktionsstörung: nicht empfohlen, schwere LI: KI

Irbesartan + Hydrochlorothiazid Rp

PRC C (1.), D (2., 3. Trim.), Lact -

CoAprovel *Tbl. 150+12.5, 300+12.5, 300+25mg*
Karvezide *Tbl. 150+12.5, 300+12.5, 300+25mg*

Art. Hypertonie → 337: 1 x 150-300+12.5-25mg p.o.;
DANI GFR > 30: 100%; < 30: KI;
DALI KI bei schwerer LI

Losartan + Hydrochlorothiazid Rp

PRC C (1.), D (2., 3. Trim.), Lact -

Cozaar plus *Tbl. 50+12.5mg*
Fortzaar *Tbl. 100+25mg*
Hyzaar plus *Tbl. 50+12.5mg*
Lorzaar plus *Tbl. 50+12.5, 100+12.5mg*
Losar-Q comp. *Tbl. 50+12.5; 100+25mg*
Losartan Hexal comp. *Tbl. 50+12.5; 100+25mg*

Art. Hypertonie → 337: 1 x 50+12.5-25mg p.o.; ggf. steigern bis max. 1 x 100+25mg;
DANI GFR > 30: 100%; < 30: KI;
DALI KI bei schwerer LI

Olmesartan + Hydrochlorothiazid Rp — PRC C (1.), D (2., 3. Trim.), Lact -

Olmetec plus *Tbl. 20+12.5mg, 20+25mg, 40+12.5mg, 40+25mg*
Votum plus *Tbl. 20+12.5mg, 20+25mg, 40+12.5mg, 40+25mg*

Art. Hypertonie → 337: 1 x 20-40+12.5-25mg p.o.;
DANI GFR > 30-60 max. 1 x 20+12.5-25 mg/d; < 30: KI;
DALI leichte bis mäßige Leberinsuffizienz: vorsichtige Anwendung bzw. max. 20+12.5-25 mg/d; starke Leberfunktionsstörung: KI

Telmisartan + Hydrochlorothiazid Rp — PRC C (1.), D (2., 3. Trim.), Lact -

Kinzal komb *Tbl. 40+12.5mg, 80+12.5, 80+25mg*
Micardis plus *Tbl. 40+12.5mg, 80+12.5, 80+25mg*

Art. Hypertonie → 337: 1 x 40-80+12.5-25mg p.o.;
DANI GFR > 30: 100%; < 30: KI;
DALI max. 40+12.5mg, KI bei schwerer Leberfktsstrg.

Valsartan + Hydrochlorothiazid Rp — PRC C (1.), D (2., 3. Trim.), Lact -

CoDiovan *Tbl. 80+12.5, 160+12.5, 160+25, 320+12.5, 320+25mg*
Cordinate plus *Tbl. 80+12.5, 160+12.5, 160+25, 320+12.5, 320+25mg*
Cotareg *Tbl. 80+12.5, 160+12.5, 160+25mg, 320+12.5, 320+25mg*
Provas comp. *Tbl. 80+12.5, 160+12.5, 320+12.5mg*
Provas maxx *Tbl. 160+25mg, 320+25mg*

Art. Hypertonie → 337: 1 x 80-320+12.5-25mg p.o.; ggf. steigern auf max. 320+25mg/d;
DANI GFR > 30: 100%; < 30: KI;
DALI Anwendung nicht empfohlen

A 2.1.12 Angiotensin-II-Blocker + Kalziumantagonist

Olmesartan + Amlodipin Rp

Sevikar *Tbl. 20+5, 40+5, 40+10mg*
Vocado *Tbl. 20+5, 40+5, 40+10mg*

Art. Hypertonie → 337: 1 x 20-40 + 5-10mg p.o.;
DANI GFR 20-60: max. 20+5mg; < 20: Anwendung nicht empfohlen;
DALI leicht bis mäßig eingeschränkte Leberfunktion: vorsichtige Anwendung.; KI bei schwerer LI, Gallenwegsobstruktion

Telmisartan + Amlodipin Rp

Twynsta *Tbl. 40+5, 40+10, 80+5, 80+10mg*

Art. Hypertonie → 337 1 x 40-80mg + 5-10mg p.o.;
DANI leicht bis mäßig eingeschränkte Nierenfunktion: 100%, vorsichtige Anwendung bei schwerer NI;
DALI leicht bis mäßig eingeschränkte Leberfunktion: vorsichtige Anw.; KI bei schwerer LI, Gallenwegsobstruktion

Valsartan + Amlodipin Rp

Dafiro *Tbl. 80+5mg*
Exforge *Tbl. 80+5, 160+5, 160+10mg*

Art. Hypertonie → 337: 1 x 5-10+80-160mg p.o.;
DANI GFR < 30, HD: KI;
DALI schwere LI, biliäre Leberzirrhose, Cholestase: KI

A 2.1.13 Angiotensin-II-Blocker + Kalziumantagonist + Diuretikum

Amlodipin + Valsartan + Hydrochlorothiazid Rp

Dafiro HCT *Tbl. 5+160+12,5 mg, 5+160 + 25 mg, 10+160+12,5 mg, 10+160+25 mg, 10 + 320+25 mg* **Exforge HCT** *Tbl. 5+160+12,5 mg, 5+160+25 mg, 10+160+12,5 mg, 10+160+25 mg, 10+320+25 mg*	**Art. Hypertonie** → 337: 1 x 5-10+160-320+12,5-25 mg p.o.; **DANI** GFR < 30: KI; bei leichter bis mittelschwerer Nierenfunktionsstörung keine Dosisanpassung erforderlich; **DALI** bei leichter bis mittelschwerer Leberfunktionsstörung ohne Cholestase nicht geeignet, bei schwerer Leberfunktionsstörung KI

Olmesartan + Amlodipin + Hydrochlorothiazid Rp

Sevikar HCT *Tbl. 20+5+12,5mg, 40+5+12,5mg, 40+5+25mg, 40+10+12,5mg, 40+10+25mg* **Vocado HCT** *Tbl. 20+5+12,5mg, 40+5+12,5mg, 40+5+25mg, 40+10+12,5mg, 40+10+25mg*	**Art. Hypertonie** → 337: 1 x 20-40+5-10+12,5-25 mg p.o.; **DANI** GFR 30-60: max. 1 x 20+5+12,5mg, < 30: KI; **DALI** Child A: vorsichtige Anwendung, B: max. 1 x 20+5+12,5mg, Child C/Cholestase/Gallenwegs-obstruktion: KI

A 2.1.14 Betablocker + Diuretikum

Acebutolol + Mefrusid Rp

Saliprent *Tbl. 400+20mg*	**Art. Hypertonie** → 337: ini. 1 x 200+10mg, je nach Wi steigern bis 1 x 400+20mg; **DANI** sorgfältige Dosiseinstellung; GFR < 30: KI; **DALI** sorgfältige Dosiseinstellung

Atenolol + Chlortalidon Rp — PRC D, Lact -

AteHEXAL comp. *Tbl. 50+12.5mg, 100+25mg* **Atel** *Tbl. 100+25mg* **Atenolol comp. Stada** *Tbl. 50+12.5mg, 100+25mg* **Duratenol comp.** *Tbl. 50+12.5mg, 100+25mg* **Sigabloc** *Tbl. 50+12.5mg, 100+25mg* **Teneretic** *Tbl. 50+12.5mg, 100+25mg*	**Art. Hypertonie** → 337: 1 x 50-100+12.5-25mg p.o.; **DANI** sorgfältige Dosiseinstellung; GFR < 30: KI; **DALI** KI bei schwerer LI

Bisoprolol + Hydrochlorothiazid Rp — PRC C, Lact ?

Bisoplus Al *Tbl. 5+12.5mg, 10+25mg* **Bisoplus Stada** *Tbl. 5+12.5mg, 10+25mg* **Bisoprolol HCT AWD** *Tbl. 5+12.5, 10+25mg* **Concor plus** *Tbl. 5+12.5mg, 10+25mg*	**Art. Hypertonie** → 337: 1 x 5-10+12.5-25mg p.o.; **DANI** sorgfältige Dosiseinstellung; GFR < 30: KI

Metoprololtartrat + Hydrochlorothiazid Rp

Meprolol comp. *Tbl. 100+12.5mg* **MetoHEXAL comp.** *Tbl. 100+12.5mg* **Metoprolol-ratioph. comp.** *Tbl. 100+12.5mg*	**Art. Hypertonie** → 337: 1 x 100+12.5mg p.o.; **DANI** sorgfältige Dosiseinstellung; GFR < 30: KI; **DALI** KI bei Coma/Praecoma hepaticum

Metoprololsuccinat + Hydrochlorothiazid Rp

Beloc-Zok comp. *Tbl. 95(ret.)+12.5mg* **MetoHEXAL Succ comp.** *Tbl. 95(ret.)+12.5mg* **Metoprololsuccinat plus 1A** *Tbl. 95(ret.)+12.5mg*	**Art. Hypertonie** → 337: 1 x 95-190+12.5-25mg p.o.; **DANI** sorgfältige Dosiseinstellung; GFR < 30: KI; **DALI** KI bei Coma/Praecoma hepaticum

Penbutolol + Furosemid Rp

Betasemid *Tbl. 20+10mg, 40+20mg*

Art. Hypertonie → 337: 1 x 20-40+10-20mg p.o., max. 80+40mg/d;
DANI KI bei terminaler NI;
DALI KI bei Coma/Praecoma hepaticum

Propranolol + Triamteren + Hydrochlorothiazid Rp

Beta-Turfa *Tbl. 80+25+12.5mg*
Dociteren *Tbl. 80+25+12.5mg*
Propra comp.-ratioph. *Tbl. 80+25+12.5mg*
Triamteren Tri Sandoz *Tbl. 80+25+12.5mg*

Art. Hypertonie → 337: 1-2 x 80-160+25-50+12.5-25mg p.o.;
DANI sorgfältige Dosiseinstellung; GFR < 30: KI;
DALI Dosisreduktion, KI bei schwerer LI

A 2.1.15 Direkte Renininhibitoren + Kalziumantagonist

Aliskiren + Amlodipin Rp

Rasilamlo *Tbl. 150+5, 150+10, 300+5, 300+10mg*

Art. Hypertonie: 1 x 150-300+5-10mg p.o.;
DANI GFR >30: 100%, < 30: vorsichtige Anwendung;
DALI vorsichtige Anwendung

A 2.1.16 Direkte Renininhibitoren + Diuretikum

Aliskiren + Hydrochlorothiazid Rp

Rasilez HCT *Tbl. 150+12.5, 150+25, 300+12.5, 300+25mg*

Art. Hypertonie → 337: 1 x 150-300+12.5-25mg p.o.;
DANI GFR < 30: KI; **DALI** KI bei schwerer LI

A 2.1.17 Direkte Renininhibitoren + Diuretikum + Kalziumantagonist

Aliskiren + Amlodipin + Hydrochlorothiazid Rp

Amturnide *Tbl. 150+5+12.5, 300+5+12.5, 300+5+25, 300+10+12.5, 300+10+25mg*

Art. Hypertonie → 337
Dosissteigerung alle 2W möglich bis max. 300+10+25mg;
DANI GFR < 30: KI; **DALI** KI bei schwerer LI

A 2.1.18 Kalziumantagonisten + Diuretikum

Nifedipin + Mefrusid Rp

Duranifin Sali *Tbl. 20+12.5mg*

Art. Hypertonie → 337: 1-2 x 20-40+2.5-25mg p.o.; **DANI** GFR > 30: 100%; < 30: KI;
DALI ggf. Dosisreduktion

Verapamil + Hydrochlorothiazid Rp

Isoptin RR plus *Kps. (ret.) 240+12.5mg*

Art. Hypertonie → 337: 1 x 240+12.5mg p.o.;
DANI GFR < 30: KI;
DALI KI bei Praecoma/Coma hepaticum

Verapamil + Hydrochlorothiazid + Triamteren Rp

Veratide *Tbl. 160+25+50mg*

Art. Hypertonie → 337: 1-2 x 160+25+50mg p.o.;
DANI GFR 50-75: max. 50mg Triamteren; 30-50: max. 25mg Triamteren; < 30: KI;
DALI sorgfältige Dosiseinstellung

A 2.1.19 Kalziumantagonisten + Betablocker

Felodipin + Metoprololsuccinat Rp

Logimat *Tbl. (ret.) 5+47.5mg* **Logimax** *Tbl. (ret.) 5+47.5mg* **Mobloc** *Tbl. (ret.) 5+47.5mg*	**Art. Hypertonie** → **337:** 1 x 5-10+47.5-95mg p.o.; **DANI** GFR > 30: nicht erforderlich, < 30: KI; **DALI** KI bei schwerer Leberfunktionsstörung

Nifedipin + Acebutolol Rp

Tredalat *Tbl. 10+100mg*	**Art. Hypertonie** → **337:** 1 x 10+100mg, max. 2 x 20+200mg p.o.; **chronisch stabile AP** → **344:** 2 x 10+100mg, max. 2 x 20+200mg p.o.; **DANI/DALI** sorgfältige Dosiseinstellung

Nifedipin + Atenolol Rp

Bresben Sandoz *Kps. 10(ret.)+25, 20(ret.)+50mg* **Nifatenol** *Kps. 20(ret.)+50mg* **Nif Ten** *Kps. 10(ret.)+25, 20(ret.)+50mg*	**Art. Hypertonie** → **337:** 1 x 10-20(ret.)+25-50mg p.o.; **DANI** GFR > 30: 100%; < 30: nicht empfohlen

Nifedipin + Metoprololtartrat Rp

Belnif *Kps. (ret.) 15+50mg*	**Art. Hypertonie** → **337:** 1-2 x 15+50mg p.o.; **chronisch stabile AP** → **344:** 2 x 15+50mg; **DANI** GFR < 30: nicht empfohlen; **DALI** KI bei schwerer LI

A 2.1.20 Kalziumantagonisten + ACE-Hemmer

Felodipin + Ramipril Rp

Delmuno *Tbl. (ret.) 2.5+2.5mg, 5+5mg* **Triapin** *Tbl. (ret.) 2.5+2.5mg, 5+5mg* **Unimax** *Tbl. (ret.) 2.5+2.5mg, 5+5mg*	**Art. Hypertonie** → **337:** 1 x 2.5-5+2.5-5mg p.o.; **DANI** GFR 20-60: s. Einzelsubstanz; < 20: KI; **DALI** s. Einzelsubstanz

Lercanidipin + Enalapril Rp

Zanipress *Tbl. 10+10mg, 10+20mg*	**Art. Hypertonie** → **337:** 1 x 10 +10-20mg p.o.; **DANI** GFR <30, HD: KI; **DALI** KI b. schwerer Leberfunktionsstörung

Nitrendipin + Enalapril Rp

Eneas *Tbl. 20+10mg*	**Art. Hypertonie** → **337:** 1 x 20+10mg p.o.; **DANI** GFR < 10, HD: KI; **DALI** KI bei schwerer Leberfunktionsstörung

Verapamil + Trandolapril Rp — PRC D, Lact -

Tarka *Tbl. (ret.) 180+2, 240+2, 240+4mg*	**Art. Hypertonie** → **337:** 1 x 180-240+2-4mg p.o.; **DANI** GFR < 10: KI; **DALI** bei schwerer LI Anwendung nicht empfohlen, KI bei Leberzirrhose mit Aszites

A 2.1.21 Reserpin + Diuretikum

Wm (Reserpin): Hemmung vesikulärer Speicherung für Katecholamine;
Wi: peripherer Widerstand ↓ (Afterload) ⇒ RR ↓, HF ↓, HZV ↓;
UW (Reserpin): depressive Verstimmung, GI-Motilität ↑, HF ↓, orthostatische Strg., Nasenverstopfung;
KI (Reserpin): Depressionen, Cave in SS/SZ

Reserpin + Clopamid Rp

Briserin N *Tbl. 0.05+2.5mg, 0.1+5mg*

Art. Hypertonie → 337: 1 x 1-3Tbl. p.o.;
DANI GFR < 30: KI;
DALI KI bei schwerer LI

A 2.2 Diuretika

A 2.2.1 Schleifendiuretika

Wm: Rückresorption ↓ von Na^+, Cl^-, K^+, H_2O, v.a. im aufsteigenden Teil der Henle-Schleife; **Wi:** Exkretion von Na^+, Cl^-, K^+, H_2O, Ca^{2+}, Mg^{2+} ↑;
UW: K^+ ↓, Ca^{2+} ↓, RR ↓, Hyperurikämie, Thrombose, reversibler Hörverlust;
KI: schwere Hypokaliämie ↓, Hypovolämie, Anurie, hepatisches Koma, strenge Ind.Stell. in SS/SZ;
Ink: Aminoglykoside, Cisplatin

Furosemid Rp

HWZ 30-120min, Q0 0.3, PPB 95%, PRC C, Lact ?

Diurapid *Tbl. 40, 500mg*
Furanthril *Tbl. 40, 500mg*
Furorese *Tbl. 40, 80, 125, 250, 500mg; Kps. 30(ret.), 60(ret.), 120(ret.)mg; Amp. 20mg/2ml, 40mg/4ml, 250mg/25ml*
Furosemid-ratioph. *Tbl. 20, 40, 125, 250, 500mg; Kps. 30(ret.)mg; Amp. 20mg/2ml, 40mg/4ml, 250mg/25ml*
Fusid *Tbl. 40, 500mg*
Lasix *Tbl. 40, 500mg; Kps. 30(ret.)mg; Gtt. (1ml = 10mg); Amp. 20mg/2ml, 40mg/4ml, 250mg/25ml*

Ödeme → 412, **Aszites** → 451,
art. Hypertonie → 337: 1-2 x 20-40mg p.o.; 1 x 60mg (ret.) p.o.; 20-40mg i.v., Wdh. je nach Diurese;
Ki.: 1-2mg/kg/d, max. 40mg/Tag p.o., 0.5mg/kg/d i.v.;
Oligurie bei terminaler Niereninsuffizienz: 250-1000mg/d p.o.; ini. 100-200mg i.v., je nach Diurese bis 1000mg/d;
akutes Nierenversagen → 560: ini. 40mg i.v., je nach Diurese 50-100mg/h, max. 1500mg/d;
DANI nicht erforderlich, s. auch FachInfo;
DALI KI bei Praecoma/Coma hepaticum

Piretanid Rp

HWZ 1-1.7h, Q0 0.5, PPB 90%

Arelix *Tbl. 3, 6mg; Kps. 6(ret.)mg*
Piretanid 1A *Tbl. 3, 6mg*
Piretanid HEXAL *Tbl. 3, 6mg*
Piretanid Stada *Tbl. 6mg*

Ödeme → 412: ini. 1 x 6mg p.o., Erh.Dos. 1 x 3-6mg;
arterielle Hypertonie → 337: ini. 2 x 6mg (ret.), nach 2-4W 1 x 6mg (ret.) p.o.;
DANI Dosisreduktion;
DALI KI bei Coma hepaticum

Torasemid Rp

HWZ 3-4h, Q0 0.75, PPB 99%

Toragamma *Tbl. 2.5, 5, 10, 20, 200mg*
Torasemid HEXAL *Tbl. 2.5, 5, 10, 20, 50, 100, 200mg*
Torem *Tbl. 2.5, 5, 10, 200mg; Amp. 10mg/2ml, 20mg/4ml; Inf.Lsg. 200mg/20ml*
Unat *Tbl. 2.5, 5, 10, 200mg*

Art. Hypertonie → 337: 1 x 2.5-5mg p.o.;
kardiale Ödeme → 412: 1 x 5mg p.o., je nach Wi bis 20mg/d steigern; 10mg i.v., max. 40mg/d;
Oligurie bei terminaler Niereninsuffizienz: ini. 50mg, je nach Diurese bis 200mg/d p.o./i.v.;
DANI nicht erforderlich, s. auch FachInfo

A 2.2.2 Benzothiadiazine und Analoga

Wm: Hemmung der Rückresorption von Na^+, Cl^- und H_2O im distalen Tubulus, vermehrte Sekretion von K^+;
Wi: Ausscheidung von Na^+, Cl^-, H_2O und K^+ ↑; Exkretion von Ca^{2+} und PO_4^{3-} ↓;
UW: Hypokaliämie, Hyperkalzämie, Hyperurikämie, Thrombose, Anämie, Hyperglykämie;
KI: Hypokaliämie, Hypovolämie, Niereninsuffizienz, Sulfonamidüberempfindlichkeit, Coma hepaticum, SS/SZ

Bemetizid nur in Komb. mit anderen Diuretika — HWZ 6h, Q0 0.8

Bendroflumethiazid nur in Komb. mit anderen Diuretika — HWZ 3.5h, Q0 0.7

Butizid nur in Komb. mit anderen Diuretika — HWZ 4h

Chlortalidon Rp — HWZ 50h, Q0 0.5, PPB 76%

Hygroton *Tbl. 25, 50mg*

Ödeme → 412, **Herzinsuffizienz** → 350: ini. 1 x 50-100mg, max. 200mg p.o., Erh.Dos. 1 x 25-50mg;
art. Hypertonie → 337: ini. 1 x 12.5-50mg, Erh.Dos. alle 2d 25-50mg;
renaler Diabetes insipidus → 440: ini. 2 x 100mg, Erh.Dos. 1 x 50mg;
DANI GFR > 30: 100%; < 30: KI;
DALI KI bei Coma hepaticum

Clopamid nur in Komb. mit anderen Diuretika — HWZ 4-5h, Q0 0.6

Hydrochlorothiazid Rp — HWZ 6-8h, Q0 0.05, PPB 64%, PRC B, Lact +

Disalunil *Tbl. 25mg*
Esidrix *Tbl. 25mg*
HCT Beta *Tbl. 12.5, 25mg*
HCT Hexal *Tbl. 12.5, 25mg*
HCTad *Tbl. 25mg*

Ödeme → 412: ini. 1 x 25-50mg p.o., Erh.Dos. 1 x 25-100mg;
art. Hypertonie → 337: 1 x 12.5-25mg;
DANI GFR > 30: 100%; < 30: KI;
DALI KI bei Coma hepaticum

Indapamid Rp — HWZ 15-18h, Q0 0.95, PPB 76-79%, PRC B, Lact ?

Indapamid Heumann *Tbl. 1.5(ret.)mg*
Natrilix *Tbl. 1.5(ret.), 2.5mg*

Art. Hypertonie → 337: 1 x 2.5mg p.o.; 1 x 1.5mg (ret.);
DANI GFR > 30: 100%; < 30: KI;
DALI KI bei Coma hepaticum

Mefrusid nur in Komb. mit anderen Diuretika — HWZ 3-12(10-14)h

Xipamid Rp — HWZ 7h, Q0 0.6, PPB 99%

Aquaphor *Tbl. 10, 20, 40mg*
Aquex *Tbl. 10, 20, 40mg*
Xipamid Beta *Tbl. 10, 20, 40mg*
Xipamid HEXAL *Tbl. 10, 20, 40mg*
Xipa Tad *Tbl. 10, 20, 40mg*

Ödeme → 412: 1 x 10-40mg p.o., max. 2 x 40mg;
art. Hypertonie → 337: 1 x 10-20mg;
DANI GFR > 30: 100%; < 30: KI;
DALI Dosis anpassen, KI bei schwerer Leberfunktionsstörung

A 2.2.3 Kaliumsparende Diuretika

Wm: Hemmung der Rückresorption von Na^+, Cl^- und H_2O, Hemmung der K^+-Sekretion im distalen Tubulus;
Wi: vermehrte Ausscheidung von Na^+, Cl^- und H_2O, K^+-Ausscheidung ↓;
UW: Hyperkaliämie, metabolische Azidose, megaloblastäre Anämie;
KI: Hyperkaliämie, Niereninsuffizienz, SS/SZ;
Ink (Amilorid): Chinin

Amilorid nur in Komb. mit anderen Diuretika — HWZ 9.6h, Q0 0.25, PPB 40%, PRC B, Lact ?

Triamteren nur in Komb. mit anderen Diuretika — HWZ 1.5-2.5h, Q0 0.8, PPB 60%, PRC D, Lact -

A 2.2.4 Aldosteronantagonisten

Wm: kompetitive Blockade des Aldosteronrezeptors im spätdistalen Tubulus;
Wi: Ausscheidung von Na^+, Cl^- und H_2O ↑; K^+-Ausscheidung ↓;
UW (Eplerenon): Eosinophilie, Hyperkaliämie, Dehydrierung, Hypercholesterinämie, Hypertriglyzeridämie, Hyponatriämie, Schlaflosigkeit, Benommenheit, Kopfschmerz, Vorhofflimmern, Herzinfarkt, Linksherzinsuffizienz, Hypotonie, Beinarterienthrombose, Pharyngitis, Durchfall, Übelkeit, Blähungen, Erbrechen, Juckreiz, Schwitzen ↑, Rückenschmerzen, Beinkrämpfe, Nierenfunktionsstrg., Kreatinin ↑, Harnsäure ↑, Kraftlosigkeit, Unwohlsein, Pyelonephritis;
UW (Spironolacton): Hyperkaliämie, Gynäkomastie, Kopfschmerzen, Schläfrigkeit, Ataxie, Verwirrtheit, Impotenz, Amenorrhoe, Hirsutismus, Stimm-, Hautveränderungen, Harnsäure ↑;
KI (Eplerenon): Kalium > 5 mmol/l bei Behandlungsbeginn, Niereninsuffizienz GFR < 50, Leberinsuffizienz Child C, Kombination mit kaliumsparenden Diuretika/starken CYP3A4-Hemmern (Itraconazol, Ketoconazol, Ritonavir, Nelfinavir, Clarithromycin, Telithromycin);
KI: Niereninsuffizienz GFR < 30, Anurie, akutes Nierenversagen, Hyperkaliämie, SS/SZ

Eplerenon Rp — HWZ 3-5h, PPB 50%

Inspra *Tbl. 25, 50mg*

Herzinsuffizienz mit linksventrikulärer Dysfunktion nach Herzinfarkt → 348: ini. 1 x 25mg p.o., innerhalb von 4W auf 1 x 50mg steigern;
DANI GFR < 50: KI;
DALI Child C: KI

Kaliumcanrenoat Rp — HWZ 23h, PPB > 98%

Aldactone *Amp. 200mg/10ml*

Primärer/sekundärer Hyperaldosteronismus → 435: 1-2 x 200mg i.v., max. 800mg/d;
Ki.: ini. 4-5mg/kg i.v., dann max. 2-3mg/kg;
Sgl.: in. 2-3mg/kg i.v., dann max. 1.5-2mg/kg/d;
DANI GFR 30-60: sorgfältige Dosiseinstellung; < 30: KI

Spironolacton Rp — HWZ 1-2(13-15)h, Q0 1.0, PPB 98%, PRC D, Lact +

Aldactone *Tbl. 25, 50mg; Kps. 100mg*
Jenaspiron *Tbl. 50, 100mg*
Osyrol *Tbl. 50, 100mg*
Spiro CT *Tbl. 50, 100mg*
Spironolacton-ratioph. *Tbl. 50, 100mg*
Verospiron *Tbl. 25, 50, 100mg*

Primärer/sekundärer Hyperaldosteronismus → 435: ini. 100-200mg, max. 400mg/d p.o., nach 3-6d 50-100mg, max. 200mg/d;
Ki.: ini. 3mg/kg/d, nach 3-5d 2-3mg/kg/d;
Sgl.: ini. 2-3mg/kg/d, nach 3-4d 1.5-2mg/kg/d;
DANI GFR 30-60: sorgfältige Dosiseinstellung; < 30: KI

A 2.2.5 Osmotische Diuretika

Wm: osmotische Bindung von Wasser im Tubuluslumen der Niere;
Wi: vermehrte Wasserausscheidung bei geringer Mehrausscheidung von Elektrolyten;
UW: Exsikkose, Hypernatriämie, Volumenbelastung;
KI: Herzinsuffizienz, Lungenödeme

Mannitol OTC — HWZ 71-100min, Q0 0.05, PRC C, Lact ?

Deltamannit, Mannit, Mannitol, Osmofundin, Osmosteril *Inf.Lsg. 10, 15, 20%*

Beginnendes akutes Nierenversagen nach Trauma, Schock → 343, → 560: bis 1.5g/kg/d, max. 0.3g/kg/h i.v.;
Hirnödem: 1.5-2g über 30-60min i.v.;
Ki.: ini. 1ml/kg über 3-5min, dann 2.5-7.5ml/kg

Sorbitol OTC — PRC N, Lact +Q

Sorbitol-Infusionslsg. 40 *Inf.Lsg. 500ml/40 %*

Erhöhter Hirndruck: 3-5 x 125ml über 20min i.v. (ZVK)

A 2.2.6 Diuretika-Kombinationen

Amilorid + Bendroflumethiazid Rp

Tensoflux *Tbl. 5+2.5mg*

Ödeme → 412, **art. Hypertonie** → 337: 1-2 x 1Tbl. p.o.;
Aszites → 451: 1 x 1Tbl.;
DANI GFR < 30: KI;
DALI KI bei Coma hepaticum

Amilorid + Hydrochlorothiazid Rp — PRC B, Lact -

Amiloretik *Tbl. 2.5+25mg; 5+50mg*
Amilorid comp.-ratioph. *Tbl. 5+50mg*
Diursan *Tbl. 5+50mg*
Moduretik *Tbl. 2.5+25mg; 5+50mg*

Art. Hypertonie → 337: ini. 1 x 2.5+25mg p.o., Erh.Dos. 1 x 1.25+12.5mg;
Ödeme → 412: 1 x 2.5-5+25-50mg, max. 10+100mg/d;
DANI GFR < 60: KI;
DALI KI bei Coma hepaticum

Amilorid + Furosemid Rp

Diaphal *Tbl. 5+40mg*

Ödeme → 412, **Aszites** → 451, **art. Hypertonie** → 337: 1-2 x 5+40mg p.o.;
DANI GFR 30-60: max. 5+40mg/d; < 30: KI;
DALI KI bei Coma hepaticum

Triamteren + Hydrochlorothiazid Rp — PRC D, Lact -

Diuretikum Verla *Tbl. 50+25mg*
Duradiuret *Tbl. 50+25mg*
Dytide H *Tbl. 50+25mg*
Nephral *Tbl. 50+25mg*
Triampur comp. *Tbl. 25+12.5mg*
Triamteren comp.-ratioph. *Tbl. 50+25mg*
Triarese *Tbl. 50+25mg*
Tri Thiazid *Tbl. 50+25mg*
Turfa *Tbl. 50+25mg*

Art. Hypertonie → 337: ini. 1-2 x 50+25mg, Erh.Dos. 1 x 25-50+12.5-25mg p.o.;
Ödeme → 412: ini. 2 x 50-100+25-50mg, Erh.Dos. 1 x 25+12.5mg oder 50+25mg alle 2d;
Herzinsuffizienz → 350: 1-2 x 50+25mg;
DANI GFR: 75-100: max. 100mg Triamteren/d; 50-74: max. 50mg Triamteren/d; 30-49: max. 25mg Triamteren/d; < 30: KI;
DALI KI bei Praecoma/Coma hepaticum

Triamteren + Furosemid Rp

Furesis comp. *Tbl. 50+40mg*

Ödeme → 412, **art. Hypertonie** → 337, **Herzinsuffizienz** → 350: 1-2 x 50+40mg p.o.;
DANI GFR 30-60: sorgfältige Dosiseinstellung; < 30: KI;
DALI KI bei Coma hepaticum

Triamteren + Xipamid Rp

Neotri *30+10mg*

Art. Hypertonie → 337: 1 x 30+10mg p.o.;
Ödeme → 412: 1 x 30-60 + 10-20mg;
DANI GFR 30-60: sorgfältige Dosiseinstellung; < 30: KI;
DALI KI bei Coma hepaticum

Triamteren + Bemetizid Rp

Diucomb *Tbl. 20+10, 50+25mg*
Dehydro sanol tri *Tbl. 10+5mg, 20+10mg*

Ödeme → 412, **art. Hypertonie** → 337:
1 x 10-50+5-25mg p.o.;
DANI GFR 30-60: sorgfältige Dosiseinstellung; < 30: KI;
DALI KI bei Coma hepaticum

Spironolacton + Furosemid Rp

Furorese comp. *Tbl. 50+20, 100+20mg*
Osyrol-Lasix *Kps. 50+20, 100+20mg*
Spiro comp. *Tbl. 50+20, 100+20mg*
Spiro D *Tbl. 50+20, 100+20mg*

Hyperaldosteronismus mit Ödemen → 435, **Aszites** → 451: ini. 1-4 x 50-100+20mg p.o., nach 3-6d, Erh.Dos. 50-300+20-60mg/d, evtl. nur alle 2-3d;
DANI GFR 30-60: sorgfältige Dosiseinstellung; < 30: KI;
DALI KI bei Coma hepaticum

A 2.3 Antianginosa

A 2.3.1 Nitrate

Wm (Nitrate): Metabolit NO relaxiert glatte Gefäßmuskulatur;
Wi (Nitrate): Vorlast ↓ durch venöses Pooling, Koronarspasmolyse, Nachlast ↓ ;
Wm/Wi (Trapidil): Hemmung der Phosphodiesterase ⇒ Hemmung der intrazellulären cAMP- und cGMP-Degradation ⇒ Vasorelaxation; Thromboxan-A_2-Bildung ↓ ⇒ Thrombozytenaggregation ↓ ;
UW: RR ↓ , Tachykardie, Kopfschmerz, Tachyphylaxie;
UW (Molsidomin): bekannte Überempfindlichkeit, akutes Kreislaufversagen, schwere Hypotonie, SZ, gleichzeitige Anwendung von Sildenafil, Vardenafil, Tadalafil;
KI: Hypotonie, Schock, HOCM;
Ink: Sildenafil, Vardenafil, Tadalafil (Cave: Antihypertensiva!);
Ink (Nitroglycerin): Alteplase

Glyceroltrinitrat (Nitroglycerin) Rp — HWZ 2-4.4min, Q0 1.0, PPB 60%, PRC C, Lact ?

Corangin Nitro *Spray 0.4mg/Hub*
Deponit NT *TTS 5, 10mg/d*
Gallolingual *Kps. 0.4mg*
Minitrans *TTS 5, 10mg/d*
Nitrangin *Kps. 0.8mg; Spray 0.4mg/Hub*
Nitro Carino *Inf.Lsg. 50mg/50ml*
Nitroderm *TTS 5, 10mg/d*
Nitrolingual *Kps. 0.2, 0.8, 1.2mg; Spray 0.4mg/Hub; Amp. 5mg/5ml, 25mg/25ml, 50mg/50ml*
Perlinganit *Amp. 10mg/10ml, 50mg/50ml*

Akute AP → 344, **Lungenödem** → 397:
0.8-1.2mg s.l.; 1-3 Hub (à 0.4mg), evtl. Wdh. nach 10min; 2-8mg/h i.v.;
Perf. (50mg) = 1mg/ml ⇒ 2-8ml/h;
AP-Pro. → 344: 0.2-1.2mg p.o.;
TTS 1 Pfl. (5-10mg)/d;
DANI nicht erforderlich

Isosorbidmononitrat Rp	HWZ 4-5h, Q0 0.8, PRC C, Lact ?
Coleb Duriles *Tbl. 60(ret.)mg* **Conpin** *Tbl. 20, 40, 100(ret.)mg; Kps. 40(ret.), 60(ret.)mg* **Corangin** *Tbl. 20, 40(ret.), 60(ret.), 100(ret.)mg* **Elantan** *Tbl. 20, 40mg; Kps. 50(ret.)mg* **IS 5 mono-ratioph.** *Tbl. 20, 40, 40(ret.), 60(ret.), 100(ret.)mg; Kps. 50(ret.)mg* **ISMN ct** *Tbl. 20, 40, 40(ret.), 60(ret.), 100(ret.)mg* **Ismo** *Tbl. 20, 40(ret.)mg* **Isomonit** *Tbl. 20, 40, 60(ret.), 100(ret.)mg; Kps. 40(ret.), 50(ret.)mg* **Mono-Mack** *Tbl. 20, 40, 50(ret.), 100(ret.)mg*	**Pro., Langzeit-Therapie der AP** → 349: 2 x 20-40mg; 1 x 40-100mg (ret.) p.o.; **DANI** nicht erforderlich
Isosorbiddinitrat Rp	HWZ 0.5(5)h, Q0 1.0, PPB 16-40%, PRC C, Lact ?
Diconpin *Kps. 20(ret.), 40(ret.)mg* **ISDN-ratioph.** *Tbl. 5mg; Kps. 20(ret.), 40(ret.), 60(ret.), 80(ret.)mg* **Isoket** *Tbl. 5, 10, 20, 40, 20(ret.), 40(ret.), 60(ret.)mg; Kps. 80(ret.), 120(ret.)mg; Spray 1.25mg/Hub; Amp. 10mg/10ml; Salbe (1g enth. 100mg)* **Jenacard** *Kps. 20(ret.), 40(ret.), 60(ret.)mg* **Nitrosorbon** *Kps. 20(ret.), 40(ret.), 60(ret.), 120(ret.)mg*	**Akute AP** → 344: 5mg s.l.; 1-3 Hübe, evtl. Wdh. nach 10min; ini. 1-2mg/h, max. 8-10mg/h i.v.; **Pro., Langzeit-Therapie der AP** → 349: 2 x 10-40mg p.o.; 2 x 20mg (ret.); 1-2 x 40-60mg (ret.); 1 x 80-120mg (ret.); Salbe: 2ED (= 1g Salbe) abends auf Brust, Unterarme oder Bauch auftragen; **DANI** nicht erforderlich
Molsidomin Rp	HWZ 0.25(1-2)h, Q0 0.9, PPB 3-11%
Corvaton *Tbl. 2, 4, 8(ret.)mg; Amp. 2mg/1ml* **Duracoron** *Tbl. 8(ret.)mg* **Molsibeta** *Tbl. 8(ret.)mg* **MolsiHEXAL** *Tbl. 8(ret.)mg*	**Pro., Langzeit-Therapie der AP** → 349: 2 x 2-4mg, max. 3-4 x 4mg p.o.; 1-2 x 8mg (ret.), max. 3 x 8mg (ret.); **instabile AP** → 344: ini. 2-4mg i.v., dann 4mg/h; **DANI/DALI** niedrigere Initialdosis i.v.
Pentaerithrityltetranitrat Rp	HWZ 0.1 h
Nirason N *Tbl. 40mg* **Pentalong** *Tbl. 50, 80mg*	**Pro., Langzeit-Therapie der AP** → 349: 2-3 x 50-80mg p.o.
Trapidil Rp	HWZ 2-4h, PPB 80%
Rocornal *Kps. 200mg*	**Akut-Therapie der koronaren Herzerkrankung** → 344: 2-3 x 200mg p.o.

A 2.3.2 I_f-Kanal-Hemmer

Wm/Wi: selektive Hemmung des I_f-Kanals, der die spontane Depolarisation am Sinusknoten kontrolliert ⇒ negativ chronotrop, myokardialer O_2-Verbrauch ↓, O_2-Versorgung ↑;
UW: lichtbedingte visuelle Symptome, Verschwommensehen, HF ↓, AV-Block I°, VES, SVES, Palpitationen, Kopfschmerzen, Schwindel, Übelkeit;
KI: bekannte Überempfindlichkeit gegen I_f-Kanal-Hemmer, HF in Ruhe < 60/min, kardiogener Schock, akuter Herzinfarkt, schwere Hypotonie, schwere Leberinsuffizienz, Sick Sinus, SA Block, AV-Block III°, Herzinsuffizienz NYHA III-IV, Herzschrittmacherabhängigkeit, instabile AP, SS/SZ;
Ink: starke CYP 3A4-Hemmer wie Ketoconazol, Itraconazol, Clarithromycin, orales Erythromycin, Telithromycin, Nelfinavir, Ritonavir

Ivabradin Rp	HWZ 2h, PPB 70%
Procoralan *Tbl. 5, 7.5mg*	**AP** → 349: ini. 2 x 5mg p.o., ggf. nach 3-4W auf 2 x 7.5mg steigern; **DANI** GFR >15: 100%; GFR < 15: vorsichtige Anwendung; **DALI** KI bei schwerer LI

A 2.3.3 I_{Na}-late Inhibitor

Wm/Wi (Ranolazin): weitestgehend unbekannt; Hemmung des späten Natriumeinstroms in die kardialen Myozyten, dadurch Reduktion der intrazellulären Kalziumüberladung ⇒ O_2- Bedarf ↓, O_2-Angebot ↑, Verbesserung der myokardialen Relaxation und Mikrozirkulation; hämodynamisch neutral, nur minimale Beeinflussung von RR und HF;
UW (Ranolazin): Schwindel, Kopfschmerzen, Obstipation, Erbrechen, Übelkeit, Asthenie;
KI (Ranolazin): bekannte Überempfindlichkeit; schwere Niereninsuffizienz und/oder mäßige bis schwere Leberinsuffizienz; gleichzeitige Anwendung von starken CYP3A4-Inhibitoren (z.B. Itraconazol, Ketoconazol, Voriconazol, Posaconazol, HIV-Proteasehemmer, Clarithromycin, Telithromycin, Nefazodon); gleichzeitige Anwendung von Antiarrhythmika der Klasse Ia (Chinidin) oder Klasse III (z.B. Dofetilid, Sotalol) mit Ausnahme von Amiodaron

Ranolazin Rp — HWZ 7h, PPB 62% PRC C, Lact -

Ranexa *Tbl. 375(ret.), 500(ret.), 750(ret.)mg*

Stabile AP → 349: ini. 2 x 375 mg p.o., nach 2-4W 2 x 500mg, dann je nach Ansprechen auf max. 2 x 750mg steigern; **DANI** GFR < 30: KI; **DALI** KI bei mäßiger oder schwerer LI

A 2.4 Antiarrhythmika

A 2.4.1 Klasse-Ia-Antiarrhythmika

Wm/Wi: Na^+-Einstrom ↓ ⇒ Depolarisation ↓, Leitungsgeschwindigkeit ↓ (negativ dromotrop), Schwellenpotenzial des AP ↑ (Erregbarkeit ↓), negativ inotrop, K^+-Ausstrom ↓ ⇒ AP-Dauer ↑, Refraktärzeit ↑;
UW (Ajmalin): Transaminasen ↑, Cholestase, Blutbildveränderungen, Proarrhythmien, Reizleitungsstrg., Kammerfrequenz ↑ bei Vorhofflimmern, Flush-Symptomatik; GI-Symptomatik;
UW (Chinidin): Übelkeit, Erbrechen, Durchfall, Proarrhythmien, ventrikuläre Tachykardie, Torsade de pointes;
UW (Prajmaliumbitartrat): Übelkeit, Appetitlosigkeit, Erbrechen, Durchfall, Verstopfung, intrahepatische Cholestase;
KI (Ajmalin): HF < 50/min, Erregungsleitungsstrg., AV-Block II°-III°, Adam-Stokes-Anfälle, manifeste Herzinsuffizienz, Digitalisintoxikation, hypertrophe Kardiomyopathie, Myasthenia gravis, bis 90d nach Herzinfarkt, erhebliche QRS-Verbreiterung, QT-Verlängerung;
KI (Chinidin): kardiale Dekompensation, Digitalisüberdosierung, AV-Block II°-III°, Myokarditis, Thrombopenie, QT-Zeit ↑, bis 90d nach Herzinfarkt;
KI (Prajmaliumbitartrat): s. Ajmalin, Z.n. medikamentösinduzierter Cholestase;
Ink (Chinidin): Amiodaron, Cumarine, Mexiletin, Phenobarbital, Propafenon;
Ink (Disopyramid): Moxifloxacin

Ajmalin Rp — HWZ 1.6h, Q0 0.85, PPB 75%

Gilurytmal *Amp. 50mg/10ml*

(Supra-)ventr. Tachykardie → 355: 50mg langsam i.v., ggf. Wdh. nach 30min; ggf. Dauerinfusion 20-50mg/h, max. 1200mg/24h; **DANI** sorgfältige Dosiseinstellung; **DALI** 10-30mg/h

Chinidin nur in Komb. mit anderen Antiarrhythmika — HWZ 6-7h, Q0 0.8

Chinidin + Verapamil Rp

Cordichin *Tbl. 160+80mg*

Nach Kardioversion von Vorhofflimmern → 354: 2 x 160+80 p.o., ab d2 3 x 160+80mg; **Vorhofflimmern, Rezidiv-Pro.** → 354: d1: 1 x 160+80mg, d2-3: 2 x 160+80mg, ab d4: 3 x 160+80mg

Prajmaliumbitartrat Rp — HWZ 4-7h, Q0 0.95, PPB 60%

Neo-Gilurytmal *Tbl. 20mg*

(Supra-)ventrikuläre Tachykardie → 355: ini. 3-4 x 20mg p.o., nach 2-3d 2-4 x 10mg; **DANI** GFR 30-60: 50%; < 30: KI; **DALI** nicht erforderlich

A 2.4.2 Klasse-Ib-Antiarrhythmika

Wm: Na^+-Einstrom ↓, K^+-Ausstrom ↑, Phase-4-Depolarisation verlangsamt;
Wi: Erregbarkeit ↓, v.a. am Ventrikel (s. Klasse Ia), AP-Dauer + Refraktärzeit (Purkinje-System) ↓, an Vorhof/Ventrikel ↑; Ausfilterung hochfrequenter Erregungen (Extrasystolen), AV-Überleitung evtl. ↑, negative Inotropie geringer als Klasse Ia; in hohen Konzentrationen negativ dromo-, inotrop;
UW (Lidocain): HF ↓, Hypotonie, Schwindel, Nausea;
UW (Phenytoin): Gingivahyperplasie, Hypertrichose, Schwindel, Ataxie;
KI (Lidocain): AV-Block II°-III°, Asystolie;
KI (Phenytoin): AV-Block II°-III°, Sick Sinus, Herzinsuffizienz, Cave in SS/SZ;
Ink (Mexiletin): Chinidin;
Ink (Phenytoin): Cimetidin, Chloramphenicol, Diazoxid, Doxycyclin, Etoposid, Fluoxetin, Fluvoxamin, Itraconazol, Levodopa, Pethidin, Phenylbutazon, Sulfonamide

Lidocain Rp — HWZ 1.5-2(3.5)h, Q0 0.9, PPB 60%, PRC B, Lact +

Xylocain 2% *Amp. 100mg/5ml, 1000mg/50ml*
Xylocitin Cor 1%, 2% *Amp. 100mg/10ml, 100mg/5ml, 200mg/10ml*

Ventrikuläre HRST → 356: ini. 50-100mg i.v., dann Perf. (1g) = 20mg/ml ⇒ 6-12ml/h; **Ki.:** 0.5-1mg/kg i.v.; **DANI, DALI** sorgfältige Dosiseinstellung, 50% bei ausgeprägter NI, LI

A 2.4.3 Klasse-Ic-Antiarrhythmika

Wm: Erregungsleitung ↑, Refraktärzeit ↑ (AV und Ventrikel), keine Vagolyse;
UW: Hypotonie, AV-Block, Nausea, Proarrhythmien, cholestatische Hepatitis;
KI: Herzinsuffizienz, Sick Sinus, schweres Asthma bronchiale;
Ink: Ritonavir; **Ink** (Propafenon): Cimetidin, Chinidin, Rifampicin

Flecainid Rp — HWZ 20h, Q0 0.7, PPB 40%, PRC C, Lact +

Flecadura *Tbl. 50, 100mg*
Flecainid Isis *Tbl. 50, 100mg*
Flecainid Hexal *Tbl. 50, 100mg*
Tambocor *Tbl. 50, 100mg; Amp. 50mg/5ml*

(Supra-)ventrikuläre Tachykardie → 355: 2 x 50-150mg p.o.; 1mg/kg langsam i.v., evtl. nach 15-20min 0.5mg/kg; Dauerinfusion: 200-400mg/d; **DANI, DALI** GFR < 50: ini. max. 2 x 50mg p.o., Erh.Dos. max. 2 x 150mg; max. 200-300mg i.v.

Propafenon Rp — HWZ 5-8h, Q0 1.0, PPB 85-95%, PRC C, Lact ?

Propafenon-ratioph. *Tbl. 150, 300mg*
Propafenon Siga *Amp. 70mg/20ml*
Rytmonorm *Tbl.10, 150, 300mg; Amp. 70mg/20ml*
Rytmonorm SR *Kps. 225(ret.), 325(ret.), 425(ret.)mg*

(Supra-)ventrikuläre Tachykardien → 355: 3 x 150 oder 2 x 300mg, max. 3 x 300mg p.o.; 0.5-2mg/kg i.v., max. 560mg/d; **Ki.:** 10-20mg/kg p.o. in 3-4ED; **Rezidiv-Pro. Vorhofflimmern:** ini. 2 x 225mg p.o., ggf. nach 5d 2 x 325mg bzw. nach 10d 2 x 425mg; **DANI** sorgfältige Dosiseinstellung; **DALI** ggf. Dosisreduktion

A 2.4.4 Klasse-II-Antiarrhythmika = Betablocker (→ 38)

A 2.4.5 Klasse-III-Antiarrhythmika

Wm/Wi: Blockade von K^+Kanälen ⇒ AP-Dauer ↑ ;
UW (Amiodaron): Korneaablagerung, Lungenfibrose, Photosensibilität, Leberschäden, Sehstrg., Erythema nodosum, Hypo-, Hyperthyreose;
UW (Sotalol): AV-Block, HF ↓ , Hypotonie, Herzinsuffizienz ↑ , QT-Verlängerung, ventrikuläre Tachyarrhythmien, Torsade de pointes, Broncho-, periphere Vasokonstriktion, Insulinsekretion ↓ , Glykogenolyse ↓ , Hypoglykämiesymptome maskiert, Potenzstrg.;
KI (Amiodaron): AV-Block II°-III°, HF ↓ , Schilddrüsenerkrankungen, Jodallergie, SS/SZ, (Sotalol): Herzinsuffizienz NYHA IV, akuter Herzinfarkt, AV-Block II°-III°, SA-Block, Sick Sinus, HF ↓ < 50/min, vorbestehende QT-Verlängerung, COPD, schwere pAVK s. Betablocker (→ 38);
Ink (Amiodaron): Betablocker, Chinidin, Cimetidin, Fentanyl, Moxifloxacin, Proteaseinhibitoren, Theophyllin;
Ink (Sotalol): Moxifloxacin

Amiodaron Rp

HWZ 64d, Q0 1.0, PPB 95%, PRC D, Lact -

Amiodaron-ratioph. *Tbl. 100, 200mg; Amp. 150mg/3ml*
AmioHEXAL *Tbl. 200mg*
Cordarex *Tbl. 200mg; Amp. 150mg/3ml*
Cordarone *Tbl. 200mg; Amp. 150mg/3ml*
Cornaron *Tbl. 200mg*

(Supra-)ventrikuläre HRST → 355:
d1-10: 3-6 x 200mg, Erh.Dos. 1 x 200mg an 5d/W p.o.; 5mg/kg über 3min i.v.;
Dauerinfusion: 10-20mg/kg in 250-500ml Glukose 5% für max. 7d;
DANI nicht erforderlich

Sotalol (s. auch Betablocker → 38) Rp

HWZ 7-18h, Q0 0.015, keine PPB, PRC B, Lact ?

Corsotalol *Tbl. 80, 160mg*
Darob *Tbl. 80, 160mg*
Jutalex *Tbl. 80, 160mg*
Rentibloc *Tbl. 40, 160mg*
SotaHEXAL *Tbl. 40, 80, 120, 160, 240mg*
Sotalex *Tbl. 80, 160mg;*
Sotalol-ratioph. *Tbl. 40, 80, 160mg*

Supraventrikuläre, ventrikuläre HRST → 355: ini. 2-3 x 40mg p.o., je nach Wi steigern bis 3 x 160mg; 20mg langsam i.v., evtl. Wdh. nach 20min, max. 1.5mg/kg i.v.;
DANI GFR 10-30: 50%; < 10: 25%

A 2.4.6 Klasse-IV-Antiarrhythmika = Ca-Antagonisten mit antiarrhythmischer Wi (→ 42)

A 2.4.7 Mehrkanalblocker

Wm/Wi: Hemmung des Kalium-, Natrium- und Calciumstroms, Verlängerung von Aktionspotenzial und Refraktärzeit, nicht kompetitiver Antagonist adrenerger Aktivität ⇒ Verlängerung der effektiven Refraktärzeit von Vorhof, AV-Knoten und Ventrikel ⇒ Verhinderung von Vorhofflimmern oder Wiederherstellung eines Sinusrhythmus, Reduktion der Herzfrequenz;
Wm/Wi (Vernakalant): Blockade von elektrischen Strömen in allen Phasen d. atrialen Aktionspotentials e antiarrhythmische Wi v.a. im Vorhof, atriale Refraktärzeit m, Überleitungsgeschwindigkeit oe Konversion in Sinusrhythmus
UW (Dronedaron): Kreatininanstieg, QTc-Verlängerung, Bradykardie, Diarrhoe, Erbrechen, Übelkeit, Bauchschmerzen, Dyspepsie, Exanthem, Juckreiz, Müdigkeit, Asthenie;
UW (Vernakalant): Dysgeusie, Parästhesie/Hypoästhesie, Schwindel, Kopfschmerz, Bradykardie, Vorhofflattern, Hypotonie, Niesen, Husten, nasale Beschwerden, Übelkeit, Erbrechen, Mundtrockenheit, Pruritus, Hyperhidrose, Schmerzen/Parästhesien an Inf.stelle, Hitzegefühl;
KI (Dronedaron): bekannte Überempfindlichkeit, AV-Block II°/III° oder Sick-Sinus-Syndrom (außer bei gleichzeitigem Schrittmacher), Bradykardie < 50/min; Herzinsuffizienz NYHA IV oder instabile NHYA III, hämodynamisch instabile Pat., gleichzeitige Anwendung von starken CYP-3A4-Inhibitoren (z.B. Ketoconazol, Itraconazol, Voriconazol, Posaconazol, Telithromycin, Clarithromycin, Nefazodon, Ritonavir), gleichzeitige Anwendung von Arzneimitteln, die Torsade de pointes verursachen können (z.B. Phenothiazine, Cisaprid, Bepridil, trizyklische Antidepressiva, Terfenadin, bestimmte orale Makrolid-Antibiotika, Klasse-I und-III-Antiarrhythmika), QTc-Verlängerung ≥ 500 ms, schwere Leberfunktionsstörung, stark eingeschränkte Nierenfunktion (CrCl < 30ml/min);
KI (Vernakalant): Überempfindlichkeit, schwere AK-Stenose, RR < 100mmHg (systolisch), NYHA III/IV, QT-Verlängerung, schwere Bradykardie, AV-Block II°/III°/Sinusknotenerkrankung (ohne Schrittmacher), i.v.-Anw. von Antiarrhythmika in letzten 4 Std., ACS innerhalb der letzten 30d;
Ink (Dronedaron): Betablocker, Calciumantagonisten, Digoxin, Statine, Rifampicin, Phenobarbital, Carbamazepin, Phenytoin, Johanniskraut, Antidepressiva mit CYP-2D6-Metabolisierung, Sirolimus, Tacrolimus, Grapefruitsaft; s.a. KI

Dronedaron Rp — HWZ 25-30h, PRC X, Lact ?

Multaq *Tbl. 400mg*

Nichtpermanentes Vorhofflimmern → 354:
2 x 400mg p.o.;
DANI GFR ≥ 30: 100%; < 30: KI;
DALI KI bei schwerer LI

Vernakalanthydrochlorid Rp — HWZ 3-5,5h , PRC X, Lact ?

Brinavess *Inf.Lsg. 20mg/ml*

Kürzlich aufgetretenes Vorhofflimmern → 354
(ohne herzchir. Eingriff weniger als 7d, mit herzchir. Eingriff weniger als 3d): ini. 3mg/kg über 10min i.v. (max. 339mg), nach 15min ggf. Wdh. mit 2mg/kg über 10min. (max. 226mg); max. 5mg/kg/24h;
DANI, DALI nicht erforderlich

A 2.4.8 Weitere Antiarrhythmika

Wm/Wi (Adenosin): über Purin-1-Rezeptoren vermittelte Verlangsamung der Überleitungszeit am AV-Knoten und Sinusknoten ⇒ Terminierung von Reentry-Tachykardien; Relaxierung von Gefäßmuskelzellen;
UW (Adenosin): Flush, thorakale Schmerzen, HF↓, Asystolie (meist transient), Sinuspause, ventrikuläre und supraventrikuläre Extrasystolen, AV-Block, ventrikuläre Tachykardien, Vorhofflimmern, Dyspnoe, Kopfschmerzen, Schwindel, innere Unruhe, Verschwommensehen, metallischer Geschmack, Bronchospasmus, RR↓;
KI (Adenosin): AV-Block II°-III°, Sick Sinus, Vorhofflimmern, COPD, QT-Intervall↑

Adenosin Rp | HWZ < 10s, Q0 1.0, PRC C, Lact ?

Adenoscan *Inj.Lsg. 30mg/10ml*
Adenosin Item *Inj.Lsg. 10mg/2ml, 50mg/10ml, 250mg/50ml*
Adenosin Life Medical *Inj.Lsg. 10mg/2ml, 50mg/10ml*
Adrekar *Inj.Lsg. 6mg/2ml*

Paroxysmale AV-junktionale Tachykardien → 355: 3-6-9-12mg jeweils als Bolus je nach Wi;
Ki.: ini. 100µg/kg i.v., je nach Wi steigern um 50µg/kg alle 2min bis 250µg/kg;
pharmakologische Provokation einer Myokardischämie: 140µg/kg/min über 4-6min i.v.;
DANI nicht erforderlich

A 2.5 Digitalisglykoside

Wm: Hemmung des aktiven Na^+-K^+-Transports an der Muskelzelle ⇒ intrazelluläres Na^+ ↑ ⇒ Na^+-Ca^{2+}-Austausch ↓ ⇒ intrazelluläres Ca^{2+} ↑ ; Vagusaktivität ↑ , Sympathikusaktivität ↓ ;
Wi: positiv inotrop, Schlagvolumen ↑ ⇒ Wirkungsgrad des insuffizienten Herzens ↑ , Gewebs- und Koronarperfusion ↑ , negativ chrono-, dromotrop, Refraktärzeit am AV-Knoten ↑ , am Myokard ↓ ⇒ Aktivierung ektoper Schrittmacher, positiv bathmotrop;
UW: AV-Block, Arrhythmie, Extrasystolie, Nausea, Erbrechen, Diarrhoe, Farbsehstrg., Verwirrtheit;
KI: AV-Block II°-III°, WPW-Syndrom, ventrikuläre Tachykardie, Carotissinussyndrom, HOCM, Hyperkalzämie, Hypokaliämie, thorakales Aortenaneurysma;
Ink (Digoxin): Suxamethonium

Digitoxin Rp | HWZ 7-8d, Q0 > 0.7, PPB 90-97%, PRC C, Lact + therap. Serumspiegel (ng/ml): 10-30

Digimed *Tbl. 0.07, 0.1mg*
Digimerck *Tbl. 0.05, 0.07, 0.1mg; Amp. 0.1mg/1ml, 0.25mg/1ml*
Digitoxin Philo *Amp. 0.25mg/1ml*

Herzinsuffizienz → 350, **tachykardes Vorhofflimmern** → 354: d1-3: 3 x 0.07-0.1mg p.o., dann: 1 x 0.07-0.1mg; d1: 0.5mg i.v., d2, 3: 0.25mg i.v., dann 0.07-0.1mg/d p.o./i.v.;
Ki.: bis zur Sättigung 0.03mg/kg/d, dann 0.003mg/kg/d p.o.;
DANI GFR < 10: Dosisreduktion

Digoxin Rp | HWZ 30-50h, Q0 0.3, PPB 20%, PRC C, Lact + therap. Serumspiegel (ng/ml): 0.8-2.0

Digacin *Tbl. 0.25mg*
Digoxin RAN *Tbl. 0.25mg*
Lanicor *Tbl. 0.25mg; Amp. 0.25mg/1ml*
Lenoxin *Tbl. 0.125, 0.25mg; Gtt. (1ml = 0.05mg)*

Herzinsuffizienz → 350, **tachykardes Vorhofflimmern** → 354: d1-3: 1 x 0.25-0.5mg p.o.; 2-3 x 0.25mg i.v., dann 1 x 0.25-0.375mg p.o.; 1 x 0.25mg i.v.;
Ki.: s. FachInfo;
DANI GFR 50-100: 50%; 20-49: 33-50%; < 20: 33%;
DALI nicht erforderlich

Beta-Acetyldigoxin Rp | HWZ (36)h, Q0 0.3, PPB 30%; therap. Serumspiegel (ng/ml): 0.8-2.0

Beta-Acetyldigoxin-ratioph. *Tbl. 0.1, 0.2mg*
Digostada *Tbl. 0.1, 0.2mg*
Digox ct *Tbl. 0.2mg*
Novodigal *Tbl. 0.1, 0.2mg*

Herzinsuffizienz → 350, **tachykardes Vorhofflimmern** → 354: d1-2: 3 x 0.2mg p.o., dann: 1 x 0.2-0.3mg;
Ki. 1-3J: d1 40µg/kg in 3ED, dann 10µg/kg;
4-12J: d1: 25-30µg/kg in 3ED, dann 5µg/kg;
DANI GFR 50-100: 50%; 20-49: 33-50%; < 20: 33%;
DALI nicht erforderlich

Metildigoxin Rp	HWZ 48h, Q0 0.35, PPB 20-30%; therap. Serumspiegel (ng/ml): 0.8-2.0
Lanitop *Tbl. 0.05, 0.1, 0.15mg; Gtt. (15Gtt. = 0.2mg)*	**Herzinsuffizienz** → 350, **tachykardes Vorhofflimmern** → 354: d 1-2: 1 x 0.3-0.4mg p.o., dann 1 x 0.1-0.3mg; **Ki.:** s. Packungsbeilage; **DANI** GFR 50-100: 50%; 20-49: 33-50%; < 20: 33%

A 2.6 Sympathomimetika

Wm/Wi (Dobutamin): v.a. beta-1- und alpha-1-, geringer auch beta-2- und alpha-2-agonistisch, Kontraktilität ↑, Schlagvolumen ↑, linksventrikulärer Füllungsdruck ↓, systemischer Gefäßwiderstand ↓;
Wm/Wi (Dopamin): dosisabhängig dopaminerg, alpha-/beta-agonistisch, renale Vasodilatation, HZV ↑, Vasokonstriktion, RR ↑;
Wm/Wi (Epinephrin): beta- > alpha-agonistisch, positiv ino-, chrono-, bathmotrop, systolischer RR ↑, diastolischer RR ↓, Bronchodilatation;
Wm/Wi (Etilefrin): alpha-/beta-agonistisch, RR ↑ durch Vasokonstriktion, positiv ino- und chronotrop;
Wm/Wi (Midodrin): alpha-1-agonistisch, systolischer und diastolischer RR ↑;
Wm/Wi (Norepinephrin): alpha-/beta-1-agonistisch, Vasokonstriktion, systolischer und diastolischer RR ↑;
Wm/Wi (Oxilofrin): alpha- und beta-agonistisch, RR-Amplitude ↑, positiv inotrop;
Wm/Wi (Theodreanlin + Cafedrin): beta-agonistisch, Kontraktilität ↑, Schlagvolumen ↑, peripherer Gefäßwiderstand ↑;
UW (Dobutamin): HRST, Palpitationen, AP, RR ↑ und RR ↓, Kopfschmerzen, Übelkeit, Exanthem, Fieber, Bronchospasmus, Hemmung der Thrombozytenfunktion;
UW (Dopamin): HRST, AP, Dyspnoe, Übelkeit, Erbrechen Angstgefühl, Kopfschmerzen, RR ↑ und RR ↓;
UW (Epinephrin): tachykarde HRST, Kammerflimmern, AP, hypertone Reaktionen, Vasokonstriktion, Hyperglykämie, metabolische Azidose, Übelkeit, Tremor, Angst, Halluzinationen;
UW (Etilefrin): Palpitationen, HRST, RR ↑, AP, Unruhe, Angstzustände, Schwitzen, Tremor, Kopfschmerzen, Schwindel;
UW (Midodrin): Liegendhypertonie, Reflexbradykardie, Palpitationen, Tachykardie, Parästhesien, Pruritus, Piloarrektion, Kältegefühl, Nausea, Dyspepsie, Harnverhalt;
UW (Norepinephrin): Herzklopfen, AP, Myokardischämie, starker RR ↑, Lungenödem, Vasokonstriktion, ischämische Nekrosen, Oligurie, Anurie;
UW (Oxilofrin): Herzklopfen, Unruhe, Schlaflosigkeit, GI-Beschwerden;
KI (Dobutamin): mechanische Behinderung der ventrikulären Füllung und/oder des Ausflusses, Hypovolämie, SS/SZ;
KI (Dopamin): Thyreotoxikose, Phäochromozytom, Glaukom, Blasenentleerungsstrg., hochfrequente absolute Arrhythmie, Hypovolämie, Kammerflimmern, SS;
KI (Epinephrin, Norepinephrin): RR ↑, Hyperthyreose, Phäochromozytom, Glaukom, paroxysmale Tachykardie, hochfrequente absolute Arrhythmie, Cor pulmonale, Blasenentleerungsstrg.;
KI (Etilefrin, Midodrin): Thyreotoxikose, Phäochromozytom, Glaukom, Blasenentleerungsstrg., RR ↑, KHK, tachykarde HRST, Herzklappenstenose, HOCM;
KI (Oxilofrin): Thyreotoxikose, Phäochromozytom, HRST, Glaukom, schwere organische Herzerkrankung;
Ink (Dobutamin): MAO-Hemmer;
Ink (Dopamin): Ergotamine;
Ink (Dopexamin): MAO-Hemmer;
Ink (Epinephrin): Betablocker, Ergotamine;
Ink (Norepinephrin): Neuroleptika

Adrenalin (Epinephrin) Rp

HWZ 1-3min, Q0 > 0.7, PRC C, Lact ?

Adrenalin Carino *Amp. 1mg/1ml*
Adrenalin Jenapharm *Amp. 1mg/1ml*
Anapen *Autoinjektor 0.15mg/0.3ml, 0.3mg/0.3ml*
Fastjekt *Fertigspr. 0.15, 0.3mg/ED*
Suprarenin *Amp. 1mg/1ml; Inj.Lsg. 25mg/25ml*

Kardiopulmonale Reanimation → 31: 1 : 10 verdünnen, 1mg i.v. alle 3-5min;
Ki.: 0.01mg/kg i.v. oder i.o., ggf. Wdh. nach 3-5min; bei persistierender Erfolglosigkeit 0.1mg/kg i.v./i.o.;
Anaphylaxie → 343: 1 : 10 verdünnen, 0.1mg i.v.; Wdh. nach Wi;
Ki.: 0.01mg/kg über 1-2min i.v.; ggf. Perf. mit 0.05-0.5µg/kg/min i.v.; Fertigspr.: Selbstmedikation 0.3mg i.m.;
Ki.: 15-30kg: 0.15-0.3mg i.m.; > 30kg: 0.3mg i.m.
Septischer Schock → 343 0.014-0.28µg/kg/min als Dauerinfusion i.v.; **lokale Blutstillung:** 1 : 10 verdünnen, davon 10 Gtt. auf Tupfer bzw. einige ml in Harnröhre instillieren;
Blasenblutung: 1 : 10-50 verdünnen, davon 100-150 ml z. Spülung

Dobutamin Rp

HWZ 2-3min, Q0 0.7, PRC B, Lact ?

Dobutamin Carino *Inf.Lsg. 250mg/50ml, 500mg/50ml*
Dobutamin Fresenius *Inf.Lsg. 250mg/50ml, 500mg/50ml*
DobutaminHEXAL *Inf.Lsg. 250mg/50ml*
Dobutamin-ratioph. *Inf.Lsg. 250mg/10ml, 250mg/50ml*

Akute Herzinsuffizienz → 350: 2.5-10µg/kg/min i.v.; Perf. (250mg) = 5mg/ml ⇒ 2-10ml/h;
Ki.: 1-15µg/kg/min i.v.

Dopamin Rp

HWZ 5-10min, Q0 0.95, PRC C, Lact ?

Dopamin Carino *Amp. 50mg/5ml, 250mg/50ml, 500mg/50ml*
Dopamin Fresenius *Amp. 50mg/5ml, 200mg/5ml; Inf.Lsg. 250mg/50ml, 500mg/50ml*
Dopamin-ratioph. *Inf.Lsg. 50mg/5ml, 200mg/10ml*

Kardiale und andere Schockzustände → 343: 2-20µg/kg/min i.v.;
Perf. (250mg) = 5mg/ml ⇒ 2-18ml/h;
max. 50µg/kg/min i.v.;
Ki.: 5-10µg/kg/min i.v.

Etilefrin OTC

HWZ 2.5h, Q0 0.7, PPB 23%, PRC C

Effortil *Tbl. 5mg, Gtt. (1ml = 7.5mg)*
Etilefrin-ratioph. *Gtt. (1ml = 7.5mg)*
Pholdyston *Gtt. (1ml = 7.5mg)*
Thomasin *Tbl. 10, 25(ret.)mg; Gtt. (1ml = 15mg)*

Hypotone Kreislaufregulationsstörung → 342: 3 x 5-10mg p.o.; 1-2 x 25mg (ret.) p.o.;
Ki. 2-6J: 3 x 2.5-5mg p.o.;
< 2J: 3 x 2-5Gtt. (1-2.5mg)

Midodrin OTC

HWZ 0.5h, Q0 0.4, PRC C, Lact ?

Gutron *Tbl. 2.5mg; Gtt. (1ml = 10mg)*

Orthostatische Hypotonie → 342: 2-3 x 2.5mg (= 7Gtt.) p.o.; ggf. ↑, max 30mg/d

Norepinephrin (Noradrenalin) Rp

HWZ 1-3min, Q0 > 0.8, PPB 50%, PRC C, Lact ?

Arterenol *Amp 1mg/1ml; Inj.Lsg. 25mg/25ml*

Septischer Schock → 343 0.014-0.28µg/kg/min i.v.; Perf. (5mg) = 0.1mg/ml ⇒ 0.6-12ml/h

Oxilofrin OTC

HWZ 2-4h

Carnigen *Tbl. 16, 32mg; Gtt. (1ml = 20, 40mg)*

Hypotonie, Kreislaufdysregulation → 342: 2-3 x 32-40mg p.o.;
Ki. 6-14J: 2-3 x 16-20mg p.o.;
Kleinki./Sgl.: 3 x 4-12Gtt. (9.6-28.8mg)

Theodrenalin + Cafedrin OTC — HWZ 1h (Cafedrin)

Akrinor *Amp. 10+200mg/2ml*

Hypotone Kreislaufstörung → 342: 1/2-1 Amp. i.v. (1ml/min)/i.m.;
Ki. 1-2J: 0.2-0.4ml i.v./i.m.;
3-6J: 0.4-0.6ml;
> **6J:** 0.5-1.0mg i.v./i.m. als ED

A 2.7 Parasympatholytika

Wm: kompetitiver Antagonismus an muscarinartigen Cholinozeptoren;
Wi: Hf ↑, Spasmolyse, Tränen-, Speichel-, Schweiß-, Bronchialsekretion ↓, Mydriasis;
UW: Schweißdrüsensekretion ↓, Tachykardie, Miktionsstrg., Unruhe, Halluzinationen, Mundtrockenheit, Glaukomanfall, Akkommodationsstrg.;
KI: Glaukom, Blasenentleerungsstrg., Tachyarrhythmie, SS (3. Trim.), SZ

Atropin Rp — HWZ 2h, Q0 0.45, PPB 2-40%, PRC C, Lact ?

Atropinsulfat *Amp. 0.5mg/1ml; Inj.Lsg. 100mg/10ml*
Atropinum sulfuricum *Amp. 0.25mg/1ml, 0.5mg/1ml, 1mg/1ml*

Bradykarde HRST → 358: 0.5-1.5mg i.v./i.m. alle 4-6h;
Ki.: 0.01mg/kg i.v. (minimal 0.1, max. 0.5mg);
Narkoseprämedikation: 0.01mg/kg i.v.;
Alkylphosphatintoxikation: 2-5mg alle 10-15min i.v. bis zum Rückgang der Bronchialsekretion, max. 50mg in Einzelfällen, Erh.Dos. 0.5-1mg alle 1-4h;
Ki.: 0.5-2mg i.v., Erh.Dos. nach Klinik;
Neostigmin-/Pyridostigminintoxikation: 1-2mg i.v.

Ipratropiumbromid Rp — HWZ 4h, Q0 0.5, PPB < 20%, PRC B, Lact ?

Itrop *Tbl. 10mg; Amp. 0.5mg/1ml*

Sinusbradykardie, bradykarde HRST → 358: 2-3 x 10-15mg p.o.; 0.5mg i.v.

A 2.8 Phosphodiesterasehemmer

Wm: Hemmung der Phosphodiesterase ⇒ intrazelluläre cAMP-Konzentration ↑ und Ca^{2+} ↑ ⇒ Kontraktion ↑;
Wi: positiv chrono- und inotrop (Schlagvolumen und HZV ↑), Broncho-, Vasodilatation (Vor-/Nachlast ↓);
UW: Cholestase, Übelkeit, Hypotonie, Arrhythmie, Thrombopenie, Splenomegalie, Vaskulitis;
KI: schwere Hypovolämie, absolute Arrhythmie, Thrombopenie, Niereninsuffizienz

Enoximon Rp — HWZ 4.2-6.2h, Q0 1.0 (0), PPB ca. 85%

Perfan *Inj.Lsg. 100mg/20ml*

Akute Herzinsuffizienz → 350: ini. 90µg/kg/min i.v., nach 10-30 min 2.5-10µg/kg/min;
0.5mg/kg (max. 12.5mg/min, max. 8 x/d);
DANI GFR 0-5: 33%, 6-15: 50%, 16-30: 67%, 31-40: 80%, > 40: 100%;
DALI s. FachInfo

Milrinon Rp — HWZ 2.3h, Q0 0.2, PPB 70-91%

Corotrop *Amp. 10mg/10ml*

Schwere Herzinsuffizienz → 350: ini. 50µg/kg/min i.v., nach 10min 0.375-0.75µg/kg/min; max. 1.13mg/kg/d;
DANI GFR 0-5: 0.2µg/kg/min, 6-10: 0.23µg/kg/min, 11-20: 0.28µg/kg/min, 21-30: 0.33µg/kg/min, 31-40: 0.38µg/kg/min, 41-50: 0.43µg/kg/min

A 2.9 Mittel zur Therapie der pulmonalen Hypertonie

Wm/Wi (Ambrisentan): selektiver Antagonist am Endothelinrezeptor Typ ET_A ⇒ Hemmung der Vasokonstriktion und Proliferation glatter Muskelzellen;
Wm/Wi (Bosentan): spezifischer und kompetitiver Antagonist am Endothelinrezeptor Typ ET_A und ET_B ⇒ Inhibition von Endothelin-1-Wi ⇒ pulmonal arterieller Druck ↓;
Wm/Wi (Iloprost): Prostaglandin ⇒ Vasodilatation;
Wm/Wi (Sildenafil, Tadalafil): Hemmung der Phosphodiesterase Typ 5 ⇒ cGMP-Abbau ↓ ⇒ pulmonal arterieller Druck ↓ (Phosphodiesterase-5-Inhibitor);
UW (Ambrisentan): Kopfschmerzen, periphere Ödeme, Flüssigkeitsretention, Palpitationen, Anämie, Schleimhautschwellungen in oberen Atemwegen, Sinusitis, Rhinitis, abdominelle Schmerzen, Obstipation, Hautrötungen;
UW (Bosentan): Kopfschmerzen, Nasopharyngitis, Hypotension, Flush, Ödeme, Anämie, Transaminasen ↑, Leberschaden;
UW (Sildenafil): Kopfschmerzen, Flush, Gliederschmerzen, Myalgie, Dyspepsie, Diarrhoe, Husten, Epistaxis, Schlaflosigkeit, Fieber, Grippe, Sehstrg.;
UW (Tadalafil): Kopfschmerzen, Verschwommensehen, Hautrötung, Hypotonie, Epipharyngitis, Epistaxis, Übelkeit, Erbrechen, Muskelschmerzen, vermehrte uterine Blutung;
KI (Ambrisentan): bekannte Überempfindlichkeit, stark eingeschränkte Leberfkt., keine Kontrazeption, SS/SZ;
KI (Bosentan): SS;
KI (Tadalafil): bekannte Überempfindlichkeit, schwere Hypotonie, Herzinfarkt < 90d, gleichzeitige Anwendung von Nitraten, nichtarteriitische anteriore ischämische Opticusatrophie (NAION);
Ink (Bosentan): Ciclosporin;
Ink (Sildenafil): Itraconazol, Ketoconazol, Nitrate, Ritonavir;
Ink (Tadalafil): Itraconazol, Ketoconazol, Nitrate, Ritonavir, Rifampicin, Bosentan

Ambrisentan Rp — HWZ 14-17h, PPB 99%, PRC X Lact ?

Volibris *Tbl. 5, 10mg*

Pulmonale Hypertonie (WHO II-III) → 395:
1 x 5mg p.o.;
PAH + Bindegewebserkrankung: ini. 1 x 5mg, evtl. auf 10mg/d steigern;
Ki. < 18J: Anwendung nicht empfohlen;
DANI GFR > 30: 100%; < 30: vorsichtige Anwendung;
DALI Transaminasenerhöhung > 3 x ULN: KI

Bosentan Rp — HWZ 5h, PPB 98%, PRC X, Lact -

Tracleer *Tbl. 32, 62.5, 125mg*

Pulmonale Hypertonie (WHO III-IV) → 395:
ini. 2 x 62.5mg p.o., nach 4W 2 x 125mg;
max. 2 x 250mg;
Ki. > 3J: 10-20kg: ini. 1 x 31.25mg, Erh.Dos. 2 x 31.25mg;
20-40kg: ini. 2 x 31.25mg, Erh.Dos. 2 x 62.5mg;
> 40kg: ini. 2 x 62.5mg, Erh.Dos. 2 x 125mg;
DANI nicht erforderlich;
DALI Child B-C: KI

Iloprost Rp — HWZ 0.5h, Q0 1.0, PPB 60%

Ilomedin *Amp. 20μg/1m*
Ventavis *Amp. 10μg/1ml, 20μg/2ml*

Primäre pulmonale Hypertonie NYHA III → 395:
6-9 x 2.5-5μg inhalieren;
DANI GFR > 30: 100%; HD: sorgfältige Dosiseinstellung, Dosisintervall mind. 3h;
DALI Dosisreduktion

Sildenafil Rp	HWZ 3-5h, PPB 96%, PRC B, Lact ?
Revatio *Tbl. 20mg*	**Pulmonale Hypertonie** (WHO III) → 395: 3 x 20mg p.o.; **DANI** GFR < 30: bei schlechter Verträglichkeit 2 x 20mg; **DALI** Child-Pugh A, B: evtl. 2 x 20mg; C: KI
Tadalafil Rp	HWZ 16h, PPB 94%, PRC B, Lact ?
Adcirca *Tbl. 20mg*	**Pulmonale Hypertonie** (WHO II-III) → 395: 1 x 40mg p.o.; **DANI** leichte bis mäßige NI: ini. 20mg, ggf. steigern auf 40mg/d; schwere NI: Anwendung nicht empfohlen; **DALI** Child-Pugh A, B: evtl. ini. 20mg; C: Anwendung nicht empfohlen

A 3 Hämatologie - Arzneimittel

A 3.1 Mineralstoffe

A 3.1.1 Kaliumpräparate

NW (Kalium oral): Nausea, Erbrechen, Aufstoßen, Sodbrennen, Blähungen, Leibschmerzen, Durchfälle; (ret.): Schleimhautulzera, GI-Blutungen;
KI: Hyperkaliämie, Hyperchlorämie, Niereninsuffizienz, M. Addison

Kalium OTC

Kalinor *Brausetbl. 40mmol K⁺*
Kalinor ret. P *Kps. 8mmol K⁺*
Kalitrans *Brausetbl. 25mmol K⁺*
Kalium Verla *Gran. 20mmol K⁺*
Rekawan *Tbl. 13.4mmol K⁺; Kps. (ret.) 8.05mmol K⁺*

Kaliumsubstitution → 412: 40-100mmol/d p.o., max. 150mmol/d

Kaliumchlorid OTC — PRC C, Lact ?

Kaliumchlorid 7.45% *Amp. 20mmol K⁺/20ml, 50mmol K⁺/50ml, 100mmol K⁺/100ml*

Kaliumsubstitution → 412: max. 20mmol K⁺/h bzw. max. 2-3mmol K⁺/kg/d i.v.; als Zusatz zu periphervenöser Inf.Lsg. max. 40mmol/l

A 3.1.2 Kalziumpräparate

NW (Kalzium i.v.): starkes Wärmegefühl, Schweißausbruch, RR ↓, Übelkeit, Erbrechen, HRST;
KI (Kalzium i.v.): Hyperkalzämie, Nephrokalzinose, Digitalisintoxikation, schwere Niereninsuffizienz

Calcium-Ion OTC

Calcitrat *Tbl. 200mg*
Calcitridin *Brausetbl. 500, 1000mg*
Calcium HEXAL *Brausetbl. 500, 1000mg*
Calcium-Sandoz *Brausetbl. 500, 1000mg, Amp. (10ml = 2.25mmol)*
Frubiase Calcium T *Trinkamp. 109mg/10ml*

Kalziumsubstitution → 412: 1-3 x 500mg p.o.;
Ki.: 500-1000mg/d;
Osteoporose → 426: 500-1500mg/d;
Hyperphosphatämie: 2-8g/d in 2-4 ED

Calciumgluconat/Calciumsaccharat — PRC C, Lact ?

Calciumgluconat Braun 10%
Amp. 2.26mmol/10ml

Hypokalzämie → 413: 2.25-4.5 mmol i.m. oder langsam i.v.;
Ki. < 3J: 0.09-0.23mmol/kg;
4-12J: 0.05-0.1mmol/kg

A 3.1.3 Magnesiumpräparate

UW: Müdigkeit, Diarrhoe, ZNS-Strg., HRST, Muskelschwäche, Atemdepression;
KI: Anw.Beschr. bei eingeschränkter Nierenfunktion; i.v.: AV-Block, Myasthenia gravis

Magnesium OTC

Magium *Kautbl. 5mmol; Brausetbl. 5,10mmol*
Magnetrans *Kps. 6.2, 10mmol*
Magnesium Diasporal *Kps. 6.2mmol; Lutschtbl. 4mmol; Gran. 12mmol; Amp. 2mmol/5ml, 4mmol/2ml*
Magnesium-ratioph. *Kautbl. 5mmol*
Magnesium Verla *Tbl. 1.65mmol; Kautbl. 5mmol; Brause 5mmol; Gran. 5mmol; Amp. 3.15mmol; Inf.Lsg. 20.3mmol*
Magnesiocard *Tbl. 2.5mmol; Brausetbl. 7.5mmol; Gran. 5, 10mmol; Amp. 2.5mmol/5ml, 3mmol/10ml*
Mg 5-Longoral *Kautbl. 5mmol*
Mg 5 Sulfat *10% Amp. 4.05mmol/10ml, 50% Amp. 20.25mmol/10ml*

Magnesiummangel → 414: ini 0.37mmol/kg/d p.o., Erh.Dos. 0.185mmol/kg/d; alle 1-2d 2.5-4mmol i.v./i.m.;
Torsade-de-pointes-Tachykardie → 357: ini 8mmol über 15min i.v., dann 3mmol/h für 10h;
Muskelrelaxierung bei Abortneigung, vorzeitige Wehen: ini 8-16mmol über 15-30min i.v., dann 4-8mmol/h

A 3.2 Phosphatbinder

Wm (Sevelamer): Ca- und Al-freies Polymer;
Wi (alle): Hemmung der enteralen Phosphatresorption;
UW (Algeldrat, Aluminiumchlorid-OH-Komplex): Obstipation, Ileus, Al-Einlagerung in Nerven/Knochen;
UW (Lanthancarbonat): Bauchschmerzen, Obstipation, Diarrhoe, Dyspepsie, Blähungen, Übelkeit, Erbrechen, Hypokalzämie;
UW (Sevelamer): Schmerz, Übelkeit, Erbrechen, Diarrhoe, Obstipation, Dyspnoe;
KI (Algeldrat, Aluminiumchlorid-OH-Komplex): manifeste Al-Intoxikation;
KI (Lanthancarbonat): Hypophosphatämie, bekannte Überempfindlichkeit;
KI (Sevelamer): Hypophosphatämie, Ileus, Cave in SS/SZ

Algeldrat OTC

Anti Phosphat *Tbl. 600mg*

Hyperphosphatämie bei Niereninsuffizienz → 561: 3-4 x 0.6-3g p.o. 10-20min vor den Mahlzeiten

Aluminiumchloridhydroxid-Komplex OTC

Phosphonorm *Kps. 300mg*

Hyperphosphatämie bei Niereninsuffizienz → 561: 3-6 x 300mg p.o.

Lanthancarbonat Rp — PRC C, Lact ?

Fosrenol *Kautbl. 250, 500, 750, 1000mg*

Hyperphosphatämie bei Niereninsuffizienz → 561: nach Serumphosphat (mmol/l): 1.8-2.4: 750mg/d p.o., > 2.4-2.9: 1500mg/d, > 2.9: 2250mg/d

Sevelamer Rp — PRC C, Lact ?

Renagel *Tbl. 800mg*
Renvela *Tbl. 800mg; Btl. 2.4g*

Hyperphosphatämie bei Niereninsuffizienz → 561: nach Serumphosphat (mmol/l): 1.76-2.42: 3 x 800mg p.o., > 2.42: 3 x 1600mg

A 3.3 Kationenaustauscher

Wm/Wi: enterale Zufuhr eines unlöslichen Kunststoffs mit Sulfonsäure als Grundgerüst, Austausch von Kationen zur Neutralisierung der Säure entsprechend dem Konzentrationsverhältnis im Darmlumen ⇒ Bindung von Kalium; **UW:** Übelkeit, Erbrechen, Obstipation, Hyperkalzämie;
KI: Hypokaliämie, Hyperkalzämie, stenosierende Darmerkrankungen

Polysulfonsäure Rp	
Anti Kalium Na *Btl. 15g* **CPS Pulver** *Btl. 15g* **Resonium A, Sorbisterit** *Dose 500g*	**Hyperkaliämie** → 412: 2-4 x 15g p.o.; 1-2 x 30g in 150-200 ml Wasser rect. als Einlauf; **NG, Ki.:** 0.5-1g/kg in mehreren ED

A 3.4 Parenterale Ernährung

A 3.4.1 Tagesbedarf bei parenteraler Ernährung

Substrat	Einheit	Bedarf	Substrat	Einheit	Bedarf
Wasser	[ml/kg]	30-50	K^+	[mmol/kg]	0.5-2
Energie	[kcal/kg]	25-35	Ca^{2+}	[mmol/kg]	0.1
Kohlenhydrate	[g/kg]	3-4	Cl^-	[mmol/kg]	2-4
Aminosäuren	[g/kg]	1	Mg^{2+}	[mmol/kg]	0.1
Fett	[g/kg]	1	PO_4^{3-}	[mmol/kg]	0.2
Na^+	[mmol/kg]	1-2			

A 3.4.2 Stufenschema zur parenteralen Ernährung

		Infusionslösungen	Beispiel
Stufe 1	**Tag 1** nach kleinen Eingriffen, guter EZ, Nahrungskarenz < 2d	30 ml/kg als Vollelektrolytlsg., evtl. mit 5%igem Glucosezusatz	2000 ml Sterofundin, 500 ml Glucose 5%, evtl. 500ml NaCl 0.9%
Stufe 2	**Tag 2–3** bei mittelfristiger Nahrungskarenz und geringgradiger Katabolie	2.5–3.5%ige Aminosäurelsg., 5–10%ige Kohlenhydratlsg., 2/3-Elektrolytlsg.	1000ml Periamin G, 1000ml Glucose 10%, 500–1000ml Thomaejonin OP
Stufe 3	Ab **Tag 4** bei längerfristiger, vollständiger parenteraler Ernährung, ZVK erforderlich	10–15%ige Aminosäurelsg., 20–50%ige Kohlenhydratlsg., 10–20%ige Fettlsg., Vitamine, Spurenelemente	1.0l Aminomel 10, 0.5l Glucose 50%, 1.25l Normofundin OP, 0.25l Lipofundin 20% + 1A Multibionta + 1A Vitintra + 1A Addel

A 3.4.3 Vollelektrolytlösungen (Na^+ 121–160 mmol/l)

Ind.: plasmaisotoner Flüssigkeitsersatz bei isotoner und hypotoner Dehydratation

	Na^+ mmol/l	Ca^{2+} mmol/l	Cl^- mmol/l	K^+ mmol/l	Mg^{2+} mmol/l	Acet. mmol/l	Lact. mmol/l	Gluc. g/l
Ringer-Lösung	147	2.3	155	4.0	-	-	-	-
Ringer-Lactat	130	2.0	112	5.0	-	-	27	-
Jonosteril	137	1.65	110	4.0	1.25	36.8	-	-
Sterofundin	140	2.5	106	4.0	1.0	-	45	-
Thomaejonin	140	2.5	106	4.0	-	45	-	-
Tutofusin	140	2.5	153	5.0	1.5	-	-	-
Tutofusin G5	140	2.5	153	5.0	1.5	-	-	50

A 3.4.4 Zweidrittelelektrolytlösungen (Na^+ 91-120 mmol/l)

Ind.: Flüssigkeitsersatz bei hypertoner und isotoner Deydratation, partielle Deckung des Energiebedarfs durch Kohlenhydratzusatz

	Na^+ mmol/l	Ca^{2+} mmol/l	Cl^- mmol/l	K^+ mmol/l	Mg^{2+} mmol/l	Acet. mmol/l	Gluc g/l	Xyl. g/l	Kcal/l
Normofundin G5	100	2.0	90	18	3.0	38	50	-	200
Jonosteril Na 100	100	2.5	100	20	2.5	20	-	-	0
Thomaejonin OP	100	2.0	90	18	3.0	38	-	-	0
Tutofusin OPG	100	2.0	90	18	3.0	38	55		200

A 3.4.5 Halbelektrolytlösungen (Na^+ 61-90 mmol/l)

Ind.: Flüssigkeitsersatz bei hypertoner Dehydratation, partielle Deckung des Energiebedarfs durch Kohlenhydratzusatz

	Na^+ mmol/l	Ca^{2+} mmol/l	Cl^- mmol/l	K^+ mmol/l	Mg^{2+} mmol/l	Acet. mmol/l	Gluc. g/l	Xyl. g/l	Kcal/l
Jonosteril HD 5	68.5	0.82	73.4	2.0	0.62	-	55	-	200
Normofundin OP	80	2	76	18	3	32	-	-	0
Thomaejonin HX5	70	1.25	54	2	0.5	22.5	-	50	205
Tutofusin H G5	70	1.25	76.5	2.5	0.75	-	55	-	200

A 3.4.6 Kaliumfreie Lösungen

Ind.: kaliumfreier Flüssigkeitsersatz bei gestörter bzw. unbekannter Nierenfunktion

	Na^+ mmol/l	Ca^{2+} mmol/l	Cl^- mmol/l	K^+ mmol/l	Mg^{2+} mmol/l	Acet. mmol/l	Gluc. g/l	Xyl. mmol/l	Kcal/l
NaCl 0.9%	154	-	154	-	-	-	-	-	-
Tutofusin NS X	60	-	45	-	-	10	-	50	200

A 3.4.7 Kohlenhydratlösungen

Ind.: Glucose 5%, 10%: Zufuhr freien Wassers bei hypertoner Dehydratation, partielle Deckung des Kohlenhydratbedarfs, Glucose 20-70%: partielle bis komplette Kohlenhydratzufuhr

	Na^+ mmol/l	Ca^{2+} mmol/l	Cl^- mmol/l	K^+ mmol/l	Mg^{2+} mmol/l	Gluc. g/l	Osmo mosm/l	Kcal/l
Glucose 5%	-	-	-	-	-	50	277	200
Glucose 10%	-	-	-	-	-	100	555	400
Glucose 20%	-	-	-	-	-	200	1110	800
Glucose 40%	-	-	-	-	-	400	2200	1600
Glucose 50%	-	-	-	-	-	500	2775	2000
Glucose 70%	-	-	-	-	-	700	3885	2870

A 3.4.8 Aminosäurelösungen

Ind.: Zufuhr von essentiellen und nichtessentiellen Aminosäuren zur parenteralen Ernährung; z.T. mit Kohlenhydraten und Elektrolyten kombiniert

	Na^+ mmol/l	Ca^{2+} mmol/l	Cl^- mmol/l	K^+ mmol/l	AS g/l	Gluc. g/l	Xyl. g/l	Osmo mosm/l	Kcal/l
Thomaeamin n 15% mit Elektrolyten	44	2.0	45	25	150	-	-	1510	625
Aminomix 3	-	-	-	-	50	132	-	1149	680
AKE 4 GX	50	2.5	73.1	25	40	25	25	845	360
Periamin X	45	3	41	25	25	-	50	685	300
Nutriflex combi	60	4	60	30	100	100	50	1540	800

A 3.4.9 Aminosäurelösungen bei Niereninsuffizienz

Ind.: Zufuhr v.a. von essentiellen Aminosäuren ⇒ angestauter Harnstoff wird zur Synthese nicht essentieller Aminosäuren verwendet

	Na^+ mmol/l	Ca^{2+} mmol/l	Cl^- mmol/l	K^+ mmol/l	AS g/l	Osmo mosm/l	Kcal/l
Aminomel nephro	-	-	-	-	K.A.	510	222
Nephrotect	-	-	-	-	100	935	400

A 3.4.10 Aminosäurelösungen bei Leberinsuffizienz

Ind.: Zufuhr v.a. von verzweigtkettigen AS ⇒ günstige Beeinflussung einer hepatischen Enzephalopathie

	Na^+ mmol/l	Ca^{2+} mmol/l	Cl^- mmol/l	K^+ mmol/l	AS g/l	Osmo mosm/l	Kcal/l
Aminoplasmal Hepa 10%	-	-	10	-	100	K.A.	400
Aminosteril N Hepa 8%	-	-	-	-	80	770	320

A 3.4.11 Fettlösungen

Ind.: Zufuhr von Lipiden in Form von langkettigen Triglyzeriden (LCT), mittelkettigen Triglyzeriden (MCT), Phospholipiden (Pholip) und Glyzerol (Glyc) zur parenteralen Ernährung

	LCT g/l	MCT g/l	Pholip g/l	Glyc. g/l	Osmo mosm/l	Kcal/l
Deltalipid 20%	200	-	12	25	350	2030
Lipofundin 20%	200	-	12	25		2000
Lipovenös MCT 20	100	100	12	25	273	1950

A 3.5 Plasmaersatzmittel

A 3.5.1 Dextrane

Wm/Wi: hochmolekulare Polysaccharide mit Wasserbindungsvermögen und intravenöser Verweildauer ⇒ intravasales Volumen ↑ ; **UW** (Dextran): Allergie/Anaphylaxie, nephrotoxisch bei großen Mengen niedermolekularen Dextrans; **KI:** s. Gelatinederivate → 74

	HWZ	MW	Dex. g/l	Na^+ mmol/l	Ca^{2+} mmol/l	Cl^- mmol/l	K^+ mmol/l	$Mg2^+$ mmol/l	Gluc. g/l
Deltadex 40		40000	40	154	-	154	-	-	-
Deltadex 60		60000	60	154	-	154	-	-	-

A 3.5.2 Stärkederivate

Wm/Wi: (Hydroxyethylstärke = HAES/HES) mit Wasserbindungsvermögen und i.v.-Verweildauer ⇒ intravasales Volumen ↑ ; **UW:** allergische Reaktionen, Hyperamylasämie; **KI:** s. Gelatinederivate → 74

	HWZ	MW	HES g/l	Na^+ mmol/l	Ca^{2+} mmol/l	Cl^- mmol/l	K^+ mmol/l	Lact. mmol/l	Gluc. g/l
Expafusin		70000	60	138	1.5	125	4.0	20	-
HAES steril 3%		200000	30	154	-	154	-	-	-
Infukoll HES 6%	2-4 h	200000	60	154	-	154	-	-	-
Serag-HAES 10%		200000	100	154	-	154	-	-	-
HyperHAES	4h	200000	60	1232	-	1232	-	-	-
PlasmaVolume	17h	130000	60	130	0.9	112	5.36	-	-

A 3.5.3 Gelatinederivate

Wm/Wi: kolloidale Substanzen mit Wasserbindungsvermögen und intravenöser Verweildauer ⇒ intravasales Volumen ↑ ; **UW** (Gelatine): selten allergische Reaktionen;
KI (Plasmaersatzmittel): Hyperhydratationszustände, Hypervolämie, schwere Herzinsuffizienz, Lungenödem, bekannte Allergie auf die entsprechenden Wirkstoffe

	HWZ	MW	Gela. g/l	Na^+ mmol/l	Ca^{2+} mmol/l	Cl^- mmol/l	K^+ mmol/l	Acet. mmol/l	Gluc. g/l
Gelafusal	3-4h	30000	40	130	0.9	85	5.4	27	-
Gelafundin		30000	40	154	-	120	-	-	-

A 3.6 Azidose, Alkalose

A 3.6.1 Azidosetherapeutika

Wm/Wi (Na-Hydrogencarbonat): $H^+ + HCO_3^- \Rightarrow H_2CO_3 \Rightarrow H_2O + CO_2$; H^+-Elimination v.a. aus dem Extrazellulärraum; **Wm/Wi** (Trometamol): Ausscheidung von Tris-H über den Urin; H^+-Elimination im Intra- und Extrazellulärraum; **UW** (Na-Hydrogencarbonat): Alkalose, Hypernatriämie, Nekrose bei Paravasat, hypokalzämische Tetanie, CO_2-Retention bei respiratorischer Insuffizienz; **UW** (Trometamol): Alkalose, Nekrose bei Paravasat, Atemdepression; **KI** (Na-Hydrogencarbonat): Alkalose, Hypernatriämie;
KI (Trometamol): Alkalose, Niereninsuffizienz

Natriumhydrogencarbonat OTC

Natriumhydrogencarbonat 4.2%
Inf.Lsg. 250ml (100ml = 50mmol HCO_3^-)
Natriumhydrogencarbonat 8.4%
Inf.Lsg. 20, 100, 250ml (100ml = 100mmol HCO_3^-)

Metabolische Azidose → 414:
Base excess (-) x 0.3 x kg = mmol;
max. 1.5mmol/kg/h i.v.

Trometamol OTC

HWZ 5-6h, Q0 0.1

Tham Koehler 3M *Amp. 20ml = 60mmol*
TRIS 36.34% *Amp. 20ml = 60mmol*
Tromethamol 3 Molar *Amp. 20ml = 60mmol*

Metabolische Azidose → 414:
Base excess (-) x 0.3 x kg = mmol;
max. 1mmol/kg/h i.v., max. 5mmol/kg/d;
Verdünnung auf 0.3mmol/ml!; **DALI** KI

A 3.6.2 Alkalosetherapeutika

Wm/Wi (Argininhydrochlorid): Bikarbonat-Neutralisation durch HCl; **UW** (Salzsäure): Nekrosen bei paravenöser oder intraarterieller Infusion; **KI** (Argininhydrochlorid): Azidosen

Argininhydrochlorid OTC

L-Arginin-Hydrochlorid 21%
Amp. 20ml = 20mmol H^+

Metabolische Alkalose → 415:
Base excess x 0.3 x kg = mmol; max. 1mmol/kg/h i.v., max. 1mmol/kg/d; Verdünnung erforderlich!

Salzsäure OTC

Salzsäure 7.25% *Amp. 10ml = 20mmol H^+*

Metabolische Alkalose → 415:
Base excess x 0.3 x kg = mmol; max. 0.25mmol/kg/h i.v.; Verdünnung erforderlich

A 3.7 Vitamine

A 3.7.1 Vitamin B

Ink (Pyridoxin): Levodopa

B_1 (Thiamin) OTC

PRC A, Lact +

Aneurin As *Tbl. 100mg*
Betabion *Tbl. 100mg; Amp. 100mg/2ml*
Novirell B_1 *Amp. 50mg/1ml*
Vitamin-B_1-ratioph. *Tbl. 200; Amp.100mg/2ml*

Thiaminmangelzustände: 1-3 x 100mg p.o.;
1 x 100mg i.v.; i.m.

B_2 (Riboflavin) OTC

PRC A, Lact +

B_2-Asmedic *Tbl. 10mg*
Vitamin B_2 Jenapharm *Tbl. 10mg*

Riboflavinmangelzustände: 1-2 x 100mg p.o.;
Ki.: 1-2 x 5mg p.o.

B_6 (Pyridoxin) OTC

HWZ 15-20d, PRC A, Lact +

B_6-Vicotrat *Tbl. 300mg*
Bonasanit *Tbl. 100mg*
Novirell B_6 *Amp. 25mg/2ml*
Vitamin-B_6-ratioph. *Tbl. 40; Amp. 100mg/2ml*

Pro. Vit.-B_6-Mangel-Neuropathie:
1 x 25-50mg p.o.;
Therapie von Vit.-B_6-Mangelzuständen:
50-300mg/d p.o.; ini 100-250mg/d i.v./i.m.

B_{12} (Cyanocobalamin) OTC

HWZ 6d PRC A, Lact +

Ambe$_{12}$ *Amp. 2.5mg/1ml*
B_{12}-Ankermann *Tbl. 1000µg; Gtt. (1ml = 50µg); Amp. 100µg/1ml, 1000µg/1ml*
Cytobion *Tbl. 300µg; Amp. 1000µg/1ml*
Lophakomp B_{12} *Amp. 3mg/2ml*
Novirell B_{12} *Amp. 1mg/1ml*
Vitamin B_{12}-ratioph. *Tbl. 10µg; Amp. 100µg/1ml*

Perniziöse Anämie, funikuläre Myelose → 365:
ini 100µg tgl. oder 1000-2000µg/W i.m. für 14d, dann 1 x 100µg/M. i.m.; 1 x 300-1000µg p.o.

B_1 + B_6 OTC

Medivitan N Neuro *Tbl. 100+100mg*
Neuro-ratioph. N *Tbl. 100+100mg*
Neurotrat S forte *Tbl. 100+100mg*

Neurologische Systemerkrankungen durch B1- und B6-Mangel: 3 x 1Tbl. p.o.

B_6 + B_{12} + Folsäure + Lidocain OTC

Medivitan N *Amp. 5+1+1.1+24mg*

B_6-, B_{12}-, Folsäure-Mangelzustände: 2 x 1 Amp./W i.m. über 4 W

A 3.7.2 Vitamin C

UW: z.T. osmotische Diarrhoe; **KI:** Anw.Beschr. bei Oxalaturolithiasis, Thalassämie, Hämochromatose

Ascorbinsäure OTC — HWZ 3 h, Q0 0.3, PRC C, Lact ?

Ascorvit *Tbl. 200, 500mg*
Cetebe *Kps. 500(ret.)mg*
Pascorbin *Inj.Lsg. 7.5g/50ml; Amp. 750mg/5ml*
Vitamin C Loges *Amp. 500mg/5ml, 2.5g/25ml*

Vitamin-C-Mangel: 200-1000mg/d p.o.; 100-500mg i.v.;
Ki.: 5-7mg/kg/d i.v.;
Methämoglobinämie: 500-1000mg i.v.

A 3.7.3 Vitamin D

UW: Hyperkalzämie, Nausea, Erbrechen, Kalzifizierung verschiedener Organe, Nierensteine;
KI: Hyperkalzämie, Cave in SS/SZ

Alfacalcidol Rp — HWZ (35) h

Bondiol *Kps. 0.25, 0.5, 1µg*
Doss *Kps. 0.25, 0.5, 1µg*
EinsAlpha *Kps. 0.25, 0.5, 1µg; Gtt. (20Gtt. = 2µg); Amp. 1µg/0.5ml, 2µg/1ml*
One-Alpha *Kps. 0.25, 0.5, 1µg; Gtt. (20Gtt. = 2µg); Amp. 1µg/0.5ml, 2µg/1ml*

Renale Osteodystrophie, postmenopausale Osteoporose → 426, **Osteomalazie** → 429: 1 x 1µg p.o.;
Ki. < 20kg: 0.05µg/kg/d;
1µg/Dialyse i.v., max. 12µg/W i.v.

Calcitriol Rp — HWZ 5-8 h, PRC C, Lact ?

Calcitriol Kyramed *Tbl. 0.25, 0.5µg*
Decostriol *Tbl. 0.25, 0.5µg; Amp. 1µg/2µg/1ml*
Osteotriol *Kps. 0.25, 0.5µg*
Renatriol *Tbl. 0.25, 0.5µg*
Rocaltrol *Tbl. 0.25, 0.5µg*

Renale Osteodystrophie: 0.25µg alle 2d p.o.; ini 0.5µg i.v. 3 x/W nach Dialyse, Erh.Dos. 0.5-3µg 3 x/W nach Dialyse;
Hypoparathyreoidismus → 432, **hypophosphatämische Rachitis:** 0.25µg/d; Dosissteigerung nach Serum-Ca

Colecalciferol OTC/Rp — HWZ 12 h

D 3 Vicotrat *Amp. 100.000IE/1ml*
Dedrei *Tbl. 1000IE*
Dekristol *Tbl. 400IE; Kps. 20000IE*
Vigantol *Gtt. (30Gtt. = 20000IE)*
Vigantoletten *Tbl. 500, 1000IE*
Vitamin D_3-Hevert *Tbl. 1000IE*

Osteoporose → 426: 1000-3000IE/d p.o.;
Malabsorption: 3000-5000IE/d p.o.; 50000-100000IE i.m. alle 3 M;
Rachitis, Osteomalazie → 429: 1000-5000IE/d für 1J;
Rachitis-Pro. Sgl.: 500IE/d

Colecalciferol + Calciumcarbonat OTC

Biolectra Calcimed *Brausetbl. 400IE+1.5g*
Calci Aps D_3 *Brausetbl. 880IE+2.5g*
Calcicare D_3 *Kautbl. 400IE+1.5g; Brausetbl. 880IE+2.5g*
Calcimagon D_3 *Kautbl. 400IE+1.25g*
IDEOS *Kautbl. 400IE+1.25g*
Ossofortin D *Brausetbl. 800IE+3g*
Ossofortin forte *Brausetbl. 400IE+1.5g; Kautbl. 400IE+1.5g*
Osspulvit D_3 *Brausetbl. 880IE+2.5g*
Sandocal-D *Gran. 440/880IE +1.25/2.5g*

Osteoporose → 426, **Vitamin-D-, Kalziummangel bei älteren Patienten:** 800-880IE/d Colecalciferol p.o. in 1-2 ED;
DANI KI bei schwerer NI;
DALI nicht erforderlich

Colecalciferol + Fluorid OTC

D-Fluoretten *Tbl. 500IE+0.25mg*
Fluor-Vigantoletten *Tbl. 500IE+0.25mg, 1000IE+0.25mg*
Zymafluor D *Tbl. 500IE+0.25mg, 1000IE+0.25mg*

Rachitis- und Karies-Pro.:
FG: 1 x 1000IE p.o.;
Sgl., Ki. bis 2J: 1 x 500IE p.o.

Dihydrotachysterol Rp

HWZ 16-18h PRC C, Lact ?

A.T. 10 *Kps. 0.5mg; Gtt. (26Gtt. = 1mg)*
Atiten *Gtt. (26Gtt. = 1mg)*
Tachystin *Kps. 0.5mg; Gtt. 1mg/ml, 10mg/ml*

Hypoparathyreoidismus → 432: 0.5-1.5mg/d p.o., je nach Serum-Ca-Spiegel

Paricalcitol Rp

HWZ 15h PPB 99%

Zemplar *Kps. 1, 2µg; Amp. 5µg/1ml, 10µg/2ml*

Pro. Hyperparathyreoidismus bei chronischer Niereninsuffizienz → 438: nach PTH-Serumspiegel [pg/ml]: Dosis in µg = PTH/80, alle 2d i.v. während Dialyse; Dosisanpassung nach PTH s. FachInfo; **DALI** nicht erforderlich

A 3.7.4 Vitamin K

UW: bei i.v.-Anw. anaphylaktische Reaktionen mit Atemstillstand

K1 (Phytomenadion) OTC

HWZ 1.5-3h, Q0 0.95

Ka Vit *Gtt. (20Gtt. = 20mg)*
Konakion *Amp. 2mg/0.2ml, 10mg/1ml*

Blutung bei Cumarinüberdosierung: 5-10mg p.o.; 1-10mg langsam i.v.;
Pro. M. haemorrhagicus: NG: 2mg p.o. oder 2mg i.m./s.c. bei U1, U2, U3

A 3.7.5 Folsäure

UW (Folsäure): selten ZNS-Strg., GI-Strg.;
KI (Folsäure): megaloblastäre Anämie infolge Vitamin-B_{12}-Mangels

Folsäure OTC

HWZ 1.5-2h PRC A, Lact +

Folarell *Tbl. 5mg; Amp. 5mg/1ml*
Folsan *Tbl. 0.4, 5mg*
Folsäure Hevert *Tbl. 5mg; Amp. 5mg/2ml, 20mg/2ml*
Lafol *Kps. 0.4mg*

Folsäuremangel: Pro.: 0.4-0.8mg/d; 1-5mg i.v./i.m.;
Therapie: ini 1-20mg i.v./i.m., dann 5-20mg 1-3x/W i.v./i.m.; ini 5-15mg/d p.o., dann 1-3x/W;
Ki.: 2.5-7.5mg p.o.

Folsäure + Fe^{2+} OTC

Ferro-Folsan *Tbl. 0.85+31.25mg*
Hämatopan F *Tbl. 0.2+22mg*
Kendural Fol *Tbl. (ret.) 0.35+105mg*
Plastulen N *Kps. 0.5+102mg*
Tardyferon *Tbl. 0.35+80mg*

Eisen- und Folsäuremangelzustände: 1-3 x 1Tbl. p.o.

A 3.8 Antianämika

A 3.8.1 Eisen

UW: Übelkeit, Erbrechen, Diarrhoe, Obstipation; bei i.v.-Anwendung Kopfschmerzen, Thrombophlebitis, allergische Reaktionen, Kollaps;
KI: Hämochromatosen, chronische Hämolysen, Eisenverwertungsstrg.;
Ink (alle Eisenpräparate): Chinolone, Penicillamin

Eisen-II-Ion OTC

Aktiferrin N *Tbl. 50mg* **Eisentabletten-ratioph.** *Tbl. 50, 100mg* **Eryfer** *Kps. 100mg* **ferro sanol** *Tbl. 40mg; Gtt. (20Gtt. = 30mg)* **ferro sanol duodenal** *Kps. 50, 100mg* **Ferrum Hausmann** *Kps. (ret.) 100mg* **Lösferron** *Brausetbl. 80.5mg* **Tardyferon** *Tbl. (ret.) 80mg* **Vitaferro** *Brausetbl. 80.5mg*	**Eisenmangelanämie** → 365: 1-2 x 50-100mg p.o. für mindestens 8 W; nach Normalisierung des Hb-Werts Weiterbehandlung für 6-8W

Eisen-III-Ion Rp

Ferrlecit *Amp. 40mg/3.2ml, 62.5mg/5ml* **Venofer** *Amp. 100mg/5ml*	**Ausgeprägte Eisenmangelzustände** → 365: 1 x 40-62.5mg langsam i.v.; Venofer: 2-3x/W 100-200mg i.v.; **Ki.:** 2-3x/W 0.15ml/kg i.v.

Eisen-III-Hydroxid-Dextran-Komplex Rp

CosmoFer *Amp. 625mg (= 100mg Fe^{3+})/2ml, 3125mg (= 500mg Fe^{3+})/10ml*	**Ausgeprägte Eisenmangelzustände** → 365: 2-3x/W 100-200mg Fe^{3+} i.v., max. 20mg Fe^{3+}/kg/Infusion

Eisen-III-Hydroxid-Polymaltose-Komplex Rp

Ferinject *Amp. 370mg (=100mg Fe^{3+})/2ml, 1850mg (= 500mg Fe^{3+})/10ml* **Ferrum Hausmann** *Gtt. 186mg (= 50mg Fe^{3+})/1ml; Saft 186mg (= 50mg Fe^{3+})/5ml*	**Ausgeprägte Eisenmangelzustände** → 365: max. 2-3x/W 200mg Fe^{3+} i.v.-Injektion oder max. 15mg Fe^{3+}/kg bzw. max. 1x/W 1g Fe^{3+} als Infusion; Gesamtdosis individuell berechnen, s. FachInfo; **Erw.:** 1 x 100-200mg Fe^{3+}/d p.o.; **Ki.:** 1 x 50-100mg Fe^{3+}/d p.o.; < **2J:** 1 x 25-50mg Fe^{3+}/d p.o.; **FG:** 2.5-5mg Fe^{3+}/kg/d p.o.; **DANI, DALI** KI bei schwerer NI, LI

A 3.8.2 Erythropoetin

Wm/Wi (Erythropoetin): spezifische Interaktion mit dem Erythropoetinrezeptor auf erythroiden Vorläuferzellen im Knochenmark ⇒ Erythropoese ↑;
Wm/Wi (Darbepoetin): s. Erythropoetin, längere HWZ durch veränderte Molekülstruktur;
UW (Darbepoetin): Kopfschmerz, Hypertonie, Shuntthrombose, Schmerz an der Einstichstelle;
UW (Erythropoetin): Hypertonie, Hautreaktion, Schwindel, Kopfschmerz, grippeähnliche Symptome, epileptische Anfälle;
KI (alle): bekannte Überempfindlichkeit gegen Inhaltsstoffe;
KI (Darbepoetin): schwer kontrollierbare Hypertonie, SZ, keine Daten bezüglich SS;
KI (Erythropoetin): schwer kontrollierbare Hypertonie, Ki. < 2J

Darbepoetin alfa Rp — HWZ 49h (s.c.); 21h (i.v.), Q0 > 0.7

Aranesp *Fertigspr. 10, 15, 20, 30, 40, 50, 60, 80, 100, 130, 150, 300, 500µg* **Nespo** *Fertigspr. 80, 100, 150µg*	**Anämie bei chronischer Niereninsuffizienz** → 365, **Anämie nach Chemotherapie** → 365: ini 0.45µg/kg 1x/W i.v./s.c.; Dosisanpassung nach Hb (s. Packungsbeilage)

Epoetin alfa Rp

HWZ 16h

Abseamed/Binocrit/Epoetin Alfa HEXAL *Fertigspr. 1000IE/0.5ml, 2000IE/1ml, 3000IE/0.3ml, 4000IE/0.4ml, 5000IE/0.5ml, 6000IE/0.6ml, 8000IE/0.8ml, 10000IE/1ml*
Eprex *Inj.Lsg. 40000IE/1ml; Fertigspr. 1000IE/0.5ml, 2000IE/0.5ml, 3000IE/0.3ml, 4000IE/0.4ml, 5000IE/0.5ml, 6000IE/0.6ml, 8000IE/0.8ml, 10000IE/1ml, 40000IE/1ml*
Erypo *Fertigspr. 1000IE/0.5ml, 2000IE/0.5ml, 3000IE/0.3ml, 4000IE/0.4ml, 5000IE/0.5ml, 6000IE/0.6ml, 8000IE/0.8ml, 10000IE/1ml, 20000IE/0.5ml, 30000IE/0.75ml, 40000 IE/1ml*

Anämie bei chronischer Niereninsuffizienz → 365: ini 50IE/kg 3x/W s.c./i.v., Dosisanpassung +/- 25IE/kg je nach Hb (Ziel: 10-12g/dl);
Tumoranämie bei Chemotherapie → 365: 150IE/kg 3x/W s.c., alternativ: 450IE/kg 1x/W s.c. , bei Hb ↑ < 1g/dl: 300IE/kg;
autologe Blutspende: 600IE/kg 2x/W s.c. für 3W prä-OP

Epoetin beta Rp

HWZ 4-12h, Q0 0.9

NeoRecormon *Inj.Lsg. 10000IE/1ml, 20000IE/1ml, 50000IE/10ml, 100000IE/5ml; Fertigspr. 500IE/0.3ml, 1000IE/0.3ml, 2000IE/0.3ml, 3000IE/0.3ml, 4000IE/0.3ml, 5000IE/0.3ml, 6000IE/0.3ml, 10000IE/0.6ml, 20000IE/0.6ml, 30000IE/0.6ml*

Anämie bei chronischer Niereninsuffizienz → 365: ini 20IE/kg 3x/W s.c., evtl. Dosis ↑ um 20IE/kg; Erh.Dos. 50% der Initialdosis;
Anämie bei Chemotherapie → 365: 150IE/kg 3x/W s.c., max. 900IE/kg/W;
Pro. der Frühgeborenenanämie: 250IE/kg 3x/W s.c. für 6W

Epoetin delta Rp

HWZ 4,7-13.2h

Dynepo *Fertigspr. 2000, 3000, 4000, 6000IE*

Anämie bei chronischer Niereninsuffizienz → 365: ini 50IE/kg 3x/W i.v. bzw. 2x/W s.c.; Dosisanpassung nach Hb, z.B. 50% steigern, wenn Hb < 10g/dl bzw. Hb-Anstieg in 4W < 0.7 g/dl

PEG-Epoetin beta Rp

HWZ 140h

Mircera *Fertigspr. 30, 50, 75, 100, 120, 150, 200, 250, 360µg*

Anämie bei chronischer Niereninsuffizienz → 365: ini 0.6µg/kg alle 2W s.c./i.v.; Dosisanpassung nach Hb, z.B. 25% steigern, wenn Hb < 1g/dl in 1M ansteigt; bei EPO-Vorbehandlung: s. FachInfo

A 3.9 Gerinnung

A 3.9.1 Unfraktioniertes Heparin

Wm/Wi: Komplexbildung mit AT-III ⇒ Beschleunigung der inhibierenden Wi von AT-III um Faktor 1000 ⇒ v.a. Hemmung von Thrombin, Xa, XIa, XIIa und Kallikrein, Aktivierung der Lipoproteinlipase;
UW/KI: s. niedermolekulare Heparine → 80

Heparin Rp

HWZ 90-120 min, Q0 0.8, PPB 90%, PRC C, Lact +

Heparin-Calcium-ratioph. *Amp. 5000IE/0.2ml, 12500IE/0.5ml; Fertigspr. 5000IE/0.2ml, 7500IE/0.3ml*
Heparin-Natrium-ratioph. *Amp. 5000IE/0.2ml, 25000IE/5ml, 100000IE/10ml, 250000IE/10ml; Fertigspr. 5000IE/0.2ml, 7500IE/0.3mg*

Thrombose-Pro. → 362: 3 x 5000IE oder 2 x 7500IE s.c.;
Therapie Thromboembolie: 5000IE als Bolus i.v., dann 300-600IE/kg/d;
Perf. (25000IE) = 500IE/ml: 1.7-3.3ml/h;
Dosisanpassung nach PTT (1.5-2.5 x Normwert);
Ki.: ini 50IE/kg i.v., dann 20IE/kg/h;
DANI nicht erforderlich

A 3.9.2 Niedermolekulare Heparine

Wm/Wi: Molekulargewicht ↓ ⇒ Thrombinhemmung ↓, während Faktor-Xa-Hemmung ↑; Wi auf Thrombozytenfunktion ↓, Thrombolyse ↑ ⇒ antithrombotische Wi ↑, Blutungsgefahr ↓; geringere Neutralisation durch Plättchenfaktor 4; bei s.c.-Anwendung deutlich höhere Bioverfügbarkeit; längere HWZ;
UW (Heparin): Blutungskomplikationen, allergische Reaktionen, Osteoporose, Haarausfall, Thrombopenie;
KI (Heparin): Heparinallergie, heparininduzierte Thrombopenie (Typ II), Abortus imminens, Lumbalpunktion, Periduralanästhesie

Certoparin Rp — HWZ 4.3h

Mono-Embolex *Fertigspr. 3000IE/0.3ml; 8000IE/0.8ml;*
Mono-Embolex multi *Inj.Lsg. 90000IE/15ml (3000 IE/0.5ml)*
Sandoparin Nm *Fertigspr. 3000IE/0.3ml*

Thrombose-Pro. → 362: periop.: ini 3000 IE s.c. 1-2h vor OP-Beginn, dann 1 x tgl. 3000 IE;
Thrombose-Pro. internistischer Pat. und nach ischämischem Schlaganfall → 362: 1 x 3000 IE s.c.;
Ther. tiefer Venenthrombose → 363: 2 x 8000 IE s.c.;
DALI KI bei schwerer LI; **DANI** vors. Anw. bei schw. NI (GFR < 30)

Dalteparin Rp — HWZ 2-5h, PRC B, Lact ?

Fragmin P *Fertigspr. 2500IE/0.2ml*
Fragmin P forte *Fertigspr. 5000IE/0.2ml*
Fragmin *Amp. 10000IE/1ml; Fertigspr. 10000IE/0.4ml, 12.500IE/0.5ml, 15000IE/0.6ml, 18000/0.72ml*
Fragmin D *Amp. 10000IE/4ml*
Fragmin Multidose *Inj.Lsg. 100000IE/4ml, 100000IE/10ml*

Postop. Thrombose-Pro. → 362: ini 2500IE s.c. 2h vor OP-Beginn, dann 1 x 2500IE; bei hohem Risiko: 5000IE am Abend vor OP, dann 1 x 5000IE;
Thrombose-Pro. internistischer Pat. → 362: 1 x 5000IE;
Therapie tiefe Venenthrombose → 363: 1 x 200IE/kg s.c. oder 2 x 100IE/kg s.c., max. 18000IE/d;
Rezidiv-Pro. Thromboembolie bei onkologischen Pat.: 1 x 150IE/kg s.c., Dosisreduktion bei Thrombopenie (s. FachInfo);
Antikoagulation bei Dialyse: 85IE/kg als Bolus i.v.;
kontinuierliche Antikoagulation: ini 30-35IE/kg, dann 10-15IE/kg/h, bei hohem Blutungsrisiko ini 5-10IE/kg, dann 4-5IE/kg/h;
DANI, DALI vorsichtige Anwendung

Enoxaparin Rp — HWZ 4.5h

Clexane *Fertigspr. 20mg/0.2ml, 40mg/0.4ml, 60mg/0.6ml, 80mg/0.8ml, 100mg/1ml*
Clexane multidose *Inj.lsg. 1000mg/10ml*
Lovenox *Fertigspr. 20mg/0.2ml, 40mg/0.4ml, 60mg/0.6ml, 80mg/0.8ml, 100mg/1ml*

Postop. Thrombose-Pro. → 362: 1 x 20mg s.c., Beginn 2h präop.; hohes Risiko 1 x 40mg s.c., Beginn 12h präop.;
Thrombose-Pro. nicht-chirurgischer Pat. → 362: 1 x 40mg s.c.;
Ther. tiefe Venenthrombose → 363: 2 x 1mg/kg s.c.;
Antikoagulation bei Dialyse: 0.01ml/kg (Lsg. multidose) i.v. bzw. individuelle Dosis;
NSTEMI, instabile AP → 344: 2 x 1mg/kg s.c.;
STEMI → 345: Pat. < 75J: Bolus 30mg i.v., 2 x 1mg/kg s.c.; Pat. > 75J: kein Bolus, 2 x 0.75mg/kg s.c.;
DALI KI b. schw. LI; **DANI** GFR > 30: 100%; < 30: s. FachInfo

Nadroparin Rp — HWZ 3.3h

Fraxiparin *Fertigspr. 1900IE/0.2ml, 2850IE/0.3ml, 3800IE/0.4ml, 5700IE/0.6ml, 7600IE/0.8ml, 9500IE/1ml*
Fraxiparin Multi *Amp. 47.500IE/5ml, 142.500IE/15ml (1ml = 9500IE)*
Fraxodi *Fertigspr. 11400IE/0.6ml, 15200IE/0.8ml, 19000IE/1.0ml*

Postop. Thrombose-Pro. → **362:** 2850IE 2h vor OP-Beginn, dann 1 x tgl. 2850IE s.c. für 7d; Hüft-OP: s. Packungsbeilage;
Antikoagulation bei Dialyse: 2850-5700IE i.v.;
Ther. tiefe Venenthrombose → **363:** Fraxiparin: < 50kg: 2 x 0.4ml; 50-59kg: 2 x 0.5ml; 60-69kg: 2 x 0.6ml; 70-79kg: 2 x 0.7ml; 80-89kg: 2 x 0.8ml; > 90kg: 2 x 0.9ml s.c.; Fraxodi: 1 x tgl. s.c. ml/kg s.o.;
DANI, DALI KI bei schw. NI, LI; vors. Anwendung bei GFR ≥ 30-60

Reviparin Rp — HWZ 3.3h

Clivarin *Fertigspr. 1750IE/0.25ml*

Thrombose-Pro. perioperativ bzw. bei Immobilisation → **362:** ini 1750IE s.c. 2h vor OP-Beginn, dann 1 x tgl. 1750IE s.c.;
DANI, DALI: KI bei schwerer NI/LI

Tinzaparin Rp — HWZ 3-4h, PRC B, Lact ?

innohep *Fertigspr. 3500IE/0.3ml*
innohep multi *20000IE/2ml, 50000IE/5ml*
innohep 20000 *Fertigspr. 10000IE/0.5ml, 14000IE/0.7ml, 18000IE/0.9ml; Amp. 40000IE/2ml*

Postop. Thrombose-Pro. → **362:** ini 3500IE s.c. 2h vor OP-Beginn, dann 1 x tgl. 3500IE s.c.;
Ther. tiefe Venenthrombose → **363:** 1 x tgl. 175IE/kg s.c.;
DANI, DALI: KI bei schwerer NI/LI

A 3.9.3 Heparinoide, andere Faktor-Xa-Hemmer

Wm/Wi (Danaparoid; Fondaparinux): Faktor-Xa-Hemmung;
Wm/Wi (Rivaroxaban): selektiver, direkter Inhibitor von Faktor Xa;
UW (Danaparoid): Blutungskomplikationen, allergische Reaktionen, Thrombopenie;
UW (Fondaparinux): Blutungskomplikationen, Anämie, Thrombopenie, Ödeme, veränderte Leberfunktionstests;
UW (Rivaroxaban): postoperative Blutungen, Anämie, Übelkeit, Transaminasen-/GGT-Anstieg;
KI (Danaparoid): hämorrhagische Diathese, kurz zurückliegender Schlaganfall/OP am Gehirn, bakterielle Endokarditis, diabetische Retinopathie, fortgeschrittene Nieren- und Leberinsuffizienz, Überempfindlichkeit gegen Wirkstoff bzw. Sulfit, SS/SZ;
KI (Fondaparinux): bekannte Überempfindlichkeit, aktive Blutung, bakterielle Endokarditis, schwere Niereninsuffizienz;
KI (Rivaroxaban): aktive Blutungen, bekannte Überempfindlichkeit, Lebererkrankung mit Koagulopathie oder klinisch relevantem Blutungsrisiko, SS/SZ

Danaparoid Rp — HWZ 7-14h, Q0 0.58, PRC B, Lact ?

Orgaran *Amp. 750E/0.6ml*

Thrombose-Pro. → **362:** 2 x 750E s.c.;
Ki.: 2 x 10E/kg s.c.;
Thromboembolie bei HIT-2: ini 2500E (< 55kg: 1250E; > 90kg: 3750E) i.v, dann 400E/h für 4h, dann 300E/h für 3h, Erh.Dos. 150-200E/h;
Ki.: ini 30E/kg, dann1.2-4E/kg/h i.v.;
DANI, DALI KI bei schwerer NI/LI

Fondaparinux Rp — HWZ 17-21 h, PRC B, Lact ?

Arixtra *Fertigspr. 1.5mg/0.3ml, 2.5mg/0.5ml, 5mg/0.4ml, 7.5mg/0.6ml, 10mg/0.8ml*

Thrombose-Pro. → 362: ini 6h post-OP 2.5mg s.c., dann 1 x 2.5mg für 5-9d;
DANI GFR > 50: 100%; 20-50: 1.5mg/d; < 20: KI;
Ther. oberflächliche Venenthrombose der unteren Extremität: 1 x 2.5mg s.c. für 30-45d;
Ther. tiefe Venenthromboe und Lungenembolie → 363, → 394: < 50kg: 1 x 5mg s.c.; 50-100kg: 1 x 7.5mg; > 100kg: 1 x 10mg;
NSTEMI, instabile AP → 344: 1 x 2.5mg s.c. für max. 8d;
STEMI → 345: 1 x 2.5 mg, 1. Dosis i.v., dann s.c. für max. 8d;
DANI GFR > 30: 100%; < 30: KI;
DALI nicht erforderlich

Rivaroxaban Rp — HWZ 7-11 h, PPB 94%

Xarelto *Tbl. 10mg*

Pro. Thromboembolie bei elektivem Knie-/ Hüftgelenkersatz → 362: 1 x 10mg p.o. 6-10h post-OP, dann 10mg/d für 35d (Hüfte) bzw. 14d (Knie);
DANI GFR > 30: 100%; 15-29: vorsichtige Anwendung; < 15: Anwendung nicht empfohlen;
DALI KI bei Lebererkrankung mit Koagulopathie und erhöhtem Blutungsrisiko

A 3.9.4 Direkte Thrombininhibitoren

Wm/Wi (Argatroban, Bivalirudin): direkter spezifischer Thrombininhibitor;
Wm/Wi (Lepirudin, Desirudin): rekombinantes Hirudin, direkte Thrombinhemmung;
UW (Argatroban): Blutungskomplikationen, Anämie, Leukopenie, Thrombopenie, Thrombose, Thrombophlebitis, Purpura, Übelkeit, Erbrechen, Kopfschmerzen;
UW (Bivalirudin): Blutungskomplikationen, allergische Reaktionen, Fieber, Anämie, Thrombopenie, Kopfschmerz, HRST, Exanthem, Rückenschmerz;
UW (Dabigatran): Blutungen, Anämie, Wundsekretion, Transaminasenerhöhung;
UW (Lepirudin): Blutungskomplikationen, allergische Reaktionen, Fieber;
KI (Argatroban): unkontrollierbare Blutungen, bekannte Überempfindlichkeit gegen Argatroban, schwere Leberfktsstrg.;
KI (Bivalirudin): aktive Blutungen, Gerinnungsstrg., unkontrollierte Hypertonie, subakute bakterielle Endokarditis, Niereninsuffizienz mit GFR < 30, Hämodialyse;
KI (Dabigatran): bekannte Überempfindlichkeit, schwere Niereninsuffizienz, akute klinisch relevante Blutung, das Blutungsrisiko erhöhende Organschäden, spontane oder pharmakologisch bedingte Einschränkung der Hämostase, Beeinträchtigung der Leberfunktion oder Lebererkrankung, die Auswirkungen auf das Überleben erwarten lässt, gleichzeitige Anwendung von Chinidin;
KI (Lepirudin): hämorrhagische Diathese, Z.n. Schlaganfall oder Gehirn-OP, bakterielle Endokarditis, fortgeschrittene Niereninsuffizienz, SS/SZ

Argatroban Rp — HWZ 1 h PPB 54% PRC B, Lact ?

Argatra *Inj.Lsg. 250mg/2.5ml*

Antikoagulation bei HIT-2: 2µg/kg/min i.v., Dosisanpassung nach PTT (Ziel: 1.5-3 x Ausgangswert), max. 10µg/kg/min, Therapiedauer max. 14d;
DANI nicht erforderlich;
DALI Child B: ini 0.5µg/kg/min; Child C: KI

Bivalirudin Rp — HWZ 13-37 min

Angiox *Inj.Lsg. 250mg*

Instabile AP, NSTEMI → 344: ini 0.1mg/kg i.v., dann 0.25mg/kg/h bis zu 72h; s. FachInfo für Dosierung bei nachfolgenden Interventionen;
perkutane Koronarintervention: ini 0.75mg/kg als i.v.-Bolus, dann 1.75mg/kg/h für Dauer des Eingriffs, ggf. weitere 4h;
DANI GFR 30-59: 1.4mg/kg/h, akt. Gerinnung (ACT) kontrollieren; < 30, HD: KI; **DALI** nicht erforderlich

Dabigatran Rp — HWZ 12-14 h PPB 35%

Pradaxa *Kps. 75, 110mg*

Pro. Thromboembolie bei elektivem Knie-/Hüftgelenkersatz → 362: 110mg p.o. 1-4h post-OP, dann 1 x 220mg für 10d (Knie) bzw. 28-35d (Hüfte);
DANI: GFR < 30: KI; 30-50: ini 75mg, dann 1 x 150mg;
DALI: GPT > 2 x oberer Grenzwert: Anwendung nicht empfohlen

Lepirudin Rp — HWZ 1.3h, Q0 0.6, PRC B, Lact ?

Refludan *Inj.Lsg. 20mg/0.4ml, 50mg/1ml*

Thromboembolie bei HIT-2: ini 0.4mg/kg i.v., dann 0.15mg/kg/h; **DANI** GFR 45-60: 50%; 30-44: 30%; 15-29: 15%; < 15: KI

A 3.9.5 Heparinantidot

Wm/Wi (Protamin): Bildung einer salzartigen Heparinverbindung ⇒ Inaktivierung von Heparin;
UW (Protamin): RR↓, HF↓, Dyspnoe, Hautrötung; **KI** (Protamin): Neugeborene

Protamin-HCl OTC — HWZ (24min) PRC C, Lact ?

Protaminsulfat Me *Amp. 5000IE/5ml, 25000IE/5ml*
Protamin Vale *Amp. 5000IE/5ml, 25000IE/5ml*

Antagonisierung der Heparin-Wi:
1000IE inaktivieren 1000IE Heparin, langsam i.v.

A 3.9.6 Cumarinderivate

Wm/Wi: Hemmung der Vitamin-K-vermittelten Carboxilierung Ca^{2+}-abhängiger Gerinnungsfaktoren (II, VII, IX, X) in der Leber;
UW (Phenprocoumon): Hämaturie, Epistaxis, Zahnfleischbluten, Hämatome nach Verletzungen, Hepatitis, Ikterus;
KI (Phenprocoumon): bekannte Überempfindlichkeit, Erkrankungen mit erhöhter Blutungsbereitschaft, frischer Apoplex, Endocarditis lenta, Perikarditis, Hirnarterienaneurysma, dissez. Aortenaneurysma, Magen-Darm-Ulzera, OPs am Auge, OPs oder Traumen am ZNS, Retinopathien mit Blutungsrisiko, fixierte und behandlungsrefraktäre Hypertonie (>200/105 mmHg), kavernöse Lungentuberkulose, nach Uro-OP mit Makrohämaturie, ausgedehnte offene Wunden, SS (Ausnahme: absolute Indikation zur Antikoagulation bei lebensbedrohlicher Heparinunverträglichkeit);
Ink (Cumarine): Androgene, Barbiturate, Chinidin, Cimetidin, Clofibrinsäurederivate, Fluoxetin, Fluvoxamin, Phenylbutazon, Vitamin A, E, K

Phenprocoumon Rp — HWZ 150h, Q0 1.0, PPB 99%

Falithrom *Tbl. 1.5, 3mg*
Marcumar *Tbl. 3mg*
Marcuphen *Tbl. 3mg*
Phenpro Abz *Tbl. 3mg*
Phenpro-ratioph. *Tbl. 3mg*
Phenprogamma *Tbl. 3mg*

Langzeitantikoagulation, Pro. arterieller und venöser Thrombosen und Embolien:
d1: 6-9mg p.o., d2: 6mg; Erh.Dos. je nach INR-Wert 1 x 1.5-4.5mg (abends);
DANI nicht erforderlich

Warfarin Rp	HWZ 35-45h, Q0 1.0, PPB 99%, PRC X, Lact +
Coumadin *Tbl. 5mg*	**Langzeitantikoagulation, Pro. arterieller und venöser Thrombosen und Embolien:** ini 2.5-10mg, Erh.Dos. je nach INR-Wert 2.5-10mg (abends); **DANI** nicht erforderlich

A 3.9.7 Thromboembolische Risiken und Ziel-INR bei oraler Antikoagulation

Indikation	Risiko ohne OAK	RR durch OAK	Ziel-INR
Akute venöse Thromboembolie, 1. M	40%	80%	2.0-3.0
Akute venöse Thromboembolie 2. + 3. M	10%	80%	2.0-3.0
Rezidiv venöse Thromboembolie	15%	80%	2.0-3.0
Arterielle Embolie	15%	66%	2.0-3.0
Absolute Arrhythmie + Z.n. Embolie	12%	66%	2.0-3.0
Absolute Arrhythmie ohne Klappenbeteiligung	4.5%	66%	2.0-3.0
Aortenklappenersatz*	12%	80%	2.0-3.0
Mitralklappenersatz*	22%	85%	2.5-3.5
Doppelklappenersatz*	90%	95%	2.5-3.5

* Bei Bioklappen OAK nur in den ersten 3M postop., INR 2.0-3.0;
OAK: orale Antikoagulation; RR: Risikoreduktion; INR: International Normalized Ratio;
Bauersachs R.: Moderne Antikoagulation; Internist 2004, 45 Heft 6: 717-726, Springer Verlag

A 3.9.8 Fibrinolytika

Wm (Urokinase, rtPA): proteolytische Umwandlung von Plasminogen in Plasmin;
Wm (Streptokinase): Bildung eines Streptokinase-Plasminogen-Komplexes ⇒ Umwandlung von freiem Plasminogen in Plasmin (Plasmin baut Fibrin ab);
Wi: Auflösung noch nicht organisierter Thromben;
UW: Blutungskomplikation, Kopf-/Rückenschmerzen, anaphylaktische Reaktionen;
KI: schwere Hypertonie, Aortenaneurysma, Endokarditis, Ulzera, Pankreatitis, fortgeschrittenes Malignom, pathologische Hämostase, OP/Punktion < 10d, i.m.-Injektion < 7d, Ösophagusvarizen, SS: 1. Trim.;
Ink (Alteplase): Nitroglycerin

Alteplase (rt-PA) Rp	HWZ 26-46min, Q0 1.0, PPB 0%, PRC C, Lact ?
Actilyse *Inj.Lsg. 10mg/10ml, 20mg/20ml, 50mg/50ml*	**Herzinfarkt, akut** → 345**:** 15mg über 2min i.v. → 50mg über 0.5h, → 35mg über 1h; < 65kg: 15mg → 0.75mg/kg → 0.5mg/kg; **Lungenembolie** → 394**:** 10mg i.v. über 2min → 90mg über 2h; < 65kg Gesamtdosis max. 1.5mg/kg; **zerebrale Ischämie** → 492**:** 0.9mg/kg, max. 90mg über 1h, davon 10% als Initialbolus, kein Heparin! **DALI** KI bei schwerer Lebererkrankung
Reteplase Rp	HWZ 13-16min, PRC C, Lact ?
Rapilysin *Inj.Lsg. 10U*	**Herzinfarkt** → 345**:** 10U als Bolus i.v., Wdh. nach 30min; **DANI, DALI** KI bei schwerer NI, LI

Streptokinase Rp — HWZ 18-83min, Q0 1.0, PRC C, Lact ?

Streptase *Inf.Lsg. 0.25, 0.75, 1.5 Mio IE*

Herzinfarkt, akut → 345: 1.5 Mio IE i.v. über 1h; **peripherer venöser/arterieller Gefäßverschluss** → 361, → 363: 0.25 Mio IE i.v. über 30min, dann 1.5 Mio IE/h über 6h, evtl. Wdh. nach 1d oder 100000IE/h über max. 5d

Tenecteplase Rp — HWZ 17-20min, PRC C, Lact ?

Metalyse *Inj.Lsg. 8000U (40mg)/8ml, 10000U (50mg)/10ml*

Herzinfarkt, akut → 345: < 60kg: 30mg; 60-69kg: 35mg; 70-79kg: 40mg; 80-89kg: 45mg; > 90kg: 50mg als Bolus i.v.;
DALI KI bei schwerer Leberfunktionsstrg.

Urokinase Rp — HWZ 20min od. weniger, PRC B, Lact ?

Rheothromb *Inf.Lsg. 0.5 Mio IE*
Urokinase medac *Inf.Lsg. 10000IE, 50000IE, 100000IE, 250000IE, 500000IE, 1Mio IE*

Arterielle Thrombose: 0.25-0.6 Mio IE über 10-20min i.v., dann 80000-150000IE/h über 4-5d;
Lungenembolie → 394: 2000-4400IE/kg über 10-20min i.v., dann 2000IE/kg/h;
venöse Thrombose → 363: 0.25-0.6 Mio IE über 10-20min i.v., 40000-100000IE/h über 7-14d;
DANI, DALI KI bei schwerer NI, LI

A 3.9.9 Sonstige Antithrombotika

Wm/Wi (Drotrecogin alfa): rekombinantes aktiviertes Protein C ⇒ Begrenzung der Thrombinbildung, Modulation der systemischen Infektantwort;
UW (Drotrecogin alfa): Blutungskomplikationen, Kopfschmerzen, Schmerzen;
KI (Drotrecogin alfa): aktive Blutung, bekannte Blutungsneigung, schwere chronische Lebererkrankung, Thrombozyten < 30/nl, größere OPs oder Spinalanästhesie < 12h vor Anwendung, SZ, Cave in SS;
Ink: Heparine

Drotrecogin alfa Rp

Xigris *Inf.Lsg. 5mg/2.5ml, 20mg/10ml*

Schwere Sepsis mit Multiorganversagen: 24µg/kg/h kontinuierlich i.v. für 96h;
DANI, DALI: nicht erforderlich; s. FachInfo

Protein C Rp

Ceprotin *Inj.Lsg. 500, 1000IE*

Purpura fulminans, Cumarin-induzierte Hautnekrosen, schwerer angeborener Protein-C-Mangel: ini 60-80IE/kg i.v., dann nach Protein-C-Spiegel; **DANI, DALI** engmaschige Kontrolle

A 3.9.10 Antifibrinolytika

Wm/Wi (Aminomethylbenzoesäure, Aprotinin): Hemmung der Plasminbildung/-wirkung ⇒ sofortige Fibrinolysehemmung;
Wm/Wi (Tranexamsäure): Plasminogenaktivatorhemmung ⇒ verzögerte Fibrinolysehemmung;
UW: Übelkeit, Erbrechen, Diarrhoe, orthostatische Regulationsstrg., allergische Reaktionen;
KI: SZ, Cave in SS

Aminomethylbenzoesäure Rp

Pamba *Tbl. 250mg*

Lokale und generalisierte hyperfibrinolytische Blutungen: 2-3 x 250mg p.o., max. 1000mg/d;
DANI KI bei schwerer NI

Tranexamsäure Rp — HWZ 1.9-3.3h, Q0 0.03

Cyklokapron *Tbl. 500mg; Inj.Lsg. 500mg/5ml*

Pro./Ther. hyperfibrinolytische Blutung: 6-8 x 500mg p.o.; 2-3 x 500-1000mg i.v./i.m.; **Ki.:** ini 10mg/kg i.v./i.m. über 15 min, dann 1mg/kg/h; **DANI** Krea (mg/dl): 1.35-2.82: 2 x 10mg/kg i.v., 2 x 15mg/kg p.o.; 2.82-5.65: 1 x 10mg/kg i.v., 1 x 15mg/kg p.o.; > 5.65: 1 x 5mg/kg i.v., 1 x 7.5mg/kg p.o.

A 3.9.11 Thrombozytenaggregationshemmer

Wm (Abciximab, Eptifibatid, Tirofiban): Antagonist des Glykoprotein-IIb/IIIa-Rezeptors;
Wm (ASS): Hemmung der Cyclooxygenase ⇒ ↓ Synthese von Thromboxan A2 (Aggregationsaktivator von Thrombozyten) und von Prostacyclin (Aggregationsinhibitor im Endothel);
Wm (Clopidogrel, Prasugrel, Ticagrelor, Ticlopidin): Blockade des ADP-Rezeptors an Thrombozyten;
Wm (Dipyridamol): Hemmung der Phosphodiesterase ⇒ aggregationshemmendes cAMP in Thrombozyten ↑;
UW (Abciximab, Tirofiban): Blutung, Thrombopenie, Übelkeit, Fieber, Kopfschmerz;
UW (ASS): Ulkus, allergische Hautreaktionen, Schwindel, Tinnitus, Sehstrg., Nausea, Bronchospasmus, Alkalose, Azidose;
UW (Clopidogrel): Bauchschmerzen, Dyspepsie, Durchfall, Übelkeit, Exanthem, Juckreiz, Kopfschmerzen, Schwindel, Parästhesien, Blutungen, Thrombopenie;
UW (Prasugrel): Anämie, Hämatom, Epistaxis, GI-Blutung, Exanthem, Ekchymose, Hämaturie, Hämatom/Blutung an Punktionsstelle;
UW (Ticagrelor): Dyspnoe, Epistaxis, GI-Blutung, subkutane/dermale Blutungen;
UW (Ticlopidin): Agranulozytose, Panzytopenie, allergische Hautreaktionen;
KI (Abciximab, Tirofiban): zerebrovaskuläre Komplikationen in den letzten 2J, OP/Trauma in den letzten 2M, Thrombopenie, Vaskulitis, Aneurysma, AV-Fehlbildungen, hypertensive/diabetische Retinopathie;
KI (ASS): Ulzera, hämorrhagische Diathese, Anw.Beschr. SS/SZ, Kinder;
KI (Clopidogrel): schwere Leberfktsstrg., akute Blutung, SS/SZ;
KI (Prasugrel): bekannte Überempfindlichkeit, Schlaganfall und/oder TIA in der Anamnese, aktive pathologische Blutung, Leberfktsstrg. Child C;
KI (Ticagrelor): bekannte Überempfindlichkeit, aktive pathologische Blutung, intrazerebrale Blutung in Anamnese, mäßige/schwere Leberfktsstrg.;
KI (Ticlopidin): BB-Veränderung, SS/SZ;
Ink (ASS): Antazida, Probenecid;
Ink (Ticagrelor): starke CYP-3A4-Inhibitoren (z.B. Ketoconazol, Clarithromycin, Ritonavir);
Ink (Ticlopidin): Theophyllin

Abciximab Rp — HWZ 10-30min, Q0 1.0, PRC C, Lact ?

ReoPro *Inf.Lsg. 10mg/5ml*

Koronarintervention, instabile AP → 345: ini 0.25mg/kg i.v., dann 0.125µg/kg/min über 12h; **DANI, DALI** KI bei HD, schwerer NI, LI

Acetylsalicylsäure (ASS) OTC — HWZ 15min (3h), Q0 1.0 (0.8), PRC D, Lact ?

Aspirin *Tbl. 100, 300mg*
ASS Isis *Tbl. 100mg*
ASS-ratioph. *Tbl. 100, 300mg*
Godamed *Tbl. 50, 100, 300mg*
Herz ASS-ratioph. *Tbl. 50, 100mg*
Miniasal *Tbl. 30mg*

Instabile AP, akuter Herzinfarkt → 345: 1 x 75-300mg p.o.;
Sekundär-Pro. KHK → 348, **AVK** → 361, **zerebrale Ischämie, TIA** → 492: 1 x 30-300mg p.o.; s. auch → 106

Cilostazol Rp — HWZ 10h, PPB 98%

Pletal *Tbl. 50, 100mg*

AVK → 361: 2 x 100mg p.o.;
DANI: GFR > 25: 100%; < 25: KI;
DALI KI bei mittelschwerer bis schwerer LI

Clopidogrel Rp — HWZ 8h, Q0 > 0.8, PRC B, Lact?

Carder *Tbl. 75mg*
Clopidogrel HEXAL *Tbl. 75mg*
Clopidogrel-ratioph. *Tbl. 75mg*
Iscover *Tbl. 75, 300mg*
Plavix *Tbl. 75, 300mg*

Sekundär-Pro. KHK → 348, **AVK** → 361, **zerebrale Ischämie, TIA** → 492: 1 x 75mg p.o.;
akutes Koronarsyndrom mit und ohne ST-Hebung → 344: ini 300mg p.o., dann 1 x 75mg, Kombination mit ASS;
DALI KI bei schwerer Leberfunktionsstrg.

Clopidogrel + ASS Rp

DuoPlavin *Tbl. 75+100mg*

Akutes Koronarsyndrom ohne ST-Hebung, NSTEMI → 344: 1 x 75 + 100mg p.o.;
DANI KI bei schwerer Niereninsuffizienz;
DALI KI bei schwerer Leberinsuffizienz

Dipyridamol + ASS Rp

Aggrenox *Kps. 200+25(ret.)mg*

Sekundär-Pro. nach TIA, zerebraler Ischämie → 492: 2 x 1Kps. p.o.

Eptifibatid Rp — HWZ 1.13-2.5h, Q0 0.6, PRC B, Lact ?

Integrilin *Inj.Lsg. 20mg/10ml; Inf.Lsg. 75mg/100ml*

Instabile AP, Non-Q-wave-Infarkt:
ini 180µg/kg i.v., dann 2µg/kg/min;
DANI GFR 30-50: 1µg/kg/min; < 30: KI

Prasugrel Rp — HWZ 7h, PPB 98%

Efient *Tbl. 5, 10mg*

Instabile AP, NSTEMI → 344, **STEMI** → 345: ini 60mg p.o., dann 1 x 10mg, Komb. mit ASS;
< 60kg: 1 x 5mg; > 75J: Anw. nur nach sorgfältiger Nutzen-Risiko-Abwägung, 1 x 5mg;
DANI nicht erforderlich;
DALI Child C KI

Ticagrelor Rp — HWZ 7(8.5)h, PPB > 99%, PRC C, Lact ?

Brilique *Tbl. 90mg*

Prävention atherothrombotischer Ereignisse bei akutem Koronarsyndrom/STEMI → 345: (in Komb. mit ASS), ini 1 x180mg, dann 2 x 90mg p.o. für 12M;
DANI nicht erforderlich, HD: Anw. nicht empfohlen;
DALI KI bei mäßiger/schwerer Leberfunktionsstrg.

Ticlopidin Rp — HWZ 30-50h, Q0 1.0, PPB 98%, PRC B, Lact ?

Tiklyd *Tbl. 250mg*
Ticlopidin HEXAL *Tbl. 250mg*
Ticlopidin-ratioph. *Tbl. 250mg*

Sekundär-Pro. nach TIA, PRIND, zerebraler Ischämie → 492: 2 x 250mg p.o.

Tirofiban Rp — HWZ 1.5h, Q0 0.6, PRC B, Lact ?

Aggrastat *Inf.Lsg. 12.5mg/50ml, 12.5mg/250ml*

Instabile AP, Non-Q-wave-Infarkt: ini 0.4µg/kg/min für 30min, dann 0.1µg/kg/min für 48h;
DANI GFR < 30: 50%;
DALI KI bei schwerer LI

A 3.9.12 Durchblutungsfördernde Mittel

Wm/Wi (Alprostadil, Iloprost): Prostaglandine ⇒ Vasodilatation, Hemmung der Thrombozytenaggregation;
Wm/Wi (Na-PPS): Hemmung der Thrombozytenaggregation; Hemmung des Faktors Xa, Wechselwirkung mit Faktor VIIIa, Hemmung der Aktivierung des Faktors V; Freisetzung von t-PA aus den Endothelien, Aktivierung des Faktors XII und Modifikation der Fibrinbildung ⇒ fördert Thrombusauflösung;
Wm/Wi (Pentoxifyllin): Vasodilatation, Erythrozytenverformbarkeit ↑, Blutviskosität ↓;
UW (Alprostadil): Temperatur ↑, Verwirrtheit, Krampfanfälle, RR ↓, Tachykardie, Kopfschmerz, Durchfall, Übelkeit, Erbrechen, Flush-Reaktion, Schmerz, Erytheme, Ödeme an infundierter Extremität, Rötungen der infundierten Vene;
UW (Na-PPS): Thrombozytopenie, Thromboembolie, zerebrale Ischämie, Myokardinfarkt, Übelkeit, Erbrechen, allergische Reaktionen, Aortenstenose;
UW (Pentoxifyllin): Hautreaktionen, Flush, Kopfschmerzen, Schwindel, GI-Strg., Tachykardie, RR ↓, Stenokardien;
KI (Alprostadil): schwere Herzinsuffizienz, HRST, KHK, Lungenödem, Lungeninfiltrationen, schwere COPD, Lebererkrankung, Magenulkus, SS/SZ;
KI (Na-PPS): bekannte Überempfindlichkeit, allergische Thrombopenie Typ II in der Anamnese, aktuelle Blutung, Blutungsgefahr, ZNS-/ Augen-OP, Lumbalanästhesie, schwere Leber-, Nieren-, Pankreaserkrankung, Endokarditis lenta, drohender Abort, drohende Plazentalsg., Placenta praevia, Cave in SS;
KI (Pentoxifyllin): frischer Herzinfarkt, Massenblutungen, großflächige Retinablutungen, SS, Cave in SZ

Alprostadil Rp — HWZ 5-10 (0.5) min, PRC X, Lact -

Prostavasin *Amp. 20µg*

AVK Stadium III-IV → 361: 2 x 40µg in 250ml NaCl über 2h i.v.; 1 x 10-20µg in 50ml NaCl über 60-120min i.a.;
DANI Krea (mg/dl) > 1.5: ini 2 x 20µg i.v., nach 2-3d evtl. 2 x 40µg i.v.;
DALI KI bei Lebererkrankung

Buflomedil Rp — HWZ 3h, Q0 0.75

Bufedil *Tbl. 600(ret.)mg*
Buflomedil CT *Tbl. 150, 300, 600(ret.)mg; Inj.Lsg. 50mg/5ml*
Buflomedil-ratioph. *Tbl. 300, 600(ret.)mg*
Defluina Peri *Tbl. 150, 300mg*

AVK Stadium II → 361: 3-4 x 150mg p.o.; 2 x 300mg p.o.; 1 x 600mg (ret.) p.o.; 2-4 x 50mg langsam i.v./i.m.;
DANI nicht erforderlich

Iloprost Rp — HWZ 0.5h, Q0 1.0, PPB 60%

Ilomedin *Amp. 20µg/1ml*

Thrombangitis obliterans: 0.5-2ng/kg/min über 6h i.v.;
DANI GFR > 30: 100%; HD: sorgfältige Dosiseinstellung, Dosisintervall mindestens 3h;
DALI Dosisreduktion

Naftidrofuryl Rp — HWZ 1h

Dusodril *Kps. 100mg; Tbl. 100(ret.), 200mg*
Naftilong *Kps. 100(ret.), 200(ret.)mg*
Nafti-ratioph. *Kps. 100(ret.), 200(ret.)mg*

AVK Stadium II → 361: 3 x 100-200mg p.o.; 3 x 100-200mg (ret.) p.o.;
DALI KI bei Leberfunktionsstrg.

Natrium-Pentosanpolysulfat (Na-PPS) Rp — HWZ 24h, Q0 0.7, PRC B, Lact -

Pentosanpolysulfat SP 54 *Tbl. 25mg; Inj.Lsg. 100mg*

AVK Stadium IIb → 361: schwere akute Zustände: ini 100mg s.c. alle 12h; stufenweise reduzieren auf 1 x 100mg/d s.c.; Dauerinfusion d1-2 300mg/24h verdünnt i.v., d3-6 200mg/24h verdünnt i.v.; subakute/chronische Zustände: 3 x 100mg s.c./W; 3 x 75-100mg/d p.o.

Pentoxifyllin Rp — HWZ 1.6 h, Q0 1.0, PRC C, Lact ?

Agapurin *Tbl. 400(ret.)mg*
Claudicat *Tbl. 400(ret.), 600(ret.)mg*
Durapental *Tbl. 400(ret.), 600(ret.)mg*
Pentohexal *Tbl. 400(ret.), 600(ret.)mg; Amp. 100mg/5ml, 300mg/15ml*
Pento-Puren *Kps. 400(ret.), 600(ret.)mg*
Ralofekt *Tbl. 600(ret.)mg*
Rentylin *Tbl. 400(ret.), 600(ret.)mg; Amp. 100mg/5ml*
Trental *Tbl. 400(ret.), 600(ret.)mg; Amp. 100mg/5ml, 300mg/15ml*

AVK Stadium IIb → 361: 2-3 x 400mg (ret.) p.o.; 2 x 600mg (ret.) p.o.; 1-2 x 100-600mg i.v., max. 100mg/h;
DANI GFR < 30: 50-70%;
DALI Dosisreduktion

A 3.9.13 Gerinnungsfaktoren

Faktor I (Fibrinogen) Rp — HWZ 72-96h

Haemocomplettan HS *Inf.Lsg. 1, 2g*

Hypo-, Dys-, Afibrinogenämie: 1-2g i.v., weiter nach Bedarf

Faktor VIIa (Eptacog alpha) Rp — HWZ 2.9h

NovoSeven *Inj.Lsg. 60, 120, 240kIE*

Angeborene Hämophilie → 364, **erworbene Hemmkörper gegen Faktor VIII u. IX:** ini 4.5kIE/kg über 2-5min i.v., dann 3-6kIE/kg pro Injektion

Faktor VIII (antihämophiles Globulin A) Rp — HWZ 8-24h

Beriate P, Haemate HS, Haemoctin, Immunate *Inj.Lsg. 250, 500, 1000E*
Helixate, Kogenate *Inj.Lsg. 250, 500, 1000, 2000E*
Recombinate *Inj.Lsg. 250, 500, 1000E*

Hämophilie A → 364: 1E/kg erhöht den Faktor-VIII-Spiegel um 2%

Faktor IX (Christmasfaktor, antihämophiles Globulin B) Rp

Alphanine *Inj.Lsg. 500, 1000IE*
Benefix *(rekombinant) Inj.Lsg. 250, 500, 1000, 2000IE*
Berinin HS *Inj.Lsg. 300, 600, 1200IE*
Immunine STIM plus *Inj.Lsg. 200, 600, 1200IE*
Mononine *Inj.Lsg. 500, 1000IE*
Octanine *Inj.Lsg. 500, 1000IE*

Hämophilie B → 364: 1IE/kg erhöht den Faktor-IX-Spiegel um 0.5-1.5%

Faktor XIII (fibrinstabilisierender Faktor) Rp — HWZ 96-168h

Fibrogammin HS *Inj.Lsg. 250, 1250E*

Angeborener und erworbener Faktor-XIII-Mangel: 10-35 E/kg i.v.

Prothrombinkomplex (Faktor II, VII, IX, X) Rp

Beriplex *Inj.Lsg. 250, 500IE*
Octaplex *Inj.Lsg. 500IE*
PPSB-human Sd/Nano *Inj.Lsg. 300, 600IE*
PPSB-Konzentrat-S-TIM *Inj.Lsg. 600IE*

Angeborener und erworbener Mangel an Faktor II, VII, IX, X, Cumarinüberdosierung: 1IE/kg hebt Quick-Wert um ca. 1%

A 3.9.14 Thrombininhibitoren

Antithrombin III Rp — HWZ 36-72h

Anbinex *Inj.Lsg. 500, 1000IE*
AT III Immuno *Inj.Lsg. 500, 1000IE*
Atenativ *Inj.Lsg. 500, 1000IE*
Kybernin Hs *Inj.Lsg. 500, 1000IE*

Angeborener und erworbener AT-III-Mangel: 1IE/kg erhöht den AT-III-Spiegel um ca. 1-1.5%

A 3.9.15 Enzyminhibitoren

Wm/Wi (Conestat alfa): rekombinantes Analagon des humanen C1-Esterase-Inhibitors;
Wm/Wi (Icatibant): selektiver kompetitiver Antagonist des Bradykininrezeptors Typ 2;
UW (Conestat alfa): Kopfschmerzen, allergische Reaktion;
UW (Icatibant): Erythem, Schwellung, Brennen, Jucken, Hautschmerzen, Wärmegefühl, Übelkeit, Bauchschmerzen, Schwächegefühl, Schwindel, Kopfschmerzen, verstopfte Nase, Exanthem, CK-Erhöhung, abnorme Leberfunktionswerte;
KI (Conestat alfa): Allergie gegen Kaninchen, bekannte Überempfindlichkeit;
KI (Icatibant): bekannte Überempfindlichkeit

C1-Esterase-Inhibitor Rp	HWZ 4.5d
Berinert P *Inj.Lsg. 500E*	**Erbliches Angioödem:** 500-1000E i.v., ggf. Wdh. je nach Wi; **Ki.:** s. Erw.
Conestat alfa Rp	HWZ 2h, PRC C, Lact ?
Ruconest *Inj.Lsg. 2100IE (150IE/ml)*	**Attacke eines hereditären Angioödems:** Erw. < 84kg: 50IE/kg i.v. über 5min; > 84kg: 4200IE i.v.; max. 2 Dosen/24h; < 18J: KI; **DANI** nicht erforderlich; **DALI** keine Daten
Icatibant Rp	HWZ 1-2h PPB 44%
Firazyr *Fertigspr. 30mg/3ml*	**Attacke eines hereditären Angioödems:** 30mg s.c., max 3 x 30mg/24h; **DANI, DALI** nicht erforderlich

A 3.9.16 Fusionsproteine

Wm/Wi (Eltrombopag): Aktivierung der Thrombozytenproduktion über Interaktion mit der Transmembrandomäne des Thrombopoetin-Rezeptors;
Wm/Wi (Romiplostim): Fusionsprotein, aktiviert über den Thrombopoetin-Rezeptor die Thrombozytenproduktion;
UW (Eltrombopag): Schlaflosigkeit, Kopfschmerzen, Katarakt, Augentrockenheit, Übelkeit, Diarrhoe, Obstipation, Bauchschmerzen, Transaminasen- u. Bilirubinerhöhung, Exanthem, Juckreiz, Haarausfall, Arthralgie, Myalgie, Knochenschmerzen, Fatigue, peripheres Ödem;
UW (Romiplostim): Kopfschmerzen, Knochenmarksstrg., Thrombopenie, Schlaflosigkeit, Schwindel, Parästhesie, Migräne, Übelkeit, Dyspepsie, Bauchschmerzen, Diarrhoe, Obstipation, Pruritus, Ekchymose, Exanthem, Arthralgie, Myalgie, Knochenschmerzen, Müdigkeit, Ödeme, grippeähnliche Symptome, Schmerzen, Fieber, Asthenie, Reaktionen an der Injektionsstelle, Kontusion;
KI (Eltrombopag): bekannte Überempfindlichkeit;
KI (Romiplostim): Überempfindlichkeit gegen Romiplostim bzw E. coli-Proteine

Eltrombopag Rp	HWZ 21-32h; PPB 99%
Revolade *Tbl. 25, 50mg*	**Immunthrombozytopenische Purpura mit Splenektomie:** ini 1 x 50mg p.o. (Ost-Asiaten 25mg), dann Dosisanpassung an Thrombozytenzahl (s. FachInfo), max. 75mg/d; **DANI** vorsichtige Anw.; **DALI** mäßige bis schwere LI Anw. nicht empfohlen
Romiplostim Rp	HWZ 3.5d
Nplate *Inj.Lsg. 500E*	**Immunthrombozytopenische Purpura:** ini 1x/W 1µg/kg s.c., weitere Dosis je nach Thrombozytenzahl (s. FachInfo), max. 10µg/kg/W; **DANI, DALI** keine Daten

A 4 Pneumologie - Arzneimittel

A 4.1 Sekreto- und Mukolytika

Wm/Wi (ACC): Spaltung von Disulfidbrücken der Schleimproteine ⇒ Sputumviskosität ↓;
Wm/Wi (Ambroxol, Bromhexin): Schleimproduktion ↑ ⇒ Sputumviskosität ↓;
Wm (Tyloxapol): Oberflächenspannung und Mucusviskosität ↓;
UW (ACC): Prothrombin ↓ (i.v.), anaphylaktische Reaktionen (i.v.);
UW (Ambroxol, Bromhexin): Diarrhoe, Überempfindlichkeitsreaktion, Übelkeit, Erbrechen;
UW (Tyloxapol): Überempfindlichkeitsreaktion, Übelkeit, initialer Hustenreiz;
KI: bekannte Überempfindlichkeit;
KI (Tyloxapol): Lungenödem, Flüssigkeitsansammlung in der Lunge, Sekretstau durch Strg. des Abtransportes des Schleims aus der Lunge, SS/SZ

Acetylcystein (ACC) OTC/Rp — HWZ 2h, Q0 0.7, PRC B, Lact ?

ACC HEXAL *Tbl. 100, 200, 600mg; Brausetbl. 100, 200, 600mg; Gran. 100, 200mg; Saft (5ml = 100mg); Amp. 300mg/3ml*
Acemuc *Brausetbl. 200, 600mg; Trockensaft (5ml = 100mg)*
Acetabs *Tbl. 200, 600mg*
Fluimucil *Tbl. 200mg; Brausetbl. 100, 200, 600mg; Gran. 200mg; Saft (5ml = 100mg); Amp. 300mg/3ml, 5g/25ml*
Myxofat *Brausetbl. 200, 600mg; Amp. 300mg/3ml*
NAC-ratioph. *Tbl. 200mg; Brausetbl. 100, 200, 600mg; Gran. 100, 200, 400, 600mg; Trockensaft (5ml = 100mg); Amp. 300mg/3ml*

Erkältungsbedingte Bronchitis: 600mg/d in 1-3ED;
Ki. 6-14J: 3-4 x 100mg p.o.;
Akute/chronische bronchopulmonale Erkrankung: 2-3 x 200-300mg p.o.; 1 x 600mg p.o.; 1-2 x 300mg i.v.;
Ki. < 2J: 2-3 x 50mg p.o.; **2-5J:** 2-3 x 100mg p.o.; **6-14J:** 3-4 x 100mg p.o.;
Mukoviszidose → 398: **Ki. < 2J:** 3 x 50mg p.o.; **2-6J:** 4 x 100mg p.o.; > **6J:** 3 x 200mg p.o.;
Paracetamolintoxikation → 625: ini 150mg/kg über 15min i.v., dann 50mg/kg über 4h i.v., dann 100mg/kg über 16h i.v.;
DANI nicht erforderlich

Ambroxol OTC/Rp — HWZ 9h, Q0 0.9, PPB 85%

AmbroHEXAL, Ambroxol-ratioph. *Tbl. 30, 60mg; Kps. 75 (ret.)mg; Gtt. (20Gtt. = 7.5, 15mg); Saft (5ml = 15, 30mg); Amp. 15mg/2ml*
Expit *Saft (5ml = 15mg)*
Lindoxyl K *Supp. 15mg*
Mucosolvan *Tbl. 30, 60mg; Brausetbl. 60mg; Lutschtbl. 15mg; Kps. 75(ret.)mg; Gtt. (20Gtt. = 15mg); Saft (5ml = 15, 30mg); Inh.Lsg. (1ml = 7.5mg); Amp. 15mg/2ml*

Akute/chronische bronchopulmonale Erkrankung: ini 2-3 x 30mg p.o., nach 3d 2 x 30mg od. 3 x 15mg; 1 x 75mg (ret.) p.o.; 2-3 x 15-30mg i.v.; 1-2 x 2-3ml inhalieren;
Ki. < 2J: 2 x 7.5mg p.o./i.v.;
2-5J: 3 x 7.5mg p.o./i.v.;
6-12J: 3 x 15mg p.o./i.v.;
Atelektasenpro. Intensivpatient: 1 x 1g über 3-4h i.v.;
Atemnotsyndrom FG- u. NG: 30mg/kg/d in 4ED i.v.

Bromhexin OTC — HWZ 1h

Bisolvon *Tbl. 8mg; Gtt. (1ml = 2mg); Saft (5ml = 8mg)*
Bromhexin Berlin Chemie *Tbl. 8mg, Gtt. (1ml = 12mg)*

Akute/chronische bronchopulmonale Erkrankung: 3 x 8-16mg p.o.;
Ki. 3-6J: 3 x 4mg p.o.;
6-14J: 3 x 8mg p.o.

Tyloxapol OTC

Tacholiquin *Inh.Lsg. 0.1%, 1%*

Akute und chronische Reizzustände oder Entzündungen der Atemwege: 3-5 x 5ml der 1%-Lsg. inhalieren; bei Dauerinhalation 0.1%- oder 1%-Lsg. verwenden

A 4.2 Bronchodilatatoren

A 4.2.1 Methylxanthine

Wm: Hemmung der intrazellulären Phosphodiesterase ⇒ cAMP ↑ ;
Wi: Bronchospasmolyse, zentrale Atemstimulation, positiv ino-, chronotrop, Vasodilatation (Ausnahme Hirngefäße), Diurese ↑ ;
UW: Nausea, Erbrechen, Tremor, Tachykardie, epileptische Anfälle;
KI: Anw.Beschr. bei frischem Herzinfarkt, Hyperthyreose, Epilepsie;
Ink: Amiodaron, Fluorochinolone, Fluvoxamin, Halothan, H_2-Blocker, Interferon alpha, Makrolide, Ticlopidin, Verapamil

Aminophyllin Rp — HWZ 6h, Q0 0.8, PRC C, Lact ?

Aminophyllin 125 *Tbl. 125mg*	**Asthma bronchiale** → 378, **COPD** → 383: 11-13mg/kg p.o. in 3-4 ED; **Ki. 6-8J:** 24mg/kg/d; **8-12J:** 20mg/kg/d; **12-16J:** 18mg/kg/d; Dosisanpassung an Serumspiegel

Theophyllin Rp — HWZ (5-10)h, Q0 0.8, ther. Serumspiegel: 8-20mg/l

Afonilum *Kps. 125(ret.), 250(ret.), 375(ret.)mg* **Bronchoparat** *Amp. 200mg/10ml* **Bronchoretard** *Kps. 100(ret.), 200(ret.), 350(ret.), 500(ret.)mg* **Euphylong** *Kps. 125(ret.), 200(ret.), 250(ret.), 300(ret.), 375(ret.), 500(ret.)mg; Amp. 200mg/10ml* **Solosin** *Tbl. 135(ret.), 270(ret.)mg; Gtt. (24Gtt. = 104mg); Amp. 624mg/15ml* **Theophyllin-ratioph.** *Kps. 125(ret.), 250(ret.), 375(ret.), 500(ret.)mg* **Uniphyllin** *300(ret.), 400(ret.), 600(ret.)mg*	**Asthma bronchiale** → 378, **COPD** → 383: 11-13mg/kg/d p.o. in 2ED; **Ki. 1-8J:** 24mg/kg/d p.o.; **8-12J:** 20mg/kg/d p.o.; **12-16J:** 18mg/kg/d p.o.; Dosisanpassung an Theophyllinserumspiegel; **akute Bronchokonstriktion:** ohne Theophyllin-vorbehandlung: 4-5mg/kg über 20min i.v.; mit Theophyllinvorbehandlung: 2-2.5mg/kg über 20min i.v.; Erh.Dos. 9.5mg/kg/d i.v.; Raucher: 15mg/kg/d i.v.; > 60J: 5.5mg/kg/d i.v.; **Ki. 6M-9J:** 19mg/kg/d i.v.; **9-16J:** 15mg/kg/d i.v.; Dosisanpassung an Theophyllin-Serumspiegel; **DANI** nicht erforderlich

A 4.2.2 Inhalative Beta-2-Sympathomimetika

Wm/Wi (alle): Stimulation der Beta-2-Rezeptoren ⇒ Erschlaffung der Bronchialmuskulatur, Anregung der mukoziliären Clearance;
Wm/Wi (Formoterol, Salmeterol): lang wirksame Beta-2-Sympathomimetika, nicht zur Therapie des akuten Asthma-Anfalls geeignet!;
UW (Indacaterol): Nasopharyngitis, Infektion der oberen Atemwege, Sinusitis, Diabetes mellitus, Hyperglykämie, Kopfschmerzen, ischämische Herzerkrankung, Husten, pharyngolaryngealer Schmerz, Rhinorrhoe, Atemwegsobstruktion, Muskelspasmus, periphere Ödeme;
UW (Salbutamol): Tremor, Übelkeit, Kopfschmerzen, Schwindel, Palpitationen, Tachykardie, Arrhythmie, Urtikaria, Myalgien, Schlafstrg., K^+ ↓ ;
KI (Indacaterol, Salbutamol): bekannte Überempfindlichkeit

Fenoterol Rp — HWZ 3.2h, Q0 0.85

Berotec N *DA 100µg/Hub*	**Asthma bronchiale** → 378, **COPD (akute Atemnot)** → 383: **Erw., Ki. ab 6J:** 100µg, evtl. Wdh. nach 5min; **Ki. 4-6J:** 100µg ED; **Dauerther.:** 3-4 x 100-200µg, max. 800µg/d; **4-6J:** 4 x 100µg

Formoterol Rp — HWZ 2-3h, Q0 0.9

Foradil P *Inh.Kps. 12µg/Hub; DA 12µg/Hub*
Forair *DA 12µg/Hub*
Formoterol-ratioph. *Inh.Kps. 12µg*
Formatris *Novolizer 6, 12µg/Hub*
Formotop *Novolizer 6, 12µg/Hub*
Oxis *Turbohaler 6, 12µg/Hub*

Asthma bronchiale → 378, **COPD** → 383: 1-2 x 6-12µg, max. 2 x 24µg/d;
Ki. > 6J: 1-2 x 12µg/d, max. 24µg/d

Indacaterol Rp — HWZ 40-52h, PPB 95%

Onbrez *Inh.Kps. 150, 300µg*

COPD → 383: 1 x 150-300µg, max. 300µg/d;
DANI nicht erforderlich;
DALI leichte bis mittel bis schwere LI 100%; schwere LI keine Daten

Salbutamol Rp — HWZ 2.7-5h, Q0 0.7, PPB 10%

Apsomol *DA 0.1mg/Hub; Fert.Inh.Lsg. 1.25mg/2.5ml; Inh.Lsg. (20Gtt. = 5mg)*
Broncho *Fert.Inh.Lsg. 1.25mg/2.5ml; Inh.Lsg. (1ml = 5mg)*
Bronchospray *DA u. Autohaler 0.1mg/Hub*
Epaq *DA 0.1mg/Hub*
SalbuHEXAL *Easyhaler 0.1, 0.2mg/Hub; DA 0.1mg/Hub; Fert.Inh.Lsg. 1.25mg/2.5ml; Inh.Lsg. (1ml = 5mg)*
Salbulair N *DA 0.1mg/Hub; Autohaler 0.1mg/Hub*
Salbutamol-ratioph. *DA 0.1mg/Hub; Fert.Inh.Lsg.1.25mg/2.5ml; Inh.Lsg. (1ml = 5mg)*
Sultanol *DA 0.12mg/Hub; Fert.Inh.Lsg. 1.25mg/2.5ml; 2.5mg/2.5ml; Inh.Lsg. (1ml = 5mg)*
Ventilastin *Novolizer 0.1mg/Hub*

Asthma bronchiale → 378, **COPD (akute Atemnot)** → 383: 0.1-0.2mg;
Ki. < 12J: 0.1mg;
Dauertherapie: 3-4 x 0.1-0.2mg, max. 1.0mg/d;
Ki. < 12J: 3-4 x 0.1mg, max. 0.4mg/d;
Inh.Lsg.: 3-4 x 1.25-2.5mg über Vernebler

Salmeterol Rp — HWZ 5.5h, PRC C, Lact ?

Aeromax *DA 0.025mg; Diskus 0.05mg/Hub*
Serevent *DA 0.025mg; Diskus 0.05mg/Hub*

Asthma bronchiale → 378, **COPD Dauertherapie** → 383: 2 x 0.025-0.1mg, max. 0.2mg/d;
Ki. ab 4J: 2 x 0.05mg

Terbutalin Rp — HWZ 3-4h, Q0 0.4, PPB 25%, PRC B, Lact +

Aerodur *Turbohaler 0.5mg/Hub*
Bricanyl *Turbohaler 0.5mg/Hub*

Asthma bronchiale → 378, **COPD (akute Atemnot)** → 383:
Erw., Ki. ab 5J: 0.5mg, evtl. Wdh. nach 5min;
Dauertherapie: 3 x 0.5mg, max. 6mg/d,
< 12J: max. 4mg/d

A 4.2.3 Systemische Beta-2-Sympathomimetika

Wm: Stimulation der Beta-2-Rezeptoren;
Wi: Erschlaffung der Bronchialmuskulatur, Anregung der mukoziliären Clearance;
UW (Terbutalin): Tremor, Palpitationen, Unruhegefühl, Kopfschmerzen, Muskelkrämpfe, Tachykardie, Schlafstrg., Übelkeit, Appetitlosigkeit, Diarrhoe;
KI (Terbutalin): bekannte Überempfindlichkeit, Tachykardie, Hyperthyreose, Phäochromozytom, frischer Herzinfarkt, idiopathische subvalvuläre Aortenstenose

Bambuterol Rp — HWZ 13(22)h, Q0 0.45

Bambec *Tbl. 10mg*

Asthma bronchiale → 378, **COPD** → 383: ini 1x 10mg p.o. z.N., nach 1-2W evtl. 1 x 20mg;
Ki. 2-6J: 1 x 10mg p.o.;
6-12J: s. Erw.;
DANI GFR < 60: 50%

Clenbuterol Rp — HWZ 34h, Q0 0.4

Spiropent *Tbl. 0.02mg; Gtt. (20Gtt. = 0.059mg)*

Asthma bronchiale → 378, **COPD** → 383: 2 x 0.01-0.02mg p.o.;
Ki. 0-8M: 2 x 2.5µg;
8-24M: 2 x 5µg;
2-4J: 2 x 7.5µg;
4-6J: 2 x 10µg;
6-12J: 2 x 15µg

Orciprenalin Rp — HWZ 6h, PPB 10%

Alupent *Amp. 0.5mg/1ml*

Akute Zustände bei Asthma bronchiale → 378 **und COPD** → 383: 0.5-1mg i.m./s.c.; 0.25mg langsam i.v.; 5-10µg/min als Infusion i.v.

Reproterol Rp — HWZ 1.5h

Bronchospasmin *Amp. 0.09mg/1ml*

Bronchospastischer Anfall, Status asthmaticus → 381: 0.09mg langsam i.v.; Dauerinfusion: 18-90µg/h i.v.;
Ki.: 1.2µg/kg langsam i.v.; Dauerinfusion: 0.2µg/kg über 36-48h

Salbutamol Rp — HWZ 2.7-5h

Volmac *Tbl. 8(ret.)mg*

Asthma bronchiale → 378, **COPD** → 383: 2 x 8mg/d;
Ki. 3-12J: 2 x 4mg/d

Terbutalin Rp — HWZ 11-26h, PPB 25% PRC B, Lact +

Bricanyl *Tbl. 7.5(ret.)mg; Amp. 0.5mg/1ml*
Terbutalin-ratioph. *Kps. 7.5(ret.)mg*

Asthma bronchiale → 378, **COPD** → 383: 2-3 x 2.5-5mg p.o.; 2 x 7.5mg (ret.) p.o., max. 15mg/d p.o.; bis 4 x 0.25mg s.c.;
Ki. < 3J: 2-3 x 0.75mg p.o.;
3-6J: 2-3 x 0.75-1.5mg p.o.;
7-14J: 2-3 x 1.5-3mg p.o.

A 4.2.4 Inhalative Alpha- und Beta-Sympathomimetika

Wm: Stimulation von Alpha-/Beta-Rezeptoren;
Wi: Bronchodilatation, Abschwellung der Schleimhäute im Bereich der Luftwege;
UW (Epinephrin inhalativ): Herzklopfen, Rhythmusstrg., Blutzuckeranstieg;
KI (Epinephrin inhalativ): bekannte Überempfindlichkeit, paroxysmale Tachykardie, Engwinkelglaukom, hochfrequente absolute Arrhythmie

Epinephrin (Adrenalin) Rp — HWZ 1-3min

InfectoKrupp Inhal *Inh.Lsg. (4mg/ml = 0.56mg/Hub)*

Akute stenosierende Laryngotracheitis: 7-14 Hübe über Vernebler applizieren

4.2.5 Anticholinergika und Kombinationen

Vm/Wi (Ipra- und Tiotropiumbromid): Hemmung der vagusinduzierten Reflexbronchokonstriktion, reisetzung von bronchospastisch wirksamen Mediatoren ↓;
W (Ipratropiumbromid): Urtikaria, Kopfschmerzen, Schlaflosigkeit, Akkommodationsstrg., ngwinkelglaukom, Palpitationen, Tachykardie, Husten, lokale Irritationen, Mundtrockenheit, auchschmerzen, Obstipation, Diarrhoe, Erbrechen;
I (Ipratropiumbromid): bekannte Überempfindlichkeit (Atropinderivate)

pratropiumbromid Rp — HWZ 4h, PRC B, Lact ?

Atrovent *DA 20µg/Hub; Fert.Inh.Lsg. 0.25mg/2ml; 0.5mg/2ml*
Atrovent Ls *Inh.Lsg. (1ml = 0.25mg)*
Atrovent Inhaletten *Inh.Kps. 0.2mg*

Asthma bronchiale → 378, **COPD** → 383:
DA: 3-6 x 20-40µg, max. 240µg/d; **Ki.:** s. Erw.;
Inh.Kps.: 3 x 0.2mg; Inh.Lsg.: 3-4 x 0.5mg;
6-12J: 3-4 x 0.25mg; < **6J:** 3-4 x 0.1-0.25mg

pratropiumbromid + Fenoterol Rp

Berodual N *DA 0.02mg+0.05mg/Hub*
Berodual Inhaletten *Inh.Kps. 0.04+0.1mg*
Berodual Ls *Inh.Lsg. (1ml = 0.25+0.5mg)*

Asthma bronchiale → 378, **COPD** → 383:
Erw., Ki. ab 6J: DA: 3-4 x 0.02-0.04+0.05-0.1mg;
Inh.Kps.: 3 x 1Kps., max. 8Kps./d

Tiotropiumbromid Rp — HWZ 5-6d, PRC C, Lact ?

Spiriva *Inh.Kps. 18µg*
Spiriva Respimat *DA 2.5µg/Hub*

COPD → 383: Inh.Kps.: 1 x 18µg, max. 18µg/d;
DA: 1 x 5µg, max. 5µg/d;
DANI: keine Daten; **DALI** nicht erforderlich

4.2.6 Kombinierte Bronchialtherapeutika

Ambroxol + Clenbuterol Rp

Mucospas *Tbl. 30+0.02mg; Saft (10ml = 15+0.01mg)*
Spasmo-Mucosolvan *Tbl. 30+0.02mg; Gtt. (40Gtt. = 15+0.01mg); Saft (10ml = 15+0.01mg)*

Asthma bronchiale → 378, **COPD** → 383:
2-3 x 30+0.02mg p.o., max. 120+0.08mg/d

Ambroxol + Doxycyclin Rp

Ambrodoxy *Kps. 75+100mg*
Ambroxol comp.-ratioph. *Kps. 75+100mg*
Doxam *Kps. (ret.) 75+100mg*
Doxy plus Stada *Kps. (ret.) 75+100mg*
Sigamuc *Kps. (ret.) 75+100mg*

Atemwegserkrankungen mit erregerbedingter Schleimeindickung: ini 150+200mg, dann 1 x 75+100mg p.o.;
DANI nicht erforderlich

A 4.2.7 Phosphodiesterase-4-Inhibitoren

Wm/Wi (Roflumilast): Phosphodiesterase-4-Inhibitor, nicht-steroidale antiinflammatorische Substanz ⇒ cAMP-Spiegel intrazellulär ↑ ⇒ systemische und pulmonale Entzündung ↓;
UW (Roflumilast): Gewichtsverlust, Appetit ↓, Schlafstörungen, Kopfschmerzen, Diarrhoe, Übelkeit, Bauchschmerzen;
Ink (Roflumilast): Erythromycin, Ketokonazol, Fluvoxamin, Enoxacin, Cimetidin, Rifampicin, Phenobarbital, Phenytoin, Carbamazepin, Theophyllin, orale Kontrazeptiva;
KI (Roflumilast): Überempfindlichkeit, Child-Pugh B/C

Roflumilast Rp — HWZ 17 (30)h, PPB 99%, PRC C, Lact -

Daxas *Tbl. 500µg*

Begleittherapie bei schwerer COPD → 383 **bzw. häufigen Exazerbationen:** 1 x 1 Tbl.;
DANI nicht erforderlich;
DALI Child A: vorsichtige Anw., Child B/C: KI

A 4.3 Glukokortikoide

A 4.3.1 Inhalative Glukokortikoide

Wi: Entzündungsreaktion ↓, Empfindlichkeit von Beta-Rezeptoren ↑;
UW (Fluticason): Irritationen im Rachenraum, Husten, Heiserkeit, Verletzlichkeit der Haut, Pneumonie bei COPD-Pat., Candidose der Mund- und Rachenschleimhaut;
KI (Fluticason): bekannte Überempfindlichkeit

Beclometason Rp

Aerobec N *DA 0.05, 0.1mg/Hub; Autohaler 0.05, 0.1mg/Hub*
Beclohexal *Easyhaler 0.1, 0.2, 0.4mg/Hub*
Becloturmant HFA *DA 0.05/Hub*
Bronchocort novo *DA 0.1mg/Hub*
Junik *DA 0.05, 0.1mg/Hub; Autohaler 0.05, 0.1mg/Hub*
Sanasthmax *DA 0.05, 0.25mg/Hub; Inh.Lsg. 0.4mg/1ml*
Sanasthmyl *Rotadisk 0.2mg/Hub*
Ventolair *DA 0.05, 0.1, 0.25mg/Hub*

Asthma bronchiale → 378, **COPD** → 383: 2 x 0.2-0.5mg, max. 1.5-2mg/d;
Ki. 6-12J: 2 x 0.25mg, max. 0.5mg/d;
Rauchgasinhalation: unmittelbar nach Exposition 0.4mg, nach ambulanter Aufnahme erneut 0.4mg, nach weiteren 2h 0.4mg; bei persistierenden Symptomen alle 2h 0.4mg bis zum Abklingen

Budesonid Rp — HWZ 2-3h, PRC C, Lact ?

Budecort *Novolizer 0.2, 0.4mg/Hub*
Budes *Easyhaler 0.1, 0.2, 0.4mg/Hub; DA 0.2mg/Hub*
Budesonid-ratioph. *Jethaler 0.2mg/Hub*
Budiair *DA 0.2mg/Hub*
Cyclocaps Budesonid *Inh.Kps. 0.1, 0.2, 0.4, 0.8mg*
Miflonide *Inh.Kps. 0.2, 0.4mg*
Novopulmon *Novolizer 0.2, 0.4mg/Hub*
Pulmax *DA 0.2mg/Hub*
Pulmicort *Turbohaler 0.2, 0.4mg/Hub; Inh.Lsg. 0.5mg/2ml, 1mg/2ml*

Asthma bronchiale → 378, **COPD** → 383: 2 x 0.2-0.4mg, max. 1.6mg/d;
Ki. < 12J: 1-2 x 0.1-0.2mg, max. 0.8mg/d;
Inh.Lsg.: 2 x 0.5-1mg über Vernebler

Ciclesonid Rp

Alvesco *DA 80, 160µg/Hub*

Asthma bronchiale → 378: ini 1 x 160µg, ggf. reduzieren auf 1 x 80 µg;
DANI nicht erforderlich

Fluticason Rp — HWZ 7.8h, PRC C, Lact ?

Atemur *Diskus 0.05, 0.1, 0.25, 0.5mg*
Flutide *DA 0.05, 0.125, 0.25mg/Hub; Diskus 0.05, 0.1, 0.25, 0.5mg; Fert.Inh.Lsg. 0.5mg/2ml; 2mg/2ml*

Asthma bronchiale → 378, **COPD** → 383: 2 x 0.25-0.5mg;
Ki. > 4J: 2 x 0.05-0.1mg

Mometason Rp — HWZ 4.5h

Asmanex *Twisthaler 200, 400µg/Hub*

Asthma bronchiale → 378: 1-2 x 200µg, 1 x 400µg, max. 2 x 400µg

A 4.3.2 Kombinierte inhalative Bronchialtherapeutika

Formoterol + Beclometason Rp

Inuvair *DA 6+100µg/Hub*
Foster *DA 6+100µg/Hub*

Asthma bronchiale → 378: 2 x 1–2 Inh., max. 4 Inh./d; Pat. < 18J: nicht empfohlen;
DANI, DALI keine Daten

Formoterol + Budesonid Rp

Symbicort *Turbohaler 4.5+80, 4.5+160, 9+320µg/Hub*

Asthma bronchiale → 378: 4.5+80µg: Erhaltungsther.: 2 x 2 Inh., max. 8 Inh./d, **Ki. 6-12J:** 2 x 2 Inh.; Erhaltungs- u. Bedarfsther.: 2 x 1 Inh., max. 12 Inh./d; 4.5+160µg: Erhaltungsther.: 2 x 1-2 Inh., max. 8 Inh./d; **12-17J:** 2 x 1-2 Inh.; Erhaltungs- und Bedarfsther.: 2 x 1-2 Inh., max. 12 Inh./d; 9+320µg: 2 x 1 Inh., max. 4 Inh./d; **COPD** → 383: 4.5+160µg: 2 x 2 Inh.; 9+320µg: 2 x 1 Inh.

Salmeterol + Fluticason Rp

Atmadisc *DA 25+50, 25+125, 25+250µg/Hub; Diskus 50+100, 50+250, 50+500µg*
Seretide *DA 25+125, 25+250µg/Hub; Diskus 50+250, 50+500µg*
Viani *DA 25+50, 25+125, 25+250µg/Hub; Diskus 50+100, 50+250, 50+500µg*

Asthma bronchiale → 378: 2 x 50+100-500µg; **Ki. 4-12J:** 2 x 50+100µg; **COPD** → 383: 2 x 50+500µg; **DANI** nicht erforderlich; **DALI** keine Daten

A 4.4 Antitussiva

Wm/Wi: Hemmung des Hustenzentrums im Stammhirn und Blockade sensibler Rezeptoren im Bronchialsystem ⇒ Unterdrückung des Hustenreflexes;
UW (Codein): Atemdepression, Toleranzentwicklung, Pruritus, Somnolenz, Euphorie, Schlafstrg., Übelkeit, Erbrechen, Obstipation, Miosis;
UW (Dropropizin): Übelkeit, Erbrechen, Sodbrennen, Diarrhoe, Bewusstseinsstrg., Schwindel, Herzklopfen;
KI (Codein): Ateminsuffizienz, Koma, Cave in SS/SZ;
KI (Codein): akuter Asthma-Anfall;
KI (Dropropizin): eingeschränkte Leber-/Nierenfkt., Ki. < 12J, schwere Herz-/Kreislaufbeschwerden, SS/SZ;
Ink (Dextromethorphan): Sibutramin, Secale-Alkaloide

Codein Rp — HWZ 3-5h, PRC C, Lact +

Bronchicum Mono Codein *Gtt. (1ml = 32.5mg)*
Codicaps *Kps. 30mg; Saft (5ml = 10mg)*
Codicompren *Tbl. 50(ret.)mg*
Optipect Kodein *Gtt. (30Gtt. = 20mg)*
Tryasol *Gtt. (30Gtt. = 30mg); Lsg. (10ml = 25mg)*

Reizhusten: 2-4 x 30-50mg p.o.; 2 x 30-50mg (ret.), max. 200mg/d; **Ki. 2-6J:** 2-4 x 2.5-5mg, max. 30mg/d; **6-14J:** 2-4 x 5-15mg, max. 60mg/d

Dextromethorphan OTC — HWZ 1.2-2.2h

Dextro Bolder *Pastillen 7.7mg*
Hustenstiller-ratioph. *Kps. 30mg*
NeoTussan *Saft (10ml = 12.3mg)*
Wick Husten *Pastillen 7.3mg; Saft (15ml = 15mg)*

Reizhusten: Kps.: 30mg alle 6h p.o., max. 120mg/d; **Ki. 1-6J:** Saft: 3 x 5ml; **7-12J:** 3 x 7.5ml; **>13J:** 3 x 15ml

Dihydrocodein Rp — HWZ 3.3-5.8h

DHC *Tbl. 60(ret.), 90(ret.), 120(ret.)mg*
Paracodin *Tbl. 6.7mg; Saft (4ml = 6.5mg); Gtt. (20Gtt. = 8.3mg)*
Tiamon *Kps. 23.363(ret.)mg*

Reizhusten: 1-3 x 10-30mg p.o.; 1-2 x 40-80mg (ret.); **Ki.:** s. Packungsbeilage; **mäßig starke bis starke Schmerzen** → 401: 2 x 60-120mg (ret.) p.o.

Dropropizin OTC — HWZ 2h

Larylin Hustenstiller *Pastillen 20mg; Saft (10ml = 30mg)*

Reizhusten: 1-3 x 20-60mg p.o., max. 180mg/d; **DANI, DALI** KI

Noscapin Rp	HWZ 4.5h
Capval *Tbl. 25mg; Gtt. (30Gtt. = 25mg); Saft (5ml = 25mg)*	**Reizhusten:** Tbl.: 1-3 x 50mg p.o.; **Ki. > 6M:** 2 x 12.5mg p.o.; **3-12J:** 3 x 25mg; Saft: 3 x 10ml; **Ki. > 6M:** 2 x 2.5ml; **3-12J:** 3 x 5ml; Gtt.: 6 x 30Gtt.; **Ki. > 6M:** 6 x 8Gtt.; **3-12J:** 6 x 15Gtt.
Pentoxyverin OTC	HWZ 2-6h
Sedotussin *Saft (5ml = 6.76mg); Gtt. (1ml = 19mg); Supp. 8mg* **Silomat** *Saft (10ml = 13.5mg); Gtt. (30Gtt. = 30mg)*	**Reizhusten:** 4-6 x 20-30mg, max. 120mg/d p.o.; 2 x 50mg p.o.; **Ki. 2-5J:** 0.5-1mg/kg/d p.o. in 3ED; **6-14J:** 1-2mg/kg/d p.o. in 3ED; **ab 4J:** 1 x 20mg rect.; **2-3J:** 1-2 x 8mg rect.

A 4.5 Allergie

A 4.5.1 Antihistaminika

Wm/Wi: kompetitive Blockade von H_1-Rezeptoren;
UW (Cetirizin): Müdigkeit, Schläfrigkeit, GI-Beschwerden, Kopfschmerzen, Schwindel, Agitiertheit, Mundtrockenheit;
KI (Cetirizin): bekannte Überempfindlichkeit, schwere Niereninsuffizienz;
Ink (Terfenadin): Azole, Fluoxetin, Grapefruitsaft, Makrolide

Azelastin Rp	HWZ 20h, PRC C, Lact -
Allergodil *Tbl. 2mg*	**Allergische Rhinitis** → 542**: Erw., Ki. ab 6J:** 2 x 2mg p.o.
Cetirizin OTC	HWZ 7.4 h, Q0 0.3, PRC B, Lact ?
Cetiderm *Tbl. 10mg* **Cetirizin 1A** *Tbl. 10mg; Gtt. (20Gtt. = 10mg)* **Cetirizin HEXAL** *Tbl. 10mg; Gtt. (20Gtt. = 10mg); Saft (10ml = 10mg)* **Reactine** *Tbl. 10mg* **Zyrtec** *Tbl. 10mg; Gtt. (20Gtt. = 10mg); Saft (10ml = 10mg)*	**Allergische Haut- u. Schleimhautprozesse** → 523: 1 x 10mg p.o.; **Ki. 2-12J:** < 30kg: 1 x 5mg p.o.; > 30kg: 1 x 10mg p.o.; **DANI** GFR < 10: KI
Clemastin OTC	HWZ 8h, Q0 1.0, PRC B, Lact -
Tavegil *Tbl. 1mg; Saft (10ml = 0.5mg); Amp. 2mg/5ml*	**Allergische Haut-, Schleimhautprozesse** → 523: 2 x 1mg, max. 6mg/d p.o.; 2mg i.v.; **Ki. ab 1J:** 0.03mg/kg i.v.; **2-4J:** 2 x 0.25mg p.o.; **5-6J:** 1 x 0.5mg p.o.; **7-12J:** 2 x 0.5mg p.o.; 0.024mg/kg/d i.m.; **DANI** KI; **DALI** KI
Desloratadin Rp	HWZ 27h, PRC C, Lact -
Aerius *Tbl. 5mg; Schmelztbl. 2.5mg, 5mg; Gtt. (1ml = 0.5mg)*	**Allergische Rhinitis** → 542, **chronische Urtikaria** → 524: 1 x 5mg p.o.; **Ki. 1-5J:** 1 x 1.25mg; **6-11J:** 1 x 2.5mg; **> 12J:** s. Erw.

Dimetinden OTC		HWZ 5-7h, Q0 0.9, PRC B
Fenistil *Tbl. 1mg; Kps. 4(ret.)mg; Gtt. (20Gtt. = 1mg); Saft (10ml = 1.2mg); Amp. 4mg/4ml*	**Allergische Haut-, Schleimhautprozesse** → 523: 3 x 1-2mg p.o.; 1 x 4mg (ret.) p.o.; 1-2 x 4mg i.v.; **Ki. > 3J:** Tbl. 3 x 1mg p.o.; **Ki. 1-8J:** Gtt. 3 x 0.5-0.75mg p.o.; > **9J:** Gtt. 3 x 1mg p.o.	
Ebastin Rp		HWZ (15-19h)
Ebastel *Tbl. 10, 20mg* **Ebastin** *Tbl. 10, 20mg*	**Allergische Rhinitis** → 542, **Urtikaria** → 523: 1 x 10-20mg p.o.; **Ki. ab 12J:** s. Erw.; **DANI** bei Therapie < 6d nicht erforderlich; **DALI** bei Therapie < 8d nicht erforderlich	
Fexofenadin Rp		HWZ 11-15h, PRC C, Lact -
Fexofenadin Winthrop *Tbl. 120, 180mg* **Telfast** *Tbl. 30, 120, 180mg*	**Allergische Rhinitis** → 542: 1 x 120-180mg p.o.; **Ki. 6-11J:** 2 x 30mg; **Ki. ab 12J:** s. Erw.; **DANI, DALI** nicht erforderlich	
Hydroxyzin Rp		HWZ 5-24h, PRC C, Lact -
AH 3 N *Tbl. 25mg* **Atarax** *Tbl. 25mg*	**Allergische Haut-, Schleimhautprozesse** → 523, **Angst-, Spannungszustände** → 501: 2-3 x 12.5-25mg p.o.; **Ki. 6-10J:** 25-50mg/d; **Schlafstrg.:** 37.5-75mg z.N.	
Levocetirizin Rp		HWZ 6-10h
Levocetirizin Stada *Tbl. 5mg* **Xusal** *Tbl. 5mg, Gtt. (20Gtt. = 1mg)* **Xyzall** *Tbl. 5mg*	**Allergische Haut-, Schleimhautprozesse** → 523: 1 x 5mg p.o.; **Ki. 2-6J:** 2 x 1.25mg; **6-12J:** 1 x 5mg; **DANI** GFR 30-49: 5mg alle 2d; < 30: 5mg alle 3d; < 10, Dialyse: KI	
Loratadin OTC		HWZ 12-15h, Q0 1.0 (0.5), PRC B, Lact ?
Lisino *Brausetbl. 10mg* **Lora Lich** *Tbl. 10mg* **Lorano** *Tbl. 10mg* **Loratadin Stada** *Tbl. 10mg*	**Allergische Haut-, Schleimhautprozesse** → 523: 1 x 10mg p.o.; **Ki. 2-12J:** < 30kg: 1 x 5mg p.o.; > 30kg: 1 x 10mg; **DALI** Erw., Ki. > 30kg: ini 10mg alle 2d; Ki. < 30kg: ini 5mg alle 2d	
Mizolastin Rp		HWZ 13h, Q0 1.0
Mizollen *Tbl. 10mg* **Zolim** *Tbl. 10mg*	**Allergische Haut-, Schleimhautprozesse** → 523: 1 x 10mg p.o.; **Ki. ab 12J:** s. Erw.	
Rupatadin Rp		HWZ 6-9h
Rupafin *Tbl. 10mg* **Urtimed** *Tbl. 10mg*	**Allergische Rhinitis** → 542, **chron. idiopathische Urtikaria** → 523: **Erw. u. Ki. > 12J:** 1 x 10mg p.o.; **Ki. < 12J:** nicht empfohlen; **DANI, DALI** nicht empfohlen	
Terfenadin Rp		HWZ (20h), PRC C
Terfenadin Al *Tbl. 60mg*	**Allergische Haut-, Schleimhautprozesse** → 523: **Erw. u. Ki. > 12J:** 1-2 x 60mg p.o.; 1 x 120mg; **DANI** GFR < 40: 50%	

S. auch Rhinologika, Antiallergika (→ 267)

A 4.5.2 Mastzellstabilisatoren und Kombinationen

Wm/Wi (Cromoglicinsäure): Stabilisierung der Mastzellmembran ⇒ Mediatorfreisetzung ↓;
Wm/Wi (Ketotifen): Stabilisierung der Mastzellmembran;
UW (Cromoglicinsäure): oral: Überempfindlichkeitsreaktionen; inhalativ: Überempfindlichkeitsreaktionen, Schwindel, Irritation Rachenraum, Husten, unangenehmer Geschmack, Dermatitis, Myositis, Gastroenteritis;
UW (Ketotifen): Müdigkeit, initial Verschlechterung, Asthma bronchiale, Kopfschmerzen, Schwindel, Mundtrockenheit, Übelkeit;
KI (Cromoglicinsäure): oral: bekannte Überempfindlichkeit, Sgl. im 1. u. 2.M, SS/SZ; inhalativ: bekannte Überempfindlichkeit, SS/SZ;
KI (Ketotifen): bekannte Überempfindlichkeit, Kombination mit oralen Antidiabetika, SS/SZ

Cromoglicinsäure OTC — HWZ 1.4h, Q0 0.6

Allergoval *Kps. 100mg*
Colimune *Gran. 100, 200mg*
CromoHEXAL *DA 1mg/Hub; Inh.Lsg. (2ml = 20mg)*
Cromo-ratioph. *Inh.Lsg. (2ml = 20mg)*
DNCG Stada *Inh.Lsg. (2ml = 20mg)*
Intal *DA 1mg/Hub; Inh.Lsg. (2ml = 20mg)*
Pentatop *Kps. 100mg; Gran. 200mg*

Asthma bronchiale → 378: **Erw., Ki. ab 5J:** DA: 4 x 2mg; Inh.Lsg.: 4 x 20mg über Vernebler;
Nahrungsmittelallergien: 4 x 200mg p.o. vor den Mahlzeiten, max. 2g/d;
Ki. 2-14J: 4 x 100mg p.o., max. 40mg/kg/d;
Sgl., Ki. bis 2J: 20-40mg/kg/d in 4 ED

Cromoglicinsäure + Reproterol Rp

Aarane N *DA 1mg+0.5mg/Hub*
Allergospasmin N *DA 1mg+0.5mg/Hub*

Asthma bronchiale → 378, **COPD** → 383: 4 x 2 Hub, max. 16 Hub/d

Ketotifen Rp — HWZ 21h, Q0 1.0

Ketof *Kps. 1mg; Saft (5ml = 1mg)*
Ketofex *Kps. 1mg; Saft (5ml = 1mg)*
Ketotifen Stada *Kps. 1mg*
Zaditen *Kps. 1mg; Saft (5ml = 1mg)*

Allergische Haut-, Schleimhautprozesse → 523;
Asthma-Pro. → 378:
Erw., Ki. ab 3J: d1-4: 1mg p.o. z.N., dann 2 x 1mg;
Ki. 6M-3J: 2 x 0.5mg p.o.

A 4.5.3 Leukotrienrezeptorantagonisten

Wm: Blockade der Leukotrienrezeptoren; **Wi:** Bronchodilatation, bronchiale Hyperreagibilität ↓;
UW: Kopfschmerzen, Fieber, Diarrhoe, Nausea, Sinusitis; **KI:** bekannte Überempfindlichkeit

Montelukast Rp — HWZ 2.7-5h, PRC B, Lact -

Montelubronch *Kautbl. 4, 5mg*
Singulair *Tbl. 10mg; Kautbl. 4, 5mg; Gran. 4mg*

Asthma bronchiale → 378: 1 x 10mg p.o. z.N.;
Ki. 6-14J: 1 x 5mg p.o. z.N.;
6M-5J: 1 x 4mg;
DANI nicht erforderlich

A 4.5.4 Monoklonale Antikörper

Wm: rekombinanter monoklonaler Antikörper, der an IgE bindet;
Wi: freies IgE ↓, Hemmung der allergischen Kaskade;
UW: Kopfschmerzen, Reaktion an der Einstichstelle, allergische Reaktion, Schwindel, Müdigkeit, Parästhesie, Synkope, Orthostasesyndrom, Flush, parasitäre Infektion, Pharyngitis, Husten, allergischer Bronchospasmus, Übelkeit, Diarrhoe, Dyspepsie, Gewicht ↑, Anschwellen der Arme, grippeähnliche Symptome;
KI: bekannte Überempfindlichkeit

Omalizumab Rp — HWZ 26d

Xolair *Inj.Lsg. 150mg; Fertigspr. 150mg*

Schweres persistierendes allergisches Asthma bronchiale → 378: je nach Gewicht und IgE-Serumspiegel 75-375mg s.c., s. FachInfo;
Ki. > 12J: s. Erw.

A 5 Schmerz, Entzündung - Arzneimittel

A 5.1 Opioid-Analgetika

A 5.1.1 Äquianalgetische Dosierungen

Opioid	Parent. (mg)	Oral (mg)	Wirkdauer (h)	Btm
Alfentanil	0.5	-	0.2	X
Buprenorphin	0.3	-	6-8	X
Buprenorphin s.l.	-	0.4	6-8	X
Codein	-	200	3-5	-
Dihydrocodein	-	90	3-4	-
Fentanyl	0.1	-	0.4	X
Hydrocodon	7	-	4-8	-
Hydromorphon	2	4	4	X
Hydromorph. Oros	-	6	24	X
L-Methadon	4	7.5	6	X
Meptazinol	100	-	1-3	-
Morphin	10	30	2-4	X
Oxycodon	-	15	4	X
Pethidin	75	-	2-4	X
Piritramid	15	-	4-6	X
Remifentanil	0.05	-	0.2	X
Sufentanil	0.02	-	0.5	X
Tilidin/Naloxon	-	300	3-4	-
Tramadol	-	450	3-4	-

Umstellung auf MOR-NRI Morphin : Tapentadol = 1 : 2.5

A 5.1.2 Opioid-Umstellung auf Pflaster

Morphin → Fentanyl

Morphin mg/24h		Fentanyl µg/h
p.o.	**Parent.**	**TTS**
0-45	-	12
46-90	0-22	25
91-150	23-37	50
151-210	38-52	75
211-270	53-67	100
271-330	68-82	125
331-390	83-97	150
391-450	98-112	175

Dosisbereiche gelten als Orientierung, die Dosisstärke des Pflasters muss individuell auf den Patienten abgestimmt werden.

Morphin → Buprenorphin

Morphin mg/24h		Buprenorphin mg/24h		Bupr. µg/h
p.o.	**Parent.**	**s.l.**	**Parent.**	**TTS**
30-60	10-20	0.4-0.8	0.3-0.6	35
61-90	21-30	bis 1.2	Bis 0.9	52.5
91-120	31-40	bis 1.6	Bis 1.2	70
121-240	41-80	bis 3.2	Bis 2.4	140

Maximale Pflastergröße: Fentanyl 100µg/h, Buprenorphin 70µg/h; bei höherer Dosierung verschiedene Pflastergrößen für die korrekte Dosis kombinieren

A 5.1.3 Opioid-Umstellung, allgemein

1. Errechnung der Tagesdosis des bisherigen Opioids
2. Errechung der äquianalgetischen Tagesdosis des neuen Opioids (bezogen auf Applikationsart)
3. **50-%-Regel:** Beginn mit 30-50% der rechnerisch ermittelten Äquivalenzdosis; Ausnahmen: bei L-Methadon individuelle Titration; bei Umstellung auf Tapentadol (MOR-NRI → 106) im Allgemeinen keine Reduktion, da zwei Wirkmechanismen
4. Aufteilung der Tages- in Einzeldosen entsprechend der Wirkdauer der Substanz
5. Titration gegen den Schmerz mittels schnell freisetzender Bedarfsmedikation
6. Festlegen der neuen Basis- ggf. auch Bedarfsmedikation

A 5.1.4 Opioidagonisten

Wm: Stimulation zentraler Opioid-Rezeptoren;
Wm: (Hydromorphon Oros): Osmotisch aktives System (oral), Freisetzung über 24h;
Wi: analgetisch, sedativ, atemdepressiv, antitussiv, emetisch und antiemetisch; vgl. UW;
UW: Atemdepression, Sedierung, HF↓, hypotensive Kreislaufstrg., Pruritus, Bronchospasmus, Schwitzen, Spasmen der Gallen- und Pankreaswege, Obstipation, Krampfanfälle, Miosis, Toleranzentwicklung, Blasenentleerungsstrg.;
KI: Anw.Beschr. bei Ki. < 1J, Opioidabhängigkeit, Pankreatitis, Atemstrg., Cave in SS/SZ;
KI (Fentanyl, Hydromorphon, Hydromorphon Oros): SS/SZ;
KI (Jurnista): Ki./Jugendliche < 18J;
Ink (Opioide): Cimetidin, MAO-Hemmer, Morphinantagonisten/-agonisten;
Ink (Fentanyl): Amiodaron;
Ink (Methadon): Diazepam, Erythromycin, Fluvoxamin;
Ink (Pethidin): Barbiturate, Chlorpromazin, Phenytoin, Tranylcypromin, Selegilin

Alfentanil s. Anästhesie, Opioid-Analgetika → 200

Codein s. Antitussiva → 97

Dihydrocodein s. Antitussiva → 97

Fentanyl Rp (Btm) — HWZ 3-12h i.v., 13-22h TTS, Q0 0.9, PPB 85%, PRC C, Lact ?

Abstral *Lingualtbl. 100, 200, 300, 400, 600, 800µg*
Actiq *Lutschtbl. 200, 400, 600, 800, 1200, 1600µg*
Durogesic Smat *TTS 12, 25, 50, 75, 100µg/h*
Effentora *Buccaltbl. 100, 200, 400, 600, 800µg*
Fentadolon *TTS 25, 50, 75, 100µg/h*
Fentanyl HEXAL *Amp. 0.1mg/2ml, 0.5mg/10ml; TTS 12, 25, 37.5, 50, 75, 100µg/h*
Fentanyl-Janssen *Amp. 0.1mg/2ml, 0.5mg/10ml*
Matrifen *TTS 12, 25, 50, 75, 100µg/h*
PecFent *Nasenspray 100, 400µg/Stoß*

Neuroleptanalgesie: 50-100µg i.v. in Kombination mit Neuroleptikum, evtl. Wdh. nach 30-45min;
Intubationsnarkose → 474: ini 1-8.4µg/kg i.v., dann 25-100µg je nach OP-Verlauf;
Ki. 2-12J: 2-3µg/kg i.v.;
chronische Schmerzen → 401: Lutschtbl.: ini 200µg p.o., Steigerung nach Bedarf bis 1600µg; TTS: alle 3d 1 Pflaster, Dosis je nach Vortherapie: → 101;
Durchbruchschmerzen bei chronischen Tumorschmerzen: 1-2 Sprühstöße, max. 4x/d;
DANI, DALI sorgfältige Dosiseinstellung

Hydromorphon Rp (Btm) — HWZ 2.5h, Q0 1.0, PPB 8%, PRC C, Lact ?

Hydromorphon HEXAL *Tbl. 4(ret.), 8(ret.)mg*
Hydromorphon Stada *Tbl. 4(ret.), 8(ret.), 16(ret.), 24(ret.)mg*
Palladon *Kps. 1.3, 2.6mg; Kps. 4(ret.), 8(ret.), 16(ret.), 24(ret.)mg; Amp. 2mg/1ml, 10mg/1ml, 100mg/10ml*

(Sehr) starke Schmerzen → 401: ini 1.3-2.6mg alle 4h p.o.; 2 x 4-24mg (ret.) p.o.; 1-2mg i.m./s.c.; 1-1.5mg i.v.;
Ki. < 6J: 0.015mg/kg i.m./s.c.;
6-12J: 0.5-1mg i.m/s.c.;
DANI, DALI sorgfältige Dosiseinstellung

Hydromorphon Oros Rp (Btm) — HWZ 12.5-14.7h, Q0 1.0, PPB < 30%, PRC C, Lact ?

Jurnista *Tbl. 4(ret.), 8(ret.), 16(ret.), 32(ret.), 64(ret.)mg*

Starke chron. Schmerzen → 401: 1 x 4-64mg p.o.;
DANI, DALI sorgfältige Dosiseinstellung

Levomethadon Rp (Btm) — HWZ 15-60h, Q0 0.25, PPB 85%

L-Polamidon *Amp. 2.5mg/1ml, 5mg/2ml; Gtt. (1ml = 20Gtt. = 5mg)*
L-Polamidon Lsg. zur Substitution *Lsg. (1ml = 5mg)*

(Sehr) starke Schmerzen → 401: 2.5mg i.v.; bis 7.5mg i.m./s.c., evtl. Wdh. alle 4-6h; 4-6 x 2.5-7.5mg p.o., bei Tumorschmerz ggf. weitere Dosissteigerung;
Ki. 2-5J: 0.25-0.5mg/d; > **5J:** 0.5-1.3mg;
Substitutionstherapie bei Opiatabhängigkeit: ini morgens 15-20mg p.o., abends 10-25mg, nach 1-6d Tagesdosis 1x/d;
DANI, DALI Dosisreduktion

Morphin Rp (Btm) HWZ 2.5h, Q0 0.9 (0.3), PPB 20-35%, PRC C, Lact ?

Capros *Kps. 5, 10, 10(ret.), 20, 20(ret.), 30, 30(ret.), 60(ret.), 100(ret.), 120(ret.), 200(ret.)mg*
M-long *Kps. 10(ret.), 30(ret.), 60(ret.), 100(ret.)mg*
Morphin Merck *Gtt. (1ml = 5, 20mg); Amp.10mg/1ml, 20mg/1ml, 100mg/10ml*
MSI *Amp. 10mg/1ml, 20mg/1ml,100mg/5ml, 200mg/10ml*
MSR *Supp. 10, 20, 30mg*
MSTW Krugmann *Tbl. (ret.) 10, 30, 60, 100mg*
MSIW Krugmann *Amp. 20mg/1ml, 100mg/1ml, 200mg/1ml*
MST *Tbl. 10(ret.), 30(ret.), 60(ret.), 100(ret.), 200(ret.)mg; Gran. 20(ret.), 30(ret.), 60(ret.), 100(ret.), 200(ret.)mg*
Painbreak *Brausetbl. 15mg*
Sevredol *Tbl. 10, 20mg*

(Sehr) starke Schmerzen → 401:
2-6 x 10-60mg p.o.; 1-2 x 30-200mg (ret.) p.o.;
4-6 x 5-10mg i.v./s.c./i.m.;
Ki. 0-1J: 4-6 x 0.2mg/kg p.o.;
2-5J: 4-6 x 2.5-5mg p.o.;
6-12J: 4-6 x 5-10mg p.o.;
13-16J: 4-6 x 10-20mg;
Ki. bis 6M: 0.01mg/kg/h i.v. Dauerinfusion;
> **6M:** 4-6 x 0.05-0.1mg i.v.;
DANI, DALI sorgfältige Dosiseinstellung

Oxycodon Rp (Btm) HWZ 3.2-8h, PPB 38-45%, PRC C, Lact ?

Oxycodon Beta *Tbl. 10(ret.), 20(ret.), 30(ret.), 40(ret.), 60(ret.), 80(ret.)mg*
Oxycodon HEXAL *Tbl. 5(ret.), 10(ret.), 20(ret.), 40(ret.), 80(ret.)mg*
Oxycodon Stada *Tbl. 10(ret.), 20(ret.), 40(ret.), 80(ret.)mg*
Oxycodon-ratioph. *Tbl. 10(ret.), 20(ret.), 40(ret.), 80(ret.)mg*
Oxygesic *Tbl. 5(ret.), 10(ret.), 20(ret.), 40(ret.), 80(ret.)mg; Kps. 5, 10, 20mg; Inj.Lsg. 10mg/1ml, 20mg/2ml*

(Sehr) starke Schmerzen → 401: ini 2 x 10mg p.o. (nicht opioidgewöhnte Pat.), nach Bedarf steigern; 1-10mg über 1-2min i.v. bzw. 5mg s.c. als Bolus, max. 6x/d; Infusion 2mg/h i.v.;
Nichttumorschmerz: bis 40mg/d;
Tumorschmerz: 80-120mg/d, max. 400mg/d;
DANI, DALI ini 50%

Oxycodon + Naloxon Rp (Btm)

Targin *Tbl. 10+5(ret.), 20+10(ret.)mg*

(Sehr) starke Schmerzen → 401: ini 2 x 10+5mg p.o., max. 2 x 20+10mg;
DANI, DALI vorsichtige Dosiseinstellung

Pethidin Rp (Btm) HWZ 3.5-4h, Q0 0.9, PPB 60%

Dolantin *Gtt. (21 Gtt. = 50mg); Amp. 50mg/1ml, 100mg/2ml*
Dolcontral *Supp. 100mg*
Pethidin Hameln *Amp. 50mg/1ml, 100mg/2ml*

Starke Schmerzen → 401: 1-5 x 100mg rect.; 25-150mg p.o./s.c./i.m.; 50mg i.v. Wdh. nach Bedarf, max. 500mg/d p.o./rect./i.v.;
Ki.: 0.6-1.2mg/kg/ED p.o.;
DANI Dosisintervall verlängern;
DALI sorgfältige Dosiseinstellung

Piritramid Rp (Btm) HWZ 4-10h, Q0 1.0, PRC C

Dipidolor *Amp. 15mg/2ml*

(Sehr) starke Schmerzen → 401: bis 4 x 7.5-22.5mg i.v.; bis 4 x 15-30mg i.m./s.c.;
Ki.: bis 4 x 0.05-0.2mg/kg i.m./s.c.;
bis 4 x 0.05-0.1mg/kg i.v.;
DANI nicht erforderlich;
DALI Dosisreduktion

Remifentanil s. Anästhesie, Opioid-Analgetika → 200

Sufentanil s. Anästhesie, Opioid-Analgetika → 200

A 5.1.5 Opioide mit gemischt-agonistischer-antagonistischer Aktivität

Wm/Wi (Buprenorphin): kappa-Antagonist und µ-Agonist ⇒ analgetisch;
Wm/Wi (Nalbuphin): kappa-Agonist und µ-Antagonist ⇒ analgetisch;
UW (Buprenorphin): Übelkeit, Erbrechen, Erythem, Juckreiz, Schwindel, Kopfschmerzen, Dyspnoe, Schwitzen, Exanthem, Obstipation, Ödeme, Müdigkeit;
UW (Nalbuphin): Sedierung, Schweißausbrüche, Schläfrigkeit, Vertigo, Mundtrockenheit, Kopfschmerzen, Dysphorie, Übelkeit, Erbrechen;
KI (Buprenorphin TTS): bekannte Überempfindlichkeit, opioidabhängige Pat. bzw. zur Drogensubstitution, Strg. des Atemzentrums bzw. der Atemfunktion, Myasthenia gravis, Kombination mit MAO-Hemmern, Delirium tremens, SS;
KI (Nalbuphin): bekannte Überempfindlichkeit, schwere Niereninsuffizienz, Leberschäden, gleichzeitige Therapie mit µ-agonistischen Opioiden

Buprenorphin Rp (Btm) — HWZ 5h, TTS 30h, Q0 1.0, PPB 96%, PRC C, Lact ?

Bup 4-Tagepflaster *TTS 35, 52.5, 70µg/h*
Buprenorphin AWD *TTS 35, 52.5, 70µg/h*
Cras *Lingualtbl. 0.4, 2, 8mg*
Norspan *TTS 5, 10, 20µg/h*
Subutex *Lingualtbl. 0.4, 2, 8mg*
Temgesic *Lingualtbl. 0.2, 0.4mg; Amp. 0.3mg/1ml*
Transtec PRO *TTS 35, 52.5, 70µg/h*

(Sehr) starke Schmerzen → 401:
3-4 x 0.2-0.4mg s.l., 3-4 x 0.15-0.3mg i.v./i.m.;
max. 1.2mg/d; TTS: 35-70µg/h, Wechsel alle 4d;
TTS (Norspan): 5-20µg/h, Wechsel alle 7d;
Ki.: 3-4 x 3-6µg/kg i.v./i.m.;
> 35kg: 3-4 x 0.2mg p.o.;
> 45kg: 3-4 x 0.4mg p.o.;
Substitutionstherapie bei Opiatabhängigkeit: ini 1 x 2-4mg p.o., dann langsame Dosisreduktion;
DANI nicht erforderlich;
DALI Dosisreduktion, KI bei schwerer LI

Buprenorphin + Naloxon Rp (Btm)

Suboxone *Lingualtbl. 2+0.5mg, 8+2mg*

Substitutionstherapie bei Opiatabhängigkeit: ini 2-4+0.5-1mg p.o., an d1 ggf. erneut 1-2 x 2+0.5mg, Dosisanpassung nach klinischer Wi, max. 24mg Buprenorphin/d, s. a. FachInfo;
DANI nicht erforderlich, Cave bei GFR < 30;
DALI Dosisreduktion, KI bei schwerer LI

Meptazinol Rp — HWZ 3h, Q0 0.95

Meptid *Amp. 100mg/1ml*

Mittelstarke bis starke Schmerzen → 401:
50-100mg i.v., 75-100mg i.m., ggf. Wdh alle 2-4h

Nalbuphin Rp — HWZ 2,3+/-0,8h ,

Nalpain *Inj.Lsg. 10mg/1ml*

Mittelstarke bis starke Schmerzen → 401:
0.1-0.3mg/kg i.v./i.m./s.c., dann je nach Wi nach 3-6h wdh., max. 20mg/d;
Ki.: 0.1-0.2mg/kg i.v., i.m./s.c.;
Ki. < 1.5J: keine Daten;
DANI KI bei schweren Nierenschäden;
DALI KI bei schweren Leberschäden

A 5.1.6 Opioidantagonisten

Wm: kompetitiver Antagonismus am Opioidrezeptor;
UW: Übelkeit, Erbrechen, RR↑, akutes Entzugssyndrom, Schwindel, Schwitzen, Tachykardie, epileptische Anfälle, allergische Reaktionen;
KI: bekannte Überempfindlichkeit, Cave in der SS

Naloxon Rp

HWZ 3-4h, Q0 1.0, PPB 32-45%, PRC B, Lact ?

Naloxon Hameln *Amp. 0.4mg/1ml*
Naloxon-ratioph. *Amp. 0.4mg/1ml*
Naloxon Inresa *Amp. 0.4mg/1ml*

Opioid-Intoxikation → 624: ini 0.4-2mg i.v./i.m./s.c., dann je nach Wi alle 2min 0.4-2mg;
Ki.: 0.01mg/kg i.v., je nach Wi Wdh. nach 3-5min;
postop. Atemdepression: 0.1-0.2mg i.v., Wdh. alle 2-3min, bis Spontanatmung einsetzt;
Ki.: 0.005-0.01mg/kg

Naltrexon Rp

HWZ 2.7(9)h, Q0 1.0, PPB 21%, PRC C, Lact ?

Adepend *Tbl. 50mg*
Nalorex *Tbl. 50mg*
Naltrexon Hcl *Tbl. 50mg*
Nemexin *Tbl. 50mg*

Unterstützung einer Entwöhnungstherapie nach erfolgter Opiatentgiftung: nach neg. Naloxon-Test 1 x 50mg p.o.;
DANI, DALI vorsichtige Dosiseinstellung

A 5.1.7 Weitere Opioid-Analgetika

S. → 102;
UW (Tramadol): Schwindel, Unruhe, Verstopfung, Kopfschmerzen, Übelkeit, Erbrechen;
KI (Tramadol): Überemfindlichkeit, Intoxikation v.a. bei gleichzeitigem Alkoholkonsum

Tilidin + Naloxon Rp

HWZ 3h, Q0 0.95

Andolor *Gtt. (20Gtt. = 50+4mg); Pumplsg. (1Hub = 12.5+1mg*
Tilicomp Beta *Kps. 50+4mg; Tbl. 50+4(ret.), 100+8(ret.), 150+12(ret.), 200+16(ret.)mg; Gtt. (20Gtt. = 50+4mg)*
Tilidin HEXAL comp *Kps. 50+4mg; Tbl. 50+4(ret.), 100+8(ret.), 150+12(ret.), 200+16(ret.)mg; Gtt. (20Gtt. = 50+4mg)*
Valoron N *Tbl. 50+4(ret.), 100+8(ret.), 150+12(ret.), 200+16(ret.)mg; Gtt. (20 Gtt. = 50+4mg)*

(Sehr) starke Schmerzen → 401:
bis 4 x 50-100+4-8mg p.o., max. 600+48mg/d;
2 x 50-200+4-16mg (ret.) p.o.;
Ki. 2-13J: bis 4 x 1Gtt./Lj., minimal 3Gtt./ED;
DANI nicht erforderlich

Tramadol Rp

HWZ 6(5-10)h, Q0 0.6, PPB 20%, PRC C, Lact -

Amadol *Kps. 50, 50(ret.), 100(ret.), 150(ret.), 200(ret.)mg; Tbl. 100(ret.), 150(ret.), 200(ret.)mg; Gtt. (20Gtt. = 50mg)*
Jutadol *Gtt. (20Gtt. = 50mg)*
Tial *Tbl. 100(ret.), 150(ret.), 200(ret.)mg*
Tramadolor *Kps. 50, 50(ret.), 100(ret.), 150(ret.), 200(ret.)mg; Tbl. 50, 50(ret.), 100(ret.), 150(ret.), 200(ret.), 300(ret.)mg; Brausetbl. 50, 100mg; Gtt. (20Gtt. = 50mg); Pumplsg. 100mg/1ml; Supp. 100mg; Amp. 50mg/1ml, 100mg/2ml*
Tramadol-ratioph. *Tbl. 50, 100(ret.)mg; Kps. 50, 50(ret.), 150(ret.), 200(ret.)mg; Brausetbl. 50mg; Gtt. (20Gtt. = 50mg); Pumplsg. 100mg/1ml; Amp. 50mg/1ml, 100mg/2ml*
Tramal *Kps. 50mg, Tbl. 50(ret.), 100(ret.), 150(ret.), 200(ret.)mg; Supp. 100mg; Gtt. (20 Gtt. = 50mg); Amp. 50mg/1ml, 100mg/2ml*
Travex *Tbl. 150(ret.), 200(ret.), 300(ret.), 400(ret.)mg*

Mäßige, starke Schmerzen → 401:
bis 4 x 50-100mg p.o./i.v./i.m./s.c.;
1-2 x 50-200mg ret. p.o.; max. 400mg/d;
Ki. 1-13J: 1-2mg/kg/ED;
DANI bei kurzfristiger Gabe keine Dosisanpassung erforderlich; bei schwerer NI Dauertherapie nicht empfohlen; GFR < 10: KI;
DALI KI bei schwerer LI

A 5.2 Opioidrezeptor-Agonist mit Noradrenalin-Reuptake-Hemmung (MOR-NRI)

Wm/Wi: μ-Opioidrezeptor-Agonist mit Noradrenalin-Wiederaufnahmehemmung ⇒ starke analgetische Wi bei chronischen nozizeptiven und neuropathischen Schmerzen;
UW: Schwindel, Somnolenz, Kopfschmerz, Übelkeit, Obstipation, Appetit ↓, Angst, Depression, Schlafstrg., Nervosität, Ruhelosigkeit, Aufmerksamkeitsstrg., Tremor, unwillkürliche Muskelkontraktionen, Erröten, Dyspnoe, Erbrechen, Diarrhoe, Dyspepsie, Pruritus, Hyperhidrose, Hautausschlag, Asthenie, Müdigkeit, Gefühl der Körpertemperaturveränderung, trockene Schleimhäute, Ödeme;
Ink: MAO-Hemmer, Cave bei Kombination mit anderen zentral wirksamen Substanzen wie Benzodiazepine, Antipsychotika, H1-Antihistaminika, Opioide, Alkohol sowie Enzyminduktoren (z.B. Rifampicin, Phenobarbital, Johanniskraut);
KI: bekannte Überempfindlichkeit, ausgeprägte Atemdepression, akutes/starkes Bronchialasthma, Hyperkapnie, paralytischer Ileus, akute Intoxikation mit Alkohol, Hypnotika, zentralen Analgetika, psychotropen Substanzen

Tapentadol Rp (Btm) HWZ 4h, PPB 20%

Palexia retard *Tbl. 50(ret.), 100(ret.), 150(ret.), 200(ret.), 250(ret.)mg*

Starke chronische Schmerzen → 401: ohne Opioid-Vorbehandlung ini 2 x 50mg p.o., mit Opioid-Vorbehandlung ini ggf. höhere Dosis → 101; nach Bedarf steigern; max. 500mg/d;
DANI leichte bis mäßige NI: 100%, schwere NI: Anwendung nicht empfohlen;
DALI leichte LI: 100%; mäßige LI: ini 1 x 50mg, nach Verträglichkeit steigern; schwere LI: Anwendung nicht empfohlen

A 5.3 Weitere zentral wirksame Analgetika

Wm/Wi (Ziconotid): inhibiert spannungsabhängigen Kalziumeinstrom in die primären nozizeptiven afferenten Nerven, die im Rückenmarkshinterhorn enden;
UW (Ziconotid): Schwindel, Übelkeit, Nystagmus, Verwirrung, Gangabnormalitäten, Beeinträchtigung des Gedächtnisses, Verschwommensehen, Kopfschmerz, Asthenie, Erbrechen, Somnolenz;
KI (Ziconotid): bekannte Überempfindlichkeit, Kombination mit intrathekaler Chemotherapie

Ziconotid HWZ 4.5h, (intrathekal)

Prialt *Inf.Lsg. 100μg/1ml, 500μg/5ml*

Starke chronische Schmerzen → 401: ini 2.4μg/d intrathekal, nach Bedarf um max. 2.4μ/d steigern, max. 21.6μg/d;
DANI, DALI keine Daten

A 5.4 Non-steroidale Antirheumatika (NSAR)

A 5.4.1 Salicylsäurederivate (Salizylate)

Wm: Hemmung der Cyclooxygenase ⇒ Prostaglandinsynthese ↓;
Wi: analgetisch, antiphlogistisch, antipyretisch, thrombozytenaggregationshemmend (ASS);
UW (NSAR-Säuren): allergische Hautreaktion, Schwindel, Nausea, Tinnitus, Magen-Darm-Ulzera, Bronchospasmus, Blutbildungsstrg., Nierenfunktionsstrg., Abszesse bei i.m.-Anwendung;
UW (ASS): zusätzlich Panzytopenie, Strg. des Säure-Basen-Haushalts, Blutungszeit ↑;
KI (NSAR-Säuren): Magen-Darm-Ulzera, Blutbildungsstrg., SS/SZ (nicht alle Wirkstoffe);
KI (ASS): SS (nach 36. SSW, vorher strenge Ind.Stell.); Anw.Beschr. bei Ki. und Jugendlichen mit fieberhaften Erkrankungen (Cave: Reye-Syndrom);
Ink: Aminoglykoside, Azetazolamid, Methotrexat, Probenecid, Sulfonylharnstoffe, Valproinsäure

Acetylsalicylsäure (ASS) OTC/Rp — HWZ (2-4)h, Q0 1.0, PPB 70-90%, PRC D, Lact ?

Acesal *Tbl. 250, 500mg*
Aspirin *Tbl. 100, 300, 500mg; Kautbl. 500mg; Brausetbl. 500mg*
Aspirin i.v. *Inj.Lsg. 500mg/5ml*
ASS HEXAL *Tbl. 100, 500mg*
ASS-ratioph. *Tbl. 100, 300, 500mg*
Delgesic *Pulver 100, 500, 1000mg*
Godamed *Tbl. 50, 100, 300mg*

Leichte, mäßig starke Schmerzen → 401, **Fieber:** 2-3 x 0.5-1g p.o., max. 3g/d; 1-2 x 0.5-1g i.v., max. 5g/d;
Ki. 6-14J: 1-3 x 250-500mg p.o.; max. 13mg/kg/ED; 10-25mg/kg/d i.v.;
Ther. und Pro. kardiovaskulärer Erkrankungen: → 344, → 345, → 348, → 354
DANI, DALI Dosisreduktion

A 5.4.2 Propionsäurederivate

Wm/Wi (Ibuprofen): Hemmung der Cyclooxygenase ⇒ Prostaglandinsynthese ↓ ⇒ analgetisch, antiphlogistisch, antipyretisch, gering thrombozytenaggregationshemmend;
UW (Ibuprofen): Sodbrennen, Bauchschmerzen, Obstipation, Übelkeit, Erbrechen, gastrointestinale Blutungen/Ulzera, Diarrhoe, Stomatitis, Verschlechterung einer Colitis ulcerosa bzw. eines M. Crohn, Kopfschmerzen, Schwindel, Schlaflosigkeit, Erregung, Reizbarkeit, Müdigkeit;
KI (Ibuprofen): bekannte Überempfindlichkeit, bekannte bronchospastische Reaktion, Asthma, Rhinitis oder Urtikaria nach ASS-/NSAR-Einnahme in der Anamnese, ungeklärte Blutbildungsstrg., akute oder in der Anamnese wiederholt aufgetretene peptische Ulzera oder Blutungen, zerebrovaskuläre oder andere aktive Blutungen, schwere Leber- oder Nierenfunktionsstrg., schwere Herzinsuffizienz, SS (3. Trimenon)

Dexibuprofen Rp — HWZ 1.8-3.5h, Q0 1.0, PPB 99%

Deltaran *Tbl. 200, 300, 400mg*
Dolomagon *Tbl. 400mg*

Schmerzen bei degenerativer Gelenkerkrankung, Dysmenorrhoe: 2-3 x 200-300mg p.o., max. 1200mg/d;
DANI GFR < 30: KI;
DALI KI bei schwerer Leberfunktionsstrg.

Dexketoprofen Rp — HWZ 0.35-1.65h, PPB 99%

Sympal *Tbl. 25mg; Inj.Lsg. 50mg/2ml*

Leichte, mäßig starke Schmerzen → 401: 4-6 x 12.5mg p.o.; 3 x 25mg p.o., max. 75mg/d;
DANI GFR 50-80: max. 50mg/d; < 50: KI;
DALI Child 5-9: max. 50mg/d, > 9: KI

Ibuprofen OTC/Rp — HWZ 1.8-3.5h, Q0 1.0, PPB 99%, PRC D, Lact +

Aktren *Tbl. 200, 400mg; Kps. 400mg*
Analgin Akut *Tbl. 400mg*
Anco *Tbl. 600mg*
Docpelin *Tbl. 200, 400mg*
Dolgit *Tbl. 200, 400, 600, 800mg; Gel (1g enth. 50mg)*
Dolormin *Tbl. 200, 400mg; Saft (5ml = 100, 200mg); Gran. 200mg; Supp. 542mg*
Ibuhexal *Tbl. 200, 400, 600, 800, 800(ret.)mg; Supp. 542mg, Saft (5ml = 100mg)*
Ibu-ratioph. *Tbl. 200, 400, 600, 800, 800(ret.)mg; Saft (5ml = 100, 200mg)*
ib-u-ron *Supp. 75, 150mg*
Imbun *Tbl. 500, 800(ret.), 1000mg; Supp. 500mg*
Urem *Tbl. 400mg*

Leichte, mäßig starke Schmerzen → 401, **Dysmenorrhoe, Fieber, rheumatische Erkrankungen** → 402: 2-3 x 200-600mg p.o.; 1-2 x 800mg (ret.) p.o.; 2-3 x 500mg rect.; max. 2400mg/d; 1 x 400mg i.m.;
Ki. > **6J:** 10-15mg/kg/d in 2-3ED;
DANI sorgfältige Dosisanpassung

Ketoprofen Rp

Alrheumun *Kps. 50, 100mg*
Gabrilen *Tbl. 25mg; Kps. 50, 100, 200(ret.)mg; Amp. 100mg/2ml*
Spondylon *Kps. 100mg*

HWZ 1.5-2.5h, Q0 0.9, PPB 99%, PRC B, Lact ?

Arthritiden → 402, **rheumatische Erkrankungen** → 402, **schmerzhafte Schwellung, Dysmenorrhoe:** 1-2 x 50-150mg p.o.; 1 x 200mg (ret.) p.o.; 1 x100mg i.m.;
DANI sorgfältigeDosiseinstellung

Naproxen OTC/Rp

Aleve *Tbl. 200mg*
Dolorsan Femina *Tbl. 250mg*
Dysmenalgit *Tbl. 250mg*
Mobilat *Tbl. 250mg*
Naproxen ct *Tbl. 200, 250, 500mg*
Proxen S *Tbl. 250, 500mg*

HWZ 12-15h, Q0 0.9, PPB 100%

Arthritiden → 402, **rheumatische Erkrankungen** → 402, **schmerzhafte Schwellung, Dysmenorrhoe:** 500-1250mg/d p.o./rect. in 2-3ED; **Ki.** 10-15mg/kg/d;
leichte bis mäßig starke Schmerzen → 401,
Fieber: ini 200-500mg p.o., max. 750mg/d;
DANI max. 500mg/d, GFR < 20: keine Langzeitanwendung;
DALI max. 500mg/d

Tiaprofensäure Rp

Surgam *Tbl. 300mg*

HWZ 1.5-3h, Q0 0.55, PPB 98-99%

Arthritiden → 402, **rheumatische Erkrankung** → 402, **schmerzhafte Schwellung:** 2 x 300mg p.o., max. 600mg/d;
DANI, DALI KI bei schwerer NI, LI

A 5.4.3 Essigsäurederivate

Wm/Wi (Diclofenac): → 106;
UW (Diclofenac): Erbrechen, Diarrhoe, Nausea, GI-Blutung, Überempfindlichkeit, anaphylaktische Reaktionen, Gesichtsödem, Zungenschwellung, Kehlkopfschwellung mit Einengung der Luftwege, Luftnot, Asthmaanfall, Herzjagen, RR ↓, Schock, Reizbarkeit, Schlaflosigkeit, Kopfschmerzen, Erregung, Müdigkeit, Schwindel, Benommenheit, Dyspepsie, Bauchschmerzen, Blähungen, Anorexie, GI-Ulzera, Transaminasen ↑, Exanthem, Juckreiz, Verschlechterung chronisch entzündlicher Darmerkrankungen;
KI (Diclofenac): bekannte Reaktionen von Bronchospasmus, Asthma, Rhinitis oder Urtikaria nach der Einnahme von ASS oder anderen NSAR in der Vergangenheit, ungeklärte Blutbildungsstrg., bestehende oder in der Vergangenheit wiederholt aufgetretene peptische Ulzera oder Hämorrhagien, GI-Blutungen oder Perforationen in der Anamnese im Zusammenhang mit einer vorherigen Therapie mit NSAR; zerebrovaskuläre oder andere aktive Blutungen, schwere Leber-/Nierenfktsstrg., schwere Herzinsuffizienz, SS (3. Trim.), Ki. <15J

Aceclofenac Rp

Beofenac *Tbl. 100mg*

HWZ 4-4.3h, PPB 99%

Aktivierte Arthrose → 402, **chron. Polyarthritis** → 402, **M. Bechterew** → 404: 1-2 x 100mg p.o.;
DANI KI bei schwerer Nierenfunktionsstrg.;
DALI ini 100mg/d, KI bei schwerer Leberfktsstrg.

Acemetacin Rp

Acemetacin Stada *Kps. 30, 60mg*
Azeat *Kps. 30, 60mg*
Rantudil *Kps. 30, 60, 90(ret.)mg*

HWZ 4.5(6)h, Q0 0.6 (0.85), hohe PPB

Arthrose → 402, **chron. Polyarthritis** → 402, **M. Bechterew** → 404: 1-3 x 30-60mg p.o.; 1-2 x 90mg (ret.) p.o.

Diclofenac OTC/Rp — HWZ 1-2(1-3)h, Q0 1.0, PPB 99%, PRC B, Lact ?

Allvoran *Tbl. 50, 100(ret.)mg; Supp. 50, 100mg; Amp. 75mg/3ml*
Diclac Dolo *Tbl. 12.5, 25mg*
Diclac *Tbl. 25, 50, 75(ret.), 100(ret.), 150(ret.)mg; Supp. 50, 100mg; Amp. 75mg/3ml*
Diclofenac-ratioph. *Tbl. 12.5, 25, 50, 75(ret.), 100(ret.), 150(ret.)mg; Supp. 25, 50, 100mg; Pflaster 130mg; Amp. 75mg/2ml; Gel (1g enth. 10mg); Gtt. (20Gtt. = 50mg)*
Effekton *Tbl. 25, 50, 100(ret.)mg; Supp. 50, 100mg; Amp. 75mg/3ml;*
Rewodina *Tbl. 50mg; Kps. 75(ret.), 100(ret.)mg; Gel (1g enth. 10mg)*
Voltaren *Tbl. 12.5, 25, 50, 100(ret.)mg; Kps. 12.5, 75mg; Supp. 25, 50, 100mg; Amp. 75mg/3ml; Gel (1g enth. 9.3mg)*

Arthritiden → 402, **rheumatische Erkrankungen** → 402, **schmerzhafte Schwellungen:** 1-3 x 25-50mg p.o./rect.; 2 x 75mg p.o.; 1 x 100mg rect.; 2 x 1 Pflaster; 1 x 100mg (ret.) p.o.; 1 x 75mg (ret.) i.m.; max. 150mg/d (ret.) p.o./rect./i.m.;
Ki. > **6J:** 2mg/kg/d p.o./rect.;
Jugendl.: 1-2mg/kg/d;
DANI sorgfältige Dosiseinstellung;
äußerliche Therapie von Schmerzen, Entzündungen, Schwellungen bei rheumatischen → 402 **und degenerativen Erkrankungen, Sportverletzungen:** 3-4 x tgl. auftragen

Indometacin Rp — HWZ 4-11 h, Q0 0.85, PPB > 90%, PRC D

Indo ct *Kps. 25, 50, 75(ret.)mg; Supp. 50, 100mg*
Indometacin AL *Brausetbl. 25, 50mg; Tbl. 50mg*
Indomet-ratioph. *Kps. 25, 50, 75(ret.)mg; Supp. 50, 100mg; Gel (1g enth. 10mg)*
Indo-paed *Susp. (1ml = 5mg)*
Inflam *Supp. 100mg*

Arthritiden → 402, **rheumatische Erkrankungen** → 402, **schmerzhafte Schwellungen:** 2-3 x 25-50mg p.o.; 1-2 x 75mg (ret.) p.o.; 1-3 x 50mg oder 1 x 100mg rect.; max. 200mg/d kurzfristig; Gel: 2-4 x lokal;
Ki. 6-14J: 1-3mg/kg/d p.o. in 2-3ED;
DANI sorgfältige Dosiseinstellung

A 5.4.4 Oxicame

Wm, Wi, UW, KI, Ink → 106; **Ink** (Piroxicam): Ritonavir

Meloxicam Rp — HWZ 15-20h, Q0 1.0, PPB 99%, PRC N, Lact ?

Melox Gry *Tbl. 7.5, 15mg*
Meloxicam-ratioph. *Tbl. 7.5, 15mg*
Mobec *Tbl. 7.5 mg*

Arthrose → 402, **chronische Polyarthritis** → 402, **M. Bechterew** → 404: 1 x 7.5-15mg p.o., max. 15mg/d;
DANI GFR > 25: 100%; Dialyse max. 7.5mg/d

Piroxicam OTC/Rp — HWZ 50h, Q0 0.9, PPB 98%, PRC C, Lact +

Jenapirox *Tbl. 20mg*
Pirocutan *Tbl. 10, 20mg; Amp. 20mg/1ml; Creme, Gel (1g enth. 5mg)*
Piroxicam-ratioph. *Tbl. 10, 20mg; Supp. 20mg; Amp. 20mg/1ml*

Arthritiden → 402, **rheumatische Erkrankungen** → 402, **schmerzhafte Schwellungen:** 10-20mg p.o./rect./i.m., max. 20mg/d;
Entzündungen von Sehnen oder Sehnenscheiden, schmerzhafte Schultersteife, Prellungen, Zerrungen, Verstauchungen: Creme, Gel: 3-4 x lokal;
DANI, DALI leichte bis mittlere Einschränkung: 100%, schwere Fktsstrg.: KI

A 5.4.5 Coxibe

Wm: selektive Hemmung der Cyclooxygenase-2 ⇒ Prostaglandinsynthese ↓ ;
Wi: analgetisch, antiphlogistisch;
UW: Ödeme, Bauchschmerzen, Benommenheit, Hypertonie, Oberbauchbeschwerden, Schwindel, Übelkeit, Kopfschmerzen, Pruritus, Transaminasen ↑ , allergische Reaktionen;
KI: aktives Ulkus, Leberfunktionsstrg. (Child-Pugh: > 10), entzündliche Darmerkrankung, Herzinsuffizienz NYHA II-IV, KHK, zerebrovaskuläre Erkrankungen, bekannte Überempfindlichkeit, SS/SZ

Celecoxib Rp	HWZ 8-12h, Q0 > 0.7, PPB 97%, PRC C, Lact ?
Celebrex *Tbl. 100, 200mg* **Onsenal** *Kps. 400mg*	**Aktivierte Arthrose** → 402, **chronische Polyarthritis** → 402: 1-2 x 100-200mg p.o.; **familiäre adenomatöse Polyposis:** 2 x 400mg p.o.; **DANI** vorsichtige Dosiseinstellung, GFR < 30: KI; **DALI** 50%, Child >10: KI
Etoricoxib Rp	HWZ 22h, PPB 92%
Arcoxia *Tbl. 30, 60, 90, 120mg*	**Arthrose** → 402: 1 x 60mg p.o.; **rheumatoide Arthritis** → 402: 1 x 90mg; **akute Gichtarthritis** → 425: 1 x 120mg; **DANI** GFR > 30: 100%; < 30: KI; **DALI** Child-Pugh 5-6: max. 60mg/d; 7-9: 60mg alle 2d; > 10: KI
Parecoxib Rp	HWZ (8h) Q0 0.95 (> 0.7), PRC C, Lact ?
Dynastat *Inj.Lsg. 40mg/2ml*	**Postop. Schmerzen, Kurzzeittherapie:** 40mg i.v./i.m., nach 6-12h evtl. 20-40mg für 2d, max. 80mg/d, < 50kg: max. 40mg/d; **DANI** nicht erforderlich; **DALI** Child-Pugh 7-9: 50%, max. 40mg/d; > 10: KI

A 5.5 Anilinderivate

Wm: Hemmung der zerebralen Prostaglandinsynthese, Hemmung des Effekts endogener Pyrogene auf die hypothalamische Temperaturregulation; **Wi:** antipyretisch, analgetisch, nur sehr gering antiphlogistisch; **UW:** allergische Hautreaktionen, Kopfschmerzen, Bronchospasmus, Nieren-, Leberschäden; **KI:** Anw.Beschr. bei Leberfktsstrg., Gilbert-Meulengracht-Syndrom, vorgeschädigter Niere, Cave in SS/SZ; **Ink:** Alkohol, Phenytoin

Paracetamol (Acetaminophen) OTC/Rp*	HWZ 1-4h, Q0 > 0.9, PPB 10%, PRC B, Lact+
Ben-u-ron *Tbl. 500, 1000mg; Kps. 500mg; Supp. 75, 125, 250, 500, 1000mg; Saft (5ml = 200mg)* **Captin** *Supp. 500mg* **Enelfa** *Tbl. 500mg; Supp. 125, 250, 500mg; Saft (5ml = 120mg)* **Paracetamol HEXAL** *Tbl. 500mg; Supp. 125, 250, 500, 1000mg; Saft (5ml = 200mg)* **Paracetamol-ratioph.** *Brausetbl. 500mg; Tbl. 500mg; Supp. 125, 250, 500, 1000mg; Saft (5ml = 200mg)* **Perfalgan** *Inf.Lsg. 500mg/50ml, 1000mg/100ml* **Rubiemol** *Supp. 125, 250, 500mg; Saft (5ml = 250mg)*	**Leichte bis mäßig starke Schmerzen** → 401, **Fieber:** 3-4 x 10-15mg/kg, max. 60mg/kg/d p.o./rect.; 1g i.v., ggf. Wdh. nach 4h, max. 4g/d i.v.; **Ki.:** p.o./rect.: s. Erw.; i.v.: > 33kg: 15mg/kg i.v., ggf. Wdh. nach 4h, max. 60mg/kg/d bzw. max. 4g/d i.v.; **DANI** GFR < 30: (i.v.) Dosisintervall 6h; **DALI** Dosisintervall verlängern, Child-Pugh > 9: KI * Auch verschreibungspflichtig, wenn eine Packung > 10g enthält

A 5.6 Pyrazolonderivate

Wm/Wi: Hemmung der Cyclooxygenase ⇒ Prostaglandine ↓ ; analgetisch, antipyretisch;
Wi (Phenylbutazon): zusätzlich antiphlogistisch;
UW (Metamizol): allergische Reaktionen, Bronchospasmus, RR ↓ , Stevens-Johnson-/Lyell-Syndrom, Leukopenie, Aganulozytose, Verschlechterung der Nierenfunktion, akute interstitielle Nephritis;
KI (Metamizol): bekannte Allergie gegen Metamizol oder Pyrazolone/Pyrazolidine, bekanntes Analgetika-Asthma-Syndrom, bekannte Analgetika-Intoleranz (Urtikaria-Angioödemtyp), akute intermittierende hepatische Porphyrie, G-6-PDH-Mangel, Knochenmarksinsuffizienz, Sgl. < 3M oder < 5 kg; letztes SS-Trimenon, keine i.v.-Gabe bei Hypotonie und instabiler Kreislaufsituation oder bei Sgl. (3 bis 11 M);
Ink (Phenylbutazon): Cumarine, Phenytoin, Sulfonylharnstoffe

Metamizol Rp — HWZ 2.5(4)h, Q0 > 0.8 (0.6), PRC D

Analgin *Tbl. 500mg; Amp. 1g/2ml*
Berlosin *Tbl. 500mg; Supp. 300, 1000mg; Amp. 1g/2ml*
Metamizol HEXAL *Tbl. 500mg; Gtt. (20Gtt. = 500mg); Supp. 300, 1000mg; Amp. 2.5g/5ml*
Novalgin *Tbl. 500mg; Brausetbl. 500mg; Gtt. (20Gtt. = 500mg); Supp. 300, 1000mg; Amp. 1g/2ml, 2.5g/5ml*
Novaminsulfon-ratioph. *Tbl. 500mg; Gtt. (20Gtt. = 500mg); Amp. 1g/2ml, 2.5g/2ml*

Starke Schmerzen → 401, **Koliken, Fieber:** 1-4 x 8-16mg/kg p.o./rect./i.v.;
Sgl. > 3M bzw. > 5kg: 1-4 x 8-16mg/kg p.o./i.m.;
Ki.: s. Erw.;
DANI, DALI mehrfache höhere Dosen vermeiden

Phenazon OTC — HWZ 11-12h, Q0 0.95, geringe PPB

Eu-Med *Tbl. 500mg*
Migräne-Kranit *Tbl. 500mg; Supp. 500mg*
Migränin Phenazon *Tbl. 500mg*

Leichte, mäßig starke Schmerzen → 401, **Fieber:** 1-4 x 0.5-1g p.o./rect., max. 4g/d;
Ki. 7-15J: 3-4 x 250mg p.o., max. 1250mg/d;
DANI max. 500mg/ED, max. 2g/d

Phenylbutazon Rp — HWZ 70(48)h, Q0 1.0 (1.0), PPB 99%

Ambene *Tbl. 200mg; Amp. 400mg/2ml*
Exrheudon OPT *Tbl. 200mg*

M. Bechterew → 404, **chronische Polyarthritis** → 402: d1-2: 2-3 x 200mg p.o., dann: 1-2 x 200mg; 1 x 400mg i.m.; Dauer max. 7d;
akuter Gichtanfall → 425: ini 400mg p.o., dann 2 x 200mg p.o.; **DANI, DALI** KI

Propyphenazon OTC — HWZ 1.5h, Q0 0.9

Demex *Tbl. 500mg*

Leichte bis mäßig starke Schmerzen → 401, **Fieber:** 1-4 x 0.5-1g p.o., max. 4g/d;
Ki. 7-15J: 1-4 x 250mg p.o.; max. 1200mg/d

A 5.7 Spasmolytika

Wm/Wi: Antagonismus am Muscarinrezeptor (Parasympatholyse); **Wm/Wi** (Mebeverin): zusätzlich papaverinartige Wi (direkte Wi auf glatte Muskulatur); **Wm/Wi** (Hymecromon): zusätzlich choleretische Wirkung; **UW:** Schweißdrüsensekretion ↓, Mundtrockenheit, HF ↑, Miktionsbeschwerden;
KI: Glaukom, Blasenentleerungsstrg., mechanischer Ileus, Tachyarrhythmie, Myasthenia gravis, Cave in SS

Atropin Rp — HWZ 2-3h, Q0 0.45, PPB 2-40%, PRC C, Lact?

Dysurgal *Tbl. 0.5mg*

Magen-Darm-/Harnwegs-Spasmen: 1-3 x 0.5-1mg p.o.;
Ki. 2-5J: 1-3 x 0.25mg; **6-14J:** 1-3 x 0.5mg

Butylscopolamin OTC/Rp — HWZ 5h, Q0 0.55, PPB 3-11%, PRC C

BS-ratioph. *Amp. 20mg/1ml*
Buscopan *Tbl. 10mg; Supp. 10mg; Amp. 20mg/1ml; Inf.Lsg. 200mg/10ml*
Spasman Scop *Amp. 20mg/1ml*

Magen-Darm-Spasmen: 3-5 x 10-20mg p.o./rect.; 20-40mg i.v./i.m./s.c., max. 100mg/d;
Ki., Jugendl.: 0.3-0.6mg/kg i.v./i.m./s.c., max. 1.5mg/kg/d

Mebeverin Rp — HWZ 2h, PPB 76%

Duspatal *Tbl. 135mg; Kps. 200(ret.)mg*
Duspatalin *Tbl. 135mg*
Mebeverin dura *Tbl. 135mg*
Mebeverin Solvay *Kps. 200(ret.)mg*

Reizdarmsyndrom: 2 x 200mg (ret.) p.o.; 3 x 135mg, evtl. Dosisreduktion nach einigen W;
Ki. 3J: 3 x 25mg p.o.; **4-8J:** 3 x 50mg;
9-10J: 3 x 100mg; > **10J:** s. Erw.

Hymecromon OTC HWZ 1h

Chol Spasmoletten *Tbl. 400mg*
Cholspasmin forte *Tbl. 400mg*

Gallenwegsspasmus → 452, **Cholestase:** 2-3 x 400mg p.o.;
DANI, DALI KI bei schwerer NI, LI

A 5.8 Analgetika-Kombinationen

ASS + Codein Rp

Dolviran N *Tbl. 500+30mg*

Mäßig starke und starke Schmerzen → 401: 1-3 x 500-1000+30-60mg p.o.;
DANI, DALI Dosisreduktion

ASS + Paracetamol + Coffein OTC

Boxonal *Tbl. 250+200+50mg*
Dolopyrin Al *250+200+50mg*
Neuralgin *Tbl. 250+200+50mg*
Neuranidal N *Tbl. 250+200+50mg*
Temagin Pac *Tbl. 250+200+50mg*
Thomapyrin *Tbl. 250+200+50, 250+250+50mg*
Titralgan *Tbl. 250+200+50mg*

Leichte, mäßig starke Schmerzen → 401: 1-3 x 250-500+200-400+50-100mg p.o.;
DANI KI bei schwerer Nierenfunktionsstrg.

ASS + Paracetamol + Codein/Coffein Rp

Dolomo TN *Kombipackung Tbl.-T: 250+250+50mg Coffein; Tbl.-N: 250+250+50mg Codein*

Mäßig starke Schmerzen → 401: tagsüber: 1-3 x 1-2Tbl.-T p.o.; nachts: 1 x 1-2Tbl.-N p.o.;
DANI GFR < 10: Dosisintervall mindestens 8h;
DALI Dosisreduktion, Child-Pugh > 9: KI

Diclofenac + Codein Rp

Combaren *Tbl. 50+50mg*
Voltaren plus *Tbl. 50+50mg*

Starke und sehr starke Schmerzen → 401: 1-3 x 50+50mg p.o.;
DANI sorgfältige Dosiseinstellung

Paracetamol + Codein Rp PRC C, Lact ?

Gelonida Schmerztbl. *Tbl. 500+30mg*
Nedolon P *Tbl. 500+30mg*
Paracetamol comp Stada *Tbl. 500+30mg*
Talvosilen *Tbl. 500+20, 500+30mg; Kps. 500+20, 500+30mg; Supp. 250+5, 500+10, 500+30, 1000+20, 1000+60mg; Saft (5ml = 200+5mg)*
Titretta *Tbl. 500+30mg; Supp. 1g+60mg*

Mäßig starke und starke Schmerzen → 401: 1-4 x 500-1000+20-60mg p.o./rect.;
Ki. 1-6J: 1-3 x 250+5mg rect.;
6-12J: 1-3 x 500+10mg rect.;
DANI Dosisreduktion;
DALI Dosisreduktion, Child-Pugh > 9: KI

Paracetamol + Coffein + Codein Rp

Azur compositum *Tbl. 350+50+30mg; Supp. 600+50+40mg*

Starke Schmerzen → 401: 1-4 x 350-700+50-100+30-60mg p.o.;
1-4 x 600+50+40mg rect.;
DANI Dosisreduktion;
DALI Dosisreduktion, Child-Pugh > 9: KI

Paracetamol + Metoclopramid Rp

Migraene Neuridal *Tbl. 500+5mg*
Migraeflux Mcp *Tbl. 500+5mg*
Migränerton *Kps. 500+5mg*
Migralave + Mcp *Tbl. 500+5mg*

Migräneanfall → 482: ini 1000+10mg p.o., ggf. alle 4h 500+5mg, max. 3000+30mg/d;
DANI Dosisreduktion;
DALI LI mit Aszites: 50%

Paracetamol + N-Butylscopolamin OTC

Buscopan plus *Tbl. 500+10mg; Supp. 800+10mg*	**Krampfartige Magen-Darm-Schmerzen, Dysmenorrhoe:** 3 x 500-1000+10-20mg p.o.; 3-4 x 800+10mg rect.; **DALI** KI bei schwerer LI

Paracetamol + Tramadol Rp

Zaldiar *Tbl. 325+37.5mg; Brausetbl. 325+37.5mg*	**Mäßig starke und starke Schmerzen** → 401: **Erw. u. Ki. > 12J:** ini 2Tbl., dann nach Bedarf bis max. 4 x 2Tbl.; **DANI** GFR 10-30: Dosisintervall 12h; < 10: Anwendung nicht empfohlen; **DALI** schwere LI Anwendung nicht empfohlen

S. auch ZNS - Migränemittel (→ 218)

A 5.9 Analgetika + Schleimhautprotektiva

Diclofenac + Misoprostol Rp

Arthotec forte *Tbl. 75+0.2mg*	**Aktivierte Arthrose** → 402: 2 x 75+0.2mg p.o.; **DANI, DALI** sorgfältige Dosiseinstellung

A 5.10 Rheuma-Basistherapeutika DMARD (disease modifying antirheumatic drugs)

Wm (Chloroquin): Stabilisierung der Lysosomenmembran, Beeinflussung des Bindegewebsstoffwechsels;
Wm (Cyclophosphamid): Alkylans ⇒ Strangbrüche und Vernetzungen der DNS;
Wm (Gold: Auranofin, Natriumaurothiomalat): Hemmung der Leukozytenauswanderung in die Synovia;
Wm (Leflunomid): Hemmung der Dihydroorotatdehydrogenase ⇒ Hemmung der Pyrimidinsynthese ⇒ Lymphozytenproliferation ↓;
Wm (Methotrexat): immunsupressiv, Zytokinsynthese ↓;
Wm (Penicillamin): Spaltung von Rheumafaktoren, mesenchymsuppressiv;
Wm (Sulfasalazin): Beeinflussung der Prostaglandinsynthese;
Wi: Beeinflussung des rheumatischen Grundprozesses;
UW (Chloroquin): Hornhauttrübung, Retinopathia pigmentosa, Exantheme;
UW (Cyclophosphamid): Myelosuppression, Übelkeit, Erbrechen, hämorrhagische Zystitis, Haarausfall, Leberfktsstrg., Mukositis, venoocclusive disease;
UW (Gold): Haarausfall, Dermatitis, Stomatitis, Panzytopenie, Nierenschäden;
UW (Penicillamin): Nierenschäden, BB-Veränderungen, Geschmacksstrg., Muskellähmungen;
UW (Leflunomid): Diarrhoe, Transaminasen ↑, Hypertonie, Exanthem, Haarausfall, Knochenmarkdepression, Infektanfälligkeit ↑;
UW (Methotrexat): Exanthem, Haarausfall, Magen-Darm-Ulzera, Übelkeit, Erbrechen, Strg. der Hämatopoese, Lungenfibrose;
KI (Chloroquin): Retinopathie, G-6-PDH-Mangel, SS/SZ;
KI (Cyclophosphamid): floride Infektionen, schwere Knochenmarksuppression, Harnabflussstrg.;
KI (Gold und Penicillamin): Niereninsuffizienz, Blutbildungsstrg., Leberschäden, SS/SZ;
KI (Leflunomid): schwere Immundefekte, eingeschränkte Knochenmarkfkt., schwere Infektion, eingeschränkte Leberfkt., mittlere bis schwere Niereninsuffizienz, SS/SZ, Ki. u. Jugendliche < 18J;
KI (Methotrexat): akute Infektionen, schwere Knochenmarkdepression, Leberfktsstrg., Magen-Darm-Ulzera, Niereninsuffizienz, SS/SZ;
Ink (Methotrexat): Cisplatin, NSAR, Penicilline, Probenecid, Salizylate, Sulfonamide;
Ink (Penicillamin): Eisensalze

Auranofin Rp	HWZ 15-31d, Q0 0.9, PPB 60%, PRC C, Lact ?
Ridaura *Tbl. 3mg*	**Chronische Polyarthritis** → 402: 1 x 6mg oder 2 x 3mg p.o.; nach 4-6M evtl. 3 x 3mg; **DANI** nicht erforderlich
Chloroquin Rp	HWZ 30-60d, Q0 0.3, PPB 50-60%, PRC C, Lact +
Resochin *Tbl. 50, 155mg; Amp. 155mg/5ml*	**Chronische Polyarthritis** → 402, **Lupus erythematodes** → 406: **Erw. + Ki.:** 2.5mg/kg/d; max. Kumulativdosis 100g
Cyclophosphamid Rp	HWZ 7(9)h, Q0 0.5, PPB 13% (→ 309)
Cyclostin *Tbl. 50mg* **Endoxan** *Tbl. 50mg; Inf.Lsg. 200, 500, 1000mg*	**Autoimmunerkrankung:** Dauertherapie: 3-6mg/kg/d i.v.; 50-200mg/d p.o.; Intervalltherapie: 10-15mg/kg i.v. alle 2-5d; 20-40mg/kg i.v. alle 21-28d; **DANI** GFR < 10: 50%; **DALI** 75%
Hydroxychloroquinsulfat Rp	HWZ 30-60d, PRC C, Lact ?
Quensyl *Tbl. 200mg*	**Chronische Polyarthritis** → 402, **Lupus erythematodes** → 406: ini 2-3 x 200mg p.o., Erh.Dos. 1-2 x 200mg; **Ki.:** 5-6.5mg/kg/d; **DANI, DALI** Dosis anpassen
Leflunomid Rp	HWZ 4-28d, PPB 99%, PRC X, Lact -
Arava *Tbl. 10, 20, 100mg* **Leflunomid Hexal** *Tbl. 10, 20mg* **Leflunomid Winthrop** *Tbl. 10, 20, 100mg*	**Chronische Polyarthritis** → 402, **Psoriasis-Arthritis** → 405: d1-3: 1 x 100mg p.o., dann: 1 x 10-20mg p.o.; **DANI** KI bei mittlerer bis schwerer NI; **DALI** KI bei eingeschränkter Fkt.
Methotrexat Rp	HWZ 5.1-9.3h, Q0 0.06, PPB 60%, PRC X, Lact - (→ 313)
Bendatrexat *Inj.Lsg. 50mg/2ml* **Lantarel** *Tbl. 2.5, 7.5, 10mg; Fertigspr. 7.5mg/1ml, 10mg/1.34ml, 15mg/2ml, 20mg/2.67ml, 25mg/1ml* **Metex** *Tbl. 2.5, 7.5, 10mg; Inj.Lsg., Fertigspr. 7.5mg/0.15ml, 10mg/0.20ml, 15mg/0.30ml, 20mg/0.40ml, 25mg/0.50ml, 30mg/0.60ml* **MTX HEXAL** *Tbl. 2.5, 5, 7.5 10, 15mg; Inj.Lsg. 5mg/2ml, 7.5mg/1ml, 10mg/4ml, 15mg/2ml, 25mg/1ml, 50mg/2ml, 500mg/20ml, 1g/40ml* **MTX Sandoz** *Tbl. 7.5mg; Inj.Lsg. 7.5mg/1ml, 10mg/1.33ml, 15mg/2ml, 20mg/2.67ml, 25mg/3.33ml*	**Chronische Polyarthritis** → 402, **Psoriasis-Arthritis** → 405: ini 1 x/W 7.5mg p.o./i.v., bei guter Verträglichkeit evtl. 1 x/W 10-15mg, max. 20mg/W p.o./i.v.; **DANI** GFR > 80: 100%, 80: 75%, 60: 63%, GFR < 60 oder Krea > 2mg/dl: KI
Natriumaurothiomalat Rp	HWZ 225-250d, Q0 0.3, PPB > 95%
Tauredon *Amp. 10mg/0.5ml, 20mg/0.5ml, 50mg/0.5ml*	**Chronische Polyarthritis** → 402, **Psoriasis-Arthritis** → 405: ini 2 x/W i.m.; 1.-3. Inj.: 10mg; 4.-6. Inj. 20mg, dann 2 x/W 50mg oder 1 x/W 100mg; Erh.Dos. 1 x/M 100mg; **DANI** KI; **DALI** KI bei schwerer Lebererkrankung

Penicillamin Rp — HWZ 1-7.5h, Q0 0.85, PPB 90%, PRC D, Lact -

Metalcaptase *Tbl. 150, 300mg*

Chronische Polyarthritis → 402: W1-2: 150mg/d p.o., dann alle 2W um 150mg steigern, max. 1200mg, nach Wi-Eintritt reduzieren auf Erh.Dos. 300-600mg/d;
Ki.: ini 3-5mg/kg, max. 15-20mg/kg, nach Wi-Eintritt reduzieren auf Erh.Dos. 5-10mg/kg/d;
M. Wilson: 1 x 10-20mg/kg p.o.;
DANI, DALI KI

Sulfasalazin Rp — HWZ 7.6h, PPB > 95%, PRC B, Lact ?

Azulfidine RA *Tbl. 500mg*
Pleon RA *Tbl. 500mg*
Salazopyrine RA *Tbl. 500mg*
Sulfasalazin HEXAL *Tbl. 500mg*

Chronische Polyarthritis → 402:
W1: 1 x 500mg/d p.o.; W2: 2 x 500mg/d;
W3: 1500mg/d; W4: 2 x 1g/d;
DANI, DALI KI bei schwerer NI, LI

A 5.11 Glukokortikoide

Wi: Gluconeogenese ↑, Proteinkatabolismus ↑, Lipolyse, Hemmung mesenchymaler Reaktionen (Entzündung, Exsudation, Proliferation), immunsuppressiv, antiallergisch (Lympho-/Eosinopenie, lymphatisches Gewebe ↓, B-/T-Zellaktivität ↓);
UW diabetogen: Glukose ↑, Glukosurie, Steroiddiabetes; **katabol:** negative Stickstoffbilanz, Wachstum ↓, Osteoporose; **Fettstoffwechsel:** Stammfettsucht, Vollmondgesicht, Fettsäurespiegel ↑; **BB:** Thrombos ↑, Erys ↑, Neutrophile ↑, Eosinophile ↓, Basophile ↓, Lymphos ↓; **ulzerogen:** Produktion von Magensäure ↑, Magenschleim ↓; **Augen:** Hornhautulkus, Glaukom, Katarakt; **Haut:** Atrophie, Striae rubrae, Akne; **Kapillarbrüchigkeit** ↑: Petechien, Ekchymosen, Purpura; **mineralokortikoide Wi:** H_2O-, Na-Retention, K^+ ↓, RR ↑, Alkalose; **Immunschwäche:** Infektgefährdung, Tbc-Aktivierung; **endokrines Psychosyndrom:** Euphorie, Depression, Verwirrung, Halluzination; **Muskeln:** Schwäche, Atrophie; **NNR-Atrophie:** Kortison-Entzugssyndrom (Schwäche, Schwindel, Schock);
KI (bei chronischer Anwendung): GI-Ulzera, schwere Osteoporose, akute virale/bakterielle Infektionen, Systemmykosen, Glaukom, psychiatrische Anamnese;
Ink: Barbiturate, Didanosin, Rifabutin, Rifampicin;
Ink (Methylprednisolon): Kontrazeptiva, Ketoconazol;
Glu: relative glukokortikoide Potenz, **Min:** relative mineralokortikoide Potenz

Die Dosierung richtet sich nach der Schwere der jeweiligen Erkrankung.

		Glu	Min
Betamethason Rp	HWZ 6h, Q0 0.95, PPB 58-70%, PRC C, Lact - ✋	Glu	Min
Celestamine N *Tbl. 0.5mg; Gtt. (1ml = 0.5mg)* **Celestan** *Amp. 4mg/1ml* **Celestone** *Tbl. 0.5mg; Amp. 4mg/1ml*		25	0
Cloprednol Rp	HWZ 2h, Q0 1.0, PPB 67-84% ✋	8	0
Syntestan *Tbl. 2.5, 5mg*			
Deflazacort Rp	HWZ 1.5h, Q0 0.8 ✋	3	3
Calcort *Tbl. 6mg*			
Dexamethason Rp	HWZ 2-5h, Q0 0.9, PPB gering, PRC C, Lact - ✋	Glu	Min
Dexa-Allvoran *Amp. 4mg/1ml, 8mg/2ml* **Dexaflam Inject** *Amp. 4mg/1ml* **DexaHEXAL** *Amp. 4mg/1ml, 8mg/2ml* **Dexamethason-ratioph.** *Tbl. 4, 8mg* **Fortecortin** *Tbl. 0.5, 2, 4, 8mg; Amp. 4mg/1ml, 8mg/2ml, 40mg/5ml, 100mg/10ml* **Lipotalon** *Amp. 4mg/1ml*		30	0

Fludrocortison Rp — HWZ 3.5-4.8h, PRC C, Lact ?	10	125
Astonin H *Tbl. 0.1mg*		
Fluocortolon Rp — HWZ 0.5-3.5h, Q0 1.0, PPB 95%, PRC C	5	0
Ultralan *Tbl. 5, 20, 50mg*		
Hydrocortison (=Cortisol) Rp — HWZ 1-2h, Q0 1.0, PPB 75-95%, PRC C, Lact -	1	2
Hydrocortison Acis *Tbl. 10mg* **Hydrocortison Hoechst** *Tbl. 10mg* **Hydrocortison** *Amp. 100mg/2ml, 250mg/2ml, 500mg/4ml, 1g/8ml*		
Methylprednisolon Rp — HWZ 2-3h, Q0 0.9, PPB 77%, PRC C, Lact ?	5	0
Methylprednisolon Acis *Tbl. 4, 8, 16, 32mg* **Metypred** *Tbl. 4, 8, 16mg; Amp. 125mg/2ml, 250mg/4ml, 1g/16ml* **M PredniHEXAL** *Tbl. 4, 8, 16mg* **Urbason** *Tbl. 4, 8, 16, 40mg; Amp. 16mg/1ml, 32mg/1ml, 250mg/5ml, 1g/10ml*		
Prednisolon Rp — HWZ 2.6-3h, Q0 0.75, PPB 95%, PRC C, Lact -	4	1
Decortin H *Tbl. 1, 5, 10, 20, 50mg* **Klismacort** *Rektalkps. 100mg* **PredniHEXAL** *Tbl. 5, 10, 20, 50mg* **Prednisolon Jenaph.** *Tbl. 1, 5, 10, 20, 50mg* **Prednisolon-ratioph.** *Tbl. 5, 50mg* **Prednisolut** *Amp. 10mg/2ml, 25mg/5ml, 50mg/2ml, 100mg/5ml, 250mg/5ml, 500mg/5ml, 1g/10ml* **Solu-Decortin H** *Amp. 10mg/1ml, 25mg/1ml, 50mg/1ml, 100mg/1ml,250mg/5ml, 500mg/5ml, 1g/10ml*		
Prednison Rp — HWZ 1.7-3h, Q0 1.0, PPB 75%, PRC C, Lact +	3.5	1
Cutason *Tbl. 5, 20, 50mg* **Decortin** *Tbl. 1, 5, 20, 50mg* **Prednison HEXAL** *Tbl. 5, 20, 50mg* **Rectodelt** *Supp. 100mg*		
Triamcinolon Rp — HWZ 2-3h, Q0 1.0, PPB 80%, PRC C, Lact ?	5	0
Delphicort *Tbl. 4mg; Amp. 25(KS)mg/1ml, 40(KS)mg/1ml* **TriamHEXAL** *10(KS)mg/1ml, 40(KS)mg/1ml* **Volon** *Tbl. 4, 8, 16mg* **Volon A** *Amp. 10(KS)mg/1ml, 40(KS)mg/1ml; Inj.Lsg. 50mg/5ml, 200mg/5ml; Fertigspr. 40(KS)mg/1ml*		

A 5.12 Selektive Immunsuppressiva

Wm/Wi (Abatacept): Inhibierung der Aktivierung von T-Lymphozyten;
Wm/Wi (Adalimumab): spezifische Bindung an Tumornekrosefaktor-Alpha (TNF-Alpha);
Wm/Wi (Anakinra): kompetitiver Antagonist an Interleukin-1 Typ-I-Rezeptoren ⇒ Neutralisierung der proinflammatorischen Interleukin-1-Aktivität;
Wm/Wi (Certolizumab): Fab-Fragment eines humanisierten Antikörpers ⇒ neutralisierende Wi auf TNF-Alpha ⇒ Hemmung der Entzündungsaktivität;
Wm/Wi (Etanercept): rekombinantes, dimeres Protein: bindet Tumornekrosefaktor und hemmt kompetitiv;
Wm/Wi (Golimumab): humaner, monoklonaler Antikörper ⇒ Komplexbildung mit TNF-Alpha ⇒ Hemmung der Entzündungsaktivität;
Wm/Wi (Infliximab): chimärer, monoklonaler, human-muriner Antikörper von Tumornekrosefaktor-Alpha (TNF-Alpha) ⇒ Hemmung der Entzündungsaktivität bei M. Crohn und rheumatoider Arthritis;
Wm/Wi (Tocilizumab): bindet an Interleukin-6-Rezeptoren ⇒ Hemmung der proinflammtorischen IL-6-Wi;
UW (Abatacept): Kopfschmerzen, Übelkeit, Leberwerte ↑, Benommenheit, Husten, Bauchschmerzen, Übelkeit, Exanthem, Atemwegsinfekte, Hypertonie, Flush, Fatigue;
UW (Adalimumab): BB-Veränderungen, Kopfschmerzen, Atemwegs- und Harnwegsinfektionen, Übelkeit, Diarrhoe, Hautausschlag, Herpes simplex, Grippesyndrom;
UW (Anakinra): Kopfschmerzen, Reaktion an der Einstichstelle, Infektionen, Neutrophile ↓;
UW (Certolizumab): Infektionen der Harnwege/oberen Atemwege, Kopfschmerzen, Schwindel, Erbrechen, Hautausschlag, Pruritus, Erschöpfung, Reaktion an der Einstichstelle;
UW (Etanercept): Kopfschmerzen, Reaktion an der Einstichstelle, Infektionen, Rhinitis;
UW (Golimumab): Infektionen des oberen Respirationstrakts, virale Infektionen, oberflächliche Pilzinfektionen, Anämie, allergische Reaktionen, Depression, Schlaflosigkeit, Schwindel, Parästhesien, Kopfschmerzen, Hypertonie, GI-Strg., Alopezie, Dermatitis, Juckreiz, Hautausschlag, Transamninasen ↑, verzögerte Wundheilung, Fieber, Asthenie, Reaktion an der Einstichstelle;
UW (Infliximab): virale Infektionen, Bronchitis, Pneumonie, Sinusitis, Kopfschmerzen, Schwindel, Benommenheit, RR ↑, Nausea, Diarrhoe, Hautausschlag, Harnwegsinfektionen, Brustschmerz, Ermüdung;
UW (Tocilizumab): Infektionen des oberen Respirationstrakts, Leukopenie, Hypertonie, Kopfschmerzen, Konjunktivitis, Hypercholesterinämie, Schwindel, Transaminasen ↑, Exanthem, Pruritus, Mundulzera, Gastritis, Pneumonie, Herpes zoster/simplex;
KI (Abatacept): bekannte Überempfindlichkeit, schwere/opportunistische Infekte;
KI (Adalimumab): aktive Tbc, schwere/opportunistische Infekte, Herzinsuffizienz NYHA III-IV;
KI (Anakinra): bekannte Überempfindlichkeit, schwere Nierenfktsstrg.;
KI (Certolizumab, Golimumab): bekannte Überempfindlichkeit, aktive Tbc, schwere/opportunistische Infekte, Herzinsuffizienz NYHA III-IV;
KI (Etanercept): bekannte Überempfindlichkeit, akute Infektionen;
KI (Infliximab): Sepsis, manifeste Infektionen, Abszesse, Tbc, SS/SZ, Ki. < 17J, wiederholte Verabreichung nach arzneimittelfreiem Intervall von 15W bis 2J;
KI (Tocilizumab): bekannte Überempfindlichkeit, aktive schwere Infektionen

Abatacept Rp — HWZ 13d, PRC C, Lact ?

Orencia *Inj.Lsg. 250mg*

Chronische Polyarthritis → 403: Kombination mit MTX, W 0, 2, 4, dann alle 4W: < 60kg: 500mg i.v.; 60-100kg: 750mg i.v; > 100kg: 1g i.v.;
Juvenile idiopathische Arthritis → 402: **Ki. 6-17J:** 10mg/kg i.v., max. 1g W 0, 2, 4, dann alle 4W;
DANI, DALI keine Daten

Adalimumab Rp	HWZ 10-20d, PRC B, Lact ?
Humira *Fertigspr./Pen 40mg/0.8ml*	**Chronische Polyarthritis** → 403: 40mg alle 2W s.c. bei Komb. mit MTX; bei Monother. bis 40mg 1 x/W; **Psoriasis-Arthritis** → 405, **M. Bechterew** → 404: 40mg s.c. alle 2W; **juvenile idiopathische Arthritis** → 402: **Ki. 13-17J:** 40mg s.c. alle 2W; **M. Crohn** → 446: W 0-1: 80 (ggf. 160)mg; W2: 40 (ggf. 80)mg; dann 40mg s.c. alle 2W (ggf. 1 x/W); **Psoriasis** → 518: ini 80mg s.c., dann 40mg alle 2W; **DANI** keine Daten
Anakinra Rp	HWZ 4-6h, PRC B, Lact ?
Kineret *Fertigspr. 100mg/0.67ml*	**Chronische Polyarthritis** → 402: 1 x 100mg s.c.; Kombination mit Methotrexat → 114; **DANI** GFR < 30: KI; **DALI** nicht erforderlich
Certolizumab Pegol Rp	HWZ 14d, PRC B, Lact ?
Cimzia *Fertigspr. 200mg/ml*	**Chronische Polyarthritis** → 403: ini 2 x 200mg s.c. in W 0, 2 und 4, Erh.Dos. 1 x 200mg s.c. alle 2W; **DANI, DALI** keine Daten
Etanercept Rp	HWZ 90-300h, PRC B, Lact ?
Enbrel *Fertigspr. 25, 50mg; Inj.Lsg. 25mg/1ml, 50mg/1ml*	**Chronische Polyarthritis** → 403: 2 x 25mg/W. s.c.; **Ki. > 4J:** 2 x 0.4mg/kg/W s.c.; **Psoriasis-Arthritis** → 405, **M. Bechterew** → 404: 2 x 25mg/W oder 1 x 50mg/W s.c.; **Plaque-Psoriasis:** 2 x 25mg/W, ggf. 2 x 50mg/W bis zu 12W, dann 2 x 25mg/W, max. für 24W; **Ki. ab 8J:** 2 x 0.8mg/kg, max. 50mg max. für 24W; **DANI, DALI** nicht erforderlich
Golimumab Rp	HWZ 9-15d, PRC B, Lact ?
Simponi *Fertigspr. 50mg/0.5ml; Inj.Lsg. 50mg/0.5ml*	**Chron. Polyarthritis** → 403, **Psoriasis-Arthritis** → 405, **M. Bechterew** → 404: 1 x 50mg/M s.c.; > 100kg: bei fehlendem Ansprechen evtl. auf 1 x 100mg/M steigern; **DANI, DALI** keine Daten
Infliximab Rp	HWZ 9.5d, PRC C, Lact ?
Remicade *Inf.Lsg. 100mg*	**Chron. Polyarthritis** → 403: 3mg/kg über 2h i.v., Wdh. nach 2 u. 6W, dann alle 8W; Kombination mit MTX → 114; **M. Crohn** → 446, **Colitis ulcerosa** → 447, **M. Bechterew** → 404, **Psoriasis** → 518, **Psoriasis-Arthritis** → 405: 5mg/kg über 2h i.v., Wdh. in W2 und 6, bei gutem Ansprechen Wdh. alle 6-8W (s. FachInfo); **DANI** keine Angaben
Tocilizumab Rp	HWZ 8-14d
RoActemra *Inf.Lsg. 80mg/4ml, 200mg/10ml, 400mg/20ml*	**Chronische Polyarthritis** → 403: alle 4W 8mg/kg über 1h i.v., minimal 480mg; Kombination mit MTX → 114; **DANI** nicht erforderlich; **DALI** keine Daten

A 6 Endokrinologie, Stoffwechsel

A 6.1 Antidiabetika

A 6.1.1 Sulfonylharnstoffe

Wm: Blockade von ATP-abhängigen K^+-Kanälen;
Wi: Insulinfreisetzung aus Pankreas-Beta-Zellen ↑;
UW (Glibenclamid): Hypoglykämie, Gewichtszunahme;
KI (Glibenclamid): bekannte Überempfindlichkeit gegen Glibenclamid oder andere Sulnonylharnstoffe/Sulfonamide, Typ-1 D.m., diabetisches Koma, Ketoazidose, schwere Nieren- und Leberfunktionsstörung

Glibenclamid Rp — HWZ 2-5h, Q0 1.0, PPB 99%

Euglucon N *Tbl. 1.75, 3.5, 5mg*
Glib-ratioph. *Tbl. 1.75, 3.5mg*
GlibenCT *Tbl. 1.75, 3.5mg*
GlibenHEXAL *Tbl. 3.5mg*
Maninil *Tbl. 1, 1.75, 3.5, 5mg*

D.m. Typ 2 → 417: ini. 1.75-3.5mg/d p.o., Steigerung bis max. 10.5mg/d;
DANI GFR < 30: KI;
DALI KI bei schwerer LI

Gliclazid Rp — HWZ 12h, Q0 0.8, PPB 95%

Diamicron Uno *Tbl. 30, 6omg*

D.m. Typ 2 → 417: ini. 1 x 30mg p.o., ggf. steigern auf 1 x 60-120mg;
DANI GFR < 30: KI;
DALI KI bei schwerer LI

Glimepirid Rp — HWZ 5-8h, Q0 1.0, PPB 99%, PRC C, Lact -

Amaryl *Tbl. 1, 2, 3, 4, 6mg*
Glimedoc *Tbl. 1, 2, 3, 4mg*
GlimepiridHEXAL *Tbl. 1, 2, 3, 4, 6mg*
Glimepirid Stada *1, 2, 3, 4, 6 mg*
Glime-Q *1, 2, 3, 4mg*
Magna *Tbl. 1, 2, 3, 4, 6mg*

D.m. Typ 2 → 417: ini. 1 x 1mg p.o. morgens, ggf. schrittweise steigern bis max. 6mg/d;
DANI GFR < 30: KI;
DALI KI bei schwerer LI

Gliquidon Rp — HWZ 1.5h

Glurenorm *Tbl. 30mg*

D.m. Typ 2 → 417: ini. 1 x 15, ggf. schrittweise steigern bis max. 120mg/d p.o.;
DANI GFR < 30: KI;
DALI KI

A 6.1.2 Glinide

Wm: Blockade von ATP-abhängigen K^+-Kanälen;
Wi: Insulinfreisetzung aus Pankreas-Beta-Zellen ↑;
UW (Nateglinid): Hypoglykämie, Nausea, Dyspepsie, abdominelle Schmerzen;
UW (Repaglinid): Hypoglykämie, grippeähnliche Symptome, Rücken-/Kopfschmerzen, Rhinitis, Bronchitis, abdominelle Schmerzen, Diarrhoe, Arthralgien;
KI (Nateglinid): bekannte Überempfindlichkeit, Typ-1-D.m., Ketoazidose, SS/SZ, schwere Lebererkrankung;
KI (Repaglinid): bekannte Überempfindlichkeit, Typ-1-D.m., Ketoazidose, SS/SZ, schwere Lebererkrankung, gleichzeitige Einnahme von Gemfibrozil

Nateglinid Rp — HWZ 1,5h, Q0 > 0.8, PPB 98%

Starlix *Tbl. 60, 120mg*

D.m. Typ 2 → 417: 3 x 60-120mg vor den Hauptmahlzeiten p.o., max. 3 x 180mg;
DANI nicht erforderlich;
DALI KI bei schwerer LI

Repaglinid Rp — HWZ < 1h, PPB 98%, PRC C, Lact ?

Enyglid *Tbl. 0.5, 1, 2mg* **Novonorm** *Tbl. 0.5, 1, 2mg* **Repaglinid HEXAL** *Tbl. 0.5, 1, 2mg* **Repaglinid Stada** *Tbl. 0.5, 1, 2mg*	**D.m. Typ 2** → **417:** ini. 3 x 0.5mg, Erh.Dos. 3 x 4mg vor den Hauptmahlzeiten p.o., max. 16mg/d; **DANI** sorgfältige Dosiseinstellung; **DALI** KI bei schwerer LI

A 6.1.3 Biguanide

Wm (Metformin): Glukoseaufnahme in die Zelle ↑, nichtoxidativer Glukosemetabolismus ↑;
UW (Metformin): Nausea, Erbrechen, Diarrhoe, Bauchschmerzen, Appetitverlust, Geschmacksveränderung, Laktatazidose (sehr selten);
KI (Metformin): Typ-1-D.m., Leber-/Niereninsuffizienz, respiratorische/kardiale Insuffizienz, fieberhafte Erkrankungen, vor, während und bis 48h nach Gabe jodhaltiger Kontrastmittel, frischer Herzinfarkt, Dehydratation, Schock, Alkoholismus, Alkoholintoxikation, SS/SZ

Metformin Rp — HWZ 1.5-6.2h, Q0 < 0.1, PPB 0%, PRC B, Lact ?

Diabesin *Tbl. 500, 850, 1000mg* **Glucobon** *Tbl. 500, 850, 1000mg* **Glucophage** *Tbl. 500, 850, 1000mg* **Juformin** *Tbl. 500, 850, 1000mg* **Mediabet** *Tbl. 500, 850, 1000mg* **Metformin-ratioph.** *Tbl. 500, 850, 1000mg* **Metformin Dura** *Tbl. 500, 850, 1000mg* **Metsop** *Tbl. 500, 850, 1000mg* **Siofor** *Tbl. 500, 850, 1000mg*	**D.m. Typ 2** → **417:** 2-3 x 500-850mg p.o., max. 3 x 1g; **Ki./Jugendl.:** ini. 1 x 500-850mg p.o., max. 2g/d in 2-3ED; **DANI** GFR < 60: KI; **DALI** KI

A 6.1.4 Alpha-Glukosidase-Inhibitoren

Wm/Wi: Glucosidasehemmung ⇒ intestinale Glucosefreisetzung ↓;
UW: Meteorismus, Bauchschmerzen, Diarrhoe;
KI: entzündliche Darmerkankungen, SS/SZ

Acarbose Rp — HWZ 2h, PRC B, Lact ?

Acarbose CT *Tbl. 50, 100mg* **Acarbose Stada** *Tbl. 50, 100mg* **Glucobay** *Tbl. 50, 100mg*	**Zusatztherapie bei D.m.** → **416:** ini. 3 x 50mg p.o. vor den Hauptmahlzeiten, ggf. steigern bis 3 x 100mg p.o., max. 3 x 200mg/d; **DANI** GFR < 25: KI

Miglitol Rp — HWZ 2h, PPB < 4%, PRC B, Lact -

Diastabol *Tbl. 50, 100mg*	**Zusatztherapie bei D.m.** → **416:** ini. 3 x 50mg p.o., nach 4 W ggf. 3 x 100mg; **DANI** GFR > 25: 100%; < 25: KI; **DALI** nicht erforderlich

A 6.1.5 Inkretin-Verstärker und Kombinationen

Wm/Wi (Exenatid, Liraglutid): Inkretin-Mimetikum mit verschiedenen antihyperglykämischen Wirkungen des Glucagon-like-Peptide (GLP-1);
Wm/Wi (Saxagliptin, Sitagliptin, Vildagliptin): Dipeptidylpeptidase-4-Inhibitor, steigert Spiegel aktiver Inkretin-Hormone (GLP-1, GIP) ⇒ Insulinfreisetzung aus Pankreas-Beta-Zellen ↑;
UW (Exenatid): Übelkeit, Erbrechen, Diarrhoe, Hypoglykämie, verminderter Appetit, Kopfschmerzen, Schwindel, Bauchschmerzen, Reflux, vermehrtes Schwitzen, innere Unruhe;
UW (Liraglutid): Übelkeit, Erbrechen, Diarrhoe, Obstipation, Bauchschmerzen, Dyspepsie, Kopfschmerzen, Nasopharyngitis, Hypoglykämie;
UW (Saxagliptin): Infektion der oberen Atemwege/Harnwege, Gastroenteritis, Sinusitis, Nasopharyngitis, Hypoglykämie, Kopfschmerzen, Erbrechen, periphere Ödeme;
UW (Sitagliptin): Kopfschmerzen, Obstipation, Schwindel, Hypoglykämie;
UW (Vildagliptin): Schwindel, Kopfschmerzen, Obstipation, Arthralgien, periphere Ödeme;
KI (Exenatid): bekannte Überempfindlichkeit, Typ-1-Diabetes, Typ-2-Diabetes mit Betazellversagen;
KI (Liraglutid, Saxagliptin, Vildagliptin): bekannte Überempfindlichkeit;
KI (Sitagliptin): bekannte Überempfindlichkeit, SS/SZ

Exenatid Rp — HWZ 2.4h PRC C Lact ?

Byetta *Pen 5µg/Dosis, 10µg/Dosis*

D.m. Typ 2 → 417 in Komb. mit Metformin und/ oder Sulfonylharnstoff: 2 x 5µg s.c. für 1M, dann ggf. 2 x 10µg, jeweils innerhalb 1h vor Mahlzeit;
DANI GFR > 50: nicht erforderlich; GFR < 30: KI;
DALI nicht erforderlich

Liraglutid Rp — HWZ 13h, PPB 98%

Victoza *Pen 18mg/3ml*

D.m. Typ 2 → 417 in Komb. mit Metformin und/ oder Sulfonylharnstoff oder Thiazolidindion: ini. 1 x 0.6mg s.c., nach 1W 1.2mg, ggf. nach 2W 1.8mg;
DANI GFR > 60: nicht erforderlich; < 60: Anwendung nicht empfohlen; **DALI** Anwendung nicht empfohlen

Saxagliptin Rp — HWZ 2.5-3.1h, PRC B, Lact?

Onglyza *Tbl. 2.5, 5mg*

D.m. Typ 2 → 417 in Komb. mit Metformin oder Sulfonylharnstoff od. Thiazolidindion: 1 x 5mg p.o.;
DANI GFR > 50: 100%, 30-50: 1 x 2.5mg, < 30 vorsichtige Anw.; HD: Anw. nicht empfohlen;
DALI leichte bis mäßige LI: vorsichtige Anwendung; schwere LI: Anwendung nicht empfohlen

Sitagliptin Rp — HWZ 12.4h, PPB 38% PRC B Lact ?

Januvia *Tbl. 100mg*
Xelevia *Tbl. 100mg*

D.m. Typ 2 → 417 als Monotherapie oder in Kombination mit Metformin und/oder Sulfonylharnstoff oder Thiazolidindion: 1 x 100mg p.o.;
DANI GFR > 50: 100%, < 50: Anwendung nicht empfohlen;
DALI leichte bis mäßige LI: 100%; schwere LI: keine Daten

Vildagliptin Rp — HWZ 2-3h, PPB 9,3%

Galvus *Tbl. 50mg*
Jalra *Tbl. 50mg*

D.m. Typ 2 → 417: Kombination mit Metformin oder Thiazolidindion: 2 x 50mg p.o., max. 100mg/d;
Kombination mit Sulfonylharnstoff: 1 x 50mg p.o.;
DANI GFR > 50: 100%; < 50: Anw. nicht empfohlen;
DALI Anw. nicht empfohlen

Sitagliptin + Metformin Rp

Janumet *Tbl. 50+850mg, 50+1000mg* **Velmetia** *Tbl. 50+850mg, 50+1000mg*	**D.m. Typ 2** → **417:** 2 x 50+850-1000mg p.o., Kombination mit Sulfonylharnstoff möglich; **DANI** GFR < 60: KI; **DALI** KI

Vildagliptin + Metformin Rp

Eucreas *Tbl. 50+850mg, 50+1000mg* **Icandra** *Tbl. 50+850mg, 50+1000mg*	**D.m. Typ 2** → **417:** 2 x 50+850–1000mg p.o.; **DANI** GFR > 60: 100%; < 60: KI; **DALI** KI

A 6.1.6 Glitazone und Kombinationen

Wm/Wi (Glitazone) = Thiazolidindione = Insulinsensitizer: spezifische Bindung an Peroxisome Proliferator Activated(PPA)-Rezeptor in Insulinzielgeweben ⇒ verbesserte Insulinwirkung ⇒ zelluläre Glukoseaufnahme ↑, hepatische Glukoneogenese ↓ ;
UW: Kombination mit Metformin: Anämie, Hypo-/Hyperglykämie, Kopf-/Bauchschmerzen, Durchfall, Übelkeit, Müdigkeit, Ödeme, Kombination mit Sulfonylharnstoff, Anämie, Thrombopenie, Hypo-/Hyperglykämie, Gewicht ↑ , Ödeme;
KI (Pioglitazon): bekannte Überempfindlichkeit, Herzinsuffizienz (auch i.d. Anamnese), eingeschränkte Leberfunktion, diabetische Ketoazidose;
Ink: engmaschige BZ-Kontrollen bei Kombination mit Gemfibrozil oder Rifampicin

Pioglitazon Rp — HWZ 3-7h, Q0 > 0.8, PPB 99%, PRC C, Lact ?

Actos *Tbl. 15, 30, 45mg*	**D.m. Typ 2** → **417:** 1 x 15-30mg p.o., max. 45mg/d; Monotherapie oder Komb. mit Metformin und/oder Sulfonylharnstoff oder Insulin; **DANI** GFR > 4: 100%; HD: KI; **DALI** KI

Pioglitazon + Metformin Rp

Competact *Tbl. 15+850mg*	**D.m. Typ 2** → **417:** 2 x 15+850mg p.o.; **DANI** GFR < 60: KI; **DALI** KI

Pioglitazon + Glimepirid Rp

Tandemact *Tbl. 30+2mg, 30+4mg*	**D.m. Typ 2** → **417:** 1 x 30+2-4mg p.o.; **DANI** GFR < 30: KI; **DALI** KI

A 6.1.7 Insuline – Übersicht

Wm/Wi (Insuline): Glukoseaufnahme in Muskel- und Fettzellen ↑, anaboler Stoffwechsel ↑ (Glykogen-, Lipid- und Proteinsynthese ↑), kataboler Stoffwechsel ↓ (Glykogenolyse, Lipolyse und Proteolyse ↓)

Insuline/Insulin-Analoga (IA)	**Wirkstoff** *(Handelsname)*	**Wirk-beginn**	**Wirk-max.**	**Wirk-dauer**
Sehr kurz wirksame IA	**Insulinglulisin** *(Apidra®)*; **Insulin lispro** *(Humalog®, Liprolog®)*; **Insulinaspart** *(NovoRapid®)*	0.25h	0.5-3h	2-5h
Kurz wirksame Insuline (humane Insuline)	**Normalinsulin** (= Altinsulin) *(Berlinsulin H Normal®, Insulin B. Braun Rapid®, Huminsulin Normal®, Insuman Rapid®, Actrapid HM®* [= Humaninsuline, nicht verzögert])	0.25-0.5h	1- 4h	6-9h
Mittellang wirksame Insuline (Verzögerungs-insuline)	**NPH-Insulin** *(Berlinsulin H Basal®, Insulin B. Braun Basal®, Huminsulin Basal®, Insuman Basal®, Protaphane HM®* [verzögert m. **N**eutral **P**rotamin **H**agedorn])	0.75-1.5h	3-12h	11-20h
Lang wirksame IA	**Insulindetemir** *(Levemir®)*	3-4h	10-14h	16-20h
Sehr lang wirksame IA	**Insulin glargin** *(Lantus®)*	3-4h	10-16h	20-30h

A 6.1.8 Sehr kurz wirksame Insulin-Analoga

Wm/Wi (Insulinaspart, Insulinglulisin, Insulin lispro): schnellere Resorption durch Veränderung der Aminosäuresequenz ⇒ Verkürzung des Spritz-Ess-Abstands

Insulinaspart Rp — HWZ 81min, PRC ?, Lact ?

NovoRapid — **D.m. Typ 1/2** → 416: nach Bedarf

Insulinglulisin Rp — HWZ 42min, PRC C, Lact ?

Apidra — **D.m. Typ 1/2** → 416: nach Bedarf

Insulin lispro Rp — HWZ 26-52min, PRC B, Lact ?

Humalog, Liprolog — **D.m. Typ 1/2** → 416: nach Bedarf

A 6.1.9 Kurz wirksame Insuline (Normalinsulin)

Wm/Wi (s. Insuline - Übersicht)

Insulin normal (Altinsulin) human Rp — HWZ wenige min (i.v.), 2-5h (s.c.), PPB gering, PRC B

Actrapid HM, Berlinsulin H Normal, Huminsulin Normal, Insulin B. Braun Rapid, Insuman Rapid — **D.m. Typ 1/2** → 416: nach Bedarf

A 6.1.10 Mittellang wirksame Insuline (Verzögerungsinsuline)

Wm/Wi: Zusatz v. Protamin als Depotstoff ⇒ Wi-Dauer ↑; NPH = *N*eutrales *P*rotamin *H*agedorn

Verzögerungsinsulin (NPH-Insulin), human Rp

Berlinsulin H Basal, Huminsulin Basal, Protaphane, Insuman Basal — **D.m. Typ 1/2** → 416: nach Bedarf

A 6.1.11 Insulin-Kombinationen

Insulin normal (Altinsulin) + Verzögerungsinsulin Rp

Actraphane 30, 40, 50 *30/70, 40/60, 50/50%* **Berlinsulin H 30/70** *30/70%* **Huminsulin Profil III** *30/70%* **Insulin B. Braun Comb 30/70** *30/70%* **Insuman Comb 15, 25, 50** *15/85, 25/75, 50/50%* **Mixtard 30** *30/70%*	**D.m. Typ 1/2** → 416: nach Bedarf

Insulin lispro + Verzögerungsinsulin (NPL-Insulin) Rp

Humalog Mix 25, 50 *25/75, 50/50%* **Liprolog Mix 25, 50** *25/75, 50/50%*	**D.m. Typ 1/2** → 416: nach Bedarf

Insulinaspart + Verzögerungsinsulin (NPA-Insulin) Rp

Novomix 30 *30/70%*	**D.m. Typ 1/2** → 416: nach Bedarf

A 6.1.12 Lang und sehr lang wirksame Insulin-Analoga

Wm/Wi (Insulindetemir): gentechnisch verändertes Insulinmolekül, starke Selbstassoziation an der Injektionsstelle, Bindung an Albumin ⇒ langsamere Abgabe in peripheres Zielgewebe;
Wm/Wi (Insulin glargin): gentechnisch verändertes Insulinmolekül, im physiologischen pH-Bereich schwer löslich ⇒ langsame Resorption ⇒ Wirkdauer ↑

Insulindetemir Rp — HWZ 5-7h, PRC C, Lact ?

Levemir	**D.m. Typ 1/2** → 416: nach Bedarf

Insulin glargin Rp — PRC C, Lact ?

Lantus	**D.m. Typ 1/2** → 416: nach Bedarf

A 6.2 Antihypoglykämika

Wm/Wi (Diazoxid): reversible Hemmung der Insulinausschüttung an Pankreas-Beta-Zellen;
Wm/Wi (Glucagon): cAMP-vermittelte Glykogenolyse in der Leber ⇒ Gluconeogenese ↑ ⇒ Blutglukose ↑;
UW (Diazoxid): Übelkeit, Erbrechen, Ödeme, Kaliumverlust, Tachykardie, Hypotonie, Hautausschlag, Hypertrichose, BB-Veränderungen, IgG ↓;
UW (Glucagon): Übelkeit, Erbrechen, Bauchschmerzen, Hypotonie, Tachykardie, sekundäre Hypoglykämie;
KI (Diazoxid): bekannte Überempfindlicheit, Cave in SS;
KI (Glucagon): bekannte Überempfindlichkeit, Phäochromozytom, vorsichtige Anwendung bei Glucagonom, Insulinom; **Ink** (Diazoxid): Phenytoin

Diazoxid Rp — HWZ 24-36h, Q0 0.8, PPB 90%, PRC C, Lact ?

Proglicem *Kps. 25, 100mg*	**Hypoglykämie verschiedener Genese**: ini. 5mg/kg p.o. in 2-3ED, ggf. steigern; **Ki.:** u.U. 15-20mg/kg; **DANI** Dosisreduktion

Glucagon Rp — HWZ 8-18min, PRC B, Lact ?

GlucaGen *Inj.Lsg. 1mg/1ml*	**Hypoglykämie: Erw., Ki > 6J:** 1mg s.c./i.m./i.v.; **Ki < 6J:** 0.5mg; **Relaxation Magen-Darm-Trakt:** 0.2-0.5mg i.v.; 1-2mg i.m.

Glucose 40% Rp/OTC

Glucose 40 Miniplasco *Amp. 4g/10ml* **Glucosteril 40%** *Amp. 4g/10ml, 8g/20ml*	**Hypoglykämie:** 20-100ml i.v.

A 6.3 Lipidsenker

A 6.3.1 Risikostratifizierung und LDL-Zielwerte

Risikostratifizierung	LDL-Zielwert	Medikamentöse Therapie ab LDL
KHK, Atherosklerose, Diabetes	< 100 mg/dl	≥ 100 mg/dl[2]
≥ 2 Risikofaktoren[1]		
10-Jahres-Risiko 10-20%	< 130 mg/dl	≥ 130 mg/dl
10-Jahres-Risiko <10%	< 130 mg/dl	≥ 160 mg/dl
< 2 Risikofaktoren	< 160 mg/dl	≥ 190 mg/dl[3]

[1]: Rauchen, Hypertonie, HDL < 40, KHK-Familienanamnese;
[2]: Medikamentöse Therapieoption 100-129 mg/dl;
[3]: Medikamentöse Therapieoption 160-189 mg/dl

Adaptiert nach NACP, ATP III Guidelines 2001, Update 2004

A 6.3.2 Clofibrinsäurederivate

Wm: Lipoproteinlipase-Aktivität ↑ ⇒ Triglyzeride ↓, LDL ↓, HDL ↑;
UW (Bezafibrat): Pruritus, Urtikaria, Krea ↑, Völlegefühl, Übelkeit, Appetitlosigkeit, Kopfschmerzen, Schwindel, Potenzstrg., Hb ↓, Leukopenie, Haarausfall, Myalgie;
KI (Bezafibrat): bekannte Überempfindlichkeit, Gallenblasen-/Lebererkrankungen (Ausnahme: Fettleber), bekannte photoallergische/phototoxische Reaktion auf Fibrate, Dialyse, SS/SZ, Ki.;
Ink (Bezafibrat): CSE-Hemmer, Sulfonylharnstoffe

Bezafibrat Rp — HWZ 2.5h, Q0 0.15, PPB 95%

Befibrat *Tbl. 200, 400(ret.)mg*
Bezafibrat dura *Tbl. 400(ret.)mg*
Bezafibrat-ratioph. *Tbl. 200, 400(ret.)mg*
Cedur *Tbl. 200, 400(ret.)mg*

Primäre, sekundäre Hyperlipoproteinämie → 422:
3 x 200mg p.o.; 1 x 400mg (ret.);
DANI GFR: > 60: 100%; 40-60: 2 x 200mg; 15-40: 200mg alle 1-2d; < 15: KI; HD: KI;
DALI KI

Etofibrat Rp — HWZ 13-16h, PPB 73%

Lipo-Merz *Kps. 500(ret.)mg*

Primäre, sekundäre Hyperlipoproteinämie → 422:
1 x 500mg, max. 1000mg (ret.) p.o.;
DANI Krea (mg/dl): 1.6-2.5: max. 500mg/d; 2.5-6: 500mg alle 2d; > 6: KI; **DALI** KI

Fenofibrat Rp — HWZ 21h, Q0 0.2, PPB 99%, PRC C, Lact -

Cil *Kps. 160, 200mg*
Durafenat *Kps. 100, 250(ret.)mg*
Fenofibrat-ratioph. *Kps. 100, 250(ret.)mg*
Lipidil *Kps. 200mg*
Lipidil 145 ONE *Tbl. 145mg (Nanopartikel)*
Lipidil Ter *Tbl. 160mg*
Normalip Pro *Kps. 200mg*

Primäre, sekundäre Hyperlipoproteinämie → 422:
3 x 100mg p.o.; 1 x 160-200mg; 1 x 145mg; 1 x 250mg (ret.);
DANI Krea (mg/dl) > 2: 1 x 100mg/d; HD: 100mg alle 2d; Krea (mg/dl) > 6: KI;
DALI KI

Gemfibrozil Rp — HWZ 1.5h, Q0 1.0, PPB > 97%, PRC C, Lact -

Gemfi *Tbl. 450, 600mg*
Gevilon *Tbl. 600, 900mg*

Primäre, sekundäre Hyperlipoproteinämie → 422, **Reduktion kardiovaskulärer Morbidität:**
1 x 900mg p.o.; 2 x 600mg;
DANI GFR 50-80: ini 900mg/d; KI bei schwerer Niereninsuffizienz; **DALI** KI

A 6.3.3 CSE-Hemmer (Statine)

Wm: kompetitive Hemmung der HMG-CoA-Reduktase (= Cholesterol-Synthese-Enzym = CSE);
Wi: intrazelluläre Cholesterinsynthese ↓, LDL ↓, HDL ↑;
UW (Simvastatin): Transaminasen ↑, Myopathie, Myalgie, CK-Anstieg, Rhabdomyolyse, Exanthem, Anämie, periphere Neuropathie, Kopfschmerzen, Hypersensitivitätssyndrom;
KI (Simvastatin): bekannte Überempfindlichkeit, aktive Lebererkrankung, unklare Transaminasenerhöhung, SS/SZ, gleichzeitige Anwendung von potenten CYP3A4-Inhibitoren (z.B. Itraconazol, Ketoconazol, Proteaseinhibitoren, Erythromycin, Clarithromycin, Telithromycin, Nefazodon)

Atorvastatin Rp — HWZ 14h, Q0 > 0.7, PPB 98%, PRC X, Lact -

Lipitor *Tbl. 10mg*
Sortis *Tbl. 10, 20, 40, 80mg*

Hypercholesterin-, kombinierte Hyperlipidämie → 423, **Primärprävention kardiovaskulärer Erkrankungen:** ini 1 x 10mg p.o., je nach Wi steigern auf 1 x 20-40mg, max. 80mg/d;
DANI nicht erforderlich;
DALI regelmäßige Transaminasenkontrolle, KI bei aktiver Lebererkrankung

Fluvastatin Rp — HWZ 1-3h, Q0 1.0, PPB 98%, PRC X, Lact -

Cranoc *Kps. 20, 40mg; Tbl. 80(ret.)mg*
Fluvastatin beta *Kps. 20, 40mg*
Fluvastatin HEXAL, Fluvastatin Sandoz *Kps. 20, 40mg; Tbl. 80(ret.)mg*
Locol *Kps. 20, 40mg; Tbl. 80(ret.)mg*

Hypercholesterin-, kombinierte Hyperlipidämie → 423, **KHK nach Herzkatheter:** 1 x 20-40mg p.o., max. 2 x 40mg od. 1 x 80mg (ret.);
Ki. < 18J: KI;
DANI nicht erforderlich;
DALI KI bei aktiver Lebererkrankung/unklarer Transaminasenerhöhung

Lovastatin Rp — HWZ 1.4h, Q0 1.0, PPB 95%, PRC X, Lact -

Lovabeta *Tbl. 10, 20, 40mg*
LovaHEXAL *Tbl. 10, 20, 40mg*
Lovastatin-ratioph. *Tbl. 10, 20, 40mg*
Mevinacor *Tbl. 20, 40mg*

Hypercholesterin-, kombinierte Hyperlipidämie → 423: 1 x 20-40mg p.o., max. 80mg/d;
DANI GFR: > 30: 100%; < 30: 20mg/d;
DALI KI

Pravastatin Rp — HWZ 1.5-2h, Q0 0.55, PPB 45%, PRC X, Lact -

Mevalotin protect *Tbl. 10, 20, 40mg*
Pravabeta *Tbl. 10, 20, 40mg*
Prava-Q *Tbl. 10, 20, 40mg*
Pravasin protect *Tbl. 10, 20, 40mg*
Pravastatin Aurus *Tbl. 20, 40mg*
Pravastatin ct *Tbl. 10, 20, 40mg*
Pravastatin HEXAL *Tbl. 10, 20, 30, 40mg*

Hypercholesterin-, kombinierte Hyperlipidämie → 423: 1 x 10-40mg p.o.;
Primär-/Sekundärprävention kardiovaskulärer Erkrankungen: 1 x 40mg/d;
Post-Transplantations-Hyperlipidämie: ini. 1 x 20mg, ggf. steigern auf 1 x 40mg;
Ki. 8-13J: max. 1 x 20mg;
DANI, DALI ini. 1 x 10mg/d, Anpassung unter med. Kontrolle; KI bei aktiver Lebererkrankung/unklarer Transaminasenerhöhung

Rosuvastatin Rp — HWZ 19h, PPB 90%, PRC X, Lact -

Crestor *Tbl. 5, 10, 20mg*

Hypercholesterin-, komb. Hyperlipidämie → 423, **homozygote, familiäre Hypercholesterinämie:** ini. 1 x 5-10mg/d, max. 40mg/d; > 70J: ini. 1 x 5mg;
DANI GFR > 60: 100%, 30-60: ini. 1 x 5mg, max. 20mg/d, < 30: KI;
DALI Child-Pugh < 7: 100%, 8-9: Bestimmung Nierenfunktion, > 9: keine Daten, KI bei aktiver Lebererkrankung

Simvastatin Rp — HWZ 1.9h, Q0 1.0, PPB 95%, PRC X, Lact -

Simvabeta *Tbl. 5, 10, 20, 30, 40, 80mg* **Simvacor** *Tbl. 5, 10, 20, 40mg* **SimvaHEXAL** *Tbl. 5, 10, 20, 30, 40, 60, 80mg* **Simvastatin Acis** *Tbl. 10, 20, 40mg* **Simvastatin-ratioph.** *Tbl. 5, 10, 20, 40, 80mg* **Zocor** *Tbl. 5, 10, 20, 40, 80mg*	**Hypercholesterin-, komb. Hyperlipidämie** → 423, **KHK** → 344: ini. 1 x 10-20mg, je nach Wi alle 4W steigern bis max. 80mg/d; **homozygote, familiäre Hypercholesterinämie:** 1 x 40mg/d oder 80mg/d in 3ED (20-20-40mg); **DANI** GFR > 30: 100% < 30: 10mg/d; **DALI** KI bei aktiver Lebererkrankung/unklarer Transaminasenerhöhung

A 6.3.4 Gallensäurenkomplexbildner

Wm/Wi: Bindung von Gallensäuren im Darm ⇒ Unterbrechung des enterohepatischen Kreislaufs der Gallensäuren ⇒ Gallensäureproduktion aus Cholesterin ↑ ⇒ Cholesterin i.S. ↓; LDL-Rezeptoraktivität ↑ ⇒ LDL-Aufnahme der Leber ↑ ⇒ Cholesterin i.S. ↓;
UW (Cholestyramin): Obstipation, Völlegefühl, Nausea, Diarrhoe, Resorptionsstrg. (Medikamente, lipophile Vitamine);
UW (Colesevelam): Dyspepsie, Obstipation, Myalgie;
KI (Cholestyramin): Gallengangsverschluss;
KI (Colesevelam): bekannte Überempfindlichkeit, Darmverschluss, Gallengangsobstruktion

Colestyramin Rp

Colestyramin HEXAL *Btl. 4g* **Colestyramin-ratioph.** *Btl. 4g* **Lipocol** *Kautbl. 2g* **Quantalan** *Btl. 4g* **Questran** *Btl. 4g* **Vasosan** *Btl. 4g; Gran. (2Messl. enth. 4g)*	**Hypercholesterinämie** → 422: 3 x 4-8g p.o.; **Pruritus/Ikterus bei partiellem Gallengangsverschluss:** 1-2 x 4g p.o.; **chologene Diarrhoe:** 3 x 4g p.o.; **Ki.:** kg x Erw.-Dosis / 70kg

Colesevelam Rp

Cholestagel *Tbl. 625mg*	**Hypercholesterinämie** → 422: 4-6Tbl./d; max. 3 x 2Tbl.

A 6.3.5 Nikotinsäurederivate, Cholesterinsenker, Omega-3-Fettsäuren

Wm/Wi (Ezetimib): selektive Hemmung der intestinalen Cholesterinresorption;
Wm/Wi (Nicotinsäure): Blockade der Triglyzeridlipase, Lipoproteinlipaseaktivität ↑ ⇒ Triglyzeride ↓, Cholesterin ↓;
Wm/Wi (Laropiprant): selektiver Antagonist des Prostaglandin D2-Rezeptors Subtyp 1 (DP1) ⇒ Unterdrückung des PGD2-vermittelten Flushs durch Nikotinsäure, keine Wirkung auf den Lipidspiegel;
UW (Ezetimib): Kopfschmerzen, Bauchschmerzen, Diarrhoe, bei Kombination mit CSE-Hemmer auch Transaminasen ↑, Myalgie;
UW (Nicotinsäure): Flush, Juckreiz, Hautausschlag, Diarrhoe, Übelkeit, Erbrechen, Bauchschmerzen, Dyspepsie;
UW (Tredaptive): Flush, Transaminasen ↑, Dyspepsie, Schwindel, Kopfschmerzen, Juckreiz, Hautausschlag, Hitzegefühl;
KI (Ezetimib): SS/SZ;
KI (Nicotinsäure, Tredaptive): bekannte Überempfindlichkeit, Leberfunktionsstrg., akutes Magenulkus, arterielle Blutungen

Ezetimib Rp	HWZ 22h, PPB 99%
Ezetrol *Tbl. 10mg*	**Primäre Hypercholesterinämie, homozygote familiäre Hypercholesterinämie** → 422, **homozygote Sitosterinämie**: 1 x 10mg p.o. allein oder in Kombination mit CSE-Hemmer; **Ki. < 10J:** KI; **DANI** nicht erforderlich; **DALI** Child-Pugh 5-6: nicht erforderlich; > 7: KI
Ezetimib + Simvastatin Rp	
Inegy *Tbl. 10+10mg, 10+20mg, 10+40mg, 10+80mg*	**Primäre Hypercholesterinämie** → 422: 1 x 10+10-10+80mg p.o.; **homozygote familiäre Hypercholesterinämie** → 422: 1 x 10+40-10+80mg; **DANI** GFR < 30: sorgfältige Dosisanpassung; **DALI** Child-Pugh 5-6: nicht erforderlich; > 7: KI; KI bei aktiver Lebererkrankung/unklarer Transaminasenerhöhung
Nicotinsäure Rp	HWZ 0.5h, Q0 0.1
Niaspan *Tbl. 375(ret.), 500(ret.), 750(ret.),*	**Primäre Hypercholesterinämie, kombinierte Hyperlipidämie** → 423: W1: 375mg p.o.; W2: 500mg; W3: 750mg; W4-7: 1g, Erh.Dos. 1-2g/d, Kombination mit CSE-Hemmern; **DANI, DALI** sorgfältige Dosisanpassung; KI bei schwerer LI
Nicotinsäure + Laropiprant Rp	
Tredaptive *1000+20mg*	**Primäre Hypercholesterinämie, kombinierte Hyperlipidämie** → 423: 1 x 1 Tbl., nach 4W auf 1 x 2 Tbl. steigern, Kombination mit CSE-Hemmer; **DANI, DALI** sorgfältige Dosisanpassung; KI bei schwerer LI
Omega-3-Säurenethylester Rp	
Omacor *Kps. 1g* **Zodin** *Kps. 1g*	**Pro. nach Herzinfarkt:** 1g/d; **Hypertriglyzeridämie** → 424: 2g/d p.o., ggf. steigern bis 4g/d; **DANI, DALI** keine Daten

A 6.4 Schilddrüse, Nebenschilddrüse

A 6.4.1 Schilddrüsenhormone

Wm/Wi: Stimulierung von Wachstum, körperlicher/geistiger Entwicklung, Proteinsynthese ↑, oxidativer Abbau von Fetten/Kohlenhydraten ↑ (Grundumsatz ↑);
UW: Tachykardie, Extrasystolie, AP, Gewichtsabnahme, Hyperthermie, Schwitzen, Durchfall, Nervosität, Schlaflosigkeit, Tremor, Muskelschwäche;
KI: Hyperthyreose;
Ink: Ketamin

Levothyroxin (T4) Rp	HWZ 7d (22h), Q0 1.0 (1.0), PPB 99%, PRC A, Lact ?
Berlthyrox *Tbl. 50, 100, 150µg* **Eferox** *Tbl. 25, 50, 75, 100, 125, 150µg* **Euthyrox** *Tbl. 25, 50, 75, 88, 100, 112, 125, 137, 150, 175, 200µg* **L-Thyroxin** *Tbl. 25, 50, 75, 100, 125, 150, 175, 200µg; Inj.Lsg. 0.5mg* **L-Thyroxin-ratioph.** *Tbl. 50, 100µg* **Thevier** *Tbl. 50, 100µg*	**Hormonsubstitution bei Hypothyreose** → 432: ini. 1 x 25-50µg p.o., alle 2-4W um 25-50µg steigern bis 100-200µg/d; **Ki.:** ini. 12.5-50µg/m² KOF, dann 100-150µg/m² KOF; **euthyreote Struma, Pro. Rezidivstruma** → 430: 75-200µg/d; **hypothyreotes Koma:** ini 0.3-0.5mg i.v.; ab d2: 100µg/d; **Suppressionsther. bei SD-Malignom:** 150-300µg/d
Liothyronin (T3) Rp	HWZ 22h, Q0 1.0, PPB 99%, PRC A, Lact ?
Thybon *Tbl. 20, 100µg* **Thyrotardin-inject** *Inf.Lsg. 100µg*	**Hormonsubstitution bei Hypothyreose** → 432: ini. 20µg/d p.o., Erh.Dos. 50-75µg/d in 3 ED; **hypothyreotes Koma:** 0.1mg i.v.; **SD-Suppressionstest:** 60-100µg/d für 6-10d
T4 + T3 Rp	PRC A, Lact ?
Novothyral *Tbl. 75+15, 100+20µg* **Prothyrid** *Tbl. 100+10µg*	**Hormonsubstitution bei Hypothyreose** → 432, **euthyreote Struma, Pro. Rezidivstruma** → 430: ini. 50µg T4/d, nach 2W evtl. 75µg T4/d, Erh.Dos. 50-100µg T4/d; **SD-Malignom postop.:** 100-200µg T4/d
T4 + Kaliumiodid Rp	PRC A
Eferox-Jod *Tbl. 50+150, 75+150, 88+150, 100+100, 100+150, 112+150, 125+150, 150+150µg* **Jodthyrox** *Tbl. 100+131µg* **L-Thyrox Jod HEXAL** *Tbl. 50+150, 75+150, 88+150, 100+100, 100+150, 112+150, 125+150, 150+150µg* **Thyronajod** *Tbl. 50+196, 75+196, 100+196, 125+196, 150+196µg*	**Euthyreote Struma, Pro. Rezidivstruma** → 430: 1 x 50-125µg T4 p.o.

A 6.4.2 Thyreostatika

Wm/Wi (Carbimazol, Propylthiouracil, Thiamazol): Hemmung thyreoidaler Peroxidase (J- → J) und Hormonsynthese, Inkretion bereits fertiger Hormone wird nicht gehemmt, Propylthiouracil: zusätzlich partielle Hemmung der Konversion von T4 zu T3;
Wm/Wi (Natriumperchlorat): kompetitive Hemmung thyreoidaler Iodidaufnahme;
UW: (Carbimazol, Thiamazol): Agranulozytose, Leukos ↓, allergische Hautreaktion, Strumaentwicklung, GI-Beschwerden, Hepatitis, transiente Cholestase;
UW: (Natriumperchlorat): flüchtiges Exanthem, Übelkeit, Brechreiz, Mundtrockenheit, pharyngitische Reizungen, Lymphadenopathie, Leukopenie, Purpura, fieberhafte Arthralgie;
KI (Carbimazol, Thiamazol): bekannte Überempfindlichkeit, Granulozytopenie, frühere Knochenmarksschädigung durch Thyreostatika, Cholestase, bei zusätzlicher Therapie mit SD-Hormonen in der SS;
KI (Natriumperchlorat): retrosternale Struma, bekannte Überempfindlichkeit, zuvor unter Perchlorat-Gabe aufgetretene BB-Veränderungen, v.a. eine Agranulozytose, während Plummerung zur OP-Vorbereitung

Carbimazol Rp	HWZ 0.5(4)h, Q0 1.0 (0.9), PPB 0%, PRC C
Carbimazol Henning *Tbl. 5, 10mg* **Carbimazol HEXAL** *Tbl. 5, 10mg*	**Hyperthyreose** → 431: ini. 40-60mg p.o., Erh.Dos. 1 x 5-20mg; **Ki.:** ini. 0.5-0.7 mg/kg/d, Erh.Dos. 0.3-0.5 mg/kg/d; **DALI** möglichst niedrige Dosis

Propylthiouracil Rp	HWZ 0.9-4.3h, Q0 0.9, PPB 80%, PRC D, Lact ?
Propycil *Tbl. 50mg*	**Hyperthyreose** → 431: ini. 3 x 75-100mg/d p.o., in schweren Fällen: 300-600mg/d in 4-6ED, Erh.Dos. 25-150mg/d; **Ki. 6-10J:** ini. 50-150mg/d, Erh.Dos. 25-50mg/d; **neonatal:** ini. 5-10mg/d in 3ED, Erh.Dos. 3-4mg/kg/d; **DANI** milde bis mäßige NI: 75%, schwere NI: 50%; **DALI** ggf. Dosisreduktion
Thiamazol Rp	HWZ 3h, Q0 0.9, PPB 0%, PRC C
Favistan *Tbl. 20mg; Amp. 40mg/1ml* **Methizol** *Tbl. 5, 20mg* **Thiamazol Henning** *Tbl. 5, 20mg; Amp. 40mg/1ml* **Thiamazol HEXAL** *Tbl. 5, 10, 20mg* **Thyrozol** *Tbl. 5, 10, 20mg*	**Hyperthyreose** → 431: ini. 20-40mg/d p.o. in 2-4ED, Erh.Dos. 1 x 5-20mg; **Ki.:** ini. 0.3-0.5mg/kg/d, Erh.Dos. 0.2-0.3mg/kg/d; **thyreotoxische Krise** → 431: ini. 80mg i.v., dann Dauerinfusion 120-240mg/d; **DALI** möglichst niedrige Dosis
Natriumperchlorat Rp	
Irenat *Gtt. (15Gtt. = 300mg)*	**Hyperthyreose** → 431: ini. 4-5 x 10Gtt., nach 1-2W 4 x 5Gtt.; **Ki.6-14J:** 3-6 x 1Gtt. oder 4-6 x 2Gtt. **Schilddrüsenblockade vor szintigraphischer Untersuchung:** 10-20Gtt.; **Perchlorat-Discharge-Test:** 30-50 Gtt. nach Radiojodtracerdosis; **Ki.:** 300-600mg/m² KOF

A 6.4.3 Parathormon

Wm/Wi (Teriparatid): rekombinantes Parathormon ⇒ Knochenbildung ↑ durch Osteoblastenstimulation, intestinale Kalziumresorption ↑, tubuläre Kalziumreabsorption ↑, renale Phosphatausscheidung ↑;
UW (Teriparatid): Gliederschmerzen, Kopfschmerzen, Schwindel, Nausea, Emesis, Depression, Anämie, Hypercholesterinämie, Müdigkeit, Thoraxschmerzen, Schwitzen;
KI (Teriparatid): bekannte Überempfindlichkeit, Ca^{++} ↑, schwere Niereninsuffizienz, M. Paget, Hyperparathyreoidismus, ungeklärte aP ↑, Z.n. Strahlentherapie des Skeletts

Teriparatid Rp	HWZ 1h, PRC C, Lact -
Forsteo *Injector 750µg/3ml (20µg/Dosis), 600µg/2,4ml (20µgDosis)/*	**Manifeste Osteoporose** → 426: 1 x 20µg s.c. für max. 18M; **DANI** KI bei schwerer NI; **DALI** keine Daten
Parathyroidhormon Rp	HWZ 1.5h, Lact -
Preotact *Pen (100µg/Dosis)*	**Osteoporose** → 426 **mit hohem Frakturrisiko:** 100µg/d s.c. für max. 24 M.; **DANI** GFR 30-80: 100%, < 30: KI; **DALI** Child-Pugh 7-9: 100%, < 7: KI

A 6.4.4 Parathormon-Antagonist

Wm/Wi: Erhöhung der Empfindlichkeit des kalziumsensitiven Rezeptors der Nebenschilddrüse auf extrazelluläres Kalzium ⇒ Parathormonspiegel ↓ ⇒ Serumkalziumspiegel ↓;
UW: Übelkeit, Erbrechen, Anorexie, Schwindel, Parästhesien, Rash, Myalgien, Asthenie, Hypokalzämie, Testosteronspiegel ↓, allergische Reaktionen, Krampfanfälle, Hypotonie, Verschlechterung einer Herzinsuffizienz, Dyspepsie, Diarrhoe;
KI: bekannte Überempfindlichkeit, Galaktose-Intoleranz, Laktase-Mangel, Glukose-Galaktose-Malabsorption, Ki. und Jugendliche;
Ink: Ketoconazol, Itraconazol, Telithromycin, Voriconazol, Ritonavir, Rifampicin, Flecainid, Propafenon, Metoprolol in der Indikation Herzinsuffizienz, Desipramin, Nortriptylin

Cinacalcet Rp — HWZ 30-40h, Q0 0.2, PPB 97%, PRC B, Lact ?

Mimpara *Tbl. 30, 60, 90mg*

Sekundärer HPT → 438 **bei dialysepflichtiger, terminaler NI:** ini 1 x 30mg p.o., Dosistitration alle 2-4W nach PTH-Spiegel, max. 180mg/d; regelmässige Ca- u. PTH-Kontrollen;
Hyperkalzämie → 413 **bei Nebenschilddrüsen-Ca, primärem HPT** → 437: ini. 2 x 30mg p.o., alle 2-4W ED um 30mg steigern bis 2 x 90mg, max. 3-4 x 90mg; regelmässige Ca-Kontrollen;
DALI sorgfältige Dosiseinstellung

A 6.5 Gichtmittel

A 6.5.1 Urikosurika

Wm/Wi (Benzbromaron, Probenecid): Hemmung der tubulären Harnsäurerückresorption;
UW (Benzbromaron): Nausea, Brechreiz, Völlegefühl, Diarrhoe, Gichtanfall, Uratsteine;
UW (Probenecid): Anorexie, Nausea, Brechreiz, Völlegefühl, Hautreaktionen, Zahnfleischentzündungen, Haarausfall, Hautjucken, Kopfschmerzen, Benommenheit, Gichtanfall, Uratsteine;
KI (Benzbromaron): bekannte Überempfindlichkeit, Nierensteindiathese, Niereninsuffizienz, akuter Gichtanfall, Lebererkrankungen, SS;
KI (Probenecid): bekannte Überempfindlichkeit, akuter Gichtanfall, Ki. < 2J, Nierensteindiathese, Niereninsuffizienz., SS, SZ;
Ink (Probenecid): Methotrexat, Ketorolac, Salizylate, Zidovudin, Diflunisal

Benzbromaron Rp — HWZ 3(17-20)h, Q0 1.0 (1.0), PPB 99%

Benzbromaron Al *Tbl. 100mg*

Hyperurikämie → 424: in. 1 x 20mg p.o., Erh.Dos. 1 x 100mg;
DANI, DALI KI

Probenecid Rp — HWZ 3-17h, Q0 0.9, PPB 90%, PRC B, Lact ?

Probenecid *Tbl. 500mg*

Hyperurikämie → 424: W1: 2 x 250mg p.o., dann 2 x 500mg;
Ki. > 2J: ini. 25mg/kg, dann 40mg/kg;
DANI KI

A 6.5.2 Xanthin-Oxidase-Inhibitoren

Wm/Wi: Hemmung der Xanthinoxidase ⇒ Harnsäureproduktion ↓ (Urikostatikum);
UW (Allopurinol): Nausea, Erbrechen, Hautreaktionen, Diarrhoe, Leukopenie, reaktiver Gichtanfall;
UW (Febuxostat): Leberfunktionsstrg., Durchfall, Übelkeit, Hautausschlag, Kopfschmerzen;
KI (Allopurinol): bekannte Überempfindlichkeit, Cave in SS/SZ;
KI (Febuxostat): bekannte Überempfindlichkeit;
Ink (Allopurinol): Ampicillin, Amoxicillin;
Ink (Febuxostat): gleichzeitige Anwendung von Mercaptopurin und Azathioprin nicht empfohlen; Anstieg des Theophyllinspiegels möglich

Allopurinol Rp — HWZ 1.5(19)h, Q0 0.8 (0.1), PPB < 1%, PRC C, Lact ?

Allopurinol-ratioph. *Tbl. 100, 300mg* **Cellidrin** *Tbl. 100, 300mg* **Foligan** *Tbl. 100, 300mg* **Jenapurinol** *Tbl. 100, 300mg* **Remid** *Tbl. 300mg* **Uribenz** *Tbl. 100, 300mg* **Zyloric** *Tbl. 100, 300mg*	**Hyperurikämie** → 424, **Uratnephropathie** → 573, **Pro. von Ca-Oxalatsteinen** → 573, **Lesch-Nyhan-Syndrom:** 1 x 100-300mg p.o., max. 800mg/d; **Ki. < 15J:** 10mg/kg/d in 3ED; max. 400mg/d; **DANI** GFR 10-20: 100-200mg/d; < 10: 100mg/d; HD: 2-3 x/W 300-400mg; **DALI** s. DANI

Febuxostat Rp — HWZ 5-8h, PPB 99%, PRC C, Lact ?

Adenuric *Tbl. 80, 120mg*	**Chronische Hyperurikämie mit Uratablagerungen** → 573: 1 x 80mg p.o.; ggf. 1 x 120mg, wenn Harnsäurespiegel nach 2-4W > 6mg/dl; **DANI** leichte bis mittelschwere NI: 100%; schwere NI: keine Daten; **DALI** leichte LI: 80mg/d; mittelschwere bis schwere LI: keine Daten

A 6.5.3 Kombinationen

Allopurinol + Benzbromaron Rp

Allo com-ratioph. *Tbl. 100+20mg*	**Hyperurikämie** → 424: 1 x 100+20mg p.o., evtl. vorübergehend 300+60mg/d; **DANI** KI; **DALI** KI

A 6.5.4 Weitere Gichtmittel

Wm/Wi (Colchicin): verhindert Phagozytose abgelagerter Uratkristalle durch Leukozyten, die Entzündungsmediatoren freisetzen = Mitosehemmstoff;
Wm/Wi (Rasburicase): Katalyse der enzymatischen Oxidation von Harnsäure in Allantoin, das leichter über die Niere ausgeschieden wird;
UW (Colchicin): Durchfälle, Nausea, Erbrechen, Leukopenie, Alopezie;
UW (Rasburicase): Fieber, Erbrechen, Übelkeit, Diarrhoe, Kopfschmerzen, allergische Reaktionen;
KI (Colchicin): SS/SZ;
KI (Rasburicase): G-6-PDH-Mangel, SS/SZ

Colchicin Rp — HWZ 4.4h, Q0 1.0, PRC D, Lact +

Colchicum-Dispert *Tbl. 0.5mg* **Colchysat** *Gtt. (25Gtt. = 0.5mg)*	**Akuter Gichtanfall** → 425: ini 1mg p.o., dann alle 1-2h 0.5-1.5mg bis Besserung, max. 8mg/d bzw. 12mg/Anfall; **DANI, DALI** KI

Rasburicase Rp — HWZ 19h, keine PPB

Fasturtec *Inj.Lsg. 1.5mg/1ml, 7.5mg/5ml*	**Akute Hyperurikämie** → 425, **Tumorlyse b. Therapie hämatologischer Malignome:** 1 x 0.2mg/kg über 30min i.v. über 5-7d; **DANI, DALI** nicht erforderlich

A 6.6 Kalziumstoffwechselregulatoren

A 6.6.1 Bisphosphonate

Wm/Wi: Osteoklastentätigkeit ↓ ⇒ ossäre Kalziumfreisetzung ↓, Knochenabbau ↓;
UW: allergische Hautreaktionen, Hypokalzämie, GI-Strg., Ösophagitis, ösophageale Erosionen, Kieferosteonekrose;
KI: Niereninsuffizienz, akute Entzündungen des GI-Traktes, SS/SZ, Kinder;
Ink (Bisphosphonate): Kalziumpräparate

Alendronsäure Rp — HWZ bis zu 10a (im Knochen), Q0 0, PPB 78%, PRC C, Lact ?

Alendron Beta *Tbl. 70mg*
Alendron HEXAL *Tbl. 10, 70mg*
Alendronsäure-ratioph. *Tbl. 70mg*
Fosamax *Tbl. 10, 70mg*
Tevanate *Tbl. 10, 70mg*

Osteoporose → 426: 1 x 10mg p.o.; 1 x 70mg/W;
DANI GFR 35-60: 100%; < 35: KI;
DALI nicht erforderlich

Alendronsäure + Colecalciferol Rp

Fosavance *Tbl. 70mg+2800IE, 70mg+5600IE*

Osteoporose → 426: 1 x/W 70mg + 2800IE p.o.; bei fehlender zusätzlicher Vitamin-D-Supplementierung 1 x/W 70mg+5600IE;
DANI GFR 35-60: 100%; < 35: KI

Clodronsäure Rp — HWZ 2h, geringe PPB

Bonefos *Kps. 400mg; Tbl. 800mg; Amp. 300mg/5ml, 1.5g/25ml*
Clodron HEXAL *Tbl. 400, 800mg; Amp. 300mg/5ml*
Ostac *Tbl. 520mg*

Tumorinduzierte Hyperkalzämie → 413, **Osteolyse:** ini. 2400-3200mg/d p.o., langsam reduzieren auf 1600mg/d; 1500mg i.v. einmalig oder 300mg i.v. tgl. für 10d;
DANI GFR 50-80: 75% i.v. bzw. 1600mg/d p.o.; 12-50: 50-75% i.v. bzw. 1200mg/d p.o.; < 12: 50% i.v. bzw. 800mg/d p.o.

Etidronsäure Rp — HWZ 1-6h, PRC C, Lact -

Didronel *Tbl. 200mg*
Diphos *Tbl. 200mg*
Etidronat Jenaph. *Tbl. 200mg*

Osteoporose → 426: 400mg p.o. für 14d, dann 500mg Kalzium für 76d;
M. Paget → 429: 5mg/kg für max. 6M, Steigerung auf max. 20mg/kg/d; Wdh. evtl. nach 3M;
Pro. heterotoper Ossifikationen: bei Hüftgelenksersatz 20mg/kg/d 1M präoperativ bis 3M postoperativ, posttraumatisch W1-2 20mg/kg/d, W3-12 10mg/kg/d;
DANI KI bei schwerer NI

Ibandronsäure Rp — HWZ 10-16h, PRC C, Lact ?

Bondronat *Tbl. 50mg; Amp. 2mg/2ml, 6mg/6ml*
Bonviva *Tbl. 150mg; Fertigspr. 3mg/3ml*

Tumorinduzierte Hyperkalzämie → 413: 2-4mg, max. 6mg i.v. als ED;
Pro. skelettbezogener Komplikationen bei Knochenmetastasen:→ 426 1 x 50mg p.o.; 6mg i.v. alle 3-4W;
Osteoporose → 426: 150mg p.o. 1 x/M; 3mg i.v. alle 3M;
DANI GFR > 30: 100%; < 30: 2mg i.v. alle 3-4W bzw. 50mg p.o. 1 x/W;
DALI nicht erforderlich

Pamidronsäure Rp	HWZ 1.6-27h, Q0 0.5, PPB 54%, PRC C, Lact ?
Aredia *Inj.Lsg. 15mg/5ml, 30mg/10ml, 60mg/10ml, 90mg/10ml* **Axidronat** *Inj.Lsg. 30mg/10ml, 60mg/10ml, 90mg/10ml* **Novopam** *Inj.Lsg. 15mg/5ml, 30mg/10ml, 60mg/10ml, 90mg/10ml* **Pamidron HEXAL** *Inj.Lsg. 15mg/1ml, 30mg/2ml, 60mg/4ml, 90mg/6ml* **Pamifos** *Inj.Lsg. 15mg/5ml, 30mg/10ml, 60mg/20ml, 90mg/30ml* **Ribodronat** *Inj.Lsg. 60mg/20ml, 90mg/30ml*	**Tumorinduzierte Hyperkalzämie** → 413, **osteolytische Metastasen, Plasmozytom** → 375: 90mg i.v. alle 4W; **M. Paget** → 429: 1 x 30mg/W über 6W i.v.; **DANI** GFR > 30: 100%, max. 90mg/4h; < 30: KI; **DALI** leichte bis mittlere LI: 100%, schwere LI: keine Daten
Risedronsäure Rp	HWZ 1.5(24)h, PPB 24%, PRC C, Lact ?
Actonel *Tbl. 5, 30, 35mg* **Risedronat Heumann** *Tbl. 35mg* **Risedron Hexal** *Tbl. 35mg*	**Osteoporose** → 426: 1 x 5mg p.o.; 1 x/W 35mg; **postmenopausale Osteoporose mit erhöhtem Frakturrisiko** → 426: 75mg p.o. d1+2, Wh d29 **M. Paget** → 429: 1 x 30mg p.o. für 2M, evtl. Wdh. nach 2M; **DANI** GFR < 30: KI
Zoledronsäure Rp	HWZ 167h, Q0 0.1, PPB 56%, PRC D, Lact ?
Aclasta *Inf.Lsg. 5mg/100ml* **Zometa** *Inf.Lsg. 4mg/5ml*	**Tumorinduzierte Hyperkalzämie** → 413, **Pro. skelettbezogener Komplikationen bei Knochenmetastasen:** Zometa: 4mg in 100ml NaCl 0.9% über 15min i.v., alle 3-4W; **DANI** GFR 50-60: 3.5mg; 40-49: 3.3mg; 30-39: 3mg; < 30: Anwendung nicht empfohlen; **M. Paget** → 429: Aclasta: einmalig 5mg i.v.; **postmenopausale Osteoporose** → 426: Aclasta: 1 x/J 5mg i.v.; **DANI** GFR > 35: 100%; < 35: Anw. nicht empfohlen; **DALI** nicht erforderlich

A 6.6.2 Calcitonin

Wm/Wi: ossärer Kalzium- und Phosphateinbau ↑, renale Kalzium- und Phosphatausscheidung ↑;
UW: Hitzegefühl, Flush, Übelkeit, Erbrechen, Diarrhoe;
KI: Hypokalzämie, SS/SZ

Calcitonin (vom Lachs) Rp	HWZ 5h, PPB 30-40%, Q0 0.95, PRC C, Lact ?
CalciHEXAL *Amp. 50IE/1ml, 100IE/1ml* **Calcitonin ct** *Amp. 50IE/1ml, 100IE/1ml; Nasenspray 100IE/Hub* **Calcitonin-ratioph.** *Amp. 50IE/1ml, 100IE/1ml; Nasenspray 100IE/Hub* **Karil** *Amp. 100IE/1ml; Nasenspray 200IE/Hub* **Miacalcic** *Nasenspray 200IE/Hub*	**Postmenopausale Osteoporose** → 426: tgl. 100IE in jedes Nasenloch an 5d/W; **Pro. von akutem Knochenverlust nach plötzlicher Immobilisation:** 100IE s.c./i.m. in 1-2ED für 2-4W; **Hyperkalzämie** → 413: ini. 100IE i.m./s.c. alle 6-8h, Steigerung bis max. 400IE alle 6-8h; in schweren Fällen 5-10IE/kg über 6h i.v.; **CRPS:** 1 x 100IE s.c./i.m., nach 2-4W 3 x/W 100IE für insgesamt 6W; **M. Paget** → 429: ini. 1 x 100IE s.c./i.m., Erh.Dos. 100IE alle 2d; **DANI, DALI** nicht erforderlich

A 6.6.3 Knochenmorphogene Proteine und weitere

Wm/Wi (Denosumab): humaner monoklonaler AK, inhibiert RANKL, Hemmung der Bildung, Funktion und Überleben der Osteoklasten und Vorläuferzellen ⇒ Knochenresorption im kortikalen und trabekulären Knochen ↓;
Wm/Wi (Dibotermin alfa): osteoinduktives Protein, bindet an Oberflächenrezeptoren von Mesenchymzellen ⇒ Bildung von trabekulärem Knochen;
Wm/Wi (Strontiumranelat): Knochenaufbau ↑ und Replikation der Präosteoblasten ↑, Hemmung der Osteoklastendifferenzierung und deren Resorptionsaktivität;
UW (Denosumab): Hypokalzämie (v.a. bei renaler Fktsstrg.), bakterielle Hautinfektionen, Kieferosteonekrose, Katarakt, Divertikulitis;
UW (Dibotermin alfa): Amylase ↑, Kopfschmerzen, Tachykardie, Hypomagnesiämie;
UW (Strontiumranelat): Übelkeit, Diarrhoe, Kopfschmerzen, Dermatitis, Ekzem, Bewusstseinsstrg., Gedächtnisschwund, Krampfanfälle, CK ↑;
KI (Denosumab): Hypokalzämie, bekannte Überempfindlichkeit, Anwendung in SS/SZ nicht empfohlen;
KI (Dibotermin alfa): bekannte Überempfindlichkeit gegen Dibotermin alfa bzw. Rinderkollagen Typ I, noch nicht ausgewachsener Knochenbau, akute Infektion an der Frakturstelle, Kompartmentsyndrom, pathologische Frakturen, M. Paget, Malignome, SS;
KI (Strontiumranelat): bekannte Überempfindlichkeit

Denosumab Rp — HWZ 26d, PRC C Lact-

Prolia *Fertigspr. 60mg/1ml*	**Postmenopausale Osteoporose zur Risikoreduktion von WS-, nicht-vertebralen und Hüftfrakturen, Osteoporose bei Z.n. Androgenentzug bei Prostata-Ca zur Risikoreduktion von WS-Frakturen** → 426: 60mg s.c. alle 6M; **DANI** nicht erforderlich; **DALI** keine Daten

Dibotermin alfa Rp

InductOs *Implantationskit 12mg/8ml*	**Zur anterioren Lendenwirbelfusion, Tibiafraktur:** Lsg. auf Matrix auftragen und Frakturoberfläche damit bedecken

Strontiumranelat Rp — HWZ 60h

Protelos *Btl. 2g*	**Postmenopausale Osteoporose zur Risikoreduktion von WS- und Hüftfrakturen** → 426: 1 x 2g p.o.; **DANI** GFR 30-70: 100%; < 30: nicht empfohlen; **DALI** nicht erforderlich

A 6.7 Abmagerungsmittel

A 6.7.1 Zentral wirksame Mittel

Wm/Wi (Amfepramon): indirektes Sympathomimetikum durch präsynaptische Freisetzung adrenerger Amine ⇒ Appetithemmung durch Erregung der Neuronen im lateralen Hypothalamus;
UW (Amfepramon): Psychosen, Depression, Nervosität, Schwindel, Tachykardie, Herzklopfen, präkardiale Schmerzen, Mundtrockenheit, Abhängigkeit, pulmonale Hypertonie;
UW (Phenylpropanolamin): Persönlichkeitsveränderungen, Hypertonie, Tachykardie, HRST, Kopfschmerzen, Reizbarkeit, Benommenheit, Unruhezustände, Miktionsstörung, Schwindel, Schlafstörung;
KI (Amfepranon): tachykarde Arrhythmien, Phäochromozytom, Hyperthyreose, schwere AP, Engwinkelglaukom, pulmonale Hypertonie, schwere arterielle Hypertonie, Psychosen, Anorexia nervosa, SS/SZ;
KI (Phenylpropanolamin): Hypertonie, Schwindel, Herzerkrankung, Herzklopfen, Diabetes mellitus, Nieren-, Schilddrüsenerkrankung, Prostataadenom mit Restharn, Engwinkelglaukom, Phäochromozytom, Ki. < 12J

Amfepramon Rp-L! HWZ 4-6h, PRC B, Lact ?

Regenon *Kps. 25, 60(ret.)mg* **Tenuate** *Tbl. 75(ret.)mg*	**Adipositas** (BMI > 30kg/m²): bis 3 x 25mg p.o.; 1 x 60-75mg (ret.); Therapiedauer max. 12W

Phenylpropanolamin Rp-L!

Boxogetten S *Tbl. 20mg* **Recatol Mono** *Kps. 40(ret.)mg*	**Adipositas:** 2 x 20mg oder 1 x 40mg (ret.) p.o. für 4W

A 6.7.2 Lipasehemmer

Wm: Hemmung der gastrischen und der pankreatischen Lipase;
Wi: Triglyzeride können nicht mehr in freie Fettsäuren und Monoglyzeride hydrolysiert werden und somit nicht resorbiert werden;
UW: Bauchschmerzen, Fettstuhl, Flatulenz mit Stuhlabgang, Stuhldrang, Kopfschmerzen, Abgeschlagenheit, Resorption fettlöslicher Vitamine ↓;
KI: chronisches Malabsorptionssyndrom, Cholestase, SS/SZ

Orlistat Rp-L!/OTC HWZ 1-2h, PPB 99%, PRC B, Lact ?

Alli *Kps. 60mg* **Xenical** *Kps. 120mg*	**Adipositas:** Xenical: BMI > 30kg/m² oder > 28kg/m² + Risikofaktoren: 3 x120mg; Alli: BMI > 28kg/m²: 3 x 60mg; jeweils zur oder bis 1h nach Hauptmahlzeit

A 6.8 Orphan Drugs

Orphan Drugs: Medikamente zur Therapie seltener Erkrankungen;
Wm (Agalsidase, Galsulfase, Imiglucerase, Laronidase, Velaglucerase alfa): Enzymsubstitution der entsprechenden Mangelerkrankung;
Wm/Wi (Amifampridin): Blockade spannungsabhängiger Kaliumkanäle ⇒ Verlängerung der Depolarisation ⇒ Erhöhung der intrazellulären Kalziumkonzentration ⇒ Steigerung der Exozytose acetylcholinhaltiger Vesikel;
Wm/Wi (Canakinumab): bindet an Interleukin-1-beta ⇒ verminderte Bildung von Entzündungsmediatoren;
Wm/Wi (Hämin): Ausgleich des bei Porphyrien auftretenden Häminmangels, Verhinderung einer erhöhten Delta-Amino-Laevulinsäure-Synthase-Aktivität, Reduktion der Porphyriensynthese bzw. der Bildung toxischer Zwischenprodukte;
Wm (Miglustat): Hemmung der Glucosylceramidsynthase;
Wm/Wi (Sapropterin): synthetische Form des 6R-Tetrahydrobiopterins ⇒ Aktivität der Phenylalanin-hydroxylase ↑;
UW, KI (alle): s. Packungsbeilage

Agalsidase alfa Rp Keine PPB zu erwarten

Replagal *Inf.Lsg. 3.5mg/3.5ml*	**M. Fabry (Alpha-Galactosidase-A-Mangel):** alle 2W 0.2mg/kg über 40min i.v.; **DANI** nicht erforderlich; **DALI** keine Daten

Agalsidase beta Rp HWZ 45-102min, PRC B, Lact ?

Fabrazyme *Inf.Lsg. 5, 35mg*	**M. Fabry (Alpha-Galactosidase-A-Mangel):** alle 2W 1mg/kg über 2h i.v.; **DANI** nicht erforderlich

Alglucosidase alfa Rp HWZ 2-3h, PRC B, Lact ?

Myozyme *Inf.Lsg. 50mg*	**M. Pompe (Alpha-Glucosidase-Mangel):** alle 2W 20mg/kg i.v.; **DANI, DALI** keine Daten

Amifampridin Rp **Firdapse** *Tbl. 10mg*	HWZ 2h **Lambert-Eaton-Myasthenisches-Syndrom:** ini. 15mg/d p.o., alle 4-5d um 5mg steigern bis max. 60mg in 3-4ED, max. 20mg/ED; **DANI, DALI** leichte NI/LI ini 10mg; mäßige bis schwere NI/LI ini 5mg
Canakinumab Rp **Ilaris** *Inj.Lsg. 150mg*	HWZ 26d **Cryopyrin-assoziierte periodische Syndrome ab 4J:** **≥ 15-40kg:** 2mg/kg alle 8W s.c.; **> 40kg:** 150mg alle 8W s.c.; **DANI** nicht erforderlich; **DALI** keine Daten
Galsulfase Rp **Naglazyme** *Inj.Lsg. 5mg/5ml*	PRC B, Lact ? **Mukopolysaccharidose VI:** 1 x/W 1mg/kg über 4h i.v.
Hämin Rp **Normosang** *Amp. 250mg/10ml*	HWZ 11h **Akute Schübe der akuten intermittierenden Porphyrie, Porphyria variegata, hereditäre Koproporphyrie:** 1 x 3mg/kg i.v. für 4-7d; **DANI, DALI** KI
Idursulfase Rp **Elaprase** *Inj.Lsg. 6mg/3ml*	HWZ 45min **Hunter-Syndrom (Mukopolysaccharidose II):** 1 x/W 0.5mg/kg über 3h i.v.; **DANI, DALI** keine Daten
Imiglucerase Rp **Cerezyme** *Inf.Lsg. 400U*	**M. Gaucher Typ I/III:** alle 2W 60U/kg über 3h i.v.; **DANI** nicht erforderlich
Laronidase Rp **Aldurazyme** *Inf.Lsg. 500U/5ml*	HWZ 1.5-3.6h PRC B, Lact ? **Mukopolysaccharidose I:** 1 x/W 100U/kg i.v.
Miglustat Rp **Zavesca** *Kps. 100mg*	HWZ 6-7h, keine PPB **M. Gaucher Typ I:** 3 x 100mg p.o.; **DANI** GFR 50-70: 2 x 100mg; 30-50: 1 x 100mg; < 30: KI; **DALI** keine Daten
Nitisinon Rp **Orfadin** *Kps. 2, 5, 10mg*	**Tyrosinämie Typ I:** ini. 1mg/kg/d p.o. in 2ED, ggf. 1.5-2mg/kg/d
Sapropterin Rp **Kuvan** *Tbl. 100mg*	**Hyperphenylalaninämie bei Phenylketonurie:** ini 1 x 10mg/kg/d p.o. morgens, ggf. 5-20mg/kg/d; **bei Tetrahydrobiopterin(BH4)-Mangel:** ini 1 x 2-5mg/kg/d p.o., ggf. bis 20mg/kg/d steigern, evtl. in 2-3 ED; **DANI, DALI** keine Daten
Velaglucerase alfa Rp **Vpriv** *Inf.Lsg. 400IE (100IE/1ml)*	PRC B, Lact ? **M. Gaucher Typ I:** 60 IE/kg i.v. alle 2 W.; **DANI, DALI** nicht erforderlich

A 6.9 Sexualhormone

A 6.9.1 Androgene

Wm/Wi: Entwicklungsförderung der sekundären männlichen Geschlechtsmerkmale, Regulation der Spermienproduktion, Libido ↑, Potentia coeundi ↑, Muskelaufbau ↑, Knochendichte ↑, Talgproduktion ↑;
UW: Cholestase, Spermatogenesehemmung, Priapismus, beschleunigte Knochenreifung, Virilisierung bei Frauen, Ödeme, Gewichtszunahme, Gynäkomastie, Alopezie, Libido ↑, Prostataschmerzen, Kopfschmerzen, Nausea, Polyzythämie;
KI: Prostatakarzinom, Mammakarzinom, SS;
Ink: Cumarine, ACTH, Kortikosteroide

Testosteron Rp — HWZ 10-100min (i.m.), PRC X, Lact ?

Andriol *Kps. 40mg*
Androtop *Gel-Btl. 25, 50mg*
Testim *Gel 10mg/1g*
Testogel *Gel-Btl. 25, 50mg*
Testopatch *TTS 1.2, 1.8, 2.4mg/24h*
Testosteron-Depot *Amp. 250mg/1ml*
Testoviron-Depot *Amp. 250mg/1ml*
Tostran 2% *Gel 20mg/1g*

Hodenunterfunktion, Hypogonadismus: ini. 120-160mg/d p.o., nach 2-3W 40-120mg/d; 50-100mg alle 1-3W i.m.; 250mg alle 2-4W i.m.; Testopatch: ini. 2 Pflaster mit 2.4mg alle 48h, Dosisanpassung nach Testosteronspiegel; Gel: 1 x 50mg auftragen, max. 100mg/d;
Pubertas tarda: 1 x/M 250mg i.m. für 3M, evtl. Wdh. nach 3-6M;
Unterdrückung übermäßigen Längenwachstums bei Knaben: 500mg i.m. alle 2W für 1-2J;
Aplastische, renale Anämie beim Mann → 366**:** 250mg 2-3 x/W i.m., max. 1000mg/W

Testosteron Rp L! — HWZ 2h, PRC X, Lact ?

Intrinsa *TTS 0.3mg/d*

Mangel oder Verlust an sexuellem Verlangen: TTS alle 3-4d wechseln

Testosteronundecanoat Rp — HWZ 10-100min (i.m.), PRC X, Lact ?

Nebido *Inj.Lsg. 1g/4ml*

Hodenunterfunktion, Hypogonadismus: 1g alle 10-14W i.m.

A 6.9.2 Antiandrogene

Wm/Wi (Cyproteronacetat): kompetitiver Antagonismus am Androgenrezeptor, starke gestagene Wi ⇒ LH ↓ ⇒ Testosteron ↓;
Wm/Wi (Bicalutamid, Flutamid): reines Antiandrogen ohne gestagene Wi;
UW (Cyproteronacetat): Übelkeit, Erbrechen, Gynäkomastie, Libido- und Potenzverlust, Leberfunktionsstrg.;
KI (Cyproteronacetat): Lebererkrankung, idiopathischer Schwangerschaftsikterus, Schwangerschaftspruritus bzw. Herpes gestationis in der Anamnese, konsumierende Erkrankung (außer Prostata-Ca), schwere Depressionen, Thromboembolien, Sichelzellenanämie, Diabetes mellitus mit Gefäßveränderungen, Jugendl. vor Abschluss der Pubertät, Kinder, SS/SZ

Bicalutamid Rp — HWZ 5.8d, PPB 96%, PRC X, Lact ?

Androcal *Tbl. 50, 150mg*
Bicalutamid beta, Bicalutamid Actavis, Bicalutamid Medac *Tbl. 50, 150mg*
Bicalutin *Tbl. 50, 150mg*
Bicamed *Tbl. 50, 150mg*
Casodex *Tbl. 50, 150mg*

Fortgeschrittenes Prostata-Ca → 610**:** 1 x 50mg p.o., Komb. mit medikamentöser oder chirurgischer Kastration; 1 x 150mg als Monotherapie oder adjuvant nach Prostatektomie/Bestrahlung;
DANI nicht erforderlich;
DALI leichte LI: 100%, mittlere bis schwere LI: vorsichtige Anwendung

Cyproteronacetat Rp — HWZ 38-58h, Q0 1.0, PRC X, Lact -

Androcur *Tbl. 10, 50mg; Amp. 300mg/3ml*
Cyproteronacetat beta *Tbl. 50, 100mg*
Cyproteronacetat dura *Tbl. 50, 100mg*
Cyproteronacetat Gry *Tbl. 50mg*
Virilit *Tbl. 50mg*

Prostata-Ca → 610: nach Orchiektomie 1-2 x 100mg p.o.; 300mg i.m. alle 14d; ohne Orchiektomie 2-3 x 100mg p.o.; 300mg i.m. alle 7d;
Triebdämpfung bei Sexualdeviation: ini. 2 x 50mg p.o., evtl. nach 4W 2-3 x 100mg, bei Therapieerfolg langsame Dosisreduktion je nach Wi bis 2 x 25mg; 300mg i.m. alle 10-14d;
Androgenisierungserscheinungen bei Frauen: Zyklustag 1-10: 100mg p.o., Kombination mit Östrogen, s. FachInfo;
DALI KI bei Lebererkrankungen

Flutamid Rp — HWZ 9.6(5-6)h, Q0 1.0, PRC D, Lact ?

Flumid *Tbl. 250mg*
Flutamid-ratioph. *Tbl. 250mg*
Fugerel *Tbl. 250mg*

Prostata-Ca → 610: 3 x 250mg p.o.;
DANI, DALI vorsichtige Anwendung

A 6.10 Hypophysenhinterlappenhormone

A 6.10.1 Agonisten

Wm/Wi (Desmopressin): renale H_2O-Rückresorption ↑; vasokonstriktiv;
Wm/Wi (Oxytocin): Kontraktion der Uterusmuskulatur, Förderung der Milchejektion durch Kontraktion der glatten Muskulatur der Milchdrüse;
Wm/Wi (Terlipressin): Durchblutung im Portalgefäßgebiet ↓ + Kontraktion der glatten Ösophagusmuskulatur ⇒ Kontraktion der Ösophagusvarizen ⇒ portale Hypertension ↓;
UW (Terlipressin): Bronchospasmus, RR-Schwankungen, Kopfschmerzen, Diarrhoe;
KI (Terlipressin): schwere Hypertonie, Arteriosklerose, AP, Epilepsie, SS; Anw.Beschr. bei Asthma bronchiale, Herzinsuffizienz

Desmopressin Rp — HWZ 75min i.v./90-150min p.o., Q0 1.0, PRC B, Lact ?

Desmogalen *Spray (10µg/Hub)*
Desmopressin *Spray (10µg/Hub)*
Desmotabs *Tbl. 0.1, 0.2mg*
Minirin *Tbl. 0.1, 0.2mg; Spray (10µg/Hub); Rhinyle (0.1ml = 10µg); Amp. 4µg/1ml*
Nocturin *Tbl. 0.1mg*
Nocutil *Tbl. 0.1, 0.2mg; Spray (10µg/Hub)*
Octostim *Spray (150µg/Hub)*

Zentraler Diabetes insipidus → 440: 2-3 x 10-40µg p.o.; 1 x 10-20µg nasal; 1-2 x 0.5-2µg i.v./i.m./s.c.;
Ki.: 2-3 x 10-40µg p.o.; 1 x 10 µg nasal; 1-2 x 0.2-0.5µg i.v./i.m./s.c.;
diagnostisch: 1 x 40µg nasal; 4µg i.m./s.c.;
Ki. < 1J: 1 x 10µg nasal; 0.4µg i.m./s.c.;
> 1J: 1 x 20µg nasal; 1-2µg i.m./s.c.;
Enuresis nocturna: ini. 20µg p.o./nasal z.N., evtl. 40µg;
Steigerung der Faktor-VIII-Gerinnungsaktivität, Thrombozytendysfkt.: 0.3-0.4µg/kg über 30min i.v. präop.; 300µg nasal 1-2h präop.

Oxytocin — HWZ 15min, PRC X, Lact -, Nasenspray +

S. → 285 → 33

Terlipressin Rp — HWZ 24min

Glycylpressin *Inj.Lsg. 1mg/5ml*
Haemopressin *Inj.Lsg. 1mg/5ml*

Ösophagusvarizenblutung: ini. 1-2mg i.v., Erh.Dos. 1mg alle 4-6h für 2-3d; max. 6 x 20µg/kg/d

A 6.10.2 Vasopressinantagonisten

Wm/Wi: selektiver Vasopressin-V2-Rezeptorantagonist ⇒ Harnausscheidung ↑ ⇒ Aquaresis ↑, Osmolarität des Urins ↓, Serumnatriumkonzentration ↑;
UW: Polydipsie, Hyperkaliämie, Dehydration, Hyperglykämie, Appetit ↓, orthostatische Hypotonie, Obstipation, Mundtrockenheit, Ecchymosis, Pruritus, Polyurie, Pollakisurie, Durst, Asthenie, Pyrexie, Blukreatininwerte ↑;
KI: bekannte Überempfindlichkeit, Anurie, Volumendepletion, hypovolämische Hyponatriämie, Hypernatriämie, Patient ohne Durstgefühl, SS, SZ

Tolvaptan Rp — HWZ 12h, PPB 98%, Q0 1.0, PRC C, Lact ?

Samsca *Tbl. 15, 30mg*

Hyponatriämie bei SIADH: ini. 1 x 15mg/d p.o., max. 60mg/d;
DANI GFR > 10: nicht erforderlich; < 10: keine Daten; Anurie: KI;
DALI Child A-B: nicht erforderlich; C: keine Daten

A 6.11 Wachstumshormonrezeptor-Antagonisten

Wm/Wi: selektive Bindung an Wachstumshormonrezeptoren ⇒ Hemmung der Wachstumshormonwirkung ⇒ IGF-1 ↓, IGF-Bindungsproteine ↓;
UW: Diarrhoe, Übelkeit, Erbrechen, grippeähnliche Symptome, Müdigkeit, Arthralgie, Myalgie, Kopfschmerzen, Schwindel, Somnolenz, Tremor, Schwitzen, Pruritus, Exanthem;
KI: bekannte Überempfindlichkeit

Pegvisomant Rp — 6d, PRC B, Lact ?

Somavert *Inj.Lsg. 10mg/1ml, 15mg/1ml, 20mg/1ml*

Akromegalie: ini. 80mg s.c., dann 10-20mg/d s.c., Dosisanpassung alle 4-6W in 5-mg-Schritten je nach IGF-1-Serumspiegel, max. 30mg/d;
DANI, DALI keine Daten

A 6.12 Endokrinologische Diagnostik

Corticorelin (CRH) Rp

CRH Ferring *Inj.Lsg. 0.1mg/1ml*

Test der corticotropen Partialfunktion des HVL: 0.1mg i.v., bei übergewichtigen Pat. 2µg/kg; ACTH- und Cortisolbestimmung zuvor und nach 15, 30, 60, 90min

Gonadorelin (LHRH) Rp — PPB < 15%

Relefact LHRH *Amp. 0.1mg/1ml*

Diagnostik hypothalamischer, hypophysärer und gonadaler Funktionsstörung: 0.1mg i.v.;
Ki.: 60µg/m² KOF, mindestens 25µg i.v.; LH- und FSH-Bestimmung zuvor und nach 30min

Protirelin (TRH) Rp

Antepan *Spray 1mg/Hub*
Amp. 0.2mg/1ml, 0.4mg/1ml
TRH Ferring *Amp. 0.2mg/1ml*

Diagnostik von Hypophysen- und Schilddrüsenfunktionsstörung: 2mg nasal; 0.2-0.4mg i.v.;
Ki.: 1mg nasal; 1µg/kg oder 50-100µg i.v.; erneute Diagnostik nach 30-45min (Spray) bzw. nach 30min (Amp.)

Somatorelin (GHRH) Rp

GHRH Ferring *Inj.Lsg. 0.05mg/1ml*

Test der somatotropen Partialfunktion des HVL: 0.05mg i.v.; **Ki.:** 1µg/kg i.v.; Wachstumshormonbestimmung zuvor und nach 30, 60, 90, 120min

Tetracosactid (ACTH) Rp

Synacthen *Amp. 0.25mg/1ml (= 25IE)*

Test der Nebennierenrindenfunktion: 0.25mg i.v./i.m.; Cortisolbestimmung zuvor und nach 30min

A 7 Gastroenterologie-Arzneimittel

A 7.1 Ulkustherapeutika

A 7.1.1 H_2-Blocker

Wm: kompetetiver Antagonismus am H_2-Rezeptor der Belegzellen;
Wi: basale und Histamin-stimulierte Säuresekretion ↓;
UW (Ranitidin): Diarrhoe, Hepatitis, Obstipation, Exantheme;
KI (Ranitidin): bekannte Überempfindlichkeit, Ki. < 10J, akute Porphyrie, schwere Niereninsuffizienz;
Ink: Ketoconazol, Sulfonylharnstoff;
Ink (Cimetidin): Betablocker, Carbamazepin, Carmustin, Chinin, Cumarine, Opioide, Propafenon, Theophyllin

Cimetidin Rp — HWZ 2h, Q0 0.3, PPB 20%, PRC B, Lact +

Cimetidin CT *Tbl. 400, 800mg; Amp. 200mg/2ml*
H_2-Blocker-ratioph. *Tbl. 400, 800mg; Amp. 200mg/2ml*
Tagamet *Amp. 200mg/2ml*

Gastroduodenale Ulzera → 444: 800-1000mg/d p.o. in 1-2ED;
Stressulkus-Pro. → 444: 1-2g/d i.v. in 3-5ED oder Dauerinfusion, max. 80mg/h;
Refluxösophagitis → 443: 2 x 400-800mg p.o.;
Zollinger-Ellison-Syndrom → 441: 1-2g/d p.o. in 2-3ED;
Ki. 15-30mg/kg/d p.o., max. 1600mg/d in 4ED;
DANI GFR 0-15: 400mg/d; 15-30: 600mg/d; 30-50: 800mg/d

Famotidin OTC/Rp — HWZ 2.6-4h, Q0 0.2, PPB 20% PRC B, Lact ?

Fadul *Tbl. 20, 40mg*
Famobeta *Tbl. 20, 40mg*
Famotidin-ratioph. *Tbl. 20, 40mg*
Pepcid akut *Tbl. 10mg*
Pepdul *Tbl. 20, 40mg*

Gastroduodenale Ulzera → 444: 1 x 40mg p.o. z.N., Rezidiv-Pro.: 1 x 20mg;
Zollinger-Ellison-Syndrom → 441: 4 x 20mg p.o., je nach Wi steigern bis 800mg/d;
Sodbrennen: 1-2 x 10mg p.o.; **DANI** GFR < 30: 50%

Ranitidin OTC/Rp — HWZ 2.5h, Q0 0.25, PPB 15%, PRC B, Lact +

Junizac *Tbl. 150, 300mg*
Ranibeta *Tbl.150, 300mg*
Ranitic *Tbl. 75, 150, 300mg; Amp. 50mg/5ml*
Ranitidin-ratioph. *Tbl. 75, 150, 300mg; Brausetbl. 75, 150, 300mg; Amp.50mg/5ml*
Zantic *Tbl. 75mg*

Gastroduodenale Ulzera → 444, **Refluxösophagitis** → 443: 1 x 300mg oder 2 x 150mg p.o.;
Stressulkus-Pro. → 444: 3-4 x 50mg i.v.;
Zollinger-Ellison-Syndrom → 441: 3 x 150mg, je nach Wi steigern bis 900mg/d;
Ki. > 10J: 2 x 2mg/kg p.o.;
Sodbrennen: 1-2 x 75mg p.o., max. 300mg/d;
DANI GFR < 10: KI; < 30: 150mg/d p.o.; 3-4 x 25mg i.v.; > 30: 300mg/d; 3-4 x 50mg i.v.

A 7.1.2 Protonenpumpenblocker

Wm/Wi: Blockade der H+/K+-ATPase ⇒ stärkste Suppression der Säurebildung;
UW (Omeprazol): Schwindel, Kopfschmerzen, Durchfall, Obstipation, Blähungen, Exanthem, Leberenzyme ↑, Übelkeit, Erbrechen, Müdigkeit, Schlafstrg.;
KI (Omeprazol): bekannte Überempfindlichkeit, Kombination mit Atazanavir;
Ink (Omeprazol): Cilostazol, Proteaseinhibitoren, Azol-Antimykotika, Ginkgo biloba, Johanniskraut

Esomeprazol Rp

HWZ 1.5h, Q0 > 0.9, PPB 97%, PRC B, Lact ?

Esomep *Tbl. 20, 40mg*
Esomeprazol CT *Tbl. 20, 40mg*
Esomeprazol ratioph. *Tbl. 20, 40mg*
Nexium Mups *Tbl. 20, 40mg*
Nexium *Gran. 10mg; Inf.Lsg. 40mg*

Refluxösophagitis → 443:
Erw. u. Ki. ab 12J: ini 1 x 40mg p.o. für 4-8W, dann 1 x 20mg; 1 x 20-40mg i.v.;
Ki 1-11J: 10-20kg: 1 x 10mg p.o.; ≥ 20kg: 1 x 10-20mg bis zu 8W;
H.P.-Eradikation → 445: 2 x 20mg p.o. + Antibiose;
Pro. gastroduodenale Ulzera bei NSAR-Therapie → 444: 1 x 20mg;
Zollinger-Ellison-Syndrom → 441: 2 x 40mg p.o., ggf. bis 2 x 80mg;
DANI nicht erforderlich;
DALI bei schwerer LI max. 20mg/d

Lansoprazol Rp

HWZ 0.9-1.5h, Q0 1.0 (0.7), PPB 97%, PRC B, Lact ?

Agopton *Kps. 15, 30mg*
Lanso-Q *Kps. 15, 30mg*
Lansoprazol HEXAL *Kps. 15, 30mg*
Lansoprazol Sandoz *Kps. 15, 30mg*

Gastroduodenale Ulzera → 444, **Refluxösophagitis** → 443: 1 x 30mg p.o.; Rezidiv-Pro.: 1 x 15mg;
H.P.-Eradikation → 445: 2 x 30mg + Antibiotika;
Pro. gastroduodenale Ulzera bei NSAR-Therapie → 444: 1 x 15mg;
Zollinger-Ellison-Syndrom → 441: ini 1 x 60mg, je nach Wi bis 180mg/d;
DANI max. 30mg/d;
DALI leichte bis mäßige LI: 30 bzw. 15mg/d; schwere LI: Anwendung nicht empfohlen

Omeprazol Rp/OTC*

HWZ 0.5-1.5h, Q0 1.0, PPB > 90%, PRC C, Lact ?

Omedoc *Kps. 20mg*
Omep *Kps. 10, 20, 40mg*
Omeprazol-ratioph. NT *Kps. 10, 20, 40mg; Inf.Lsg. 40mg*
Omeprazol Dura *Kps. 10, 20, 40mg*
Ome Tad *Kps. 20, 40mg*
Ulcozol *Kps. 10, 20, 40mg*
Ulnor *Kps. 20mg*

** 20mg Tbl. teils als OTC in kleinen Packungsgrößen verfügbar*

Gastroduodenale Ulzera → 444: 1 x 20-40mg p.o.; 1 x 10-20mg i.v.;
Refluxösophagitis → 443: 1 x 20-40mg p.o.;
Ki. > 2J: < 20kg: 1 x 10mg; > 20kg 1 x 20mg;
H.P.-Eradikation → 445: 2 x 20mg;
Pro. gastroduodenale Ulzera bei NSAR-Therapie → 444: 1 x 20mg;
Zollinger-Ellison-Syndrom → 441: ini 1 x 60mg p.o., je nach Wi steigern bis 2 x 40-60mg, max. 200mg/d i.v.;
DANI nicht erforderlich;
DALI max. 20mg/d

Pantoprazol Rp/OTC*

HWZ 1h, Q0 0.7, PPB 98%, PRC B, Lact ?

Gastrozol *Tbl. 20, 40mg*
Pantoprazol HEXAL *Tbl. 20, 40mg; Inj.Lsg. 40mg*
Pantoprazol Nyc *Tbl. 20, 40 mg*
Pantoprazol Stada *Tbl. 20, 40mg*
Pantorc *Tbl. 20, 40mg*
Pantozol *Tbl. 20, 40mg; Inj.Lsg. 40mg*
Pantozol control *Tbl. 20mg*
Rifun *Tbl. 20, 40mg*

** 20mg Tbl. teils als OTC in kleinen Packungsgrößen verfügbar*

Gastroduodenale Ulzera → 444, **Refluxösophagitis** → 443: 1 x 40mg p.o.; 1 x 40mg i.v.;
Langzeittherapie u. Rezidiv-Pro. Refluxösophagitis → 443, **Pro. gastroduodenaler Ulzera bei NSAR-Therapie** → 444: 1 x 20mg;
Zollinger-Ellison-Syndrom → 441: 1 x 80mg p.o./i.v., ggf. zeitweilig 2 x 80mg;
H.P.-Eradikation → 445: 2 x 40mg p.o. + Antibiose;
DANI max. 40mg/d;
DALI schwere LI max. 40mg alle 2d

Rabeprazol Rp	HWZ 1-2h, Q0 0.8, PPB 97%, PRC B, Lact ?
Pariet *Tbl. 10, 20mg*	**Gastroduodenale Ulzera** → 444, **Refluxösophagitis** → 443: 1 x 20mg p.o.; Rezidiv-Pro. 1 x 10mg; **H.P.-Eradikation** → 445: 2 x 20mg p.o. + Antibiose; **Zollinger-Ellison-Syndrom** → 441: 1 x 60mg, ggf. bis 2 x 60mg; **DANI, DALI** nicht erforderlich

A 7.1.3 Protonenpumpenblocker + Antibiotika

Pantoprazol + Amoxicillin + Clarithromycin Rp	
ZacPac *Packung enth. 14 Tbl. Pantozol 40mg, 14 Tbl. Amoxicillin 1g, 14 Tbl. Clarithromycin 500mg*	**H.P.-Eradikation** → 445: 2 x je 1Tbl. p.o. für 7d; **DANI** GFR < 30: KI; **DALI** KI bei mittelschwerer bis schwerer LI
Omeprazol + Amoxicillin + Clarithromycin Rp	
Helicomp Sandoz, Omep plus *Packung enth. 14 Tbl. Omeprazol 20mg, 14 Tbl. Amoxicillin 1g, 14 Tbl. Clarithromycin 500mg*	**H.P.-Eradikation** → 445: **Erw. u. Ki ab 12J:** 2 x je 1Tbl. p.o. für 7d; **DANI, DALI** Anwendung nicht empfohlen

A 7.1.4 Antazida

Wm/Wi: Neutralisierung der Magensäure;
UW (Hydrotalcit): weiche Stühle, Diarrhoe, bei Niereninsuffizienz: Hypermagnesiämie, Aluminiumeinlagerung v.a. in Knochen und Nervengewebe, Phosphatverarmung;
KI (Hydrotalcit): Niereninsuffizienz (GFR < 30) nur unter Kontrolle des Magnesium- u. Aluminiumspiegels, Hypophosphatämie, Kinder < 12J;
Ink (Hydrotalcit): Herzglykoside, Tetracycline, Chinolone

Almasilat OTC	
Megalac Almasilat *Btl. 1g* **Simagel** *Tbl. 430mg*	**Säurebedingte Magenbeschwerden:** bis zu 6 x 430-860mg p.o.; **DANI** GFR < 30: Kontrolle von Al- u. Mg-Spiegel erforderlich
Hydrotalcit OTC	
Ancid *Kautbl. 500, 1000mg* **Hydrotalcit-ratioph.** *Kautbl. 500, 1000mg* **Talcid** *Kautbl. 500, 100mg; Btl. 1000mg; Saft 1g/Messl.* **Talidat** *Kautbl. 500mg*	**Säurebedingte Magenbeschwerden:** 3-4 x 500-1000mg p.o., max. 6g/d; **DANI** GFR < 30: Kontrolle von Al- und Mg-Spiegel erforderlich
Magaldrat OTC	PRC B, Lact ?
Gastripan *Tbl. 800mg; Btl. 800mg* **Glysan** *Tbl. 800mg;* **Magaldrat-ratioph.** *Tbl. 800mg; Btl.800mg* **Magastron** *Tbl. 400, 800mg; Btl. 800mg* **Marax** *Tbl. 800mg;* **Riopan** *Tbl. 800mg; Btl. 1600mg* **Simagel** *Lutschtbl. 800mg; Btl. 80, 800mg*	**Säurebedingte Magenbeschwerden:** 3-4 x 400-1600mg p.o.; max. 6400mg/d; **DANI** GFR < 30: Kontrolle von Al- und Mg-Spiegel erforderlich

Al-Na-Carbonat-Dihydroxid OTC

Kompensan *Tbl. 300mg; Btl. 300mg*

Säurebedingte Magenbeschwerden: 3-4 x 300-600mg p.o.; **DANI** GFR < 30: KI

Al-Mg-Silicat OTC

Gelusil Lac *Tbl. 500mg; Pulver (1g enth. 0.156g)*
Gelusil Liquid *Susp. (1ml enth. 0.172g)*

Säurebedingte Magenbeschwerden: 3-4 x 1-2g p.o.; **DANI** GFR < 30: Kontrolle von Al- und Mg-Spiegel erforderlich

Mg-hydroxid + Al-oxid OTC

PRC B, Lact ?

Maalox *Tbl. 400+200mg; Btl. 900+600mg; Susp. (4 Messl. = 600+900mg)*
Maaloxan *Tbl. 400+200mg; Btl. 400+230mg; Susp. (10ml = 400+230mg)*
Progastrit *Tbl. 144+240mg; Btl. 600+900mg*

Säurebedingte Magenbeschwerden: 3-4 x 400-800+200-900mg p.o.; **DANI** GFR < 30: Kontrolle von Al- und Mg-Spiegel erforderlich

A 7.1.5 Bismut, Anticholinergika, Schleimhautprotektiva

Wm/Wi (Pirenzepin): Parasympathikolyse durch kompetitive Blockade der Muscarinrezeptoren ⇒ Säure- und Pepsinogensekretion ↓;
Wm/Wi (Misoprostol): prostaglandinvermittelte Hemmung der Säuresekretion, Aktivierung der Bikarbonat- und Schleimsekretion;
UW (Pirenzepin): Kopfschmerzen, Akkommodationsstrg., Mundtrockenheit, Diarrhoe, Obstipation;
UW (Sucralfat): Obstipation, Aluminiumspiegel ↑ bei Niereninsuffizienz;
UW (Misoprostol): Diarrhoe, Schwindel, Kopfschmerzen, Metrorrhagien, Übelkeit, Erbrechen;
KI (Misoprostol): entzündliche Darmerkrankungen, SS/SZ;
Ink (Sucralfat): Fluorochinolone

Bismut-Nitrat-Oxid OTC

Angass *Tbl. 150mg*

Gastroduodenale Ulzera → 444, **Gastritis** → 444: 2 x 300mg p.o.; Therapiedauer 4-6W, dann mind. 3M Pause; **DANI** KI bei schwerer Niereninsuffizienz

Pirenzepin Rp

HWZ 10-14h, Q0 0.6, PPB 12%

Gastrozepin *Tbl. 50mg*

Gastritis → 444, **Duodenitis** → 444: 2 x 50mg p.o.; max. 3 x 50mg; **DANI** nicht erforderlich

Misoprostol Rp

HWZ 0.5 h, Q0 1.0, PPB 85%, PRC X, Lact -

Cytotec *Tbl. 200µg*

Ulkus-Pro. bei NSAR-Ther. → 444: 2-4 x 200µg p.o.; **Gastroduodenale Ulzera** → 444: 4 x 200µg/d

Sucralfat Rp

PRC B, Lact +

Sucrabest *Tbl. 1g; Gran. 1g*
Ulcogant *Tbl. 1g; Btl. 1g; Susp. (5ml = 1g), Gran. 1g*

Gastroduodenale Ulzera → 444, **Refluxösophagitis** → 443: 4 x 1g p.o.; Rezidiv-Pro.: 2 x 1g; **DANI** KI bei dialysepflichtiger Niereninsuffzienz

A 7.2 Motilitätssteigernde Mittel

Wm/Wi (Domperidon, MCP): Antagonismus an zentralen und peripheren Dopaminrezeptoren ⇒ Acetylcholinfreisetzung ↑ ;
Wm/Wi (Methylnaltrexon): selektiver Opioid-Antagonist am μ-Rezeptor;
Wm/Wi (Prucaloprid): selektiver Serotonin (5HT4)-Agonist ⇒ Steigerung der enterokinetischen Aktivität;
UW (MCP): Durchfall, Müdigkeit, akute Dyskinesien, Dystonien, Parkinsonismus, Kopfschmerzen, Schwindel, Angst, Ruhelosigkeit, Exanthem, HRST, Prolaktin ↑ ;
UW (Methylnaltrexon): abdominelle Schmerzen, Übelkeit, Diarrhoe, Flatulenz, Schwindel, allgemeine Injektionsbeschwerden;
UW (Prucaloprid): Kopfschmerzen, Schwindel, Übelkeit, Bauchschmerzen, Diarrhoe, Erbrechen, Dyspepsie, Rektalblutung, Flatulenz, anormale Darmgeräusche, Pollakisurie, Müdigkeit;
KI (MCP): bekannte Überempfindlichkeit, Phäochromozytom, prolaktinabhängige Tumoren, mechanischer Darmverschluss, Darmdurchbruch, Epilepsie, extrapyramidalmotorische Strg., Sgl./Kleinki. bis zu 2J, SZ, Cave in SS;
KI (Methylnaltrexon): bekannte Überempfindlichkeit, Darmverschluss, akutes chirurgisches Abdomen;
KI (Prucaloprid): bekannte Überempfindlichkeit, Dialysepflicht, Darmperforation oder Verstopfung infolge einer strukturellen oder funktionellen Erkrankung der Darmwand, obstruktiver Ileus, schwere chronisch entzündliche Darmerkrankungen, toxisches Megacolon

Domperidon Rp — HWZ 7h, Q0 1.0, PPB 80-90%

Domperidon HEXAL *Tbl. 10mg*
Domperidon Teva *Tbl. 10mg*
Motilium *Tbl. 10mg; Gtt. (1ml = 10mg)*

Erbrechen, funktionelle Oberbauchbeschwerden, diabetische Gastroparese: 3 x 10-40mg p.o.;
Ki. > 12J: 3-4 x 0.25-0.5mg/kg; **Ki. < 12J:** KI;
DANI 1-2 x 10-40mg;
DALI KI

Metoclopramid Rp — HWZ 2.5-5h, Q0 0.7, PPB 40%, PRC B, Lact ?

Cerucal *Tbl. 10mg; Kps. 30(ret.)mg*
Gastronerton *Tbl. 10 mg; Gtt. (1ml = 3.6mg)*
Gastrosil *Tbl.10mg; Kps.15(ret.), 30(ret.)mg; Gtt. (1ml = 5.7mg);*
MCP HEXAL *Tbl. 10mg; Gtt. (15Gtt. = 4mg); Amp. 10mg/2ml*
MCP-ratioph. *Tbl. 10mg; Kps. 30(ret.)mg; Supp. 10mg; Gtt (18Gtt. = 4mg); Amp. 10mg/2ml, 50mg/10ml*
Paspertin *Tbl. 10mg; Gtt. (30Gtt. = 10mg); Amp. 10mg/2ml, 50mg/10ml*

Übelkeit, Erbrechen, diabetische Gastroparese: 3-4 x 10mg p.o.; 2 x 13.4-30mg (ret.) p.o.; 3-4 x 10mg rect.; 2 x 20mg rect.; 1-3 x 10mg i.v.;
Ki. 2-14J: 0.1mg/kg/ED p.o./i.v., max. 0.5mg/kg/d;
Übelkeit, Erbrechen bei Chemotherapie → 588**:** 30min vor Chemotherapie 2mg/kg über 15min i.v., Wdh. nach 2, 4, 6 und 9h, max. 10mg/kg/d; 2h vor Chemotherapie 1mg/kg/h i.v., während Chemotherapie 0.5mg/kg/h über 24h i.v.;
DANI GFR 0-10: 1 x 10mg; 11-60: 1 x 10 und 1 x 5mg;
DALI schwere LI mit Aszites: 50%

Methylnaltrexon Rp — HWZ 8h , PPB 13%, PRC B, Lact ?

Relistor *Inj.Lsg. 12mg/0.6ml*

Opioid-induzierte Obstipation: Erw. 38-61kg: 1 x 8mg (0.4ml) alle 2d s.c.; 62-114kg: 1 x 12mg (0.6ml) alle 2d s.c., < 38kg, > 114kg: 0.15mg/kg alle 2d s.c.;
DANI GFR < 30: 62-114kg: 1 x 8mg s.c., < 62kg: 1 x 0.075mg/kg s.c.; terminale NI: Anw. nicht empfohlen;
DALI Child C: Anwendung nicht empfohlen

Prucaloprid Rp — HWZ 24h, PPB 30%

Resolor *Tbl. 1, 2mg*

Chronische Obstipation bei Frauen: 1 x 2mg p.o.; > 65J: ini 1 x 1mg, ggf. steigern auf 2mg/d;
DANI GFR < 30: 1mg/d;
DALI Child C: 1mg/d

A 7.3 Laxantien

Wm/Wi (Bisacodyl, Natriumpicosulfat): nach Resorption und Metabolisierung in der Leber biliäre Exkretion, im Darm als freies Diphenol wirksam ⇒ antiresorptiv, hydragog;
Wm/Wi (Lactulose): osmotische Wirkung, Vergärung durch Bakterien zu Säuren ⇒ Anregung der Peristaltik;
Wm/Wi (Macrogol) = Polyethylenglycol: nicht resobierbar, keine Metabolisierung, Wasserbindung ⇒ Auslösung von Diarrhoe;
Wm/Wi (Plantago ovata): Stuhlvolumen ↑ ⇒ Darmpassage ↑ (Gleit- und Füllmittel);
Wm/Wi (Senna): Spaltung der enthaltenen Anthraglykoside durch Colibakterien zu Anthronen bzw. Anthranolen ⇒ antiresorptive und hydragoge Wi;
UW (Laxantien): Elektrolytverlust (v.a. K^+), Melanosis coli, Albuminurie, Hämaturie;
UW (Plantago ovata): Blähungen, Völlegefühl, allergische Reaktionen; **KI** (Laxantien): Ileus, SS/SZ

Bisacodyl OTC — PRC B, Lact ?

Dulcolax *Tbl. 5mg; Supp. 10mg*
Hemolax *Tbl. 5mg*
Laxans-ratioph. *Tbl. 5mg; Supp. 10mg*
Pyrilax *Tbl. 5mg; Supp. 10mg*
Tirgon *Tbl. 5mg*

Obstipation: 5-10mg p.o.; 10mg rect.;
Ki. > 2J: 5mg p.o./rect.

Lactulose OTC — PRC B, Lact ?

Bifiteral *Saft (10ml = 6.67g); Btl. 10g;*
Lactuflor *Saft (10ml = 6.5g)*
Lactulose-ratioph. *Saft (10ml = 6.67g)*

Obstipation: 1-2 x 5-10g p.o.;
Ki.: 1-2 x 3-6g p.o.;
hepatische Enzephalopathie → 452: ini 3 x 5-10g p.o., langsam steigern bis 3 x 20-30g bis 2-3 weiche Stühle/d entleert werden

Macrogol OTC/Rp

Bellymed Abführpulver *(1 Messl. = 14g)*
Dulcolax M Balance *Btl. 10g*
Laxofalk *Btl. 10g*

Obstipation: 1-2 x 10-14g p.o.

Macrogol + NaCl + $NaHCO_3$ + KCl OTC/Rp

Isomol *Btl. 13,1g+351mg+179mg+47mg*
Macrogol Stada *Btl. 13.1g+350mg+179mg +46mg*
Movicol *Btl. 13,1g+351mg+179mg+47mg*
Movicol Junior *Btl. 6.56g+175mg+89mg+23mg*

Obstipation: 1-3 x 1Btl. p.o.;
Koprostase: 8Btl./d p.o.;
Ki. 5-11J: Movicol Junior: 4-12Btl./d

Natriumpicosulfat OTC

Agiolax Pico *Tbl. 5mg*
Guttalax *(Gtt. 1ml = 7.5mg)*
Laxoberal *Tbl. 5mg; Perlen 2.5mg; Gtt. (14Gtt. = 7.5mg,*

Obstipation: 1 x 5-10mg p.o.;
Ki. > 4J: 1 x 2.5-5mg p.o.

Paraffin OTC

Obstinol M *Emulsion (1ml = 332mg)*

Obstipation: 10-45ml/d;
Ki. 2-6J: 10-20ml/d; **6-12J:** 10-30ml

Plantago ovata (Flohsamen) OTC

Agiocur *Gran. (5g enth. 3,25g)*
Mucofalk *Gran. (5g enth. 3,25g)*
Flosine Balance *Gran. (5g enth. 3g)*
Metamucil *Pulver (10g enth. 5.3g)*

Obstipation: Granulat: 1-3 x 5-10g;
Pulver: 1-3 x 7.5g (1TL)

Plantago ovata (Flohsamen) + Sennoside OTC

Agiolax *Gran. (5g enth. 2.6g+15mg)*

Obstipation: 1-2 x 1TL Granulat

A 7.4 Darmlavage-Lösungen

Wm/Wi (Macrogol): Polyethylenglycol, nicht resorbierbar, keine Metabolisierung, Wasserbindung ⇒ Auslösung von Diarrhoe;
Wm/Wi (Na_2SO_4 = Natriumsulfat): verhindert Resorption von Na-Ionen ⇒ osmotische Diarrhoe;
UW: Übelkeit, Völlegfühl, Erbrechen, Magenkrämpfe, Reizung des Darmausgangs;
KI: Ileus, V.a. Ileus, GI-Obstruktion oder Perforation, hochflorlde Kolitis, toxisches Megacolon, Entleerungsstrg. des Magens, Bewusstseinsstrg. mit Aspirationsneigung

Macrogol + Na_2SO_4 + $NaHCO_3$ + NaCl + KCl OTC

Delcoprep *Lsg. (1l = 59+12.88+1.68+1.46+0.75g)* **Klean Prep** *Btl. 59+5.68+1.68+1.46+0.74g*	**Koloskopie-Vorbereitung** → 453: 1Btl. in 1l Wasser lösen; 3-4l über 4-6h trinken

Macrogol + Na_2SO_4 + NaCl + KCl + Ascorbinsäure + Natriumascorbat OTC

Moviprep *Lsg. (1l = 100+7.5+2.69+1.01+4.7+5.9g)*	**Koloskopie-Vorbereitung** → 453: Btl. A und B in 1l Wasser lösen; 2l über 2-4h trinken, zusätzlich 1l klare Flüssigkeit trinken

Macrogol + $NaHCO_3$ + NaCl + KCl OTC

Endofalk Classic *Btl. 52.5+0.71+1.4+0.18g* **Isomol** *Btl. 13+0.18+0.35+0.05g*	**Koloskopie-Vorbereitung** → 453: 2Btl. in 1l Wasser lösen; 3-4l über 4-6h trinken

A 7.5 Karminativa

Wm/Wi: Oberflächenspannung ↓ ⇒ entschäumend, antimeteoristisch;
UW/KI: keine

Simeticon OTC

Elugan *Kautbl. 40mg; Gtt. (1ml = 40mg)* **Espumisan** *Kautbl. 40mg; Kps. 40mg; Emulsion (1ml = 40mg)* **Imogas** *Kps. 120, 240mg* **Lefax** *Kautbl. 41, 100mg; Gtt. (1ml = 40mg); Susp. (5ml = 40mg)* **sab simplex** *Kautbl. 80mg; Gtt. (25Gtt. = 69mg)* **Simethicon-ratioph.** *Kautbl. 80mg*	**Meteorismus:** 3-4 x 40-240mg p.o.; **Sgl.:** 15Gtt. zu jeder Flaschennahrung; **Kleinki.:** 3-4 x 15 Gtt. p.o.; **Schulki.:** 4-6 x 20-30 Gtt; **Spülmittelintoxikation** → 626: 5-20ml Suspension p.o.; **Ki.:** 2.5-10ml Suspension; **DANI** nicht erforderlich

A 7.6 Antidiarrhoika

Wm/Wi (Loperamid): Stimulation peripherer Opiatrezeptoren ⇒ Hemmung der Peristaltik;
Wm/Wi (Carbo medicinalis): Adsorption von Bakterientoxinen;
Wm/Wi (Racecadotril): Hemmung der Enkephalinase ⇒ Enkephalinabbau ↓ ⇒ antisekretorisch;
UW (Loperamid): Kopfschmerzen, Müdigkeit, Schwindel, Mundtrockenheit, Nausea;
UW (Racecadotril): Kopfschmerzen, Übelkeit, Erbrechen, Fieber, K^+↓, Ileus, Bronchospasmus;
KI (Loperamid): Ileus, Ki. < 2J, SS/SZ;
KI (Racecadotril): Sgl. < 3M, eingeschränkte Nieren-/Leberfunktion, Fruktoseintoleranz, Glukose-Galaktose-Malabsorption, Saccharase-Isomaltase-Mangel

Loperamid OTC/Rp — HWZ 7-15h, Q0 1.0, PRC B, Lact +

Imodium *Lingualtbl. 2mg; Kps. 2mg; Lsg. (1ml = 0.2mg)* **Lopalind** *Tbl. 2mg* **Lopedium** *Tbl. 2mg; Brausetbl. 2mg; Kps. 2mg; Gtt. (30Gtt. = 2mg)* **Loperamid-ratioph.** *Tbl. 2mg*	**Akute Diarrhoe:** ini 4mg p.o., nach jedem Durchfall 2mg, max. 16mg/d; **Ki. 2-8J:** 0.04mg/kg/d p.o.; **> 8J:** ini 2mg p.o.; max. 8mg/d; **chronische Diarrhoe:** 4mg/d p.o.; **DANI** nicht erforderlich; **DALI** vorsichtige Anwendung

Carbo medicinalis OTC

Kohle Hevert *Tbl. 250mg*
Kohle Pulvis *Pulver 10g*
Ultracarbon *Granulat 50g*

Diarrhoe: 3-4 x 500-1000mg p.o.;
Ki.: 3-4 x 250-500mg p.o.;
Vergiftungen → 613: 50g in 400ml H_2O suspendieren ⇒ p.o. oder über Magensonde verabreichen

Racecadotril Rp — HWZ 3h, PPB 90%

Tiorfan *Kps. 100mg; Granulat 10, 30mg*

Akute Diarrhoe: 3 x 100mg p.o. für max. 7d;
Ki. > 3M: 3 x 1.5mg/kg p.o. (5-7d)

Saccharomyces boulardii OTC

Hamadin N *Kps. 250mg*
Perenterol *Kps. 50, 250mg; Btl. 250mg*
Perocur *Kps. 250mg*
Yomogi *Kps. 250mg*

Akute Diarrhoe, Reisediarrhoe-Pro.:
3 x 100-200mg p.o.; 1-2 x 250mg p.o.;
Ki. > 2J: s. Erw.

Smektit OTC

Colina *Btl. 3g*

Diarrhoe, funktionelle Magen-Darm-Störung:
3 x 3-6g p.o.;
Ki. < 2J: 1-2 x 3g;
Ki. > 2J: 2-3 x 3-6g

A 7.7 Stoffe zur Auflösung von Gallensteinen

Wm: Hemmung der biliären Cholesterinsekretion und der intestinalen Cholesterinresorption, Hemmung der HMG-CoA-Reduktase ⇒ Cholesterinsynthese ↓;
Wi: Auflösung von Cholesterinsteinen;
UW (Ursodeoxycholsäure): Durchfall, schwere rechtsseitige Oberbauchschmerzen, Verkalkung von Gallensteinen, Dekompensation einer Leberzirrhose, Urtikaria;
KI (Ursodeoxycholsäure): Entzündungen der Gallenblase/-wege, Choledochus- oder Zystikusverschluss, gestörte Kontraktionsfähigkeit der Gallenblase, kalzifizierte Gallensteine, bekannte Überempfindlichkeit, SS/SZ

Ursodeoxycholsäure Rp — HWZ 3.5-5.8d

UDC *Tbl. 250, 400mg*
Urso *Tbl. 250, 400mg*
Ursochol *Tbl. 150, 300mg*
Ursofalk *Tbl. 500mg; Kps. 250mg; Susp. (5ml = 250mg)*

Auflösung von Cholesteringallensteinen (bis 15mm) → 452: 10mg/kg p.o.;
Gallenrefluxgastritis: 1 x 250mg p.o.;
primär biliäre Zirrhose → 451: 10-15mg/kg p.o.

A 7.8 Verdauungsenzyme

Pankreatin OTC — PRC C, Lact ?

Cotazym *Kps. 20000, 30000, 40000E**
Kreon *Kps. 10000, 25000, 40000E*; Btl. 20800E*; Pellets (1 Messl. = 5000E*)*
Ozym *Kps. 10000, 20000, 40000E**
Pangrol *Kps. 10000, 25000, 40000E*; Tbl. 20000E**
Pankreatin Mikro-ratioph. *Kps. 20000E**
Panzytrat *Kps. 10000, 25000, 40000E*; Pellets (1 Messl. = 20000E*)*

Bei exokriner Pankreasinsuffizienz:
mindestens 25000-40000E zu den Hauptmahlzeiten, mindestens 10000-25000E zu den Nebenmahlzeiten; Faustregel: pro Gramm Nahrungsfett ca. 2000E Lipase;
Sgl.: 5000E zu jeder Mahlzeit;
die Dosierung richtet sich nach Fettgehalt der Nahrung und Schwere der Erkrankung

Pankreatin + Dimeticon (Simeticon) OTC

Enzym Lefax *Kautbl. 2100E*+41.2mg; Kps. 10500E*+40mg*	**Verdauungsstrg., Meteorismus bei exokriner Pankreasinsuffizienz:** 3 x 1-2Kautbl. p.o.; 2-4Kps. zu jeder Mahlzeit
Meteozym *Tbl. 15000E* + 100mg*	**Verdauungsstrg., Meteorismus bei exokriner Pankreasinsuffizienz:** 1-2Tbl. zu jd. Mahlzeit p.o.

* *Gehalt an Triacylglycerollipase*

A 7.9 Schwer resorbierbare Antiphlogistika

Wm/Wi (Mesalazin): Beeinflussung der Prostaglandinbiosynthese, Hemmung der Leukotrien-Bildung ⇒ lokal antiphlogistisch;
Wi (Sulfasalazin): antiinflammatorisch, immunsuppressiv, bakteriostatisch;
UW (Mesalazin): Flatulenz, Kopfschmerzen, Nausea;
UW (Sulfasalazin): Folsäuremangelanämie, Leukopenie, Kopfschmerzen, Schwindel, Geschmacksstrg., Husten, Nausea, Bauchschmerzen, Appetitlosigkeit, Dyspepsie, Magenbeschwerden, Proteinurie, Arthralgie, Exantheme, Pruritus, Müdigkeit, Fieber, Schlaflosigkeit, Konzentrationsstrg., Leberenzyme ↑, reversible Oligospermie;
KI (Mesalazin): bekannte Überempfindlichkeit, schwere Leber-/Nierenfktsstrg., bestehendes Ulcus ventriculi/duodeni, hämorrhagische Diathese, Cave in SS/SZ (absolute KI in letzten 2W!);
KI (Sulfasalazin): bekannte Überempfindlichkeit, Erkrankung der blutbildenden Organe, akute intermittierende Porphyrie, schwere NI/LI, Glucose-6-Phosphat-Dehydrogenase-Mangel, Leuko-/Thrombozytopenie, Ileus, Erythema exsudativum multiforme (auch in der Anamnese)

Mesalazin (= 5-ASA) Rp — HWZ 0.5-2.4(6-9)h, Q0 0.75, PPB 43%

Asacol *Tbl. 400mg* **Claversal** *Tbl. 250, 500mg; Pellets 1.5g; Supp. 250, 500mg; Klysma 4g; Rektalschaum (5g enth. 1g)* **Mezavant** *Tbl. 1.2g* **Pentasa** *Tbl. 500(ret.)mg; Granulat 1(ret.), 2(ret.)g, Supp. 1g; Klysma 1g* **Salofalk** *Tbl. 250, 500mg; Gran. 500(ret.), 1000(ret.), 1500(ret.)mg; Supp. 250, 500mg; Klysma 2, 4g; Rektalschaum (5g enth. 1g)*	**Chronische entzündliche Darmerkrankungen → 446, → 447:** 3 x 400-1000mg p.o.; 1-2 x 2g p.o.; 1 x 2.4-4.8g p.o.; 3 x 250-500mg rect.; 1 x 1g rect.; Klysma: 1 x 1-4g rect. z.N.; Rektalschaum: 1 x 2g rect.; **DANI/DALI** KI bei schwerer Nieren- bzw. Leberinsuffizienz

Olsalazin Rp — HWZ 0.9h, PRC C, Lact ?

Dipentum *Kps. 250mg; Tbl. 500mg*	**Colitis ulcerosa → 447:** Akuttherapie: 3 x 500-1000mg p.o.; Rezidiv-Pro.: 2 x 500mg; **DANI/DALI** KI bei schwerer NI/LI

Sulfasalazin Rp — HWZ 7.6h, PPB > 95%, PRC B, Lact ?

Azulfidine *Tbl. 500mg* **Colo-Pleon** *Tbl. 500mg* **Salazopyrine** *Tbl. 500mg* **Sulfasalazin HEXAL** *Tbl. 500mg* **Sulfasalazin Heyl** *Tbl. 500mg*	**Chronisch entzündliche Darmerkrankungen → 446, → 447, Strahlen-, kollagene Colitis:** Akut: 3-4 x 1g p.o.; Rezidiv-Pro.: 2 x 1-1.5g p.o.; 2 x 500-1000mg rect.; **Ki.:** ini 40-60mg/kg, Erh.Dos. 30-40mg/kg p.o. in 3-4ED; **DANI/DALI** KI bei schwerer NI/LI

A 7.10 Glukokortikoide

Wm/Wi (Budesonid): Induktion spezifischer Proteine ⇒ Hemmung der Phospholipase A2 ⇒ verhindert Bildung entzündungsauslösender Mediatoren ⇒ antientzündlich, -allergisch, -exsudativ, -ödematös;
UW (Budesonid): cushingoid, Dyspepsie, Mukelkrämpfe, Palpitationen, Nervosität, Schlaflosigkeit, Verschwommensehen, Exantheme, Urtikaria, Menstruationsstrg., K^+↓;
UW (rektal): Brennen im Enddarm, Schmerzen;
KI (Budesonid): bekannte Überempfindlichkeit, lokale Infektionen des Darms, Leberzirrhose, portale Hypertension

Betamethason Rp — Q0 0.95

Betnesol *Lsg. (100ml = 5mg)* — **Colitis ulcerosa** → 447: 1 x 5mg rect. für 2-4 W

Budesonid Rp — HWZ 2-3h, Q0 1.0, PPB 90%, PRC C, Lact ?

Budenofalk *Kps. 3mg; Granulat 9mg; Rektalschaum 2mg/Hub*
Entocort Kapseln *Kps. 3(ret.)mg*
Entocort rektal *Klysma 2.3mg*

M. Crohn → 446, **kollagene Colitis:** 1 x 9mg oder 3 x 3mg p.o.;
Colitis ulcerosa → 447: 1 x 2.3mg rect.

Hydrocortison Rp — HWZ 1-2h, Q0 1.0, PRC C, Lact -

Colifoam *Schaum (1g enth. 90mg)* — **Proctosigmoiditis bei M. Crohn, Colitis ulcerosa** → 446, → 447: 1-2 x 90mg rect., nach 2W 1 x 90mg

A 7.11 Antiemetika, Antivertiginosa

Wm/Wi (Alizaprid): Antagonismus an zentralen + peripheren Dopaminrezeptoren ⇒ stark antiemetisch und gastroprokinetisch;
Wm/Wi (Aprepitant, Fosaprepitant): selektiver Antagonismus am Human-Substanz-P-Neurokinin-Rezeptor ⇒ antiemetisch;
Wm/Wi (Dimenhydrinat, Meclozin): kompetitive Hemmung zentraler Histaminrezeptoren ⇒ antiemetisch;
Wm/Wi (Droperidol): Neuroleptikum, wirkt hemmend auf dopaminerge Rezeptoren in der Area postrema, keine antihistaminerge, keine anticholinerge Wirkung ⇒ antiemetisch;
Wm/Wi (Scopolamin): Antagonist am Muscarinrezeptor ⇒ Parasympathikolyse, zentrale antiemetische Wi durch Hemmung der cholinergen Reizübertragung;
UW (Alizaprid): s. MCP (→ 146);
UW (Aprepitant, Fosaprepitant): Kopfschmerzen, Schluckauf, Appetitlosigkeit, Obstipation, Diarrhoe, Müdigkeit, Transaminasen↑;
UW (Betahistin): Magen-Darm-Unverträglichkeit, Übelkeit, Augenbrennen, Herzklopfen, Brustbeklemmungen, Kopfdruck, Hitzegefühl, Benommenheit, Nervosität, flüchtiger Hautausschlag;
UW (Dimenhydrinat): Somnolenz, Benommenheit, Schwindel, Muskelschwäche, Mundtrockenheit, Tachykardie, Sehstörungen, Miktionsstörungen, Glaukom, Magen-Darm-Beschwerden, Stimmungsschwankungen;
UW (Droperidol): Benommenheit, Hypotonie, Halluzinationen, Epilepsie, Parkinson-Syndrom, Koma, QT-Verlängerung, Bronchospasmus, Laryngospasmus ;
UW (Scopolamin): Mundtrockenheit, Mydriasis, Verschwommensehen, Glaukom;
KI (Alizaprid): s. MCP (→ 146);
KI (Aprepitant, Fosaprepitant): bekannte Überempfindlichkeit, Kombination mit Pimozid, Terfenadin, Astemizol, Cisaprid;
KI (Betahistin): Asthma bronchiale, Phäochromozytom, SS;
KI (Dimenhydrinat): bekannte Überempfindlichkeit, akuter Asthma-Anfall, Engwinkelglaukom, Phäochromozytom, Porphyrie, Prostatahyperplasie mit Restharn, Epilepsie, Eklampsie;
KI (Droperidol): Überempfindlichkeit gegen Droperidol bzw. Butyrophenone, bekanntes oder vermutetes verlängertes QT-Intervall, Hypokaliämie oder Hypomagnesiämie, Bradykardie (< 55/min), Begleitmedikation, die zu Bradykardie führen kann, Phäochromozytom, komatöse Zustände, M. Parkinson, schwere Depression;
KI (Scopolamin): Ki. bis 10J, Engwinkelglaukom; **Ink** (Aprepitant): Pimozid, Terfenadin

Alizaprid Rp	HWZ 3h, PPB 75%
Vergentan *Tbl. 50mg; Amp. 50mg/2ml*	**Übelkeit, Erbrechen bei Chemotherapie, Bestrahlung** → 588: 30min vor + nach Chemotherapie jeweils 150mg p.o., dann 3 x 50mg; jeweils 100mg vor + 4h nach Chemotherapie i.v./i.m.; **DANI** GFR < 10: 25%; < 50: 50%
Aprepitant Rp	HWZ 9-13h, PPB 97%
Emend *Kps. 80, 125mg*	**Übelkeit, Erbrechen bei Chemotherapie** → 588: 1h vor Chemotherapie 125mg p.o., d2+3 jeweils 1 x 80mg p.o.; Kombination mit Dexamethason und 5-HT3-Antagonisten; **DANI** nicht erforderlich
Betahistin Rp	PPB 1-5%
Acuver *Pumplsg. 8mg/Hub* **Aequamen** *Tbl. 6, 12mg* **Betahistin-ratioph.** *Tbl. 6, 12mg* **Betavert** *Tbl. 6, 12mg* **Vasomotal** *Tbl. 16, 24mg; Gtt. (1ml = 8mg)*	**Schwindelanfälle, M. Menière** → 491: 3 x 6-16mg p.o.; 1-2 x 24mg
Dimenhydrinat OTC/Rp	HWZ 5-10h, Q0 > 0.7, PPB 99%, PRC B, Lact +
Dimenhydrinat Hennig *Tbl. 50mg* **Reisegold, Reisetabletten-ratioph., Rodavan S, Rubiemen** *Tbl. 50mg* **Superpep** *Tbl. 50mg; Kautbl. 10, 20mg* **Vertigo-Vomex** *Kps. 120(ret.)mg; Supp. 80mg* **Vomacur** *Tbl. 50mg; Supp. 40, 70mg* **Vomex A** *Tbl. 50, 200(ret.)mg; Kps. 150(ret.)mg; Supp. 40, 70, 150mg; Saft (10ml = 33mg); Amp. (i.v.) 62mg/10ml, (i.m.) 100mg/2ml*	**Reisekrankheit:** Pro.: 3 x 20-50mg p.o.; 2 x 200mg (ret.) p.o.; Ther.: 50-100mg p.o. alle 4h, max. 300mg/d; **Ki. 6-12J:** 5mg/kg p.o. i. 4ED, max. 150mg/d; **Übelkeit, Erbrechen, zentrales vestibuläres Reizsyndrom:** 3-4 x 50-100mg p.o.; 2 x 120-200mg (ret.) p.o.; 3-4 x 80-150mg rect.; 100-200mg i.m.; 62-124mg i.v.; **Ki.:** 1-2mg/kg i.v./i.m.; **6-15kg:** 1-2 x 40mg rect.; **15-25kg:** 2-3 x 40mg rect.; > **25kg:** 2-4 x 40mg rect.; **6-14J:** 3 x 50mg p.o.
Dimenhydrinat + Cinnarizin Rp	PPB (Cinnarizin) 80%
Arlevert *Tbl. 40+20mg*	**Schwindel verschiedener Genese** → 491: 3 x 1Tbl. p.o., max. 5Tbl./d
Droperidol Rp	HWZ 2h; PPB 85-90%
Xomolix *Inj.Lsg. 2.5mg/1ml*	**Postoperative Übelkeit/Erbrechen** → 475: Pro. u. Ther.: 0.625-1.25mg i.v.; **Ki > 2J:** 20-50µg/kg, max. 1.25mg; **DANI, DALI** max. 0.625mg; **morphininduzierte Übelkeit/Erbrechen:** Pro.: 15-50µg/mg Morphin, max. 5 mg/d
Fosaprepitant Rp	HWZ 9-13h; PPB 97%
Ivemend *Inj.Lsg. 150mg*	**Übelkeit, Erbrechen bei Chemotherapie** → 588: 150mg über 15min i.v. 30min vor Chemotherapie an d1; Kombination mit Dexamethason und 5-HT3-Antagonist; **DANI** nicht erforderlich **DALI** vorsichtige Anwendung

Scopolamin Rp	HWZ 1(4,5)h, Q0 0.9
Scopoderm TTS *TTS 1mg/72h*	**Reisekrankheit:** 1 Pflaster 5-6h oder am Abend vor Reiseantritt auf unbehaarte Haut hinter dem Ohr aufkleben; Wi-Dauer: bis 72h

A 7.12 Serotoninantagonisten

Wm/Wi (Ondansetron): selektive Blockade zentraler 5-HT3-Rezeptoren ⇒ antiemetisch;
UW (Ondansetron): Kopfschmerzen, Wärmegefühl, Flush, Obstipation, lokale Irritation an Applikationsstelle;
KI (Ondansetron): bekannte Überempfindlichkeit, Ki. < 2J

Dolasetron Rp	HWZ < 10min (7-9h), PPB 73%, PRC B, Lact?
Anemet *Tbl. 50, 200mg* **Anzemet** *Tbl. 200mg*	**Übelkeit, Erbrechen bei Chemotherapie** → 588: 1h vor Chemotherapie 200mg p.o.; **postoperative Übelkeit, Erbrechen** → 475: 50mg p.o. 1-2h präoperativ; **DANI, DALI** nicht erforderlich
Granisetron Rp	HWZ 10-11h, Q0 0.85, PPB 65%, PRC B, Lact ?
Granisetron HEXAL *Tbl. 1, 2mg; Amp. 1mg/1ml, 3mg/3ml* **Granisetron-ratioph.** *Tbl. 1, 2mg; Amp. 1mg/1ml 3mg/3ml* **Granisetron Stada** *Tbl. 2mg* **Kevatril** *Tbl. 2mg; Amp. 1mg/1ml, 3mg/3ml* **Kytril** *Tbl. 2mg; Amp. 1mg/1ml, 3mg/3ml*	**Übelkeit, Erbrechen bei Chemotherapie** → 588: 1h vor Chemotherapie 2mg p.o.; vor Chemotherapie 1-3mg i.v., max. 3 x 3mg/d i.v.; **Ki.** > **1J:** 20µg/kg p.o. 1h vor Chemotherapie, bis 2 x 20µg/kg p.o. für 5d; > **2J:** 40µg/kg i.v. vor Chemotherapie, ggf. zusätzlich 2 x 20µg/kg i.v.; **DANI, DALI** nicht erforderlich
Ondansetron Rp	HWZ 3h, Q0 > 0.8, PPB 70-76%, PRC B, Lact ?
Axisetron *Tbl. 8mg; Lingualtbl. 4, 8mg; Amp. 4, 8mg* **Cellondan** *Tbl. 4, 8mg; Lingualtbl. 4, 8mg; Amp. 4, 8mg* **Ondansetron HEXAL** *Tbl. 4, 8mg; Lingualtbl. 4, 8mg; Amp. 4, 8mg* **Ondansetron-ratioph.** *Tbl. 4, 8mg; Lingualtbl. 4, 8mg; Amp. 4, 8mg* **Zofran** *Tbl. 4, 8mg; Lingualtbl. 4, 8mg; Saft (5ml = 4mg); Amp. 4mg/2ml, 8mg/4ml;*	**Übelkeit, Erbrechen bei Chemotherapie** → 588: 1-2h vor Chemotherapie 8mg p.o., dann 2 x 8mg; 8mg vor Chemotherapie i.v., ggf. zusätzlich 2 x 8mg i.v.; **Ki.** > **5J:** 5mg/m² KOF vor Chemotherapie i.v., dann 2 x 4mg p.o.; **postoperative Übelkeit/Erbrechen** → 475: 16mg p.o. 1h präoperativ oder 4mg i.v. bei Narkosebeginn; **Ki.:** 0.1mg/kg i.v.; **DANI** nicht erforderlich; **DALI** max 8mg/d p.o.
Palonosetron Rp	HWZ 40h, PPB 62%
Aloxi *lKps. 500mg*	**Übelkeit, Erbrechen bei Chemotherapie** → 588: einmalig 1h vor Chemotherapie 500mg p.o.; **DANI, DALI** nicht erforderlich
Tropisetron Rp	HWZ 8h, Q0 0.9, PPB 71%
Navoban *Kps. 5mg; Amp. 2mg/2ml, 5mg/5ml*	**Übelkeit, Erbrechen bei Chemotherapie** → 588: vor Chemotherapie 5mg i.v., dann 1 x 5mg p.o.; **Ki.:** 0.2mg/kg i.v.; **DANI, DALI** nicht erforderlich

A 7.13 Regulatorische Peptide

Wm/Wi (Lanreotid): Octapeptidanalogon des natürlichen Somatostatins, Hemmung der Wachstumshormonsekretion durch Bindung an Somatostatinrezeptoren, v.a. SSTR 2 und 5;
Wm/Wi (Octreotid, Somatostatin): Hemmung der Freisetzung von Wachstumshormon, Gastrin, Insulin und Glucagon, Vasokonstriktion im Splanchnikusbereich;
UW (Lanreotid): Diarrhoe, Bauchschmerzen, Nausea, Erbrechen, Dyspepsie, Flatulenz, Cholelithiasis, Kopfschmerzen, Müdigkeit, Sinusbradykardie, Hypo- und Hyperglykämie;
UW (Octreotid): Übelkeit, Erbrechen, Diarrhoe, Bauchschmerzen, Hepatitis;
UW (Somatostatin): ini Blutzucker ↓, Brechreiz, Hitzegefühl;
KI (Lanreotid): bekannte Überempfindlichkeit, Anwendung in SS/SZ nicht empfohlen;
KI (Octreotid): Cave in SS/SZ;
KI (Somatostatin): peri- u. postnatal, SS/SZ

Lanreotid Rp — HWZ 23-33d (s.c.)

Somatuline Autogel *Fertigspr. 60, 90, 120mg*

Akromegalie → 440, **karzinoide Tumoren:** ini 60mg s.c., Wdh. alle 4W; nach 3M Dosisanpassung je nach Wi bzw. GH- und IGF-1-Spiegel; **DANI** nicht erforderlich

Octreotid Rp — HWZ 1.5h, Q0 0.8, PPB 65%, PRC B, Lact ?

Sandostatin *Inj.Lsg. 0.05mg/1ml, 0.1mg/1ml, 0.5mg/1ml, 1mg/5ml; Pen 1500µg/3ml*
Sandostatin LAR Monatsdepot *Inj.Lsg.10(ret.)mg/2ml, 20(ret.)mg/2ml, 30(ret.)mg/2ml*
Octreotid Hexal *Inj.Lsg 0.05mg/1ml, 0.1mg/1ml, 0.5mg/1ml*

Hormonaktive Tumoren des GI-Trakts: ini 1-2 x 0.05mg s.c., dann steigern bis 3 x 0.1-0.2mg, max. 3 x 0.5mg; 10-30mg (ret.) alle 4W i.m.;
Akromegalie → **440:** ini 2-3 x 0.05-0.1mg s.c., Erh.Dos. 0.3mg/d, max. 1.5mg/d;
Pro. postoperative pankreatische Komplikationen: 3 x 0.1mg s.c. für 7d;
DANI, DALI nicht erforderlich

Somatostatin Rp — HWZ 1.1-3min

Somatostatin HEXAL *Inj.Lsg. 3mg*
Somatostatin Inresa *Inj.Lsg. 3mg*

Schwere gastrointestinale Blutung, stark sezernierende postoperative Pankreasfisteln: ini 3.5µg/kg über 1min. i.v., dann 3.5µg/kg/h i.v.

A 7.14 Hämorrhoidalmittel

Wm/Wi (Benzocain, Cinchocain, Lidocain): Lokalanästhetika ⇒ schmerzstillend;
Wm/Wi (Bismut): Adstringentium ⇒ blutstillend, austrocknend, antiphlogistisch;
Wm/Wi (Bufexamac): antiphlogistisch;
Wm/Wi (Glukokortikoide): antiphlogistisch, antiinflammatorisch;
UW (Glukokortikoide): Hautatrophie, Sekundärinfektionen;
KI (Glukokortikoide): vorhandene lokale Infektionen

Cinchocain — Rp, PPB 65%

Dolo Posterine N *Salbe 25, 50, 100g; Einmaltuben 10 x 2.5g (1g enth. 5mg); Supp. 6mg; Kombipackung (Supp. + Salbe)*
Dolo Posterine Haemotamp *Supp. mit Mulleinlage 6mg*

Hämorrhoiden, Pruritus, Fissuren: 2 x tgl. auftragen bzw. 2 x 1 Supp. rect.

Hydrocortison Rp

Posterisan Corte *Salbe (1g enth. 2.96mg); Supp. 2.96mg*

Hämorrhoiden, Analekzem: 2 x tgl. auftragen bzw. 2 x 1 Supp. rect.

Lidocain OTC

Posterisan Akut *Salbe (1g enth. 50mg); Supp. 60mg*	**Hämorrhoiden, Fissuren, Proktitis:** 2-3 x tgl. auftragen bzw. 2 x 1 Supp. rect.; max. 4g Salbe/Einzelanwendung

Fluocinonid + Lidocain Rp

Jelliproct *Salbe (1g enth. 0.25+50mg); Supp. 0.25+60mg; Kombipackung (Supp. + Salbe)*	**Hämorrhoiden, Analekzem:** 2 x tgl. auftragen bzw. 2 x 1 Supp. rect.

Fluocortolon + Lidocain Rp

Doloproct *Creme (1g enth. 1+20mg); Supp. 1+40mg*	**Hämorrhoiden, Proktitis:** ini bis 3 x tgl. auftragen bzw. 2-3 x 1 Supp. rect., dann 1-2 x/d

Prednisolon + Bismut + Zinkoxid Rp

Bismolan H Corti *Salbe (1g enth. 1+22+33mg); Supp. 2+44+66mg*	**Hämorrhoiden, Entzündung im Analbereich, Fissuren:** mehrmals tgl. auftragen bzw. 1 Supp.

A 7.15 Sonstige Proktologika

Wm/Wi (Glyceroltrinitrat): Gefäßerweiterung ⇒ Durchblutung ↑ ⇒ bessere Abheilung;
UW (Glyceroltrinitrat): Kopfschmerzen, Schwindelgefühl, Übelkeit, anales Brennen/Jucken;
KI (Glyceroltrinitrat): bekannte Überempfindlichkeit; gleichzeitige Anwendung von anderen Nitraten, Sildenafil, Vardenafil, Tadalafil, orthostatischer Hypotonus, unbehandelte Hypovolämie, erhöhter Schädelinnendruck, zerebrale Durchblutungsstrg., Migräne, Aorten- oder Mitralstenose, HOCM, konstriktive Perikarditis, Perikardtamponade, ausgeprägte Anämie, Engwinkelglaukom

Glyceroltrinitrat Rp

Rectogesic *Salbe (1g enth. 4mg)*	**Chronische Analfissuren:** 2 x tgl. 2.5cm langen Salbenstrang auftragen

A 8 Infektiologie - Arzneimittel

A 8.1 Keimempfindlichkeit: Keime – Antibiotika

	Penicillin G	Penicillin V	Flucloxacillin	Amoxicillin	Amox. + Clav.	Piperac.+Tazob.	Cefadroxil	Cefotaxim	Imipenem	Doxycyclin	Tigecyclin	Clarithromycin	Gentamicin	Moxifloxacin	Levofloxacin	Ciprofloxacin	Cotrimoxazol	Metronidazol	Vancomycin	Linezolid
Streptokokken A, B, C, G	↑	↑					↑				↑	↑		↑	↑					↑
Streptococcus viridans	↑						↑				↑	↑		↑	↑					↑
Pneumokokken[1]	↑						↑	↑			↑	↑		↑	↑				↑	↑
Enterokokken				↑					↑		↑								↑	↑
VRE[2]											↑									↑
Staph. aureus (MSSA[3]**)**			↑				↑				↑	↑	↑	↑	↑				↑	↑
Staph. aureus (MRSA[4]**)**											↑						↑		↑	↑
Corynebacterium diphtheriae	↑											↑								↑
Meningokokken[5]	↑							↑						↑	↑	↑				
Haemophilus influenzae				↑				↑	↑		↑			↑	↑	↑	↑			
Escherichia coli						↑		↑	↑		↑				↑	↑				
Klebsiella								↑	↑		↑				↑	↑	↑			
Salmonella								↑	↑		↑				↑	↑				
Proteus mirabilis				↑	↑	↑		↑	↑						↑	↑				
Proteus vulgaris								↑	↑						↑	↑	↑			
Enterobacter								↑	↑		↑				↑	↑				
Serratia								↑	↑		↑				↑	↑				
Pseudomonas aeruginosa						↑			↑				↑		↑	↑				
Stenotrophomonas											↑				↑	↑	↑			
Borrelia (systemisch)	↑	↑						↑		↑	↑									
Treponema	↑							↑												
Legionella											↑	↑		↑	↑	↑				
Actinomyces	↑	↑		↑	↑	↑				↑								↑		
Clostridium (ohne Cl. difficile)	↑								↑		↑							↑	↑	↑
Bacteroides fragilis									↑		↑			↑	↑			↑		
Chlamydien										↑	↑	↑		↑	↑	↑				
Mykoplasmen										↑	↑	↑		↑	↑					
Rickettsien										↑	↑			↑	↑	↑				

Legende: ↑ Therapie 1. Wahl (dunkel) · ↑ Alternativtherapie (hell) · Gut wirksam · Mäßig wirksam · Nicht anzuraten · Grampositiv (1. Spalte)

Quelle: Antibiotika pc Set 2011; Hof, Börm Bruckmeier Verlag; 1 = Streptococcus pneumoniae; 2 = Vancomycinresist. Enterokokken; 3 = Methicillinsensitiver Staph. aureus; 4 = Methicillinresistenter Staph. aureus; 5 = Neisseria meningitidis

A 8.2 Penicilline

A 8.2.1 Benzylpenicilline

Empf.: Pneumo-, Strepto-, Meningo-, Staphylokokken (nur noch wenige Stämme), Aktinomycet spiren, C. diphtheriae, Treponemen, Borrelien, Pasteurella multocida, Fusobakterien, Peptokokken, Clos
resist.: Enterobakterien, Pseudomonas, B. fragilis, E. faecium, Nocardia, Mykoplasmen, Chlamydien, Be Lactamase-Bildner;
UW: allergische Hautreaktionen, Lyell-Syndrom, Anaphylaxie, Vaskulitis, Myoklonien, Krampfanfälle, Mundtrockenheit, Nausea, Erbrechen, Diarrhoe, Herxheimer-Reaktion, Blutbildveränderungen, hämolytisch Anämie, interstitielle Nephritis, Superinfektion durch resistente Bakterien oder Sprosspilze;
KI: Penicillinüberempfindlichkeit, Cave in SZ;
Ink: Methotrexat, Tetracycline

Penicillin G (Benzylpenicillin) Rp

HWZ 20-50 min, Q0 0.4, PPB 45-65%, PRC B, Lact +

Infectocillin Parent *Inf. Lsg. 1, 5, 10 Mio IE*
Penicillin G *Inf.Lsg. 0.5, 1, 5, 10 Mio IE*
Penicillin Grünenthal *Inf.Lsg. 1, 5, 10 Mio IE*

Normal empfindliche Keime: 1-5 Mio IE/d i.v./i.m. in 4-6ED;
Meningitis → 484, **Endokarditis** → 358: 20-60 Mio IE/d i.v.;
NG: 0.05-0.1 Mio IE/kg/d i.v. in 2ED;
Ki. 1-12M: 0.05-1 Mio IE/kg/d i.v. in 3-4ED;
1-12J: 0.05-0.5 Mio IE/kg/d i.v. in 4-6ED;
DANI GFR 46-120: 5 Mio IE in 3ED; 19-45: 4 Mio IE in 3ED; 9-18: 5 Mio IE in 2ED; 3-8: 3 Mio IE in 2ED; < 2: 2 Mio IE in 2ED

Benzylpenicillin-Benzathin Rp

HWZ Tage bis Wochen

Pendysin *Inj.Lsg. 1.2 Mio IE*
Tardocillin *Inj.Lsg. 1.2 Mio IE*

Rezidiv-Pro. rheumatisches Fieber → 358: 1-2 x/M 1.2 Mio IE i.m.;
Lues I/II → 520: 2.4 Mio IE i.m. (verteilt auf 2 Injektionsstellen);
Ki. > 1M: 50000 IE/kg/W, max. 2.4 Mio. IE, für 3 W

A 8.2.2 Oralpenicilline (Phenoxypenicilline)

Empf. und resist.: s. Benzylpenicilline →8.2.1; **UW/KI:** s. Benzylpenicilline →8.2.1

Penicillin V (Phenoxymethylpenicillin) Rp

HWZ 35 min Q0 0.6 PPB 71-89% PRC B Lact+

Arcasin *Tbl. 1, 1.5 Mio IE; Saft (5ml = 0.3 Mio IE); Trockensaft (5ml = 0.3 Mio IE)*
Infectocillin *Tbl. 1, 1.5 Mio IE; Saft (5ml = 0.25, 0.3, 0.4, 0.5 Mio IE)*
Isocillin *Tbl. 1.2 Mio IE; Trockensaft (5ml = 0.3 Mio IE)*
Ispenoral *Tbl. 1, 1.5 Mio. IE*
Megacillin oral *Tbl. 1, 1.5 Mio IE; Trockensaft (5ml = 0.3 Mio IE)*
PenHEXAL *Tbl. 1, 1.5 Mio IE; Trockensaft (4ml = 0.32 Mio IE)*
Penicillin V-ratioph. *Tbl. 1, 1.5 Mio IE; Trockensaft (5ml = 0.4 Mio IE)*

HNO-, Atemwegs-, Haut-, Mund-Kiefer-Zahn-Infektionen, Endokarditispro. → 358, **Rezidiv-Pro. rheumatisches Fieber** → 358, **Scharlach** → 465, **Erysipel** → 504, **Lymphadenitis:** 3 x 0.6-1.5 Mio IE p.o.;
Ki. < 1M: 45000-60000IE/kg/d;
2.-3.M: 40000-64000IE/kg/d;
4.M-1J: 400000-600000IE/d p.o. in 3-4ED;
1-2J: 600000-900000IE/d;
2-4J: 900000-1.4 Mio IE/d;
4-8J: 1.2-1.8 Mio IE/d;
8-12J: 1.2-2.4 Mio IE/d;
DANI GFR > 15: 100%; < 15: 2 x 0.6-1.5 Mio IE

-Lactamase-resistente Penicilline (Isoxazolylpenicilline)

t.: gute Aktivität gegen Beta-Lactamase-bildende Staphylokokken; bei den übrigen Bakterien jedoch schwächere Aktivität als Penicillin G;
nzylpenicilline → 157

lin Rp	HWZ 0.7-1h, Q0 0.3, PPB 92-96%
Inf.Lsg. 1, 2g **lex** *Kps. 250, 500mg; Inf.Lsg. 0.25, 0.5, 1, 2g*	**Staphylokokken-Infektion** → 459: 3 x 1g p.o.; 3 x 1-2g i.v./i.m., max. 12g/d p.o./i.v., max. i.m.-ED: 2g; **Ki.** < **6J:** 40-50mg/kg/d p.o./i.v. in 3ED; **6-10J:** 3 x 250-500mg p.o./i.v.; **10-14J:** 3-4 x 500mg p.o./i.v.; **DANI** GFR 18: 1.5g in 4ED; 8: 1.5g in 3ED; 2: 1g in 3ED; 0.5: 2g 1x/d; **DALI** nicht erforderlich

Methicillin — Wegen Toxizität nicht mehr im Handel

Verwendung nur noch zur Resistenzprüfung bei Staphylokokken;
MRSA = Methicillin-resistant Staphylococcus-aureus; **MSSA** = Methicillin-sensitive Staphylococcus-aureus

Oxacillin Rp	HWZ 23-45min, Q0 0.6, PPB 97%, PRC B, Lact +
InfectoStaph *Inf.Lsg. 1g*	**Staphylokokken-Infektion** → 459: 4 x 0.5-1g i.v./i.m.; **NG** < **3kg:** 2 x 20mg/kg i.v.; 2 x 30mg/kg i.m.; **Ki. bis 3M:** 3 x 20mg/kg i.v.; **bis 1J:** 4 x 20mg/kg i.v.; **1-6J:** 4 x 250-500mg i.v.; > **6J:** s. Erw.; **Endokarditis** → 358: 9-12g/d i.v. in 6ED; **DANI** GFR < 10: max. 4 x 1g/d

A 8.2.4 Breitbandpenicilline (Aminobenzylpenicilline)

Empf.: im Vergleich zu Penicillin G zusätzlich Enterokokken, Haemophilus influenzae, E. coli, Listerien, Proteus mirabilis, Salmonellen, Shigellen;
resist.: Bacteroides fragilis, Pseudomonas, E. faecium, Nocardia, Mykoplasmen, Chlamydien, Beta-Lactamase-Bildner, Klebsiellen, Yersinien;
UW/KI: s. Benzylpenicilline → 157;
KI: infektiöse Mononukleose;
Ink: Allopurinol

Amoxicillin Rp	HWZ 1-2h, Q0 0.12, PPB 17-20%, PRC B, Lact +
Amoxicillin-ratioph. *Tbl. 500, 750, 1000mg; Brausetbl. 1000mg; Trockensaft (1 Messl. = 250, 500mg)* **AmoxiHEXAL** *Tbl. 500, 750, 1000mg; Saft (1 Messl. = 250, 500mg)* **Amoxypen** *Tbl. 500, 750, 1000mg; Trockensaft (1 Messl. = 250, 500mg)* **Infectomox** *Tbl. 1g; Brausetbl. 1g; Trockensaft (1 Messl. = 250, 500, 750mg)* **Jutamox** *Tbl. 500, 750, 1000mg; Trockensaft (1 Messl. = 200mg)*	**HNO-, Atemwegs-, Harnwegs-, Magen-Darm-Trakt-, Haut-, Weichteilinfektionen, Listeriose:** 3 x 750-1000mg p.o.; **Ki.** < **6J:** 50mg/kg/d in 3-4ED; **6-12J:** 900-2000mg/d in 3-4ED; **Endokarditis-Pro.** → 359: 3g p.o. 3h vor Eingriff; **Ki.:** 50mg/kg; **H.P.-Eradikation** → 445: 2 x 1g p.o. + 2 x 500mg Clarithromycin + 2 x 20mg Omeprazol; **DANI** GFR: 20-30: 66%; < 20: 33%

Ampicillin Rp

HWZ 0.9h, Q0 0.06, PPB 2

Ampicillin-ratioph. *Tbl. 1g; Inf.Lsg. 0.5, 1, 2, 5g*

HNO-, Atemwegs-, Harnwegs-, M. Trakt-, Haut-, Weichteilinfektio-nen, Osteomyelitis, Typhus, Meningitis → 484, **Endokarditis** → 358: 2-6g/d p.o. in 3-4ED; 1.5-6g/d i.v. in 2-4ED, max. 15g/d;
Ki. < 6J: 100(-150-200)mg/kg/d p.o./i.v. in 3-4ED; **> 6J:** s. Erw.;
Meningitis < 6J: 200-400mg/kg/d i.v.;
DANI GFR: 20-30: 66%; < 20: 33%

A 8.2.5 Breitbandpenicilline mit Pseudomonaswirkung (Acylaminopenicilline)

Empf. und resist.: weitgehend identisch mit Breitbandpenicillinen; Piperacillin: zusätzlich gute Aktivität bei Pseudomonas aeruginosa; **UW/KI:** s. Benzylpenicilline → 157

Mezlocillin Rp

HWZ 0.7-1.1h, Q0 0.4, PPB 30-40%, PRC B, Lact ?

Baypen *Inf.Lsg. 2, 4g*
Mezlocillin Carino *Inf.Lsg. 1, 2, 4g*

Sepsis, Endokarditis → 358, **Meningitis** → 484, **Peritonitis, Pneumonie** → 388, **abdominelle, gynäkologische, Knochen-, Weichteilinfektionen:** 3 x 2-5g i.v., bis 2 x 10g i.v.;
Ki. < 3kg: 2 x 75mg/kg; > **3kg-14J:** 3 x 75mg/kg;
DANI GFR > 10: 100%; < 10: Intervall 12h, max. 2 x 5g

Piperacillin Rp

HWZ 1h, Q0 0.3, PPB 16-21%, PRC B, Lact +

Piperacillin Actavis *Inf.Lsg. 2, 4g*
Piperacillin Eberth *Inf.Lsg. 1, 2, 4g*
Piperacillin Fresenius *Inf.Lsg. 1, 2, 4g*
Piperacillin HEXAL *Inf.Lsg. 1, 2, 3, 4g*
Piperacillin Hikma *Inf.Lsg. 2, 4g*
Piperacillin-ratioph. *Inf.Lsg. 1, 2, 4g*

Sepsis, Endokarditis → 358, **Meningitis** → 484, **Peritonitis, Pneumonie** → 388, **abdominelle, gynäkologische, Knochen-, Weichteilinfektionen:** 6-12g/d i.v. in 2-4ED max. 24g/d;
Ki. < 2kg: 150mg/kg/d i.v. in 3ED;
> **2kg:** 300mg/kg/d in 3-4ED;
1M-12J: 100-200mg/kg/d in 2-4ED;
DANI GFR 40-80: max. 4 x 4g; 20-40: 3 x 4g; < 20: 2 x 4g; HD: 3 x 2g

A 8.3 Beta-Lactamase-Inhibitoren

Empf.: Erweiterung des Spektrums von Penicillinen um Beta-Lactamase-bildende Stämme von Staphylokokken, Moraxella catarrhalis, E. coli, Haemophilus influenzae, Klebsiellen, Proteus, Gonokokken, Bacteroides fragilis; nur zusammen mit Beta-Lactam-Antibiotika wirksam!

Clavulansäure

HWZ 60-75min

Nur in Kombination → 160

Sulbactam Rp

HWZ 1-2h, Q0 0.13, PPB 38%

Sulbactam Actavis *Inf.Lsg. 1g*
Sulbactam Eberth *Inf.Lsg. 1g*
Sulbactam HEXAL *Inf.Lsg. 1g*

Kombination mit Beta-Lactam-Antibiotika: 3-4 x 0.5-1g i.v. ;
Sgl., Ki.: 50mg/kg/d in 3-4ED, max. 80mg/kg/d;
DANI GFR 15-30: max. 2g/d; < 15: max. 1g/d; HD: 1g alle 48h

Tazobactam

Nur in Kombination → 160

…bandpenicilline + Beta-Lactamase-Inhibitoren

A 8… Clavulansäure Rp	PRC B, Lact +
…lus *Tbl. 500+125mg, 875+125mg;* **A…** *…ft (5ml = 125+31.25, 250+62.5, …mg)* **…idura plus** *Tbl. 500+125mg, 875+125mg; …kensaft (10ml = 250+62.5, 500+125mg)* **…ugmentan** *Tbl. 500+125, 875+125mg; Trockensaft …10ml = 250+62.5, 500+125mg, 800+114mg); Inf.Lsg. 250+25, 500+100, 1000+200, 2000+200mg*	**Atemwegs-, Harnwegs-, Haut-, Weichteil-, abdominelle Infektionen:** 3 x 500+125mg p.o.; 2 x 875+125mg p.o.; 3 x 1000-2000+200mg i.v.; **Ki.** < **2J:** max. 40+10mg/kg/d p.o. in 3ED; **2-12J:** max. 60+15mg/kg/d p.o. in 3ED; **DANI** GFR 10-30: 2 x 500+125mg p.o.; ini 1000+200mg, dann 2 x 500+100mg i.v.; < 10: 1 x 500+125mg p.o.; ini 1000+200mg, dann 1 x 500+100mg; **DALI** Anwendung nicht empfohlen

Ampicillin + Sulbactam Rp	PRC B, Lact +
Ampicillin/Sul Kabi *Inf.Lsg. 1+0.5g, 2+1g* **Ampicillin + Sulbactam Actavis** *Inf.Lsg. 2+1g* **Ampicillin HEXAL comp.** *Inf.Lsg. 1+0.5g, 2+1g* **Ampicillin-ratioph. comp.** *Inf.Lsg. 0.5+0.25g, 1+0.5g, 2+1g*	**Atemwegs-, Harnwegs-, Haut-, Weichteil-, abdominelle Infektionen:** 3-4 x 1.5-3g i.v.; **Ki.** < **1W:** 75mg/kg/d i.v. in 2ED; > **1W:** 150mg/kg/d in 3-4ED; **DANI** > 30: 100%; 15-30: Dosierungsintervall 12h; 5-14: 24h; < 5: 48h

Piperacillin + Tazobactam Rp	PRC B, Lact +
Piperacillin/Tazobactam Kabi *Inf.Lsg. 2 + 0.25g; 4+0.5g* **Tazobac** *Inf.Lsg. 4+0.5g* **Tazocin** *Inf.Lsg. 4+0.5g*	**Abdominelle, Atemwegs-, Haut-, Weichteil-infektionen:** 3 x 4+0.5g i.v.; **Ki. 2-12J:** 3 x 100+12.5mg/kg i.v.; **DANI** GFR > 20: 100%; 2-19, HD: 2 x 4+0.5g

Sultamicillin (Ampicillin + Sulbactam) Rp	
Unacid PD *Tbl. 375mg; Trockensaft (1 Messl. = 375mg)*	**Atemwegs-, Harnwegs-, Haut-, Weichteil-infektionen:** 2 x 375-750mg p.o.; **Ki.:** 50mg/kg/d p.o. in 2ED; **DANI** GFR 5-14: 1 x 375-750mg; < 5: 375-750mg alle 2d

A 8.4 Cephalosporine

A 8.4.1 Parenterale Cephalosporine Gruppe 1 (Cefazolin-Gruppe)

Empf.: Staphylo-, Strepto-, Meningo-, Pneumokokken, Escherichia coli, Klebsiella, Proteus mirabilis, Haemophilus influenzae; **resist.:** Enterokokken, Pseudomonas, Acinetobacter, Listerien, Chlamydien, Mykoplasmen, gramnegative Beta-Lactamase-Bildner; **UW:** allergische Hautreaktionen, Lyell-Syndrom, Anaphylaxie, Nausea, Erbrechen, Diarrhoe, Transaminasen ↑, Cholestase, interstitielle Pneumonie, Blutbildveränderungen, hämolytische Anämie, Kreatinin ↑, interstitielle Nephritis, Superinfektion durch Bakterien oder Sprosspilze; **KI:** Überempfindlichkeit, Cave in SS/SZ; **Ink:** Alkohol

Cefazolin Rp	HWZ 2h, Q0 0.06, PPB 65-92%, PRC B, Lact +
Basocef *Inf.Lsg. 1, 2g* **Cefazolin HEXAL** *Inf.Lsg. 2g* **Cefazolin Hikma** *Inf.Lsg. 1, 2g* **Cefazolin Saar** *Inf.Lsg. 2g* **Cephazolin Fresenius** *Inf.Lsg. 1, 2g*	**Atem-, Harn-, Gallenwegs-, Haut-, Weichteil-, Knocheninfektionen, Sepsis, Endokarditis** → 358**:** grampositive Erreger: 1.5-2g/d; gramnegative Erreger: 3-4g/d i.v. in 2-3ED, max. 12g/d; **Ki.** > **2M:** 25-50mg/kg in 3-4ED, max. 100mg/kg/d; **Ki.** < **2M:** KI; **DANI** GFR > 35: 100%; 10-34: 50% alle 12h; < 10: 50% alle 18-24h

A 8.4.2 Parenterale Cephalosporine Gruppe 2 (Cefuroxim-Gruppe)

Empf.: vgl. Cefazolin-Gruppe → 160; deutlich besser bei Escherichia coli, Klebsiella, Proteus mirabil., Haemophilus influenzae, Beta-Lactamase-Bildnern;
resist.: Enterokokken, Pseudomonas, Acinetobacter, Listerien, Chlamydien, Mykoplasmen;
UW/KI: → 160

Cefuroxim Rp

Cefuroxim Fresenius *Inf.Lsg. 0.25, 0.75, 1.5g*
Cefuroxim HEXAL *Inf.Lsg. 0.75, 1.5g*
Cefuroxim-ratioph. *Inf.Lsg. 0.25, 0.75, 1.5g*
Zinacef *Inf.Lsg. 0.75, 1.5g*

HWZ 80min, Q0 0.1, PPB 30%, PRC B, Lact

Atemwegs-, Harnwegs-, Haut-, HNO-, Knochen-, abdominelle Infektionen, Sepsis: unkompliziert: 1.5-2.25g/d i.v.; schwer: 3-4.5g/d i.v. in 2-3ED, max. 6g/d;
Gonorrhoe → 521, → 579: 1 x 1.5g i.m.;
Ki. 1M-12J: 30-100mg/kg/d in 3ED;
DANI GFR > 30: 100%; 10-30: ini 750-1500mg, dann 2 x 500-750mg; < 5: 500-750mg alle 48h

Orales Cefuroxim s. Oralcephalosporine Gruppe 2 → 163

A 8.4.3 Parenterale Cephalosporine Gruppe 3a (Cefotaxim-Gruppe)

Empf.: Staphylokokken, Haemophilus influenzae, Proteus mirabilis, Streptokokken, Escherichia coli, Klebsiella pneumoniae, Gonokokken, Meningokokken, Salmonellen, Shigellen, Anaerobier, Morganella, Serratia; gegenüber der Cefuroximgruppe bessere Aktivität im gramnegativen Bereich;
resist.: Enterokokken, Listerien, Pseudomonas, Clostridien, Legionellen, Mykoplasmen, Chlamydien, Treponema, MRSA, Bacteroides fragilis;
UW/KI → 160

Cefotaxim Rp

Cefotaxim Fresenius *Inf.Lsg. 0.5, 1, 2g*
Cefotaxim HEXAL *Inf.Lsg. 0.5, 1, 2g*
Cefotaxim-ratioph. *Inf.Lsg. 0.5, 1, 2g*
Claforan *Inf.Lsg. 0.5, 1, 2g*

HWZ 1 h, Q0 0.35, PPB 25-40%, PRC B, Lact +

Atemwegs-, Harnwegs-, Haut-, Weichteil-, Knochen-, abdominelle Infektionen, Sepsis, Endokarditis → 358, **Meningitis** → 484: 2 x 1-2g i.v.; schwere Infektion: 3-4 x 2-3g;
Gonorrhoe → 521, → 579: 1 x 0.5g i.v.;
Borreliose → 455: 6g/d i.v. in 2-3ED;
Ki. bis 12J: 50-100mg/kg/d i.v. in 2ED;
FG: max. 50mg/kg/d;
DANI GFR < 10: 50%; < 5: 1g in 2ED

Ceftriaxon Rp

Cefotrix *Inf.Lsg. 0.5, 1, 2g*
Ceftriaxon HEXAL *Inf.Lsg. 0.5, 1, 2g*
Ceftriaxon Kabi *Inf.Lsg. 0.5, 1, 2g*
Ceftriaxon-ratioph. *Inf.Lsg. 0.5, 1, 2g*
Rocephin *Inf.Lsg. 0.5, 1, 2g*

HWZ 8 h, Q0 0.5, PPB 85-95%, PRC B, Lact +

Atemwegs-, Harnwegs-, Haut-, Weichteil-, Knochen-, abdominelle Infektionen, Meningitis → 484, **Borreliose II-III** → 455: 1 x 1-2g i.v.; schwere Infektion: 1 x 4g;
Gonorrhoe → 521, → 579: 1 x 250mg i.m.;
Ki. < 2W: 1 x 20-50mg/kg; **2W-12J:** 1 x 20-80mg/kg;
Meningitis: 1 x 100mg/kg i.v., max. 4g/d;
DANI GFR: < 10: max. 2g/d

…enterale Cephalosporine Gruppe 3b (Ceftazidim-Gruppe)

…esist.: weitgehend identisch mit Cefotaxim-Gruppe → 161, jedoch erheblich stärkere …as-Aktivität;
… 160

…m Rp	HWZ 2h, Q0 0.07, PPB < 19%, PRC B, Lact
…ipime *Inf.Lsg. 1, 2g*	**Sepsis, schwere Pneumonie** → 388, **Harnwegs-, Gallenwegsinfektionen:** 2-3 x 2g i.v.; **Ki. 1-2M:** 2-3 x 30mg/kg/d; **2M bis 40kg:** 2-3 x 50mg/kg/d; **DANI** GFR > 50: 100%; 30-50: 1-2 x 2g; 11-30: 1 x 1-2g; < 10: 1 x 0.5-1g
Ceftazidim Rp	HWZ 1.7h, Q0 0.05, PPB 10%, PRC B, Lact -
Ceftazidim HEXAL *Inf.Lsg. 0.5, 1, 2g* **Ceftazidim Pharmore** *Inf.Lsg. 0.5, 1, 2g* **Ceftazidim-ratioph.** *Inf.Lsg. 0.5, 1, 2g* **Ceftazidim Sandoz** *Inf.Lsg. 1, 2g* **Fortum** *Inf.Lsg. 0.5, 1, 2g* **Infectozidim** *Inf.Lsg. 2g* **Solvetan** *Inf.Lsg. 2g*	**Atemwegs-, Harnwegs-, Haut-, Weichteil-, Knochen-, abdominelle Infektionen, Sepsis, Meningitis** → 484: 2-3 x 1-2g i.v.; **Ki. 0-8W:** 2 x 12.5-30mg/kg i.v.; **2M-1J:** 2 x 25-50mg/kg; **1-14J:** 2 x 15-50mg/kg oder 3 x 10-33mg/kg; max. 3 x 50mg/kg bzw. 6g/d; **DANI** GFR 31-50: 2 x 1g; 16-30: 1 x 1g; 6-15: 1 x 0.5g; < 5: 0.5g alle 48h

A 8.4.5 Oralcephalosporine Gruppe 1

Empf.: ähnliches Spektrum wie Cefazolin-Gruppe → 160; gute Aktivität gegen grampositive, geringe gegen gramnegative Keime;
resist.: Pseudomonas, Enterokokken, Proteus vulgaris, Morganella, Citrobacter, Serratia, Enterobacter, Acinetobacter, Bacteroides fragilis, Listerien, Mykoplasmen, Chlamydien;
UW/KI → 160

Cefaclor Rp	HWZ 30-60min, Q0 0.25, PPB 25%, PRC B, Lact +
CEC *Tbl. 250, 500mg; Brausetbl. 250, 500, 1000mg; Trockensaft (5ml = 125, 250mg)* **Cefaclor-ratioph.** *Kps. 500mg; Brausetbl. 500mg; Saft/Trockensaft (5ml = 125, 250mg)* **Infectocef** *Kps. 500mg; Trockensaft (5ml = 125, 250, 500mg)* **Panoral** *Kps. 500mg; Saft/Trockensaft (5ml = 125, 250mg)*	**Atemwegs-, HNO-, Harnwegs-, Haut-, Weichteilinfektionen:** 3 x 500mg p.o., max. 4g/d; unkomplizierte Infektion: 3 x 250mg; **Gonorrhoe** → 521, → 579: 1 x 3g + 1g Probenecid p.o.; **Ki.** < **6J:** 3 x 10mg/kg p.o., max. 1g/d; **6-10J:** 3 x 250mg p.o.; > **10J:** s. Erw.; **DANI** nicht erforderlich
Cefadroxil Rp	HWZ 1.2-1.7h, Q0 0.1, PPB 20%, PRC B, Lact +
Cefadroxil Beta *Tbl. 1g* **Cefadroxil HEXAL** *Tbl. 500, 1000mg; Trockensaft (5ml = 250, 500mg)* **Grüncef** *Tbl. 1g; Trockensaft (5ml = 250, 500mg)*	**Atemwegs-, HNO-, Harnwegs-, Haut-, Weichteil-, Knochen-, gynäkologische Infektionen:** 2 x 1g p.o., max. 4g/d; **Ki. bis 40kg:** 25-100mg/kg/d p.o. in 2-4ED; **DANI** GFR 25-50: ini 1g, dann 2 x 500mg; 10-24: ini 1g, dann 1 x 500mg; < 10: ini 1g, dann 500mg alle 36h

Cefalexin Rp — HWZ 1 h, Q0 0.04, PPB 6-15%, PRC B, Lact +

Cephalex ct *Tbl. 500, 1000mg*
Cephalexin-ratioph. *Tbl. 500, 1000mg; Trockensaft (5ml = 250mg)*

Atemwegs-, HNO-, Harnwegs-, Haut-, Weichteil-, Knocheninfektionen: 3-4 x 0.5-1g p.o.; unkomplizierte Infektion: 2 x 500mg;
Ki. bis 12J: 25-100mg/kg/d in 2-4ED;
DANI GFR 15-30: Dosisintervall 8-12h; 5-14: 24h; < 5: 48h; GFR 20-50: max. 3g/d; 5-19: max. 1.5g/d; < 5: max. 0.5g/d

A 8.4.6 Oralcephalosporine Gruppe 2

Empf. u. resist.: weitgehend identisch mit Cefuroxim-Gruppe → 161;
UW/KI → 160

Cefuroxim-Axetil Rp — HWZ 1.1-1.3 h, Q0 0.1, PPB 20-50%, PRC B, Lact +

Cefudura *Tbl. 250, 500mg*
CefuHEXAL *Tbl. 250, 500mg; Trockensaft (5ml = 125mg)*
Cefuroxim-ratioph. *Tbl. 250, 500mg; Trockensaft (5ml = 125mg)*
Elobact *Tbl. 125, 250, 500mg; Gran. 125, 250mg; Trockensaft (5ml = 125mg)*
Zinnat *Tbl. 125, 250, 500mg*

Atemwegs-, HNO-, Haut-, Weichteilinfektionen: 2 x 250-500mg p.o.;
Harnwegsinfektion: 2 x 125-250mg;
Gonorrhoe → 521, → 579: 1 x 1g p.o.;
Erythema migrans → 503: 2 x 500mg p.o. für 20d;
Ki. 3M-5J: 2 x 10mg/kg p.o.;
> 5J: 2 x 125-250mg;
DANI max. 1g/d

A 8.4.7 Oralcephalosporine Gruppe 3

Empf. u. resist.: höhere Aktivität und breiteres Spektrum als Gruppe 2 gegen gramnegative Keime; etwas geringere Aktivität gegen grampositive Keime;
UW/KI → 160

Cefixim Rp — HWZ 3-4 h, Q0 0.5, PPB 65%, PRC B, Lact ?

Cefixdura *Tbl. 200, 400mg; Trockensaft (5ml = 100mg)*
Cefixim-ratioph. *Tbl. 200, 400mg; Trinktbl. 400mg; Trockensaft (5ml = 100mg)*
Cephoral *Tbl. 200, 400mg*
Infectoopticef *Trockensaft (5ml = 100mg)*
Suprax *Tbl. 400mg; Trockensaft (5ml = 100mg)*

Atemwegs-, HNO-, Harnwegs-, Gallenwegsinfektionen: 2 x 200mg p.o.; 1 x 400mg p.o.;
Ki. bis 12J: 8mg/kg/d p.o.;
DANI GFR < 20: 50%

Cefpodoxim-Proxetil Rp — HWZ 2.4 h, Q0 0.2, PPB 40%

Cefpo Basics *Tbl. 100, 200mg*
Cefpodoxim-ratioph. *Tbl. 100, 200mg*
Orelox *Tbl. 100, 200mg; Trockensaft (5ml = 40mg)*
Podomexef *Tbl. 100, 200mg; Trockensaft (5ml = 40mg)*

Atemwegs-, HNO-, Harnwegs-, Haut-, Weichteilinfektionen: 2 x 200mg p.o.;
Gonorrhoe → 521, → 579: 1 x 200mg p.o.;
Ki. 4W-12J: 5-12mg/kg/d in 2ED;
DANI GFR > 40: 100%; 10-40: Dosisintervall 24h; < 10: 48h; HD: 40-200mg nach Dialyse

Ceftibuten Rp — HWZ 1.53-2.5 h, Q0 0.14, PPB 63%, PRC B, Lact ?

Keimax *Kps. 200, 400mg; Trockensaft (5ml = 90, 180mg)*

Atemwegs-, HNO-, Harnwegsinfektionen: 1 x 400mg p.o.;
Ki. 3M-12J: 1 x 9mg/kg p.o.;
DANI GFR > 50: 100%; 30-49: ini 400mg, dann 1 x 200mg; 5-29: ini 200mg, dann 1 x 100mg; HD: 400mg nach jeder Dialyse

A 8.5 Cycline

A 8.5.1 Tetracycline

Empf.: zahlreiche grampositive u. gramnegative Bakterien, u.a. Chlamydien, Mykoplasmen, Rickettsien, Yersinien, Borrelien, Leptospiren, Treponemen, Aktinomyceten;
resist.: Pseudomonas aeruginosa, Providencia, Serratia, Proteus, Morganella;
UW: allergische Hautreaktionen, phototoxische Reaktionen, reversible Knochenwachstumsverzögerung (Ki. < 8J), irreversible Zahnverfärbung und Zahnschmelzschädigung (Ki. < 8J), intrakranieller Druck ↑, BB-Veränderungen, Superinfektion durch Bakterien bzw. Sprosspilze;
KI: bekannte Überempfindlichkeit, schwere Leberfunktionsstrg., Niereninsuffizienz, Ki. < 8J, SS/SZ;
Ink: Penicilline;
Ink (Doxycyclin): Barbiturate, Carbamazepin, Phenytoin, Rifampicin

Doxycyclin Rp — HWZ 12-24h, Q0 0.7, PPB 80-90%, PRC D, Lact

Doxycyclin-ratioph. *Kps. 100mg; Amp. 100mg/5ml*
DoxyHEXAL *Tbl. 100, 200mg; Amp. 100mg/5ml*

HNO-, Atemwegs-, Harnwegsinfektionen, diverse Infektionen mit o.g. Erregern: d1: 1 x 200mg p.o./i.v.; dann 1 x 100mg p.o./i.v.;
Ki. > 8J: d1: 1 x 4mg/kg, dann 1 x 2mg/kg;
Borreliose → 455: 1 x 200mg für 14-21d;
Lues bei Penicillinallergie → 520: 1 x 300mg für 15d
Akne vulgaris → 507, **Rosacea** → 509: ini 100mg/d für 7-21d, dann 50mg/d;
DANI nicht erforderlich;
DALI KI bei schwerer Leberfktsstrg.

Minocyclin Rp — HWZ 11-22h, Q0 0.85, PPB 70-75%, PRC D, Lact

Minakne *Tbl. 50mg*
Minoclir *Kps. 50mg*
Minocyclin-ratioph. *Kps. 50, 100mg*
Minoplus *Tbl. 100mg*
Skid *Tbl. 50, 100mg*
Udima *Kps. 50, 100mg*

HNO-, Atemwegs-, Harnwegsinfektionen, diverse Infektionen mit o.g. Erregern: ini 200mg, dann 2 x 100mg p.o.;
Akne vulgaris → 507: 100mg/d in 2ED;
Ki. > 8J: ini 4mg/kg, dann 2 x 2mg/kg;
DANI nicht erforderlich;
DALI KI bei schwerer Leberfktsstrg.

Tetracyclin Rp — HWZ 8-10h, Q0 0.12, PPB 36-64%, PRC D, Lact

Tefilin *Kps. 250mg*
Tetracyclin Wolff *Kps. 250, 500mg*

HNO-, Atemwegs-, Urogenitaltrakt-, gastrointestinale Infektionen, diverse Infektionen mit o.g. Erregern: 4 x 250-500mg p.o., max. 2g/d;
Ki. > 8J: 25-35mg/kg/d p.o. in 2-4ED;
DANI, DALI KI

A 8.5.2 Glycylcycline

Empf.: gegen zahlreiche grampositive und gramnegative Bakterien incl. Anaerobier und speziell gegen problematische Keime wie MRSA, VRE (E. faecalis und E. faecium), ESBL, Chinolon-resistente Escherichia coli, multiresistente Enterobacter und Acinetobacter;
resist.: Pseudomonas aeruginosa;
UW: Übelkeit, Erbrechen, Diarrhoe, Abszess, Infektionen, verlängerte aPTT und Prothrombinzeit, Schwindel Phlebitis, Bauchschmerzen, Dyspepsie, Anorexie, Transaminasen ↑, Bilirubinämie, Pruritus, Exanthem, Kopfschmerzen, Amylase und Harnstoff ↑;
KI: bekannte Überempfindlichkeit, SS

Tigecyclin Rp

Tygacil *Inf.Lsg. 50mg*

HWZ 42h, PPB 71-89

Komplizierte Haut-, Weichteil- und in abdominelle Infektionen, Sepsis (in Komb.): ini 100mg i.v., dann 2 x 50mg i.v. für 5-14d; **DALI** Child-Pugh C: ini 100mg, dann 2 x 25mg; **DANI** nicht erforderlich

A 8.6 Makrolide, Ketolide

Empf.: Strepto-, Pneumokokken, Chlamydien, Legionellen, Mycoplasma pneumoniae, Listerien, Aktinomyceten, Campylobacter, Helicobacter, Mycobacterium avium intracellulare (MAC);
resist.: Brucellen, Enterobakterien, Nocardia, Mycoplasma hominis, Bacteroides fragilis, Fusobakterien, Pseudomonas;
UW: allergische Hautreaktionen, Nausea, Erbrechen, Cholestase;
KI: SZ;
Ink: Carbamazepin, CSE-Hemmer, Ergotamine, Terfenadin, Theophyllin;
Ink (Erythromycin): Alfentanil, Grapefruitsaft, Methadon;
Ink (Clarithromycin): Rifabutin

Azithromycin Rp

Azibact *Tbl. 500mg*
Azi Teva *Tbl. 250, 500mg; Trockensaft (5ml = 200mg)*
Azithrobeta *Tbl. 250, 500mg*
Azithromycin HEXAL *Tbl. 250, 500mg; Trockensaft (5ml = 200mg)*
Ultreon *Tbl. 600mg*
Zithromax *Tbl. 250, 500mg; Trockensaft (5ml = 200mg)*

HWZ 40h, Q0 0.8, PPB 12-52%, PRC B, Lact ?

HNO-, Atemwegs-, Haut-, Weichteilinfektionen, atypische Pneumonie → 388: 1 x 500mg für 3d p.o. oder 500mg an d1, dann 250mg d2-4;
Ki.: 1 x 10mg/kg für 3d oder 10mg/kg an d1, dann 5mg/kg d2-4;
Gonorrhoe → 521, → 579, **Genitalinfektion mit Chlamydia trachomatis** → 522: 1 x 1g p.o.;
MAC-Pro. bei HIV-Infektionen: 1 x/W 1200mg p.o.;
DANI GFR > 40: 100%

Clarithromycin Rp

Clarilind *Tbl. 250, 500mg*
Clarithromycin 1A *Tbl. 250, 500mg; Trockensaft (5ml = 125, 250mg)*
Clarithromycin-ratioph. *Tbl. 250, 500mg; Trockensaft (5ml = 125, 250mg)*
Klacid *Tbl. 250, 500, 500(ret.)mg; Trockensaft (5ml = 125, 250mg); Inf.Lsg. 500mg*

HWZ 3-7h, Q0 0.6, PPB 72%, PRC C, Lact ?

HNO-, Atemwegs-, Hautinfektionen, atypische Pneumonie → 388: 2 x 250-500mg p.o.; 2 x 500mg i.v.;
Ki. 6M-12J: 15mg/kg/d p.o. in 2ED;
H.P.-Eradikation → 445: 2 x 500mg p.o. + 2 x 1g Amoxycillin + 2 x 20mg Omeprazol;
DANI GFR < 30: p.o.: 50%; i.v. d1: 100%, ab d2: 50%

Erythromycin Rp

EryHEXAL *Tbl. 500mg; Gran. 1000mg; Trockensaft (5ml = 200, 400mg)*
Erythrocin *Tbl. 500mg; Inf.Lsg. 500, 1000mg*
Erythromycin-ratioph. *Tbl. 500mg; Gran. 500, 1000mg*
Infectomycin *Trockensaft (5ml = 100, 200, 400, 600mg)*
Paediathrocin *Gtt.(2.5ml = 100mg); Trockensaft (5ml = 200, 400mg)*

HWZ 2-3h, Q0 > 0.8, PPB 60-70%, PRC B, Lact +

HNO-, Haut-, Atemwegsinfektionen, atypische Pneumonie → 388: 3-4 x 500mg p.o., 4 x 0.5-1g i.v., max. 4g/d;
Ki. < 8J: 30-50mg/kg/d p.o. in 3-4ED;
8-14J: 1-2g/d p.o. in 3-4ED;
Gonorrhoe → 521, → 579: 3 x 1g p.o. für 7d;
Lues Primärstadium → 520: 3 x 1g p.o. für 15d;
Urethritis durch Chlamydia trachomatis, Ureaplasma urealyticum → 557: 3 x 1g p.o. für 7d;
DANI Krea (mg/dl) > 2: max. 2g/d

[Rox]ithromycin Rp — HWZ 12h, Q0 0.7, PPB 95%

[R]omyk *Tbl. 150, 300mg*
Roxibeta *Tbl. 150, 300mg*
RoxiHEXAL *Tbl. 50, 150, 300mg*
Rulid *Tbl.150, 300mg*

HNO-, Atemwegs-, Haut-, Urogenitaltrakt-infektionen: 2 x 150mg, 1 x 300mg p.o.;
Ki. bis 40kg: 5-7.5mg/kg/d p.o. in 2ED;
> 40kg: s. Erw.;
DANI nicht erforderlich;
DALI 50%

Telithromycin Rp — HWZ 10h, PPB 60-70%

Ketek *Tbl. 400mg*

HNO-, Atemwegsinfektionen: 1 x 800mg p.o.;
DANI GFR < 30: 50%;
DALI nicht erforderlich

A 8.7 Lincosamide

Empf.: Pneumo-, Staphylo-, Streptokokken, Corynebacterium diphtheriae, Anaerobier, Bacteroides fragilis, Clostridium perfringens;
resist.: Enterobakterien, Pseudomonas aeruginosa, Entero-, Gono-, Meningokokken, Haemophilus influenzae, Mykoplasmen, Listerien;
UW: Übelkeit, Erbrechen, Diarrhoe, pseudomembranöse Kolitis, allergische Hautreaktionen, Erythema exsudativum, Thrombophlebitis (i.v.-Anwendung);
KI: SS/SZ; Anw.Beschr. bei Myasthenia gravis; **Ink:** Aminoglykoside

Clindamycin Rp — HWZ 1.5-5h, Q0 > 0.8, PPB 90%, PRC B, Lact ?

Clindabeta *Kps. 300mg*
ClindaHEXAL *Kps. 150, 300mg; Tbl. 450, 600mg*
Clindamycin-ratioph. *Kps. 150, 300mg; Tbl. 600mg; Amp. 300mg/2ml, 600mg/4ml, 900mg/6ml*
Clindasol *Tbl. 150, 300, 600mg; Amp. 300mg/2ml, 600mg/4ml, 900mg/6ml*
Clin Sanorania *Kps. 150, 300mg*
Dentomycin *Kps. 300mg*
Sobelin *Kps. 75, 150, 300mg; Gran. (5ml = 75mg); Amp. 300/2ml, 600mg/4ml*
Turimycin *Kps. 300mg*

HNO-, Zahn-, Kiefer-, Atemwegs-, abdominelle, Haut-, Knochen-, Weichteilinfektionen: 4 x 150-450mg p.o.; 2-4 x 200-600mg i.v./i.m., max. 4.8g/d i.v.;
Ki. 4W-14J: 8-25mg/kg/d p.o. in 3-4ED; 20-40mg/kg/d i.v./i.m. in 3-4ED;
DANI nicht erforderlich

A 8.8 Aminoglykoside

Empf.: Enterobakterien, Pseudomonas, Staphylokokken, Serratia, Yersinien, Pasteurellen, Brucellen;
resist.: Streptokokken, Pneumokokken, Enterokokken, Anaerobier;
UW: Schädigung des N. vestibulocochlearis, neuromuskuläre Blockade, Parästhesien, Nierenschäden, Blutbildveränderungen, allergische Reaktionen;
KI: Vorschädigung des N. vestibulocochlearis, terminale Niereninsuffizienz, SS/SZ

Amikacin Rp — HWZ 2.3h, Q0 0.02, PPB 10%, ther. Serumspiegel (mg/l): min. < 10, max. 25

Amikacin Fresenius *Inf.Lsg. 250, 500mg*

Atemwegs-, abdominelle, Urogenitalinfektionen, Sepsis, Endokarditis → 358**, Meningitis** → 484**, Verbrennungen:** 10-15mg/kg i.v./i.m.; max. 1.5g/d, max. Gesamtdosis: 15g;
Ki. < 6J: ini 10mg/kg, dann 2 x 7.5mg/kg i.v./i.m.;
> 6J: s. Erw.;
DANI GFR < 70: ini 7.5mg/kg, dann Krea (mg/dl) x 9 = Dosisintervall (h); Kontrolle Serumspiegel!

Gentamicin Rp HWZ 2h, Q0 0.02, PPB < 10%, ther. Serumspiegel (mg/l): min. < 2, max. 10-12

Genta ct *Amp. 40mg/1ml, 80mg/2ml*
GentamicinHEXAL *Amp. 40mg/1ml, 80mg/2ml, 160mg/2ml*
Gentamicin-ratioph. *Amp. 40mg/1ml, 80mg/2ml, 160mg/2ml*
Refobacin *Amp. 10mg/2ml, 40mg/1ml, 80mg/2ml, 120mg/2ml*

Abdominelle, Urogenital-, Knocheninfektionen, nosokomiale Pneumonie, Sepsis, Endokarditis → 358, **gramnegative Meningitis** → 484: ini 1.5-2mg/kg, Erhaltungsdosis 1 x 3-6mg/kg i.v./i.m. (als Kurzinfusion über 60min);
Ki. bis 3W: 4-7mg/kg/d i.v./i.m. in 1-2 ED;
> **4W:** 3 x 1.5-2.5mg/kg;
DANI s. FachInfo

Tobramycin Rp HWZ 2h, Q0 0.02, keine PPB, ther. Serumspiegel (mg/l): min. < 2, max. 12

Bramitob *Inh.Amp. 300mg/4ml*
Gernebcin *Inj.Lsg. 20mg/2ml, 40mg/1ml, 80mg/2ml, 160mg/2ml*
Tobi *Inh.Amp. 300mg/5ml*
Tobra-cell *Inj.Lsg. 20mg/2ml, 40mg/1ml, 80mg/2ml*

Atemwegs-, Harnwegs-, abdominelle, Knochen-, Haut-, Weichteilinfektionen, Sepsis, Endokarditis → 358, **gramnegative Meningitis** → 484: ini 1.5-2mg/kg/d über 30-60min i.v., dann 3 x 1-2mg/kg i.v./ i.m.;
NG: 2 x 2.5mg/kg i.v./i.m.;
Sgl.: 3 x 1.5-2.5mg/kg i.v./i.m.;
Ki.: 3 x 2-2.5mg/kg i.v./i.m.;
chronische Lungeninfektion mit Pseudomonas aeruginosa bei Mukoviszidose → 398:
Ki. > 6J: 2 x 300mg inhalieren für 28d, dann 28d Pause;
DANI s. FachInfo

A 8.9 Chinolone (Gyrasehemmer)

A 8.9.1 Nichtfluorierte Chinolone

Empf.: praktisch nur Enterobakterien;
UW: allergische Hautreaktionen, Photosensibilisierung, Muskelschwäche, Muskelschmerzen, Tachykardie, RR↓, ZNS-Strg., Cholestase, Hepatitis;
KI: Kinder in der Wachstumsphase, SS/SZ;
Ink (Chinolone): Eisensalze

Pipemidsäure Rp HWZ 3-4h, Q0 0.1

Deblaston *Kps. 200mg*

Harnwegsinfektion: 2 x 400mg p.o.;
DANI GFR < 10: KI

A 8.9.2 Fluorierte Chinolone – Gruppe I

Empf.: Enterobakterien, Salmonellen, Shigellen, Gonokokken;
resist.: Anaerobier, Chlamydien, Mykoplasmen, E. faecium, Ureaplasmen;
UW: allergische Hautreaktionen, Photosensibilisierung, Muskelschwäche, Muskelschmerzen, Tachykardie, RR↓, ZNS-Strg., Cholestase, Hepatitis;
KI: Ki. in der Wachstumsphase, SS/SZ;
Ink (Fluorochinolone): Antazida, Kalziumsalze, Didanosin, Sucralfat, Theophyllin; **Ink** (Norfloxacin): Milch

Norfloxacin Rp HWZ 2-4h, Q0 0.7, PPB < 15%, PRC C, Lact ?

Barazan *Tbl. 400mg*
NorfloHEXAL *Tbl. 400mg*
Norflosal *Tbl. 400mg*
Norfloxacin-ratioph. *Tbl. 400mg*
Norfluxx *Tbl. 400mg*

Harnwegsinfektion, Prostatitis → 558, **bakterielle Enteritis:** 2 x 400mg p.o.;
Gonorrhoe → 521, → 579: 1 x 800mg p.o.;
Pro. gramnegative Infektion bei Neutropenie: 2-3 x 400mg;
DANI GFR < 30: 1 x 400mg

A 8.9.3 Fluorierte Chinolone – Gruppe II

Empf.: hohe Aktivität gegen Enterobakterien, Haemophilus influenzae, Legionella, unterschiedliche Aktivität gegen Pseudomonas aeruginosa, schwache Aktivität gegen Staphylo-, Pneumo-, Enterokokken, Mykoplasmen, Chlamydien;
UW/KI/Ink: s. fluorierte Chinolone Gruppe I → 167;
Ink (Ciprofloxacin): Milch, Sulfonylharnstoffe

Ciprofloxacin Rp — HWZ 3-6h, Q0 0.5, PPB 20-30%, PRC C, Lact -

Ciprobay *Tbl. 100, 250, 500, 750mg; Trockensaft (5ml = 250, 500mg); Inf.Lsg. 100mg/50ml, 200mg/100ml, 400mg/200ml*
Ciprobeta *Tbl. 100, 250, 500, 750mg*
Cipro HEXAL *Tbl. 100, 250, 500, 750mg; Inf.Lsg. 100mg/50ml, 200mg/100ml, 400mg/200ml*
Ciprofloxacin-ratioph. *Tbl. 100, 250, 500, 750mg*
Gyracip N *Tbl. 250, 500, 750mg*
Keciflox *Tbl. 100, 250, 500, 750mg*

HNO-, Atemwegs-, Urogenital-, abdominelle, Haut-, Weichteil-, Knocheninfektionen, Sepsis, Neutropenie: 2 x 250-750mg p.o.; 2 x 200-400mg i.v.;
unkomplizierte Harnwegsinfektion: 2 x 100mg p.o./i.v.;
DANI GFR < 30: max. 500mg/d p.o., max. 400mg/d i.v.

Enoxacin Rp — HWZ 4.3-6.4h, Q0 0.2, PPB 30%, PRC C, Lact ?

Enoxor *Tbl. 200mg*

HNO-, Atemwegs-, Hautinfektionen: 2 x 400mg p.o.;
unkomplizierte Harnwegsinfektion: 2 x 200mg für 3d;
DANI GFR < 30: max. 2 x 200mg

Ofloxacin Rp — HWZ 5-7.5h, Q0 0.1, PPB 25%, PRC C, Lact -

Gyroflox *Tbl. 200, 400mg*
OfloHEXAL *Tbl. 100, 200, 400mg*
Oflox ct *Tbl. 200, 400mg*
Ofloxacin-ratioph. *Tbl. 100, 200, 400mg*
Tarivid *Tbl. 100, 200, 400mg; Inf.Lsg. 200mg/100ml*

HNO-, Atemwegs-, Urogenital-, abdominelle, Weichteil-, Haut-, Knocheninfektionen, Enteritis, Neutropenie: 2 x 200mg p.o./i.v.;
unkomplizierte Harnwegsinfektion: 2 x 100mg p.o./i.v. für 3d;
Gonorrhoe → 521, → 579: 1 x 400mg p.o.;
DANI GFR 20-50: 100-200mg/d; < 20, HD: 100mg/d;
DALI max. 400mg/d

A 8.9.4 Fluorierte Chinolone – Gruppe III

Empf.: zusätzlich Aktivität gegen Staphylokokken, Pneumokokken, Streptokokken, Chlamydien, Mykoplasmen;
UW/KI/Ink: s. fluorierte Chinolone Gruppe I → 167

Levofloxacin Rp — HWZ 7h, Q0 0.23, PPB 30-40%, PRC C, Lact -

Tavanic *Tbl. 250, 500mg; Inf.Lsg. 250mg/50ml, 500mg/100ml*

Atemwegsinfektion, Sinusitis, ambulant erworbene Pneumonie, Haut- und Weichteil-, Harnwegsinfektionen, Prostatitis → 558: 1-2 x 250-500mg p.o./i.v.;
DANI GFR 20-50: max. 2 x 250mg; 10-19: max. 2 x 125mg; < 10, HD: max. 1 x 125mg

A 8.9.5 Fluorierte Chinolone – Gruppe IV

Empf.: zusätzlich verbesserte Aktivität gegen Anaerobier;
UW/KI/Ink: s. fluorierte Chinolone Gr. I → 167;
Ink (Moxifloxacin): Amiodaron, Chinin, Disopyramid, Erythromycin, Sotalol

Moxifloxacin Rp

HWZ 12h, Qo 0.8, PPB 41%, PRC C

Actimax *Tbl. 400mg*
Actira *Tbl. 400mg*
Avalox *Tbl. 400mg; Inf.Lsg. 400mg/250ml*

Atemwegsinfektionen, ambulant erworbene Pneumonie → 388, **Sinusitis, komplizierte Haut- und Weichteilinfektionen:** 1 x 400mg p.o./i.v.;
DANI nicht erforderlich;
DALI Child-Pugh C: KI

A 8.10 Folsäureantagonisten

A 8.10.1 Sulfonamide

Empf.: Toxoplasmen in Komb. mit Pyrimethamin;
UW: Übelkeit, Erbrechen, allergische Reaktionen, Erythema exsudativum multiforme, Photosensibilisierung, Nierenschädigung, Blutbildveränderungen;
KI: Sulfonamidüberempfindlichkeit, Erythema exsudativum in der Anamnese, schwere Leber- und Nierenfunktionsstrg., SS (1. + 3. Trim.), strenge Ind.Stell. in der SZ

Sulfadiazin Rp

HWZ 7-16h, Qo 0.45, PPB 55%, PRC C, Lact -

Sulfadiazin-Heyl *Tbl. 500mg*

Toxoplasmose: 2-4g/d p.o. in 3-6ED;
Ki. > 2M: 65-150mg/kg/d in 3-6ED; max. 1.5g/d;
Kombination mit Pyrimethamin → 174;
DANI GFR < 25: KI;
DALI KI bei schwerer Funktionsstrg.

A 8.10.2 Trimethoprim und Sulfonamid-Kombinationen

Empf. (Cotrimoxazol): fast alle aeroben Bakterien; Pneumocystis jirovecii (carinii);
resist. (Cotrimoxazol): Pseudomonas aeruginosa, Treponema, Clostridien, Leptospiren, Rickettsien, Chlamydia psittaci, Mykoplasmen;
UW (Cotrimoxazol): Exantheme, Photodermatosen, Lyell-Syndr., BB-Veränderungen, hämolytische Anämie;
KI (Cotrimoxazol): Sulfonamidüberempfindlichkeit, G-6-PDH-Mangel, schwere BB-Veränderungen, schwere Niereninsuffizienz, SS/SZ; **Ink** (Cotrimoxazol): Didanosin

Trimethoprim Rp

HWZ 5-17h, Qo 0.5, PRC C, Lact +

Infectotrimet *Tbl. 50, 100, 150, 200mg; Saft (5ml = 50, 100mg)*

Unkomplizierte Harnwegsinfektion:
2 x 150-200mg p.o.;
Ki. < 12J: 2 x 3mg/kg;
DANI GFR: 15-25: 2 x 200mg für 3d, dann 1 x 100mg; 10-15: 2 x 100mg; < 10: KI;
Pro. rezidivierende Harnwegsinfektion: 1 x 100mg;
Ki. < 12J: 1 x 2mg/kg

Trimethoprim + Sulfamethoxazol Rp
(Cotrimoxazol)

Qo (T/S) 0.5/0.8, PPB 65%/40%, PRC C, Lact ?

CotrimHEXAL *Tbl. 160+800mg*
Cotrim-ratioph. *Tbl. 80+400, 160+800mg; Saft (5ml = 40+200, 80+400mg); Amp. 80+400mg/5ml*
Eusaprim *Tbl. 160+800mg; Saft (5ml = 40+200, 80+400mg)*
Kepinol *Tbl. 20+100mg, 80+400, 160+ 800mg*
Sigaprim *Tbl. 80+400, 160+800mg*

Atemwegs-, HNO-, Harnwegs-, Genitaltraktinfektionen, bakterielle Enteritis, Salmonellose → 464, **Shigellose, Nocardiose:**
2 x 160+800mg p.o./i.v.;
Ki. 6W-5M: 2 x 20+100mg;
6M-5J: 2 x 40+200mg; **6-12J:** 2 x 80+400mg;
DANI GFR > 30: 100%; 15-30: 50%; < 15: KI;
DALI KI bei schwerer Funktionsstrg.;
Pneumocystis-jirovecii-Pneumonie:
20+100mg/kg/d p.o./i.v. in 4ED für 21d

A 8.11 Nitroimidazole

Empf.: obligat anaerobe Bakterien (u.a. Bacteroides, Clostridium), Campylobacter, Helicobacter, Gardnerella vaginalis; Protozoen: Trichomonas vaginalis, Giardia lamblia, Entamoeba histolytica;
resist.: alle aeroben und fakultativ anaeroben Bakterien, Aktinomyceten, Propionibakterien;
UW: GI-Strg., bitterer Geschmack, ZNS-Strg., allergische Hautreaktionen, Alkoholunverträglichkeit;
KI: SS (1. Trim.), SZ;
Ink: Alkohol, Disulfiram, Fluorouracil

Metronidazol Rp

HWZ 7 (10)h, Q0 0.85 (0.3), PPB < 20%, PRC B, Lact ?

Arilin *Tbl. 250, 500mg; Vaginalsupp. 100, 1000mg*
Clont *Tbl. 250, 400mg*
Flagyl *Tbl. 400mg*
Metronidazol Fresenius *Inf.Lsg. 500mg*
Metronidazol-ratioph. *Tbl. 400mg*
Metronidazol Rotexmedica *Inf.Lsg. 500mg*
Vagimid *Tbl. 250, 500mg; Vaginaltbl. 100mg*

Abdominelle, Genital-, Atemwegs-, Knochen-, Zahn-Mund-Kiefer-Infektionen, Sepsis, Endokarditis → 358, **Hirnabszess, Amöbiasis** → 454, **Lambliasis** → 460: 0.8-1g/d p.o., max. 2g/d in 2-3ED; 2-3 x 500mg i.v., Therapiedauer max. 10d;
Ki.: 20-30mg/kg/d p.o./i.v.;
Trichomoniasis → 467: 1 x 100mg vaginal für 6d, Mitbehandlung des Partners: 1 x 2g p.o.;
DANI GFR < 10: max. 1g/d

A 8.12 Carbapeneme

Empf.: fast alle grampositiven und gramnegativen Bakterien;
resist. (Doripenem): E. faecium, MRSA, Stenotrophomonas maltophilia;
resist. (Ertapenem, Imipenem, Meropenem): MRSA, Burkholderia cepacia, Xanthomonas maltophilia, E. faecium;
UW (Doripenem): Kopfschmerzen, Übelkeit, Diarrhoe, Leberenzyme ↑, Pruritus, Hautausschlag, Phlebitis, orale Candidose, mykotische Vulva-Infektion, Überempfindlichkeitsreaktionen: Clostridium-difficile-Colitis, Neutropenie, Anaphylaxie, toxische epidermale Nekrolyse, Stevens-Johnson-Syndrom;
UW (Ertapenem, Imipenem, Meropenem): Erbrechen, Diarrhoe, Transaminasen ↑, allergische Reaktion, BB-Veränderungen, ZNS-Strg.;
KI (Doripenem): SS/SZ, Ki. und Jugendliche < 18J, Überempfindlichkeit gegen andere Antibiotika vom Carbapenem-Typ, schwere Überempfindlichkeit (z.B. anaphylaktische, schwere Hautreaktion) gegen jegliche Art eines Beta-Laktam-Antibiotikums (z.B. Penicilline oder Cephalosporine);
KI (Ertapenem, Imipenem, Meropenem): SS/SZ, Ki. < 3M;
Ink (Doripenem): Probenecid, Valproinsäure (alternative antibakterielle oder ergänzende antiepileptische Therapien in Betracht ziehen); **Ink** (Imipenem/Cilastatin): Ganciclovir

Doripenem Rp

HWZ 1h, PPB 8%, PRC C, Lact -

Doribax *500mg Pulver zur Herstellung einer Inf.Lsg.*

Nosokomiale Pneumonie → 388: 500mg alle 8h über 1 oder 4h i.v.;
komplizierte intraabdominelle Infektion, komplizierte Harnwegsinfektion: 500mg alle 8h über 1h i.v.;
DANI GFR 51-79: 100%; 30-50: 250mg alle 8h; < 30: 250mg alle 12h;
DALI nicht erforderlich

Ertapenem Rp

HWZ 4h, PPB 92-95%, PRC B, Lact ?

Invanz *Inf.Lsg. 1g*

Abdominelle, akute gynäkologische Infektionen, ambulant erworbene Pneumonie → 388: 1 x 1g i.v.;
Ki. 3M-12J: 2 x 15mg/kg/d i.v.;
DANI GFR > 30: 100%; < 30, HD: KI;
DALI nicht erforderlich

Imipenem + Cilastatin Rp

HWZ 0.9/1h, Qo 0.3/0.1, PPB 20/35%, PRC C, Lact ?

Imipenem/Cilastatin Hexal *Inf.Lsg. 500+500mg/100ml*
Zienam *Inf.Lsg. 500+500mg/100ml*

Atemwegs-, Harnwegs-, abdominelle, Genital-, Haut-, Knochen-, Weichteilinfektionen, Sepsis, neutropenisches Fieber: 3-4 x 500+500-1000+1000mg i.v., max. 50+50mg/kg/d bzw. max. 4+4g/d;
Ki. < 3M: 50+50mg/kg/d in 2-3ED;
> 3M: 60+60mg/kg/d i.v. in 4ED, max. 2+2g/d;
DANI GFR 41-70: max. 3 x 750+750mg; 21-40: max. 4 x 500+500mg; 6-20: max. 2 x 500+500mg

Meropenem Rp

HWZ 1h, Qo 0.12, PPB 2%, PRC B, Lact ?

Meronem *Inf.Lsg. 500, 1000mg*
Meropenem Hexal *Inf.Lsg. 500, 1000mg*

Atemwegs-, Harnwegs-, abdominelle, Genital-, Haut-, Weichteilinfektionen, Sepsis, neutropenisches Fieber: 3 x 0.5-1g i.v.;
Ki. > 3M: 3 x 10-20mg/kg i.v.;
Meningitis → 484: 3 x 2g i.v.;
Ki.: 3 x 40mg/kg i.v.;
DANI GFR > 50: 100%; 26-50: 2 x 0.5-1g; 10-25: 2 x 250-500mg; < 10: 1 x 250-500mg

A 8.13 Glykopeptide

Empf.: an-/aerobe grampositive Bakterien, MRSA;
resist.: alle gramnegativen Bakterien, Mykoplasmen, Chlamydien, Enterobakterien;
UW: allergische Reaktionen, Thrombophlebitis, oto-/nephrotoxisch, Blutbildveränderungen;
KI: SS/SZ; **Ink** (Vancomycin): Aminoglykoside, stabilisierende Muskelrelaxantien

Teicoplanin Rp

HWZ 70-100h, Qo 0.3, PPB 90%

Targocid *Amp. 100/1.8ml, 200mg/3.2ml, 400mg/3.2ml*

Atemwegs-, Harnwegs-, Magen-Darm-Trakt-, Haut-, Knochen-, Weichteilinfektionen, Sepsis, Endokarditis → 358: d1: 1 x 400mg, max. 800mg, dann 1 x 200-400mg i.v./i.m.;
Ki. < 2M: d1: 16mg/kg i.v./i.m., dann 1 x 8mg/kg;
2M-12J: d1: 10mg/kg alle 12h, dann 1 x 6-10mg/kg i.v./i.m.;
DANI GFR 40-60: ab d4 50%; < 40: GFR/100 x normale Dosis; HD: ini 800mg, dann 1 x 400mg/W

Vancomycin Rp

HWZ 4-6(15)h, Qo 0.05, PPB 55%, ther. Serumspiegel (mg/l) min. 5-10, max. 30-40

Vanco Cell *Inf.Lsg. 0.5, 1g*
Vancomycin Enterocaps *Kps. 250mg*
Vancomycin Hikma *Inf.Lsg. 0.5, 1g*
Vancomycin-ratioph. *Inf.Lsg. 0.5, 1g*

Knochen-, Weichteilinfektionen, Pneumonie → 388, **Sepsis, Endokarditis** → 358: 4 x 500mg oder 2 x 1g i.v.;
NG/Sgl.: ini 15mg/kg/d, Erhaltungsdosis: 2-3 x 10mg/kg/d; **Ki. < 12J:** 4 x 10mg/kg i.v.;
DANI GFR: 100: 100%, 70: 70%; 30: 30%; 10: 10%; HD: ini 1g, dann 1g alle 7-10d;
pseudomembranöse Enterocolitis: 0.5-2g/d p.o. in 3-4ED;
Ki.: 40mg/kg/d;
Spiegelkontrollen bei längerer Anwendung, v.a. bei NI, gleichzeitiger Anwendung oto-/nephrotoxischer Substanzen

A 8.14 Lipopeptide

Empf.: Staph. aureus, alle anderen grampositiven Keime incl. multiresistente Keime;
resist.: alle gramnegativen Keime;
UW: Pilzinfektionen, Kopfschmerzen, Übelkeit, Erbrechen, Durchfall, Exanthem, Reaktion an Infusionsstelle, Leberenzyme ↑ (GOT, GPT, AP), CK ↑, Geschmacksstrg., supraventrikuläre Tachykardie, Extrasystolie, Flush, RR ↑/RR ↓, Obstipation, Bauchschmerzen, Dyspepsie, Glossitis, Ikterus, Pruritis, Urtikaria, Myositis, Muskelschwäche/-schmerzen, Arthralgie, Vaginitis, Pyrexie, Schwäche, Erschöpfung, Schmerzen, Elektrolytstrg., Kreatinin ↑, Myoglobin ↑, LDH ↑;
KI: bekannte Überempfindlichkeit, SS/SZ

Daptomycin Rp

HWZ 8-9h, PPB 90% PRC B, Lact ?

Cubicin *Inf.Lsg. 350, 500mg*

Komplizierte Haut-/Weichteilinfektionen: 1 x 4mg/kg i.v. für 10-14d;
Staph.-aureus-Bakteriämie, rechtsseitige Endokarditis mit Staph. aureus: 1 x 6mg/kg i.v.;
DANI GFR > 30: 100%; < 30, HD: 4mg/kg alle 48h;
DALI Child-Pugh A, B: 100%; C: keine Daten

A 8.15 Oxazolidinone

Empf.: alle grampositiven Keime;
resist.: alle gramnegativen Keime;
UW: Kopfschmerzen, Venenreizungen, Juckreiz, Übelkeit, Erbrechen, Diarrhoe, Candidiasis, metallischer Geschmack, Blutbildveränderungen, Transaminasen ↑, Bilirubin ↑, aP ↑, LDH ↑;
KI: unkontrollierbare Hypertonie;
Ink: MAO-A-Hemmer, Sympathomimetika, Serotonin-Reuptake-Hemmer, trizyklische Antidepressiva, 5HT1-Rezeptor-Antagonisten

Linezolid Rp

HWZ 5h, PPB 31%, PRC C, Lact ?

Zyvoxid *Tbl. 600mg; Gran. (5ml = 100mg); Inf.Lsg. 600mg/300ml*

Nosokomiale, ambulant erworbene Pneumonie → 388, **schwere Haut-, Weichteilinfektionen:** 2 x 600mg p.o./i.v. für 10-14d, max. 28d, nach 14d Blutbildkontrolle;
DANI, DALI nicht erforderlich

A 8.16 Intestinale Antibiotika

Empf. (Colistin): gramnegative Bakterien (außer Proteus spp.) incl. Pseudomonas;
empf. (Rifaximin): E. coli (ETEC, EAEC), Salmonella spp., Shigella spp., Non-V Vibrio cholerae, Plesiomonas spp., Aeromonas spp., Campylobacter spp.;
UW (Colistin): Übelkeit, Erbrechen, Magenschmerzen, Diarrhoe;
UW (Paromomycin): Diarrhoe, Appetitlosigkeit, Übelkeit, Erbrechen, Bauchschmerzen;
UW (Rifaximin): Benommenheit, Kopfschmerz, Blähungen, Bauchschmerzen, Stuhldrang, Übelkeit, Erbrechen, Tenesmus ani, Erschöpfung, Pyrexie;
KI (Colistin): bekannte Überempfindlichkeit, geschädigte Darmmukosa, Früh- und Neugeborene;
KI (Paromomycin): bekannte Überempfindlichkeit, Myasthenia gravis, Obstipation, Ileus, Vorschädigung des Vestibular- oder Cochleaorgans, SS;
KI (Rifaximin): Überempfindlichkeit gegen Rifaximin bzw. andere Rifamycinderivate

Colistin Rp

Colistin *Tbl. 25mg*
Diaroent Mono *Tbl. 95mg; Trockensaft (1ml = 5.95mg)*

Selektive Darmdekontamination: 4 x 400mg p.o.;
Schulki.: 4 x 300mg;
Jugendl.: 4 x 300mg

Paromomycin Rp

Humatin *Kps. 250mg; Pulver (1Fl. = 1g)*

Präcoma/Coma hepaticum → 422:
35-75mg/kg/d p.o.;
Pro. portosystemische Enzephalopathie → 452:
1-2g/d;
Darmdekontamination präoperativ:
4g/d p.o. für 2d;
nichtinvasive Amöbenenteritis → 454:
15-100mg/kg/d p.o. für 5d;
DANI vorsichtig dosieren

Rifaximin Rp

Rifax *Tbl. 200mg*
Rifaximin *Tbl. 200mg*
Xifaxan *Tbl. 200mg*

Reisediarrhoe: 3 x 200mg p.o. für 3d,
max. 2 x 400mg/d

A 8.17 Weitere Antibiotika

Empf. (Aztreonam): gramnegative aerobe Bakterien;
empf. (Fosfomycin): Staphylokokken, Streptokokken, Escherichia coli, Enterobacter, Proteus, Pseudomonas aeruginosa, Neisseria, Haemophilus influenzae, Citrobacter, Serratia;
resist. (Aztreonam): grampositive und anaerobe Bakterien;
resist. (Fosfomycin): Morganella, Bacteroides;
Ink (Pentamidin): Didanosin, Foscarnet

Atovaquon Rp

HWZ 50-84h, PPB 99%, PRC C, Lact ?

Wellvone *Susp. (5ml = 750mg)*

Pneumocystis-jirovecii-Pneumonie: 2 x 750mg p.o.

Aztreonam Rp

HWZ 1.6h, Q0 0.2, PPB 56%, PRC B, Lact +

Azactam *Inf.Lsg. 1, 2g*
Cayston *Inh.Lsg. 75mg*

Atemwegs-, Harnwegs-, Knochen-, Haut-, Weichteil-, abdominelle, gynäkologische Infektionen, Sepsis, Meningitis → 484:
2-3 x 0.5-2g i.v./i.m., max. 8g/d;
Ki. 1W-2J: 3-4 x 30mg/kg; > **2J:** 3-4 x 50mg/kg;
DANI GFR > 30: 100%; 10-30: 50%; < 10: 25%;
chron. Pseudomonas-aeruginosa-Lungeninfektion bei Mukoviszidose → 398: ab 18J 3 x 75mg über 28d inhalieren;
DANI, DALI nicht erforderlich

Fosfomycin Rp

HWZ 2h, Q0 0.1, keine PPB, PRC B, Lact ?

Infectofos *Inf.Lsg. 2, 3, 5, 8g*
Monuril *Btl. 3g*

Atemwegs-, HNO-, Harnwegs-, Gallenwegs-, Haut-, Weichteil-, Knocheninfektionen, Meningitis → 484, **Sepsis, Endokarditis** → 358:
2-3 x 3-5g i.v., max. 20g/d;
Ki < **4W:** 100mg/kg/d in 2ED i.v.;
5W-1J: 200-250mg/kg/d in 3ED;
1-12J: 100-200mg/kg/d in 3ED, max. 300mg/kg/d;
DANI GFR 45: 80%; 8: 40%; 2: 20%, 0.5: 10%;
unkomplizierte Harnwegsinfektion: 1 x 3g p.o.;
DANI GFR < 80: KI

Nitrofurantoin Rp

HWZ 20min-1h, Q0 0.7, PPB 50-60%, PRC B, Lac

Furadantin *Kps. 50, 100(ret.)mg*
Nifurantin *Tbl. 100mg*
Nifuretten *Tbl. 20mg*
Nitrofurantoin retard-ratioph. *Kps. 100(ret.)mg*
Uro-Tablinen *Tbl. 50mg*

Harnwegsinfektion: 3-4 x 100mg p.o.; 2-3 x 100mg ret.; **Ki.:** 5mg/kg/d;
Langzeittherapie: 2-3 x 50mg; 1-2 x 100mg ret.; **Ki.:** 2-3mg/kg/d;
DANI KI

Pentamidin Rp

HWZ 6-9h, Q0 0.95, PPB 70%, PRC C, Lact

Pentacarinat *Inf.Lsg. 300mg*

Pneumocystis-jirovecii-Pneumonie: Ther.: für 14d 4mg/kg i.v. oder 300-600mg/d inhalieren; **Pro.:** 200mg über 4d, dann 300mg alle 4W inhalieren;
Leishmaniasis: 3-4mg/kg alle 2d i.m., 10 x;
Trypanosomiasis: 4mg/kg alle 2d i.v./i.m., 7-10 x;
DANI s. FachInfo;
DALI nicht erforderlich

Pyrimethamin Rp

HWZ 80-96h, Q0 1.0, PPB 80%, PRC C, Lact +

Daraprim *Tbl. 25mg*

Toxoplasmose: d1 100mg p.o., dann 1 x 25-50mg;
Ki. < **3M:** 6.25mg alle 2d; **3-9M:** 1 x 6.25mg;
10M-2J: 1 x 1mg/kg/d, max. 25mg;
3-6J: d1 2mg/kg, dann 1mg/kg;
Kombination mit Sulfadiazin! → 169

A 8.18 Tuberkulostatika

A 8.18.1 Monopräparate

Empf. (EMB): M. tuberculosis, M. kansasii, M. avium-intracellulare;
empf. (INH): M. tuberculosis, M. kansasii;
empf. (PTH): M. tuberculosis, M. kansasii, M. leprae;
empf. (PZA): M. tuberculosis;
empf. (RMP): M. tuberculosis, grampositive Kokken, Legionellen, Chlamydien, M. leprae, Meningokokken, Gonokokken, Haemophilus influenzae, Bacteroides;
empf. (SM): M. tuberculosis, Brucellen, Yersinia pestis, Francisella tularensis;
UW (EMB): N.-opticus-Schädigung, Transaminasen ↑, allergische Reaktionen;
UW (INH): periphere Neuropathie, Transaminasen ↑, Akne, Leukopenie, Mikrohämaturie;
UW (PTH): gastrointestinale Strg., Transaminasen ↑, allergische Reaktionen;
UW (PZA): Hyperurikämie, Transaminasen ↑, Erbrechen, Strg. der Hämatopoese;
UW (RMP): Transaminasen ↑, Cholestase, Rotfärbung des Urins, Neutro- und Thrombopenie, Nierenversagen;
UW (SM): Schädigung des N. vestibularis, Nephrotoxizität;
KI (EMB): Vorschädigung des N. opticus;
KI (INH): akute Lebererkrankung, periphere Neuropathien;
KI (PTH): schwere Leberfunktionsstrg., SS;
KI (PZA): schwere Leberfunktionsstrg.;
KI (RMP): schwere Leberfunktionsstrg., SZ; Cave in SS;
KI (SM): schwere Niereninsuffizienz, Innenohrschädigung, SS/SZ;
Ink (RMP): Azole, Kalziumantagonisten, CSE-Hemmer, Dapson, Doxycyclin, Propafenon

Ethambutol (EMB) Rp

HWZ 2.5-4h, Q0 0.8, PPB 10-20%, PRC B, Lact +

EMB-Fatol *Tbl. 100, 250, 400, 500mg; Inf.Lsg. 1000mg/10ml*
Myambutol *Tbl. 400mg; Amp. 400mg/4ml*

TBC → 467: 1 x 25mg/kg p.o./i.v./i.m., nach 2-3M 1 x 20mg/kg;
DANI GFR 40-75: 1 x 15mg/kg; 30-39: 15mg/kg alle 2d; < 30: nach Serumspiegel

Isoniazid (INH) Rp

Isozid *Tbl. 50, 100, 200mg; Inf.Lsg. 0.5g*
tebesium-s *Inf.Lsg. 100, 250mg*

HWZ 0.7-4h, Q0 0.6, PPB 30%, PRC C, Lact +

TBC → 467: **Therapie:** 1 x 5mg/kg p.o./i.v.; 15mg 2-3 x/W; **Ki.:** 1 x 200mg/m² KOF;
Pro.: 500mg p.o./i.v. für mindestens 6-9M;
Ki.: 15mg/kg 3 x/W p.o., 5mg/kg/d i.v.;
DANI nicht erforderlich, evtl. 1-2d/W Pause;
DALI max. 100-200mg/d

Protionamid (PTH) Rp

Peteha *Tbl. 250mg*

HWZ 1-2h, keine PPB

TBC → 467: 10-15mg/kg p.o. in 1-3ED;
Ki. < **4J:** 25mg/kg p.o.; **5-8J:** 20mg/kg;
> **9J:** 15mg/kg;
DANI 2-3 x/W 1g p.o.; **DALI** KI

Pyrazinamid (PZA) Rp

Pyrafat *Tbl. 500mg*
Pyrazinamid *Tbl. 500mg*

HWZ 9-23h, Q0 1.0, PPB 50%, PRC C, Lact ?

TBC → 467: 1 x 20-30mg/kg p.o., max. 2.5g/d für 2-3M;
Ki. 1 x 30mg/kg p.o., max. 1.5g/d;
DANI 2 x/W 3g;
DALI KI bei schwerer Funktionsstrg.

Rifampicin (RMP) Rp

Eremfat *Tbl. 150, 300, 450, 600mg; Saft (5ml = 100mg); Inf.Lsg. 300, 600mg*
Rifa *Tbl. 300mg; Inf.Lsg. 300mg*
Rifampicin Hefa *Tbl. 450mg*

HWZ 2-3h; Q0 0.85, PPB 90%, PRC C, Lact -

TBC → 467: 1 x 10mg/kg p.o./i.v., max. 750mg/d;
Ki. < **2M:** 10mg/kg; **2M-6J:** 15mg/kg;
> **6J:** 10-20mg/kg, max. 450mg/d;
andere Infektionen: 600-1200mg/d p.o./i.v. in 2-3ED;
Meningokokken-Pro.: 2 x 600mg p.o. für 2d;
Ki. 3-11M: 2 x 5mg/kg für 2d;
1-12J: 2 x 10mg/kg für 2d;
DANI nicht erforderlich;
DALI KI bei schwerer Funktionsstrg.

Streptomycin (SM) Rp

Strepto-Fatol *Inj.Lsg. 1g*
Strepto-Hefa *Inj.Lsg. 1g*

HWZ 2.5h, Q0 0.04, PPB 32-35%, PRC D, Lact +

TBC → 467, **Brucellose, Tularämie:** 1 x 15mg/kg i.m.
> **50J:** 1 x 0.5g/d;
Ki. < **3M:** 1 x 10mg/kg, max. 50mg/d;
3-6 M: 1 x 15-25mg/kg; **0.5-12J:** 1 x 20-30mg/kg, max. 1g/d;
Enterokokken-Endokarditis: 1 x 2g für 10-14d;
DANI GFR 50-60: 1g alle 40h; 40-50: 1g alle 60h; 30-40: 1g alle 72h; < 30: KI; HD: zusätzlich 3.5-5mg

A 8.18.2 Kombinationspräparate

Rifampicin + Isoniazid Rp

Iso-Eremfat *Tbl. 150+100mg, 300+150mg*

TBC → 467: 1 x 10+5mg/kg p.o.

Isoniazid + Pyridoxin Rp

Isozid compositum *Tbl. 100+20mg, 200+40mg, 300+60mg, 400+80mg*
Tebesium *Tbl. 200+20mg, 300+30mg, 400+40mg*

TBC → 467: 1 x 5mg/kg INH p.o.

A 8.18.3 Tuberkulostatika – Reservemittel

Empf. (Capreomycin): M. tuberculosis, auch streptomycinresistente Stämme;
empf. (Dapson): M. tuberculosis, M. leprae, Pneumocystis jirovecii (carinii);
empf. (Rifabutin): M. tuberculosis, M. marinum, M. kansasii, M. leprae, M. avium intracellulare, grampositive Kokken, Legionellen, Chlamydien;
UW (Rifabutin): rotorange Färbung des Urins, Übelkeit, Erbrechen, Leberenzyme ↑, Gelbsucht, Leukopenie, Eosinophilie, Thrombopenie, Anämie, Fieber, Hautrötung, Bronchospasmen, Schock, reversible Uveitis, Wirkung hormoneller Kontrazeptiva u.a. ↓;
KI (Rifabutin): Überempfindlichkeit gegen andere Rifamycine, Verschlussikterus, Leberzirrhose, akute Hepatitis, Cave in SS/SZ;
Ink (Dapson): Rifampicin;
Ink (Rifabutin): Azole, Clarithromycin, CSE-Hemmer, Proteaseinhibitoren

Capreomycin

Ogostal *(Int. Apotheke) Inj.Lsg. 1g*
TBC → 467: 1 x 1g i.m. für 1-2M, dann: 1g 2-3 x/W

Dapson Rp
HWZ 10-50h, PPB 70-90%, PRC C, Lact -

Dapson-Fatol *Tbl. 50mg*
TBC → 467: 50-200mg p.o.;
Lepra: 1 x 50-100mg p.o.

4-Aminosalicylsäure Rp
HWZ 26min, PPB 50-70%

PAS-Fatol N *Inf.Lsg. 13.5g*
TBC → 467: 1 x 10-15g i.v., max. 40g/d;
Ki. < **6J:** 200-300mg/kg/d; > **6J:** 200mg/kg/d;
Ki. > **14J:** s. Erw.

Rifabutin Rp
HWZ 45h, Q0 0.9, PPB 91-94%, PRC B, Lact ?

Mycobutin *Kps. 150mg*
TBC → 467: 1 x 150mg für 6-9M;
vorbehandelte und immunsupprimierte Patienten:
1 x 300-450mg p.o.;
Mycobacterium-avium-Infektion:
Ther.: 1 x 450-600mg p.o.; **Pro.:** 1 x 300mg;
DANI GFR < 30: 50%;
DALI Dosisreduktion, KI bei schwerer Leberfktsstrg.

A 8.19 Virustatika

A 8.19.1 Herpes-Präparate

Wm (Aciclovir): Hemmung der viralen DNA-Polymerase;
Wm (Brivudin): Nukleosidanalogon, Replikationshemmung des Varizella-Zoster-Virus;
Wm (Famciclovir): Hemmung der viralen DNA-Polymerase;
Wm (Valaciclovir): bessere Resorption als Aciclovir;
UW (Aciclovir): Nierenfunktionsstrg., Exanthem, Blutbildveränderungen;
UW (Brivudin): Übelkeit, Kopfschmerzen, Erbrechen, Diarrhoe, Schwindel, Pruritus;
KI (Aciclovir): SS/SZ;
KI (Brivudin): bereits voll ausgeprägte Hautmanifestation, Immundefizienz, Kinder, SS/SZ, Einnahme von 5-FU oder anderen 5-Fluoropyrimidinen (Abstand zur Brivudineinnahme muss > 4W sein);
Ink (Brivudin): 5-Fluoropyrimidine (z.B. 5-FU)

Aciclovir Rp

HWZ 3h, Q0 0.25, PPB 9-33%, PRC B, Lact ?

Acic *Tbl. 200, 400, 800mg; Inf.Lsg. 250, 500mg*
Aciclostad *Tbl. 200, 400, 800mg*
Aciclovir-ratioph. *Tbl. 200, 400, 800mg; Inf.Lsg. 250, 500mg*
Mapox *Tbl. 200, 400, 800mg*
Supraviran *Inf.Lsg. 250mg*
Virzin *Tbl. 200, 400, 800mg*
Zovirax *Susp. (5ml = 200mg); Inf.Lsg. 500mg*

Herpes zoster → 525: 5 x 800mg p.o.; 3 x 5mg/kg i.v. (5-7d); immunsupprimierte Patienten: 3 x 10mg/kg i.v.;
Herpes genitalis → 522: 5 x 200mg p.o.; 3 x 5mg/kg i.v. (5d);
Herpes-Enzephalitis → 485: 3 x 10mg/kg i.v. für 10d;
Ki. < **3M,** > **12J:** s. Erw. (mg/kg);
3M-12J: 3 x 250-500mg/m² KOF i.v.;
DANI GFR: > 50: 100%; 25-50: Dosisintervall 2 x i.v.; 10-25: Dosisintervall 1 x i.v.; < 10, HD: 50% 1 x i.v., nach Dialyse

Brivudin Rp

HWZ 16h, PPB > 95%

Zostex *Tbl. 125mg*

Herpes zoster (immunkompetente Patienten) → 525: 1 x 125mg p.o. für 7d;
DANI nicht erforderlich

Famciclovir Rp

HWZ 2.2h, Q0 0.14, PPB < 20%, PRC B, Lact ?

Famvir *Tbl. 125, 250, 500mg*
Famvir Zoster *Tbl. 250mg*

Herpes genitalis → 522: Ersterkrankung: 3 x 250mg p.o. für 5d, immunsupprimierte Pat.: 2 x 500mg; Frührezidiv: 2 x 125mg;
Herpes zoster → 525: 3 x 250mg für 7-10d; bei immunsupprimierten Patienten oder Zoster ophthalmicus: 3 x 500mg;
DANI GFR > 40: 100%; 30-39: 2 x 250mg; 10-29: 1 x 250mg;
DALI nicht erforderlich

Valaciclovir Rp

HWZ 3h, Q0 0.25

Valaciclovir 1A Pharma *Tbl. 250, 500, 1000mg*
Valtrex *Tbl. 500mg*
Valtrex S *Tbl. 500mg*

Herpes zoster → 525: 3 x 1g p.o. für 7d;
DANI GFR 15-30: max. 2 x 1g; < 15, HD: max. 1 x 1g nach Dialyse;
Herpes genitalis → 522: 2 x 500mg p.o. für 10d;
DANI GFR < 15: 1 x 500mg

A 8.19.2 CMV-Präparate

Wm (Cidofovir): Nukleosidanalogon, Hemmung der DNS-Polymerase;
Wm (Foscarnet): Hemmung viraler Polymerasen;
Wm (Ganciclovir): Nukleosidanalogon, Hemmung der DNA-Synthese;
Wm (Valganciclovir): Prodrug von Ganciclovir;
UW (Cidofovir): Proteinurie, Kreatinin ↑, Neutropenie, Fieber, Dyspnoe, Übelkeit, Diarrhoe, Alopezie, Hautausschlag;
UW (Ganciclovir): Neutropenie, Thrombopenie, Fieber, Kopfschmerzen, Nausea;
KI (Cidofovir): Krea > 1.5mg/dl bzw. Krea-Clearance < 55ml/min, Proteinurie > 100mg/dl, SS/SZ;
KI (Ganciclovir): schwere Leuko- bzw. Thrombopenie, SS/SZ, Kinder < 18J;
Ink (Foscarnet): Aminoglykoside, Ciclosporin, Radiokontrastmittel, Pentamidin;
Ink (Ganciclovir): Imipenem, Zidovudin

Cidofovir Rp
Vistide *Inf.Lsg. 375mg*

HWZ 2.2h, Q0 0.13, PPB bis 10%, PRC C, Lact?

CMV-Retinitis: 5mg/kg i.v. d1 und 8, dann alle 14d, nur in Kombination mit Probenecid;
DANI GFR < 55: KI

Foscarnet Rp
Foscavir *Inf.Lsg. 6g*

HWZ 3-6h, Q0 0.1, PPB < 20%, PRC C, Lact ?

CMV-Infektion: W1-3: 3 x 60mg/kg i.v., dann: 1 x 90-120mg/kg;
Herpesinfektion (Aciclovir-resistent) → 524**:** 3 x 40mg/kg i.v.;
DANI s. FachInfo

Ganciclovir Rp
Cymeven *Inf.Lsg. 500mg*

HWZ 2.5-5h, Q0 0.05, PPB 2%, PRC C, Lact ?

CMV-Retinitis: W1-2: 2 x 5mg/kg i.v., dann 1 x 5mg/kg i.v.;
DANI GFR 50-69: 2 x 2.5mg/kg i.v.; 25-49: 1 x 2.5mg/kg; 10-24: 1 x 1.25mg/kg; < 10: 1.25mg 3 x/W

Valganciclovir Rp
Valcyte *Tbl. 450mg*

HWZ 3h

CMV-Retinitis: 2 x 900mg p.o. für 21d, dann 1 x 900mg/d;
DANI GFR > 60: 100%; 40-59: ini 2 x 450mg, dann 1 x 450mg; 25-39: ini 1 x 450mg, dann 450mg alle 2d; 10-24: ini 450mg alle 2d, dann 450mg 2 x/W; < 10, HD: KI

A 8.19.3 Influenza-Präparate

Wm (Amantadin): verhindert Uncoating und Reifung von Influenza-Viren;
Wm (Oseltamivir, Zanamivir): Hemmung der viralen Neuraminidase, Hemmung der Freisetzung neu gebildeter Influenza-A- und -B-Viren;
UW (Amantadin): Schlafstrg., motorische und psychische Unruhe, Ataxie, Angstzustände, Livedo reticularis, Gedächtnis- und Konzentrationsstrg.;
KI (Amantadin): HF↓, Hypokaliämie, Hypomagnesiämie, Long-QT-Syndrom;
Ink (Amantadin): Klasse-IA- und Klasse-III-Antiarrhythmika sowie zahlreiche andere Wirkstoffe (s. FachInfo)

Amantadin Rp
Adekin *Tbl. 100mg*
Amantadin HEXAL *Tbl. 100, 200mg*
Amantadin-ratioph. *Tbl. 100mg*

HWZ 10-14h, Q0 0.1, keine PPB, PRC C, Lact -

Influenza-A-Virusgrippe: 2 x 100mg p.o. für 10d, > 65J: 1 x 100mg;
Ki. 5-9J: 1 x 100mg; **> 10J:** 2 x 100mg;
DANI GFR 50-60: 1 x 150mg; 30-49: 1 x 100mg; 20-29: 200mg 2 x/W; 10-19: 100mg 3 x/W; < 10, HD: 100mg 1 x/W

Oseltamivir Rp
Tamiflu *Trockensaft (1ml = 12mg); Kps. 30, 40, 75mg*

HWZ 6-10h, Q0 0.01, PPB 3%

Influenza: Ther.: 2 x 75mg p.o. (5d);
Pro.: 1 x 75mg (7d);
Ki. > 1J: Ther.: < 15kg: 2 x 30mg; 15-23kg: 2 x 45mg; 23-40kg: 2 x 60mg; > 40kg: 2 x 75mg;
DANI GFR > 30: Ther./Pro.: 2 x 75mg/1 x 75mg; 10-30: 1 x 75mg/75mg alle 2d oder tgl. 30mg; < 10, HD: nicht empfohlen;
DALI nicht erforderlich

Zanamivir Rp — HWZ 1.6-5.1h, PRC B, Lact ?

Relenza *Diskhaler (ED = 5mg)*

Influenza A, B: 2 x 10mg inhalieren für 5d;
DANI, DALI nicht erforderlich

A 8.19.4 Nukleosidische und nukleotidische Reverse-Transkriptase-Inhibitoren (NRTI)

Wm/Ind: Blockade der Umwandlung von RNA in DNA durch ein chemisch verändertes Nukleosid;
UW (Abacavir): Übelkeit, Müdigkeit, Fieber, Kopfschmerzen, Diarrhoe, Anorexie;
UW (Adefovir): Asthenie, Bauchschmerzen, Kopfschmerzen, Übelkeit, Diarrhoe, Krea ↑;
UW (Didanosin, Stavudin): Polyneuropathie, Pankreatitis, Diarrhoe, Exanthem;
UW (Emtricitabin): Kopfschmerzen, Übelkeit, Diarrhoe, CK ↑, Exanthem;
UW (Lamivudin): Kopfschmerzen, Übelkeit, Pankreatitis;
UW (Tenofovir): Diarrhoe, Übelkeit, Erbrechen, Hypophosphatämie, Flatulenz;
UW (Zidovudin): Anämie, Leuko ↓, Myopathie, Übelkeit, Kopfschmerzen;
KI (Abacavir): schwere Leberfunktionsstrg., SS/SZ;
KI (Adefovir): bekannte Überempfindlichkeit;
KI (Didanosin): akute Pankreatitis, SS/SZ;
KI (Emtricitabin): bekannte Überempfindlichkeit;
KI (Lamivudin, Stavudin): SS/SZ;
KI (Tenofovir): schwere Nierenfunktionsstrg.;
KI (Zidovudin): Leukozyten ↓ < 750/µl, Hb < 7.5g/dl, SS/SZ;
Ink (Didanosin): Cotrimoxazol, Fluorochinolone, Kortikosteroide, Pentamidin, Rifampicin;
Ink (Zidovudin): Ribavirin

Abacavir (ABC) Rp — HWZ 1-2h, Q0 0.95, PPB 50%, PRC C, Lact -

Ziagen *Tbl. 300mg; Saft (1ml = 20mg)*

HIV-Infektion: 2 x 300mg p.o.;
Ki. 3M-12J: 2 x 8mg/kg, max. 600mg/d;
DANI nicht erforderlich;
DALI Anwendung nicht empfohlen

Abacavir + Lamivudin Rp — PRC C, Lact -

Kivexa *Tbl. 600+300mg*

HIV-Infektion: 1 x 600+300mg p.o.;
DANI GFR < 50: Anwendung nicht empfohlen;
DALI Anwendung nicht empfohlen

Adefovir Rp — HWZ 1-2h, PPB < 4%, PRC C, Lact -

Hepsera *Tbl. 10mg*

Chronische Hepatitis B → 449**:** 1 x 10mg p.o.;
DANI GFR > 50: 100%; 20-49: 10mg alle 48h; 10-19: 10mg alle 72h; HD: 10mg alle 7d

Didanosin (DDI) Rp — HWZ 1.3-1.5h, Q0 0.5, PPB < 5%, PRC B, Lact ?

Videx *Kps. 125, 200, 250, 400mg; Trockensaft (10ml = 200mg)*

HIV-Infektion: < 60kg: 250mg/d p.o.; > 60kg: 400mg/d in 1-2ED;
Ki. > 3M: 240mg/m² KOF p.o. in 1-2ED, 180mg/m² bei Kombination mit Zidovudin;
DANI GFR > 60: 100%; 30-59: ≥ 60kg: 200mg/d, < 60kg: 150mg/d; 10-29: ≥ 60kg: 150mg/d, < 60kg: 100mg/d; < 10: ≥ 60kg: 100mg/d, < 60kg: 75mg/d;
DALI nicht erforderlich

Emtricitabin (FTC) Rp — HWZ 10h, PPB < 4%, PRC B, Lact -

Emtriva *Kps. 200mg; Saft (1ml = 10mg)*

HIV-Infektion: 1 x 200-240mg p.o.;
Ki. < 33kg: 6mg/kg/d, max. 240mg/d;
Ki. > 33kg: s. Erw.;
DANI GFR > 50: 100%; 30-49: 200mg alle 48h; 15-29: 200mg alle 72h; < 15, HD: 200mg alle 96h (gilt für Tbl., Saft s. FachInfo)

Emtricitabin + Tenofovir Rp — PRC B, Lact -

Truvada *Kps. 200+245mg*

HIV-Infektion: 1 x 200+245mg p.o.;
DANI GFR > 50: 100%; 30-49: 1Kps. alle 48h; < 30, HD: Anwendung nicht empfohlen

Entecavir Rp — HWZ 128-149h, PPB 13%, PRC C, Lact-

Baraclude *Tbl. 0.5, 1mg; Saft (1ml = 0.5mg)*

Chronische Hepatitis B: nukleosid-naive Patienten/ Lamivudin-refraktäre Patienten: 1 x 0.5/1mg p.o.;
DANI GFR 30-49: 0.25/0.5mg/d; 10-29: 0.15/0.3mg/d; < 10, HD: 0.05/0.1mg/d;
DALI nicht erforderlich

Lamivudin (3TC) Rp — HWZ 3-7h, Q0 0.03, PPB 16-36%, PRC C, Lact?

Epivir *Tbl. 150, 300mg; Saft (1ml = 10mg)*
Zeffix *Tbl. 100mg; Saft (1ml = 5mg)*

HIV-Infektion: 300mg/d p.o. in 1-2ED;
Ki. > 3M: 2 x 4mg/kg;
DANI GFR > 50: 100%; 30-50: 1 x 150mg; 15-29: 1 x 100mg; 5-14: 1 x 50mg; < 5: 1 x 25mg;
chronische Hepatitis B → 449: 1 x 100mg p.o.;
DANI GFR 30-49: ini 100mg, dann 50mg/d; 15-29: ini 100mg, dann 25mg/d; 5-14: ini 35mg, dann 15mg/d; < 5: ini 35mg, dann 10mg/d

Lamivudin + Zidovudin (CBV) Rp — PRC C, Lact ?

Combivir *Tbl. 150+300mg*

HIV-Infektion 2 x 1Tbl. p.o.;
Ki. 14-21kg: 2 x 1/2Tbl.; **21-30kg:** 1 x 1/2Tbl. morgens + 1 x 1Tbl. abends;
DANI GFR < 50: Monopräparate empfohlen

Lamivudin + Zidovudin + Abacavir Rp — PRC C, Lact -

Trizivir *Tbl. 150+300+300mg*

HIV-Infektion: 2 x 1Tbl. p.o.;
DANI GFR < 50: Monopräparate empfohlen;
DALI KI

Stavudin (D4T) Rp — HWZ 1-1.5h, Q0 0.6, PPB unerheblich, PRC C, Lact ?

Zerit *Kps. 20, 30, 40mg; Trockensaft (1ml = 1mg)*

HIV-Infektion: < 60kg: 2 x 30mg p.o.; > 60kg: 2 x 40mg;
Ki. > 3M, < 30kg: 2 x 1mg/kg; > **30kg:** s. Erw.;
DANI GFR 26-50: 2 x 15-20mg; < 26, HD: 1 x 15-20mg;
DALI nicht erforderlich

Telbivudin Rp — HWZ 42h, PPB 3%, PRC B, Lact -

Sebivo *Tbl. 600mg*

Chronische Hepatitis B → 449: 1 x 600mg p.o.;
DANI GFR 30-49: 600mg alle 2d; < 30: 600mg alle 72h; terminale NI: 600mg alle 96h;
DALI nicht erforderlich

Tenofovir (TDF) Rp
HWZ 12-18h, PPB < 0,7%

Viread *Tbl. 245mg*

HIV-Infektion, chronische Hepatitis B → 449: 1 x 245mg p.o.;
DANI GFR 30-49: 245mg alle 48h; 10-29: 245mg alle 72-96h; HD: 1 x 245mg/W

Zidovudin (AZT) Rp
HWZ 1h, Q0 0.85, PPB 35%, PRC C, Lact ?

Retrovir *Kps. 100, 250mg; Tbl. 300mg; Saft (5ml = 50mg); Inf.Lsg. 200mg*

HIV-Infektion: 500-600mg/d p.o. in 2-3ED; 6 x 1-2mg/kg i.v.;
Ki. 3M-12J: 360-480mg/m² KOF p.o. in 3-4ED; 4 x 80-160mg/m² KOF i.v.;
DANI GFR < 10: 300-400mg/d p.o.; 3-4 x 1mg/kg i.v.

A 8.19.5 Non-nukleosidische Reverse-Transkriptase-Inhibitoren (NNRTI)

Wm/Ind: Blockade der reversen Transkriptase von HIV-1;
UW (Efavirenz): Schwindel, Benommenheit, Konzentrationsstrg., Schlaflosigkeit, Exanthem, Leberenzyme ↑;
UW (Etravirin): Hautausschlag, Diarrhoe, Übelkeit;
UW (Nevirapin): Hautausschlag, Übelkeit, Fieber, Kopfschmerzen, Leberwerte ↑;
KI (Efavirenz): SS/SZ, Kinder < 3J, bekannte Überempfindlichkeit, schwere Leberschädigung, gleichzeitige Anwendung von Johanniskrautpräparaten und verschiedenen anderen Präparaten (s. FachInfo);
KI (Etravirin): bekannte Überempfindlichkeit, SZ, strenge Ind.Stell. in der SS;
KI (Nevirapin): bekannte Überempfindlichkeit, schwere Leberfunktionsstrg., gleichzeitige Anwendung von Johanniskrautpräparaten, SZ, strenge Ind.Stell. in der SS;
Ink (Efavirenz): Astemizol, Bepridil, Cisaprid, Midazolam, Pimozid, Triazolam, Terfenadin, Ergotaminderivate

Efavirenz (EFV) Rp
HWZ 40-55h, Q0 > 0.9, PPB 99%, PRC C, Lact -

Stocrin *Tbl. 600mg*
Sustiva *Kps. 50, 100, 200mg; Tbl. 600mg; Saft (1ml = 30mg)*

HIV-Infektion: 1 x 600mg p.o.; 1 x 720mg p.o.;
Ki. 3-17J: < 15kg: 200mg; 15-19kg: 250mg; 20-24kg: 300mg; 25-32kg: 350mg; 32.5-39kg: 400mg; > 40kg: 600mg;
DANI nicht erforderlich;
DALI Child C: KI

Etravirin Rp
HWZ 30-40h, PPB 99.9%, PRC B, Lact -

Intelence *Tbl. 100mg*

HIV-Infektion: 2 x 200mg p.o.; nur in Kombination mit geboosterten PI/antiretroviralen Substanzen;
DANI nicht erforderlich;
DALI Child C: Anwendung nicht empfohlen

Nevirapin (NVP) Rp
HWZ 22-84h, Q0 0.95, PPB 60%, PRC C, Lact ?

Viramune *Tbl. 200mg; Saft (5ml = 50mg)*

HIV-Infektion: 1 x 200mg p.o., nach 14d 2 x 200mg;
Ki. 2M-8J: 1 x 4mg/kg p.o., nach 14d 2 x 7mg/kg;
8-16J: 1 x 4mg/kg, nach 14d 2 x 4mg/kg;
DANI HD: weitere 200mg nach jeder Dialyse;
DALI Child C: KI

A 8.19.6 Protease-Inhibitoren (PI)

Wm/Ind: spezifische Hemmung der HIV-Protease ⇒ Produktion wichtiger Virusproteine ↓ (z.B. reverse Transkriptase);
UW (Atazanavir): Ikterus, Lipodystrophie, Kopfschmerzen, Schlaflosigkeit, Sklerenikterus, Bauchschmerzen, Diarrhoe, Dyspepsie, Übelkeit, Erbrechen, Ausschlag, Asthenie;
UW (Fosamprenavir): Diarrhoe, Triglyzeride ↑, Kopfschmerzen, Schwindel, weiche Stühle, Übelkeit, Erbrechen, Unterleibsschmerzen, Müdigkeit, erythematöse/makulopapuläre Hauteruptionen, Transaminasen ↑, Lipase ↑;
UW (Indinavir, Ritonavir): Übelkeit, Kopfschmerzen, Diarrhoe, Müdigkeit, Exanthem;
UW (Saquinavir): Diarrhoe, Übelkeit, Exanthem;
UW (Tipranavir): Hautausschlag, Pruritus, Photosensibilität, Lebertoxizität, Hypertriglyzeridämie, Anorexie, Kopfschmerzen, Diarrhoe, Übelkeit, Erbrechen, Flatulenz, Bauchschmerzen, Dyspepsie; Erschöpfung;
KI (Atazanavir): bekannte Überempfindlichkeit, mäßige bis schwere Leberinsuffizienz;
KI (Fosamprenavir): bekannte Überempfindlichkeit, schwere Leberinsuffizienz;
KI (Indinavir): SS/SZ;
KI (Ritonavir): schwere Leberinsuffizienz, Cave in SS/SZ;
KI (Saquinavir): SS/SZ;
KI (Tipranavir): bekannte Überempfindlichkeit, Leberinsuffizienz (Child B-C);
Ink (Atazanavir): Rifampicin, Johanniskraut, CYP3A4-Substrate wie Terfenadin, Pimozid, Chinidin, Mutterkorn-Alkaloide;
Ink (Fosamprenavir): Rifampicin, Johanniskrautpräparate, Propafenon, Flecainid, CYP3A4-Substrate wie Terfenadin, Pimozid, Chinidin, Mutterkorn-Alkaloide;
Ink (Indinavir): Benzodiazepine, Amiodaron, Rifabutin, Rifampicin;
Ink (Ritonavir): Amiodaron, Benzodiazepine, Chinin, Flecainid, Propafenon, Rifabutin, Rifampicin, Zolpidem;
Ink (Saquinavir): Benzodiazepine, Grapefruitsaft, Rifampicin;
Ink (Tipranavir): Rifampicin, Johanniskraut, Amiodaron, Chinidin, Ergotaminderivate, Terfenadin, Pimozid, Sertindol, Triazolam, Simvastatin, Lovastatin, Flecainid, Propafenon

Atazanavir (AZV) Rp — HWZ 8.6 h, PPB 86%, RCB, Lact -

Reyataz *Kps. 150, 200, 300mg*

HIV-Infektion: 1 x 300mg p.o., Kombination mit 1 x 100mg Ritonavir;
DANI nicht erforderlich;
DALI Child B, C: KI

Darunavir Rp — HWZ 15h, PPB 95%, PRC B, Lact -

Prezista *Tbl. 150, 300, 400, 600mg*

HIV-Infektion: 2 x 600mg p.o., Kombination mit 2 x 100mg Ritonavir;
DANI nicht erforderlich;
DALI Child C: KI

Fosamprenavir (FPV) Rp — HWZ 15-23h, PPB 90%, PRC C, Lact -

Telzir *Tbl. 700mg; Susp. (5ml = 250mg)*

HIV-Infektion: 2 x 700mg p.o., Kombination mit 2 x 100mg Ritonavir;
Ki. 25-39kg: 2 x 18mg/kg + 2 x 3mg/kg Ritonavir;
DANI: nicht erforderlich;
DALI Child-Pugh < 7: 100%; 7-9: 2 x 450mg + 2 x 100mg Ritonavir; > 9: KI

Indinavir (IDV) Rp — HWZ 1.5-2h, Q0 0.8, PPB 40%, PRC C, Lact -

Crixivan *Kps. 200, 400mg*

HIV-Infektion: 3 x 800mg p.o.;
Ki. 4-17J: 3 x 500mg/m² KOF;
DALI leichte bis mittelschwere Leberfktsstrg.: 3 x 600mg

Lopinavir + Ritonavir Rp

Kaletra *Tbl. 100+25, 200+50mg; Saft (5ml = 400+100mg)*

HIV-Infektion: 2 x 200+50mg p.o.; 2 x 5ml p.o.; **Ki. > 2J:** 2 x 230 (max. 400) +57.5 (max. 100)mg/m² KOF; s. auch FachInfo; **DANI** nicht erforderlich; **DALI** KI bei schwerer LI

Ritonavir (RTV) Rp

HWZ 3-3.5h, Q0 0.7, PPB 99%, PRC B, Lact ?

Norvir *Kps. 100mg; Tbl. 100mg; Saft (7.5ml = 600mg)*

HIV-Infektion: 2 x 600mg p.o.; **Ki. < 2J:** 2 x 250-350mg/m² KOF; **DALI** KI bei schwerer Leberinsuffizienz

Saquinavir (SQV) Rp

HWZ 13h, Q0 > 0.95, PPB 97%, PRC B Lact ?

Invirase *Tbl. 500mg*

HIV-Infektion: 2 x 1g p.o., Kombination mit 2 x 100mg Ritonavir; **DANI** nicht erforderlich; **DALI** KI bei schwerer Leberinsuffizienz

Tipranavir (TPV) Rp

HWZ 5-6h, PPB 99%, PRC C Lact -

Aptivus *Kps. 250mg; Saft (1ml = 100mg)*

HIV-Infektion: 2 x 500mg p.o., Kombination mit Ritonavir 2 x 200mg; **DANI** nicht erforderlich; **DALI** Child B, C: KI

A 8.19.7 Weitere antivirale Mittel

Wm/Wi (Enfuvirtid): Hemmung viraler und zellulärer Membranenfusion ⇒ Hemmung des Eintritts von HIV-1 in menschliche Zellen;
Wm/Wi (Maraviroc): bindet selektiv an den Chemokin-Rezeptor CCR5 beim Menschen ⇒ Hemmung des HIV-Eindringens in die Zielzellen;
Wm/Wi (Raltegravir): Hemmung der viralen Integrase ⇒ Hemmung der Integration des HIV-Genoms in das Wirtszellgenom;
Wm (Ribavirin): Guanosinanalogon, Hemmung der RNA-Polymerase;
UW (Enfuvirtid): Diarrhoe, Übelkeit, Müdigkeit, Pneumonie, Pankreatitis, Hautreaktion an der Einstichstelle;
UW (Maraviroc): Leberenzyme ↑, Gewichtsverlust, Schwindel, Parästhesien, Geschmacksstrg., Schläfrigkeit, Übelkeit, Husten, Erbrechen, Bauchschmerzen, Dyspepsie, Exanthem, Juckreiz, Muskelkrämpfe, Rückenschmerzen, Myokardischämie, Panzytopenie;
UW (Raltegravir): Schwindel, Bauchschmerzen, Obstipation, Flatulenz, Pruritus, Lipodystrophie, Hyperhidrose, Arthralgie, Müdigkeit, Schwächegefühl;
KI (Enfuvirtid, Maraviroc, Raltegravir): bekannte Überempfindlichkeit;
Ink (Ribavirin): Zidovudin

Enfuvirtid (T20) Rp

HWZ 3.8h, PPB 92%, PRC B, Lact -

Fuzeon *Inj.Lsg. 90mg/1ml*

HIV-1-Infektion: 2 x 90mg s.c.; **Ki. 6-16J:** 2 x 2mg/kg s.c., max. 2 x 90mg; **DANI** nicht erforderlich

Maraviroc (MVC) Rp

HWZ 13h, PPB 76%, PRC B, Lact -

Celsentri *Tbl. 150, 300mg*

HIV-1-Infektion: 2 x 150-600mg p.o.; Dosis u. **DANI** abhängig von Komedikation (CYP3A4-Hemmer/-Induktor) s. FachInfo; **DALI** vorsichtige Anwendung

Raltegravir Rp — HWZ 9h; PPB 83%; PRC C Lact -

Isentress *Tbl. 400mg*

HIV-1-Infektion: 2 x 400mg p.o.;
DANI nicht erforderlich;
DALI vorsichtige Anwendung bei schwerer LI

Ribavirin Rp — HWZ 9.5h (Inhal.), 79h (p.o.), Q0 0.6, PRC X, Lact ?

Copegus *Tbl. 200, 400mg*
Rebetol *Kps. 200mg; Saft (5ml = 200mg)*
Virazole *Inh.Lsg. 6g*

Chronische Hepatitis C → 450 (in Kombination mit Interferon → 194): < 75kg: 400-0-600mg p.o.; > 75kg: 2 x 600mg;
DANI GFR < 50: KI;
DALI nicht erforderlich;
Respiratory-Syncytial-Virus-Infektion: kontinuierliche Inhalation 3-7d

A 8.20 Antimykotika zur systemischen Anwendung

A 8.20.1 Azole

Empf. (Fluconazol): Candida-Arten (außer C. krusei, C. glabrata), Cryptococcus, Histoplasma, Blastomyces, Trichosporon, Dermatophyten, keine Aktivität gegen Schimmelpilze;
empf. (Itraconazol): Candida, Cryptococcus, Coccidioides, Histoplasma, Aspergillus, Dermatophyten;
empf. (Posaconazol): Candida-Arten, Cryptococcus, Coccidioides, Histoplasma, alle Aspergillus-Spezies, Cladosporium, Zygomyceten, Fusarium-Spezies;
empf. (Voriconazol): Candida-Arten, Trichosporon, Cryptococcus, Coccidioides, Histoplasma, einige Aspergillus-Spezies, eingeschränkt bei Scedosporium, Fusarium;
UW (Fluconazol): Nausea, Kopf-/Bauchschmerzen, Diarrhoe, Exantheme, periphere Neuropathie, Veränderung von Leberfunktionswerten;
UW (Itraconazol): Bauchschmerzen, Übelkeit, Dyspepsie, schlechter Geschmack;
UW (Posaconazol): Neutropenie, Anorexie, Schlaflosigkeit, Schwindel, Kopfschmerzen, Parästhesien, Somnolenz, Hitzewallungen, Bauchschmerzen, Diarrhoe, Übelkeit, Erbrechen, Exanthem, Pruritus, Rückenschmerzen, Asthenie, Müdigkeit, Fieber;
UW (Voriconazol): Fieber, Kopfschmerzen, Bauchschmerzen, Übelkeit, Erbrechen, Durchfall, Panzytopenie, Ödeme, Exanthem, Sehstrg., akutes Nierenversagen, Halluzinationen, Leberwerte ↑;
KI (Fluconazol): schwere Leberfktsstrg., SS/SZ; Anw.Beschr. bei Kindern;
KI (Itraconazol): Niereninsuffizienz GFR < 30, SS/SZ;
KI (Posaconazol): bekannte Überempfindlichkeit; gleichzeitige Anwendung von Mutterkorn-Alkaloiden, Terfenadin, Astemizol, Pimozid, Halofantrin, Chinidin, Simvastatin, Lovastatin, Atorvastatin;
KI (Voriconazol): bekannte Überempfindlichkeit, gleichzeitige Anwendung von Terfenadin, Astemizol, Pimozid, Chinidin, Rifampicin, Carbamazepin, Phenobarbital, hochdosiertes Ritonavir, Mutterkorn-Alkaloide, Sirolimus, Johanniskraut;
Ink: Carbamazepin, CSE-Inhibitoren, Grapefruitsaft, Phenobarbital, Primidon, Rifabutin, Rifampicin, Terfenadin;
Ink (Itraconazol): Chinidin, Cisaprid, Ciclosporin, Dofetilid, orales Midazolam, Mizolastin, Triazolam, Phenytoin, Pimozid, Protonenpumpenblocker, Rifampicin;
Ink (Ketoconazol): Methylprednisolon, H_2-Blocker, Phenytoin, Protonenpumpenblocker;
Ink (Posaconazol): Mutterkorn-Alkaloide, Pimozid, Chinidin;
Ink (Voriconazol): Barbiturate, Chinidin, Pimozid

Fluconazol Rp — HWZ 30h, Q0 0.2, PPB 11%, PRC C, Lact -

Canifug Fluco *Kps. 150mg*
Diflucan *Kps. 50, 100, 200mg; Saft (10ml = 50mg); Trockensaft (5ml = 50mg); Inf.Lsg. 100, 200, 400mg*
FluconazolHEXAL *Kps. 50, 100, 150, 200mg; Inf.Lsg. 2mg/1ml*
Flucobeta *Kps. 50, 100, 150, 200mg*
Fluconazol-ratioph. *Kps. 50, 100, 150, 200mg; Inf.Lsg. 100mg/50ml, 200mg/100ml, 400mg/200ml*
Flunazul *Kps. 50, 100, 150, 200mg*
Fungata *Kps. 150mg*

Schleimhautcandidosen → 455: 1 x 50-100mg p.o.;
Ki. > 1M: 1 x 3mg/kg p.o.;
Systemcandidosen → 456, **Kryptokokken-meningitis:** d1: 1 x 400mg, dann 1 x 200-400mg p.o/i.v., max. 800mg/d;
Ki. > 1M: 1 x 6-12mg/kg p.o./i.v.;
DANI GFR: > 50: 100%; 11-50: 50%;
HD: 100% nach jeder Dialyse

Itraconazol Rp — HWZ 24-36h, Q0 1.0, PPB > 95%, PRC C, Lact ?

Itracol *Kps. 100mg*
Itraconazol-ratioph. *Kps. 100mg*
Sempera *Kps. 100mg; Saft (1ml = 10mg); Inf.Lsg. 250mg*
Siros *Kps. 100mg*
Sporanox *Kps. 100mg*

Hautmykosen → 515, **Systemmykosen, Aspergillose:** 1-2 x 100-200mg p.o. (Saft wird deutlich besser resorbiert);
invasive Mykose: 2 x 200mg p.o.(für 2–5M);
Histoplasmose, Systemmykosen: d1 + 2: 2 x 200mg über 1h i.v., dann 1 x 200mg; max. 14d;
DANI GFR < 30: KI;
DALI Dosisanpassung

Ketoconazol Rp — HWZ 8h, Q0 1.0, PPB 85-100%, PRC C, Lact ?

Nizoral *Tbl. 200mg*

Haut- → 515, **Systemmykosen:** 1 x 200mg p.o.;
Ki. > 2J: 1 x 2.5-5mg/kg

Posaconazol Rp — HWZ 35h, PPB 98%

Noxafil *Saft (5ml = 200mg)*

Systemcandidosen → 456, **Aspergillose, Fusariose, Myzetom, Chromoblasto-, Kokzidioidomykose:** 2 x 400mg p.o., bei Patienten ohne enterale Ernährung 4 x 200mg;
Pro. invasiver Mykosen: 3 x 200mg;
DANI nicht erforderlich;
DALI keine Daten

Voriconazol Rp — HWZ 6h, PPB ca. 58%, PRC D, Lact -

VFEND *Tbl. 50, 200mg; Trockensaft (1ml = 40mg); Inf.Lsg. 200mg*

Invasive Aspergillose, Candidämie, schwere Candida-Infektion (Fluconazol-resistent), **Pilzinfektion** (Scedosporium, Fusarium spp.): d1: 2 x 6mg/kg i.v.; 2 x 400mg p.o.; ab d2: 2 x 4mg/kg i.v.; 2 x 200mg p.o.;
Pat. < 40kg: d1: 2 x 200mg p.o., ab d2: 2 x 100mg;
Ki. 2-12J: 2 x 7mg/kg i.v., 2 x 200mg p.o.;
DANI möglichst orale Anwendung;
DALI Child A, B: d1: 100%, ab d2: 50%; Child C: nicht empfohlen

A 8.20.2 Polyene

Empf.: Candida-Arten, Aspergillus, Histoplasma, Sporothrix, Blastomyces, Cryptococcus, Coccidioides;
UW: Fieber, Schüttelfrost, Nausea, Erbrechen, Diarrhoe, generalisierte Schmerzzustände, Anämie, Nierenfunktionsstrg., Hypokaliämie;
KI: schwere Leber-, Nierenfunktionsstrg.; Cave in SS/SZ;
Ink: Aminoglykoside, Ciclosporin

Amphotericin B Rp — HWZ 24h (15d), Q0 0.95, PPB 90-95%, PRC B Lact ?

Abelcet *Inf.Lsg. 100mg/20ml*
Amphotericin B *Inf.Lsg. 50mg*
Fungizone *Inf.Lsg. 50mg*

Generalisierte Mykosen: ini 0.1mg/kg i.v., dann: 1 x 0.5-0.7mg/kg i.v., max. 1mg/kg;
Ki. 1-2g/d, max. 0.25mg/kg/d i.v.;
DANI, DALI KI bei schwerer NI/LI

Amphotericin B liposomal Rp — HWZ 7-153h, Q0 0.95, PRC B, Lact ?

AmBisome *Inf.Lsg. 50mg*

Schwere systemische Mykosen: ini 1 x 1mg/kg i.v., steigern bis 3-5mg/kg;
Ki.: s. Erw.;
DANI, DALI KI bei schwerer NI/LI

A 8.20.3 Echinocandine

Empf.: Candida albicans und Candida spp.: fungizid, Schimmelpilze: fungistatisch;
UW (Anidulafungin): Hautrötung, Hitzewallungen, Pruritus, Exanthem, Hypokaliämie, Diarrhoe, ↑ Transaminasen, aP und Bili;
UW (Caspofungin): Fieber, lokale Phlebitis, Übelkeit, Erbrechen, Flush, Exanthem, Kopfschmerzen, Anämie, Thrombopenie, Leukopenie, Leberenzyme ↑;
UW (Micafungin): Histaminfreisetzung, Leukopenie, Thrombopenie, Hämolyse, Anämie, Hypokaliämie, Hypokalzämie, Kopfschmerzen, Phlebitis, Übelkeit, Erbrechen, Diarrhoe, Bauchschmerzen, Bilirubin- und Transaminasenerhöhung, Exanthem, Fieber, Schüttelfrost;
KI: bekannte Überempfindlichkeit

Anidulafungin Rp — HWZ 40-50h, PPB 99%, PRC C, Lact ?

Ecalta *Inf.Lsg. 100mg*

Invasive Candidose bei nichtneutropenischen Pat.: d1: 1 x 200mg i.v., dann 1 x 100mg für 14d;
DANI, DALI nicht erforderlich

Caspofungin Rp — HWZ 9-11h, PPB 93-96%, PRC C, Lact ?

Cancidas *Inf.Lsg. 50, 70mg*

Invasive Aspergillose/Candidose: d1: 1 x 70mg i.v., dann 1 x 50mg, > 80kg: 1 x 70mg;
DANI nicht erforderlich;
DALI Child 7-9: d1: 70mg, dann 1 x 35mg/d

Micafungin Rp — HWZ 13-17h, PPB 99%, PRC C, Lact ?

Mycamine *Inf.Lsg. 50, 100mg*

Invasive Candidose: 1 x 100mg i.v.; < 40kg: 2mg/kg/d; bei fehlendem Ansprechen Dosis verdoppeln;
Ki.: s. Erw.;
ösophageale Candidose: 1 x 150mg i.v.; < 40kg: 3mg/kg/d;
Pro. Candidosen: 1 x 50mg/d; < 40kg: 1mg/kg/d;
Ki.: s. Erw.;
DANI nicht erforderlich;
DALI leichte bis mittelschwere LI nicht erforderlich

A 8.20.4 Weitere Antimykotika

Empf. (Flucytosin): Candida, Cryptococcus, Aspergillus (nur fungistatisch);
UW (Flucytosin): Blutbildveränderungen, Leberenzyme ↑, Schwindel;
KI (Flucytosin): SS, Anw.Beschr. bei Niereninsuffizienz, Leberschädigung, KM-Depression

Flucytosin Rp — HWZ 3-8h, Q0 0.03, PPB 5%, PRC C, Lact ?

Ancotil *Inf.Lsg. 2.5g/250ml*

Schwere Systemcandidose → 456: 100-150mg/kg i.v. in 4ED in Kombination mit Amphotericin B (0.5mg/kg/d); **FG/NG:** 50-100mg/kg/d in 2ED;
Kryptokokkenmeningitis: 100mg/kg/d + 0.7-1mg/kg/d Amphotericin B;
Chromoblastomykose: 70-100mg/kg/d i.v. in 4ED + 50mg Amphotericin B;
DANI GFR 20-40: Dosisintervall 12h; 10-19: Dosisintervall 24h; HD: 50mg/kg nach jeder Dialyse

Griseofulvin Rp — HWZ 22h, Q0 1.0, PPB 80%, PRC C

Griseo ct *Tbl. 125, 500mg*
Fulcin S *Tbl. 500mg*

Dermatophyteninfektion der Haut/Haare: 1-4 x 125-500mg p.o. (Wirkungseintritt erst nach Wochen!);
Ki. 2-14J: 10-15mg/kg/d p.o. in 1-4ED;
DANI nicht erforderlich;
DALI KI bei schwerer Leberinsuffizienz

Terbinafin Rp — HWZ 17h, Q0 1.0, PPB 99%, PRC B, Lact -

Amiada *Tbl. 250mg*
Dermatin *Tbl. 250mg*
Lamisil *Tbl. 250mg*
Myconormin *Tbl. 250mg*
Terbinafin HEXAL *Tbl. 125, 250mg*
Terbinafin Sandoz *Tbl. 125, 250mg*

Schwere Dermatophyteninfektion der Haut: 1 x 250mg p.o.;
DANI GFR < 50: 50%;
DALI Anwendung bei schwerer Leberfunktionsstrg. nicht empfohlen

A 8.21 Antimykotika zur topischen Anwendung

Empf. (Amphotericin B): Candida, Aspergillus fumigatus;
empf. (Natamycin): Candida; **empf.** (Nystatin): Candida, Blastomyces, Coccidioides, Histoplasma, Aspergillus;
UW (Amphotericin B): allergische Hautreaktionen, Glossitis, Übelkeit, Erbrechen, Diarrhoe;
UW (Nystatin): bei hoher Dosis Brechreiz;
KI (Amphotericin B): bekannte Überempfindlichkeit

Amphotericin B Rp

Ampho-Moronal *Tbl. 100mg; Lutschtbl. 10mg; Susp. (1ml = 100mg)*

Mundsoor → 455: 4 x 1Tbl. bzw. 4 x 1ml p.o., bis 2-3d nach Verschwinden der sichtbaren Symptome

Natamycin Rp

Pimafucin *Lutschtbl. 10mg*

Mundsoor → 455: 4-6 x 10mg p.o.

Nystatin OTC PRC C, Lact ?

Adiclair *Tbl. 500000IE; Susp. (1ml = 100.000IE); Mundgel (1g = 100000IE)*
Biofanal *Tbl. 500000IE; Susp. (1ml = 100.000IE); Mundgel (1g = 100000IE)*
Moronal *Tbl. 500000IE; Susp. (1ml = 100000IE)*
Mykundex *Tbl. 500000IE; Susp. (1ml = 100.000IE)*
Nystatin Stada *Tbl. 500000IE*

Candida-Infektion:
Mundhöhle: 4-6 x 100000IE p.o.;
Magen-Darm-Trakt: 3 x 1-2Tbl.;
Ki. s. Erw.;
DANI nicht erforderlich

A 8.22 Anthelminthika

UW (Albendazol): Kopfschmerzen, Schwindel, Bauchschmerzen, Diarrhoe, Übelkeit, Erbrechen, reversibler Haarausfall, Fieber;
UW (Praziquantel): Kopfschmerzen, Benommenheit, Schwindel, Somnolenz, Unwohlsein, Bauchschmerzen, Übelkeit, Erbrechen, Diarrhoe, Urtikaria, Fieber, Anorexie, Myalgie;
KI (Albendazol): bekannte Überempfindlichkeit, SS, SZ;
KI (Praziquantel): bekannte Überempfindlichkeit, intraokuläre Zystizerkose, gleichzeitige Anwendung von Rifampicin

Albendazol Rp HWZ 8h, PRC C, Lact ?

Eskazole *Tbl. 400mg*

Echinokokkose → 458: 2 x 400mg p.o. für 28d, dann 14d Pause, 2-3 Zyklen;
Trichinose: 2 x 400mg für 6d;
Strongyloidiasis: 400-800mg/d für 3d; Pat. < 60kg: 15mg/kg/d in 2ED

Mebendazol Rp HWZ 2-8h, Q0 0.95, PRC C, Lact ?

Surfont *Tbl. 100mg*
Vermox *Tbl. 100, 500mg*

Enterobiasis: 1 x 100mg p.o. für 3d, Wdh. nach 2 und 4W;
Ascariasis, Ankylostomiasis: 2 x 100mg für 3d;
Trichuriasis: 2 x 100mg für 4d;
Taeniasis → 467, **Strongyloidiasis:** 2 x 300mg für 3d;
Ki.: s. Erw., max. 2 x 100mg;
Trichinose: d1: 3 x 250mg, d2: 4 x 250mg, d3-14: 3 x 500mg;
Echinokokkose → 458: d1-3: 2 x 500mg, d4-6: 3 x 500mg, dann 3 x 500-1500mg

Niclosamid OTC

Yomesan *Tbl. 500mg*

Taeniasis → 467, **Fischbandwurm:** 1 x 2g p.o.;
Ki. 2-6J: 1 x 1g; < **2J:** 1 x 0.5g;
Zwergbandwurm: d1: 1 x 2g, d2-7: 1 x 1g;
Ki. 2-6J: d1: 1 x 1g, d2-7: 1 x 0.5g;
< **2J:** d1: 1 x 0.5g, d2-7: 1 x 250mg;
DANI nicht erforderlich

Praziquantel Rp HWZ 1-2.5(4)h, Q0 0.8, PPB 85%, PRC B

Biltricide *Tbl. 600mg*
Cesol *Tbl. 150mg*
Cysticide *Tbl. 500mg*

Schistosomiasis: 40-60mg/kg p.o. in 2-3ED für 1d;
Leber- u. Lungenegel: 75mg/kg in 3ED für 2-3d;
Neurozystizerkose: 50mg/kg in 3ED für 15d;
Taeniasis → 467: 1 x 5-10mg/kg;
Fischbandwurm: 1 x 10mg/kg;
Zwergbandwurm: 15-25mg/kg, evtl. Wdh. nach 10d

Pyrantel OTC — HWZ 26h PRC C, Lact ?

Helmex *Kautbl. 250mg; Saft (5ml = 250mg)*

Enterobiasis, Ascariasis, Ancylostomiasis: 1 x 10mg/kg p.o., max. 1g;
Hakenwurm: 20mg/kg für 2d;
DALI KI bei vorbestehender Leberschädigung

Pyrvinium OTC — PRC B

Molevac *Tbl. 50mg; Saft (5ml = 50mg)*
Pyrcon *Saft (5ml = 50mg)*

Enterobiasis: 1 x 5mg/kg p.o., max. 400mg;
DANI, DALI KI

A 8.23 Antimalariamittel

UW (Artemether + Lumefantrin): Bauch-/Kopfschmerzen, Anorexie, Diarrhoe, Übelkeit, Schwindel, Pruritus, Exanthem, Husten, Palpitationen, Arthralgie, Myalgie, Asthenie, Müdigkeit;
UW (Chinin): Kopfschmerzen, Schwindel, Tinnitus, BB-Veränderungen, Hämolyse, Erregungsleitungsstrg.;
UW (Chloroquin): Hornhauttrübung, Retinopathia pigmentosa, Exanthem;
UW (Mefloquin): GI-Strg., ZNS-Strg., Rhythmusstrg., Psychose, Leuko-/ Thrombopenie;
UW (Proguanil): GI-Strg., Mundulzera, Haarausfall;
KI (Artemether + Lumefantrin): komplizierte Malaria, Herzerkrankung, QT ↑, SZ;
KI (Chinin): G-6-PDH-Mangel, Myasthenia gravis;
KI (Chloroquin): Retinopathie, G-6-PDH-Mangel, SS/SZ;
KI (Mefloquin): SS/SZ, Psychosen, Kardiomyopathie, Epilepsie;
KI (Proguanil): schwere Nierenfunktionsstrg.;
Ink (Artemether + Lumefantrin): andere Antimalariamittel, Flecainid, Metoprolol, Imipramin, Amitriptylin, Clomipramin, QT-verlängernde Medikamente, Ketoconazol u.a. (s. Packungsbeilage);
Ink (Chloroquin): Phenylbutazon, Probenecid, Kortikosteroide, Isoniazid, Amiodaron, Carbamazepin, Phenytoin, Phenothiazine, Ketoconazol, MAO-Hemmer, Cimetidin, Mefloquin, Bupropion, Metronidazol, Penicillamin, Pyrimethamin, Sulfadoxin, Ciclosporin, Methotrexat, Pyridostigmin, Neostigmin u.a. (s. Packungsbeilage)

Artemether + Lumefantrin Rp — HWZ (A/L) 2h/2-6d

Riamet *Tbl. 20+120mg*

Unkomplizierte Malaria-tropica-Ther.: ini 4Tbl., Wdh. nach 8, 24, 36, 48, 60h;
Ki.: 5-15kg: s. Erw. mit je 1Tbl.; 15-25kg: je 2Tbl.; 25-35kg: je 3Tbl.

Chinin Rp — HWZ 8-12h, Q0 0.85, PPB ca. 70%

Chininum dihydrochloricum *Amp. 250mg/1ml (Int. Apotheke)*
Chininum hydrochloricum *Tbl. 250mg*

Komplizierte Malaria-tropica-Ther.: ini 20mg/kg über 4h i.v., dann 3 x 10mg/kg;
DANI GFR < 10: Loading-Dose geben, Erhaltungsdosis um 30-50% reduzieren

Chloroquinphosphat Rp — HWZ 30-60d, Q0 0.3, PPB 50-60%, PRC C, Lact +

Resochin *Tbl. 81, 250mg; Amp. 250mg*

Malaria-Pro.: 1 x/W 8mg/kg p.o., 1W vor bis 4W nach Exposition;
Malaria-Ther.: ini 16mg/kg p.o., nach 6h 8mg/kg, dann 1 x 8mg/kg für 2-3d; ini 16mg/kg über 4h i.v., dann 8mg/kg über 4h alle 12h bis Gesamtdosis von 40-50mg/kg;
Ki.: s. Erw.

Doxycyclin → 164 Rp	HWZ 12-24h, Q0 0.7, PPB 80-90%, PRC D, Lact ?
Antodox *Kps. 100, 200mg* **Doxycyclin-ratioph.** *Kps. 100mg; Amp. 100mg/5ml* **DoxyHEXAL** *Tbl. 100, 200mg; Amp. 100mg/5ml*	**Malaria-Pro.:** 100mg/d; 1d vor bis 4W nach Exposition
Mefloquin Rp	HWZ 13-30d, Q0 0.9, PPB 98%, PRC C, Lact ?
Lariam *Tbl. 250mg*	**Malaria-tropica-Pro.:** 1 x/W 250mg p.o., 1W vor bis 4W nach Exposition; **Ki.** > **5kg:** 1 x/W 5mg/kg; **Malaria-Ther.:** ini 750mg p.o., nach 6h 500mg, nach 12h 250mg; **Ki.** > **5kg:** 20-25mg/kg, Gesamtdosis in 2-3ED
Primaquin Int. Apotheke	HWZ 4-7h, PRC C, Lact ?
Primaquine *Tbl. 15mg*	**Malaria-tertiana-Nachbehandlung:** 1 x 15mg p.o. für 14d
Proguanil Rp	HWZ 20h, Q0 0.7, PPB 75%, PRC B
Paludrine *Tbl. 100mg*	**Malaria-Pro.:** 1 x 200mg p.o. (Kombination mit Chloroquin); **Ki.** < **1J:** 1 x 25mg; **1-4J:** 1 x 50mg; **5-8J:** 1 x 100mg; **9-14J:** 1 x 150mg; **DANI** GFR: > 60: 100%; 20-59: 1 x 100mg; 10-19: 50mg alle 2d; < 10: 1 x/W 50mg
Proguanil + Atovaquon Rp	
Malarone *100+250mg* **Malarone junior** *Tbl. 25+62.5mg,*	**Malaria-Pro.:** 1-2d vor bis 7d nach Exposition: 1 x 100+250mg p.o.; **Ki. 11-20kg:** 1 x 25+62.5mg p.o.; **21-30kg:** 1 x 50+125mg; **31-40kg:** 1 x 75+187.5mg; **unkomplizierte Malaria-tropica-Ther.:** 1 x 400+1000mg p.o. für 3d; **Ki. 11-20kg:** 1 x 100+250mg für 3d; **21-30kg:** 1 x 200+500mg für 3d; **31-40kg:** 1 x 300+750mg für 3d; **DANI** GFR > 30: 100%; < 30: KI; **DALI** nicht erforderlich

A 9 Immunologie - Arzneimittel

A 9.1 Immunsuppressiva

Wm/Wi (Azathioprin): Umwandlung in 6-Mercaptopurin = Purinantimetabolit;
Wm/Wi (Ciclosporin): Blockade ruhender Lymphozyten in der G0- oder G1-Phase, Hemmung der Produktion und Freisetzung von Lymphokinen und T-Zell-Wachstumsfaktor;
Wm/Wi (Fingolimod): funktioneller Antagonist an Sphingosin-1-Phosphat-Rezeptoren ⇒ blockiert Migration von Lymphozyten ⇒ Infiltration pathogener Lymphozyten im ZNS ↓ ⇒ neuronale Entzündung ↓, Zerstörung von Nervengewebe;
Wm/Wi (Mycophenolat): Hemmung der Inosinmonophosphatdehydrogenase ⇒ Hemmung der Synthese von Guanosin-Nukleotiden ⇒ zytostatischer Effekt auf Lymphozyten;
Wm/Wi (Tacrolimus): hemmt Bildung zytotoxischer T-Zellen; hemmt Lymphokin-Bildung und Expression des Interleukin-2-Rezeptors;
UW (Azathioprin): Nausea, Erbrechen, Diarrhoe, Panzytopenie, Fieber, Infektionsrisiko ↑, Cholestase, Pankreatitis, Alopezie;
UW (Ciclosporin): Nierenschädigung, Strg. der Leberfunktion, Kardiotoxizität, Tremor, Hirsutismus, Gingivahypertrophie, Ödeme;
UW (Everolimus): Infektionen, KM-Depression, Hyperlipidämie, Hypertonie, Thromboembolie, Bauchschmerzen, Diarrhoe, Erbrechen, Nausea, Akne, Ödeme, Schmerzen;
UW (Fingolimod): Influenza, Herpesinfektion, Bronchitis, Sinusitis, Gastroenteritis, Tineainfektion, Lympho-/Leukopenie, Depression, Kopfschmerzen, Schwindel, Migräne, Parästhesie, Verschwommensehen, Augenschmerzen, Bradykardie, AV-Block, Hypertonie, Dyspnoe, Husten, Diarrhoe, Ekzem, Pruritus, Alopezie, Rückenschmerzen, Asthenie, Leberwertem, Gewicht ↓;
KI (Azathioprin): Überempfindlichkeit gegen 6-Mercaptopurin, schwere Leber-, Nieren- und Knochenmarksschäden, schwere Infektionen;
KI (Ciclosporin): Nierenfktsstrg., unkontrollierte arterielle Hypertonie, unkontrollierte Infektionen, Tumoren, schwere Lebererkrankungen, SZ; Cave in SS;
KI (Everolimus): Überempfindlichkeit gegen Everolimus oder Sirolimus;
KI (Fingolimod): Immundefizienzsyndrom, geschwächtes Immunsystem, schwere aktive Infektionen, aktive chron. Infektionen, aktive maligne Erkrankungen, Überempfindlichkeit, Child C;
Ink (Ciclosporin): Amphotericin B, Etoposid

Azathioprin Rp — HWZ 4.5h, Q0 1.0, PPB 30%, PRC D, Lact -

Azafalk *Tbl. 25, 50mg*
Aza Q *Tbl. 50mg*
Azaimun *Tbl. 25, 50mg*
Azathioprin-ratioph. *Tbl. 25, 50mg*
Imurek *Tbl. 25, 50mg; Inj.Lsg. 50mg*
Zytrim *Tbl. 50mg*

Nach Organtransplantation (Organ-Tx): d1: 5mg/kg p.o./i.v., dann 1-4mg/kg/d;
Multiple Sklerose → 486, **Myasthenia gravis** → 487: 2-3mg/kg/d; **Autoimmunhepatitis:** ini 1-1.5mg/kg, Erh.Dos. bis 2mg/kg;
andere Autoimmunerkrankungen: 1-3mg/kg/d;
Ki.: s. Erw.;
DANI, DALI sorgfältige Dosiseinstellung

Basiliximab Rp — HWZ 173h, PRC B, Lact ?

Simulect *Amp. 10, 20mg*

Pro. der akuten Transplantatabstoßung: 20mg i.v. 2h vor Tx, 20mg 4d nach Tx;
Ki. < 35kg: 10mg i.v. 2h vor Tx, 10mg 4d nach Tx; Kombination mit Ciclosporin und Steroiden

Ciclosporin Rp	HWZ 7-8 (16-19)h, Q0 1.0, PPB 90%, ther. Serumspiegel (µg/l): 100-300
Cicloral *Kps. 25, 50, 100mg; Lsg. (1ml = 100mg)* **Ciclosporin 1A** *Kps. 25, 50, 100mg; Lsg. (1ml = 100mg)* **Immunosporin** *Kps. 25, 50, 100mg* **Sandimmun** *Kps. 10, 25, 50, 100mg; Susp. (1ml = 100mg); Amp. 50mg/1ml, 250mg/5ml*	**Nach Organ-Tx:** ini 10-14mg/kg p.o. (3-5mg/kg i.v.) 4-12h vor Tx, dann 1 x 10-14mg/kg/d für 1-2W, dann 2-6mg/kg/d p.o. in 1-2ED; **nach KM-Tx:** 12.5-15mg/kg p.o. 1d vor Tx, dann 12.5-15mg/kg für 5d, dann12.5mg/kg für 3-6M; **nephrotisches Syndrom** → 563**:** 5mg/kg p.o.; **Ki.:** 6mg/kg p.o.; **schwere Psoriasis** → 518**:** 2.5mg/kg p.o. in 2ED, max. 5mg/kg; **DANI** KI, Ausnahme nephrotisches Syndrom
Daclizumab Rp	HWZ 44-360h, PRC C, Lact ?
Zenapax *Amp. 25mg/5ml*	**Pro. der akuten Transplantatabstoßung:** 1mg/kg i.v. 24h vor Tx, Wdh. alle 14d bis max. 5 Dosen; **DANI** nicht erforderlich
Everolimus Rp	HWZ 21-35h, PPB ca. 74%, ther. Serumspiegel (ng/ml): 3-8
Certican *Tbl. 0.25, 0.5, 0.75, 1mg; Susp. 0.1, 0.25mg*	**Pro. Transplantatabstoßung bei Nieren- und Herz-Tx:** 2 x 0.75mg p.o., Dosisanpassung nach Serumspiegel; Kombination mit Ciclosporin; **DANI** nicht erforderlich; **DALI** Child A, B: ini 50%; C: keine Daten
Fingolimod Rp	HWZ 6-9d, PPB >99%, PRC D, Lact -
Gilenya *Kps. 0.5mg*	**Hochaktive, schübförmig-remittierend verlaufende Multiple Sklerose:** 1 x 0.5mg/d p.o.; **DANI** nicht erforderlich; **DALI** Child C: KI
Mycophenolatmofetil Rp	HWZ 6h, Q0 > 0.7, PPB 97%, PRC D, Lact -
CellCept *Kps. 250mg; Tbl. 500mg; Trockensaft (5ml = 1g); Susp. (5mg = 1ml); Inj.Lsg. 500mg* **Mycophenolatmofetil Hexal** *Kps. 250mg; Tbl. 500mg* **Myfenax** *Kps. 250mg; Tbl. 500mg*	**Nach Nieren-Tx:** 2 x 1g p.o./i.v.; **nach Herz-Tx:** 2 x 1.5g p.o.; **nach Leber-Tx:** d1-4: 2 x 1g i.v., dann 2 x 1.5g p.o.; Pat. > 65J: 2 x 1g p.o./i.v.; **Ki. 2-18J:** 2 x 600mg/m² KOF p.o., max. 2g/d; **DANI** GFR < 25: max. 2 x 1g
Mycophenolatnatrium Rp	HWZ 12h, Q0 > 0.7
Myfortic *Tbl. 180, 360mg*	**Nach Nieren-Tx:** 2 x 720mg p.o.; **DANI** GFR < 25: sorgfältige Überwachung, max. 1440mg/d; **DALI** nicht erforderlich
Sirolimus Rp	HWZ 57-63h, Q0 1.0, ther. Serumsp. (ng/ml): 4-12 (12-20 n. Absetzen v. Ciclosporin)
Rapamune *Tbl. 1, 2mg; Lsg. (1mg/ml)*	**Nach Nieren-Tx:** ini 6mg, dann 1 x 2mg p.o., bzw. nach Serumspiegel; Kombination in den ersten 2-3M mit Ciclosporin und Steroiden; **DANI** nicht erforderlich
Tacrolimus Rp	HWZ 11-15h, Q0 1.0, PPB 99%, PRC C, Lact -
Advagraf *Kps. (ret.) 0.5, 1, 3, 5mg* **Modigraf** *Gran. 0.2, 1mg* **Prograf** *Kps. 0.5, 1, 5mg; Amp. 5mg/1ml* **Tacrolimus Hexal** *Kps. 0.5, 1, 5mg*	**Nach Nieren-Tx:** 0.2-0.3mg/kg/d p.o. in 2ED; **nach Leber-Tx:** ini 0.02-0.05mg/kg i.v., nach 2-4d 0.1-0.2mg/kg/d p.o. in 2ED; **Ki < 12J:** 0.3mg/kg p.o. in 2ED; **DANI** nicht erforderlich; **DALI** individuelle Dosisreduktion in 20- bis 25-%-Schritten

A 9.2 Wachstumsfaktoren

Wm/Wi (Filgrastim, Lenograstim): humaner Granulozytenkolonie-stimulierender Faktor (G-CSF) reguliert Entstehung und Freisetzung funktionsfähiger neutrophiler Granulozyten aus dem Knochenmark;
Wm/Wi (Palifermin): Protein, stimuliert über spezifische Rezeptoren der Epithelzellen Proliferation, Differenzierung und Hochregulierung zytoprotektiver Mechanismen;
Wm/Wi (Plerixafor): selektiver, reaktiver Antagonist des CXCR4-Chemokin-Rezeptors ⇒ Leukozytose und Erhöhung des Spiegels von zirkulierenden, hämatopoetischen Progenitorzellen, Mobilisierung von $CD34^+$-Zellen (funktional und transplantionsfähig);
UW (Filgrastim): Knochenschmerzen, Miktionsbeschwerden, LDH ↑, AP ↑, gGT ↑, Harnsäure ↑, Übelkeit, Erbrechen, Kopfschmerzen;
UW (Palifermin): Geschmacksirritationen, Anschwellen von Mund/Zunge, Exanthem, Pruritus, Erythem, Arthralgien, Ödeme, Schmerzen, Fieber, Lipase ↑, Amylase ↑;
UW (Plerixafor): Schlaflosigkeit, Benommenheit, Kopfschmerzen, Durchfall, Übelkeit, Erbrechen, Bauchschmerzen, Obstipation, Flatulenz, Mundtrockenheit, orale Hypästhesie, Hyperhidrose, Erytheme, Arthralgie, Reaktion am Injektionsort, Müdigkeit, Unwohlsein;
KI (Filgrastim): Überempfindlichkeit gegen Filgrastim, Kostmann-Syndrom (kongenitale Neutropenie);
KI (Palifermin): Überempfindlichkeit gegen Palifermin bzw. gegen aus E. coli hergestellten Proteinen;
KI (Plerixafor): bekannte Überempfindlichkeit

Filgrastim (G-CSF) Rp — HWZ 2-7h, PRC C, Lact ?

Biograstim *Fertigspr. 300, 480µg*
Granulokine *Fertigspr. 300, 480µg*
Neupogen 30 *Inj.Lsg. 300µg; Fertigspr. 300µg*
Neupogen 48 *Fertigspr. 480µg*
Ratiograstim *Fertigspr. 300, 480µg*

Neutropenie nach Chemotherapie: 5µg/kg/d s.c.;
Mobilisierung peripherer Blutstammzellen: 10µg/kg/d als s.c.-Dauerinfusion über 24h für 5-7d;
schwere kongenitale Neutropenie: 12µg/kg/d, max. 24µ/kg/d;
Neutropenie bei HIV: 1µg/kg/d, max. 4µg/kg/d;
Spender von allogener Stammzellspende: 10µg/kg/d für 4-5d

Lenograstim (G-CSF) Rp — HWZ 3-4h

Granocyte 13 *Inj.Lsg. 105µg (13.4 Mio IE)*
Granocyte 34 *Inj.Lsg. 263µg (33.6 Mio IE)*

Neutropenie nach Chemotherapie, Mobilisierung peripherer Blutstammzellen: 150µg/m² KOF/d s.c.

Palifermin Rp — HWZ 4.5h

Kepivance *Inj.Lsg. 6.25mg*

Pro. Mukositis bei myeloablativer Chemotherapie: 60µg/kg/d i.v. 3d vor und bis 3d nach Chemotherapie;
DANI nicht erforderlich

Pegfilgrastim (G-CSF) Rp

Neulasta *Fertigspr. 6mg/0.6ml*

Neutropenie nach Chemotherapie: 6mg s.c. einmalig pro Chemo-Zyklus

Plerixafor Rp — HWZ 3-5h, PPB 58%, PRC D, Lact ?

Mozobil *Inj.Lsg 24mg/1.2ml*

Mobilisierung peripherer Blutstammzellen zur autologen Tx bei Lymphom/Plasmozytom → 375: 0.24mg/kg/d s.c. 6-11h vor Apherese nach 4-tägiger G-CSF-Vorbehandlung, Anw. für 2-7d;
DANI GFR > 50: 100%, 20-50: 0.16mg/kg/d, < 20: keine Daten

A 9.3 Interferone

Wm/Wi (Interferone): antiviral, wachstumshemmend und immunregulatorisch;
UW: Fieber, Schwitzen, Schüttelfrost, Müdigkeit, Gelenk- und Weichteilschmerzen, BB-Veränderungen, HRST, Depression, Tremor, Krampfanfälle, Parästhesien, GI-Strg., Haarausfall, Exantheme, Pruritus;
KI: Herz-, ZNS-Erkrankung, schwere Leberfktsstrg., Niereninsuffizienz, schwere KM-Schäden, Cave in SS/SZ;
Ink (Interferon alpha): Theophyllin

Interferon alfa-2a Rp — HWZ 3.7-8.5h, Q0 1.0

Roferon A *Fertigspr. 3, 4.5, 6, 9, 18 Mio IE; Pen 18 Mio IE*

Chronische Hepatitis B → 449: 3 x/W 2.5-5 Mio IE/m² KOF s.c.; **Ki.:** bis 10 Mio IE/m² KOF 3 x/W s.c.; **chronische Hepatitis C** → 450: 3 x/W 3-4.5 Mio IE s.c.; Komb. mit Ribavirin → 184; andere Ind. s. Pck.Beil.; **DANI, DALI** KI bei schwerer NI, LI

Interferon alfa-2b Rp — HWZ 2-3h, Q0 1.0

Intron A *Inj.Lsg. 18, 25 Mio IE; Pen 18, 25, 30, 60 Mio IE*

Chron. Hepatitis B → 449: 3 x/W 5-10 Mio IE s.c.; **chron. Hepatitis C** → 450: 3 x/W 3 Mio IE s.c.; Kombination mit Ribavirin → 184; andere Ind. s. Pck.Beilage; **DANI,DALI** KI

Interferon beta Rp — HWZ 1.5h, Q0 1.0

Fiblaferon *Inj.Lsg. 3, 5 Mio IE*

Schwere Virusinfektion: 0.5 Mio IE/kg für 3-6d, max. 25 Mio IE/d; **Nasopharynx-Ca:** 3 x/W 0.1 Mio IE/kg; **DANI, DALI** KI

Interferon beta-1a Rp — HWZ 10h, Q0 1.0

Avonex *Inj.Lsg. 6 Mio IE; Fertigspr. 6 Mio IE*
Rebif *Fertigspr. 6, 12 Mio IE*

Multiple Sklerose → 486: Avonex 1 x/W 6 Mio IE i.m.; Rebif 3 x 6-12 Mio IE s.c.

Interferon beta-1b Rp — HWZ 5h, Q0 1.0

Betaferon *Inj.Lsg. 9.6 Mio IE*
Extavia *Inj.Lsg. 9.6 Mio IE*

Multiple Sklerose → 486: alle 2d 8 Mio IE (1ml) s.c.; **DALI** KI bei dekompensierter LI

Interferon gamma-1b Rp — HWZ 7h, Q0 1.0

Imukin *Inj.Lsg. 2 Mio IE*

Chronische Granulomatose: Pat. < 0.5m² KOF: 3 x/W 1.5µg/kg s.c.; Pat. > 0.5m² KOF: 3 x/W 50µg/m² KOF s.c.

Peginterferon alfa-2a Rp — HWZ 50-130h

Pegasys *Fertigspr. 135µg, 180µg*

Chron. Hepatitis B → 449: 180µg s.c. 1 x/W für 48W; **Chron. Hepatitis C** → 450: 180µg s.c. 1 x/W; Kombination mit Ribavirin → 184; **DANI** ini 135µg 1 x/W; **DALI** s. FachInfo

Peginterferon alfa-2b Rp — HWZ 27-33h

Pegintron *Inj.Lsg. 50, 80, 100, 120, 150µg*

Chronische Hepatitis C → 450: 1 x/W 1.5µg/kg s.c.; Kombination mit Ribavirin → 184; **DANI** Monotherapie: GFR 30-50: ini 75%, < 30: ini 50%; Kombinationstherapie: GFR< 50: KI

A 9.4 Immunglobuline

Wm/Wi (Immunglobuline): antiviral, wachstumshemmend und immunregulatorisch;
UW: Schüttelfrost, Kopfschmerzen, Fieber, Übelkeit, Erbrechen, allergische Reaktionen, Hypotonie, Anaphylaxie, Gelenkschmerzen, Rückenschmerzen;
KI: bek. Überempfindlichkeit

Immunglobuline Rp — HWZ 36d

Privigen *Inf.Lsg. 2.5g/25ml, 5g/50ml, 10g/100ml, 20g/200ml (98% IgG)*

Primäre Immunmangelsyndrome: ini 0.4-0.8g/kg i.v. alle 2-4W bis IgG-Spiegel 4-6g/l, dann 0.2-0.8g/kg;
sekundäre Immunmangelsyndrome (CLL, Myelom): 0.2-0.4g/dl alle 3-4W;
Ki. mit AIDS: 0.2-0.4g/kg alle 3-4W;
idiopathische thrombozytopenische Purpura (ITP): 0.8-1g/kg an d1, ggf. Wdh. innerhalb von 3d oder 0.4g/kg über 2-5d;
Guillain-Barré-Syndr.: 0.4g/kg über 3-7d; s. auch FachInfo

Immunglobuline Rp — HWZ ca. 20d

Flebogamma 5% *Inf.Lsg. 0.5g/10ml, 2.5g/50ml, 5g/100ml, 10g/200ml (97% IgG; max. 0.05mg/l IgA)*
Gammagard S/D *Inf.Lsg. 0.5g/10ml, 2.5g/50ml, 5g/100ml, 10g/200ml(92% IgG; max. 0.003mg/l IgA)*
Gamunex 10% *Inf.Lsg. 1g/10ml, 5g/50ml, 10g/100ml, 20g/200ml (98% IgG; max. 0.084mg/l IgA)*
Octagam *Inf.Lsg. 1g/20ml, 2.5g/50ml, 5g/100ml, 10g/200ml (95% IgG; max. 0.2mg/l IgA)*
Sandoglobulin M *Inf.Lsg. 1g/33ml, 3g/100ml, 6g/200ml, 10g/167ml*

Primäre Immunmangelsyndrome: ini 0.4-0.8g/kg i.v. alle 2-4W bis IgG-Spiegel 4-6g/l, dann 0.2-0.8g/kg;
sekundäre Immunmangelsyndrome (CLL, Myelom): 0.2-0.4g/dl alle 3-4W;
Ki. mit AIDS: 0.2-0.4g/kg alle 3-4W;
idiopathische thrombozytopenische Purpura (ITP): 0.8-1g/kg an d1, ggf. Wdh. innerhalb von 3d oder 0.4g/kg über 2-5d;
Guillain-Barré-Syndrom: 0.4g/kg d1-5;
Kawasaki-Syndrom: 1.6-2g/kg über 2-5d;
allogene KM-Tx: 0.5g/kg wöchentl., s. auch FachInfo;
Masern-Pro.: Sandoglobulin: 0.05g/kg;
Chronisch inflammatorische demyelinisierende Polyneuropathie (CIDP): Gamunex: ini 2g/kg, Erh.Dos. 1g/kg alle 3W

A 9.5 Impfstoffe

A 9.5.1 Bakterielle Impfstoffe

Wm/Wi: Bildung von Antikörpern durch das Immunsystem nach Applikation von attenuierten, abgetöteten oder fragmentierten Krankheitserregern oder deren Toxinen;
UW (TD-Impfstoff): Rötung, Schwellung, Schmerzen an der Injektionsstelle, Abszess, Granulombildung, Kopfschmerzen, Übelkeit, Fieber, Schweißausbruch, allergische Reaktionen;
UW (Typhusimpfstoff): Asthma-Anfall, Übelkeit, Erbrechen, Diarrhoe, Bauchschmerzen, Arthralgien, Myalgien, Serumkrankheit;
KI (TD-Impfstoff): bekannte Überempfindlichkeit/Allergie, Infektion, fieberhafte Erkrankung;
KI (Typhusimpfstoff): akute Erkrankung, Immundefekte, bekannte Überempfindlichkeit

Meningokokken-C-Oligosaccharid Rp — PRC C, Lact +

Meningitec *Fertigspr. 10µg/0.5ml*
Menjugate *Amp. 10µg/0.5ml*
Neisvac C *Amp. 10µg/0.5ml*

Meningokokken-Immunisierung:
Sgl. bis 12M: 2 x 0.5ml im Abstand von 8W;
Ki. > 1J, Erw.: 1 x 0.5ml

Meningokokken-A-,-C-,-W135-,-Y-Oligosaccharid Rp	PRC C Lact+
Menveo *Inj.Lsg. 25µg/0.5ml*	**Meningokokken-Immunisierung:** **Erw., Ki. ab 11J:** 0.5ml als ED i.m.
Pneumokokkenpolysaccharid Rp	PRC C, Lact +
Prevenar-13 *Fertigspr. 0.5ml* **Pneumovax 23** *Amp. 0.5ml* **Synflorix** *Fertigspr. 0.5ml*	**Pneumokokken-Immunisierung:** Prevenar, Synflorix: 0.5ml i.m. 2., 3. u. 4. Lebensmonat und 1 x 0.5ml im 2.Lj.; **Impfung bei erhöhtem Risiko:** Pneumovax: ab 2.Lj.: 0.5ml i.m.
Salmonella-typhi-Polysaccharid Rp	
Typhim Vi *Fertigspr. 25µg/0.5ml* **Typherix** *Fertigspr. 25µg/0.5ml*	**Typhus-Immunisierung:** ab 2.Lj.: 25µg i.m., Wdh. nach 3J
Tetanus- + Diphtherie-Toxoid Rp	PRC C, Lact +
Td-Impfstoff Mérieux *Amp. 20IE+2IE/0.5ml* **Td-pur** *Fertigspr. 20IE+2IE/0.5ml* **TD Rix** *Fertigspr. 20IE+2IE/0.5ml*	**Tetanus-/Diphtherie-Grundimmunisierung:** ab 6J: 0.5ml i.m., Wdh. nach 4-8W und nach 6-12M; **Auffrischimpfung:** routinemäßig 0.5ml ab Beginn 6.Lj.; 0.5ml 11.-15.Lj., dann alle 10J 0.5ml; **Immunisierung bei Verletzung:** 0.5ml, wenn letzte Impfung 5-10J zurückliegt
Tetanus- + Diphtherie- + Pertussis-Toxoid Rp	PRC C, Lact +
Boostrix *Fertigspr. 20IE + 2IE + 8µg/0.5ml* **Covaxis** *Amp. 20IE + 2IE + 8µg/0.5ml* **Infanrix** *Fertigspr. 40IE + 30IE + 25µg/0.5ml*	**Tetanus/Diphtherie/Pertussis-Grundimmunisierung:** Infanrix: je 0.5ml i.m. 2., 3. und 4. Lebensmonat und 1 x 0.5ml im 2. Lj.; **Auffrischimpfung:** Boostrix, Covaxis: ab 4. Lj.: 0.5ml

A 9.5.2 Virale Impfstoffe

Wm/Wi: Bildung von Antikörpern durch das Immunsystem nach Applikation von attenuierten, abgetöteten oder fragmentierten Krankheitserregern oder deren Toxinen;
UW (Celvapan): Nasopharyngitis, Kopfschmerzen, Schwindel, Halsschmerzen, Arthralgie, Myalgie, Fieber, Schüttelfrost, Ermüdung, Schwellung/Schmerzen an der Injektionsstelle;
UW (Hepatitis-A-Impfstoff): Kopfschmerzen, Unwohlsein, Fieber, Appetitverlust;
UW (Hepatitis-B-Impfstoff): Rötung, Schwellung, Schmerzen an der Injektionsstelle, Kopfschmerzen, Übelkeit, Erbrechen, Bauchschmerzen, Fieber, Schweiß-ausbruch, allergische Reaktionen, Leberfunktionsstrg., Arthralgie, Myalgie;
UW (MMR-Impfstoff): Fieber, Schweißausbruch, Schüttelfrost, Abgeschlagenheit, Kreislaufreaktionen, Kopfschmerzen, Katarrh, GI-Strg.;
UW (Pandemrix): Lymphadenopathie, Kopfschmerzen, Hautblutungen/Verhärtung/Schwellung/Schmerzen an der Injektionsstelle, verstärktes Schwitzen, Arthralgie, Myalgie, Schüttelfrost, Fieber;
UW (Rotavirusimpfstoff): Fieber, Durchfall, Erbrechen, Reizbarkeit, Bauchschmerzen;
UW (Tollwutimpfstoff): Schmerzen/Rötung Einstichstelle, Unwohlsein, Fieber, grippeähnliche Symptome, Lymphadenopathie, Kopfschmerzen, Myalgie, Exanthem;
UW (Zoster-Impfstoff): Kopfschmerzen, Erythem/Schwellung/Schmerz/Hämatom/Pruritus/Überwärmung an der Injektionsstelle;
KI (Hepatitis-B-Impfstoff): bekannte Überempfindlichkeit/Allergie, Infektion, fieberhafte Erkrankung;
KI (MMR-Impfstoff): bekannte Überempfindlichkeit/Allergie, akute Erkrankung, angeborene, erworbene oder therapiebedürftige Immundefizienz, Schwangerschaft;
KI (Pandemrix): bekannte Überempfindlichkeit;
KI (Rotavirusimpfstoff): bekannte Überempfindlichkeit, angeborene Fehlbildungen im GI-Trakt, HIV-Infektion;
KI (Tollwutimpfstoff): bekannte Überempfindlichkeit; **KI** (Zosterimpfstoff): bekannte Überempfindlichkeit, angeborene/erworbene Immundefizienz, immunsuppressive Therapie, aktive/unbehandelte Tbc, SS

Hepatitis-A-Impfstoff Rp

Havrix *Fertigspr. 720E/0.5ml, 1440E/1ml*
Vaqta *Fertigspr. 25E/0.5ml, 50E/1ml*

PRC C, Lact ?

Hepatitis-A-Immunisierung: Erw.: 50 bzw. 1440E i.m. M 0, Wdh. nach 6-12M;
Ki.: 25 bzw. 720E i.m. M 0, Wdh. nach 6-12M; Auffrischung alle 10J

Hepatitis-B-Impfstoff Rp

Engerix B Erwachsene *Fertigspr. 20µg/1ml*
Engerix B Kinder *Fertigspr. 10µg/1ml*
Hbvaxpro *Amp. 5µg/0.5ml, 10µg/1ml, 40µg/1ml; Fertigspr. 5µg/0.5ml, 10µg/1ml*

PRC C, Lact ?

Hepatitis-B-Immunisierung:
Erw.: 20µg i.m. M 0, 1 und 6;
NG, Ki. bis 16J: 10µg i.m. M 0, 1, 2 und 12, alternativ M 0, 1, 6

Hepatitis-A- + -B-Impfstoff Rp

Twinrix Erwachsene *Fertigspr. 720E+20µg/1ml*
Twinrix Kinder *Fertigspr. 720E+10µg/0.5ml*

PRC C, Lact ?

Hepatitis-A- +-B-Immunisierung:
Erw.: 720E + 20µg i.m. M 0, 1 und 6;
Ki. 1-16J: 720E + 10µg i.m. M 0, 1 und 6

Influenza-Impfstoff (epidemische Influenza) Rp

Begrivac 2010/2011 *Fertigspr. 0.5ml*
Fluad 2010/2011 *Fertigspr. 0.5ml*
Fluvaccinol 2010/2011 *Fertigspr. 0.5ml*
Grippeimpfstoff-ratioph.2010/2011 *Fertigspr. 0.5ml*
Influsplit 2010/2011 *Fertigspr. 0.5ml*
Influvac 2010/2011 *Fertigspr. 0.5ml*
Mutagrip 2010/2011 *Fertigspr. 0.25, 0.5ml*

PRC C Lact +

Pro. epidemische Influenza: Erw., Ki ab 3J: 0.5ml i.m./s.c.;
Ki. 6M-3J: 0.25ml i.m/s.c.; Wdh. bei Kindern nach 4W

Influenza-Impfstoff (H1N1) Rp

Pandemrix *Inj.Lsg. 37.5µg/5ml (= 10 Impfdosen)*

PRC C Lact +

Prophylaxe H1N1-Influenza:
Celvapan: Erw.: 0.5ml i.m., Wdh. nach mind. 3W;
Pandemrix: Erw., Ki ab 10J: 1 x 0.5ml i.m., evtl. Wdh. nach mindestens 3W;
Ki. 6M-9J: 1 x 0.25ml i.m., Wdh. nach 3W;
Ki. < 6M: Anwendung nicht empfohlen

Japanische-Enzephalitis-Virus-Impfstoff Rp

Ixiaro *Fertigspr. 0.5ml*

Japanische-B-Enzephalitis-Immunisierung: 0.5ml i.m. M 0 und 1

Masern-Mumps-Röteln-Impfstoff Rp

MMR Triplovax *Fertigspr. 0.5ml*
MMR Vaxpro *Fertigspr. 0.5ml*
Priorix MMR *Fertigspr. 0.5ml*

PRC C, Lact +

Masern-Mumps-Röteln-Immunisierung:
Ki. ab 12. Lebensmonat: 0.5ml i.m. M 0 und 4 (möglichst bis Ende 2.Lj.)

Masern-Mumps-Röteln-Varizellen-Impfstoff Rp

Priorix Tetra *Fertigspr. 0.5ml*

PRC C, Lact +

Masern-Mumps-Röteln-Varizellen-Immunisierung:
Ki. ab 9. M-12.Lj.: 0.5ml s.c. W 0 und 6

Papillomvirusimpfstoff Rp

Cervarix *Fertigspr. 0.5ml*
Gardasil *Fertigspr. 0.5ml*

Pro. HPV-assoziiertes Zervix-Ca, Dysplasien von Cervix und Vulva, Condylomata acuminata → 521**:**
Erw. Frauen, Mädchen > 9J: 0.5ml i.m. M 0, 2, 6

Poliomyelitis-Impfstoff (Typ I, II, III) Rp	PRC C, Lact +
IPV Merieux *Fertigspr. 40+8+32E/0.5ml* **IPV Virelon** *Amp. 40+8+32E/1ml* **Immovax Polio** *Fertigspr. 40+8+32E/0.5ml*	**Poliomyelitis-Immunisierung: Erw. u. Ki.:** 40+8+32E i.m. M 0, 2 und12; Auffrischung nach 10J
Rotavirusimpfstoff Rp	
Rotarix *Susp. 1ml* **RotaTeq** *Dosiertube 2ml*	**Rotaviren-Immunisierung:** 1 bzw. 2ml p.o., 1. Dosis 6.-12. Lebenswoche, Wdh. nach 4 und 8W
Tollwutimpfstoff Rp	
Rabipur *Inj.Lsg. 2.5IE/1ml* **Tollwutimpfstoff (HDC) inaktiviert** *Inj.Lsg. 2.5IE/1ml*	**Tollwut-Immunisierung:** 2.5IE i.m. d 0, 7, 21 oder 28; Auffrischung nach Titer oder alle 2-5J; **Impfung nach Exposition:** 2.5IE d 0, 3, 7, 14, 28
Varizellen-Impfstoff Rp	PRC C, Lact ?
Varilrix *Fertigspr. 2000E/0.5ml* **Varivax** *Fertigspr. 1350E/0.5ml*	**Varizellen-Immunisierung:** **Erw., Ki. > 12M:** 0.5ml i.m./s.c. W 0 und 6
Varicella-Zoster-Impfstoff Rp	PRC C Lact ?
Zostavax *Fertigspr. 19.400PBE/0.65ml*	**Pro. Herpes zoster und postherpetische Neuralgie** → 470: Patienten > 50J: 1 x 0.65ml s.c.

A 9.5.3 Bakterielle und virale Impfstoffe kombiniert

UW (Infanrix Hexa): Reaktionen an der Injektionsstelle, ungewöhnliches Schreien, Ruhelosigkeit, virale Infekte, Infekte der oberen Atemwege, Bronchitis, Konjunktivitis, Husten, Schnupfen, Diarrhoe, Erbrechen, Dermatitis, Bauchschmerzen, Otitis media, Ekzem, Schläfrigkeit;
KI (Infanrix Hexa): bekannte Überempfindlichkeit gegen die enthaltenen Impfstoffe bzw. gegen Neomycin, Polymyxin; fühere Enzephalopathie innerhalb von 7d nach Pertussis-Impfung

Diphtherie-Tetanus-Pertussis-Poliomyelitis-Haemophilus-influenzae-Hepatitis-B-Impfstoff Rp	
Infanrix Hexa *Fertigspr. 0.5ml*	**Immunisierung o.g. Erreger:** 0.5ml i.m. z.B. 2. 3. 4. und 12. Lebensmonat

A 9.6 Impfkalender

Impfung	Monate 2	3	4	11–14	15–23	Jahre 5–6	9–17	> 18	≥ 60
Diphtherie (D)[a] Tetanus (T) Pertussis (aP/ap)	DTaP	DTaP	DTaP	DTaP		DTaP (A)	DTaP (A)	DTaP (A)[g] DTaP (A)[g, h]	
H. infl. B (Hib)	Hib	Hib[c]	Hib	Hib					
Polio (IPV)	IPV	IPV[c]	IPV	IPV			IPV (A)		
Hepatitis B (HB)[b]	HB	HB[c]	HB	HB			HB (G)		
Pneumokokken (P)	P	P	P	P					P (S)
Meningokokken (M)				M (ab vollend. 12. Monat)					
Masern, Mumps, Röteln (MMR)				MMR	MMR				
Varizellen (V)				V	V[d]				
Human Papilloma Virus (HPV)[e]							Mädchen 12–17 J. HPV		
Influenza (I)[f]									I (S)

(weiß) Zeitpunkt empfohlener Impfungen mit Impfstoff; (A) = Auffrischimpfung

(hellgrau) Grundimmunisierung für alle Kinder und Jugendliche, die bisher nicht geimpft wurden, bzw. Komplettierung eines unvollständigen Impfschutzes (G)

(dunkelgrau) Standardimpfungen mit allgemeiner Anwendung = Regelimpfung (S)

a Ab 5 oder 6 Jahren wird zur Auffrischung ein Impfstoff mit reduziertem Diphtherietoxoid-Gehalt (d) verwendet.

b Postexpositionelle Hepatitis-B-Prophylaxe bei Neugeborenen von HBsAg-positiven Müttern bzw. von Müttern mit unbekanntem HBsAg-Status: post partum innerhalb von 12h mit der Immunisierung gegen Hepatitis B beginnen.

c Bei monoval. Anwendung bzw. bei Kombinationsimpfstoffen ohne Pertussiskomponente kann diese Dosis entfallen.

d S. FachInfo: Bei Anwendung des Kombi-Impfstoffs MMRV bitte Angaben des Herstellers beachten.

e Grundimmunisierung mit 3 Dosen für alle Mädchen im Alter von 12–17 Jahren.

f Jährlich mit dem von der WHO empfohlenen aktuellen Impfstoff.

g Jeweils 10 Jahre nach der letzten vorangegangenen Dosis.

h Alle Erwachsenen sollen die nächste fällige Td-Impfung einmalig als Tdap (bei entsprechender Indikation als Tdap-IPV)-Kombinationsimpfung erhalten.

Impftabelle nach STIKO (Ständige Impfkommission am Robert Koch-Institut, Berlin, Stand August 2010, http://www.rki.de)

A 10 Anästhesie - Arzneimittel

A 10.1 Opioid-Analgetika

Wm: Stimulation zentraler Opioid-Rezeptoren;
Wi: analgetisch, sedativ, atemdepressiv, antitussiv, emetisch und antiemetisch; vgl. auch UW;
UW: Atemdepression, Sedierung, HF↓, hypotensive Kreislaufstrg., Pruritus, Bronchospasmus, Schwitzen, Spasmen der Gallen- und Pankreaswege, Obstipation, Krampfanfälle, Miosis, Toleranzentwicklung, Blasenentleerungsstrg.;
KI: Anw.Beschr. bei Kindern < 1J, Opioidabhängigkeit, Pankreatitis, Atemstrg., Cave in SS/SZ;
Ink (Opioide): Cimetidin;
Ink (Alfentanil): Erythromycin

Alfentanil Rp (Btm) — HWZ 1.5h, Q0 1.0, PPB 92%, PRC C, Lact? ✋

Alfentanil-Hameln *Amp. 1mg/2ml, 5mg/10ml* **Rapifen** *Amp. 1mg/2ml, 5mg/10ml*	**Anästhesie** → 474: Erw. und Ki. nach OP-Dauer als Bolus: bis 10min: 15-20µg/kg i.v.; 10-30min: 20-40µg/kg; 0.5-1h: 40-80µg/kg; > 1h: 80-150µg/kg; Dauerinfusion: 0.5-3µg/kg/min

Fentanyl Rp (Btm) — HWZ 3-12h, Q0 0.9, PPB 80-85%, PRC C, Lact ? ✋

Fentanyl Hameln *Amp. 0.1mg/2ml, 0.5mg/10ml, 2.5mg/50ml* **Fentanyl Hexal** *Amp. 0.1mg/2ml, 0.5mg/10ml* **Fentanyl-Janssen** *Amp. 0.1mg/2ml, 0.5mg/10ml*	**Neuroleptanalgesie:** 50-100µg i.v. in Kombination mit Neuroleptikum, evtl. Wdh. nach 30-45min; **Intubationsnarkose** → 475: ini 1-8.4µg/kg i.v., dann 25-100µg je nach OP-Verlauf; **Ki. 2-12J:** 2-3µg/kg i.v.; **Schmerzther.:** → 101; **DANI, DALI** vorsichtige Titration

Remifentanil Rp (Btm) — HWZ 3-10min, Q0 > 0.9, PPB 70%, PRC C, Lact ?

Ultiva *Inj.Lsg. 1mg/3ml, 2mg/5ml, 5mg/10ml*	**Anästhesie bei Spontanatmung** → 474: ini 0.04µg/kg/min i.v., dann nach Bedarf 0.02-0.1µg/kg/min; **Anästhesie mit Beatmung** → 474: ini 0.5-1µg/kg/min i.v., dann je nach Narkoseverfahren; **Ki. 1-12J:** ini 0.25µg/kg/min i.v., dann je nach Narkoseverfahren 0.05-1.3µg/kg/min; **DANI** nicht erforderlich

Sufentanil Rp (Btm) — HWZ 158-164min, Q0 1.0, PPB 92%, PRC C, Lact ?

Sufentanil HEXAL *Amp. 0.01mg/2ml, 0.05mg/10ml, 0.25mg/5ml, 1mg/20ml* **Sufentanil Hikma** *50µg/10ml; 250µg/5ml*	**Anästhesie bei Kombinationsnarkose** → 475: ini 0.5-2µg/kg i.v., dann 0.15-0.7µg/kg; **Monoanästhesie:** ini 15-20µg/kg i.v., dann 25-50µg nach Bedarf; **epidural:** intraop. 10-15ml Bupivacain 0.25% + 1µg Sufentanil/ml; postoperativ kontinuierlich Bupivacain 0.175% + 1µg Sufentanil/ml; 4-14ml/h; **DANI, DALI** ggf. Dosisreduktion

(S. auch Opioid-Analgetika → 101)

A 10.2 Narkotika

A 10.2.1 Injektionsnarkotika - Barbiturate

Wm/Wi (Methohexital): kurz wirksames Barbiturat, Hypnotikum, keine Analgesie;
Wm/Wi (Thiopental): Barbiturat, hypnotisch, antikonvulsiv, hirndrucksenkend;
UW (Methohexital): RR-Senkung, Atemdepression, Bronchospasmus;
UW (Thiopental): Atemdepression, euphorische Stimmungslagen, Traumerlebnisse z.T. unangenehmer Art, Übelkeit, Erbrechen, Singultus, Husten, Niesen, allergische und pseudoallergische Reaktionen, Broncho- und Laryngospasmus, Hautrötung;
KI (Methohexital): Cave in SS/SZ;
KI (Thiopental): bekannte Überempfindlichkeit gegen Barbiturate, akute Vergiftungen mit Alkohol, Schlafmitteln, Schmerzmitteln und Psychopharmaka, akute hepatische Porphyrie, maligne Hypertonie, Schock, Status asthmaticus, SZ; Cave in SS;
Ink (Barbiturate): Pethidin

Methohexital Rp — HWZ 70-125min, Q0 1.0, PPB 73%, PRC B, Lact ?

Brevimytal *Inj.Lsg. 500mg*

Narkoseeinleitung : 50-120mg oder 1-1.5mg/kg i.v.;
DANI nicht erforderlich;
DALI vorsichtige Anwendung

Thiopental Rp — HWZ 3-18h, Q0 1.0, PPB 50-80%

Thiopental Rotexmedica *Inj.Lsg. 0.5g/20ml, 1g/20ml*
Thiopental Inresa *Inj.Lsg. 0.5g/20ml, 1g/20ml*

Narkoseeinleitung: 5mg/kg i.v.;
DANI, DALI Dosisreduktion

A 10.2.2 Injektionsnarkotika - Benzodiazepine

S. Psychiatrie → 238

A 10.2.3 Injektionsnarkotika - Nichtbarbiturate

Wm/Wi (Etomidat): Hypnotikum zur Narkoseeinleitung, keine Analgesie;
Wm/Wi (4-Hydroxybuttersäure): hypnotisch, keine Analgesie;
Wm/Wi (Ketamin): analgetisch, hypnotisch ohne wesentliche Atemdepression;
Wm/Wi (Propofol): Hypnotikum zur Narkoseeinleitung/-aufrechterhaltung, keine Analgesie;
UW (Etomidat): Atemdepression, Myoklonien;
UW (4-Hydroxybuttersäure): Myoklonien;
UW (Ketamin): RR↑, Tachykardie, Hirndruck↑, Hypersalivation, unangenehme Träume;
UW (Propofol): RR↓, Apnoe, Exzitationssymptome, Husten, Übelkeit, Erbrechen, Kopfschmerzen, Euphorie, Hypertonie, Flush, Singultus, Brady-/Tachykardie, Arrhythmien, Kältegefühl, Hyperventilation, Überempfindlichkeitsreaktionen, Fieber, sexuelle Hemmschwelle↓;
KI (Etomidat): Kinder < 6J; SZ; Cave in SS;
KI (4-Hydroxybuttersäure): Nephropathie, Hypertonie, Epilepsie, Alkoholismus;
KI (Ketamin): schwere Hypertonie, Präeklampsie, Hirndruck↑ ohne adäquate Beatmung, SZ, SS (1. Trim.);
KI (Propofol): bekannte Überempfindlichkeit, Überempfindlichkeit gegen Soja und Erdnuss, Kinder < 1M zur Narkose, Kinder < 16J zur Sedierung; Propofol 2%: Kinder < 3J;
Ink (Ketamin): Schilddrüsenhormone

Esketamin Rp — HWZ 2-4h, PPB 47%

Ketanest S *Amp. 25mg/5ml, 50mg/2ml, 250mg/10ml; Inj.Lsg. 100mg/20ml*

Narkose: ini 0.5-1mg/kg i.v.; 2-4mg/kg i.m., dann 50% der Initialdosis alle 10-15min oder 0.5-3mg/kg/h;
Analgesie Notfallmedizin: 0.125-0.25mg/kg i.v.; 0.25-0.5mg/kg i.m.;
Analgesie bei Beatmung: ini 0.25mg/kg i.v., dann 0.2-0.5mg/kg/h;
Status asthmaticus: 0.5-1mg/kg i.v., max. 2.5mg/kg

Etomidat Rp	HWZ 3-5h, Q0 1.0, PPB 76%, PRC C, Lact ?
Etomidat lipuro *Amp. 20mg/10ml* **Hypnomidate** *Amp. 20mg/10ml*	**Narkoseeinleitung:** 0.15-0.3mg/kg i.v, max. 60mg Gesamtdosis; **Ki. bis 15J:** 0.15-0.2mg/kg i.v.
4-Hydroxybuttersäure Rp	
Somsanit *Amp. 2g/10ml*	**Narkose:** 60-90mg/kg i.v.; **DANI** KI bei schwerer NI
Ketamin Rp	HWZ 2-3h, Q0 1.0, PPB 47%, PRC D, Lact -
Ketamin Inresa *Amp. 100mg/2ml, 500mg/10ml* **Ketamin-ratioph.** *Amp. 50mg/5ml, 100mg/2ml, 500mg/10ml*	**Narkose:** ini 1-2mg/kg i.v.; 4-8mg/kg i.m., dann 50% der Initialdosis alle 10-15min; **Analgesie Notfallmedizin:** 0.25-0.5mg/kg i.v.; 0.5-1mg/kg i.m.; **Analgesie bei Beatmung:** ini 0.5mg/kg i.v., dann 0.4-1mg/kg/h; **Status asthmaticus:** 1-2mg/kg i.v., bei Bedarf bis 5mg/kg/min
Propofol Rp	HWZ 40-200min, Q0 1.0, PPB 98%, PRC B, Lact ?
Disoprivan *Amp. 200mg/20ml; Inj.Lsg. 500mg/50ml, 1g/50ml* **Propofol lipuro** *Amp. 200mg/20ml; Inj.Lsg. 500mg/50ml, 1g/50ml, 1g/100ml* **Propofol-ratioph.** *Amp. 200mg/20ml, 500mg/50ml, 1g/50ml, 1g/100ml*	**Narkoseeinleitung** → 474: 1.5-2.5mg/kg langsam i.v.; Pat. > 55J oder Risikopat. 1mg/kg; **Narkoseaufrechterhaltung:** 4-12mg/kg/h i.v.; **Sedierung bei chirurgischen oder diagnostischen Eingriffen:** ini 0.5-1mg/kg über 1-5min i.v., dann 1.5-4.5mg/kg/h; **Sedierung bei Intensivbehandlung:** 0.3-4mg/kg/h i.v.

A 10.2.4 Inhalationsnarkotika

Wm: unbekannt, u.a. Hemmung spannungsabhängiger Ionenkanäle;
Wi: narkotisch, analgetisch;
UW (Desfluran): Hypotonie, Atemdepression, Herzrhythmusstrg., Myokardischämie, Speichelfluss ↑, Laryngo- und Bronchospasmus, Husten, Übelkeit, Erbrechen;
UW (Isofluran): Hypotonie, negativ inotrope Effekte, Arrhythmien, Atemdepression, Husten, Laryngospasmus, Leberenzyme ↑, Frösteln, Übelkeit, Erbrechen, Ileus, passagere Leukozytose, maligne Hyperthermie;
UW (Sevofluran): Hypotonie, Hypertonie, Übelkeit, Erbrechen, Husten, Fieber, Frösteln, Bradykardie, Tachykardie, Laryngospasmus, Bronchospasmus, Speichelfluss ↑, Agitiertheit, Schwindel;
KI: bekannte Überempfindlichkeit, maligne Hyperthermie (Vorgeschichte bzw. genetische Disposition), Pat. mit Leberfktsstrg., Leukozytose, unklares Fieber nach Inhalationsnarkose in der Anamnese;
KI (Isofluran): Kombination mit nichtselektiven MAO-Hemmer

Desfluran Rp	Blut-Gas-Verteilungskoeffizient 0.42
Suprane *Inh.Lsg.*	**Narkoseeinleitung** → 474: 4-11 Vol.% (nicht bei Kindern!); **Narkoseaufrechterhaltung:** 2-6 Vol.% bei Kombination mit Lachgas; 2.5-8.5% bei alleiniger Anwendung + O_2; **DANI, DALI** nicht erforderlich

Isofluran Rp — Blut-Gas-Verteilungskoeffizient 1.4

Forene *Inh.Lsg.*
Isofluran Baxter *Inh.Lsg.*

Narkoseeinleitung → 474: 1.5-3.0 Vol.%;
Narkoseaufrechterhaltung: 1.0-2.5 Vol.%, bei Kombination mit Opioiden 0.5-1.5 Vol.%;
DANI, DALI nicht erforderlich

Sevofluran Rp — Blut-Gas-Verteilungskoeffizient 0.65

Sevofluran Baxter *Inh.Lsg.*
Sevorane *Inh.Lsg.*

Narkoseeinleitung → 474: bis zu 8 Vol.%;
Narkoseaufrechterhaltung: 0.5-3 Vol.%;
DANI, DALI nicht erforderlich

A 10.3 Muskelrelaxantien

A 10.3.1 Stabilisierende Muskelrelaxantien

Wm/Wi: kompetitive Verdrängung von Acetylcholin an Nikotinrezeptoren der motorischen Endplatte ⇒ Verhinderung der Depolarisation;
UW: Bronchospasmus, Tachykardie, Urtikaria, RR ↓;
KI: Unmöglichkeit der künstlichen Beatmung; Anw.Beschr. bei Myasthenia gravis und Eaton-Lambert-Syndrom;
Ink: Verapamil, Vancomycin

Atracurium Rp — HWZ 20-30min, Wi 25min, Q0 1.0, PPB 82%

Atracurium Actavis *Amp. 25mg/2.5ml, 50mg/5ml*
Atracurium Hameln *Amp. 25mg/2.5ml, 50mg/5ml*
Atracurium HEXAL *Amp. 25mg/2.5ml, 50mg/5ml*

Muskelrelaxierung i.R. einer Narkose: ini 0.3-0.6mg/kg i.v., dann 0.1-0.2mg/kg alle 15-20min oder 0.3-0.6mg/kg/h Dauerinfusion;
DANI, DALI nicht erforderlich

Cisatracurium Rp — HWZ 22-29min, Wi 35min, Q0 0.85, PRC B, Lact ?

Nimbex *Amp. 5mg/2.5ml, 10mg/5ml*

Muskelrelaxierung i.R. einer Narkose: ini 0.15mg/kg i.v., dann 0.03mg/kg alle 20min;
DANI, DALI nicht erforderlich

Mivacurium Rp — HWZ 1.8-2min, Wi 15min, PRC C, Lact ?

Mivacron *Amp. 10mg/5ml, 20mg/10ml*

Muskelrelaxierung i.R. einer Narkose: ini 0.2mg/kg i.v., dann 0.1mg/kg alle 15min oder 0.5-0.6mg/kg/h;
DANI, DALI ini 0.15mg/kg i.v.

Pancuronium Rp — HWZ 110-160min, Wi 50min, Q0 0.33, PPB 30%, PRC C, Lact ?

Pancuronium Hikma *Amp. 4mg/2ml*
Pancuronium Inresa *Amp. 4mg/2ml*
Pancuronium-ratioph. *Amp. 4mg/2ml*

Muskelrelaxierung i.R. einer Narkose: ini 0.08-0.1mg/kg i.v., dann 0.01-0.02mg/kg

Rocuronium Rp — HWZ 84-131min, Wi 35min, Q0 0.8, PRC B, Lact ?

Esmeron *50mg/5ml, 100mg/10ml*
Rocuroniumbromid HEXAL *50mg/5ml, 100mg/10ml*
Rocuroniumbromid Kabi *50mg/5ml, 100mg/10ml*

Muskelrelaxierung i.R. einer Narkose: ini 0.6mg/kg i.v., dann 0.15mg/kg;
DANI, DALI vorsichtige Anwendung

Vecuronium Rp — HWZ 65-80min, Wi 25min, Q0 0.8, PPB 30%, PRC C, Lact?

Norcuron *Inj.Lsg. 10mg*
Vecuronium Inresa *Inj.Lsg. 10mg*
Vecuronium Hikma *Inj.Lsg. 10mg*

Muskelrelaxierung i.R. einer Narkose: ini 0.08-0.1mg/kg i.v., dann 0.02-0.03mg/kg oder 0.8-1.4µg/kg/min

A 10.3.2 Depolarisierende Muskelrelaxantien

Wm/Wi: Dauerdepolarisation der motorischen Endplatte, Verhinderung der sofortigen Repolarisation;
UW: allergische Hautreaktionen, Faszikulationen, Muskelschmerzen, HRST, maligne Hyperthermie;
KI: Unmöglichkeit der künstlichen Beatmung, maligne Hyperthermie in der Anamnese;
Ink: Digoxin

Suxamethonium Rp — HWZ 2-10min, Q0 1.0, PPB 30%

Lysthenon *Amp. 50mg/5ml, 100mg/2ml, 100mg/5ml, 500mg/25ml*
Pantolax *Amp. 100mg/5ml*

Muskelrelaxierung i.R. einer Narkose: 1-1.5mg/kg i.v.;
Ki.: 1-1.5mg i.v.; 2-3mg/kg i.m.

A 10.3.3 Relaxans-Antagonisten

Wm/Wi: Komplexbildung mit Rocuronium bzw. Vecuronium;
UW: metallischer/bitterer Geschmack, Narkosekomplikationen;
KI: bekannte Überempfindlichkeit

Sugammadex Rp — HWZ 1.8h, PPB 0%

Bridion *Inj.Lsg. 200mg/2ml, 500mg/5ml*

Aufhebung einer durch Rocuronium bzw. Vecuronium induzierten neuromuskulären Blockade → 475: 2-4mg/kg i.v.; 16mg/kg für eine sofortige Aufhebung der Blockade;
DANI GFR < 30: Anwendung nicht empfohlen;
DALI vorsichtige Anwendung bei schwerer LI

A 10.4 Lokalanästhetika

A 10.4.1 Säureamide und Esther

Wm: Membranpermeabilität für Kationen ↓, v.a. Na^+;
Wi: verminderte bis aufgehobene Erregbarkeit von Nervenfasern;
UW: Schwindel, Erbrechen, Benommenheit, Krämpfe, HF ↓, HRST, Schock;
KI: schwere Überleitungsstrg., akut dekompensierte Herzinsuffizienz, Schock, Infektionen im Injektionsbereich, bekannte Allergie

Bupivacain Rp — HWZ 3.5h, Q0 > 0.9, PPB 92-96%, PRC B

Bucain *0.25%, 0.5%, 0.5% (hyperbar), 0.75%; Amp. 2, 4, 5, 10, 20, 50ml*
Carbostesin *0.25%, 0.5%, 0.5% (hyperbar), 0.75%; Amp. 4, 5, 20ml*
Dolanaest *0.25%; Amp. 5ml*

Leitungsanästhesie: z.B. N.-ischiadicus-Blockade: 10-20ml 0.25-0.5%; max. 2mg/kg;
Spinalanästhesie: 0.5-4ml 0.5% hyperbar subarachnoidal

Lidocain Rp — HWZ 1.5-2(3.5)h, Q0 0.9, PPB 60%, PRC B, Lact +

Heweneural *Amp. 1%: 2ml*
Licain *Amp. 0.5%: 50, 100ml; Amp. 1%: 2, 5, 10, 50, 100ml*
Xylocain *Amp. 1%: 50ml; Amp. 2%: 5, 50ml; Gel 2% (1g enth. 20mg); Spray (1 Sprühstoß = 10mg)*
Xylocitin Loc *Amp. 0.5%: 10ml; Amp. 1%: 10ml; Amp. 2%: 2, 5, 10ml*

Infiltrationsanästhesie: bis max. 300mg 0.5-2%;
Periduralanästhesie: lumbal: 1-1.5ml/Segment 0.5-1%;
Schleimhautanästhesie bei Intubation: 100mg (5g Gel) auf das untere Drittel des Tubus, max. 320mg (16g Gel);
Haut-, Schleimhautanästhesie: 1-5 Sprühstöße, max. 20 Sprühstöße bzw. 3mg/kg;
DANI, DALI Dosisreduktion

Mepivacain Rp — HWZ 1.9-3.2h, Q0 0.95, PPB 65-78%, PRC C, Lact ?

Meaverin *Amp. 0.5%, 1%, 2%, 3%, 4% (hyperbar): 1.8, 2, 5, 50ml*
MepiHEXAL *Amp. 1%: 5, 50ml*
Scandicain *0.5%, 1%, 2%, 3%, 4% (hyperbar); Amp. 1.8, 2, 5, 50ml*

Infiltrationsanästhesie: bis max. 300mg (30ml 1%), max. 200mg im HNO-Bereich;
Spinalanästhesie: 0.5-2ml 4% (hyperbar);
Leitungsänasthesie: z.B. Intercostalblockade: 2-4ml 1%;
DANI, DALI Dosisreduktion empfohlen

Prilocain Rp — HWZ 1.5h, PPB 55%

Xylonest *Amp. 0.5%, 1%, 2%: 10, 50ml*

Infiltrationsanästhesie: bis max. 400mg (40ml 1%);
Oberst-Leitungsanästhesie: 2ml 2%

Procain OTC/Rp — HWZ 0.5-1h

Pasconeural Injectopas *Amp. 1%, 2%: 2, 5ml*
Procain Deltaselect *Amp. 0.5%, 1%, 2%: 2, 5, 50ml*

Schmerzen: 4mg/kg als 1promillige Lsg. über 20min i.v.;
Neuralgie, Neuritis: 5-30ml 1-2% perineural

Ropivacain Rp — HWZ 1.8h, Q0 1.0, PPB 94%

Naropin *Amp. 20mg/10ml, 40mg/20ml, 75mg/10ml, 100mg/10ml, 150mg/20ml, 200mg/20ml; Inf.Lsg. 200mg/100ml, 400mg/200ml*
Ropivacain Hexal *Amp. 40mg/20ml, 50mg/10ml, 75mg/10ml, 80mg/40ml, 100mg/10ml, 200mg/20ml, 400mg/200ml, 800mg/400ml*

Postop. Analgesie: 12-28mg/h epidural = Lsg. 2mg/ml: 6-14ml/h;
Plexusblockade: 225-300mg = Lsg. 7.5mg/ml: 30-40ml

A 10.4.2 Sonstige

Wm/Wi (Capsaicin): TRPV1-Agonist ⇒ Aktivierung kutaner Nozizeptoren ⇒ im Verlauf dann Schmerzlinderung durch Desensibilisierung;
Wm/Wi (Glycopyrroniumbromid): synthetisches Anticholinergikum ⇒ Speichelfluss ↓, Bronchialsekretion ↓, Vagushemmung;
UW (Capsaicin): Schmerzen, Erythem, Pruritus, Papeln, Bläschen, Schwellung an der Anwendungsstelle;
UW (Glycopyrroniumbromid): Mundtrockenheit, verminderte Transpiration, verzögerte Miktion, Akkomodationsstörungen, erhöhter Augendruck, Tachykardie, Übelkeit, Erbrechen, Obstipation, Kopfschmerzen, Schwindel, Verwirrtheit, allerg. Reaktionen;
KI (Capsaicin): bekannte Überempfindlichkeit;
KI (Glycopyrroniumbromid): bek. Überempf., Stenosen der Harnwege bzw. des GI-Traktes, paralytischer Ileus, schwere Colitis ulcerosa, tox. Megacolon, Myasthenia gravis, kardiovask. Labilität bei akuten Blutungen

Capsaicin Rp

Qutenza *Pflaster 179mg/280cm²*

Nicht-diabetische periphere neuropathische Schmerzen: Pflaster auf die schmerzhaftesten Areale für 60min aufkleben, an Füßen nur 30min; Wdh. nach 90d möglich; s.a. FachInfo;
DANI, DALI nicht erforderlich

Glycopyrroniumbromid Rp

Robinul *Inj.Lsg. 0.2mg/1ml*

Perioperative Sekretionshemmung (Speichel, Bronchialsekret): 0.2-0.4mg i.m. 30-60min präop.;
Ki.: 0.004-0.008mg i.m., max. 0.2mg;
Bradykardie bei Narkoseeinleitung: 0.1mg i.v.;
Schutz vor cholinergen Nebenwirkungen: 0.2mg pro 1.0mg Neostigmin oder pro 5.0mg Pyridostigmin i.v.;
DANI, DALI keine Angaben

A 11 Neurologie - Arzneimittel

A 11.1 Antiepileptika

A 11.1.1 Antiepileptika (Antikonvulsiva) - Übersicht zur Wirksamkeit

Mittel der Wahl	■
Alternativen	□

Wirkstoffgruppe	Natriumblocker					Calciumblocker	GABA-erge Substanzen		Natriumblocker, GABA-erge Substanzen		Weitere Wirkmechanismen		Unklare Wirkmechanismen	
Anfallstyp / Wirkstoff	Carbamazepin	Lamotrigin	Oxacarbazepin	Phenytoin	Zonisamid	Ethosuximid	Phenobarbital	Clonazepam	Topiramat	Valproinsäure	Gabapentin	Pregabalin	Levetiracetam	Felbamat
Primär generalisiert tonisch-klonisch	□	■	□	□	□				□	■			■	
Fokal, incl. sekundär generalisiert	■	■	■	□	□				□	□	□	□	■	
Absencen		□			□	■		□		■			□	
Atypische Absencen, Myoklonien, atonisch		■			□			□	□	■			■	□

Modifiziert nach www.uptodate.com

A 11.1.2 Natrium-Blocker

Wm/Wi (Carbamazepin): Dämpfung der verstärkten Reizantwort nach wiederholter Reizung der Afferenzen;
Wm/Wi (Eslicarbazepinacetat): Hemmung wiederholter neuronaler Entladungen vermutlich durch Stabilisierung des inaktiven Zustands spannungsabhängiger Na^+-Kanäle;
Wm/Wi (Lacosamid): Stabilisierung hypererregbarer Neuronalmembranen;
Wm/Wi (Lamotrigin): exakter Wm unbekannt, Hemmung spannungsabhängiger Na^+-Kanäle, Glutamatfreisetzung ↓;
Wm/Wi (Oxcarbazepin): Membranstabilisierung durch Blockade von Na^+-Kanälen, Antagonisierung der exzitatorischen Glutamatwirkung, GABA-erge Hemmwirkung ↑;
Wm/Wi (Phenytoin): Ionenpermeabilität ↓, Membranstabilisierung;
Wm/Wi (Rufinamid): Modulation der Aktivität von Na^+-Kanälen;
Wm/Wi (Zonisamid): Hemmung spannungsabhängiger Na^+- und Ca^{2+}-Kanäle, Modulation der GABA-Inhibition;
UW (Carbamazepin): Kopfschmerzen, Schwindel, Ataxie, Sehstrg., cholestatische Hepatitis, Hämatopoesestrg., bradykarde HRST, allergische Reaktionen;
UW (Eslicarbazepinacetat): Übelkeit, Erbrechen, Durchfall, Hautausschlag, Müdigkeit, Gangstrg.;
UW (Lacosamid): Schwindel, Kopfschmerzen, Diplopie, Nausea, Depression, Gedächtnis-, Gleichgewichts-, Konzentrations-, kognitive Strg., Somnolenz, Tremor, Nystagmus, Verschwommensehen, Vertigo, Erbrechen, Obstipation, Flatulenz, Pruritus, Asthenie, Gehstrg., Müdigkeit, Stürze, Hautwunden

UW (Lamotrigin): sexuelle Erregbarkeit und Aktivität ↑, Hautausschläge, Fieber, Lymphadenopathie, Gesichtsödeme, Veränderungen der Blut-/Leberwerte, Stevens-Johnson-Syndrom, Lyell-Syndrom, Quinke-Ödem, aplastische Anämie, Agranulozytose, Leberfunktionsstrg., Leberversagen, Kopfschmerzen, Müdigkeit, Schwindel;
UW (Oxcarbazepin): Müdigkeit, Schwindel, Kopfschmerz, Übelkeit, Doppelbilder, Na^+ ↓, Akne, Alopezie, Exanthem;
UW (Phenytoin): Gingivahyperplasie, Hypertrichose, Schwindel, Ataxie, BB-Veränderung, Hyperpigmentierung, allergische Exantheme, HRST, Kopfschmerzen, Doppelbilder, Dupuytren-Kontraktur;
UW (Rufinamid): Schläfrigkeit, Kopfschmerzen, Schwindel, Übelkeit, Erbrechen, Müdigkeit, Pneumonie, Infekte der oberen Luftwege, Anorexie, Angst, Schlaflosigkeit, Status epilepticus;
UW (Zonisamid): Schläfrigkeit, Schwindel, Anorexie, Diplopie, Verwirrtheit, Depression, Agitiertheit, Ataxie, Gedächtnisstrg., Fieber, Diarrhoe;
KI (Carbamazepin): AV-Block, schwere Leberfunktionsstrg., SS (1. Trim.);
KI (Eslicarbazepinacetat): AV-Block II°-III°;
KI (Lacosamid): Überempfindlichkeit gegen Lacosamid/Soja/Erdnuss, AV-Block Grad II°-III°;
KI (Lamotrigin): Kinder < 2J;
KI (Oxcarbazepin): SS/SZ;
KI (Phenytoin): AV-Block II°-III°, Sick Sinus, Herzinsuffizienz, Cave in SS/SZ;
KI (Rufinamid): bekannte Überempfindlichkeit gegen Rufinamid und Triazolderivate; SS/SZ;
KI (Zonisamid): bekannte Überempfindlichkeit;
Ink (Carbamazepin): Cimetidin, Chloramphenicol, Danazol, Doxycyclin, Grapefruitsaft, Makrolide, MAO-Hemmer, Nefazodon, Voriconazol;
Ink (Lacosamid): Klasse-I-Antiarrhythmika;
Ink (Phenytoin): Cimetidin, Chloramphenicol, Diazoxid, Doxycyclin, Etoposid, Fluoxetin, Fluvoxamin, Itraconazol, Levodopa, Pethidin, Phenylbutazon, Sulfonamide;
Ink (Zonisamid): Sulfonamide

Carbamazepin Rp — HWZ 15h (mult. Dosis), 36h (1 x Dosis), Q0 1.0, PPB 70-80%, ther. Serumspiegel: 3-8mg/l

Carbamazepin-ratioph. *Tbl. 200, 200(ret.), 400(ret.)mg*
Carbamazepin HEXAL *Tbl. 150(ret.), 200, 300(ret.), 400, 400(ret.), 600(ret.)mg*
Espa Lepsin *Tbl. 300(ret.), 600(ret.)mg*
Finlepsin *Tbl. 200, 200(ret.), 400(ret.)mg*
Tegretal *Tbl. 200, 200(ret.), 400(ret.), 600(ret.)mg; Saft (5ml = 100mg)*
Timonil *Tbl. 150(ret.), 200, 200(ret.), 300(ret.), 400, 400(ret.) 600(ret.)mg; Saft (5ml = 100mg)*

Alle Ind: ini 200-400mg/d p.o., in 2-4 (unret.) bzw. 1-2 (ret.) ED, langsam steigern bis Erh.Dos.;
Epilepsien → 478: Erh.Dos. 600-1200mg p.o.;
Ki.: Erh.Dos. 10-20mg/kg/d;
Trigeminusneuralgie → 484: Erh.Dos. 400-800mg/d;
diabetische PNP: Erh.Dos. 600mg/d, max. 1200mg/d;
Pro. manisch-depressive Phasen → 498: Erh.Dos. 200-400mg/d, max. 800mg/d;
Anfalls-Pro. bei C2-Entzug → 496: 600mg/d, in schweren Fällen 1200mg/d in den ersten Tagen;
DANI nicht erforderlich

Eslicarbazepinacetat Rp — HWZ 20-24h, PPB < 40%, PRC B, Lact ?

Zebinix *Tbl. 800mg*

Begleittherapie bei partiell epileptischen Anfällen → 478: ini 1 x 400mg, nach 1-2W 1 x 800mg, max. 1 x 1200mg/d; nur in Komb. mit bestehender Therapie;
DANI GFR > 60: 100%; 30-60: ini 400mg alle 2d, nach 2W 1 x 400mg/d; < 30: Anw. nicht empfohlen;
DALI Anw. bei schwerer LI nicht empfohlen

Lacosamid Rp	HWZ 13h, PPB < 15%
Vimpat *Tbl. 50, 100, 150, 200mg; Saft (1ml = 15mg); Inf.Lsg. 200mg/20ml*	**Fokale Anfälle** → 478: ini 2 x 50mg p.o./i.v., nach 1W: 2 x 100mg p.o./i.v., Dosissteigerung um 2 x 50mg/d/W; max. 2 x 200mg/d p.o./i.v.; **Ki. < 16J:** KI; **DANI** GFR > 30: 100%; < 30: max. 250mg/d; **DALI** leichte bis mäßige LI: nicht erforderlich
Lamotrigin Rp → 232	HWZ 29h, Q0 0.9, PPB 55%, PRC C, Lact ?
Espa Trigin *Tbl. 25, 50, 100, 200mg* **Lamictal** *Tbl. 2, 5, 25, 50, 100, 200mg* **Lamo-Q** *Tbl. 25, 50, 100, 200mg* **Lamo Tad** *Tbl. 25, 50, 100, 200mg* **Lamotrigin HEXAL** *Tbl. 5, 25, 50, 100, 200mg* **Lamotrigin-ratioph.** *Tbl. 5, 25, 50, 100, 200mg*	**Epilepsien** → 478: d1-14: 1 x 25mg p.o., d15-29: 1 x 50mg, dann alle 1-2W um 50-100mg steigern, Erh.Dos. 100-200mg/d in 1-2ED; **Ki. 4-11J:** d1-14: 0.6mg/kg, d15-29: 1.2mg/kg, dann alle 1-2W um 1.2mg/kg steigern, Erh.Dos. 5-15mg/kg/d, max. 400mg/d; bei Kombinationstherapie s. FachInfo; **DANI** vorsichtige Anwendung; **DALI** Child B: 50%, Child C: 25%
Oxcarbazepin Rp	HWZ 1-2.5(9)h, Q0 1.0(0.7), PPB 40%, PRC C, Lact ?
Apydan Extent *Tbl. 150, 300, 600mg* **Oxcarbazepin Dura** *Tbl. 150, 300, 600mg* **Timox** *Tbl. 150, 300, 600mg; Saft (5ml = 300mg)* **Trileptal** *Tbl. 150, 300, 600mg; Saft (5ml = 300mg)*	**Epilepsien** → 478: ini 2 x 300mg p.o., um 600mg/W steigern, Erh.Dos. 600-2400mg/d; **Ki. > 6J:** ini 8-10mg/kg/d, max. 10mg/kg/W steigern, Erh.Dos. 30mg/kg/d, max. 46mg/kg/d; **DANI** GFR < 30: ini 1 x 300mg
Phenytoin Rp	HWZ 22h, Q0 1.0, PPB 83-94%, ther. Serumspiegel 10-20mg/l
Phenhydan *Tbl. 100mg; Amp. 250mg/5ml; Inf.Lsg. 750mg/50ml* **Phenytoin AWD** *Tbl. 100mg* **Zentropil** *Tbl. 100mg*	**Epilepsien** → 478: ini 3 x 100mg p.o., dann nach Wi bzw. Serumspiegel; **Ki. < 12J:** ini 2mg/kg/d, dann alle 3d um 1mg/kg steigern, dann nach Serumspiegel; **Status epilepticus** → 480: 250mg über 10min i.v., ggf. Wdh. nach 20min, dann Wdh. alle 1.5-6h; 750mg über 20-30min i.v., max. 17mg/kg/d; **Ki. < 12J:** d1: 30mg/kg i.v.; d2: 20mg/kg; d3: 10mg/kg, max. 1mg/kg/min i.v.; **DANI** nicht erforderlich
Rufinamid Rp	HWZ 6-10h, PPB 34%
Inovelon *Tbl. 200, 400mg*	**Lennox-Gastaut-Syndrom: Erw. Ki. ab 4J:** ini 400mg/d, ggf. alle 2d um 400mg/d steigern, 30-50kg: max. 1800mg/d; 51-70kg: max. 2400mg/d; > 70kg: max. 3200mg/d; **Ki. ab 4J:** < 30kg: ini 200mg p.o. ggf. alle 2d um 200mg/d bis 1g steigern, bei Komb. mit Valproat max. 400mg; **DANI** nicht erforderlich, **DALI** Anw. bei schwerer LI nicht empfohlen
Zonisamid Rp	HWZ 60h, PPB 40-50%
Zonegran *Kps. 25, 50, 100mg*	**Epilepsie** → 478: ini 2 x 25mg p.o., nach 1W 2 x 50mg, dann wöchentlich um 100mg steigern, Erh.Dos. 300-500mg/d; **DANI** sorgfältige Dosiseinstellung; **DALI** KI bei schwerer Leberfunktionsstrg.

A 11.1.3 Kalzium-Blocker

Wm/Wi: Verringerung der Ströme spannungsabhängiger Kalzium-Kanäle vom T-Typ;
UW: Übelkeit, Erbrechen, Singultus, Leibschmerzen, Schlaf-/Appetitstrg., Gewicht ↓, Diarrhoe, Obstipation, Ataxie, Lethargie, Kopfschmerzen;
KI: bekannte Überempfindlichkeit, SZ

Ethosuximid Rp — HWZ 33-55h, Q0 0.8, keine PPB, Serumspiegel: 40-100mg/l

Petnidan *Kps. 250mg; Saft (5ml = 250mg)*
Suxilep *Kps. 250mg; Gtt. (30Gtt. = 500mg)*

Absencen, myoklonische Anfälle → 478: ini 5-10mg/kg p.o., alle 4-7d um 5mg/kg steigern; Erh.Dos. 15mg/kg, max. 30mg/kg;
Ki.: Erh.Dos. 20mg/kg, max. 40mg/kg in 1-3ED;
DANI nicht erforderlich

A 11.1.4 GABA-erge Substanzen

Wm/Wi (Phenobarbital): Verstärkung der GABA-ergen Hemmwirkung im ZNS, sedierend, schlafinduzierend, anxiolytisch, antiaggressiv, antikonvulsiv, muskelrelaxierend;
Wm/Wi (Tiagabin): Hemmung der Wiederaufnahme von GABA in Neuronen;
Wm/Wi (Vigabatrin): irreversible Hemmung des enzymatischen Abbaus von GABA (GABA-Transaminase);
UW (Phenobarbital): Müdigkeit, Benommenheit, antegrade Amnesie, Schwindel, Ataxie, Sehstrg., Porphyrie, Nausea, Erbrechen, Leberfunktionsstrg., HF ↓, Atemdepression, Hautreaktionen, BB-Veränderungen, Enzyminduktion, Abhängigkeit;
UW (Tiagabin): Schwindel, Asthenie, Somnolenz, nonkonvulsiver Status epilepticus, Verwirrung, Halluzination, Agitiertheit, Wahnvorstellungen, Gesichtsfeldeinschränkungen;
UW (Vigabatrin): Gesichtsfelddefekte, Sedierung, Benommenheit, Müdigkeit, Konzentrationsschwäche, leichte Magen-Darm-Beschwerden, Kopfschmerzen, Tremor, Ödeme, Schwindel, Parästhesien, Konzentrations- und Gedächtnisstrg., Agitation, Aggression, Nervosität, Erregbarkeit, Depression, Denkstrg., paranoide Reaktionen, Verschwommensehen, Diplopie, Nystagmus, Kinder: Erregung, Agitiertheit;
KI (Phenobarbital): Porphyrie, schwere Leber- u. Nierenfunktionsstrg., Status asthmaticus, respiratorische Insuffizienz, SS/SZ;
KI (Tiagabin): schwere Leberfunktionsstrg., Ki. < 12J, SS/SZ;
Ink (Phenobarbital): Etoposid, Pethidin

Phenobarbital Rp — HWZ 60-150h, Q0 0.7, PPB 40-60%, PRC D, Lact -

Luminal *Tbl. 100mg; Amp. 200mg/1ml*
Luminaletten *Tbl. 15mg*
Phenobarbital Neuraxph. *Tbl. 15, 100mg*

Epilepsien → 478: 1-3mg/kg/d p.o. in 2ED; 200-400mg i.v., max. 800mg/d i.v.;
Ki.: 3-4mg/kg p.o. in 2ED; 2-3 x 20-75mg i.v.;
DANI GFR < 10: Dosisreduktion

Tiagabin Rp — HWZ 7-9h, Q0 1.0, PPB 96%, PRC C, Lact ?

Gabitril *Tbl. 5, 10, 15mg*

Epilepsien → 478: ini 7.5-15mg p.o. in 3ED, um 5-15mg/W steigern, Erh.Dos. 30-50mg/d, max. 70mg/d bei zusätzlich leberinduzierenden Medikamenten, Erh.Dos. Monotherapie 15-30mg/d;
DANI nicht erforderlich

Vigabatrin Rp — HWZ 5-8h, Q0 0.01, keine PPB

Sabril *Tbl. 500mg; Granulat 500mg*

Fokale Anfälle → 478: ini 1g p.o., steigern um 0.5g/W, Erh.Dos. 2-3g/d;
Ki.: ini 40mg/kg/d, Erh.Dos. 50-100mg/kg/d;
infantile Spasmen: ini 50mg/kg/d p.o., Erh.Dos. bis 150mg/kg/d;
DANI GFR < 60: sorgfältige Dosiseinstellung

11.1.4.1 Benzodiazepine

S. Psychiatrie → 238

Clonazepam Rp — HWZ 30-40h, Q0 1.0, PPB 83-87%

Antelepsin *Tbl. 0.5, 2mg*
Rivotril *Tbl. 0.5, 2mg; Gtt. (25Gtt. = 2.5mg); Amp. 1mg/2ml*

Epilepsien → 478: ini 2 x 0.5mg p.o., über 2-4W steigern bis Erh.Dos. 4-8mg/d in 3-4ED;
Sgl.: ini 2 x 0.1mg/d, Erh.Dos. 0.5-1mg/d;
Kleinki.: ini 3 x 0.2mg/d, Erh.Dos. 1.5-3mg/d;
Schulki.: ini 2 x 0.25mg/d, Erh.Dos. 3-6mg/d;
Status epilepticus → 480: 1mg langsam i.v., Wdh. nach Bedarf, max. 13mg/d;
Sgl., Ki.: 0.5mg i.v.;
DANI nicht erforderlich

Diazepam, Dikaliumchlorazepat, Lorazepam → 239

A 11.1.5 Natrium-Blocker und GABA-erge Substanzen

Wm/Wi (Topiramat): Membranstabilisierung durch Blockade von Na^+-Kanälen, Antagonisierung der exzitatorischen Glutamatwirkung, GABA-erge Hemmwirkung ↑;
Wm/Wi (Valproinsäure): exakter Wm unklar, Blockade von Na^+-Kanälen, enzymatischer Abbau von GABA ↓;
UW (Topiramat): Müdigkeit, Schwindel, Ataxie, Sprachstrg., Nystagmus, Parästhesien, Tremor, Ängstlichkeit, Übelkeit, Gewicht ↓, Benommenheit, psychomotorische Verlangsamung, Nervosität, Gedächtnisstrg., Verwirrtheit, Depression, Konzentrations-, Sehstrg., Doppelbilder, Appetitlosigkeit, Leukopenie;
UW (Valproinsre.): Müdigkeit, Tremor, Haarausfall, Leberschäden, Gerinnungsstrg.;
KI (Topiramat): Ki. < 2J;
KI (Valproinsäure): familiäre Lebererkrankung, SS (1. Trim.);
Ink (Valproinsre.): Salizylate

Topiramat Rp — HWZ 18-24h, Q0 < 0.5, PPB 13-17%, PRC C, Lact ?

Topamax *Tbl. 25, 50, 100, 200mg; Kps. 25, 50mg*
Topiramat CT *Tbl. 15, 25, 50, 100, 200mg*
Topiramat Heumann *Tbl. 25, 50, 100, 200mg*
Topiramed *Tbl. 25, 50, 100, 200mg*

Epilepsie → 478: Monotherapie: ini 1 x 25mg abends p.o., alle 1-2W um 25-50mg steigern, Erh.Dos. 100mg/d, max. 500mg/d;
Ki. > 2J: ini 0.5-1mg/kg/d abends p.o., alle 1-2W um 0.5-1mg/kg steigern, Erh.Dos. 3-6mg/kg/d;
Kombinationstherapie s. FachInfo;
Migräne: → 220;
DANI GFR < 60: sorgfältige Dosiseinstellung, HD Erh.Dos. 50%

Valproinsäure Rp — HWZ 6-16h, Q0 0.95, PPB 90-95%, ther. Serumspiegel: 50-100mg/l

Convulex *Kps. 150, 300, 500mg; Tbl. 300(ret.), 500(ret.)mg; Gtt. (1ml = 300mg)*
Ergenyl *Tbl. 100(ret.), 150, 250(ret.), 300, 300(ret.), 500, 500(ret.), 750(ret.), 1000(ret.)mg; Gtt. (1ml = 300mg); Amp. 400mg/4ml*
Leptilan *Tbl. 150, 300, 600mg*
Orfiril *Tbl. 150, 300, 500(ret.), 600, 1000(ret.)mg; Kps. 150(ret.), 300(ret.)mg; Saft (5ml = 300mg); Amp. 300mg/3ml, 1g/10ml*
Valproat HEXAL *Tbl. 150, 300, 300(ret.), 500(ret.), 600mg; Lsg. (1ml = 300mg)*

Epilepsien → 478: ini 5-10mg/kg/d p.o., alle 4-7d um 5mg/kg steigern, Erh.Dos. 20mg/kg/d; 5-10mg/kg i.v., dann 1mg/kg/h; max. 2.5g/d i.v.;
Jugendl.: 25mg/kg/d;
Ki.: 30mg/kg/d;
akute Manie → 498: ini 20mg/kg/d; Erh.Dos.1-2g/d;
DANI nicht erforderlich;
DALI KI bei Lebererkrankung

A 11.1.6 Andere Wirkmechanismen

Wm/Wi (Gabapentin): GABA-Analogon, bindet an Bindungsstellen, die mit alpha$_2$delta-Untereinheiten von spannungsabhängigen Ca-Kanälen assoziiert sind ⇒ Freisetzung verschiedener Monoamin-Neurotransmitter ↓;
Wm/Wi (Retigabin): öffnet Kaliumkanäle in Neuronen ⇒ stabilisiert Ruhemembranpotenzial ⇒ Auslösung epileptiformer Aktionspotenziale ↓;
Wm/Wi (Stiripentol): Erhöhung der GABA-Konzentration;
Wm (Sultiam): Hemmung der Carboanhydrase;
Wm/Wi (Pregabalin): GABA-Analogon, bindet an Bindungsstellen, die mit alpha$_2$delta-Untereinheiten von spannungsabhängigen Ca-Kanälen assoziiert sind ⇒ Veränderung der Calcium-Ströme, Modulation der Freisetzung verschiedener Monoamin-Neurotransmitter (u.a. Glutamat, Noradrenalin, Substanz P);
UW (Gabapentin): Müdigkeit, Schwindel, Kopfschmerzen, Übelkeit, Erbrechen, Gewicht ↑, Nervosität, Schlaflosigkeit, Ataxie, Nystagmus, Kribbelparästhesien, Anorexie, Schwächegefühl, Sehstrg., Tremor, Dysarthrie, Denkstrg., Amnesie, Mundtrockenheit, Depression, emotionale Labilität;
UW (Retigabin): Appetit ↑, Gewicht ↑, Verwirrtheitszustände, Halluzinationen, Psychotische Störungen, Angst, Desorientierung, Schwindel, Übelkeit, Amnesie, Aphasie, Koordinations-/Gleichgewichts-/Gedächtnis-/Aufmerksamkeits-/Wortfindungsstörung, Tremor, Dysarthrie, Myoklonien, Diplopie, Verschwommensehen, Übelkeit, Obstipation, Mundtrockenheit, Dyspepsie, Leberwertem, Dysurie, Chromaturie, Hämaturie, Harnentleerungsverzögerung, Erschöpfung, Asthenie, Unwohlsein, periphere Ödeme;
UW (Stiripentol): Anorexie, Gewichts-, Appetitverlust, Schlaflosigkeit, Übelkeit, Benommenheit, Ataxie, Hypotonie, Dystonie, Neutropenie, Reizbarkeit, Hyperkinesie;
UW (Sultiam): Magenbeschwerden, Parästhesien in den Extremitäten und im Gesicht, Tachypnoe, Hyperpnoe, Dyspnoe, Schwindel, Kopfschmerzen, Stenokardien, Tachykardien, Doppelbilder, Singultus, Gewichtsverlust, Appetitlosigkeit, Hypersensitivität, Schwitzen;
UW (Pregabalin): Benommenheit, Schläfrigkeit, Appetit ↑, Euphorie, Verwirrung, Libido ↓, Reizbarkeit, Ataxie, Aufmerksamkeits-, Koordinations-, Gedächtnisstrg., Tremor, Dysarthrie, Parästhesie, Verschwommensehen, Diplopie, Schwindel, Mundtrockenheit, Obstipation, Erbrechen, Flatulenzen, erektile Dysfunktion, Müdigkeit, periphere Ödeme, Trunkenheitsgefühl, Ödeme, Gangstrg., Gewicht ↑;
KI (Gabapentin): akute Pankreatitis;
KI (Pregabalin): SS/SZ;
KI (Retigabin): Überempfindlichkeit;
KI (Stiripentol): bekannte Überempfindlichkeit, Vorgeschichte mit Psychosen in Form deliranter Anfälle;
KI (Sultiam): bekannte Überempfindlichkeit, akute Porphyrie, Hyperthyreose, arterielle Hypertonie, SS/SZ;
Ink (Sultiam): Sulfonamide

Gabapentin Rp — HWZ 5-7h, Q0 0.08, PPB < 3%, PRC C, Lact ?

Gabapentin HEXAL *Kps. 100, 300, 400mg; Tbl. 600, 800mg*
Gabapentin-ratioph. *Kps. 100, 300, 400; Tbl. 600, 800mg*
Gabapentin Stada *Kps. 100, 300, 400mg; Tbl. 600, 800mg*
Gabax *Kps. 100, 300, 400mg; Tbl. 600, 800mg*
Neurontin *Kps. 100, 300, 400mg; Tbl. 600, 800mg*

Epilepsien → 478, **neuropathische Schmerzen:** d1: 300mg/d, d2: 600mg/d, d3: 900mg/d in 1-3ED p.o., dann 1800-3600mg/d in 3ED, max. 3600mg/d;
Ki. 3-12J: d1: 10mg/kg, d2: 20mg/kg, d3: 30mg/kg, dann max. 35mg/kg/d;
DANI GFR > 80: 900-3600mg/d; 50-79: 600-1800mg/d; 30-49: 300-900mg/d; < 30: 3 x 100mg alle 2d; HD: ini 300-400mg, nach 4-stündiger HD jeweils 200-300mg

Pregabalin Rp	HWZ 6.3h, keine PPB, PRC C, Lact ?
Lyrica *Kps. 25, 50, 75, 100, 150, 200, 225, 300mg*	**Neuropathische Schmerzen, Epilepsie** → 478: ini 150mg p.o. in 2-3ED, nach Bedarf nach 3-7d steigern auf 300mg/d, max. 600mg/d; **generalisierte Angststrg.:** ini 150mg/d, nach Bedarf nach 1W steigern auf 300mg/d, nach 2W ggf. 450mg/d, max.600mg/d; **DANI** GFR 30-60: ini 75mg/d, max. 300mg/d; 15-29: ini 25-50mg/d, max. 150mg/d; < 15: ini 25mg/d, max. 75mg/d
Retigabin Rp	HWZ 6-10h, PPB 80%, PRC D , Lact ?
Trobalt *Tbl. 50, 100, 200, 300, 400mg*	**Fokale Krampfanfälle +/- sekundärer Generalisierung bei Erw.:** ini 3 x 100mg p.o., Erh.Dos. 600-1200mg/d; **DANI** GFR > 50: 100%, <50: 50%; **DALI** Child A: 100%; B, C: 50%
Stiripentol Rp	HWZ 4.5-13h, PPB 99%
Diacomit *Kps. 250, 500mg; Pulver 250, 500mg/Beutel*	**Schwere myoklonische Epilepsie (Dravet-Syndr.):** Kombination mit Valproat und Clobazam; innerhalb von 3d langsam steigern auf 50mg/kg/d p.o.; **DANI, DALI** Anwendung nicht empfohlen
Sultiam Rp	HWZ 3-30h, PPB 29%
Ospolot *Tbl. 50, 200mg*	**Rolando-Epilepsie** → 478: Erh.Dos. 5-10mg/kg p.o.

A 11.1.7 Unklare Wirkmechanismen

Wm/Wi (Felbamat, Levetiracetam): unbekannt;
Wm/Wi (Mesuximid): genauer Wirkmechanismus unklar, Erhöhung der Krampfschwelle;
Wm/Wi (Primidon): Hyperpolarisation von Membranen, genauer Wirkmechanismus unklar, sedierend, schlafinduzierend, anxiolytisch, antiaggressiv, antikonvulsiv, muskelrelaxierend;
Wm/Wi (4-Hydroxybuttersäure): exakter Wirkmechanismus unbekannt, dämpfend auf ZNS, antikataplektisch;
UW (Felbamat): Gewicht ↓, Übelkeit, Erbrechen, Depression, Schlafstrg., Kopfschmerzen, Ataxie, Gangstrg., Sehstrg., Leberfunktionsstrg., anaphylaktischer Schock, Panzytopenie, aplastische Anämie;
UW (Levetiracetam): Somnolenz, Asthenie, Benommenheit, Kopfschmerzen, Nausea, Diarrhoe, Depression, Schwindel, Exanthem;
UW (Mesuximid): Appetit ↓, Magenbeschwerden, Singultus, Übelkeit, Erbrechen, Gewicht ↓, Durchfall, Kopfschmerzen, Schwindel, Sehstrg., Euphorie, Reizbarkeit, Sedierung, Schlaflosigkeit, Bewegungsdrang, Gangstrg.;
UW (Primidon): Müdigkeit, Benommenheit, antegrade Amnesie, Schwindel, Ataxie, Sehstrg., Porphyrie, Nausea, Erbrechen, Leberfunktionsstrg., HF ↓, Atemdepression, Hautreaktionen, Blutbildveränderungen, Enzyminduktion, Abhängigkeit;
UW (4-Hydroxybuttersäure): Schlafstrg., Schwindel, Kopfschmerzen, Nausea, Appetitlosigkeit, abnormes Denken, Verwirrtheit, Müdigkeit, Muskelkrämpfe, Atemdepression, Tremor, Hypertonie, Depression;
KI (Felbamat): Bluterkrankungen, Leberfktsstrg. (auch in Anamnese), Überempfindlichkeit, SS/SZ;
KI (Levetiracetam): SS/SZ; **KI** (Mesuximid): bekannte Überempfindlichkeit, hepatische Porphyrie, hämatologische Erkrankungen, SZ; **KI** (Primidon): Porphyrie, schwere Leber- u. Nierenfktsstrg., Status asthmaticus, respiratorische Insuffizienz, SS/SZ; **KI** (4-Hydroxybuttersäure): bekannte Überempfindlichkeit, Succinatsemialdehyddehydrogenase-Mangel;
Ink (Primidon): Alkohol, Azole, Chloramphenicol, Cumarine, Doxycyclin;
Ink (4-Hydroxybuttersäure): Opioide, Barbiturate

Felbamat Rp — HWZ 15-23h, PPB 22-25%, PRC ??, Lact ??

Taloxa *Tbl. 400, 600mg; Lsg. 600mg/5ml*

Lennox-Gastaut-Syndrom: ini 600-1200mg p.o. in 2-3ED, wöchentlich steigern bis 3600mg/d in 3-4ED; **Ki., Jugendl. 4-14J:** ini 7.5-15mg/kg/d p.o. in 2-3ED, wöchentlich steigern bis 45mg/kg/d (nicht > 3600mg/d) in 3-4ED; Dosisanpassung bei antiepileptischer Begleitmedikation (s. FachInfo); **DANI** GFR: > 50: Anfangsdosis 50%, vorsichtige Dosistitration

Levetiracetam Rp — HWZ 6-8h, PPB < 10%, PRC C, Lact ?

Keppra *Tbl. 250, 500, 750, 1000mg; Lsg. (1ml = 100mg); Inf.Lsg. 500mg/5ml*
Levetiracetam UCB *Tbl. 250, 500, 750, 1000mg; Lsg. (1ml = 100mg)*
Levetiracetam Winthrop *Tbl. 250, 500, 750, 1000mg*

Epilepsien → 478**:** ini 2 x 500mg p.o./i.v., nach Bedarf alle 2-4W um 2 x 500mg/d steigern bis 2 x 1500mg; **Ki (< 50kg):** ini 2 x 10mg/kg, dann max. 2 x 30mg/kg; **DANI** GFR: > 80: 100%; 50-79: max. 2 x 1g; 30-49: max. 2 x 750mg; < 30: max. 2 x 500mg; HD: 1 x 0.5-1g, nach HD zusätzlich 250-500mg

Mesuximid Rp — HWZ 2.5(40)h, Q0 1.0, PPB unerheblich

Petinutin *Kps. 150, 300mg*

Epilepsien, Absencen → 478**:** d1-7 1 x 150mg p.o., dann über 7W um 150mg/W steigern, Erh.Dos. 9.5-11mg/kg/d, max. 15mg/kg/d

Primidon Rp — HWZ 8(80)h, Q0 0.6(0.2), geringe PPB, ther. Serumspiegel 5-10mg/l

Liskantin *Tbl. 250mg; Saft (5ml =125mg)*
Mylepsinum *Tbl. 250mg*
Primidon Holsten *Tbl. 250mg*

Epilepsien, Absencen → 478**:** ini 60-125mg/d p.o., alle 3d um 125mg steigern, Erh.Dos. 15mg/kg/d; **Ki.:** Erh.Dos. 20mg/kg/d; **DANI** Krea (mg/dl) > 8: max. 250mg/d

4-Hydroxybuttersäure (Natriumoxybat) Rp — PPB < 1% (Btm)

Xyrem *Saft (1ml = 500mg)*

Kataplexie mit Narkolepsie: ini 2 x 2.25g p.o., ggf. um 1.5g/d steigern bzw. reduzieren, max. 9g/d; **DANI** nicht erforderlich; **DALI** ini 50% Reduktion

A 11.2 Antiparkinsonmittel

A 11.2.1 L-Dopa (Dopaminergikum)

Wm/Wi: Levodopa passiert Blut-Hirn-Schranke, Aufnahme in dopaminerge Zellen, Decarboxylierung zu Dopamin, Beeinflussung aller Parkinsonsymptome, v.a. Akinesie und psychische Strg.;
Wm/Wi (Decarboxylase-Hemmstoffe: Benserazid, Carbidopa; DDI = Dopamin-Decarboxylase-Inhibitoren): passieren Blut-Hirn-Schranke nicht, verhindern Decarboxylierung von L-Dopa in der Peripherie;
UW: Nausea, Appetitlosigkeit, Arrhythmien, orthostatische Regulationsstrg., Unruhe, Ängstlichkeit, Schlafstrg., später Halluzinationen, Wahnideen;
Spätkomplikationen: biphasische Dystonien (On-off-Phänomen) mit abruptem Beginn einer Akinesie („off", schmerzhafte Verkrampfung der Muskulatur) gefolgt von plötzlicher Rückkehr der Medikamentenwirkung („on", evtl. mit sog. Peak-Dose-Hyperkinesien);
KI: Glaukom, schwere Psychosen, SS/SZ;
Ink (Levodopa): Phenytoin, Pyridoxin, Tiaprid, Tranylcypromin

L-Dopa + Benserazid Rp — HWZ (L-D) 1.5 h, Q0 (L-D/B) 1.0/1.0

Levodopa Comp *Kps. 50+12.5, 100+25, 200+50mg*
Levopar *Kps. 50+12.5, 100+25, 200+50mg*
Madopar *Kps. 50+12.5, 100+25, 100(ret.)+25mg; Tbl. 100+25, 200+50mg*
Restex *Tbl. 100+25mg; Kps.100(ret.)+25mg*

M. Parkinson → 488, **Parkinson-Syndrome** → 488: ini 100-200+25-50mg/d p.o. in 3ED, je nach Wi alle 3-7d um 50-100+12.5-25mg steigern, max. 800+200mg/d;
Restless-Legs-Syndrom: 100+25mg p.o. z.N., evtl. zusätzlich 100(ret.)+25mg

L-Dopa + Carbidopa Rp — HWZ L/C 1.5/10h Q0 L/C 1.0/> 0.7, PRC C, Lact ?

Duodopa *Gel (1ml enth. 20+5mg)*
Isicom *Tbl. 100+25, 250+25mg*
Levodopa-ratioph. comp *Tbl. 100+25, 100(ret.)+25mg, 200+50mg, 200(ret.)+50mg*
Nacom *Tbl. 100+25, 100(ret.)+25, 200(ret.)+50, 250+25mg*
Sinemet *Tbl. 100+25, 100(ret.)+25, 200(ret.)+50, 250+25mg*

M. Parkinson → 488, **Parkinson-Syndrome** → 488: ini 50-150+12.5-37.5mg/d p.o., je nach Wi alle 3-7d um 50-125+12.5-25mg steigern, max. 700+175mg/d in 3-4ED; (Duodopa): Gabe über intestinale Sonde und Pumpe: Morgendosis als Bolus 5-10ml, max. 15ml, Erh.Dos. individuell 1-10ml/h über 16h; s.a. FachInfo;
DANI, DALI nicht erforderlich

L-Dopa + Carbidopa + Entacapon Rp

Stalevo *Tbl. 50+12.5+200mg, 75+18.75+200mg, 100+25+200mg, 125+31.25+200mg, 150+37.5+200mg, 200+50+200mg*

M. Parkinson → 488: Einstellung entsprechend L-Dopa-Vormedikation; s. Pck.Beil.

A 11.2.2 Dopaminagonisten (Dopaminergika)

Wm/Wi: direkter dopaminerger Agonismus, Beeinflussung aller Parkinsonsymptome, v.a. Akinesie und psychische Strg.;
UW (Bromocriptin): Übelkeit, Erbrechen, Magen-Darm-Beschwerden, Appetitlosigkeit, Obstipation, Kopfschmerzen, Schwindel, Müdigkeit, depressive Verstimmung, psychomotorische Unruhe, Schlafstrg., Sehstrg., visuelle Halluzinationen, Psychosen, Verwirrtheit, Benommenheit, Angst, Nervosität, Dyskinesie, Ataxien, orthostatische Hypotonie, Synkope, Miktionsbeschwerden, allergische Hautreaktionen, Muskelkrämpfe, Mundtrockenheit, Haarausfall, Gefühl der verstopften Nase;
UW (Piribedil): Übelkeit, Erbrechen, Blähungen, Halluzinationen, Erregung, Schwindel, Zerstreutheit, Schläfrigkeit;
UW (Rotigotin): Somnolenz, Schwindel, Übelkeit, Erbrechen, Reaktionen an Applikationsstelle, Appetitlosigkeit, Schlafattacken, Halluzinationen, Ängstlichkeit, Schlaflosigkeit, Kopfschmerzen, Dyskinesie, Lethargie, orthostatische Hypotonie, Husten, Singultus, Obstipation, Mundtrockenheit, Diarrhoe, Dyspepsie, Hyperhidrosis, Erythem, Juckreiz, Schwächezustände;
KI (Bromocriptin): bekannte Überempfindlichkeit, Schwangerschaftstoxikose, unkontrollierte Hypertonie, KHK, arterielle Verschlusskrankheiten, schwere psychische Strg.;
KI (Piribedil): bekannte Überempfindlichkeit, kardiovaskulärer Schock, akuter Herzinfarkt, Kombination mit Neuroleptika außer Clozapin;
KI (Rotigotin): bekannte Überempfindlichkeit, MRT, elektrische Kardioversion

Bromocriptin Rp — HWZ 1(38)h, Q0 1.0, PPB 95%, PRC B, Lact -

Bromocriptin Beta *Tbl. 2.5mg; Kps. 5mg*
Bromocriptin-ratioph. *Tbl. 2.5mg; Kps. 5, 10mg*
Kirim *Tbl. 2.5, 5mg*
Parlodel *Tbl. 2.5mg*
Pravidel *Tbl. 2.5mg; Kps. 5, 10mg*

M. Parkinson → 488: ini 1 x 1.25mg p.o. z.N., um 1.25mg/W steigern bis 3 x 2.5mg, max. 30mg/d;
DANI nicht erforderlich

Cabergolin Rp

Cabaseril *Tbl. 1, 2mg*
Cabergolin HEXAL *Tbl. 0.5, 1, 2mg*
Cabergolin-ratioph. *Tbl. 0.5, 1, 2mg*
Cabergo Teva *Tbl. 0.5, 1, 2mg*

HWZ 63-68h, PPB 41-42%, PRC B, Lact ?

M. Parkinson → 488: bei Kombination mit L-Dopa: ini 1 x 1mg p.o., alle 1-2W um 0.5-1mg steigern, Erh.Dos. 1 x 2-3mg; Monotherapie: ini 0.5mg, langsam steigern bis 2mg/d, max 3mg/d;
DANI nicht erforderlich;
DALI Child C: vorsichtige Anwendung

Dihydroergocriptin Rp

Almirid *Tbl. 20, 40mg*
Cripar *Kps. 5mg; Tbl. 20, 40mg*

HWZ 10-15h, PPB 45-64%

M. Parkinson → 488: d1-14: 2 x 5mg p.o., d15-28: 2 x 10mg, d29-43: 2 x 15-20mg, Erh.Dos. 3 x 20mg, max. 120mg/d

Lisurid Rp

Dopergin *Tbl. 0.2, 0.5mg*

HWZ 24h, Q0 1.0, PPB 66%

Parkinson-Syndrom → 488: ini 0.1mg p.o., dann um 0.1mg/W steigern, Erh.Dos. 0.6-2mg/d in 3 ED;
DANI, DALI vorsichtig dosieren

Pergolid Rp

Parkotil *Tbl. 0.05, 0.25, 1mg*
Pergolid HEXAL *Tbl. 0.05, 0.25, 1mg*
Pergolid Neuraxph. *Tbl. 0.05, 0.25, 1mg*

HWZ 7-16h, PPB 90%, PRC B, Lact ?

M. Parkinson → 488: d1-2: 1 x 0.05mg p.o., dann alle 3d um 0.1-0.15mg steigern, ab d17 alle 3d um 0.25mg steigern, Erh.Dos.: 3 x 1mg p.o.

Piribedil Rp

Clarium *Tbl. 50(ret.)mg*

HWZ 12h, PPB 70-80%

M. Parkinson → 488: Monotherapie: 150-250mg/d p.o. in 3ED; Kombination mit L-Dopa: 3 x 50mg

Pramipexol Rp

Mirapexin *Tbl. Tbl. 0.088, 0.18, 0.35, 0.7mg; Tbl. ret. 0.26, 0.52, 1.05, 2.1, 3.15mg*
Sifrol *Tbl. 0.088, 0.18, 0.35, 0.7mg; Tbl. ret. 0.26, 0.52, 1.05, 1.57, 2.1, 2.62, 3.15mg*

HWZ 8-12h, PPB < 20%, PRC C, Lact ?

M. Parkinson → 488: W1: 3 x 0.088mg p.o., W2: 3 x 0.18mg, W3: 3 x 0.36mg, nach Bedarf weiter um 0.54mg/W steigern, max. 3.3mg/d;
Restless-Legs-Syndrom → 490: ini 1x 0.088mg, ggf. alle 4-7d steigern: 0.18, 0.35, 0.54mg, max. 0.54mg;
DANI GFR > 50: 100%; 20-49: 100% in 2ED; < 20: 100% in 1ED;
DALI: keine Daten, vermutlich nicht erforderlich

Ropinirol Rp

Adartrel *Tbl. 0.25, 0.5, 2mg*
ReQuip *Tbl. 0.25, 0.5, 1, 2, 2(ret.), 4(ret.), 5, 8(ret.) mg*
Ropinal *Tbl. 0.25, 0.5, 1, 2, 4mg*
Ropinirol dura *Tbl. 0.25, 0.5, 1, 2, 5mg*
Ropinirol HEXAL *Tbl. 0.25, 0.5, 1, 2, 3, 4mg*

HWZ 6h, Q0 0.9, PPB 10-40%, PRC C, Lact ?

M. Parkinson → 488: W1: 3 x 0.25mg p.o., W2: 3 x 0.5mg, W3: 3 x 0.75mg, W4: 3 x 1mg, dann um 0.5-1mg/W steig., Erh.Dos. 3-9mg/d, max. 24mg/d; W1: 1 x 2mg (ret.), W2: 1 x 4mg (ret.), ggf. um 2mg/W weiter steigern, max. 24mg/d;
Restless-Legs-Syndrom → 490: d1+2: 1 x 0.25mg p.o., d3-7: 1 x 0.5mg p.o., d8-14: bis 1mg/d, dann nach Bedarf um 0.5mg/W bis 1 x 2mg steigern, max. 4mg/d;
DANI GFR > 30: 100%; < 30: KI

Rotigotin Rp

Neupro *TTS 1mg/24h, 2mg/24h, 3mg/24h, 4mg/24h, 6mg/24h, 8mg/24h*

HWZ 5-7h, PPB 92%

M. Parkinson → 488: ini 1 x 2mg/24h, dann wöchentlich um 2mg/24h erhöhen auf 4-8mg/24h, max. 8mg/24h;
DANI nicht erforderlich

A 11.2.3 MAO-B-Hemmer (Dopaminergika)

Wm: irreversible Hemmung der dopaminabbauenden Monoaminoxidase B (MAO-B) ⇒ Dopamingehalt im Striatum ↑, Verstärkung der Wi und UW von L-Dopa;
Wi: Beeinflussung aller Parkinsonsymptome, v.a. Akinesie und psychische Strg.;
UW (Rasagilin): Kopfschmerzen, Nackenschmerzen, allergische Reaktion, Fieber, Angina pectoris, Dyspepsie, Depression, Dyskinesie, Konjunktivitis, Melanom, Hypotonie;
UW (Selegilin): Mundtrockenheit, Schwindel, Schlafstrg., Arrhythmien, Verwirrtheit, Psychose;
KI (Rasagilin): bekannte Überempfindlichkeit;
KI (Selegilin): SS/SZ;
Ink (Rasagilin): MAO-Hemmer, Pethidin, Fluoxetin, Fluvoxamin, Sympathomimetika, Dextrometorphan;
Ink (Selegilin): SSRIs, MAO-Hemmer, Opioide, Pethidin, Serotoninagonisten (Triptane)

Rasagilin Rp — HWZ 0.6-2h, PPB 60-70%

Azilect *Tbl. 1mg*

M. Parkinson → 488: 1 x 1mg p.o.;
DANI nicht erforderlich;
DALI KI bei schwerer LI

Selegilin Rp — HWZ 1.5h, Q0 1.0, PPB 94%

Antiparkin *Tbl. 5mg*
Jutagilin *Tbl. 10mg*
Movergan *Tbl. 5, 10mg*
Selegilin Neuraxph. *Tbl. 5, 10mg*
Selegilin-ratioph. *Tbl. 5, 10mg*
Xilopar *Lingualtbl. 1.25mg*

M. Parkinson → 488: 5-10mg/d p.o. in 1-2ED (morgens und mittags); max. 10mg/d;
Lingualtbl.: 1 x 1.25mg;
DANI KI;
DALI KI

A 11.2.4 COMT-Hemmer (Dopaminergika)

Wm: Hemmung der Catechol-O-Methyltransferase ⇒ L-Dopa-Plasmaspiegel ↑ (Anwendung nur kombiniert mit L-Dopa);
Wi: Beeinflussung aller Parkinsonsymptome, v.a Akinesie und psychische Strg.;
UW: Urinverfärbung, Dyskinesien, Übelkeit, Diarrhoe, Abdominalschmerzen;
KI: Leberinsuffizienz, Phäochromozytom, malignes neuroleptisches Syndrom bzw. atraumatische Rhabdomyolyse in der Anamnese, SS/SZ;
Ink: nichtselektive MAO-Hemmer

Entacapon Rp — HWZ 2.4h, Q0 1.0, PPB 98%, PRC C, Lact ?

Comtess *Tbl. 200mg*

M. Parkinson → 488: 200mg p.o. zu jeder L-Dopa-Dosis, max. 2g/d;
DANI nicht erforderlich;
DALI KI

A 11.2.5 Zentral wirksame Anticholinergika

Wm: Hemmung zentraler cholinerger Neuronen;
Wi: Reduktion v.a. der Plus-Symptome Rigor und Tremor;
UW: Verwirrtheit bis Psychose, Mydriasis, Akkommodationsstrg., Glaukom, Mundtrockenheit, Miktionsstrg., Müdigkeit, Tachykardie, Wärmestau;
KI: Glaukom, Miktionsstrg., Tachyarrhythmie, kognitive Defizite, strenge Ind. bei Pat. > 65J

Biperiden Rp — HWZ 24h, Q0 1.0, PPB 94%, PRC C, Lact ?

Akineton *Tbl. 2, 4 (ret.)mg; Amp. 5mg/1ml*
Biperiden Neuraxph. *Tbl. 2, 4mg; Amp. 5mg/1ml*

Parkinson-Syndrom → 488: ini 2 x 1mg p.o., um 2mg/d steigern, Erh.Dos. 3-4 x 1-2mg, max. 16mg/d; 10-20mg i.m./langsam i.v.;
medikamentös bedingte extrapyramidale Symptomatik: 1-4 x 1-2mg p.o.; 2.5-5mg i.m./langsam i.v., ggf. Wdh. nach 30min, max. 10-20mg/d;
Ki. 3-15J: 1-3 x 1-2mg p.o.; < **1J:** 1mg i.v.; **1-6J:** 2mg i.v.; < **10J:** 3mg i.v.;
Nikotinvergiftung: 5-10mg i.m.

Bornaprin Rp — HWZ 5.2h, PPB 72%

Sormodren *Tbl. 4mg*

Parkinson-Syndrom → 488, **medikamentös bedingte extrapyramidale Symptomatik:** ini 1 x 2mg p.o., Erh.Dos. 6-12mg/d in 2-3ED;
Hyperhidrosis: ini 2mg/d, Erh.Dos. 4-8mg/d

Metixen OTC — HWZ 14h

Tremaril *Tbl. 5mg*
Tremarit *Tbl. 5mg*

Parkinson-Syndrom → 488, **medikamentös bedingte extrapyramidale Symptomatik:** ini 3 x 2.5mg p.o., um 2.5mg/W steigern, Erh.Dos. 15-45mg/d

Procyclidin Rp — HWZ 12h

Osnervan *Tbl. 5mg*

Parkinson-Syndrom → 488, **medikamentös bedingte extrapyramidale Symptomatik:** ini 3 x 2.5mg p.o., alle 2-3d um 2.5-5mg steigern, Erh.Dos. 3 x 5-10mg

Trihexyphenidyl Rp — HWZ 8.6h

Artane *Tbl. 2, 5mg*
Parkopan *Tbl. 2, 5mg*

Parkinson-Syndrom → 488: ini 1mg/d p.o., dann tgl. um 1mg steigern, Erh.Dos. 6-16mg/d p.o. in 3-4ED, max. 16mg/d;
medikamentös bedingte extrapyramidale Symptomatik: 2-16mg/d p.o. in 1-4ED;
Pat. > 60J: 50%

A 11.2.6 Glutamatrezeptorantagonisten

Wm: Blockade striataler Glutamatrezeptoren ⇒ Acetylcholinfreisetzung ↓;
Wi: Beeinflussung v.a. von Akinesie und Rigor (s. auch Virustatika → 251);
UW: GI-Strg., Übelkeit, Übererregbarkeit, paranoid gefärbte Psychose mit optischen Halluzinationen;
KI: Verwirrtheitszustände, Anfallsleiden, schwere Leberfktsstrg., Niereninsuffizienz, SS/SZ

Amantadin Rp — HWZ 10-30h, Q0 0.1, PPB 67%, PRC C, Lact -

Adekin *Tbl. 100mg*
Amantadin HEXAL *Tbl. 100, 200mg*
Amantadin-ratioph. *Tbl. 100mg; Inf.Lsg. 200mg/500ml*
Amixx *Tbl. 100mg*
PK-Merz *Tbl. 100, 150mg; Inf.Lsg. 200mg/500ml*
Tregor *Tbl. 100, 200mg*

M. Parkinson → 488, **medikamentös bedingte extrapyramidale Symptomatik:** ini 1 x 100mg p.o., wöchentlich um 100mg steigern, Erh.Dos. 200-600mg/d in 2-3ED; 1-3 x 200mg über 3h i.v.;
DANI GFR 60-80: 2 x 100mg p.o.; 50-59: 100/200mg im Wechsel; 30-49: 1 x 100mg; 20-29: 200mg 2 x/W; 10-19: 100mg 3 x/W; < 10, HD: 100mg 1 x/W

A 11.2.7 Weitere Antiparkinsonmittel

Wm/Wi (Budipin): NMDA-antagonistische Eigenschaften, indirekte dopaminerge Wi, günstige Beeinflussung des Tremors;
UW (Budipin): Benommenheit, Mundtrockenheit, Übelkeit, Albträume, Agitation, Verwirrtheit, Sehstrg., HRST, QT-Zeitverlängerung, Hitzewallungen;
KI (Budipin): Myasthenia gravis, Herzinsuffizienz NYHA IV, Kardiomyopathie, Myokarditis, AV-Block II°-III°, HF↓ < 55/min, Hypokaliämie, Hypomagnesiämie, QT-Zeitverlängerung, schwerwiegende ventrikuläre HRST, SS/SZ;
Ink (Budipin): Amantadin

Budipin Rp — HWZ 31 (59)h, Q0 0.3, PPB 96%

Parkinsan *Tbl. 10, 20mg*	**M. Parkinson** → 488: ini 3 x 10mg p.o., nach 1W 3 x 20 oder 2 x 30mg; **DANI, DALI** max. 30mg/d

A 11.3 Migränemittel

A 11.3.1 Secale-Alkaloide (Ergotamine)

Wm/Wi (Dihydroergotamin): Konstriktion der venösen Kapazitätsgefäße v.a. durch Stimulation von Serotoninrezeptoren; Intervalltherapie;
Wm/Wi (Ergotamin): Vasokonstriktion v.a. durch alpha-adrenergen Agonismus; Therapie des Migräne-Anfalls;
UW (Dihydro-, Ergotamin): Nausea, Erbrechen, periphere Mangeldurchblutung;
KI (Dihydro-, Ergotamin): Überempfindlichkeit gegen Secale-Alkaloide, schwere KHK, Gefäßerkrankungen, schwere Leberfunktionsstrg., SS/SZ;
Ink: Adrenalin, Betablocker, Dopamin, Makrolide, NNRT-Inhibitoren, Proteaseinhibitoren, Sumatriptan, Voriconazol

Dihydroergotamin Rp — HWZ 7-9h, Q0 0.95, PPB 93%, PRC X, Lact -

Agit Depot *Kps. 5(ret.)mg* **DET MS** *Gtt. (20Gtt. = 2mg)* **DHE-ratioph.** *Kps. 2.5(ret.), 5(ret.)mg* **Ergotam ct** *Kps. 2.5(ret.), 5(ret.) mg*	**Migräne-Pro.** → 483: 3 x 2mg p.o.; 1 x 2.5-5mg (ret.) p.o.; **vaskuläre Kopfschmerzen:** 3 x 2-3mg p.o.; 1-3 x 2.5-5mg (ret.); **Hypotonie:** 3 x 1-3mg p.o.; 1-2 x 2.5-5mg (ret.); **DANI** nicht erforderlich

Ergotamin Rp — HWZ 20-34h, Q0 0.5, PPB > 90%

Ergo-Kranit Migräne *Tbl. 2mg*	**Migräneanfall** → 482, **vaskuläre Kopfschmerzen:** 1 x 2mg p.o., ggf. erneut 2mg nach 4-6h; max. 4mg/d bzw. 6mg/W; **DANI, DALI** KI bei schwerer NI/LI

Ergotamin + Coffein Rp

Cafergot N *Supp. 2+100mg*	**Initialtherapie vaskulärer Kopfschmerzen, echte und atypische Migräne** → 482: 2+100mg rect., ggf. Wdh. nach 30min, max. 6mg Ergotamin/d; **Ki. < 12J:** KI; **DANI, DALI** KI bei schwerer NI/LI

A 11.3.2 Triptane

Wm/Wi: Vasokonstriktion durch Serotoninagonismus (5-HT1D-Rezeptor);
UW: Schwere-, Druckgefühl, Müdigkeit, Schwindel, Flush, Blutdruckanstieg, Dyspnoe, Übelkeit, Erbrechen, Schmerzen/Hämatom an Injektionsstelle;
KI: bekannte Überempfindlichkeit, KHK, Herzinfarkt, Prinzmetal-Angina, M. Raynaud, Hypertonie, pAVK, TIA, Apoplex, schwere Leberfunktionsstörung;
Ink: Ergotamine, MAO-Hemmer

Almotriptan Rp — HWZ 3.5h

Almogran *Tbl. 12.5mg*

Migräneanfall → 482: 12.5mg p.o., ggf. Wdh. nach 2h;
DANI bei schwerer NI max. 12.5mg/d

Eletriptan Rp — HWZ 4h, PPB 85%

Relpax *Tbl. 20, 40mg*

Migräneanfall → 482: 1 x 40mg p.o., ggf. Wdh. nach 2h, max. 80mg/d;
DANI 20mg, max. 40mg/d; KI bei schwerer Niereninsuffizienz;
DALI KI bei schwerer Leberinsuffizienz

Frovatriptan Rp — HWZ 26h, PPB ca. 15%

Allegro *Tbl. 2.5mg*
Tigreat *Tbl. 2.5mg*

Migräneanfall → 482: 2.5mg p.o., ggf. Wdh. nach 2h, max. 5mg/d;
DANI nicht erforderlich; **DALI** Child C KI

Naratriptan Rp/OTC — HWZ 6h, Q0 0.5, PPB 30%, PRC C, Lact ?

Formigran *Tbl. 2.5mg*
Naramig *Tbl. 2.5mg*

Migräneanfall → 482: 1 x 2.5mg p.o., ggf. Wdh. nach 4h, max. 5mg/d;
DANI GFR < 15: KI; **DALI** Child C KI

Rizatriptan Rp — HWZ 2-3h, Q0 > 0.8, PPB 14%, PRC C, Lact ?

Maxalt *Tbl. 5, 10mg; Lingualtbl. 5, 10mg*

Migräneanfall → 482: 1 x 10mg p.o., ggf. Wdh. nach 2h, max. 20mg/d; Kombination mit Propranolol;
DANI 5mg, KI bei schwerer Niereninsuffizienz;
DALI 5mg, KI bei schwerer Leberinsuffizienz

Sumatriptan Rp — HWZ 2h, Q0 0.8, PPB 14-21%, PRC C, Lact -

Imigran *Tbl. 50, 100mg; Supp. 25mg; Pen 6mg/0.5ml; Nasenspray (1 Hub = 10, 20mg)*
Sumatriptan 1A *Tbl. 50, 100mg*
Sumatriptan CT *Tbl. 50, 100mg*
Sumatriptan HEXAL *Tbl. 50, 100mg*
Sumatriptan-ratioph. *Tbl. 50, 100mg*
Sumavel DosePro *Inj.Lsg 6mg/0.5ml*

Migräneanfall → 482, **Horton-Syndrom:** 1 x 50-100mg p.o., ggf. Wdh. nach 2h, max. 300mg/d; 6mg s.c., ggf. Wdh. nach 2h, max. 12mg/d; 25mg rect., ggf. Wdh. nach 2h, max. 50mg/d; 20mg nasal, ggf. Wdh. nach 2h, max. 40mg/d;
12-17J: 10mg nasal, max. 20mg/d; s.c. Anwendung nicht empfohlen;
DANI nicht erforderlich;
DALI 25-50mg/d, KI bei schwerer LI

Zolmitriptan Rp — HWZ 2.5-3h, Q0 0.7, PPB 25%, PRC C, Lact ?

AscoTop *Tbl. 2.5, 5mg; Lingualtbl. 2.5, 5mg; Nasenspray (5mg/ED)*
Zomig *Tbl. 2.5mg; Lingualtbl. 2.5mg; Nasenspray (5mg/0.1ml)*

Migräneanfall → 482: 1 x 2.5mg p.o., 1 x 2.5mg nasal, bei erneutem Anfall 2.5-5mg p.o./nasal, max. 10mg/d;
DANI GFR < 15: KI; **DALI** max. 5mg/d

S. auch Analgetika → 106

A 11.3.3 Weitere Migränemittel

Topiramat Rp — HWZ 18-24h, Q0 < 0.5, PPB 13-17%, PRC C, Lact ?

Topamax Migräne *Tbl. 25, 50, 100 mg*
Topiramat Migräne Stada *Tbl. 25, 50, 100mg*

Migräne-Pro. → 483: ini 1 x 25mg p.o., alle 1-2W um 25mg steigern, Erh.Dos. 50-100mg/d

S. auch Antiepileptika → 206

A 11.4 Muskelrelaxantien

A 11.4.1 Stabilisierende Muskelrelaxantien

S. Anästhesie → 203

A 11.4.2 Depolarisierende Muskelrelaxantien

S. Anästhesie → 204

A 11.4.3 Weitere peripher wirksame Muskelrelaxantien

Wm/Wi (Clostridium-Toxine): spezif. Bindung an den präsynaptischen Akzeptor cholinerger Nervenenden, Blockierung der Acetylcholinfreisetzung;
UW (Clostridium-Toxine): Mundtrockenheit, Dysphagie, lokale Schmerzen, Torticollis, Blepharoptosis, vertikale Diplopie, Lagophthalmus, Verdauungsstrg., Myasthenie, Geschmacksveränderung;
UW (Dantrolen): Müdigkeit, Schwindel, Schwächegefühl, Hepatitis, Ikterus;
KI (Clostridium-Toxine): neuromuskuläre Erkrankungen, SS/SZ;
KI (Dantrolen): Lebererkrankungen, SS/SZ;
Ink (Dantrolen): Verapamil

Chininsulfat OTC

Limptar N *Tbl. 200mg*

Nächtliche Wadenkrämpfe: 1-2 x 200mg p.o.;
DANI nicht erforderlich

Clostridium-botulinum-Toxin Typ A Rp

Azzalure *Inj.Lsg. 10 E*
Bocouture *Inj.Lsg. 50 E*
Botox *Inj.Lsg. 50, 100, 200E*
Dysport *Inj.Lsg. 500E*
Vistabel *Inj.Lsg. 50E*
Xeomin *Inj.Lsg. 100E*

Blepharospasmus: ini 1.25-2.5E i.m., max. 5E/Inj.Stelle bzw. max. 25E/Auge, Wdh. nach 12W, max. Gesamtdosis 100E/12W;
zervikale Dystonie: max. 50E/Inj.Stelle bzw. max. 100E in den M. sternocleidomastoideus bzw. max. 300E/Behandlung, Wdh. nach 12W; s. auch FachInfo;
Faltenbehandlung der Glabella: Erw. < 65J: 50E Gesamtdosis

Clostridium-botulinum-Toxin Typ B Rp — Wirkdauer: 4-16W

NeuroBloc *Inj.Lsg. 2500E/0.5ml, 5000E/1ml, 10000E/2ml*

Zervikale Dystonie: 10000E i.m.

Dantrolen Rp — HWZ 8.7h, Q0 0.95, PPB 90%, PRC C, Lact ?

Dantamacrin *Kps. 25, 50mg*
Dantrium *Kps. 50mg*
Dantrolen IV *Inj.Lsg. 20mg/60ml*

Spastik der Skelettmuskulatur: W1: 2 x 25mg p.o., W2: 4 x 25mg, W3: 3 x 50mg, W4: 4 x 50mg;
Ki. > 5J: ini 1mg/kg/d, W1: 1 x 25mg p.o., W2: 2 x 25mg, W3: 3 x 25mg;
maligne Hyperthermie: 2.5mg/kg i.v., Infusion fortsetzen, so lange Hyperthermie anhält; Gesamtdosis ca. 10mg/kg/d

A 11.4.4 Zentral wirksame Muskelrelaxantien (Myotonolytika)

UW: Müdigkeit, Schwindel, Nausea, Mundtrockenheit, Leberenzyme ↑; **KI:** Myasthenia gravis, SS/SZ

Baclofen Rp — HWZ 3.5h, Q0 0.3, PPB 20-41%, PRC C, Lact +

Baclofen AWD *Tbl. 10, 25mg*
Baclofen-ratioph. *Tbl. 10, 25mg*
Lioresal *Tbl. 5, 10, 25mg; Amp. 10mg/5ml, 10mg/20ml,*

Spastische Syndrome: ini 3 x 5mg p.o., um 5mg/ED steigern je nach Wi, Erh.Dos. 30-75mg/d, max. 120mg/d; **Ki.:** ini 4 x 2.5mg p.o., langsam steigern, < **10J:** max. 0.75-2mg/kg/p.o.; > **10J:** 2.5mg/kg/d; intrathekal: Erh.Dos. 300-800µg/d; **DANI** KI bei terminaler NI

Flupirtin Rp — HWZ 10h, Q0 > 0.7, PPB 80%

Katadolon *Kps. 100mg; Tbl. 400(ret.)mg; Supp. 75, 150mg; Amp. 100mg/3ml*
Trancopal Dolo *Kps. 100mg, Supp. 150mg*
Trancolong *Tbl. 400(ret.)mg*

Schmerzen, Neuritis, Dysmenorrhoe: 3-4 x 100mg; 1 x 400mg (ret.) p.o.; max. 600mg/d p.o.; 3-4 x 150mg, max. 900mg rect.; 1 x 100mg i.m.; **Ki.** > **6J:** 3-4 x 75mg rect.; **DANI** max. 300mg p.o./450mg rect.

Methocarbamol Rp — HWZ 0.9-2h, PRC C, Lact +

Dolovisano Methocarb *Tbl. 750mg*
Ortoton *Tbl. 750mg; Amp. 1g/10ml*

Verspannung u. Spasmen der Skelettmuskulatur: ini 4 x 1.5g p.o., dann 3 x 1.5g; 1-3g langsam i.v.

Orphenadrin Rp — HWZ 14h, Q0 0.9, PPB 90%

Norflex *Tbl. 100(ret.)mg; Amp. 60mg/2ml*

Skelettmuskelspasmen unterschiedlicher Genese: 2 x100mg (ret.) p.o., max.400mg/d p.o.; 60mg langsam i.v./i.m, ggf. Wdh. nach 8-12h

Pridinol Rp — HWZ 4h

Myoson *Tbl. 4mg; Amp. 2mg/1ml*

Muskelspasmen, Torticollis, nächtliche Beinkrämpfe: ini 3 x 2-8mg p.o., Dauertherapie 4-8mg/d; 1-3 x 2-4mg i.m.; **Ki.** > **12J:** 3 x 2mg p.o.; 3 x 1mg i.m.

Tetrazepam Rp — HWZ 13-44h, Q0 1.0, PPB 70%

Musaril *Tbl. 50mg*
Spasmorelax *Tbl. 50mg*
Tetramdura *Tbl. 50mg*
Tetrazepam Neuraxph. *Tbl. 50, 100mg*
Tetrazepam-ratioph. *Tbl. 50mg*

Schmerzhafte Muskelverspannungen, spastische Syndrome: ini 50mg/d p.o., je nach Wi tgl. um 25mg steigern bis zu 200mg, max. 400mg/d; **Ki.** > **1J:** 4mg/kg/d p.o. in 3ED; **DANI, DALI** ggf. Dosisreduktion

Tizanidin Rp — HWZ 2.5h, Q0 1.0, PPB 30%, PRC C, Lact ?

Sirdalud *Tbl. 2, 4, 6mg*
Tizanidin Teva *Tbl. 2, 4mg*

Spasmen, schmerzhafte Muskelverspannungen: ini 3 x 2mg p.o., alle 4-7d um 2-4mg/d steigern, Erh.Dos. 12-24mg/d in 3-4ED, max. 36mg/d; **DANI** GFR < 25: ini 2mg/d, dann langsame Dosissteigerung; **DALI** KI bei schwerer Leberinsuffizienz

Tolperison Rp — HWZ 2.5h, Q0 1.0

Mydocalm *Tbl. 50mg*
Tolperison HEXAL *Tbl. 50mg*
Tolperison Stada *Tbl. 50, 150mg*
Viveo *Tbl. 150mg*

Schmerzhafte Muskelverspannungen: 3 x 50-100mg p.o., max. 3 x 150mg; **Ki. 3M-6J:** 5mg/kg/d; **6-14J:** 4-2mg/kg/d; **Spastizität bei neurologischen Erkrankungen:** 300-450mg/d in mehreren ED; **DANI/DALI** nicht erforderlich

A 11.5 Cholinergika

Wm/Wi: Hemmung der Cholinesterase ⇒ Acetylcholinkonzentration ↑ im synaptischen Spalt ⇒ Parasympathikotonus ↑, Tonus der quergestreiften Muskulatur ↑;
UW: Faszikulationen, Spasmen, Krämpfe, Speichelfluss, Diarrhoe, HF ↓;
KI: Asthma bronchiale, Iritis, Thyreotoxikose, Obstruktionsileus, Stenosen oder Spasmen des Darmtraktes, der Gallen- oder Harnwege, Myotonie, Parkinsonismus, postoperative Schock- und Kreislaufkrisen, SZ, Cave in SS

Distigmin Rp — HWZ 65-69h

Ubretid *Tbl. 5mg; Amp. 0.5mg/1ml*

Postoperative Darm-/Blasenatonie → 574: 0.5mg i.m., ggf. steigern auf 0.01mg/kg;
neurogene Blasenstrg.: 1 x 5mg p.o., 0.5mg i.m. alle 3-4d; Erh.Dos. 5mg p.o. alle 2-3d;
Myasthenia gravis → 487: W1: 1 x 5mg p.o., W2: 1 x 7.5mg, ab W3: 1 x 10mg; 0.5-0.75mg i.m. alle 2d

Neostigmin Rp — HWZ 24-80min, Q0 0.45, PRC C, Lact +

Neostig Carino *Amp. 0.5mg*
Neostigmin *Amp. 0.5mg/1ml*

Antagonisierung nichtdepolarisierender Muskelrelaxantien: 0.5-2mg i.v., ggf. bis 5mg;
Ki. < 20kg: 50µg/kg i.v.;
Myasthenia gravis → 487: mehrmals tgl. 0.5mg s.c./i.m.

Pyridostigmin Rp — HWZ 1.7h, Q0 0.2, PRC C, Lact +

Kalymin *Tbl. 10, 60, 180 (ret.)mg; Amp. 5mg/1ml*
Mestinon *Tbl. 10, 60, 180(ret.)mg; Amp. 25mg/5ml*

Darm-/Blasenatonie → 574: 60mg p.o. alle 4h; 1-2mg alle 4-6h i.m. für 2d;
paralytischer Ileus:
Sgl.: 10mg p.o. alle 4h für 2d; 0.5mg/4h i.m. für 2d;
Klein-/Schulki.: 20-30mg p.o. alle 4h für 2d; 1mg/4h i.m. für 2d;
Myasthenia gravis → 487: 2-4 x 60-180mg p.o.; 2 x 180-540mg (ret.) p.o.; 1-5mg/d i.m./s.c.;
Antagonisierung nichtdepolarisierender Muskelrelaxantien: 5mg i.v., bei Überdosierung des Relaxans bis zu 10-20mg langsam i.v.

A 11.6 Antidementiva

Wm/Wi (Donepezil, Galantamin, Rivastigmin): spezifische und reversible Hemmung der zerebralen Cholinesterase ⇒ Verbesserung der kognitiven Fähigkeiten;
Wm/Wi (Memantin): spannungsabhängiger NMDA-Rezeptorantagonist ⇒ Regulierung toxisch erhöhter Glutamatkonzentrationen;
Wm/Wi (Piracetam): Steigerung der zerebralen Durchblutung, der Sauerstoffumsatzrate und der Glukoseumsatzrate in primär ischämisch geschädigten Hirnarealen;
UW (Donepezil): Übelkeit, Diarrhoe, Muskelkrämpfe, Müdigkeit, Erbrechen, Schlaflosigkeit, Kopfschmerzen, Schmerzen, Unfälle, Erkältungen, Magen-Darm-Beschwerden, Schwindel, Halluzinationen, aggressives Verhalten, Juckreiz, Exanthem, Harninkontinenz; **UW** (Memantin): Halluzinationen, Verwirrtheit, Schwindel, Kopfschmerzen, Müdigkeit, Angstzustände, Hypertonus, Erbrechen, Blasenentzündung, gesteigerte Libido;
UW (Piracetam): Gewichtszunahme, gesteigerte psychomotorische Aktivität, Nervosität, Schlafstörung, depressive Verstimmung, Aggressivität, Angst, gastrointestinale Beschwerden;
KI (Donepezil): bekannte Überempfindlichkeit; **KI** (Memantin): bekannte Überempfindlichkeit;
KI (Piracetam): bekannte Überempfindlichkeit, zerebrale Blutungen, Chorea Huntington, terminale Niereninsuffizienz

Dihydroergotoxin Rp — HWZ 13-15h

DCCK *Kps. 4.5(ret.)mg; Gtt. (1ml = 1mg)*
Ergodesit *Tbl. 2, 5(ret.)mg*
Hydergin *Tbl. 2, 4mg; Gtt. (1ml = 1, 2mg)*
Hydro Cebral-ratioph. *Gtt. (1ml = 1mg)*
Orphol *Tbl. 1.5, 4.5mg; Brausetbl. 4.5mg; Gtt. (1ml = 1mg)*

Hirnleistungsstrg. im Alter: 4-8mg/d p.o. in 1-3ED

Donepezil Rp — HWZ 70h, Q0 0.95, PPB 95%, PRC C, Lact ?

Aricept *Tbl. 5, 10mg; Lingualtbl. 5, 10mg*
Memac *Tbl. 5, 10mg*

Alzheimer-Demenz → 495: 1 x 5mg p.o. z.N., nach 4W evtl. 1 x 10mg;
DANI nicht erforderlich

Galantamin Rp — HWZ 7-8h, PPB 18%

Reminyl *Tbl. 4mg; Kps. 8(ret.), 16(ret.), 24(ret.)mg; Lsg. (1ml = 4mg)*

Alzheimer-Demenz → 495: Kps. (ret.): morgens ini 1 x 8mg, nach 4W 1 x 16mg, evtl. nach 8W 1 x 24mg; Lsg.: 2 x 4mg p.o., nach 4W 2 x 8mg, evtl. nach 8W 2 x 12mg;
DANI GFR > 9: 100%; < 9: KI;
DALI KI bei Child-Pugh > 9

Memantin Rp — HWZ (60-100)h, PPB 45%

Axura *Tbl. 5, 10, 15, 20mg; Lsg. (10mg/g)*
Ebixa *Tbl. 5, 10, 15, 20mg; Gtt. (20Gtt. = 10mg)*

Alzheimer-Demenz → 495: W1: 1 x 5mg p.o., W2: 1 x 10mg p.o., W3: 1 x 15mg p.o., ab W4: 1 x 20mg p.o.;
DANI GFR 40-60: 10mg/d

Nicergolin Rp — HWZ 7.3h, PPB 82-87%

Ergobel *Tbl. 30mg*
Nicergolin Neuraxph. *Tbl. 10, 30mg*
Nicerium *Tbl. 10mg; Kps. 30mg*
Sermion *Tbl. 30mg*

Hirnleistungsstrg. im Alter: 20-30mg/d, max. 60mg/d

Nimodipin Rp — HWZ 8-9h, Q0 1.0, PPB 98%, PRC C, Lact ?

Nimodipin Carino *Inf.Lsg. 10mg/50ml*
Nimodipin HEXAL *Tbl. 30mg*
Nimotop *Tbl. 30mg; Inf.Lsg. 10mg/50ml*

Hirnleistungsstrg. im Alter: 3 x 30mg p.o.;
Vasospasmen nach Subarachnoidalblutung: ini 15µg/kg/h i.v., nach 2h 30µg/kg/h

Piracetam Rp — HWZ 4.5-5.5h, Q0 0.02, PPB 15%

Cebrotonin *Tbl. 800mg*
Nootrop *Tbl. 800, 1200mg; Amp. 3g/15ml; Inf.Lsg. 12g/60ml*
Piracetam-ratioph. *Kps. 400mg; Tbl. 800, 1200mg; Gtt. (2.5ml = 832mg); Amp. 1g/5ml*

Dementielles Syndrom → 478: 2-3 x 2.4g/d, max. 3 x 4.8g/d; 3-12g i.v.;
postkommotionelles Syndrom: 2-3 x 2.4g/d, bei Bedarf 3 x 4.8g/d;
postanoxisches Myoklonus-Syndrom: ini 2 x 3.2g, dann alle 3d um 4.8g steigern, max. 24g/d p.o.; ini bis 12g/d i.v., nach 1-2W Dosisreduktion und Umstellung auf orale Therapie;
DANI Krea (mg/dl) bis 3: 50%; 3-8: 12.5-25%; HD: 100%

Rivastigmin Rp	HWZ 1h, Q0 1.0, PPB 40%, PRC B, Lact ?
Exelon *Kps. 1.5, 3, 4.5, 6mg; TTS 4.6, 9.5mg/24h; Lsg. (1ml = 2mg)* **Prometax** *Kps. 1.5, 3, 4.5, 6mg*	**Alzheimer-Demenz** → 495: ini 2 x 1.5mg/d p.o., nach 2W 2 x 3mg, je nach Verträglichkeit alle 2W um 2 x 1.5mg steigern bis 2 x 6mg; TTS: ini 4.6mg/24h, Pflaster tgl. wechseln, bei guter Verträglichkeit nach 4W steigern auf 9.5mg/24h; **DANI** nicht erforderlich

A 11.7 Selektive Immunsuppressiva

Wm/Wi (Glatirameracetat): Polymer aus 4 Aminosäuren mit spezifischen immunmodulatorischen Eigenschaften ⇒ Erhöhung der Zahl spezifischer Supressorzellen, die antiinflammatorische Zytokine sezernieren;
Wm/Wi (Natalizumab): bindet spezifisch an ein Integrin auf Leukozytenoberfläche ⇒ Hemmung der transendothelialen Migration von Leukozyten in entzündliches Gewebe;
UW (Glatirameracetat): Reaktionen an der Injektionsstelle, Schmerzen, Herzklopfen, Übelkeit, Obstipation, Diarrhoe, Arthralgie, Dyspnoe, Schwindel, Depression;
UW (Natalizumab): Harnwegsinfekte, Nasopharyngitis, Urtikaria, Kopfschmerzen, Schwindel, Übelkeit, Erbrechen, Arthralgien, Rigor, Fieber, Abgeschlagenheit, Überempfindlichkeitsreaktionen, progressive multifokale Leukoencephalopathie (sehr selten);
KI (Glatirameracetat): bekannte Überempfindlichkeit, SS;
KI (Natalizumab): bekannte Überempfindlichkeit; progressive multifokale Leukenzephalopathie, Immunschwäche, laufende immunsuppressive Therapie, Kombination mit Interferon beta oder Glatirameracetat, aktive Malignome (Ausnahme: Basaliom), Kinder, Jugendliche

Glatirameracetat Rp	
Copaxone *Fertigspr. 20mg/1ml*	**Schubförmig remittierende Multiple Sklerose** → 486: 1 x 20mg s.c.

Natalizumab Rp	HWZ 16d, PRC C, Lact ?
Tysabri *Inf.Lsg. 300mg/15ml*	**Hochaktive, remittierende Multiple Sklerose** → 486: 300mg über 1h i.v. alle 4W; **DANI, DALI** keine Daten, vermutlich nicht erforderlich

A 11.8 Weitere ZNS-Medikamente

Wm (Tiaprid): Blockade von Dopamin-2-Rezeptoren in Nucleus caudatus, Putamen und Corpus striatum;
UW (Tiaprid): Schwäche, Müdigkeit, Agitation, Schwindel, Kopfschmerzen, Gleichgültigkeit, Schlaflosigkeit, Muskelrigidität, Amenorrhoe, Galaktorrhoe;
KI (Tiaprid): Prolaktinom, Mammakarzinom, Phäochromozytom;
Ink (Tiaprid): Haloperidol, L-Dopa, Phenothiazine

Flunarizin Rp	HWZ 18d, Q0 1.0, PPB > 90%
Flunarizin CT *Kps. 5, 10mg* **Flunavert** *Kps. 5, 10mg* **Natil N** *Kps. 5, 10mg* **Sibelium** *Kps. 5mg*	**Vestibulärer Schwindel** → 491, **Migräne-Intervalltherapie** → 482: ini 10mg z.N.; Pat. > 65J: 5mg; Erh.Dos. 5-10mg alle 2d

Alpha-Liponsäure OTC	HWZ 1h
Liponsäure-ratioph. *Tbl. 600mg; Inj.Lsg. 300mg/12ml, 600mg/24ml* **Neurium** *Tbl. 600mg; Amp. 600mg/24ml* **Thioctacid** *Tbl. 200, 600mg; Amp. 600mg/24ml; Inf.Lsg. 600mg/50ml*	**Diabetische Polyneuropathie:** 600mg/d p.o. in 1-3ED; 300-600mg/d i.v.
Tetrabenazin Rp	HWZ 5h, PPB 0%
Nitoman *Tbl. 25mg* **Tetmodis** *Tbl. 25mg* **Xenazine** *Tbl. 25mg*	**Hyperkinetische Bewegungsstrg. bei Chorea Huntington:** ini 3 x 25mg p.o., nach Bedarf alle 3-4d um 25mg/d steigern, max. 200mg/d; **Spätdyskinesien:** ini 12.5mg, ggf. steigern; **DANI, DALI** sorgfältige Dosiseinstellung
Tiaprid Rp	HWZ 3h, Q0 0.25, PPB 0%
Tiaprid Neuraxph. *Tbl. 100, 200mg* **Tiaprid HEXAL** *Tbl. 100, 200mg* **Tiapridal** *Tbl. 100mg; Gtt. (1ml = 137.9mg)* **Tiapridex** *Tbl. 100mg; Amp. 100mg/2ml; Gtt. (1ml = 137.9mg)*	**Dyskinesien:** 3 x 100-200mg p.o./i.m./i.v.; **Chorea:** 300-1000mg/d in 3-5ED; **DANI** GFR 50-80: 75%; 10-49: 50%; < 10: 25%
Uridin + Cytidin OTC	
Keltican N *Kps. 0.63+2.5mg*	**Neuritis, Myopathie:** 2 x 1-2 Kps. p.o.

A 11.9 Glasgow Coma Scale, Dermatome

Glasgow Coma Scale (GCS)		
Öffnen der Augen	Spontan	4
	Auf Ansprache	3
	Nach Schmerzreiz	2
	Keine Reaktion	1
Verbale Antwort	Orientiert	5
	Verwirrt	4
	Unzusammenh. Worte	3
	Unverständliche Laute	2
	Keine Antwort	1
Beste motorische Antwort	Befolgt Aufforderung	6
	Gezielte Abwehr	5
	Zurückziehen	4
	Beugesynergismen	3
	Strecksynergismen	2
	Keine Antwort	1
GCS-Score		**3–15**

GCS > 8 = Bewusstseinstrübung		
> 12	Leicht	
12–9	Mittelschwer	
Somnolenz: schläfrig, leicht erweckbar		
Stupor: schlafähnlich, leicht erweckbar		
GCS < 8 = Bewusstlosigkeit		
8–7	Koma Grad **I**	Leichtes Koma
6–5	Koma Grad **II**	
4	Koma Grad **III**	Schweres Koma
3	Koma Grad **IV**	

Koma Grad I: gezielte Abwehrbewegungen, normaler Tonus, keine Pupillen-, Augenbewegungsstrg., vestibulookulärer Reflex (VOR) positiv
II: ungezielte Abwehrbewegungen, normaler bis erhöhter Tonus, Lichtreaktion erhalten, Anisokorie/Bulbusdivergenz möglich
III: ungezielte Bewegungen, Streck- und Beugesynergismen, erhöhter Tonus, Pupillen variabel, eher eng, anisokor, abgeschwächte Lichtreaktion, pathologischer VOR
IV: keine Schmerzreaktion, Tonus schlaff, Pupillen weit und starr, VOR -, kraniokaudaler Ausfall der Hirnstammreflexe

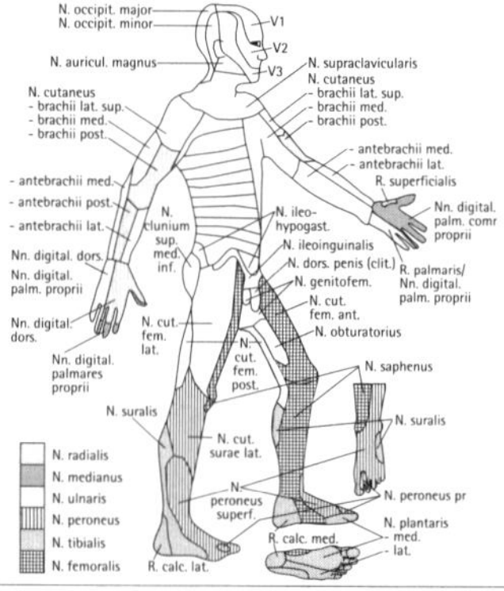

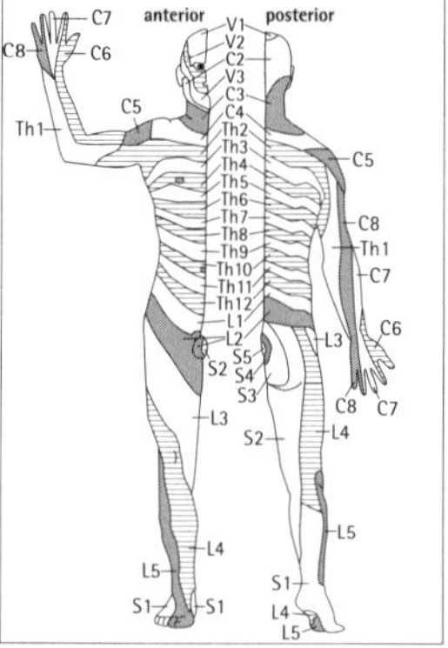

A 12 Psychiatrie - Arzneimittel

A 12.1 Antidepressiva

A 12.1.1 Nichtselektive Monoamin-Reuptake-Inhibitoren (NSMRI), trizyklische Antidepressiva

Wm: Wiederaufnahmehemmung der Monoamine Noradrenalin u. Serotonin in die präsynaptischen Vesikel ⇒ Stimmungsaufhellung durch Verstärkung der noradrenergen und serotoninergen Übertragung im ZNS;
Wi (Amitriptylin): ausgeprägte sedierende Komponente, antinozizeptiv;
Wi (Clomipramin): gering sedierend, antinozizeptiv, leicht antriebsfördernd;
Wi (Desipramin): gering sedierend, ausgeprägt antriebsfördernd;
Wi (Dibenzepin): geringe bis fehlende sedierende Komponente;
Wi (Dosulepin): psychomotorisch dämpfend;
Wi (Doxepin): stark sedierend, anxiolytisch;
Wi (Imipramin): gering sedierend, antinozizeptiv;
Wi (Lofepramin): gering sedierend;
Wi (Nortriptylin): gering sedierend;
Wi (Trimipramin): stark sedierend, anxiolytisch;
UW (NSMRI): Mundtrockenheit, Glaukomanfall, Obstipation, Miktionsstörung, Hypotonie, HRST, Kardiomyopathie, Schwindel, Kopfschmerz, Unruhe, Schlafstörung, Verwirrtheit;
KI (NSMRI): Glaukom, AV-Block III°, strenge Ind.Stell. in SS/SZ;
Ink (NSMRI): Clonidin, MAO-Hemmer

Amitriptylin Rp — HWZ 15h, Q0 1.0, PPB 95%, PRC D/C, Lact ?

Amineurin *Tbl. 10, 25, 50, 100 (ret.)mg*
Amitriptylin Neuraxph. *Tbl. 10, 25, 50, 75, 100mg; Kps (ret.) 25, 50, 75mg; Lsg. (1ml = 40mg)*
Saroten *Tbl. 50, 75 (ret.)mg; Amp. 50mg/2ml*
Syneudon *Tbl. 50mg*

Depression → 497: ini. 3 x 20-25mg p.o., je nach Wi steigern bis 3 x 50 oder 2 x 75mg, ältere Pat. 50%; bis 300mg/d bei stationärer Behandlung; ini. 25mg i.v./i.m. über 3-7d auf 150mg/d steigern;
Ki./Jugendl. < 18J: 25-150mg/d, max. 4-5mg/kg/d;
chronische Schmerzen → 401: 50-150mg/d;
DANI nicht erforderlich

Amitriptylinoxid Rp — HWZ 10-20(31)h, PPB 95%

Amioxid *Tbl. 30, 60, 90, 120mg*
Equilibrin *Tbl. 30, 60, 90, 120mg*

Depression → 497: ini. 60mg/d p.o., nach Bedarf steigern auf 90-120mg, max. 150mg/d p.o. bzw. 300mg/d bei stationärer Behandlung

Clomipramin Rp — HWZ 21 (36)h, Q0 1.0, PPB 98%, PRC C, Lact +

Anafranil *Tbl. 10, 25, 75(ret.)mg; Amp. 25mg/2ml*
Clomipramin-ratioph. *Tbl. 10, 25, 75(ret.)mg*

Depression → 497, **Zwangsstörung** → 502, **Phobien** → 501: ini. 50-75mg/d p.o./i.v./i.m., über 7d steigern auf 100-150mg/d, bis 300mg/d bei stationärer Behandlung;
Ki. 5-7J: ini. 10mg/d, über 10d steigern auf 20mg/d;
8-14J: steigern auf 20-50mg/d;
> 14J: steigern auf 50mg/d;
Narkolepsie: 25-75mg/d;
chronische Schmerzen → 401: 25-150mg/d;
DANI nicht erforderlich

Dosulepin Rp — HWZ 18-22(23-46)h

Idom *Kps. 25mg; Tbl. 75mg*

Depression → 497: 1 x 75-150mg p.o., max. 225mg/d;
DANI Krea (mg/dl) > 1.5: 50-75mg/d

Doxepin Rp — HWZ 17(51)h, Q0 1.0, PPB 80%, PRC C, Lact -

Aponal *Tbl. 5, 10, 25, 50, 100mg; Gtt. (20Gtt. = 10mg); Amp. 25mg/2ml*
Doneurin *Tbl. 10, 25, 50, 75, 100mg; Kps. 10, 25, 50, 75, 100mg*
Doxepia *Tbl. 50, 100mg*
Doxepin-ratioph. *Tbl. 10, 25, 50, 100mg;*
Mareen *Tbl. 50, 100mg*

Depression → 497, **Angstsyndrome** → 501: ini. 1 x 50mg p.o. z.N., nach 3-4d 75mg, nach 7-8d 100-150mg/d; bis 300mg/d bei stationärer Behandlung; 25-75mg i.m./i.v.;
Entzugssyndrome → 496: ini. 3 x 50mg p.o., nach 4d langsame Dosisreduktion;
DANI nicht erforderlich

Imipramin Rp — HWZ 12(15)h, Q0 1.0 (1.0), PPB 90%, PRC D, Lact ?

Imipramin Neuraxph. *Tbl. 10, 25, 100mg*
Tofranil *Tbl. 10, 25mg*

Depression → 497, **Panik- u. Angststörung** → 501, **chronische Schmerzen** → 401: ini. 2-3 x 25mg p.o., nach 3d 3 x 50-75mg, max. 300mg/d;
Enuresis: Ki. 5-7J: ini. 10mg p.o., dann 20mg; **8-14J:** ini. 10mg, dann 50mg;
DANI nicht erforderlich

Nortriptylin Rp — HWZ 18-56h, Q0 1.0, PPB 94%, PRC D, Lact ?

Nortrilen *Tbl. 10, 25mg*

Depression → 497: 2-3 x 10-50mg p.o.; max. 3 x 75mg bei stationärer Therapie;
DANI/DALI Dosisreduktion

Trimipramin Rp — HWZ 24h, Q0 0.9, PPB 95%, PRC C, Lact ?

Herphonal *Tbl. 25, 100mg; Gtt. (40Gtt. = 40mg)*
Stangyl *Tbl. 25, 100mg; Gtt. (40Gtt. = 40mg)*
Trimidura *Tbl. 25, 100mg; Gtt. (40Gtt. = 40mg)*
Trimineurin *Tbl. 25, 50, 100mg; Gtt. (40Gtt. = 40mg)*
Trimipramin Neuraxph. *Tbl. 25, 50, 75, 100mg; Gtt. (40Gtt. = 40mg)*

Depression → 497, **chronische Schmerzen** → 401: ini. 25-50mg p.o., langsam steigern, Erh.Dos. 100-150mg/d, max. 400mg/d bei stationärer Behandlung;
DANI sorgfältige Dosiseinstellung

A 12.1.2 Alpha-2-Rezeptor-Antagonisten, tetrazyklische Antidepressiva

Wm (Maprotilin): v.a. Hemmung des Noradrenalin-Reuptakes, daneben antihistaminerge und Alpha-1-antagonistische Wirkung;
Wi (Maprotilin): stimmungsaufhellend, sedierend;
Wm (Mianserin): starke antiserotonerge und antihistaminerge Wirkung, daneben Alpha-1- u. -2-Antagonismus und Hemmung des Noradrenalin-Reuptakes;
Wi (Mianserin): stimmungsaufhellend, sedierend, anxiolytisch;
Wi (Maprotilin, Mianserin): antidepressiv, psychomotorisch dämpfend, angstdämpfend;
UW (Maprotilin, Mianserin): Müdigkeit, Schläfrigkeit, Schwindel, Hypotonie, s. auch UW NSMRI (→ 227);
KI (Maprotilin, Mianserin): Manie, Alkohol-, Schlafmittel- und Psychopharmaka-Intoxikation, s. auch KI NSMRI (→ 227)

Maprotilin Rp — HWZ 27-58(43)h, Q0 1.0, PPB 88%, PRC B, Lact ?

Ludiomil *Tbl. 25, 50, 75mg;*
Maprotilin Neuraxph. *Tbl. 25, 50, 75mg; Amp. 25mg/2ml*
Maprotilin-ratioph. *Tbl. 25, 50, 75mg*
Maprotilin ct *Tbl. 25, 50, 75mg*

Depression → 497: ini. 25-75mg p.o./i.v., nach 2W um 25mg/d steigern bis 150mg/d, max. 225mg/d bei stationärer Behandlung;
DANI nicht erforderlich

Mianserin Rp — HWZ 21-61h, Q0 0.95, PPB 90%

Mianserin Neuraxph. *Tbl. 10, 30, 60mg*
Mianserin-ratioph. *Tbl. 10, 30mg*

Depression → 497: ini. 30mg p.o., Erh.Dos. 30-90mg/d;
DANI/DALI ggf. Dosisanpassung

A 12.1.3 MOI (MAO-Hemmer)

Wm (Moclobemid): selektive reversible Hemmung der MAO-A;
Wm (Tranylcypromin): irreversible Hemmung der MAO-A und der MAO-B; ⇒ Hemmung des oxidativen Abbaus, dadurch Konzentration ↑ von Adrenalin, Noradrenalin, Serotonin an der Synapse;
Wi (MAO-Hemmer): zunächst stark antriebssteigernd, nach ca. 2W stimmungsaufhellend;
UW (MAO-Hemmer): RR-Schwankungen, Schlafstörung, Unruhe, Schwindel, Kopfschmerzen, Potenzstörung;
KI (MAO-Hemmer): schwere Leberschäden, schwere Hypertonie, akute Delirien, Cave in SS/SZ;
Ink (MAO-Hemmer): andere Antidepressiva, Carbamazepin, Pethidin, L-Dopa;
Ink (Tranylcypromin): Alkohol, Levodopa, Pethidin

Moclobemid Rp — HWZ 2-4h, Q0 1.0, PPB 50%

Aurorix *Tbl. 150, 300mg*
Moclobemid HEXAL *Tbl. 150, 300mg*
Moclobeta *Tbl. 150, 300mg*
Moclodura *Tbl. 150, 300mg*

Depression → 497: ini. 300mg p.o., Erh.Dos. 300-600mg/d;
soziale Phobie → 502: ini. 2 x 150mg, nach 4d 2 x 300mg;
DANI nicht erforderlich

Tranylcypromin Rp — HWZ 2h, Q0 0.95, PRC C, Lact ?

Jatrosom N *Tbl. 10, 20mg*

Depression → 497: 10-30mg/d p.o. in 1-3ED

A 12.1.4 Selektive Serotonin-Reuptake-Inhibitoren (SSRI)

Wm: selektive Hemmung der Serotoninwiederaufnahme ⇒ Serotoninanreicherung im synaptischen Spalt;
Wi: antidepressiv, psychomotorisch aktivierend;
UW: Schlaflosigkeit, Agitiertheit, Somnolenz, Kopfschmerzen, Übelkeit, Erbrechen, Durchfall, HRST, Ejakulationsstrg.;
KI: SS/SZ, Ki./Jugendl. < 18J;
Ink: MAO-Hemmer, Oxitriptan, Sibutramin, Sympathomimetika, Tryptophan;
Ink (Fluoxetin): Cumarine, Haloperidol, Phenothiazine, Terfenadin;
Ink (Fluvoxamin): Cumarine, Lithium, Methadon, Theophyllin

Citalopram Rp — HWZ 33-37h, Q0 > 0.7, PPB 80%, PRC C, Lact ?

Cipramil *Tbl. 20, 40mg; Inf.Lsg. 20mg/0.5ml*
Citadura *Tbl. 10, 20, 40mg*
Citalich *Tbl. 10, 20, 40mg*
Citalon *Tbl. 20, 40mg*
Citalopram HEXAL *Tbl. 10, 20, 30, 40, 60mg*
Citalopram-ratioph. *Tbl. 10, 20, 30, 40mg*

Depression → 497: 1 x 20mg p.o., max. 60mg/d; 20mg/d i.v., max. 40mg/d i.v.;
Panikstörung → 501: ini. 1 x 10mg p.o., nach 1W 1 x 20mg, je nach Ansprechen steigern bis max. 60mg/d;
DALI max. 30mg/d;
DANI nicht erforderlich

Escitalopram Rp — HWZ 30h, PPB 80%

Cipralex *Tbl. 10, 20mg; Gtt. (20Gtt. = 10, 20mg)*

Depression → 497: 1 x 10mg p.o., ggf. 1 x 20mg;
Panikstörung → 501: ini. 1 x 5mg, nach 7d 1 x 10mg, ggf. 1 x 20mg;
DANI GFR < 30: sorgfältige Dosisanpassung;
DALI W1+2: 5mg/d, dann max.10mg/d

Fluoxetin Rp — HWZ 4 (7)d, Q0 0.85, PPB 95%, PRC C, Lact -

Fluctin *Tbl. 20mg; Kps. 20mg*
Fluoxetin HEXAL *Tbl. 10, 20, 40mg; Kps. 10, 20mg; Saft (5ml = 20mg)*
Fluoxetin-ratioph. *Tbl. 20mg; Kps. 20mg; Saft (5ml = 20mg)*
Fluxet *Tbl. 20mg; Kps. 20mg*

Depression → 497: 1 x 20mg p.o.;
Zwangsstörung → 502: 1 x 20mg, ggf. 60mg/d;
Bulimie: 60mg/d;
Ki. > 8J: ini. 10mg/d, nach 1-2W max. 20mg/d;
DANI nicht erforderlich;
DALI 20mg alle 2d

Fluvoxamin Rp — HWZ 17-22h, Q0 1.0, PPB 80%, PRC C, Lact ?

Fevarin *Tbl. 50, 100mg*
FluvoHEXAL *Tbl. 50, 100mg*
Fluvoxamin Neuraxph. *Tbl. 25, 50, 100mg*
Fluvoxamin-ratioph. *Tbl. 50, 100mg*
Fluvoxamin Stada *Tbl. 50, 100mg*

Depression → 497: ini. 50mg p.o., Erh.Dos. 1 x 100-200mg, max. 300mg/d;
Zwangsstörung → 502: ini. 50mg/d, Erh.Dos. 200-300mg/d;
Ki. > **8J:** ini 25-50mg p.o., um 25-50mg/W steigern, max. 200mg/d;
DANI/DALI Dosisreduktion

Paroxetin Rp — HWZ 17-24h, Q0 0.95, PPB 95%, PRC C, Lact ?

Paroxalon *Tbl. 20mg*
Paroxat *Tbl. 10, 20, 30, 40mg*
Paroxetin-ratioph. *Tbl. 20, 30, 40mg*
Seroxat *Tbl. 20mg; Saft (1ml = 2mg)*

Depression → 497, **Angststrg.** → 501, **soziale Phobie** → 502: 1 x 20mg p.o., ggf. steigern, max. 50mg/d;
Panik- → 501, **Zwangsstrg.** → 502: ini. 10mg, um 10mg/W steigern, Erh.Dos. 40mg, max. 60mg/d;
DANI GFR < 30: reduzierte Dosis;
DALI reduzierte Dosis

Sertralin Rp — HWZ 24h, Q0 1.0, PPB 98%, PRC C, Lact ?

Gladem *Tbl. 50, 100mg*
Sertra Isis *Tbl. 50, 100mg*
Sertralin HEXAL *Tbl. 50, 100mg*
Sertralin Neuraxph. *Tbl. 50, 100mg*
Zoloft *Tbl. 50, 100mg; Lsg. (1ml = 20mg)*

Depression → 497: 1 x 50mg p.o., je nach Wi steigern auf 1 x 100mg, max. 200mg/d;
DANI nicht erforderlich;
DALI reduzierte Dosis

A 12.1.5 Serotonin-Noradrenalin-Reuptake-Inhibitoren (SNRI)

Wm/Wi (Duloxetin, Venlafaxin): Hemmung der Serotonin- und der Noradrenalin-Wiederaufnahme ⇒ Erhöhung der extrazellulären Konzentration von Serotonin u. Noradrenalin in verschiedenen Gehirnarealen;
UW (Duloxetin): Schlaflosigkeit, trockener Mund, Durst, Übelkeit, Erbrechen, Obstipation, Diarrhoe, Müdigkeit, Angst, Libido ↓, Anorgasmie, Kopfschmerzen, Schwindel, Tremor, Verschwommensehen, Nervosität, Schwitzen ↑, Lethargie, Pruritus, Schwäche;
UW (Venlafaxin): Somnolenz, Mundtrockenheit, Obstipation, Nervosität, vermehrtes Schwitzen, Schwächegefühl, sexuelle Strg., Schlafstrg., Kopfschmerzen, Asthenie, Schwindel, Müdigkeit, Bauchschmerzen, RR ↑, Akkommodationsstrg.;
KI (Duloxetin): bekannte Überempfindlichkeit, Leberfktsstrg., schwere Niereninsuffizienz, unkontrollierte Hypertonie, SZ; Kombination mit MAO-Hemmern, Ciprofloxazin, Enoxacin;
KI (Venlafaxin): bekannte Überempfindlichkeit, Kombination mit MAO-Hemmern

Duloxetin Rp — HWZ 8-17h, PPB 96%

Ariclaim *Kps. 30, 60mg*
Cymbalta *Kps. 30, 60m*
Xeristar *Kps. 30, 60mg*

Depression → 497, **Schmerzen bei diabetischer PNP:** 1 x 60mg p.o.; max. 2 x 60mg;
generalisierte Angststörung: ini. 1 x 30mg p.o., ggf. steigern auf 1 x 60mg;
DANI: GFR 30-80: 100%; < 30: KI;
DALI: KI

Venlafaxin Rp — HWZ 5(12)h, Q0 0.45 (0.5), PPB 27%, PRC C, Lact ?

Trevilor *Kps. 37.5(ret.), 75(ret.), 150(ret.)mg*
Venlafaxin-CT *Tbl. 75(ret.), 150(ret.), 225(ret.)mg; Kps. 37.5(ret.), 75(ret.), 150(ret.)mg*
Venlafaxin-ratioph. *Tbl. 75(ret.), 150(ret.), 225(ret.)mg; Kps. 37.5(ret.), 75(ret.), 150(ret.)mg*

Depression → 497: ini. 2 x 37.5-75mg p.o., Erh.Dos.: 150-375mg;
Angststörung → 501, **Panikstörung** → 501: d1-7: 37.5mg/d, dann 75mg/d; ggf. steigern bis max. 225mg/d;
DANI GFR 10-70: 50-75%, HD: 50%;
DALI 50%

A 12.1.6 Noradrenalin-Reuptake-Inhibitoren (NARI)

Wm/Wi (Reboxetin): Hemmung der Noradrenalin-Wiederaufnahme ⇒ Erhöhung der extrazellulären Konzentration von Noradrenalin in verschiedenen Gehirnarealen;
UW (Reboxetin): Schlaflosigkeit, Mundtrockenheit, Verstopfung, Schwitzen, Schwindel, Tachykardie, Gefäßerweiterung, RR ↓, Akkommodations-, Appetitstrg., Harnverhalt, Erektionsstrg., Hodenschmerzen, Kältegefühl;
KI (Reboxetin): bekannte Überempfindlichkeit, SS/SZ

Reboxetin Rp — HWZ 13h, Q0 > 0.8, PPB 92-97%

Edronax *Tbl. 4mg*
Solvex *Tbl. 4mg*

Depression → **497:** 2 x 4mg p.o., max. 12mg/d;
DANI/DALI ini. 2 x 2mg, dann nach Wi steigern

A 12.1.7 Noradrenerge und spezifisch serotonerge Antidepressiva (NaSSA)

Wm/Wi (Mirtazapin): Blockade von Alpha-2-Rezeptoren, noradrenerge/serotonerge Übertragung ↑;
UW (Mirtazapin): Agranulozytose, Neutropenie, Müdigkeit, Benommenheit, Ikterus, RR ↓, Tremor, HRST, epileptische Anfälle, Ödeme, Gewicht ↑, Exanthem, Transaminasen ↑, Parästhesien, Verschlechterung psychotischer Symptome;
KI (Mirtazapin): bekannte Überempfindlichkeit

Mirtazapin Rp — HWZ 20-40h, PPB 85%, PRC C, Lact ?

Mirtazapin Stada *Tbl. 15, 30, 45mg; Lingualtbl. 15, 30, 45mg*
Mirtazelon *Tbl. 15, 30, 45mg*
Remergil *Lingualtbl. 15, 30, 45mg; Lsg. (1ml = 15mg)*
Remeron *Lingualtbl. 15, 30, 45mg; Lsg. (1ml = 15mg)*
Zispin *Lingualtbl. 45mg*

Depression → **497:** ini. 15mg p.o., Erh.Dos. 1 x 15-45mg
DANI GFR 11-40: 66%; < 10: 50%

A 12.1.8 Melatonerge Antidepressiva

Wm: Agonist an melatonergen MT_1- u. MT_2-Rezeptoren, Antagonist an postsynaptischen 5-HT2C-Rezeptoren ⇒ antidepressiv, Resynchronisierung der zirkadianen Rhythmik, Wiederherstellung des Schlaf-Wach-Rhythmus;
UW: Kopfschmerzen, Schwindel, Schläfrigkeit, Schlaflosigkeit, Müdigkeit, Migräne, Übelkeit, Diarrhoe, Obstipation, Oberbauch-, Rückenschmerzen, Schwitzen, Transaminasen ↑, Angst;
KI: bekannte Überempfindlichkeit, eingeschränkte Leberfkt., gleichzeitige Anwendung von starken CYP1A2-Inhibitoren (z.B. Fluvoxamin, Ciprofloxacin)

Agomelatin Rp — HWZ 1-2h, PPB 95%

Valdoxan *Tbl. 25mg*

Depression → **497:** 1 x 25mg p.o. z.N., ggf. steigern auf 1 x 50mg;
DANI vorsichtige Anwendung;
DALI KI

A 12.1.9 Weitere Antidepressiva

Wm (Asenapin): u.a. Antagonismus an D2- und 5-HT2a-Rezeptoren
Wm (Bupropion): Dopamin- und Noradrenalin-Reuptake-Hemmer;
Wm (Opipramol): Antagonismus an H1-, D2-, 5-HT2A-, Alpha-1-Rezeptoren, hohe Affinität für Sigmarezeptoren, Beeinflussung von NMDA-Rezeptoren;
Wm (Trazodon): präsynaptische Hemmung des Serotonin-Reuptakes, postsynaptische Blockade von 5-HT1-Rezeptoren, Blockade von Alpha-1-Rezeptoren;
UW (Asenapin): Angst, Appetitsteigerung, Gewichtszunahme, Somnolenz, Dystonie, Schwindel, Parkinsonismus, orale Hypästhesie, Muskelrigidität, Leberwerterhöhung, Ermüdung;
UW (Bupropion): Urtikaria, Appetitlosigkeit, Schlaflosigkeit, Agitiertheit, Angst, Kopfschmerzen, Mundtrockenheit, Übelkeit, Erbrechen, Hypertonie, Schwindel, Tinnitus;
UW (Opipramol): Benommenheit, Müdigkeit, Schwindel, Mundtrockenheit, Durstgefühl, verstopfte Nase, RR↓, Schlafstrg., Unruhe, Tremor, Obstipation, paralytischer Ileus, Schwitzen, Akkommodations-, Miktions-, Geschmacksstrg., Verwirrtheit, Ödeme, Exanthem, sexuelle Strg., Übelkeit, Tachykardie;
UW (Trazodon) Müdigkeit, Schwindel, GI-Beschwerden, Mundtrockenheit, Schlafstörung, Kopfschmerz, RR↓, Unruhe, HRST;
KI (Asenapin): bekannte Überempfindlichkeit;
KI (Bupropion): bekannte Überempfindlichkeit, Epilepsie, ZNS-Tumor, Alkoholentzug, schwere Leberzirrhose, Anorexia nervosa, Bulimie, SZ;
KI (Opipramol): bekannte Überempfindlichkeit, akuter Harnverhalt, akute Delirien, unbehandeltes Engwinkelglaukom, Prostatahypertrophie mit Restharn, paralytischer Ileus, höhergradiger AV-Block, diffuse VES bzw. SVES;
KI (Trazodon): bekannte Überempfindlichkeit, akute Intoxikation mit zentral dämpfenden Pharmaka bzw. Alkohol, Karzinoid-Syndrom;
Ink (Bupropion, Opipramol): MAO-Hemmer;
Ink (Tryptophan): Sibutramin, SSRIs

Asenapin Rp — HWZ 24h, PPB 95%, PRC C, Lact ?

Sycrest *Lingualtbl. 5, 10mg*	**Manische Episode einer bipolaren Störung:** 2 x 5-10mg p.o.; **DANI** GFR>15: 100%, <15: keine Daten; **DALI** Child A: 100%, B: vorsichtige Anw., C: Anw. nicht empfohlen

Bupropion Rp — HWZ 20h, Q0 > 0.8, PPB 84%, PRC C Lact-

Elontril *Tbl. 150, 300mg*	**Depression** → 497: ini. 1 x 150mg p.o., ggf. nach 4W auf 1 x 300mg steigern; **DANI** max. 150mg/d; **DALI** max. 150mg/d; KI bei schwerer Leberzirrhose

Lamotrigin Rp — HWZ 29h, Q0 0.9, PPB 55%, PRC C, Lact ?

Espa Trigin *Tbl. 25, 50, 100, 200mg* **Lamictal** *Tbl, 2, 5, 25, 50, 100, 200mg* **Lamotrigin-ratioph.** *Tbl. 5, 25, 50, 100, 200mg*	**Pro. depressiver Episoden bei bipolarer Störung** → 498: W1-2: 1 x 25mg p.o.; W3-4: 50mg in 1-2ED, ab W5: 100mg/d in 1-2ED, Zieldosis 200mg/d, max. 400mg/d; bei Kombinationstherapie s. FachInfo

Opipramol Rp — HWZ 6-9h, PPB 91%

Insidon *Tbl. 50, 100mg; Gtt. (24Gtt. = 100mg)* **Opdrit** *Tbl. 50, 100mg* **Opipram** *Tbl. 50, 100mg* **Opipramol Neuraxph.** *Tbl. 50, 100, 150mg* **Opipramol-ratioph.** *Tbl. 50, 100mg*	**Generalisierte Angststörung** → 501, **somatoforme Störung:** 50-50-100mg p.o., ggf. Dosisanpassung auf 150mg/d, max. 300mg/d; **Ki. > 6J:** 3mg/kg/d; **DANI** sorgfältige Dosiseinstellung, evtl. Dosisreduktion erforderlich

Trazodon Rp — HWZ 7(10-12)h, Q0 1.0 (0.7), PPB 89-95%, PRC C, Lact ?

Trazodon HEXAL *Tbl. 100mg*
Trazodon Neuraxph. *Tbl. 100mg*

Depression → 497: W1: 100mg/d, W2: 200mg/d, ab W3 : 200-400mg/d
DANI nicht erforderlich

Tryptophan OTC/Rp — HWZ 2.5h, Q0 1.0, PPB 85%

Ardeydorm *Tbl. 500mg*
Ardeytropin *Tbl. 500mg*
Kalma *Tbl. 500mg*
L-Tryptophan-ratioph. *Tbl. 500mg*

Depression → 497: 3 x 500-1000mg p.o.;
Schlafstörung: 1-2g p.o. z.N.;
DANI/DALI KI

A 12.2 Antimanika, Phasenprophylaktika

Wm: Beeinflussung des Phosphatidylinositolstoffwechsels;
Wi: Phasenverschiebung biologischer Rhythmen;
UW: Durst, Polyurie, GI-Strg., Tremor, Struma, Hypothyreose, Nierenschäden;
KI: schwere Herzfktsstrg., M. Addison, Niereninsuffizienz, SS/SZ;
Ink: Diltiazem, Fluvoxamin, Haloperidol, Jodsalze, Methyldopa, Sibutramin, Urinalkalisierer (Zitrate, Bikarbonate), Verapamil

Lithiumcarbonat Rp — HWZ 14-24h, Q0 0.02, keine PPB, ther. Serumspiegel 0.6-1.2mmol/l

Hypnorex ret. *Tbl. 400(ret.)mg (= 10.8mmol Li⁺)*
Lithium Apogepha *Tbl. 295mg (= 8mmol Li⁺)*
Quilonorm *Tbl. 450 (ret.)mg*
Quilonum ret. *Tbl. 450(ret.)mg (= 12.2mmol Li⁺)*

Ther./Pro. manisch-depressiver Erkrankung → 497: d1-3: 12mmol/d p.o., d4-7: 24mmol/d, weitere Dosisanpassung nach Serumspiegel;
DANI KI bei schwerer NI

Lithiumsulfat Rp — HWZ 14-24h, Q0 0.02, ther. Serumspiegel: 0.6-1.2mmol/l

Lithiofor *Tbl. 660(ret.)mg (= 12mmol Li⁺)*

Ther./Pro. manisch-depressiver Erkrankung → 497: d1-3: 12mmol/d p.o., d4-7: 24mmol/d, dann Dosisanpassung nach Serumspiegel;
DANI KI bei schwerer NI

A 12.3 Neuroleptika

A 12.3.1 Schwach potente Neuroleptika

Wm: Antagonismus an Dopamin-Rezeptoren im ZNS;
Wi: antipsychotisch, sedierend (je höher die antipsychotische Wi, desto geringer die sedierende und umgekehrt); sympathikolytisch, anticholinerg, antihistaminerg, antiserotoninerg;
UW: Früh- und Spätdyskinesien, Parkinsonoid, Akathisie, Unruhe, Erregung, depressive Stimmung, Lethargie, Hyperprolaktinämie, Amenorrhoe, Mydriasis, Obstipation, Akkommodations-, Miktionsstrg., Glaukomanfall, Krampfbereitschaft ↑, RR ↓, Tachykardie, Erregungsleitungsstrg., allergische Reaktion, BB-Veränderung, Cholestase;
KI: M. Parkinson, schwere Leberfktsstrg., Blasenentleerungsstrg., Glaukom, akute Intoxikation mit zentraldämpfenden Pharmaka;
Ink (Neuroleptika): Noradrenalin;
Ink (Phenothiazine): Fluoxetin, Tiaprid

Chlorprothixen Rp — HWZ 8-12h, Q0 1.0, PPB 99%

Chlorprothixen Neuraxph. *Tbl. 15, 50, 100mg*
Truxal *Tbl. 15, 50mg; Saft (1ml = 20mg)*

Unruhe-, Erregungszustände → 494, **Schizophrenie** → 499, **Psychose** → 494: 2-4 x 15-100mg p.o.;
Ki. > 3J: 0.5-1mg/kg/d p.o. in 2ED;
DANI sorgfältige Dosiseinstellung

Levomepromazin Rp

HWZ 17h, Q0 1.0, PPB 98%

Levium *Tbl. 25, 100mg*
Levomepromazin Neuraxph. *Tbl. 10, 25, 50, 100mg; Gtt. (20Gtt. = 40mg); Amp. 25mg/1ml*
Neurocil *Tbl. 25, 100mg; Gtt. (20Gtt. = 20mg); Amp. 25mg/1ml*

Unruhe-, Erregungszustände → 494, **Psychose** → 494: ini. 15-30mg p.o., Erh.Dos. 75-150mg p.o.; bei stationärer Behandlung ini 75-100mg/d p.o., auf 150-300mg/d steigern, max. 600mg/d; 25-50mg i.m., ggf. Wdh., bis 150mg/d i.m.;
Ki.: 1mg/kg/d;
chronische Schmerzen → 401: ini. 25-75mg/d p.o., langsam steigern bis 300mg/d;
DANI/DALI sorgfältige Dosiseinstellung

Perazin Rp

HWZ 8-16h, Q0 > 0.7, PPB 94-97%

Perazin Neuraxph. *Tbl. 25, 100, 200mg*
Taxilan *Tbl. 25, 100mg*

Akute psychotische Syndrome, psychomotorische Erregungszustände → 494: ini. 50-150mg p.o., Erh.Dos. 300mg/d, bei stationärer Behandlung 200-600mg/d, max. 1g/d;
chronische Psychose: 75-600mg/d p.o.;
DANI nicht erforderlich;
DALI Dosisreduktion

Promethazin Rp

HWZ 7-15h, Q0 1.0, PPB > 90%, PRC C, Lact ?

Atosil *Tbl. 25mg; Gtt. (20Gtt. = 20mg); Amp. 50mg/2ml*
Closin *Tbl. 25mg*
Promethazin Neuraxph. *Tbl. 10, 25, 50, 75, 100mg; Gtt. (20Gtt. = 20, 100mg); Amp. 50mg/2ml*
Proneurin *Tbl. 25mg*
Prothazin *Tbl. 25mg; Lsg. (1g = 20mg); Amp. 50mg/2ml*

Unruhe-, Erregungszustände → 494, **allergische Reaktion, Schlafstörung:** ini. 1 x 25mg p.o. z.N., ggf. steigern auf 1 x 50mg, bis 4 x 25mg, max. 200mg/d; 25-50mg i.v./i.m.;
DANI/DALI 50%

Prothipendyl Rp

HWZ 2.5h

Dominal *Tbl. 40, 80mg; Gtt. (10Gtt. = 25mg)*

Unruhe-, Erregungszustände → 494, **Psychosen** → 494: 2-4 x 40-80mg p.o.;
Ki. > **6J:** 2-3 x 40mg p.o.;
DANI/DALI nicht erforderlich

Sulpirid Rp

HWZ 8h, Q0 0.3, kaum PPB

Arminol *Kps. 50; Tbl. 200mg*
Dogmatil *Kps. 50; Tbl. 200mg; Saft (1ml = 5mg); Amp. 100mg/2ml*
Meresa *Tbl. 200mg*
Neogama *Kps. 50mg*
Sulpirid ct *Tbl. 50, 200mg*
Sulpirid-ratioph. *Tbl. 50, 200mg*
Sulpivert *Kps. 50; Tbl. 100, 200mg;*
Vertigo Meresa *Kps. 50; Tbl. 200mg*

Akute/chronische Psychose → 494: ini. 3 x 100mg p.o., Erh.Dos. 400-800mg/d in 2-4ED, max. 1600mg/d; 200-1000mg/d i.m. in 2-4ED;
Ki. > **6J:** ini 1-2mg/kg/d p.o., Erh.Dos. 5mg/kg/d in 2-3ED;
Depression → 497, **Schwindel** → 491: ini. 1-3 x 50mg p.o., Erh.Dos. 150-300mg/d;
DANI GFR 30-60: 50%; 10-29: 30%; < 10: 20%;
DALI Dosisreduktion

Thioridazin Rp

HWZ 10h, Q0 1.0, PPB > 95%, PRC C, Lact ?

Melleril *Tbl. 25, 30(ret.), 100, 200(ret.)mg*
Thioridazin Neuraxph. *Tbl. 25, 50, 100, 200mg*

Chronische Psychose, Unruhe-, Erregungszustände → 494: ini. 25-50mg/d, Erh.Dos. 200-300mg/d, bei stationärer Behandlung bis 600mg/d;
Ki.: 1-2mg/kg/d p.o.;
DANI/DALI Dosisreduktion

A 12.3.2 Mittelstark potente Neuroleptika

UW/KI: s. schwach potente Neuroleptika (→ 233)

Zuclopenthixol Rp — HWZ 15-25h, PPB 98%

Ciatyl-Z *Tbl. 2, 10, 25mg; Gtt. (20Gtt. = 20mg);*
Ciatyl-Z Acuphase *Amp. 50mg/1ml*
Ciatyl-Z-Depot *Amp. 200mg(Dep.)/1ml*
Clopixol *Tbl. 25mg; Amp. 200mg/1ml*

Unruhe- → 494, **Verwirrtheitszustände bei Demenz** → 496: 2-6mg/d p.o. in 2-3ED;
akute, chronische Psychosen → 494 : ini. 25-50mg/d p.o. in 2-3ED, ggf. nach 2-3d steigern auf 75mg/d, bis 150mg/d bei stationärer Behandlung; ini. 50-150mg i.m., evtl. Wdh. nach 2-3d; 200-400mg Depot i.m. alle 2-4W

A 12.3.3 Stark potente Neuroleptika

UW/KI: s. schwach potente Neuroleptika (→ 233)

Perphenazin Rp — HWZ 8-12h, Q0 1.0, PPB 90%, PRC C, Lact -

Decentan *Tbl. 4, 8mg;*
Perphenazin Neuraxph. *Tbl. 8mg*

Psychosen → 494, **katatone, delirante Syndrome** → 494, **psychomotorische Erregungszustände** → 494: 3 x 4-8mg p.o.; 50-200mg Depot i.m. alle 14d;
DANI/DALI sorgfältige Dosiseinstellung

A 12.3.4 Sehr stark potente Neuroleptika

UW/KI: s. schwach potente Neuroleptika (→ 233);
Ink (Haloperidol): Fluoxetin, Lithium, Tiaprid;
Ink (Pimozid): Voriconazol

Benperidol Rp — HWZ 7-8h

Benperidol Neuraxph. *Tbl. 2, 4, 10mg; Gtt. (20Gtt. = 2mg); Amp. 2mg/2ml*
Glianimon *Tbl. 2, 5, 10mg; Gtt. (20Gtt. = 2mg); Amp. 2mg/2ml*

Akute, chronische Psychose → 494: ini. 2-6mg/d p.o./i.m./i.v. in 1-3ED, max. 40mg/d, Erh.Dos. 1-6mg/d;
psychomotorische Erregungszustände → 494: ini. 1-3mg/d p.o./i.m./i.v.

Bromperidol Rp — HWZ 36h, PPB > 90%

Impromen *Tbl. 5mg; Gtt. (20Gtt. = 2mg)*

Akute Psychosen → 494: 1 x 10-50mg p.o.;
subakute, chronische Psychosen: 1 x 5mg

Fluphenazin Rp — HWZ 20h, Q0 1.0, PPB > 95%, PRC C, Lact ?

Dapotum *Amp. (Dep.) 2.5mg/1ml, 12.5mg/0.5ml, 25mg/1ml, 50mg/0.5ml, 100mg/1ml, 250mg/10ml*
Fluphenazin Neuraxph. *Amp. (Dep.) 12.5mg/0.5ml, 25mg/1ml, 50mg/0.5ml, 100mg/1ml, 250mg/10ml*
Lyogen *Tbl. 1, 3(ret.), 4, 6(ret.)mg; Gtt. (10Gtt. = 1mg); Amp (Dep.) 50mg/0.5ml, 100mg/1ml*

Akute, chronische Psychose → 494, **psychomotorische Erregungszustände** → 494: ini 2 x 0.25mg/d p.o.; Erh.Dos. 2-10mg/d, bei stationärer Behandlung 10-20mg/d; 10-20mg i.m./i.v., ggf. Wdh. nach 30min, max. 40mg/d; 12.5-100mg Depot i.m. alle 2-4W;
DANI/DALI 50%

Fluspirilen Rp — HWZ 7-14d, PPB 81-95%

Fluspi *Amp. 1.5mg/0.75ml, 12mg/6ml*
Fluspirilen Beta *Amp. 12mg/6ml*
Imap *Amp. 1.5mg/0.75ml, 12mg/6ml*

Akute, chronische Psychose → 494: ini. 2-10mg i.m. alle 7d, Erh.Dos. 4-8mg alle 7d

Haloperidol Rp

HWZ 24h, i.m.: ~3W; Q0 1.0, PPB 92%, PRC C, Lact?

Haldol Janssen *Tbl. 1, 2, 5, 10, 20mg; Gtt. (20Gtt. = 2, 10mg); Amp. 5mg/1ml; Amp. (Dep.) 50mg/1ml, 150mg/3ml, 500mg/10ml*
Haloper *Tbl. 1, 2, 5, 10mg; Gtt. (20Gtt.=2mg)*
Haloperidol HEXAL *Tbl. 2, 5, 10mg;*

Akute psychotische u. katatone Syndrome → 494, **psychomotorische Erregungszustände** → 494: ini. 5-10mg/d p.o./i.m., max. 100mg/d p.o., max. 60mg i.m.; Erh.Dos.: 3-15mg/d;
chronische Psychose: ini. 1.5-4.5mg/d, Erh.Dos. 3-15mg/d; 25-150mg Depot i.m. alle 4W;
Ki. > 3J: 0.025-0.05mg/kg/d p.o./i.m. max. 0.2mg/kg/d;
DANI sorgfältige Dosiseinstellung

Pimozid Rp

HWZ 5h, Q0 1.0, PPB 99%, PRC C, Lact ?

Orap *Tbl. 1, 4mg*

Chronische Psychosen → 494: ini. 1 x 2-4mg p.o., je nach Wi um 2-4mg/W steigern, Erh.Dos. 2-12mg/d, max. 16mg/d

A 12.3.5 Weitere Neuroleptika

Wm/Wi (Paliperidon): Hemmung von 5-HT2-, D2- und in geringerem Ausmaß Alpha-2-Rezeptoren;
Wm/Wi (Risperidon): selektive Hemmung von serotonergen 5-HT2-Rezeptoren, D2-Rezeptoren und Alpha-1-Rezeptoren;
Wm/Wi (Sertindol): selektive Hemmung mesolimbischer und dopaminerger Neuronen; inhibitorische Effekte auf zentrale Dopamin D2-, Serotonin-5HT2- und Alpha-1-Rezeptoren;
UW (Olanzapin): Schläfrigkeit, Gewicht ↑, Eosinophilie, erhöhte Prolaktin-, Cholesterin-, Glukose- und Triglyzeridspiegel, Glukosurie, Appetit ↑, Schwindel, Akathisie, Parkinsonismus, Dyskinesie, orthostatische Hypotonie, anticholinerge Effekte, Transaminasen ↑, Exanthem, Asthenie, Ermüdung, Ödeme;
UW (Risperidon): Kopfschmerzen, Angstzustände, Schlaflosigkeit, Agitation, Sedierung;
UW (Sertindol): Rhinitis, Ejakulationsstrg., Schwindel, Mundtrockenheit, orthostatischer Hypotonus, Gewicht ↑, Ödeme, Dyspnoe, Parästhesien, QT-Verlängerung;
UW (Paliperidon): Kopf-, Bauchschmerzen, Akathisie, Schwindel, Dystonie, extrapyramidale Störung, Hypertonie, Parkinsonismus, Sedierung, Somnolenz, Tremor, AV-Block I°, Bradykardie, Schenkelblock, Sinustachykardie, orthostatische Hypotonie, Mundtrockenheit, Speichelfluss ↑, Erbrechen, Asthenie, Erschöpfung, Gewicht ↑;
KI (Paliperidon): bekannte Überempfindlichkeit;
KI (Olanzapin): bekannte Überempfindlichkeit, Pat. mit Risiko eines Engwinkelglaukoms;
KI (Risperidon): bekannte Überempfindlichkeit, nichtmedikamentös bedingte Hyperprolaktinämie;
KI (Sertindol): bekannte Überempfindlichkeit, angeborenes oder erworbenes Long-QT-Syndrom, unbehandelte Hypokaliämie bzw. Hypomagnesiämie, dekompensierte Herzinsuffizienz, Arrhythmien, Bradykardie, schwere Leberinsuffizienz;
Ink (Clozapin): Ritonavir

Amisulprid Rp

HWZ 12h, Q0 0.5, PPB 16%

Amisulprid HEXAL *Tbl. 50, 100, 200, 400mg*
AmisulpridLich *Tbl. 50, 100, 200, 400mg*
Solian *Tbl. 50, 100, 200, 400mg; Lsg. (1ml = 100mg)*

Schizophrene Psychosen → 499: produktive Zustände: 400-800mg/d p.o., max. 1200mg/d; primär negative Zustände: 50-300mg/d; ED bis 300mg;
DANI GFR 30-60: 50%; 10-29: 33%; < 10: KI;
DALI nicht erforderlich

Aripiprazol Rp

HWZ 75h, PPB > 99%, PRC C, Lact -

Abilify *Tbl. 5, 10, 15, 30mg; Lingualtbl. 10mg, 15mg; Saft (1ml=1mg); Inj.Lsg. 7.5mg/1ml*

Schizophrenie → 499: 1 x 15mg p.o.; ini. 1 x 9.75mg i.m., dann 1 x 5.25-15mg i.m.; max. 30mg/d p.o./i.m.;
DANI nicht erforderlich;
DALI schwere LI: vorsichtige Dosiseinstellung

Buspiron Rp

HWZ 4h, Q0 1.0, PPB > 95%, PRC B, Lact ?

Anxut *Tbl. 5, 10mg*
Busp *Tbl. 5, 10mg*

Angstzustände → 501: ini. 3 x 5-10mg p.o., max. 60mg/d;
DANI/DALI Dosisreduktion

Clozapin Rp

HWZ 8-12h, Q0 1.0, PPB 95%, PRC B, Lact -

Clozapin Neuraxph. *Tbl. 25, 50, 100, 200mg*
Clozapin-ratioph. *Tbl. 25, 50, 100, 200mg*
Elcrit *Tbl. 25, 50, 100mg*
Leponex *Tbl. 25, 50, 100mg*

Akute, chronische schizophrene Psychose → 501: d1: 1-2 x 12.5mg p.o., dann um 25-50mg/d p.o. steigern, Erh.Dos. 200-450mg/d p.o., max. 900mg/d p.o.; Pck.Beil. beachten!

Flupentixol Rp

HWZ 22-36h, 70-190h (Dep.), PPB 99%

Fluanxol *Tbl. 0.5, 2, 5mg; Gtt. (1ml = 50mg); Amp. (Dep.) 10mg/0.5ml, 20mg/1ml, 60mg/3ml, 100mg/1ml, 200mg/10ml*
Flupendura *Amp. (Dep.) 20mg/1ml, 100mg/1ml, 40mg/2ml*
Flupentixol Neuraxph. *Amp. (Dep.) 20mg/1ml, 100mg/1ml, 40mg/2ml, 200mg/10ml*

Akute, chronische Schizophrenie → 499: 5-60mg/d p.o. in 2-3ED;
20-100mg i.m. alle 2-4W

Melperon Rp

HWZ 4-8h, Q0 0.9, PPB 50%

Melneurin *Tbl. 10, 25, 50, 100mg; Saft (1ml = 5mg)*
Melperon-ratioph. *Tbl. 25, 50, 100mg; Saft (1ml = 5mg)*

Schlafsstörung, Unruhe-, Erregungs- → 494, **Verwirrtheitszustände** → 496, **Psychosen** → 494: 3 x 25-100mg p.o., höhere Dosis abends, max. 400mg/d;
DANI/DALI sorgfältige Dosiseinstellung

Olanzapin Rp

HWZ 34-52h, Q0 > 0.7, PPB 93%, PRC C, Lact ?

Zyprexa *Tbl. 2.5, 5, 7.5, 10, 15, 20mg; Lingualtbl. 5, 10, 15, 20mg; Lsg. 5mg/ml*
Zypadhera *Inj. Lsg. 210, 300, 405mg*

Schizophrenie → 499, **Phasenpro. bei bipolaren Störungen** → 499: ini. 1 x 10mg p.o.;
manische Episoden → 498: ini. 15mg/d bei Monotherapie, 10mg bei Kombinationstherapie; Erh.Dos. 5-20mg;
DANI ggf. ini. 5mg/d;
DALI ini. 5mg/d, dann vorsichtig steigern;
Zypadhera: zur Erhaltungstherapie nach Stabilisierung mit oralem Olanzapin: z.B. bei 15mg/d ini. 300mg i.m./2W, nach 2M 210mg/2W oder 405mg/4W; s.a. FachInfo

Paliperidon Rp

HWZ 7h, PPB 83%, PRC C, Lact ?

Invega *Tbl. (ret.) 3, 6, 9mg*

Schizophrenie → 499: 1 x 6mg p.o., ggf. Dosisanpassung auf 3-12mg;
DANI: GFR 50-80: 1 x 3mg, Dosissteigerung möglich; 30-50: 1 x 3mg; 10-30: 3mg alle 2d, ggf. steigern auf 1 x 3mg tgl.; < 10: Anwendung nicht empfohlen;
DALI: vorsichtige Anwendung bei schwerer LI

Pipamperon Rp

HWZ 4h

Dipiperon *Tbl. 40mg; Saft (5ml = 20mg)*
Pipamperon Neuraxph. *Tbl. 40, 120mg; Saft (5ml = 20mg)*

Schlafstörung: 40mg/d;
Dysphorie, Verwirrtheit → 496, **psychomotorische Erregung** → 494: ini. 3 x 40mg p.o., ggf. steigern bis 3 x 120mg;
Ki. < 14J: ini. 1mg/kg/d p.o., je nach Wi um 1mg/kg/d steigern, Erh.Dos. 2-6mg/kg/d in 3ED

Quetiapin Rp

HWZ 7h, PPB 83%, PRC C, Lact ?

Seroquel *Tbl. 25, 100, 200, 300mg; Tbl. 50(ret.), 150(ret.) 200(ret.), 300(ret.), 400(ret.)mg*

Schizophrenie → 499: d1: 50mg, d2: 100mg, d3: 200mg, d4: 300mg; Erh.Dos. 150-750mg;
DANI nicht erforderlich;
DALI ini. 25mg, um 25-50mg/d steigern

Risperidon Rp

HWZ 3 (24)h, Q0 0.95 (0.1), PPB 88%, PRC C, Lact ?

Risocon *Tbl. 0.5, 1, 2, 3, 4, 6mg; Lsg. 1mg/1ml*
Rispe-Q *Tbl. 1, 2, 3, 4mg*
Risperdal *Tbl. 0.5, 1, 2, 3, 4mg; Lingualtbl. 1, 2, 3, 4mg; Gtt. (1ml = 1mg)*
Risperdal Consta *Inj.Lsg. 25mg/2ml, 37.5mg/2ml, 50mg/2ml*
Risperidon HEXAL *Tbl. 0.25, 0.5, 1, 2, 3, 4, 6mg; Lingualtbl. 0.5, 1, 2mg; Lsg. 1mg/1ml*

Chronische Schizophrenie → 499: d1: 2mg, d2: 4mg, dann 4-6mg p.o. in 1-2ED; 25mg alle 2W i.m., ggf. 37.5-50mg alle 2W;
schwere chronische Aggressivität mit Eigen-/Fremdgefährdung, psychotische Symptome bei Demenz mit erheblicher Beeinträchtigung → 496: ini. 2 x 0.25mg p.o., je nach Wi alle 2d um 2 x 0.25mg steigern, Erh.Dos. 2 x 0.5-1mg;
DANI, DALI 50%

Sertindol Rp

HWZ 3d, PPB > 99%

Serdolect *Tbl. 4, 12, 16, 20mg*

Schizophrenie → 499: ini. 1 x 4mg p.o., alle 4-5d um 4mg steigern, Erh.Dos. 12-20mg, max. 24mg/d;
DANI nicht erforderlich;
DALI langsame Dosistitration, niedrigere Erh.Dos.; KI bei schwerer LI

Ziprasidon Rp

HWZ 6.6h, PPB > 99%

Zeldox *Kps. 20, 40, 60, 80mg; Susp. (2ml = 20mg); Inj.Lsg. 20mg/1ml*

Schizophrenie → 499: ini. 2 x 40mg p.o., max. 2 x 80mg, Erh.Dos. 2 x 20mg; 10-20mg i.m., ggf. nach 2-4h erneut 10mg, max. 40mg/d;
DANI nicht erforderlich;
DALI sorgfältige Dosiseinstellung

A 12.4 Sedativa, Hypnotika

A 12.4.1 Benzodiazepine

Wm: Öffnung von Chloridkanälen ⇒ Verstärkung der hemmenden Funktion GABA-erger Neuronen v.a. am limbischen System;
Wi: sedierend, schlafinduzierend, anxiolytisch, antiaggressiv, antikonvulsiv, muskelrelaxierend;
UW: Müdigkeit, Schläfrigkeit, Benommenheit, Verwirrtheit, paradoxe Reaktion, antegrade Amnesie, Atemdepression, psychische/physische Abhängigkeit;
KI: Myasthenia gravis, schwere Leberschäden, respiratorische Insuffizienz, Ataxie, SZ, Cave in SS;
Ink: Alkohol, Azole, Grapefruitsaft, Methadon, Proteaseinhibitoren

Alprazolam Rp

Alprazolam-ratioph. *Tbl. 0.25, 0.5, 1mg*
Cassadan *Tbl. 0.25, 0.5, 1mg*
Tafil *Tbl. 0.5, 1mg*

HWZ 13h, Q0 > 0.7, PPB 80%, PRC D, Lact ?

Spannungs-, Erregungs- → 494, **Angstzustände** → 501: 3 x 0.25-0.5mg p.o., max. 4mg/d, für max. 8-12W;
Panikstörung: ini. 0.5-1mg z.N., bei Bedarf alle 3-4d um max. 1mg steigern, max. 10mg/d;
DANI, DALI Dosisreduktion

Bromazepam Rp

Bromazanil *Tbl. 3, 6mg*
Bromazepam-ratioph. *Tbl. 6mg*
Gityl *Tbl. 6mg*
Lexotanil *Tbl. 6mg*
Lexostad *Tbl. 6mg*
Normoc *Tbl. 6mg*
Neo Opt *Tbl. 6mg*

HWZ 16h, Q0 1.0, PPB 70%

Spannungs-, Erregungs- → 494, **Angstzustände** → 501: ini. 1 x 1.5-3mg p.o. z.N., ggf. steigern bis 1 x 6mg; bis 3 x 6mg bei stationärer Behandlung;
DANI, DALI 50%, ini. 1.5mg z.N., max. 6mg/d

Brotizolam Rp

Lendormin *Tbl. 0.25mg*
Lendorm *Tbl. 0.25mg*

HWZ 5h, Q0 1.0, PPB 89-95%

Ein-, Durchschlafstörung: 0.125-0.25mg p.o. z.N., max. 0.25mg/d, für max. 2W;
DALI Dosisreduktion, KI bei schwerer Leberinsuffizienz

Chlordiazepoxid Rp

Librium *Tbl. 25mg*
Radepur *Tbl. 10mg*

HWZ 15(10-80)h, Q0 1.0 (1.0), PPB 94-97%, PRC D, Lact ?

Spannungs-, Erregungs- → 494, **Angstzustände** → 501: 2-3 x 5-10mg p.o., max. 60mg/d, max. 30mg ED **DANI, DALI** 50%

Clobazam Rp

Frisium *Tbl. 10, 20mg*

HWZ 18(50)h, Q0 1.0, PPB 85-91%

Spannungs-, Erregungs- → 494, **Angstzustände** → 501: 20-30mg/d p.o. in 1-2ED;
Ki. 3-15J: 5-10mg/d;
Epilepsie: ini. 5-15mg/d, langsam Dosis steigern, max. 80mg/d;
Ki. 3-15J: ini. 5mg, Erh.Dos. 0.3-1mg/kg;
DANI, DALI Dosisreduktion

Diazepam Rp

Diazepam Desitin rectal tube *Rektallsg. 5, 10mg*
Diazepam-ratioph. *Tbl. 2, 5, 10mg; Supp. 10mg; Gtt. (20Gtt. = 10mg); Amp. 10mg/2ml*
Faustan *Tbl. 5mg; Supp. 10mg; Amp. 10mg/2ml*
Stesolid *Rect. Tube 5, 10mg; Amp. 10mg/2ml*
Valiquid *Gtt. (30Gtt. = 10mg)*
Valium *Tbl. 5, 10mg*
Valocordin Diazepam *Gtt. (28Gtt. = 10mg)*

HWZ 24-48(100)h, Q0 1.0 (1.0), PPB 95-99%, PRC D, Lact ?

Spannungs-, Erregungs- → 494, **Angstzustände** → 501: 5-20mg/d p.o./rect. in 1-2ED, 30-60mg/d bei stationärer Behandlung; 0.1-0.2mg/kg i.v., ggf. wdh. nach 3-8h;
Ki.: 1-2mg i.v/i.m., ggf. wdh. nach 3-4h;
erhöhter Muskeltonus: ini. 10-20mg/d; p.o./rect. in 2-4ED, Erh.Dos. 1-2 x 5mg; ini. 1-2 x 5-10mg i.m., max. 1-2 x 10-20mg/d;
Ki.: 2-10mg i.m.;
Prämed. vor OP: 10-20mg p.o./rect./i.m. am Vorabend;
Status epilepticus → 480: 5-10mg i.v./i.m., Wdh. bei Bedarf alle 10min bis 30mg;
Ki. bis 3J: 2-5mg i.v., 5-10mg i.m.; > **3J:** 5-10mg i.v.;
DANI, DALI 50%

Dikaliumchlorazepat Rp

HWZ 2-2.5(25-82)h, Q0 1.0 (1.0), PPB 95%

Tranxilium *Kps. 5, 10, 20mg; Tbl. 20, 50mg; Inj.Lsg. 50mg/2.5ml*

Spannungs-, Erregungs- → 494, **Angstzustände** → 501: 10-20mg p.o. in 1-3ED; max. 150mg/d, bei stationärer Behandlung max. 300mg/d;
50-100mg i.v., evtl. Wdh. nach 2h, max. 300mg/d;
Prämed. vor OP: 20-100mg p.o./i.v.;
Ki.: 0.3-1.25mg/kg;
DANI, DALI 50%

Flunitrazepam Rp (Btm: Amp. 2mg)

HWZ 16-35(28)h, Q0 1.0, PPB 78%,

Fluninoc *Tbl. 1mg*
Flunitrazepam-ratioph. *Tbl. 1mg*
Rohypnol *Tbl. 1mg; Amp. 2mg/2ml*

Schlafstörung: 0.5-1mg, max. 2mg p.o. z.N.;
Prämed. vor OP: 1-2mg i.m. 30-60min vor Narkose;
Narkoseeinleitung: 1-2mg i.v.;
Ki. > **6J:** 0.015-0.03mg/kg i.m./i.v.;
DANI, DALI sorgfältige Dosiseinstellung, KI bei schwerer LI

Flurazepam Rp

HWZ 2(10-100)h, Q0 1.0 (0.7), PPB 95%, PRC X, Lact?

Dalmadorm *Tbl. 30mg*
Flurazepam Real *Tbl. 30mg*
Staurodorm Neu *Tbl. 30mg*

Schlafstörung: 15-30mg p.o. z.N.;
DANI, DALI Dosisreduktion, KI bei schwerer Leberinsuffizienz

Lorazepam Rp

HWZ 12-16h, Q0 1.0, PPB 80-93%, PRC D, Lact ?

Lorazepam Neuraxph. *Tbl. 1, 2.5mg*
Tavor *Tbl. 0.5, 1, 2, 2.5mg; Lingualtbl. 1, 2.5mg; Amp. 2mg/1ml*
Tolid *Tbl. 1, 2.5mg*

Spannungs-, Erregungs- → 494, **Angstzustände** → 501: 0.5-2.5mg/d p.o. in 2-3ED, bis 7.5mg/d bei stationärer Beandlung;
akute Angstzustände → 501: 0.05mg/kg i.v., evtl. Wdh. nach 2h;
Schlafstörung: 0.5-2.5mg p.o. z.N.;
Prämed. vor OP: 1-2.5mg p.o. am Vorabend und/ oder 2-4mg p.o. 1-2h präop.;
Status epilepticus → 480: 4mg langsam i.v., ggf. Wdh. nach 10-15min, max. 8mg in 12h;
Ki.: 0.05mg/kg i.v., ggf. Wdh. nach 10-15min;
DALI Dosisreduktion

Lormetazepam Rp

HWZ 10(15)h, Q0 0.85 (1.0), PPB 88%

Ergocalm *Tbl. 1, 2mg*
Loretam *Kps. 1, 2mg*
Lormetazepam-ratioph. *Tbl. 0.5, 1, 2mg*
Noctamid *Tbl. 1, 2mg*

Ein- und Durchschlafstörung: 1-2mg p.o. z.N.;
Prämed. vor OP: 2mg p.o. am Vorabend und/oder 2mg bis 1h präoperativ

Medazepam Rp

HWZ 2(100)h, Q0 1.0

Rudotel *Tbl. 10mg*
Rusedal *Tbl. 10mg*

Spannungs-, Erregungs- → 494, **Angstzustände** → 501: 10-30mg/d p.o. in 2-3ED, max. 60mg/d

Midazolam Rp (Btm: Amp > 50mg

HWZ 1.5-2.2h, Q0 1.0, PPB 95%, PRC D, Lact ?

Dormicum *Tbl. 7.5mg; Amp. 5mg/1ml, 5mg/5ml, 15mg/3ml*
Midazolam HEXAL *Amp. 5mg/1ml, 15mg/3ml*
Midazolam-ratioph. *Saft (1ml = 2mg); Amp. 5mg/1ml, 5mg/5ml, 15mg/3ml, 50mg/50ml, 100mg/50ml*

Prämed. vor OP: 7.5-15mg p.o. 30-60min präop., 3.5-7mg i.m. 20-30min präop.;
Sedierung: ini. 2-2.5mg i.v., je nach Wi in 1-mg-Schritten bis max. 7.5mg; Pat. > 60J: 50%;
Ki. 6M-5J: 0.05-0.1mg/kg i.v., max. 6mg;
6-12J: 0.025-0.05mg/kg i.v., max. 10mg;
Narkoseeinleitung: 0.1-0.2mg/kg i.v.;
Sedierung Intensivtherapie: ini. 0.03-0.3mg/kg i.v., dann 0.03-0.2mg/kg/h;
DALI Dosisreduktion, KI bei schwerer Leberinsuffizienz

Nitrazepam Rp

HWZ 25-30h, Q0 1.0, PPB 87%

Dormo Puren *Tbl. 5mg*
Eatan N *Tbl. 10mg*
Imeson *Tbl. 5mg*
Mogadan *Tbl. 5mg*
Nitrazepam Neuraxph. *Tbl. 5, 10mg*
Novanox *Tbl. 5, 10mg*
Radedorm *Tbl. 5mg*

Schlafstörung: 2.5-5mg, max. 10mg p.o. z.N.;
BNS-Krämpfe: Sgl., Kleinki.: 2.5-5mg p.o.;
DANI, DALI Dosisreduktion; KI bei schwerer Leberinsuffizienz

Oxazepam Rp

HWZ 6-25h, Q0 1.0, PPB 97%, PRC D, Lact ?

Adumbran *Tbl. 10mg*
Durazepam *Tbl. 10, 50mg*
Oxazepam-ratioph. *Tbl. 10, 50mg*
Praxiten *Tbl. 10, 15, 50mg*
Sigacalm *Tbl. 10, 50mg*

Spannungs-, Erregungs- → 494, **Angstzustände** → 501: 1-2 x 10-20mg p.o., max. 3 x 20mg; bei stationärer Behandlung 50-150mg/d in 2-4ED;
Ki.: 0.5-1mg/kg/d in 3-4ED;
Durchschlafstörung: 10-20mg, max. 30mg p.o. z.N.

Prazepam Rp

HWZ 1-3h, Q0 1.0, PPB 88%

Demetrin *Tbl. 10mg*
Mono Demetrin *Tbl. 20mg*

Spannungs-, Erregungs- → 494, , **Angstzustände** → 501 20mg p.o. z.N.; max. 60mg/d;
DANI, DALI ini. 10-15mg/d, vorsichtig steigern

Temazepam Rp

HWZ 3.5-18.4h, Q0 1.0, PPB 96%, PRC X, Lact ?

Norkotral Tema *Kps. 20mg*
Planum *Kps. 10, 20mg*
Remestan *Kps. 10, 20mg*
Temazep ct *Kps. 10, 20mg*

Schlafstörung: 10-20mg p.o. z.N., max. 40mg/d;
Jugendl. 14-18J: 10mg/d;
DANI, DALI 10mg/d, max. 20mg/d

Triazolam Rp

HWZ 1.4-4.6h, Q0 1.0, PPB 75-90%, PRC X, Lact ?

Halcion *Tbl. 0.25mg*

Schlafstörung: 0.125-0.25mg p.o. z.N.;
DALI Dosisreduktion, KI bei schwerer LI

A 12.4.2 Weitere Hypnotika und Sedativa

Wm/Wi (Chloralhydrat): hypnotisch ohne Beeinflussung des REM-Schlafs;
Wm/Wi (Clomethiazol): hypnotisch, sedativ, antikonvulsiv;
Wm/Wi (Diphenhydramin, Doxylamin): sedierende und hypnotische Antihistaminika;
Wm/Wi (Melatonin): Hormon der Epiphyse, schlaffördernd durch Beeinflussung des zirkadianen Rhythmus;
Wm/Wi (Zaleplon, Zolpidem, Zopiclon): benzodiazepinähnliche Wi;
UW (Clomethiazol): Atemdepression, RR ↓, Bronchialsekretion ↑, Abhängigkeitsentwicklung, Sodbrennen;
UW (Diphenhydramin, Doxylamin): Schwindel, Kopfschmerz, Krampfanfälle, HRST, Mundtrockenheit, Miktionsstrg., paralytischer Ileus;
UW (Melatonin): Pharyngitis, Bronchitis, Rückenschmerz, Arthralgien;
UW (Zaleplon, Zolpidem, Zopiclon): allergische Reaktionen, Müdigkeit, Kopfschmerzen, Schwindel, Nausea, Abhängigkeitsentwicklung;
KI (Clomethiazol): schwere Obstruktion mit drohender respiratorischer Insuffizienz;
KI (Diphenhydramin, Doxylamin): Glaukom, Prostatahypertrophie mit Restharn, akuter Asthmaanfall, Phäochromozytom, Epilepsie, SS/SZ;
KI (Melatonin): bekannte Überempfindlichkeit;
KI (Zaleplon, Zolpidem, Zopiclon): Myasthenia gravis, SS/SZ;
Ink (Zolpidem): Ritonavir

Chloralhydrat Rp — HWZ 4min (7h), Q0 1.0, PPB 40%, PRC C, Lact ?

Chloraldurat *Kps. 250, 500mg*
Chloralhydrat *Rectiole 600mg*

Schlafstörung, Erregungszustände → 494: 250-1000mg p.o. z.N., max. 1.5g/d;
Sedierung von Kindern, Krampfanfall: > **6kg:** 300mg rect.; > **12kg:** 600mg rect.; > **24kg:** max. 1200mg rect.

Clomethiazol Rp — HWZ 2.3-5h, Q0 0.95, PPB 60-70%

Distraneurin *Kps. 192mg; Mixtur (1ml = 31.5mg)*

Akute Entzugssymptomatik → 496, **Delirium tremens (stationäre Behandlung!)** → 495: ini. 384-768mg p.o., max. 1152-1536mg in den ersten 2h, dann max. 384mg alle 2h;
Verwirrtheit, Unruhe älterer Patienten → 496: 3 x 192-384mg p.o.;
Schlafstörung älterer Patienten: 384mg z.N., evtl. Wdh. nach 30-60min

Diphenhydramin OTC — HWZ 4-8h, Q0 0.9, PPB 85-99%, PRC B, Lact -

Betadorm D *Tbl. 50mg*
Dolestan *Tbl. 25, 50mg*
Dormutil N *Tbl. 50mg*
Emesan *Tbl. 50mg; Supp.10, 20, 50mg*
Halbmond *Tbl. 50mg*
Sodormwell *Kps. 50mg*
Vivinox Sleep *Tbl. 25, 50mg*

Schlafstörung: 25-50mg p.o. z.N.;
vestibulärer Schwindel → 491, **Übelkeit, Erbrechen, Kinetose** → 491: 1-3 x 50mg p.o./rect.,
Ki. < **1J:** 1-2 x 10mg rect.;
1-5J: 1-2 x 20mg rect.;
6-12J: 1-2 x 25mg p.o.;
DANI, DALI Dosisanpassung

Doxylamin OTC — HWZ 10h

Gittalun *Brausetbl. 25mg*
Hoggar Night *Tbl. 25mg*
Schlafsterne *Tbl. 30mg*
SchlafTabs-ratioph. *Tbl. 25mg*
Sedaplus *Tbl. 25mg; Saft/Lsg. 12.5ml/5mg*

Schlafstörung: 25-50mg p.o. z.N.;
> **6M:** 6.25mg; > **1J:** 6.25-12.5mg;
5-12J: 12.5-25mg

Melatonin Rp | HWZ 3.5-4h, PPB 60%

Circadin *Tbl. 2(ret.)mg*

Insomnie ab 55J: 1 x 2mg z.N.;
DANI vorsichtige Anwendung;
DALI Anwendung nicht empfohlen

Zolpidem Rp | HWZ 2-2.6h, Q0 1.0, PPB 92%, PRC B, Lact ?

Bikalm *Tbl. 10mg*
Stilnox *Tbl. 10mg*
Zoldem *Tbl. 10mg*
Zolpidem-ratioph. *Tbl. 5, 10mg*
Zolpinox *Tbl. 10mg*

Schlafstörung: 10mg p.o. z.N., ältere Pat. 5mg;
DANI nicht erforderlich;
DALI max. 5mg/d, KI bei schwerer Leberinsuffizienz

Zopiclon Rp | HWZ 5h, Q0 0.95, PPB 45%

Espa-Dorm *Tbl. 7.5mg*
Imovane *Tbl. 7.5mg*
Optidorm *Tbl. 3.75, 7.5mg*
Somnosan *Tbl. 7.5mg*
Ximovan *Tbl. 7.5mg*
Zop 7.5 *Tbl. 7.5mg*
Zopiclon-ratioph. *Tbl. 3,75, 7.5mg*

Schlafstörung: 7.5mg p.o. z.N., ältere Pat. 3.75mg;
DANI, DALI max. 3.75mg/d, KI bei schwerer Leberinsuffizienz

A 12.5 Psychoanaleptika

Wm/Wi (Atomoxetin): selektive Hemmung des präsynaptischen Noradrenalintransporters;
Wm/Wi (Methylphenidat): Amphetaminderivat, zentral erregend durch Katecholaminfreisetzung;
Wm/Wi (Modafinil): Potenzierung der zerebralen Alpha-1-adrenergen Aktivität ⇒ Vigilanz ↑, Zahl plötzlicher Schlafepisoden ↓;
UW (Atomoxetin): Ki.: Influenza, Appetitlosigkeit, frühmorgendliches Erwachen, Reizbarkeit, Stimmungsschwankungen, Schwindel, Somnolenz, Mydriasis, Palpitationen, Sinustachykardie, abdominelle Beschwerden, Erbrechen, Dermatitis, Pruritus, Müdigkeit, Gewichtsverlust; Erw.: s. FachInfo;
UW (Methylphenidat): Schwitzen, Hautausschläge, Krampfanfälle, Schlaflosigkeit, Erregungszustände, Psychosen, Abhängigkeit;
UW (Modafinil): Kopfschmerzen, Übelkeit, Nervosität, Appetitlosigkeit, Schlafstrg.;
KI (Atomoxetin): Engwinkelglaukom;
KI (Methylphenidat): Hyperthyreose, Glaukom, Prostatahypertrophie, Depression, Psychose, Suchterkrankung, Phäochromozytom, SS/SZ;
KI (Modafinil): Abhängigkeit in der Anamnese, SZ; Anw.Beschr. in der SS;
Ink (Atomoxetin): MAO-Hemmer; **Ink** (Modafinil): Prazosin

Atomoxetin Rp | HWZ 3.6h, PPB 98%

Strattera *Kps. 10, 18, 25, 40, 60, 80mg*

Aufmerksamkeitsdefizit-Hyperaktivitätsstörung:
Ki. > **6J:** ini. 0.5mg/kg/d p.o., nach 7d je nach Wi steigern auf 1.2mg/kg/d; > 70kg: ini. 1 x 40mg, dann 80mg, max. 100mg/d;
DANI nicht erforderlich;
DALI Child B: 50%, Child C: 25%

Methylphenidat Rp (Btm) | HWZ 2-4h, Q0 0.95, PPB 10-33%, PRC C, Lact ?

Concerta *Tbl. 18(ret.), 27 (ret.), 36(ret.), 54(ret.)mg*
Equasym *Tbl. 5, 20mg; Kps. 10(ret.), 20(ret.), 30(ret.)mg*
Medikinet *Tbl. 5, 10, 20mg; Kps. 5(ret.), 10(ret.), 20(ret.), 30(ret.), 40(ret.)mg*
Methylphenidat HEXAL *Tbl. 10mg*
Ritalin *Tbl. 10mg; Kps. (ret.) 20, 30, 40mg*

Aufmerksamkeitsdefizit-Hyperaktivitätsstörung: ini 5mg p.o., wöchentlich um 5-10mg steigern, max. 60mg/d in 2-3ED; 1 x 18-36mg (ret.), max. 54mg/d (ret.);
Narkolepsie: 10-60mg/d in 2-3ED; > **6J:** ini. 1-2 x 5mg/d, um 5-10mg/W steigern, max. 60mg/d

Modafinil Rp (Btm) — HWZ 10-12h, PPB 62%, PRC C, Lact ?

Vigil *Tbl. 100, 200mg*

Narkolepsie: 200-400mg/d p.o. in 2ED (morgens, mittags);
DANI, DALI schwere NI/LI: 50%

A 12.6 Alkoholentwöhnungsmittel

Ink (Disulfiram): Metronidazol

Acamprosat Rp — HWZ 20.7h, keine PPB

Campral *Tbl. 333mg*

Aufrechterhaltung der Abstinenz bei Alkoholabhängigkeit → 496: 3 x 666mg p.o.;
Pat. < 60kg: 2-1-1Tbl.;
DANI Krea > 120µmol/l: KI;
DALI Child C: KI

Clonidin Rp — HWZ 12-16h, Q0 0.4, PPB 30-40%, PRC C, Lact ?

Paracefan *Amp. 0.15mg/1ml, 0.75mg/5ml*

Alkoholentzugssyndrom → 496: ini. 0.15-0.6mg, max 0.9mg i.v. dann 0.3-4mg/d, max. 10mg/d;
Perf. (0.75mg) = 15µg/ml ⇒ 2-8ml/h

Disulfiram Rp — HWZ 12h, Q0 0.5, PRC C, Lact ?

Antabus *Tbl. 100, 500mg*

Alkoholabusus, -abhängigkeit → 496:
d1: 1500mg p.o., d2: 1000mg, d3: 500mg,
Erh.Dos. 200-500mg/d, max. 500mg/d

A 12.7 Rauchentwöhnungsmittel

Wm/Wi (Bupropion): Hemmung des Katecholamin-Reuptakes im Gehirn ⇒ Noradrenalin ↑, Dopamin ↑ in bestimmten Hirnregionen ⇒ Milderung von Nikotinentzugssymptomen, Rauchdrang ↓;
Wm/Wi (Vareniclin): bindet an neuronale nikotinerge Acetylcholinrezeptoren ⇒ lindert Symptome des Rauchverlangens und des Rauchentzugs;
UW (Amfebutamon): Fieber, Mundtrockenheit, Übelkeit, Erbrechen, Bauchschmerzen, Obstipation, Schlaflosigkeit, Konzentrationsstrg., Kopfschmerzen, Tachykardie, RR ↑, Depression, Ruhelosigkeit, Angst;
UW (Vareniclin): Übelkeit, Erbrechen, Obstipation, Diarrhoe, Magenbeschwerden, Dyspepsie, Flatulenz, Mundtrockenheit, gesteigerter Appetit, abnorme Träume, Schlaflosigkeit, Somnolenz, Schwindel, Dysgeusie;
KI (Bupropion): Epilepsie, Bulimie, Anorexie, bipolare Psychose, schwere Leberzirrhose, Ki./Jugendl. < 18J, SS/SZ;
KI (Vareniclin): bekannte Überempfindlichkeit;
Ink (Amfebutamon): MAO-Hemmer

Bupropion (Amfebutamon) Rp-L! — HWZ 20h, Q0 > 0.8, PPB 84%, PRC C Lact-

Zyban *Tbl. 150(ret.)mg*

Raucherentwöhnung: d1-6: 1 x 150mg p.o., dann 2 x 150mg;
DANI 150mg/d;
DALI 150mg/d, KI bei schwerer Leberinsuffizienz

Vareniclin Rp-L! — HWZ 24h, PPB < 20%

Champix *Tbl. 0.5, 1mg*

Raucherentwöhnung: d1–3: 1 x 0.5mg p.o.; d4-7: 2 x 0.5mg; ab d8: 2 x 1mg, Therapiedauer 12W;
DANI GFR > 30: 100%; < 30: max. 1mg/d; bei terminaler NI Anwendung nicht empfohlen;
DALI nicht erforderlich

A 13 Dermatologie - Arzneimittel

A 13.1 Antipruriginosa, Antiphlogistika

Ammoniumbituminosulfonat OTC

Ichtholan 10, 20, 50% *Salbe (100g enth. 10, 20, 50g)*
Ichtholan spezial *Salbe (100g enth. 85g)*
Ichthyol *hochviskose Flüssigkeit (100g enth. 100g)*
Schwarze Salbe Lichtenstein *Salbe (100g enth. 20, 50g)*
Thiobitum 20% *Salbe (100 g enth. 20g)*

Unspezifisch entzündliche Hauterkrankungen (Furunkel → 505, Schweißdrüsenabszess → 503): Salbe dick auftragen und mit Verband abdecken, Verbandswechsel alle 2d

Phenolsulfonsäure (Gerbstoff) OTC

Tannolact *Creme (100g enth. 400, 1000mg); Pulver (100g enth. 40g); Lotio (100 g enth. 1g)*
Tannosynt *Creme, Lotio (100g enth. 1g); Konzentrat (100g enth. 40g)*
Delagil *Creme (100g enth. 400mg); Pulver (100g enth. 40g)*

Hauterkrankungen mit Entzündung, Juckreiz oder Nässen:
Creme: 3 x tgl. dünn auftragen;
Lotio: 1-2 x tgl. dünn auftragen;
Pulver: in warmem Wasser auflösen für Bäder und Umschläge

A 13.2 Glukokortikoide

A 13.2.1 Schwach wirksame topische Glukokortikoide

Hydrocortison Rp

Fenistil Hydrocort *Creme (1g enth. 2.5, 5mg); Lsg. (1ml = 5mg)*
Hydrocortison HEXAL *Salbe (100g enth. 250, 500, 1000mg)*
Hydrocutan *Creme (100g enth. 250mg); Salbe (100g enth. 100, 1000mg)*
Linolacort Hydro *Creme (100g enth. 500, 1000mg)*

Entzündliche, allergische → 523, pruriginöse Hauterkrankungen, chemisch und physikalisch induzierte Dermatitiden: 1-3 x tgl. auftragen

Prednisolon Rp

Linola-H N, Linola-H-Fett N *Creme (100g enth. 400mg)*
Prednisolon LAW *Creme, Salbe (100g enth. 250mg)*

Akute Ekzeme → 511, Dermatitiden: 1-3 x tgl. auftragen

A 13.2.2 Mittelstark wirksame topische Glukokortikoide

Alclometason Rp

Delonal *Creme, Salbe (100g enth. 50mg)*

Ekzeme → 511, Dermatitiden: 1-2 x tgl. auftragen

Clobetason Rp

Emovate *Creme, Salbe (100g enth. 50mg)*

Leichtere Formen von Ekzemen → 511, seborrhoische Dermatitis → 512 und steoridempfindliche Dermatosen: 2 x tgl. auftragen

Clocortolon Rp

Kaban *Creme, Salbe (100g enth. 200mg)*
Kabanimat *Creme, Salbe (100g enth. 60mg)*

Ekzeme → 511, Neurodermitis → 511, Psoriasis → 518, Intertrigo: 1-2 x tgl. auftragen

Dexamethason Rp

Dexa Loscon Mono *Lsg. (100g enth. 25mg)*
Dexamethason LAW *Creme, Salbe (100g enth. 50mg)*
Solutio Cordes Dexa N *Lsg. (100g enth. 20mg)*
Tuttozem N *Creme (100g enth. 35mg)*

Ekzeme → 511, **Psoriasis capitis** → 518, **auf Kortikoide ansprechende akute Dermatitiden:** 1-2 x tgl. auftragen

Flumetason Rp

Cerson *Creme, Salbe, Lsg. (100g enth. 20mg)*
Locacorten *Creme (100g enth. 20mg)*

Ekzeme → 511, **Neurodermitis** → 511, **Psoriasis** → 518, **Intertrigo, Lichen ruber** → 515, **Lichen sclerosus, kutaner Lupus erythematodes:** 1 x tgl. auftragen

Flupredniden Rp

Decoderm *Creme, Paste (100g enth. 100mg); Salbe (100g enth. 50mg)*

Ekzeme → 511, **auf Kortikoide ansprechende Dermatitiden:** 1-3 x tgl. auftragen

Hydrocortison-butyrat Rp

PRC C, Lact ?

Alfason *Creme, Salbe, Emulsion, Lsg. (Crinale) (100g enth. 100mg)*
Laticort *Creme, Salbe (100g enth. 10mg)*

Ekzeme → 511 , **auf Kortikoide ansprechende Dermatitiden:** 2 x tgl. auftragen

Prednicarbat Rp

PRC C, Lact ?

Dermatop *Creme, Salbe, Fettsalbe, Lsg. (100g enth. 250mg)*
Prednicarbat Acis *Creme, Salbe, Fettsalbe (100g enth. 250mg)*
Prednitop *Creme, Salbe, Fettsalbe (100g enth. 250mg)*

Ekzeme → 511, **auf Kortikoide ansprechende Dermatitiden:** 1-2 x tgl. auftragen

Triamcinolonacetonid Rp

PRC C, PPB 80% (bei syst. Anwendung), Lact ?

Delphicort *Creme, Salbe (100g enth. 100mg)*
Kortikoid-ratioph. *Creme, Salbe (100g enth. 100mg)*
Triamgalen *Creme, Salbe, Lotion (100g enth. 100mg); Lsg. (100g enth. 200mg)*
Volon A *Creme, Salbe, Haftsalbe, Lotio (100g enth. 100mg)*
Volonimat *Creme, Salbe (100g enth. 25mg)*

Ekzeme → 511, **auf Kortikoide ansprechende Dermatitiden:** 1-2 x tgl. auftragen

A 13.2.3 Stark wirksame topische Glukokortikoide

Amcinonid Rp

PRC C, Lact ?

Amciderm *Creme, Salbe, Fettsalbe, Lotio (100g enth. 100mg)*

Ekzeme → 511, **Lichen ruber** → 515, **steroidempfindliche Dermatosen:** 1-2 x tgl. auftragen

Betamethason Rp

PRC C, Lact -

Bemon *Creme, Salbe (100g enth. 122mg)*
Betnesol V *Creme, Salbe, Lotio, Lsg. (Crinale) (100g enth. 100mg)*
Celestan V *Creme, Salbe (100g enth. 100mg)*
Diprosis *Salbe, Gel (100g enth. 50mg)*
Diprosone *Creme, Salbe, Lsg. (100g enth. 50mg)*

Ekzeme → 511, **steroidempfindliche Dermatosen:** 1-2 x tgl. auftragen

Desoximetason Rp — PRC C, Lact ?

Topisolon *Salbe, Fettsalbe (100g enth. 250mg)* — **Ekzeme** → 511, **steroidempfindliche Dermatosen:** 1-2 x tgl. auftragen

Diflucortolon Rp

Nerisona *Creme, Salbe, Fettsalbe (100g enth. 100mg)* — **Ekzeme** → 511, **steroidempfindliche Dermatosen:** 1-2 x tgl. auftragen

Fluocinolon Rp

Flucinar *Creme, Salbe (100g enth. 25mg)*
Jellin *Creme, Salbe (100g enth. 25mg)* — **Entzündliche, entzündlich-juckende und allergische Dermatosen** → 523: 1-2 x tgl. auftragen

Fluocinonid Rp — PRC C, Lact ?

Topsym *Creme, Salbe, Fettsalbe, Lsg. (100g enth. 50mg)* — **Entzündliche, entzündlich-juckende und allergische Dermatosen** → 523: 1-2 x tgl. auftragen

Methylprednisolon Rp — HWZ 2-3h, PRC C, Lact ?

Advantan *Creme, Salbe, Fettsalbe, Lsg., Milch (100g enth. 100mg)* — **Endogene und exogene Ekzeme** → 511, **Neurodermitis** → 511: 1 x tgl. auftragen

Mometason Rp — PRC C, Lact ?

Ecural *Fettcreme, Salbe, Lsg. (100g enth. 100mg)*
Elocon *Fettcreme, Salbe (100g enth. 100mg)*
Momegalen *Lsg. (100g enth. 100mg)* — **Entzündliche und juckende steroidempfindliche Dermatosen:** 1 x tgl. auftragen

A 13.2.4 Sehr stark wirksame topische Glukokortikoide

Clobetasol Rp

Butavate *Creme, Salbe, Lsg. (100g enth. 50mg)*
Clobegalen *Creme, Salbe, Lsg., Lotion (100g enth. 50mg)*
Clobetasol Acis *Creme, Salbe, Fettsalbe, Lsg. (Crinale) (100g enth. 50mg)*
Dermoxin *Creme, Salbe (100g enth. 50mg)*
Dermoxinale *Lsg. (Crinale) (100g enth. 50mg)*
Karison *Creme, Salbe, Fettsalbe, Lsg. (Crinale) (100g enth. 50mg)* — **Psoriasis** → 518, **akutes und chronisches Ekzem** → 511, **Lichen ruber planus** → 515, **Lichen sclerosus et atrophicans, Pustulosis palmaris et plantaris:** 1 x tgl. auftragen, max. 20% der KOF, max. 50g Salbe/Creme pro W

A 13.3 Antipsoriatika

A 13.3.1 Externa

Calcipotriol Rp

Calcipotriol HEXAL *Salbe (100g enth. 5mg)*
Daivonex *Creme, Salbe, Lsg. (100g enth. 5mg)*
Psorcutan *Creme, Salbe, Lsg. (100g enth. 5mg)* — **Leichte bis mittelschwere Psoriasis** → 518: 2 x tgl. auftragen

Dithranol Rp

Micanol 1%, 3% *Creme (100g enth. 1, 3mg)* — **Subakute/chron. Psoriasis** → 518: 2 x tgl. auftragen

Dithranol + Harnstoff Rp

Psoradexan *Creme (1g enth. 0.5, 1, 2mg + je 170mg Harnstoff)* — **Subakute/chronische Psoriasis** → 518: 2 x tgl. auftragen

Dithranol + Salicylsäure Rp

Psoralon MT *Salbe (100g enth. 0.5, 1, 2, 3g + je 2g Salicylsäure)*

Psoriasis → 518: 1 x tgl. auftragen, nach 10-20min wieder gründlich abwaschen

Steinkohlenteer Rp

Lorinden Teersalbe *Salbe (1g enth. 15mg)*
Tarmed *Shampoo (100g enth. 4g)*

Seborrhoeische Dermatitis → 512, **Seborrhoe oleosa, Pityriasis simplex capitis, Psoriasis der Kopfhaut** → 518: 1-2 x/W auftragen/anwenden

A 13.3.2 Interna

Wm/Wi (Aciretin): Vitamin-A-Derivat, normalisiert Wachstum/Differenzierung von Haut- und Schleimhautzellen;
Wm/Wi (Ciclosporin, Methotrexat): Hemmung aktivierter T-Zellen, deren Zytokine zur Hyperproliferation der Keratinozyten beitragen;
Wm/Wi (Ustekinumab): monoklonaler AK, bindet an IL-12 und IL-23e, Unterdrückung der gesteigerten Immunzellaktivierung;
UW (Aciretin): Trockenheit von Haut und Schleimhäuten, Lippenentzündung, Haarausfall, Transaminasen ↑, BB-Veränderungen, Lipide ↑;
UW (Ciclosporin): Nierenschädigung, Leberfunktionsstrg., Kardiotoxizität, Tremor, Hirsutismus, Gingivahypertrophie, Ödeme;
UW (Methotrexat): Exanthem, Haarausfall, GI-Ulzera, Übelkeit, Hämatopoesestrg.;
UW (Ustekinumab): Infektionen Hals/Atemwege, Depression, Kopfschmerzen, Schwindel, verstopfte Nase, Diarrhoe, Juckreiz, Rücken-, Muskelschmerzen, Müdigkeit;
KI (Aciretin): Leber-, Niereninsuffizienz, Diabetes melllitus, Frauen im gebärfähigen Alter, SS/SZ;
KI (Ciclosporin): Nierenfunktionsstrg., unkontrollierte arterielle Hypertonie, unkontrollierte Infektionen, Tumoren, schwere Lebererkrankung, SZ, Cave in SS;
KI (Methotrexat): akute Infektionen, schwere Knochenmarksdepression, Leberfunktionsstrg., GI-Ulzera, Niereninsuffizienz, SS/SZ;
KI (Ustekinumab): bekannte Überempfindlichkeit, klinisch relevante Infektionen, Pat. < 18J, SS;
Ink (Methotrexat): Cisplatin, NSARs, Penicilline, Probenecid, Salizylate, Sulfonamide

Acitretin Rp — HWZ 50(60)h, Q0 1.0, PPB 99%, PRC X, Lact ?

Neotigason *Kps. 10, 25mg*

Psoriasis → 518, **Hyperkeratosis palmoplantaris, M. Darier, Pustulosis palmoplantaris, Ichthyosis** → 514, **Pityriasis rubra pilaris, Lichen ruber planus** → 515: ini 30mg/d p.o. für 2-4 W, dann ggf. bis max. 75mg/d;
Ki.: ini 0.5mg/kg/d, ggf. bis 1mg/kg/d, max. 35mg/d, Erh.Dos. 0.1mg/kg/d, max. 0.2mg/kg/d;
DANI, DALI KI

Ciclosporin Rp — HWZ 7-8(16-19)h, Q0 1.0, PPB 90%, ther. Serumspiegel (μg/l): 100-300

Cicloral *Kps. 25, 50, 100mg; Lsg. (1ml = 100mg)*
Ciclosporin Pro *Kps. 25, 50, 100mg*
Immunosporin *Kps. 25, 50, 100mg*
Sandimmun *Kps. 10, 25, 50, 100mg; Susp. (1ml = 100mg); Amp. 50mg/1ml, 250mg/5ml*

Schwerste Formen der Psoriasis → 518: 2.5mg/kg/d p.o., max. 5mg/kg/d; Kreatininkontrolle!
DANI KI → 192;
DALI 50-75%

Methoxsalen Rp — HWZ 5h, Q0 1.0

Meladinine *Tbl. 10mg*

Schwere Psoriasis → 518, **Mycosis fungoides, Vitiligo:** 0.6mg/kg 2h vor UV-A-Bestrahlung;
DANI KI bei stark eingeschränkter Nierenfunktion;
DALI KI bei Hepatopathie

Methotrexat → 114 Rp — HWZ 5-9h, Q0 0.06, PPB 50%, PRC X, Lact -

Lantarel *Tbl. 2.5, 7.5, 10mg; Fertigspr. 7.5mg/1ml, 10mg/1.34ml, 15mg/2ml, 20mg/2.67ml, 25mg/1ml*
Metex *Tbl. 2.5, 7.5, 10mg; Inj.Lsg. 7.5, 10, 15, 20, 25mg; Fertigspr. 7.5mg/0.15ml, 10mg/0.20ml, 15mg/0.30ml, 20mg/0.40ml, 25mg/0.50ml, 30mg/0.60ml*
MTX HEXAL *Tbl. 2.5, 5, 7.5, 10mg; Inj.Lsg. 5mg/2ml, 10mg/4ml, 25mg/1ml, 50mg/2ml, 500mg/20ml, 1g/40ml, 5g/200ml; Fertigspr. 2.5mg/0.33ml, 7.5mg/1ml, 10mg/1.33ml, 15mg/2ml, 20mg/2.67ml, 25mg/3.33ml*

Schwerste Formen der Psoriasis → 518: ini 1 x 2.5-5mg zur Toxizitätsabschätzung; dann 7.5-25mg 1 x/W p.o./s.c./i.m./i.v., max. 30mg/W;
DANI GFR > 80: 100%, 80: 75%, 60: 63%, < 60: KI

Ustekinumab Rp — HWZ 15-32d

Stelara *Inj.Lsg. 45mg; Fertigspr. 45, 90mg*

Mittelschwere bis schwere Psoriasis → 518: ini 45mg s.c., Wdh. nach 4W, dann alle 12W; > 90kg: ini 90mg s.c., Wdh. nach 4W, dann alle 12W;
DANI, DALI keine Daten

Adalimumab, Etanercept, Infliximab → 117

A 13.4 Aknemittel

A 13.4.1 Antibiotikahaltige Externa

Clindamycin Rp

Basocin *Gel (100g enth. 1g); Lsg. (100ml = 1g)*
Zindaclin *Gel (100g enth. 1g)*

Akne vulgaris → 507: 1-2 x tgl. auftragen

Erythromycin Rp

Aknefug EL *Lsg. (100ml = 1g)*
Aknemycin *Salbe, Lsg. (100g enth. 2g)*
Eryaknen, Erydermec *Gel (100g enth. 2, 4g)*
Inderm *Lsg. (100g enth. 1g); Gel (100g enth. 2, 4g)*
Sanasepton *Gel (100g enth. 2, 4g)*

Akne vulgaris → 507: 2 x tgl. auftragen

Nadifloxacin Rp

Nadixa *Creme (1g enth. 10mg)*

Akne vulgaris → 507: 2 x tgl. auftragen für 8 W, max. für 12W

Tetracyclin Rp

Imex *Salbe (100g enth. 3g)*

Akne vulgaris → 507: 1-3 x tgl. auftragen

A 13.4.2 Weitere Externa

Adapalen Rp — PRC C, Lact ?

Differin *Creme, Gel (100g enth. 100mg)*

Akne vulgaris → 507: 1 x tgl. auftragen

Azelainsäure Rp — PPB 43%

Skinoren *Creme (100g enth. 20g); Gel (100g enth. 15g)*

Akne vulgaris → 507, **papulopustulöse Rosacea** → 509: 2 x tgl. auftragen

Benzoylperoxid OTC	PRC C, Lact ?
Aknefug-oxid *Gel (100g enth. 3, 5, 10g); Susp. (100g enth. 4g)* **Akneroxid** *Gel (100g enth. 5, 10g); Susp. (100g enth. 4g)* **Benzoyt** *Creme (100g enth. 5, 10g)* **Benzaknen** *Gel (100g enth. 5, 10g); Susp. (100ml = 5g)* **Panoxyl** *Gel (100g enth. 5, 10g); Creme (100g enth. 2.5, 5g); Emuls. (100g enth. 10g)*	**Akne vulgaris** → 507: 1-2 x tgl. auftragen
Isotretinoin Rp	PRC X, Lact -
Isotrex *Gel (100g enth. 50mg); Creme (100g enth. 50, 100mg)*	**Akne vulgaris** → 507: 1-2 x tgl. auftragen
Tretinoin Rp	PRC C (top)/D (syst.), Lact ? (top)/-(syst.)
Airol *Creme, Lsg. (100g enth. 50mg)* **Cordes VAS** *Creme (100g enth. 50mg)*	**Akne vulgaris** → 507, **Halogenakne, Akne medicamentosa:** 1-2 x tgl. auftragen

A 13.4.3 Interna

Wm/Wi (Alitretinoin): immunmodulatorisch, antiinflammatorisch;
Wm/Wi (Isotretinoin): Mitoserate von Epidermiszellen ↑, Auflockerung der Hornschicht, Talgproduktion ↓;
Wm/Wi (Minocyclin): Tetracyclin-Antibiotikum, hemmt Lipase der Propionibakterien;
UW (Alitretinoin): Kopfschmerzen, Hypertriglyzeridämie, Hypercholesterinämie, Anämie, Fe-Bindungskapazität ↑, Thrombozyten ↓, TSH/FT4 ↓, Konjunktivitis, trockene Haut und Augen, Gesichtsröte, Transaminasen ↑, Myalgie, Arthralgie;
UW (Isotretinoin): trockene Haut und Schleimhäute, Lippenentzündung, Haarausfall, Transaminasen ↑, BB-Veränderung, Lipide ↑;
UW (Minocyclin): Schwindel, Kopfschmerz, Übelkeit, allergische Hautreaktionen, phototoxische Reaktionen, reversible Knochenwachstumsverzögerung (Ki. < 8J), irreversible Zahnverfärbung und Zahnschmelzschädigung (Ki. < 8J), ICP ↑, BB-Veränderungen, Superinfektion durch Bakterien/Sprosspilze;
KI (Alitretinoin): SS, SZ, Frauen im gebärfähigen Alter, Leberinsuffizienz, schwere Niereninsuffizienz, Hypervitaminose A, nicht ausreichend eingestellte Hypercholesterinämie/Hypertriglyceridämie/Hypothyreose, bekannte Überempfindlichkeit;
KI (Isotretinoin): Leber- /Niereninsuffizienz, D.m., SS/SZ, Frauen im gebärfähigen Alter;
KI (Minocyclin): Tetracyclinüberempfindlichkeit, schwere Leberfktsstrg., Niereninsuffizienz, Ki. < 8J, SS/SZ

Alitretinoin Rp	HWZ 2-10h
Toctino *Kps. 10, 30mg*	**Schweres chronisches Handekzem:** ini 1 x 30mg p.o., dann 10-30mg/d; s.a. FachInfo
Isotretinoin Rp	HWZ 10-20h, Q0 1.0, PPB 99%, PRC X, Lact -
Aknefug Iso *Kps. 10, 20mg* **Aknenormin** *Kps. 10, 20mg* **Isoderm** *Kps. 10, 20mg* **Isotretinoin Isis** *Kps. 10, 20mg* **Isotretinoin-ratioph.** *Kps. 10, 20mg*	**Schwere therapieresistente Formen der Akne** → 507: ini 0.5mg/kg/d p.o., Erh.Dos. 0.5-1mg/kg/d, in schweren Fällen bis 2mg/kg/d; Gesamtdosis pro Behandlung 120mg/kg; **DANI** ini 10mg/d, dann langsam steigern auf 1mg/kg/d; **DALI** KI
Minocyclin Rp → 164	HWZ 11-22h, Q0 0.85, PPB 70-75%, PRC D, Lact +
Aknosan *Tbl. 50mg* **Minakne** *Tbl. 50mg* **Minocyclin-ratioph.** *Kps. 50, 100mg* **Skid** *Tbl. 50, 100mg* **Udima** *Kps. 50, 100mg*	**Akne vulgaris** → 507: 2 x 50mg p.o.; **DALI** KI

Doxycyclin Rp → 164

HWZ 12-24h, Q0 0.7, PPB 80-90%, PRC D, Lact ?

Doxakne *Tbl. 50mg*
Doxycyclin Heumann *Tbl. 200mg*
Doxyderma *Tbl. 50, 100mg*

Akne vulgaris → 507, **Rosacea** → 509: 1 x 100mg p.o. für 7-21d, dann 1 x 50mg für 2-12W;
DANI nicht erforderlich;
DALI KI

A 13.5 Antiinfektiva

A 13.5.1 Antibiotika

Chloramphenicol + Natriumbituminosulfonat Rp

Ichthoseptal *Creme (100g enth. 1g+2g), Lsg. (100g enth. 1g+0.5g)*

Impetiginisierte Dermatosen und Ekzeme, Pyodermien, Impetigo: 2-3 x tgl. auftragen;
DALI KI

Chlortetracyclin Rp

Aureomycin *Salbe (100g enth. 3g)*

Bakteriell infizierte Wunden, Verbrennungen, Pyodermien, Furunkulose, Ulcus cruris: 1-2 x tgl. auftragen

Framycetin Rp

Leukase N *Salbe (100g enth. 2g); Puder (100g enth. 2g); Wundkegel 10mg (+ Lidocain 2mg)*

Pyodermien, Ulcus cruris, Dekubitus, infizierte Wunden, Impetigo, Verbrennungen, bakteriell bedingte Ekzeme: 1 x tgl. auftragen; 1-2 Wundkegel einmalig einlegen;
DANI KI

Fusidinsäure Rp

Fucidine *Creme, Salbe (100g enth. 2g); Wundgaze*
Fusicutan *Creme, Salbe (100g enth. 2g)*

Infizierte Hauterkrankungen: 2-3 x tgl. auftragen; Gaze: 2-3d belassen

Gentamicin Rp

PRC C, Lact ?

Refobacin *Creme (100g enth. 100mg)*
Sulmycin *Creme, Salbe (100g enth. 100mg)*

Ulcus cruris, Dekubitus: 2-3 x tgl. auftragen

Neomycin + Bacitracin Rp

Nebacetin *Salbe (1g = 3250+250 IE)*
Neobac *Salbe (1g = 5mg+500 IE)*

Infektionen der Haut, Ulcus cruris, Mastitis nach Inzision → 584, **Pro. von Nabelinfektionen:** mehrmals tgl. auftragen

Retapamulin Rp

PRC C, Lact ?

Altargo *Salbe (1g enth. 10mg)*

Impetigo, infizierte Hautverletzungen u. Wunden: 2 x tgl. über 5d auftragen

A 13.5.2 Virustatika

Aciclovir OTC/Rp

PRC B, Lact ?

Acerpes, Acic, Aciclovir-ratioph., Aciclostad, Zovirax *Creme (100g enth. 5g)*

Herpes labialis → 524, **Herpes genitalis** → 578: 5 x tgl. auftragen

Docosanol OTC

Erazaban *Creme (1g enth. 100mg)*

Herpes labialis → 524: 5 x tgl. auftragen

Foscarnet Rp

Triapten *Creme (100g enth. 2g)*

Herpes labialis → 524, **Herpes genitalis** → 578, **Herpes integumentalis:** 6 x tgl. auftragen

Idoxuridin + Dimethylsulfoxid Rp

Virunguent *Salbe (1g enth. 2+18mg)*

Herpes labialis → 524, **Herpes zoster** → 525: 4-5 x tgl. auftragen

Penciclovir OTC

PRC B, Lact -

Fenistil Pencivir *Creme (100g enth. 1g)*

Rezidivierender Herpes labialis → 524: 6-8 x tgl. auftragen

A 13.5.3 Antimykotika

Amorolfin OTC

Loceryl *Creme (100g enth. 250mg); Nagellack (1ml = 50mg)*

Hautmykosen durch Dermatophyten, kutane Candidose → 517: 1 x tgl. auftragen; **Nagelmykose** → 516: Nagellack 1-2 x/W auftragen

Bifonazol OTC

Bifomyk *Creme, Gel (100g enth. 1g); Lsg. (1ml = 10mg); Spray (1 Hub = 1.4mg)*
Bifon *Creme, Gel (100g enth. 1g); Lsg. (1ml = 10mg); Spray (1 Hub = 1.4mg)*
Bifonazol HEXAL *Creme, Lsg., Spray (100g enth. 1g)*
Canesten extra *Creme, Spray (100g enth. 1g)*
Mycospor *Creme, Gel, Lsg., Spray (100g enth. 1g)*

Hautmykosen durch Dermatophyten, Hefen, Schimmelpilze, Mallassezia furfur, Infektion durch Corynebacterium minutissimum: 1 x tgl. auftragen bzw. 1 x 3 Gtt. bzw. 1 x 2 Hübe

Ciclopirox OTC/Rp

Batrafen *Creme, Vaginalcreme, Gel, Puder, Lsg., Shampoo (100g enth. 1g)*
Ciclopirox-ratioph. *Creme, Lsg. (100g enth. 1g)*
Ciclopirox Winthrop *Nagellsg. (100g enth. 8g)*
Inimur Myko *Vaginalcreme (100g enth. 1g); Vaginalsupp. 100mg*
Nagel Batrafen *Nagellsg. (100g enth. 8g)*
Sebiprox *Lsg. (100g enth. 1.5g)*

Alle Dermatomykosen → 515: 2 x tgl. auftragen; **Nagelmykosen** → 516: Nagellösung W1-4: alle 2d auftragen, W5-8: 2 x/W, ab W9: 1 x/W; **vaginale Candidose** → 578: 1 x tgl. 100mg vaginal; **seborrhoische Dermatitis der Kopfhaut:** 1-3 x/W auf die Kopfhaut auftragen, einmassieren und ausspülen

Clotrimazol OTC/Rp

HWZ 3.5-5h, PRC B, Lact ?

Antifungol *Creme, Lsg., Spray, Vaginalcreme (100g enth. 1, 2g); Vaginaltbl. 200, 500mg*
Canifug *Creme, Lsg. (100g enth. 1g); Vaginalcreme (100g enth. 1, 2g); Vaginalsupp. 100, 200mg*
Canesten *Creme, Lsg., Spray (100g enth. 1g)*
Canesten Gyn *Vaginalcreme (100g enth. 1, 2, 10g); Vaginaltbl. 100, 200, 500mg*
Fungizid-ratioph. *Creme, Vaginalcreme, Spray (100g enth. 1g); Vaginaltbl. 100, 200mg*
Mykofug *Creme, Lsg. (100g enth. 1g)*

Hautmykosen durch Dermatophyten, Hefen, Schimmelpilze, Mallassezia furfur, Infektion durch Corynebacterium minutissimum: 2-3 x tgl. auftragen; **vaginale Mykosen:** einmalig 1 Applikatorfüllung Creme 10% oder 1Tbl. 500mg vaginal; 1 x 1 Applikatorfüllung Creme 2% oder 1Tbl./Supp. 200mg vaginal für 3d; 1 x 1 Applikatorfüllung Creme 1% oder 1Tbl./Supp. 100mg vaginal für 6d

Econazol OTC/Rp PRC C, Lact ?

Epi-Pevaryl *Creme, Lsg., Spray, Lotio (100g enth. 1g)*
Gyno-Pevaryl *Ovulum 50, 150, 150(ret.)mg; Vaginalcreme (100g enth. 1g)*

Alle Dermatomykosen → 515: 2-3 x tgl. auftragen; **vaginale Mykosen:** einmalig 150mg (ret.) vaginal; 1 x 150mg für 3d; 1 x 50mg für 6d

Ketoconazol OTC PRC C, Lact ?

Fungoral *Creme, Lsg. (100g enth. 2g)*
Nizoral *Creme (100g enth. 2g)*
Terzolin *Creme, Lsg. (100g enth. 2g)*

Seborrhoische Dermatitis → 512: 2 x tgl. auftragen; **Pityriasis versicolor:** 1 x tgl. auftragen

Miconazol OTC/Rp PRC C, Lact ?

Daktar *Creme, Mundgel (100g enth. 2g)*
Fungur M *Creme, Vaginalcreme (100g enth. 2g); Ovulum 100mg*
Gyno Daktar *Vaginalcreme (100g enth. 2g)*
Micotar *Creme, Lsg., Paste, Mundgel (100g enth. 2g)*
Vobamyk *Creme (100g enth. 2g)*

Dermatomykosen → 515, **miconazolempfindliche grampositive Hautinfekte:** 2 x tgl. auftragen; **Mundsoor** → 455: **Erw. u. Ki.:** 4 x 1/2 Messl. p.o.; **Sgl.:** 4 x 1/4 Messl.; **vaginale Candidose** → 578: 1 x 1 Applikatorfüllung vaginal; 1 x 1 Ovulum 100mg vaginal

Naftifin OTC PRC B, Lact ?

Exoderil *Creme, Gel (100g enth. 1g)*

Dermatomykosen durch Dermatophyten, Hefen, Schimmelpilze: 1 x tgl. auftragen

Nystatin OTC PRC C, Lact ?

Adiclair *Creme, Salbe, Mundgel (100g enth.10 Mio IE)*
Candio-Hermal *Creme, Salbe (100g enth. 10 Mio IE); Mundgel (100g enth. 25 Mio IE)*
Lederlind *Paste, Mundgel (100g enth. 10 Mio IE)*
Nystaderm *Creme, Paste Mundgel (100g enth. 10 Mio IE)*

Hautinfektionen durch nystatinempfindliche Hefepilze: 2-3 x tgl. auftragen; **Mundsoor** → 455: **Erw. u. Ki.:** 4 x 1g Gel p.o.; **Sgl.:** 4 x 0.5-1g

Sertaconazol OTC

Mykosert *Creme, Lsg. (100g enth. 2g)*
Zalain *Creme (100g enth. 2g);*

Dermatomykosen durch Dermatophyten, Hefen: 2 x tgl. auftragen; **Nagelmykose** → 516: Pflaster alle 7d wechseln, Therapiedauer max. 24W

Terbinafin OTC

Fungizid-ratioph. extra *Creme (100g enth. 1g)*
Lamisil *Creme, Gel, Lsg., Spray (100g enth. 1g)*
Terbinafin CT *Creme (100g enth. 1g)*
Terbinafinhydrochlorid Al *Creme (100g enth. 1g)*
Terbinafinhydrochlorid Stada *Creme (100g enth. 1g)*

Dermatomykosen durch Dermatophyten und Hefepilze, Pityriasis versicolor → 517: 1 x tgl. auftragen

Tioconazol OTC PRC C, Lact -

Mykontral *Creme, Lotio, Spray (100g enth. 1g)*

Dermatomykosen durch Dermatophyten, Hefen, Schimmelpilze, Pityriasis versicolor → 517, **Erythrasma** → 504: 2 x tgl. auftragen

A 13.5.4 Antiparasitäre Mittel

UW (Benzylbenzoat): Kontaktdermatitis, Urtikaria;
UW (Allethrin/Piperonylbutoxid): Reizung von Haut u. Schleimhäuten;
UW (Permethrin): Hautirritationen, Brennen, Pruritus;
KI (Benzylbenzoat): Anw.Beschr. bei Sgl./Kleinki.;
KI (Malathion): Sgl.;
KI (Allethrin/Piperonylbutoxid): SS (1. Trim.), SZ, Sgl.;
KI (Permethrin): bekannte Überempfindlichkeit, Ki. < 2M

Benzylbenzoat OTC — PRC B

Antiscabiosum 10%, 25% *Emuls. (100g enth. 10, 25g)*
Scabies → 514: an 3d gesamten Körper (ohne Kopf) einreiben;
Ki.: 10% Emulsion verwenden

Allethrin + Piperonylbutoxid OTC

Jacutin Pedicul *Spray (1g enth. 6.6+26.4mg)*
Befall mit Kopf-, Schild-, Kleiderläusen, Scabies → 514: einmalige Applikation auf die befallenen Areale, ggf. Wdh. nach 8d

Permethrin OTC — PRC B

Infectopedicul *Lsg. (100g enth. 430mg)*
Infectoscab 5% *Creme (1g enth. 50mg)*
Befall mit Kopfläusen: 30-45min einwirken lassen, dann ausspülen;
Ki. 2M-3J: max. 25ml;
Scabies → 514: dünn auftragen;
Erw. u. Ki. > 12J: bis 30g;
Ki. 6-12J: bis 15g;
Ki. 2M-5J: bis 7g

Pyrethrine + Piperonylbutoxid + Chlorocresol OTC — PRC B

Goldgeist Forte *Lsg. (100g enth. 75+700+900mg)*
Befall mit Kopf-, Filz-, Kleiderläusen: 30-45min einwirken lassen, dann ausspülen

A 13.6 Keratolytika

Harnstoff OTC

Basodexan *Creme, Fettcreme, Salbe (100g enth. 10g)*
Elacutan *Creme, Salbe (100g enth. 10g)*
Linola Urea *Creme (100g enth. 12g)*
Nubral *Creme, Salbe (100g enth. 10g)*
Ureotop *Creme, Salbe (100g enth. 12g)*
Trockene, rauhe Haut, Ichthyosis → 514, **Intervall- und Nachbehandlung abgeklungener Dermatosen bei Kortikoid- und Phototherapie:** 1-2 x tgl. auftragen

Salicylsäure OTC

Guttaplast *Pflaster enth. 1.39g*
Salicylvaseline *Salbe (100g enth. 2, 5, 10g)*
Verrucid *Lsg. (100g enth. 10g)*
Hyperkeratosen: Pflaster: 2d belassen, Lsg.: 2 x tgl. auftragen

Salicylsäure + Fluorouracil + Dimethylsulfoxid Rp

Verrumal *Lsg. (100g enth. 10+0.5+8g)*
Vulgäre Warzen → 524, **plane juvenile Warzen** → 524, **Dornwarzen:** 2-3 x tgl. auftragen

Salicylsäure + Milchsäure OTC

Duofilm *Lsg. (100g enth. 16.7+16.7g)*
Warzen → 524: 3-4 x tgl. auftragen

A 13.7 Haarwuchsmittel

Wm/Wi (Alfatradiol): Estradiol-Isomer, Antagonisierung der hemmenden Testosteronwirkung am Haarfollikel;
Wm/Wi (Finasterid): Hemmung der 5-Alpha-Reduktase ⇒ Umwandlungshemmung von Testosteron in Dihydrotestosteron ⇒ Haardichte ↑;
Wm/Wi (Minoxidil): unbekannt;
UW (Alfatradiol): Brennen, Rötung, Juckreiz der Haut;
UW (Finasterid): Libido- und Erektionsstrg., Gynäkomastie, Lippenschwellung, Hautausschlag, Cave: Tablettenbruch darf von schwangeren Frauen nicht berührt werden!
UW (Minoxidil): Pruritus, Hautabschuppung, Dermatitis, Salz- und Wasserretention, Tachykardie, Schwindel, AP, Otitis externa, Hypertrichose, Haarausfall;
KI (Alfatradiol): bekannte Überempfindlichkeit;
KI (Finasterid): Frauen;
KI (Minoxidil): Frauen, Männer < 18J bzw. > 49J, Glatzenbildung im Schläfenbereich, Anwendung anderer topischer Arzneimittel an der Kopfhaut, plötzlich auftretender oder unregelmäßiger Haarausfall

Alfatradiol OTC-L!

Ell Cranell *Lsg. (1ml = 0.25mg)*
Pantostin *Lsg. (1ml = 0.25mg)*

Androgenetische Alopezie → 509: 1 x 3ml auftragen

Finasterid Rp-L! — HWZ 6h, Q0 1.0, PPB 93%, PRC X, Lact -

Finahair *Tbl. 1mg*
Finasterid Stada *Tbl. 1mg*
Propecia *Tbl. 1mg*

Androgenetische Alopezie → 509: 1 x 1mg p.o.

Minoxidil Rp-L! — PRC C, keine PPB, Lact ?

Regaine Frauen *Lsg. (1ml = 20mg)*
Regaine Männer *Lsg. (1ml = 50mg)*

Androgenetische Alopezie → 509: 2 x tgl. 1ml auf die Kopfhaut im Tonsurbereich auftragen

A 13.8 Weitere Externa

Wm/Wi (Bamipin, Chlorphenoxamin, Clemastin, Tripelennamin): lokal wirksame Antihistaminika;
Wm/Wi (Becaplermin): rekombinanter humaner thrombozytärer Wachstumsfaktor ⇒ Proliferation von Zellen, die an der Wundheilung beteiligt sind;
Wm/Wi (Diclofenac): Wm bei aktinischer Keratose nicht bekannt, evtl. assoziiert mit COX-Hemmung ⇒ Synthese von Prostaglandin E2 ↓;
Wm/Wi (Eflornithin): Hemmung der Ornithin-Decarboxylase ⇒ Putrescinsynthese ↓ ⇒ Zellwachstum im Haarfollikel ↓;
Wm/Wi (Imiquimod): Immunmodulation durch Induktion von Zytokinen;
Wm/Wi (Pimecrolimus, Tacrolimus): immunsuppressiv, Hemmung von Produktion und Freisetzung proinflammatorischer Zytokine;
UW (Diclofenac): Reaktionen an der Applikationsstelle, systemische Wirkung, Hyper-/Parästhesie, Muskelhypertonie, Konjunktivitis

Bamipin OTC

Soventol *Gel (1g enth. 20mg)*

Juckreiz, Insektenstiche, Sonnenbrand, Quallenerytheme, Kälteschäden, leichte Verbrennungen: mehrmals tgl. auftragen

Becaplermin Rp — PRC C, Lact ?

Regranex *Gel (1g enth. 100μg)*

Chronische neuropathische diabetische Ulzera: 1 x tgl. auftragen; Ther.Dauer max. 20 W

Chlorphenoxamin OTC	
Systral *Creme, Gel (1g enth. 15mg)*	**Insektenstiche, Sonnenbrand, Quallenerytheme, Frostbeulen, leichte Verbrennungen, Urtikaria, Ekzeme:** mehrmals tgl. auftragen
Clemastin OTC	
Tavegil *Gel (1g enth. 0.3mg)*	**Juckende und allergische Hauterkrankungen, Sonnenbrand, Insektenstiche:** mehrmals tgl. auftragen
Clostridium-histolyticum-Kollagenase + Proteasen Rp	
Iruxol N *Salbe (1g = 1.2E+0.24E)*	**Enzymatische Reinigung kutaner Ulzera von nekrotischem Gewebe:** 1-2 x tgl. auftragen
Diclofenac Rp	
Solaraze 3% *Gel (1g enth. 30mg)*	**Aktinische Keratose:** 2 x tgl. auf betroffene Hautstellen für 60-90d; max. 8g/d
Dimetinden OTC	
Fenistil *Gel (1g enth. 1mg)*	**Juckende und allergische Hauterkrankungen, Sonnenbrand, Insektenstiche:** mehrmals tgl. auftragen
Eflornithin Rp	
Vaniqa *Creme (1g enth. 115mg)*	**Hirsutismus im Gesicht bei Frauen:** 2 x tgl. auftragen
Imiquimod Rp	PRC B, Lact ?
Aldara *Creme (100g enth. 5g)*	**Condylomata acuminata** → **521:** 3 x W auftragen
Natrium-Pentosanpolysulfat (Na-PPS) OTC	HWZ 24h, Q0 0.7, PRC B, Lact -
Thrombocid *Gel (100g enth. 1.5g); Salbe (100g enth. 0.1g)*	**Adjuvante topische Therapie der Thrombophlebitis superficialis** → **362:** mehrmals tgl. auftragen
Pimecrolimus Rp	
Elidel 1% *Creme (1g enth. 10mg)*	**Leichtes bis mittelschweres atopisches Ekzem** → **511:** 2 x tgl. auftragen bis Abheilung; **Ki.:** s. Erw.
Tacrolimus Rp	
Protopic 0.03%, 0.1% *Salbe (1g enth. 0.3, 1mg)*	**Mittelschweres bis schweres atopisches Ekzem** → **511:** ini 0.1% 2 x tgl. auftragen, nach 2-3W 0.03% bis zur Abheilung; **Ki. > 2J:** 0.03% 2 x tgl. auftragen, nach 2-3W 1 x tgl. bis zur Abheilung
Tripelennamin OTC	
Azaron *Stick (5.75g enth. 115mg)*	**Insektenstiche, nach Kontakt mit Quallen, Brennnesseln:** 1 x tgl. auftragen

A 14 Ophthalmologie - Arzneimittel

A 14.1 Oberflächenanästhetika

UW: allergische Reaktionen, Hornhautschäden bei längerer Anwendung

Oxybuprocain Rp

Conjuncain-EDO *AT (1ml = 4mg)* **Novesine 0.4%** *AT (1ml = 4mg)*	**Tonometrie:** 1-2Gtt. 30s vorher; **Anästhesie bei kleinen chirurgischen Eingriffen:** 3-6 x 1Gtt. im Abstand von 30-60s

Oxybuprocain + Fluorescein Rp

Thilorbin *AT (1ml = 4+0.8mg)*	**Tonometrie:** 1-2Gtt. 30s vorher; **Anästhesie bei kleinen chirurgischen Eingriffen:** 3-6 x 1Gtt. im Abstand von 30-60s

Proxymetacain Rp

Proparakain-POS 0,5% *AT (1ml = 5mg)*	**Tonometrie:** 1-2Gtt. 30s vorher; **Anästhesie bei kleinen chirurgischen Eingriffen:** 3-6 x 1Gtt. im Abstand von 30-60s

A 14.2 Antiinfektiva

A 14.2.1 Aminoglykoside

Gentamicin Rp — PRC C, Lact ?

Refobacin, Gentamicin-POS, Gentamytrex *AT (1ml = 3mg); AS (1g enth. 3mg)*	**Bakterielle Infektion/Infektionspro. bei Verletzung des vorderen Augenabschnitts, intraokuläre Eingriffe:** 4-6 x 1Gtt. bzw. 2-3 x 0.5cm Salbenstrang

Kanamycin Rp

Kanamycin-POS, Kanamytrex *AT (1ml = 5mg); AS (1g enth. 5mg)*	**Bakterielle Infektion/Verletzung des äußeren Auges, nach operativen Eingriffen:** 3-6 x tgl. 1Gtt. alle 2-3h bzw. 1cm Salbenstrang alle 3-4h

Tobramycin Rp — PRC B, Lact -

Tobramaxin *AT (1ml = 3mg); AS (1g enth. 3mg)*	**Bakterielle Infektion des äußeren Auges/des vorderen Augenabschnitts:** leichte bis mittelschwere Infektion: 1-2Gtt. alle 4h bzw. 2-3 x 1.5cm Salbenstrang; schwere Infektion: 1-2Gtt. alle 1/2-1h bzw. 1.5cm Salbenstrang alle 3-4h

A 14.2.2 Breitspektrumantibiotika

Chloramphenicol Rp — PRC C, Lact -

Posifenicol C *AS (1g enth. 10mg)*	**Bakterielle Infektion des vorderen Augenabschnitts/der Konjunktiven/des Tränenkanals:** 0.5cm Salbenstrang alle 2h; Rezidivpro.: 3-4 x 0.5cm Salbenstrang für 2-3d

Chlortetracyclin Rp	
Aureomycin *AS (1g enth. 10mg)*	**Bakterielle Infektion des äußeren Auges:** je nach Krankheitsbild und klinischem Ansprechen alle 2h oder öfter
Ciprofloxacin Rp	PRC C, Lact -
Ciloxan *AT (1ml = 3mg)*	**Hornhautulzera:** d1: h0-6 1Gtt./15min, h7-24 1Gtt./30min, d2: 1Gtt./h, d3-14: 1Gtt./4h; **bakterielle Konjunktivitis/Blepharitis:** 4 x 1Gtt. für 7d
Erythromycin + Colistin Rp	
Ecolicin *AS (1g enth. 5+5mg); AT (1ml = 5+5mg)*	**Bakterielle Infektion des vorderen Augenabschnitts:** alle 2-3h 0.5-1cm Salbenstrang bzw. 1Gtt. für 7-10d
Fusidinsäure Rp	
Fucithalmic *AT (1g enth. 10mg)*	**Bakterielle Konjunktivitis:** 2 x 1Gtt.
Levofloxacin Rp	
Oftaquix *AT (1ml = 5mg)*	**Bakterielle Infektion des vorderen Augenabschnitts:** d1+2: bis 8 x 1-2Gtt., d3-5: 4 x 1-2Gtt.
Lomefloxacin Rp	PRC C, Lact ?
Okacin *AT (1ml = 3mg)*	**Bakterielle Konjunktivitis:** ini 5Gtt. in den ersten 20min bzw. 1Gtt./h für 6-10h, dann 2-3 x 1Gtt. für 7-9d
Ofloxacin Rp	PRC C, Lact -
Floxal *AT (1ml = 3mg); AS (1g enth. 3mg)*	**Bakterielle Infektion des vorderen Augenabschnitts:** 4 x 1Gtt. bzw. 3-5 x 1cm Salbenstrang
Oxytetracyclin Rp	
Oxytetracyclin *AS (1g = 10mg)*	**Bakterielle Infektion des vorderen Augenabschnitts:** 3-6 x 1cm Salbenstrang
Polymyxin B + Neomycin + Gramicidin Rp	PRC C, Lact ?
Polyspectran *AT (1ml = 7.500+3.500I.E.+0.02mg)*	**Bakterielle Infektion des äußeren Auges und seiner Adnexe, Infektionspro. vor und nach Augen-OP:** 3-5 x 1Gtt.; in akuten Fällen alle 2h

A 14.2.3 Antimykotika

Natamycin Rp	
Pima Biciron N *AS (1g enth. 10mg)*	**Pilzinfektion des Auges:** 6 x 1cm Salbenstrang

A 14.2.4 Virustatika

Aciclovir Rp	PRC B, Lact ?
Acic Ophtal *AS (1g enth. 30mg)* **Acivision** *AS (1g enth. 30mg)* **Aciclovir Siga 3%** *AS (1g enth. 30mg)* **Virupos** *AS (1g enth. 30mg)* **Zoliparin** *AS (1g enth. 30mg)* **Zovirax** *AS (1g enth. 30mg)*	**Keratitis durch Herpes-simplex-Virus:** 5 x 1cm Salbenstrang

Trifluridin Rp	PRC C, Lact ?
Triflumann *AT (1ml = 10mg)*	**Keratitis durch Herpes-simplex-Virus:** 1Gtt. alle 3h, max. 3mg/d

A 14.2.5 Antiseptika

Bibrocathol OTC	
Noviform *AS (1g enth. 50mg)* **Posiformin** *AS (1g enth. 20mg)*	**Reizzustände des äußeren Auges, Blepharitis, Hordeolum, nichtinfizierte frische Hornhautwunden: Ki. > 12J/Erw.:** 3-5 x 0.5cm Salbenstrang

A 14.3 Antiphlogistika

A 14.3.1 Kortikoide

UW: Glaukom, Katarakt, Hornhautulcus, Sekundärinfektion;
KI: bakterielle, virale und pilzbedingte Augenerkrankungen, Verletzungen, Hornhautulzera

Dexamethason Rp	PRC C, Lact -
Dexapos, Dexa-sine, Isopto-Dex, Spersadex, Totocortin *AT (1ml = 1mg)* **Dexamethason Augensalbe, Isopto-Dex** *AS (1g enth. 1mg)* **Ozurdex** *Implantat 700µg*	**Nichtinfizierte akute und chronische entzündliche Erkrankungen des vorderen Augenabschnitts, Verätzungen, Verbrennungen, postop.:** 2-3 x 1-2Gtt., in akuten Fällen bis 6 x 1-2Gtt. an d1 bzw. 3-4 x 1cm Salbenstrang **Makulaödem als Folge eines retinalen Venenast-/Zentralvenenverschluss:** 1 Impl. intravitreal; **DANI/DALI** nicht erforderlich
Fluorometholon Rp	PRC C, Lact ?
Efflumidex *AT (1ml = 1mg)* **Fluoro Ophtal** *AT (1ml = 1mg)* **Fluoropos** *AT (1ml = 1mg)*	**Nichtbakterielle Entzündung, allergische Entzündung des vorderen Augenabschnitts, postoperativ:** 2-4 x 1-2Gtt.
Hydrocortison Rp	PRC C (top), Lact ?
Ficortril *AS (1g enth. 5mg)* **Hydrocortison POS** *AS (1g enth. 10, 25mg)*	**Allergische Veränderungen an Lid/Konjunktiven, nichtinfektiöse Konjunktivitis, Keratitis/Skleritis, nichtbakterielle Uveitis (Iritis/Zyklitis/Chorioiditis), Retinitis:** 2-3 x 1cm Salbenstrang
Loteprednol Rp	
Lotemax *AT (1ml = 5mg)*	**Postop. Entzündung am Auge:** 4 x 1-2Gtt.
Prednisolon Rp	PRC C, Lact -
Inflanefran *AT (1ml = 1.2, 10mg)* **Predni POS** *AT (1ml = 5, 10mg)* **Ultracortenol** *AT (1ml = 5mg); AS (1g enth. 5mg)*	**Nichtinfektiöse, entzündliche Erkrankung des Auges, postoperative Entzündung:** 2-4 x 1Gtt. bzw. 2-4 x 0.5cm Salbenstrang
Rimexolon Rp	PRC C, Lact ?
Vexol *AT (1ml = 10mg)*	**Postoperative Entzündung, steroidempfindliche Entzündung:** 4 x 1Gtt.; **Uveitis:** W1: 1Gtt./h, W2: 1Gtt. alle 2h, W3: 4 x 1Gtt., W4: d1-4: 2 x 1Gtt., d5-7: 1 x 1Gtt.

A 14.3.2 Antibiotika-Kortikoid-Kombinationen

Chloramphenicol + Prednisolon Rp	
Aquapred N *AT (1ml = 1+1mg)*	**Entzündliche Infektion des vorderen Augenabschnitts:** ini 1Gtt./h, dann 3-6 x 1-2Gtt.
Gentamicin + Dexamethason Rp	
Dexa-Gentamicin, Dexamytrex *AT (1ml = 3+1mg); AS (1g enth. 3+0.3mg)*	**Infektion des vorderen Augenabschnitts/Lidrands, allergische, superinfizierte Entzündung der Konjunktiven/des Lidrands:** 4-6 x 1Gtt. bzw. 2-3 x 0.5cm Salbenstrang
Gentamicin + Fluorometholon Rp	
Cibaflam *AT (1ml = 3+1mg); AS (1g enth. 3+1mg)*	**Entzündung des vorderen Augenabschnitts:** 4 x 1Gtt. bzw. 1 x 0.5cm Salbenstrang z.N.
Gentamicin + Prednisolon Rp	
Inflanegent *AT (1ml = 5.5+10mg)*	**Entzündung des vorderen Augenabschnitts, Keratitis durch Hitze-, Strahlen-, Chemikalien-einwirkung:** ini evtl. 1Gtt./h, dann 2-4 x 1Gtt.
Neomycin + Polymyxin B + Dexamethason Rp	PRC C, Lact ?
Isopto Max *AT (1ml = 3500IE+6000IE+1mg), AS (1g = 3500IE+6000IE+1mg)* **Dexa-Polyspectran** *AT (1ml = 3500IE+7500IE+1mg)*	**Entzündung des vorderen Augenabschnitts, Infektionspro., periphere Keratitis, Blepharitis, Verätzungen:** 3-6 x 1-2Gtt. bzw. W1-2: 3-4 x 1cm Salbenstrang, dann Dosisreduktion

A 14.3.3 Nichtsteroidale Antiphlogistika

Diclofenac Rp	PRC B, Lact ?
Voltaren ophtha *AT (1ml = 1mg)* **Difen Stulln Ud** *AT (1ml = 1mg)*	**Postoperative Entzündung, chronische/ nichtinfektiöse Entzündung, Aufrechterhaltung der Mydriasis präop.:** 3-5 x 1Gtt.
Flurbiprofen Rp	PRC B, Lact ?
Ocuflur OK *AT (1ml = 0.3mg)*	**Postop. Entzündung des vorderen Augenabschnitts, Entzündung nach Lasertrabekuloplastik:** 4 x 1Gtt.; **Vermeidung einer Miosis intraoperativ:** 2h vor OP alle 30min 1Gtt.
Indometacin Rp	
Indocolir *AT (1ml = 1mg)* **Indo Edo** *AT (1ml = 1mg)*	**Pro./Ther postop. Entzündung des vorderen Augenabschnitts:** 4-6 x 1Gtt. am präop.-Tag, 2h vor OP alle 30min 1Gtt., 4 x 1Gtt. postop. für max. 1M **Vermeidung einer Miosis intraoperativ:** 2h vor OP alle 30min 1Gtt.
Ketorolac Rp	PRC C, Lact ?
Acular *AT (1ml = 5mg)*	**Pro./Ther. postop. Entzündung nach Katarakt-extraktion:** 3 x 1Gtt. für 3-4W, erstmalig 24h präop.

A 14.4 Glaukommittel

A 14.4.1 Betablocker

UW: Auge: Bindehautreizung, trockenes Auge, Verschlechterung der Papillenperfusion; systemisch: Bronchospasmus, HF ↓, Hypotonie, Verstärkung einer Herzinsuffizienz;
KI: Herzinsuffizienz (NYHA III und IV), HF ↓, Asthma bronchiale

Betaxolol Rp — PRC C, Lact ?

Betoptima *AT (1ml = 5.6mg)* — **Chronisches Weitwinkelglaukom, okuläre Hypertension, Sekundärglaukom:** 2 x 1Gtt.

Carteolol Rp — PRC C, Lact ?

Arteoptic *AT (1ml = 10, 20mg)*
Carteol La *AT (1ml = 10, 20mg)* — **Okuläre Hypertension, chronisches Weitwinkelglaukom:** 2 x 1Gtt.

Levobunolol Rp — PRC C, Lact -

Vistagan *AT (1ml = 0.1, 2.5, 5mg)* — **Okuläre Hypertension, chronisches Weitwinkelglaukom:** 2 x 1Gtt.

Metipranolol Rp

Betamann *AT (1ml = 1, 3, 6mg)* — **Okuläre Hypertension, chronisches Weitwinkelglaukom, Glaukom bei Aphakie/Linsenextraktion:** 2 x 1Gtt.

Timolol Rp — PRC C, Lact -

Arutimol, Chibro-Timoptol, Dispatim, Timo-Comod, Timo-Stulln, Timosine, TimoHexal, Timolol Cv, Timolol-ratioph., Tim-Ophtal *AT (1ml = 1, 2.5, 5mg)* — **Okuläre Hypertension, chronisches Offenwinkel-, Aphakieglaukom, kindliches Glaukom:** 2 x 1Gtt.

A 14.4.2 Cholinergika

UW: Bindehautrötung, Akkommodationsstrg., transiente Myopie, Ziliarmuskelspasmen (Kopf- und Augenschmerzen), Iriszysten, Netzhautablösung, Katarakt;
KI: malignes Glaukom, Sekundärglaukome, Iritis, Hornhautverletzung

Carbachol Rp

Isopto-Carbachol *AT (1ml = 15, 30mg)* — **Chronisches Offenwinkelglaukom:** 3 x 1Gtt.

Pilocarpin Rp — PRC C, Lact ?

Pilopos, Pilomann, Pilocarpin *AT (1ml = 5, 10, 20, 30mg)*
Spersacarpin *AT (1ml = 5, 10, 20mg); AS (1g enth. 20mg)* — **Chronisches Offenwinkel-, chronisches Engwinkelglaukom, Miosis nach Mydriatikagabe:** 2-4 x 1Gtt.; ölige Substanzen bzw. Gel z.N.; **akuter Glaukomanfall:** in den ersten 30min alle 5min 1Gtt. (0.5-1%), dann alle 15min 1Gtt. bis zum Erreichen des erforderlichen Druckniveaus

A 14.4.3 Sympathomimetika

Apraclonidin Rp — PRC C, Lact ?

Iopidine *AT (1 ml = 5mg)* — **Zusatztherapie bei chronischem Glaukom:** 3 x 1Gtt.

Brimonidin Rp	PRC B, Lact -
Alphagan *AT (1ml = 1.32mg)* **Brimonidin HEXAL** *AT (1ml = 1.32mg)*	**Okuläre Hypertension, Offenwinkelglaukom:** 2 x 1Gtt.
Clonidin Rp	PRC C, Lact ?
Clonid Ophtal *AT (1ml = 0.625, 1.25mg)* **Isoglaucon** *AT (1ml = 0.625, 1.25, 2.5mg)*	**Alle Formen des Glaukoms:** 2-3 x 1Gtt.
Dipivefrin Rp	PRC B, Lact ? ✋
D Epifrin *AT (1ml = 1mg)*	**Glaucoma simplex mit weitem Kammerwinkel:** 2 x 1Gtt.

A 14.4.4 Carboanhydrasehemmer

Brinzolamid Rp	PRC C, Lact -
Azopt *AT (1ml = 10mg)*	**Okuläre Hypertension, Offenwinkelglaukom:** 2 x 1Gtt.
Dorzolamid Rp	PRC C, Lact -
Dorzo Vision *AT 1ml = 20mg* **Trusopt** *AT (1ml = 20mg)*	**Okuläre Hypertension, Offenwinkel-, Pseudoexfoliationsglaukom:** 2-3 x 1Gtt.

A 14.4.5 Prostaglandin-Derivate

Bimatoprost Rp	PRC C, Lact ?
Lumigan *AT (1ml = 0.3mg)*	**Okuläre Hypertension, chronisches Offenwinkelglaukom:** 1 x 1Gtt.
Latanoprost Rp	PRC C, Lact ?
Xalatan *AT (1ml = 50µg)*	**Okuläre Hypertension, chronisches Offenwinkelglaukom:** 1 x 1Gtt.
Tafluprost Rp	
Taflotan *AT (1ml = 15µg)*	**Okuläre Hypertension, chronisches Offenwinkelglaukom:** 1 x 1Gtt.
Travoprost Rp	PRC C, Lact ?
Travatan *AT (1ml = 40µg)*	**Okuläre Hypertension, chronisches Offenwinkelglaukom:** 1 x 1Gtt.

A 14.4.6 Kombinationen

Bimatoprost + Timolol Rp	
Ganfort *AT (1ml = 0.3+5mg)*	**Okuläre Hypertension, Offenwinkelglaukom:** 1 x 1Gtt.
Brimonidin + Timolol Rp	
Combigan *AT (1ml = 2+5mg)*	**Okuläre Hypertension, chron. Weitwinkelglaukom:** 2 x 1Gtt.
Brinzolamid + Timolol Rp	
Azarga *AT (1ml = 10+5mg)*	**Okuläre Hypertension, Offenwinkelglaukom:** 2 x 1Gtt.

Dorzolamid + Timolol Rp!	
Cosopt *AT (1ml = 20+5mg)* **Dorzotim** *AT 1ml = 20+5mg*	**Offenwinkel-, Pseudoexfoliationsglaukom:** 2 x 1Gtt.
Latanoprost + Timolol Rp	
Xalacom *AT (1ml = 0.05+5mg)*	**Okuläre Hypertension, Offenwinkelglaukom:** 1 x 1Gtt.
Pilocarpin + Metipranolol Rp	
Normoglaucon *AT (1ml = 20+1mg)* **Normoglaucon Mite** *AT (1ml = 5+1mg)*	**Eng-, Weitwinkelglaukom:** 2-4 x 1Gtt.
Pilocarpin + Timolol Rp	
Fotil *AT (1ml = 20+5mg)* **Tp Ophtal** *AT (1ml = 10+5mg)*	**Okuläre Hypertension, Kapselhäutchen-, primäres Weitwinkelglaukom:** 2 x 1Gtt.
Travoprost + Timolol Rp	
Duotrav *AT (1ml = 0.04+5mg)*	**Offenwinkelglaukom, okuläre Hypertension:** 1 x 1Gtt.

A 14.4.7 Interna

Ink (Azetazolamid): Salizylate

Acetazolamid Rp	HWZ 4-8h, Q0 0.2, PPB 90%, PRC C, Lact -
Acemit *Tbl. 250mg* **Diamox** *Tbl. 250mg; Inj.Lsg. 500mg* **Glaupax** *Tbl. 250mg*	**Primäres/sekundäres Glaukom, nach Katarakt-, Glaukom-OP:** 125-500mg p.o.; 500mg langsam i.v./i.m.; **akutes Winkelblockglaukom:** ini 1 x 500mg p.o./i.v., dann 125-500mg p.o. alle 4h
Mannitol OTC	HWZ 71-100min, PRC C, Lact ?
Mannitol 10%, 15%, 20% *Inf.Lsg. 25g/250ml, 50g/500ml, 37.5g/250ml, 50g/250ml*	**Glaukom:** 1.5-2g/kg über 30min i.v.

A 14.5 Mydriatika und Zykloplegika

Atropin Rp	PRC C, Lact ?
Atropin-POS *AT (1ml = 5, 10mg)* **Atropin Edo** *AT (1ml = 5mg)*	**Ausschaltung der Akkommodation, Refraktionsbestimmung:** 3 x 1Gtt.; **akute/chron. intraokuläre Entzündung:** 1-2 x 1Gtt.; **Penalisation:** 1 x 1Gtt.; **Sprengung von Synechien:** 3 x 1Gtt.
Cyclopentolat Rp	PRC C, Lact ?
Cyclopentolat *AT (1ml = 5, 10mg)* **Zyklolat** *AT (1ml = 5, 10mg)*	**Mydriasis zur Fundoskopie, Zykloplegie zur Refraktionsbestimmung:** 1 x 1Gtt., nach 5-10min wdh.; **Iritis, Iridozyklitis:** 1 x 1Gtt. alle 5-6h
Phenylephrin Rp	PRC C, Lact +
Neosynephrin POS *AT (1ml = 50, 100mg)*	**Mydriasis zur Fundoskopie, Pro./Therapie hinterer Synechien:** 1-4 x 1Gtt.

Scopolamin Rp	PRC C, Lact +
Boro-Scopol N *AT (1g enth. 3mg)*	**Mydriatikum, Zykloplegikum, Skiaskopie:** 1-2 x 1Gtt. für 3d
Tropicamid Rp	PRC C, Lact ?
Mydriaticum *AT (1ml = 5mg)* **Mydrum** *AT (1ml = 5mg)*	**Diagnostische Mydriasis:** 1 x 1Gtt.
Tropicamid + Phenylephrin Rp	PRC C, Lact -
Mydriasert *Insert 0,28/5,4mg*	**Präoperative/Diagnostische Mydriasis:** 1 Insert pro Auge, max. 2h vor Eingriff

A 14.6 Antiallergika

Azelastin OTC	
Allergodil akut *AT (1ml = 0.5mg)* **Vividrin akut Azela** *AT (1ml = 0.5mg)*	**Saisonale/perenniale allergische Konjunktivitis:** 2-4 x 1Gtt.
Cromoglicinsäure OTC	PRC B
Allergo Comod, Allergocrom, CromoHEXAL, Cromo-ratioph., Dispacromil, DNCG Stada, Vividrin *AT (1ml = 20mg)*	**Allergisch bedingte akute/chronische Konjunktivitis:** 4-8 x 1Gtt.
Emedastin Rp	
Emadine *AT (1ml = 0.5mg)*	**Saisonale, allergische Konjunktivitis:** 2-4 x 1Gtt.
Epinastin Rp	
Relestat *AT (1ml = 0.5mg)*	**Saisonale, allergische Konjunktivitis:** 2 x 1Gtt.
Levocabastin OTC	PRC C, Lact ?
Livocab *AT (1ml = 0.5mg)*	**Allergische Konjunktivitis, Conjunctivitis vernalis:** 2-4 x 1Gtt.
Lodoxamid OTC	
Alomide *AT (1ml = 1mg)*	**Allergische Konjunktivitis:** 4 x 1Gtt.
Nedocromil OTC	
Irtan *AT (1ml = 20mg)*	**Saisonale/perenniale allergische Konjunktivitis:** 2-4 x 1Gtt.
Olopatadin Rp	
Opatanol *AT (1ml = 1mg)*	**Saisonale, allergische Konjunktivitis:** 2 x 1Gtt.

A 14.7 Vasokonstriktiva

UW: Bindehautreizung, Bindehautverdickung, Glaukomanfall, Mydriasis, Akkommodationsstrg., Tachykardie, RR↑, AP;
KI: Engwinkelglaukom, Kinder < 2J

Naphazolin OTC	PRC C, Lact ?
Proculin *AT (1ml = 0.3mg)* **Tele Stulln N** *AT (1ml = 0.1mg)*	**Nichtinfektiöse/allergische Konjunktivitis:** **Erw., Ki. > 6J:** 3-4 x 1Gtt.; **2-6J:** 2 x 1Gtt.

Phenylephrin OTC	PRC C, Lact +
Visadron *AT (1ml = 1.25mg)*	**Hyperämie der Konjunktiva, Konjunktivitis:** 1-5 x 1Gtt.
Tetryzolin OTC	
Berberil N, Ophtalmin, Vasopos N, Visine Yxin *AT (1ml = 0.5mg)*	**Augenreizungen, allergische Entzündungen des Auges:** 2-3 x 1Gtt.
Tramazolin OTC	
Biciron *AT (1ml = 0.5mg)*	**Nichtinfektiöse Konjunktivitis:** 2-4 x 1Gtt.
Xylometazolin OTC	
Otriven *AT (1ml = 1mg)*	**Nichtinfektiöse Konjunktivitis:** 2-3 x 1Gtt.

A 14.8 Hornhautpflegemittel

Filmbildner (Povidon u.a.) OTC	
Arufil, Artelac, Celluvisc, Dispatenol, Lacrimal, Lac-Ophtal, Lacrisic, Liquifilm, Liposic, Oculotect sine, Protagent, Siccaprotect, Thilo-Tears	**Keratokonjunktivitis sicca, Nachbenetzung bei Tragen von Kontaktlinsen:** 4-6 x 1Gtt.
Dexpanthenol OTC	
Bepanthen *AS (1g enth. 50mg)* **Corneregel** *AT, AS (1ml = 50mg)* **Pan Ophtal** *AT (1ml = 50mg); AS (1g enth. 50mg)*	**Läsionen der Schleimhautoberfläche des Auges:** 2-4 x 1Gtt. bzw. 1cm Salbenstrang
Hyaluronsäure OTC	
Hylan *AT (0.0975mg/0.65ml)* **Xidan Edo** *AT (0.0975mg/0.65ml)*	**Keratokonjunktivitis sicca, Nachbenetzung bei Tragen von Kontaktlinsen:** 4-8 x 1Gtt.
Retinolpalmitat + andere OTC	
Oculotect *AT, AS (1ml = 1000IE)* **Regepithel** *AS (1g = 10.000IE)*	**Keratokonjunktivitis sicca:** 3-5 x 1Gtt., 3 x 0.5cm Salbenstrang
Organpräparate OTC	
Actihaemyl-Gel *AS*	4-6 x 1 Gel-Gtt.

A 14.9 Antineovaskuläre Mittel

Wm/Wi (Pegabtanib, Ranibizumab): Antikörper, der an den humanen endothelialen Wachstumsfaktor (VEGF) bindet;
Wm/Wi (Verteporfin): Photosensibilisator, nach Lichtapplikation entsteht Singulett-Sauerstoff, der zu Zellschäden und vaskulären Verschlüssen führt;
UW (Pegatanib): Endophthalmitis, Glaskörper-, Netzhautblutungen, Netzhautablösungen, Augenschmerzen, Kopfschmerzen, erhöhter Augeninnendruck, Keratitis punctata, Mouches volantes, Glaskörpertrübungen, Konjunktivitis, Hornhautödem;
UW (Ranibizumab): Übelkeit, Kopfschmerzen, Bindehautblutung, Augenschmerzen, Mouches volantes, retinale Einblutungen, Erhöhung des Augeninnendrucks, Glaskörperabhebung, intraokulare Entzündungen, Augenirritation, Katarakt, Fremdkörpergefühl, Blepharitis, subretinale Fibrose, okulare Hyperämie, Visusverschlechterung, trockenes Auge, Vitritis, Konjunktivitis, retinale Exsudation, lokale Reaktionen an der Injektionsstelle, verstärkter Tränenfluss, Pruritus des Auges, Konjunktivitis, Makulopathie, Abhebung des retinalen Pigmentepithels;
UW (Verteporfin): Übelkeit, Photosensibilitätsreaktionen, Rückenschmerzen, Pruritus, Asthenie, Schmerzen an der Injektionsstelle, Sehstrg., Visusverschlechterung, subretinale Hämorrhagie, Strg. der Tränenbildung;
KI (Pegatanib): bekannte Überempfindlichkeit, okuläre/periokuläre Infektionen, SS;
KI (Ranibizumab): bekannte Überempfindlichkeit, okuläre/periokuläre Infektionen, schwere intraokuläre Entzündung, SS;
KI (Verteporfin): Porphyrie, bekannte Überempfindlichkeit, schwere Leberfktsstrg., SS

Pegabtanib Rp

Macugen *Fertigspr. 0.3mg*

Neovaskuläre altersabhängige Makuladegeneration: 0.3mg intravitreal alle 6W; **DANI, DALI** nicht erforderlich

Ranibizumab Rp

Lucentis *Inj.Lsg. 3mg/0.3ml*

Neovaskuläre altersabhängige Makuladegeneration: 0.5mg intravitreal alle 4W; **DANI, DALI** nicht erforderlich

Verteporfin Rp — PPB 90%

Visudyne *Inf.Lsg. 15mg*

Neovaskuläre altersabhängige Makuladegeneration: 6mg/m² über 10min i.v., dann Lichtaktivierung durch Laser auf die neovaskulären Läsionen; 1-4 x/J;
DALI KI bei schwerer Leberfunktionsstrg.

A 14.10 Neutralisierungslösungen bei Verätzungen

Natriumdihydrogenphosphat OTC

Isogutt MP *Lsg. 250ml*

Verätzungen am Auge: Bindehautsack sofort kräftig spülen, bis schädigender Stoff ausgespült ist

A 15 HNO - Arzneimittel

A 15.1 Rhinologika

A 15.1.1 Sympathomimetika

Wm/Wi: alpha-adrenerg wirkende Sympathomimetika → Vasokonstriktion → Abschwellen der Schleimhäute;
UW: reaktive Hyperämie, Schleimhautbrennen, -trockenheit, HF ↑, RR ↑, bei längerer Anwendung: Epithelschädigung, chronische Nasenverstopfung;
KI: Rhinitis sicca, schwere Herzerkrankung

Naphazolin OTC — PRC C, Lact ?

Privin *Lsg. (1ml = 1mg)*
Rhinex Nasenspray *Spray (1g enth. 0.5mg)*

Entzündliche Schleimhautschwellung der Nase/ NNH: 1-6 x 1-2Gtt. bzw. Sprühstöße

Oxymetazolin OTC — HWZ 5-8h, PRC C, Lact ?

Nasivin *NT (1ml = 0.1, 0.25, 0.5mg); Spray (1ml = 0.25, 0.5mg)*
Wick Sinex *Spray (1ml = 0.5mg)*

Entzündliche Schleimhautschwellung der Nase/ NNH: 1-3 x 1-2Gtt. bzw. Sprühstöße

Tramazolin OTC

Ellatun N *NT, Spray (1ml = 0.5, 1.0mg)*
Rhinospray *Spray (1ml = 1mg)*

Entzündliche Schleimhautschwellung der Nase/ NNH: 1-3 x 1-2Gtt. bzw. Sprühstöße

Tetryzolin OTC

Tetrilin E *Spray (1ml = 1mg)*
Tetryzolin Dmp *Spray (1ml = 1mg)*

Entzündliche Schleimhautschwellung der Nase/ NNH: 1-3 x 1 Sprühstoß

Xylometazolin OTC

Nasengel/-spray-ratioph. *Gel (1g enth. 1mg); Spray (1Hub = 0.045, 0.09mg)*
Nasentropfen-ratioph. *NT (1ml = 0.5, 1mg)*
Olynth *NT (1ml = 0.25, 0.5, 1mg); Gel (1g enth. 0.5mg)*
Otriven *NT (1ml = 0.25, 0.5mg); Spray (1ml = 0.5, 1mg); Gel (1g enth. 1mg)*
Snup *Spray (1ml = 0.5, 1mg)*

Entzündliche Schleimhautschwellung der Nase/ NNH: 1-3 x 1-2Gtt. bzw. Sprühstöße

A 15.1.2 Antiallergika

S. auch Pneumologie - Antihistaminika → 98

Azelastin Rp

Allergodil *Spray (1ml = 1mg)* — **Allergische Rhinitis** → 542: 2 x 1 Sprühstoß

Cromoglicinsäure OTC

Allergocrom, CromoHexal, Cromo-ratioph., Vividrin *Spray (1ml = 20mg)* — **Allergische Rhinitis** → 542: 4 x 1 Sprühstoß

Levocabastin OTC

Livocab *Spray (1ml = 0.5mg)* — **Allergische Rhinitis** → 542: 2-4 x 2 Sprühstöße

A 15.1.3 Kortikoide

Beclometason Rp	PPB 87%
Beclomet Nasal *Spray (1 Hub = 0.1mg)* **Beclometason-ratioph.** *Spray (1 Hub = 0.05, 0.1mg)* **Beclorhinol, Beconase** *Spray (1 Hub = 0.05mg)* **Rhinivict** *Spray (1 Hub = 0.05, 0.1mg)*	**Allergische Rhinitis** → 542, **Nasenpolypen:** 2-4 x 0.1mg
Budesonid Rp	HWZ 2-3h, PPB 86-90%, PRC C, Lact ?
Aquacort *Spray (1 Hub = 0.05mg)* **Budapp** *Spray (1 Hub = 0.05mg)* **Budes** *Spray (1 Hub= 0.05mg)* **Pulmicort Topinasal** *Spray (1 Hub=64µg)*	**Allergische Rhinitis** → 542, **Nasenpolypen:** 2 x 1 Sprühstoß
Dexamethason Rp	
Dexa Rhinospray N Sine *Spray (1 Hub = 10.26µg)* **Dexa Siozwo** *Nasensalbe (1g enth. 0.181mg)* **Solupen Sine** *Spray (1 Hub = 10.26µg)*	**Allergische Rhinitis** → 542: **Erw., Ki. ab 6J:** 3 x 1-2 Sprühstöße; 3-4 x 1cm Salbenstrang in jede Nasenöffnung
Flunisolid Rp	HWZ 1-2h, PRC C, Lact ?
Syntaris *Spray (1ml = 0.25mg)*	**Allergische Rhinitis** → 542: 2-3 x 2 Sprühstöße
Fluticason Rp	HWZ 7.8h, PPB 81-95%, PRC C, Lact?
Avamys *Spray (1 Hub = 22.7µg)* **Flutide Nasal** *Spray (1 Hub = 0.05mg)* **Flutide Nasetten** *Lsg. 0.4mg/0.4ml*	**Allergische Rhinitis** → 542: 1-2 x 2 Sprühstöße; **Nasenpolypen:** 1-2 x 0.2ml in jedes Nasenloch
Mometason Rp	HWZ 6h, PRC C, Lact?
Nasonex *Spray (1 Hub = 0.05mg)*	**Allergische Rhinitis** → 542: **Erw., Ki. ab 12J:** 1 x 2 Sprühstöße in jedes Nasenloch; **Ki. 6-11J:** 1 x 1 Sprühstoß; **Nasenpolypen: Erw.:** 1 x 2 Sprühstöße
Triamcinolon Rp	HWZ 3h, PRC C, Lact?
Nasacort *Spray (1 Hub = 0.05mg)* **Rhinisan** *Spray (1 Hub = 0.05mg)*	**Allergische Rhinitis** → 542: **Erw., Ki. ab 12J:** 1 x 2 Sprühstöße in jedes Nasenloch; **Ki. 6-11J:** 1 x 1 Sprühstoß

A 15.2 Otologika

Phenazon + Procain OTC	
Otalgan *OT (1g enth. 50+10mg)*	**Otitis externa** → 547, **Otitis media** → 548: **Erw., Ki. > 15J:** 3-4 x 5Gtt.; **Kleinki., Ki. bis 14J:** 3-4 x 2-3Gtt.
Dexamethason + Cinchocain Rp	
Otobacid N *OT (1ml = 0.22+5.6mg)*	**Entzündliche Erkrankung von Ohrmuschel/ Gehörgang, Gehörgangsekzem:** 3-4 x 2-4Gtt.
Ciprofloxacin Rp	

Ciloxan *OT (1ml = 3mg)* **Panotile Cipro** *OT (0.5ml = 1mg)*	**Otitis externa** → 547, **chronische eitrige Otitis media** → 548: **Ciloxan:** 2 x 4Gtt.; **Ki. ab 1J:** 2 x 3Gtt.; **Panotile: Erw. u. Ki. ab 2J:** 2 x 1 Pipette

Ölsäure-Polypeptid-Kondensat OTC

Cerumenex *OT (1g enth. 87mg)*	**Ceruminalpfropf, Reinigung des Gehörgangs vor Eingriffen:** 3-5Gtt. in den äußeren Gehörgang, nach 20-30min ausspülen

Polymyxin B + Bacitracin + Hydrocortison Rp

Polyspectran HC *Salbe (1g = 7500IE+300IE+10mg)*	**Chronische Otitis externa** → 547 **und Otitis media** → 548, **Gehörgangsfurunkel:** 1-2 x mit Salbe getränkten Gazestreifen in den Gehörgang

A 15.3 Hals-Rachen-Therapeutika

A 15.3.1 Antibiotika

Wm/Wi (Fusafungin): bakteriostatisches Antibiotikum mit antiinflammatorischer Wirkung;
UW (Fusafungin): Trockenheitsgefühl in Nase, Mund und Rachen, Prickeln, Niesreiz, Bronchokonstriktion, Schleimhautödem, Schleimhautrötung;
KI (Fusafungin): bekannte Überempfindlichkeit, Ki. < 12J, ausgeprägte Überempfindlichkeit der Atemwege, SS/SZ

Fusafungin OTC

Locabiosol S *Spray 5mg/ml*	**Akute entzündliche Erkrankung der oberen Luftwege:** 4 x 4 Hübe (Rachenraum); 4 x 2 Hübe (nasal)

A 15.3.2 Antiseptika-Kombinationen

Wm/Wi (Benzalkonium, Cetrimonium): quartäre Ammoniumverbindungen mit hoher Oberflächenaktivität, die sowohl grampositive als auch gramnegative Keime erfassen;
Wm/Wi (Tyrothricin): Polypeptidantibiotikum mit bakterizider Wi gegen grampositive Keime;
UW: Überempfindlichkeitsreaktionen;
KI: bekannte Überempfindlichkeit

Benzalkonium + Benzocain + Tyrothricin OTC

Dorithricin *Lutschtbl. 1+1.5+0.5mg*	**Halsentzündungen mit Schluckbeschwerden:** alle 2-3h 1Tbl. lutschen

Cetrimonium + Lidocain + Tyrothricin OTC

Lemocin *Lutschtbl. 2+1+4mg*	**Halsentzündungen mit Schluckbeschwerden:** alle 1-3h 1Tbl. lutschen, max. 8Tbl./d

A 16 Urologie - Arzneimittel

A 16.1 Urospasmolytika

Wm: Parasympatholytisch durch Blockade des Muscarinrezeptors, v.a. direkte Einwirkung auf die glatte Muskulatur (papaverinartig);
Wi: Tonussenkung der glatten Muskulatur von Magen-Darm- und Urogenitaltrakt;
UW: Schweißdrüsensekretion ↓, Mundtrockenheit, Tachykardie, Akkommodationsstörung, Glaukomanfall, abdominelle Schmerzen, Diarrhoe, Obstipation, Dysurie, Schlaflosigkeit;
KI: Glaukom, Blasenentleerungsstrg. mit Restharn, Tachyarrhythmie, Stenosen im GI-Trakt, toxisches Megacolon, Myasthenia gravis, SS/SZ, gleichzeitige Anwendung von CYP3A4 -Hemmern bei mäßiger/schwerer Leber-/Niereninsuffizienz, schwere Colitis ulcerosa, Child-C

Darifenacin Rp — PPB 98%

Emselex *Tbl. 7.5(ret.), 15(ret.)mg*	**Dranginkontinenz, Pollakisurie, imperativer Harndrang** → 575: 1 x 7.5mg p.o., ggf. nach 2W steigern auf 1 x 15mg; **DANI** nicht erforderlich; **DALI** Child B-C: max. 7.5mg/d

Fesoterodin Rp — HWZ 7h, PPB 50%

Toviaz *Tbl. 4(ret.), 8(ret.)mg*	**Dranginkontinenz, Pollakisurie, imperativer Harndrang** → 575: 1 x 4mg p.o., max. 1 x 8mg/d p.o.; **DANI** GFR > 30: 100%, < 30: max. 4mg/d p.o.; **DALI** Child B: max. 4mg/d, Child C: KI

Flavoxat OTC — HWZ 3h PRC B, Lact ?

Spasuret *Tbl. 200mg*	**Dranginkontinenz, Pollakisurie, imperativer Harndrang** → 575: 3-4 x 200mg p.o.

Oxybutynin Rp — HWZ 1.1-2.3h, Q0 1.0, PRC B, Lact ?

Cystonorm *Tbl. 5mg* **Dridase** *Tbl. 5mg* **Kentera** *TTS 3.9mg/24h* **Oxybutynin** *Instillation 0.25mg/ml, 1mg/ml* **Oxybutynin-ratioph.** *Tbl. 2.5, 5mg* **Oxymedin** *Tbl. 2.5, 5mg* **Spasyt** *Tbl. 5mg*	**Dranginkontinenz, Pollakisurie, imperativer Harndrang** → 575: 3 x 2.5-5mg p.o.; ini. 1 x 5mg (ret.), ggf. steigern um 5mg/W, max. 20mg/d; **Ki. > 5J:** ini. 2 x 2.5mg p.o., max. 0.3-0.4mg/kg/d; TTS: alle 3-4d wechseln; **Instillation:** nach Selbstkatheterisierung 3-5 x 0.25-1mg/24 h intravesikal; **DANI** nicht erforderlich

Propiverin Rp — HWZ 20h, Q0 0.9, PPB 90%

Mictonetten *Tbl. 5mg* **Mictonorm** *Tbl. 15mg; Kps. 30(ret.)mg* **Propimedac** *Tbl. 15mg* **Propiverin Hexal** *Tbl. 15mg*	**Dranginkontinenz, Pollakisurie, imperativer Harndrang** → 575: 2-3 x 15mg p.o.; 1 x 30mg (ret.); **Ki.** 2 x 0.4mg/kg p.o.; **DANI** vorsichtige Anwendung bei schwerer NI

Solifenacin Rp — HWZ 45-68h

Vesicare *Tbl. 5, 10mg* **Vesikur** *Tbl. 5, 10mg*	**Dranginkontinenz, Pollakisurie, imperativer Harndrang** → 575: 1 x 5mg p.o., ggf. 1 x 10mg; **DANI** GFR > 30: 100%; < 30: max. 5mg/d; **DALI** Child-Pugh 7-9: max. 5mg/d

Tolterodin Rp — HWZ 1.9-3.7h, PPB 96%, PRC C, Lact -

Detrusitol *Tbl. 1, 2mg; Kps. 4(ret.)mg*

Dranginkontinenz, Pollakisurie, imperativer Harndrang → 575: 2 x 2mg p.o.; 1 x 4mg (ret.) p.o.; **DANI** GFR < 30: max. 2mg/d; **DALI** max. 2mg/d

Trospiumchlorid Rp — HWZ 5-21h

Spasmex *Tbl. 5, 15, 30mg; Amp. 1.2mg/2ml, 2mg/2ml*
Spasmolyt *Tbl. 5, 10, 20, 30mg*
Spasmo-Urgenin TC *Tbl. 5mg*
Trospi *Tbl. 30mg*
Urivesc *Kps. 60(ret.)mg*

Dranginkontinenz, Pollakisurie, imperativer Harndrang → 575, **Spasmen der glatten Muskulatur** → 572: 3 x 15mg, 2 x 20mg p.o. oder 30-0-15mg; 1 x 60mg (ret.) p.o
Magen-Darm-Diagnostik: 1.2-2mg i.v.;
DANI: GFR 10-30: max. 20mg/d

A 16.2 Prostatamittel

Wm/Wi (Alfuzosin, Silodosin, Tamsulosin, Terazosin): selektive Blockade von Alpha-1-Rezeptoren in der glatten Muskulatur von Prostata und Blasenhals ⇒ Urinflussrate ↑;
Wm/Wi (Dutasterid, Finasterid): Hemmung der 5-Alpha-Reduktase ⇒ Umwandlungshemmung von Testosteron in Dihydrotestosteron ⇒ Rückbildung der Hyperplasie;
Wm/Wi (Silodosin): Antagonismus am Alpha-1A-Rezeptor ⇒ Entspannung der glatten Muskulatur ⇒ Verminderung des Blasenauslasswiderstandes;
UW (Alfuzosin, Tamsulosin, Terazosin): Schwindel, orthostatische Hypotension, Kopfschmerzen, Herzklopfen, retrograde Ejakulation;
UW (Dutasterid): Potenzstrg., Libidoverlust, Gynäkomastie, Ejakulationsstrg.;
UW (Finasterid): Potenzstrg., Libidoverlust, Gynäkomastie, Ejakulationsstrg., Cave: Tablettenbruch darf von schwangeren Frauen nicht berührt werden!
UW (Silodosin): retrograde Ejakulation, Anejakulation, Schwindel, orthostatische Hypotonie, Nasenverstopfung, Diarrhoe;
KI (Alfuzosin, Tamsulosin, Terazosin): orthostatische Dysregulation, schwere Leberinsuffizienz;
KI (Dutasterid, Finasterid): schwere Leberinsuffzienz, Anwendung bei Frauen;
KI (Silodosin): bekannte Überempfindlichkeit;
Ink (Silodosin): gleichzeitige Anwendung von anderen Alphablockern, Ketoconazol, Itraconazol, Ritonavir nicht empfohlen

Alfuzosin Rp — HWZ 4-6h, Q0 0.9, PPB 90%

Alfunar *Tbl. 10(ret.)mg*
Alfuzosin HEXAL *Tbl. 10(ret.)mg*
Urion *Tbl. 2.5, 10(ret.)mg*
Uroxatral *Tbl. 2.5, 10(ret.)mg*
Xatral *Tbl. 2.5, 5(ret.)mg*

Benigne Prostatahyperplasie → 575: 2-3 x 2.5mg p.o.; 1-2 x 5mg (ret.); 1 x 10mg (ret.)

Finasterid Rp — HWZ 6-8h, Q0 1.0, PPB 93%

Finamed *Tbl. 5mg*
Finasterid Beta *Tbl. 5mg*
Finasterid HEXAL *Tbl. 5mg*
Finasterid-ratioph. *Tbl. 5mg*
Finasterid Sandoz *Tbl. 5mg*
Finural *Tbl. 5mg*
Proscar *Tbl. 5mg*
Prosmin *Tbl. 5mg*

Benigne Prostatahyperplasie → 575: 1 x 5mg p.o.; **DANI** nicht erforderlich

Dutasterid Rp — HWZ 3-5W, PPB > 99,5%

Avodart *Kps. 0.5mg*

Benigne Prostatahyperplasie → 575: 1 x 0.5mg p.o.;
DANI nicht erforderlich

Dutasterid + Tamsulosin Rp	
Duodart *Kps. 0.5 + 0.4mg*	**Benigne Prostatahyperplasie** → 575: 1 x 0.5+0.4mg p.o.; DANI nicht erforderlich; DALI leichte bis mittelschwere LI: vorsichtige Anw.; schwere LI: KI
Silodosin Rp	HWZ 40-52h, PPB 95%
Urorec *Kps. 4, 8mg*	**Benigne Prostatahyperplasie** → 575: 1 x 8mg p.o.; **DANI** GFR 30-50: ini. 4mg, ggf. nach1W 1 x 8mg; < 30: Anwendung nicht empfohlen; **DALI** leichte bis mittelschwere LI: 100%; schwere LI: Anwendung nicht empfohlen
Sitosterin (Phytosterol) OTC	
Azuprostat Sandoz *Kps. 65mg* **Harzol** *Kps. 10mg* **Sitosterin Prostata** *Kps. 10mg*	**Benigne Prostatahyperplasie** → 575: 3 x 20mg p.o.; 2 x 65mg
Tamsulosin Rp	HWZ 9-13h, Q0 0.9, PPB 99%, PRC B, Lact -
Alna Ocas *Tbl. 0.4(ret.)mg* **Omnic Ocas** *Tbl. 0.4(ret.)mg* **Prostadil** *Kps. 0.4(ret.)mg* **Prostalitan** *Kps. 0.4(ret.)mg* **Prostazid** *Kps. 0.4(ret.)mg* **Tadin** *Kps. 0.4(ret.)mg* **Tamsu-Astellas** *Kps. 0.4(ret.)mg* **Tamsulosin Beta** *Kps. 0.4(ret.)mg* **Tamsulosin Hexal** *Kps. 0.4(ret.)mg*	**Benigne Prostatahyperplasie** → 575: 1 x 0.4mg (ret.) p.o.; **DANI** nicht erforderlich; **DALI** KI bei schwerer LI
Terazosin Rp	HWZ 9-12h, Q0 0.95, PPB 92%, PRC C, Lact ?
Flotrin *Tbl. 1, 2, 5, 10mg* **Terablock** *Tbl. 1, 2, 5mg* **Teranar** *Tbl. 1, 2, 5mg* **Tera Tad** *Tbl. 2, 5, 10mg* **Terazosin HEXAL** *Tbl. 2, 5mg* **Urozosin** *Tbl. 2, 5, 10mg*	**Benigne Prostatahyperplasie** → 575: ini. 1 x 1mg p.o., nach 7d 1 x 2mg, Erh.Dos. 2-5mg/d; max. 10mg/d; **DANI** nicht erforderlich

A 16.3 Erektile Dysfunktion

Wm (Alprostadil): Prostaglandinvermittelte Vasodilatation des Corpus cavernosum;
Wm (Sildenafil): selektive Hemmung der cGMP-spezifischen Phosphodiesterase (PDE5);
Wm/Wi (Yohimbin): Blockade zentraler Alpha-2-Rezeptoren ⇒ erektionsfördernde Efferenzen ↑;
Wi (Sildenafil, Tadalafil, Vardenafil): cGMP im Corpus cavernosum ↑ bei sexueller Erregung ⇒ Relaxierung der glatten Muskulatur ⇒ Bluteinstrom ↑ ⇒ Erektion;
UW (Sildenafil, Tadalafil, Vardenafil): Kopfschmerz, Flush, Schwindel, Angina pectoris, Synkope, Sehstrg., Priapismus;
UW (Yohimbin): Tremor, Erregungszustände;
KI (Sildenafil, Tadalafil, Vardenafil): instabile Angina pectoris, schwere Herz- oder Leberinsuffizienz, Z.n. Schlaganfall/Herzinfarkt, Retinitis pigmentosa;
KI (Yohimbin): Hypotonie;
Ink (Sildenafil, Tadalafil, Vardenafil): Nitrate

Alprostadil Rp — HWZ 5-10(0.5) min, PRC X, Lact -

Caverject *Inj.Lsg. 10, 20µg* **Viridal** *Inj.Lsg. 10, 20, 40µg* **Muse** *Stäbch. 250, 500, 1000µg*	**Erektile Dysfunktion:** ini. 1.25-2.5µg intrakavernös, je nach Wi steigern: 2.5-5-7.5-10µg, max. 40µg; ini.. 250µg intraurethral, je nach Wi steigern auf 500-1000µg

Sildenafil Rp-L! — HWZ 4h, Q0 > 0.85, PPB 96%, PRC B, Lact -

Viagra *Tbl. 25, 50, 100mg*	**Erektile Dysfunktion:** ini. 50mg p.o. 1h vor Koitus, je nach Wi Dosisanpassung auf 25 bzw. 100mg, max. 100mg; max. 1 x/d; **DALI, DANI** GFR < 30: ini 25mg

Tadalafil Rp-L! — HWZ 17.5h, PPB 94%

Cialis *Tbl. 5, 10, 20mg*	**Erektile Dysfunktion:** ini. 10mg p.o. 0.5-12h vor Koitus, je nach Wi Dosisanpassung auf 20 mg; bei tgl. Anwendung 1 x 2.5-5mg; **DANI** bei schwerer Niereninsuffizienz max.10mg; **DALI** max. 10mg

Vardenafil Rp-L! — HWZ 4h, PPB 95%

Levitra *Tbl. 5, 10, 20mg*	**Erektile Dysfunktion:** ini. 10mg p.o. 25-60min vor Koitus, je nach Wi Dosisanpassung auf 5 bzw. 20mg, max. 20mg; max. 1 x/d; **DANI:** GFR < 30: ini 5mg; **DALI** Child A-B max. 10mg

Yohimbin Rp-L! — HWZ 0.6(6)h, PRC N, Lact -

Yocon-Glenwood *Tbl. 5mg* **Yohimbin-Spiegel** *Tbl. 5mg*	**Erektile Dysfunktion:** 3 x 5-10mg p.o.

A 16.4 Sexualhormone

A 16.4.1 Gn-RH-Antagonisten

Wm/Wi (Abarelix, Degarelix): Antagonismus am Gonadotropin-Releasing-Hormon-Rezeptor ⇒ LH↓, FSH↓ ⇒ hormonelle Kastration ohne initialen Testosteronanstieg;
UW (Abarelix): Kraftlosigkeit, Schwäche, Schwellung der Brustdrüsen, Hitzewallungen, Schmerzen an der Injektionsstelle, Brustschmerzen, empfindliche Brustwarzen, Ödem, Schmerzen, Schwindel, Kopfschmerzen, Sensibilitätsstrg., Bauchschmerzen, Verstopfung, Diarrhoe, Blähungen, Übelkeit, Leberenzyme↑, Gewicht↑, Muskelschwäche/-schmerz, Magersucht, Depression, Impotenz, Schlafstrg., sexuelle Triebkraft↓, Schläfrigkeit, Hodenschmerzen, Strg. der Hoden, Atemnot, Haarausfall, Juckreiz, Ausschlag, Pollakisurie;
UW (Degarelix): Hitzewallungen, Reaktionen an der Injektionsstelle, Schlaflosigkeit, Schwindel, Kopfschmerzen, Übelkeit, Hyperhidrosis, Transaminasen↑, Schüttelfrost, Pyrexie, Asthenie, Müdigkeit, grippeähnliche Symptome, Gewicht↑;
KI (Abarelix, Degarelix): bekannte Überempfindlichkeit, Frauen, Kinder

Abarelix Rp — HWZ 13.2d, PRC X, Lact -

Plenaxis *Inj.Lsg. 100mg*	**Fortgeschrittenes Prostata-Ca** → 610: 100mg i.m. ini. an d1, 15 u. 29, dann alle 4W; **DANI, DALI** keine Daten

Degarelix Rp — HWZ 28d, PPB 90%, PRC X, Lact -

Firmagon *Inj.Lsg. 80, 120mg*	**Fortgeschrittenes Prostata-Ca** → 610: ini. 2 x 120mg s.c., dann 1 x 80mg alle 4W; **DANI, DALI** leichte bis mittelschwere Nieren-/Leber-insuffizienz: nicht erforderlich; schwere Nieren-/Leberinsuffizienz: keine Daten

A 16.4.2 Gn-RH-Agonisten

Wm/Wi (Histrelinacetat, Triptorelin): LHRH-Analogon ⇒ Inhibition der LH-Sekretion ⇒ Testosteron ↓, initialer Testosteronanstieg möglich;
UW(Histrelinacetat): Hitzewallungen, Depression, Libido ↓, Insomnie, Schwindel, Kopfschmerzen, Rötungen, Obstipation, Belastungsdyspnoe, Hypertrichose, Lebererkrankungen, Arthralgie, Pollakisurie, Nierenfunktion ↓, Harnverhalt, erektile Dysfunktion, testikuläre Atrophie, Gynäkomastie, Verletzungen/Erytheme/Reaktionen am Anwendungsort, Ermüdung, Gewicht ↑, erhöhte Blutzuckerwerte;
UW (Triptorelin): Hitzewallungen, Größenabnahme der Genitalien, Skelettschmerzen, Schmerzen an der Injektionsstelle, Rücken- und Beinschmerzen, Müdigkeit, Brustkorbschmerzen, Asthenie, periphere Ödeme, Hypertonie, Gynäkomastie, Obstipation, Diarrhoe, Übelkeit, Bauchschmerzen, Dyspepsie, abnorme Leberfunktion, aP ↑, Gicht, Arthralgie, Aufflammen des Tumors, Kopfschmerzen, Schwindel, Beinkrämpfe, Schlaflosigkeit, Impotenz, Anorexie, Libido ↓, Husten, Dyspnoe, Pharyngitis, Exanthem, Augenschmerzen, Konjunktivitis, Dysurie, Harnverhalt;
KI (Histrelinacetat): bekannte Überempfindlichkeit, Frauen, Kinder;
KI (Triptorelin): bekannte Überempfindlichkeit

Buserelin Rp	HWZ 50-80min, PRC X, Lact -
Profact Depot 2 *Implantat 6.3mg* **Profact Depot 3** *Implantat 9.45mg* **Profact nasal** *Spray (1Hub = 0.1mg)* **Profact pro injectione** *Inj.Lsg. 5.5mg/5.5ml* **Suprefact Depot** *Implantat 6.3mg, 9.45mg*	**Fortgeschrittenes Prostata-Ca** → 610: 6.3mg alle 2M s.c.; 9.45mg alle 3M s.c.; 6 x 0.2mg/d nasal; 3 x 0.5mg s.c.; 5d vor Therapiebeginn Gabe von Antiandrogen, dann für 3-4W Kombination mit Antiandrogen
Goserelin Rp	HWZ 2.3-4.2h, Q0 0.4, PRC X, Lact -
Zoladex *Implantat 3.6, 10.8mg*	**Fortgeschrittenes Prostata-Ca** → 610: 3.6mg 1 x/M s.c.; 10.8mg alle 3M s.c.; **DANI** nicht erforderlich
Histrelinacetat Rp	HWZ 3.9h, PPB 70%, PRC X, Lact ?
Vantas *Implantat 50mg*	**Fortgeschrittenes Prostata-Ca** → 610: setzt 50µg/d frei, nach 12M entfernen; **DANI** GFR 15-60: 100%, < 15: keine Daten; **DALI** keine Daten
Leuprorelin Rp	HWZ 2.9h
Eligard *Inj.Lsg. 7.5, 22.5, 45mg* **Enantone-Monatsdepot** *Fertigspr. 3.75mg/1ml* **Leuprone Hexal** *Implantat 3.78mg/1ml, 5.25mg/1ml* **Trenantone** *Fertigspr. 11.25mg/1ml* **Sixantone** *Fertigspr. 28.58mg/1ml*	**Fortgeschrittenes Prostata-Ca** → 610: 3.75mg s.c. alle 4W; 11.25mg s.c. alle 3M; 28.58mg s.c. alle 6M; Eligard: 7.5mg s.c alle 4W; 22.5mg s.c. alle 3M; **DANI** nicht erforderlich
Triptorelin Rp	HWZ 2,8h, PPB 0%, PRC X, Lact ?
Pamorelin LA *Inj.Lsg. 3.75, 11.25, 22.5mg*	**Fortgeschrittenes Prostata-Ca** → 610: 3.75mg alle 4W, 11.25mg alle 3M, 22.5mg alle 6M i.m.; **DANI, DALI** nicht erforderlich

A 16.4.3 Antiandrogene (→ 138)

A 16.5 Urolithiasismittel

Wm/Wi (Citrat): Urinalkalisierung;
Wm/Wi (Methionin): Urinansäuerung

Citronensäure + Natriumcitrat OTC

Blemaren N *Brausetbl. 1197+835.5mg*

Harnalkalisierung, Harnsäure-, Harnsäureoxalat- → 574, **Zystinsteine** → 573: 3 x 1-2Tbl. p.o.

Kalium-Natrium-Hydrogencitrat OTC

Uralyt-U *Gran. (1 Messl. = 2.5g)*

Harnalkalisierung bei Zytostatikatherapie, Harnsäure-, Harnsäureoxalat- → 574, **Zystin-** → 573, **Kalziumsteine** → 573: 1-1-2 Messl. p.o.

Methionin OTC — HWZ 1-2h

Acimethin, Acimol, Methionin Stada, Methio Tad, Urol Methin *Tbl. 500mg*

Harnansäuerung, Zusatztherapie bei Harnwegsinfektionen, Infekt- → 574, **Phosphatsteine:** 3 x 500-1000mg p.o.

A 16.6 Weitere Urologika

Wm/Wi (Dapoxetin): Serotonin-Reuptake-Hemmung ⇒ Neurotransmitterwirkung auf prä-/postsynaptische Rezeptoren ↑;
Wm/Wi (Duloxetin): kombinierte Serotonin- und Noradrenalin-Reuptake-Hemmung ⇒ Neurotransmitter-Konzentration im sakralen Rückenmark ↑ ⇒ N.pudendus-Stimulation ↑ ⇒ Tonus des Harnröhrenschließmuskels ↑;
UW (Dapoxetin): Schwindel, Kopfschmerzen, Übelkeit, Insomnie, Angstzustände, Agitation, Libido ↓, Ruhelosigkeit, Somnolenz, Aufmerksamkeitsstörung, Tremor, Parästhesien, Tinnitus, Erröten, Nasennebenhöhlenverstopfung, Verschwommensehen, Durchfall, Erbrechen, Obstipation, Abdominalschmerz, Hyperhidrose, erektile Dysfunktion, Müdigkeit, Hypotonie;
UW (Duloxetin): Schlaflosigkeit, trockener Mund, Durst, Übelkeit, Erbrechen, Obstipation, Diarrhoe, Müdigkeit, Angst, Libido ↓, Anorgasmie, Kopfschmerzen, Schwindel, Tremor, Verschwommensehen, Nervosität, Schwitzen ↑, Lethargie, Pruritus, Schwäche;
KI (Dapoxetin): bekannte Überempfindlichkeit, bekannte kardiale Vorerkrankung, gleichzeitige Behandlung mit MAO-Hemmern, Thioridazin, SSRI, CYP3A4-Hemmern, Leberfunktionsstörung (Child B, C), < 18J;
KI (Duloxetin): Leberfunktionsstörung, SS/SZ;
Ink (Duloxetin): Ciprofloxacin, Enoxacin, Fluvoxamin, irreversible nichtselektive MAO-Hemmer

Dapoxetin Rp-L! — HWZ 19h

Priligy *Tbl. 30, 60mg*

Ejaculatio praecox: 18-64J: 1 x 30-60mg p.o. 1-3h vor sexueller Aktivität;
DANI leichte bis mittelschwere Niereninsuffizienz: vorsichtige Anwendung, schwere Niereninsuffizienz: nicht empfohlen;
DALI Child B, C: KI

Duloxetin Rp — HWZ 8-17h

Yentreve *Kps. 20, 40mg*

Belastungsharninkontinenz bei Frauen → 575: 2 x 40mg p.o., ggf. Dosisreduktion nach 4W auf 2 x 20mg, je nach UW;
DANI GFR 30-80: 100%; < 30: KI;
DALI KI

A 17 Gynäkologie, Geburtshilfe-Arzneimittel

A 17.1 Hormonpräparate

A 17.1.1 Östrogene

Wi: Entwicklung und Erhaltung sekundärer weiblicher Geschlechtsmerkmale, Proliferation des Endometriums, Verflüssigung des Zervikalsekrets, Proteinanabolismus, mineralokortikoide Wi, Ca^{2+}-Resorption ↑, ossärer Ca^{2+}-Einbau ↑, Insulinsensitivität ↑;
UW: Thrombosen, Hautreaktionen, Ödeme;
KI: Lebererkrankungen, hormonabhängige Mamma-/Uterustumoren, Endometriumhyperplasie, Z.n. Thromboembolien, Pankreatitis, Porphyrie, schwere Hypertonie

Estradiol (oral) Rp — HWZ 1 h, PRC X, Lact -

Estrifam *Tbl. 1, 2mg* **Femoston mono** *Tbl. 2mg* **Gynokadin** *Tbl. 2mg* **Merimono** *Tbl. 1, 2mg* **Progynova** *Tbl. 1, 2mg*	**Postmenopausale Hormonsubstitution bei Östrogenmangelsymptomen, Pro. der postmenopausalen Osteoporose** → 426: 1 x 1-4mg p.o.

Estradiol (transdermal) Rp — HWZ 1 h, PRC X, Lact -

Dermestril *TTS 25, 50, 75, 100µg/24h* **Estramon** *TTS 25, 37.5, 50, 75, 100µg/24h* **Estreva** *Gel 0.1%* **Fem 7** *TTS 50µg/24h* **Gynokadin** *Gel (1g enth. 0.6mg)* **Sisare** *Gel 0.5, 1mg* **Tradelia** *TTS 25, 50, 75, 100µg/24h*	**Postmenopausale Hormonsubstitution bei Östrogenmangelsymptomen, Pro. der postmenopausalen Osteoporose** → 426: TTS: 1-2 x/W 25-100µg/24h; Gel: 1 x tgl. 0.5-1.5mg auf die Haut auftragen

Estriol Rp — HWZ 0.5-1 h

Estriol Jenaph. *Tbl. 2mg* **OeKolp** *Tbl. 2mg* **Ovestin** *Tbl. 1mg*	**Klimakterische Beschwerden, Atrophie an Harn- und Geschlechtsorganen:** ini 1 x 2-4mg p.o., nach einigen W 1 x 1-2mg

Ethinylestradiol Rp — HWZ 24h

Ethinylestradiol Jenaph. *Tbl. 25µg*	**Primäre, sekundäre Amenorrhoe, dysfunktionelle Blutungsstörung, Östrogentest der Reaktionsfähigkeit des Endometriums:** s. Pck.Beil.; **Prostata-Ca** → 610: 2 x/W 1-2mg p.o.

Konj. Östrogene Rp — HWZ 4-18.5 h, PRC X, Lact -

Climopax Mono *Tbl. 0.3, 0.625, 1.25mg* **Presomen mono 28** *Tbl. 0.3, 0.6, 1.25mg*	**Postmenopausale Hormonsubstitution bei Östrogenmangelsymptomen, Pro. der postmenopausalen Osteoporose** → 426: 1 x 0.3-1.25mg p.o., kontinuierliche Einnahme

A 17.1.2 Gestagene

Wi: sekretorische Transformation des Endometriums, Erhaltung der SS, Hemmung der Ovulation, Verdickung des Zervikalsekrets, Körpertemperatur ↑;
UW: Akne, Leberfunktionsstrg., Ödeme, Gewichtszunahme, Nausea, Kopfschmerzen, Dysmenorrhoe;
KI: Lebererkrankung, Cholestase, Hypertonie, thromboembolische Erkrankungen, verhaltener Abort, Blasenmole, SS, Cave in SZ

Chlormadinon Rp — HWZ 80h

Chlormadinon Jenapharm *Tbl. 2mg*

Oligo-, Poly- u. Hypermenorrhoe: 1 x 2-4mg p.o. vom 16.-25. Zyklustag;
funktionelle Dysmenorrhoe: 1 x 2mg für 10-14d bis zum 25. Zyklustag;
Endometriose → 577: 1 x 4mg, max. 10mg für 4-6M;
sekundäre Amenorrhoe: 1 x 2mg vom 16.-25. Zyklustag + Östrogen;
DALI KI bei akuten/chronischen Lebererkrankungen

Dydrogesteron Rp — HWZ 7h

Duphaston *Tbl. 10mg*

Zyklusstörung bei Corpus-luteum-Insuffizienz: 1 x 10-20mg p.o. v. 12.-26. Zyklustag;
klimakterische Beschwerden: 1 x 10-20mg vom 15.-28. Zyklustag + Östrogen

Hydroxyprogesteroncaproat Rp — HWZ 6d

Progesteron Depot Jenapharm *Inj.Lsg. 250mg*
Proluton Depot *Inj.Lsg. 250mg*

Habitueller Abort: 250-500mg 1 x/W i.m.;
drohender Abort: ini 500mg 3 x/W i.m. bis Blutung steht, dann 250mg 2 x/W für einige Wochen

Medroxyprogesteronacetat Rp — HWZ 24-50h; HWZ i.m.: 30-40d, Q0 0.55

Farlutal *Tbl. 500mg*
MPA GYN 5 *Tbl. 5mg*
MPA HEXAL *Tbl. 250, 500mg*

Testen der Ovarialfkt.: 1 x 5-10mg p.o. für 5-10d;
sekundäre Amenorrhoe: zusätzlich zur Östrogenther. ab 16. Behandlungstag 1 x 5-10mg für 5-10d;
Durchbruchsblutungen: 1 x 5-10mg für 5-10d;
Zyklusstörung: 1 x 5-10mg für 5-10d ab 16.-25. Zyklustag;
Endometriose → 577: 3 x 10mg für 90d;
metastasiertes Mamma-Ca → 603: 300-1000mg/d p.o. in 1-3ED;
Endometriumkarzinom: 300-600mg/d;
DALI KI bei schwerer Leberfktsstrg.

Megestrolacetat Rp — HWZ 15-20h

Megestat *Tbl. 160mg*

Mamma-Ca → 603: 1 x 160mg p.o.;
Endometriumkarzinom: 1 x 40-320mg;
DALI KI bei schwerer Leberfunktionsstrg.

Diverse andere Gestagene in Kombination mit Östrogenen, s. hormonelle Kontrazeptiva (→ 281)

A 17.1.3 Kombinationspräparate (Östrogene + Gestagene), synthetische Steroide

Wm/Wi (Tibolon): synthetisches Steroid mit Norethisteron-ähnlicher Struktur, östrogene, gestagene und androgene Partialwirkung

Estradiol + Cyproteronacetat Rp

Climen *Tbl. 2+1mg*

Postmenopausale Hormonsubstitution, Pro. der postmenopausalen Osteoporose → 426: 1 x 1Tbl. (zyklusabhängig!)

Estradiol + Dydrogesteron Rp	
Femoston *Tbl. 1+5mg, 1+10mg, 2+10mg* **Femoston Conti** *Tbl. 1+5mg* **Femphascyl** *Tbl. 1+5, 1+10, 2+10mg*	**Postmenopausale Hormonsubstitution, Pro. der postmenopausalen Osteoporose** → 426: 1 x 1Tbl. kontinuierlich
Estradiol + Medroxyprogesteron Rp	
Indivina *1+2.5, 1+5, 2+5mg* **Osmil** *Tbl. 2+5mg* **Sisare** *Tbl. 2+10mg*	**Postmenopausale Hormonsubstitution, Pro. der postmenopausalen Osteoporose** → 426: 1 x 1Tbl. (zyklusabhängig!)
Estradiol + Norethisteron Rp	
Activelle *Tbl. 1+0.5mg* **Cliovelle** *Tbl. 1+0.5mg* **Estragest** *TTS 25+125µg/24h* **Merigest** *Tbl. 2+0.7mg* **Kliogest N** *Tbl. 2+1mg* **Trisequens** *Tbl. 2, 4+1mg*	**Postmenopausale Hormonsubstitution, Pro. der postmenopausalen Osteoporose** → 426: 1 x 1Tbl. (zyklusabhängig!); TTS: 2 x/W 1 Pflaster
Estradiol + Levonorgestrel Rp	
Cyclo-Progynova *Tbl. 2+0.15mg*	**Postmenopausale Hormonsubstitution, Pro. der postmenopausalen Osteoporose** → 426: 1 x 1Tbl. (zyklusabhängig!)
Estradiol + Estriol + Levonorgestrel Rp	
Cyclo Östrogynal *Tbl. 1+2+0.25mg*	**Postmenopausale Hormonsubstitution, Pro. der postmenopausalen Osteoporose** → 426: 1 x 1Tbl. (zyklusabhängig!)
Estradiol + Levonorgestrel Rp	
Fem 7 Combi *TTS 50µg+10µg/24h* **Fem 7 Conti** *TTS 50µg+7µg/24h*	**Postmenopausale Hormonsubst., Pro. der postmenopausalen Osteoporose** → 426: 1 x/W
Estradiol + Prasteron Rp	
Gynodian Depot *Amp. 4+200mg/1ml*	**Postmenopausale Hormonsubst., Pro. postmenopausale Osteoporose** → 426: 1 Amp. alle 4W i.m.
Ethinylestradiol + Cyproteronacetat Rp	
Bella HEXAL *Tbl. 2+0.035mg* **Clevia** *Tbl. 2+0.035mg* **Diane 35** *Tbl. 2+0.035mg* **Jennifer 35** *Tbl. 2+0.035mg* **Juliette** *Tbl. 2+0.035mg* **Morea** *Tbl. 2+0.035mg*	**Androgenisierungserscheinungen der Frau (Akne, Hirsutismus, androgenetische Alopezie):** 1 x 1Tbl. für 21d, dann 7d Pause (wirkt auch kontrazeptiv)
Konj. Östrogene + Medrogeston Rp	
Presomen compositum *Tbl. 0.3+5mg, 0.6+5mg* **Presomen Conti** *Tbl. 0.6+2mg*	**Postmenopausale Hormonsubstitution, Pro. der postmenopausalen Osteoporose** → 426: 1 x 1Tbl. (zyklusabhängig!)
Konj. Östrogene + Medroxyprogesteron Rp	
Climopax *Tbl. 0.625+2.5mg, 0.625+5mg*	**Postmenopausale Hormonsubstitution, Pro. der postmenopausalen Osteoporose** → 426: 1 x 1Tbl. (zyklusabhängig!)

Tibolon Rp — HWZ (6h)

Livial *Tbl. 2.5mg*
Liviella *Tbl. 2.5mg*

Klimakterische Beschwerden: 1 x 2.5mg p.o. abends

A 17.1.4 Selektive Östrogenrezeptor-Modulatoren

Wm/Wi: Bindung an Östrogenrezeptoren ⇒ selektive Expression östrogenregulierter Gene ⇒ Knochendichte ↑, Gesamt- + LDL-Cholesterin ↓;
UW: Wadenkrämpfe, erhöhtes Risiko thromboembolischer Erkrankungen, Ödeme, Hitzewallungen, Schläfrigkeit, Urtikaria, Mundtrockenheit;
KI: thromboembolische Erkrankung in der Anamnese, Frauen im gebährfähigen Alter, schwere Leber- und Niereninsuffizienz, Endometrium-/Mammakarzinom, nicht abgeklärte Uterusblutung

Bazedoxifen Rp — HWZ 30h, PPB 95-99%, PRC X, Lact ?

Conbriza *Tbl. 20mg*

Therapie der postmenopausalen Osteoporose: 1 x 20mg p.o; **DANI** nicht erforderlich; **DALI** Anwendung nicht empfohlen

Raloxifen Rp — HWZ 27.7h, Q0 0.9, PRC X, Lact ?

Evista *Tbl. 60mg*
Optruma *Tbl. 60mg*

Therapie/Pro. der postmenopausalen Osteoporose → 426: 1 x 60mg p.o;
DALI KI

A 17.1.5 Antiöstrogene

Wm (Anastrozol, Exemestan, Letrozol): Hemmung der Aromatase ⇒ Östrogensynthese ↓;
Wm (Fulvestrant): vollständige kompetitive Blockade von Östrogenrezeptoren ohne partiellen Agonismus;
Wm (Tamoxifen, Toremifen): Blockade peripherer Östrogenrezeptoren mit partiellem Agonismus;
UW (Fulvestrant): Hitzewallungen, Übelkeit, Erbrechen, Durchfall, Anorexie, Hautausschlag, venöse Thromboembolien, Kopfschmerzen, Asthenie, Rückenschmerzen;
UW (Tamoxifen): Alopezie, Knochenschmerzen, Hitzewallungen, Vaginalblutungen, Zyklusstrg., Endometriumhyperplasie, Nausea, Erbrechen, Hyperkalzämie;
KI (Fulvestrant): bekannte Überempfindlichkeit, schwere Leberfktsstrg., SS/SZ;
KI (Tamoxifen): schwere Leuko-/Thrombopenie, schwere Hyperkalzämie, SS/SZ

Anastrozol Rp — HWZ 40-50h

Anablock *Tbl. 1mg*
Anastrozol Hexal *Tbl. 1mg*
Arimidex *Tbl. 1mg*

Metastasiertes Mamma-Ca postmenopausal → 603: 1 x 1mg p.o.;
DANI GFR < 20: KI

Exemestan Rp — HWZ 24h, Q0 0.5

Aromasin *Tbl. 25mg*

Metastasiertes Mamma-Ca postmenopausal → 603: 1 x 25mg p.o.;
DANI nicht erforderlich

Fulvestrant Rp

Faslodex *Fertigspr. 250mg/5ml*

Metastasiertes Mamma-Ca postmenopausal → 603: 1 x/M 250mg i.m.;
DANI GFR > 30: 100%, < 30: vorsichtig dosieren;
DALI KI bei schwerer LI

Letrozol Rp	HWZ 48h, Q0 0.95
Femara *Tbl. 2.5mg*	**Mamma-Ca postmenopausal adjuvant und fortgeschritten** → 603: 1 x 2.5mg p.o.; **DANI** GFR > 30: 100%; < 30: KI; **DALI** Child C: sorgfältige Dosiseinstellung
Tamoxifen Rp	HWZ 7 d, Q0 1.0, PRC D, Lact ?
Nolvadex *Tbl. 20mg* **Tamoxifen HEXAL** *Tbl. 10, 20, 30, 40mg* **Tamoxifen-ratioph.** *Tbl. 10, 20, 30, 40mg*	**Mamma-Ca adjuvant** → 603: 1 x 20-40mg p.o. für 5J; **metastasiertes Mamma-Ca:** 1 x 20-40mg
Toremifen Rp	HWZ 2-10(11)d, Q0 0.85
Fareston *Tbl. 60mg*	**Metastasiertes Mamma-Ca postmenopausal** → 603: 1 x 60mg p.o.; **DANI** nicht erforderlich; **DALI** vorsichtig dosieren

A 17.1.6 LH-RH-Agonisten

Wi/Wm: hochdosierte Gabe von Gonadotropin-Releasing-Hormonen ⇒ vollständige Down-Regulation der hypophysären Rezeptoren ⇒ Bildung von Sexualhormonen sinkt auf Kastrationsniveau

Buserelin Rp	HWZ 50-80min, PRC X, Lact -
Metrelef *Spray (1Hub = 0.15mg)*	**Endometriose** → 577: 3 x 0.3mg nasal, max. 1.8mg/d; **Vorbereitung der Ovulationsinduktion:** 4 x 0.15mg nasal, ggf. 4 x 0.3mg
Goserelin Rp	HWZ 2.3-4.2h, Q0 0.4, PRC X, Lact -
Zoladex *Implantat 3.6, 10.8mg*	**Mamma-Ca prä- und perimenopausal** → 603, **Endometriose** → 577, **Uterus myomatosus:** 3.6mg s.c. alle 28d; **DANI** nicht erforderlich
Leuprorelin Rp	HWZ 2.9h
Enantone-Monatsdepot *Fertigspr. 3.75mg/1ml* **Trenantone** *Fertigspr. 11.25mg/1ml*	**Mamma-Ca prä- und perimenopausal** → 603, **Endometriose** → 577, **Uterus myomatosus:** 3.75mg s.c. alle 4W; **DANI** nicht erforderlich

A 17.1.7 FSH-Agonisten

Wi/Wm (Corifollitropin): Follikelstimulans mit deutlich längerer Wirkung als FSH;
Wi/Wm (Follitropin): rekombinantes FSH ⇒ Entwicklung reifer Graafscher Follikel;
UW (Corifollitropin, Follitropin): Kopfschmerzen, Übelkeit, Schmerzen im Becken, Brustbeschwerden, Erschöpfung, ovarielles Hyperstimulationssyndrom;
KI (Corifollitropin, Follitropin): bekannte Überempfindlichkeit, Tumoren der Ovarien, der Brust, des Uterus, der Hypophyse oder des Hypothalamus, abnormale vaginale Blutungen ohne bekannte Ursache, primäre Ovarialinsuffizienz, Ovarialzysten oder vergrößerte Ovarien, ovarielles Überstimulationssyndrom in der Anamnese, vorangegangener COS-Behandlungszyklus, der laut Ultraschalluntersuchung zu mehr als 30 Follikel > 11mm führte, Ausgangszahl antraler Follikel > 20, Uterusmyome, die eine Schwangerschaft nicht zulassen, Missbildungen von Geschlechtsorganen

Corifollitropin alfa Rp HWZ 69h

Elonva *Fertigspr. 100µg/0.5ml, 150µg/0.5ml*

Kontrollierte ovarielle Stimulation: < 60kg 100µg als ED, > 60kg 150 µg s.c.; Kombination mit GnRH-Antagonisten d5 oder d6, s.a. FachInfo; **DANI** Anwendung nicht empfohlen; **DALI** keine Daten

Follitropin alfa Rp HWZ 24h

Gonal F *Inj.Lsg. 75, 450, 1050 IE; Fertigspr. 300, 450, 900 IE*

Anovulation, kontrollierte ovarielle Stimulation, Follikelstimulation bei LH/FSH-Mangel, Stimulation der Spermatogenese bei Männern mit hypogonadotropem Hypogonadismus: s. FachInfo

A 17.2 Hormonelle Kontrazeptiva

A 17.2.1 Depotpräparate

Wm/Wi: Ovulationshemmung durch reine Gestagengabe als Depotapplikation; **UW** (Depotpräparate), s. UW Gestagene (→ 276)

Etonogestrel Rp HWZ 25h

Implanon *Implantat 68mg*

Kontrazeption → 584: s.c.-Implantation für 3J

Medroxyprogesteronacetat Rp HWZ 30-40d (i.m.), Q0 0.55

Depo-Clinovir *Fertigspr. 150mg/1ml*
Depo-Progevera *Fertigspr. 150mg/1ml*

Kontrazeption → 584: 150mg alle 3M i.m.; **DALI** KI bei schwerer Leberfunktionsstörung

Norethisteronenantat Rp HWZ 7-9h

Noristerat *Amp. 200mg/1ml*

Kontrazeption → 584: 200mg i.m.; die nächsten 3 Injektionen alle 8W, danach alle 12W; **DALI** KI bei PBC

A 17.2.2 Einphasenpräparate

Wi/Wm: Verabreichung einer fixen Östrogen-Gestagen-Kombination über 21d ⇒ Unterdrückung der Ovulation durch antigonadotropen Effekt; **UW/KI** (Einphasenpräparate), s. UW Dreiphasenpräparate (→ 283)

Ethinylestradiol/Chlormadinon Rp

Balanca *Tbl. 0.03/2mg*
Belara *Tbl. 0.03/2mg*
Bellissima *Tbl. 0.03/2mg*

Kontrazeption → 584: 1 x 1Tbl. p.o.

Ethinylestradiol/Desogestrel Rp

Desmin *Tbl. 0.02/0.15mg; 0.03/0.15mg*
Gracial *Tbl. 0.03/0.125mg*
Lamuna *Tbl. 0.02/0.15mg; 0.03/0.15mg*
Marvelon *Tbl. 0.03/0.15mg*
Mercilon *Tbl. 0.02/0.15mg*
Lovelle *Tbl. 0.02/0.15mg*

Kontrazeption → 584: 1 x 1Tbl. p.o.

Ethinylestradiol/Dienogest Rp

Valette *Tbl. 0.03/2mg*

Kontrazeption → 584: 1 x 1Tbl. p.o.

Ethinylestradiol/Drospirenon Rp	
Aida *Tbl. 0.02/3mg* **Petibelle** *Tbl. 0.03/3mg* **Yasmin** *Tbl. 0.03/3mg* **Yasminelle** *Tbl. 0.02/3mg* **Yaz** *Tbl. 0.02/3mg*	**Kontrazeption** → 584: 1 x 1Tbl. p.o.
Ethinylestradiol/Gestoden Rp	
Femodene *Tbl. 0.03/0.075mg* **Femovan** *Tbl. 0.03/0.075mg* **Minulet** *Tbl. 0.03/0.075mg*	**Kontrazeption** → 584: 1 x 1Tbl. p.o.
Ethinylestradiol/Levonorgestrel Rp	PRC X, Lact -
Femigoa *Tbl. 0.03/0.15mg* **Femigyne-ratioph.** *Tbl. 0.03/0.15mg* **Femranette** *Tbl. 0.03/0.15mg* **Gravistat 125** *Tbl. 0.05/0.125mg* **Illina** *Tbl. 0.02/0.1mg* **Leios** *Tbl. 0.02/0.1mg* **Leona Hexal** *Tbl. 0.02/0.1mg* **Microgynon 21** *Tbl. 0.03/0.15mg* **Minisiston** *Tbl. 0.02/0.1mg, 0.03/0.125mg* **Miranova** *Tbl. 0.02/0.1mg* **MonoStep** *Tbl. 0.03/0.125mg* **Stediril 30** *Tbl. 0.03/0.15mg*	**Kontrazeption** → 584: 1 x 1Tbl. p.o.
Ethinylestradiol/Lynestrenol Rp	
Ovoresta M *Tbl. 0.0375/0.75mg*	**Kontrazeption** → 584: 1 x 1Tbl. p.o.
Ethinylestradiol/Norethisteron Rp	
Conceplan M *Tbl. 0.03/0.5mg* **Eve 20** *Tbl. 0.02/0.5mg*	**Kontrazeption** → 584: 1 x 1Tbl. p.o.
Ethinylestradiol/Norgestimat Rp	PRC X, Lact -
Cilest *Tbl. 0.035/0.25mg*	**Kontrazeption** → 584: 1 x 1Tbl. p.o.

A 17.2.3 Zweiphasenpräparate

Wi/Wm: erste Zyklusphase: nur Östrogene oder kombiniert mit niedrig dosierten Gestagenen, zweite Zyklusphase: übliche Östrogen-Gestagen-Kombination ⇒ Ovulationshemmung;
UW/KI (Einphasenpräparate), s. UW Dreiphasenpräparate (→ 283)

Ethinylestradiol/Chlormadinon Rp	
Neo-Eunomin *Tbl. 0.05/1mg, 0.05/2mg*	**Kontrazeption** → 584: 1 x 1Tbl. p.o.
Ethinylestradiol/Desogestrel Rp	PRC X, Lact -
Biviol *Tbl. 0.04/0.025mg, 0.03/0.125mg*	**Kontrazeption** → 584: 1 x 1Tbl. p.o.

A 17.2.4 Dreiphasenpräparate

Wi/Wm: d1-6: niedrige Östrogen- und Gestagendosis; d7-11: erhöhte Östrogen- und Gestagendosis; d12-21: niedrige Östrogen- und deutlich höhere Gestagendosis ⇒ Ovulationshemmung;
UW (Östrogen-Gestagen-Kombinationen): Seborrhoe, Akne, Schwindel, Kopfschmerzen, Übelkeit, Erbrechen, Brustspannungen, Depression, Vaginalcandidose, Thrombosen;
KI (Östrogen-Gestagen-Kombinationen): Leberfunktionsstrg., Cholestase, Lebertumoren, hormonabhängige maligne Tumoren, Thrombosen, SS/SZ;
Ink: Methylprednisolon

Estradiol/Dienogest Rp — PRC X, Lact -

Qlaira *Tbl. 3/0mg, 2/2mg, 2/3mg, 1/0mg* — **Kontrazeption** → 584: 1 x 1Tbl. p.o.

Ethinylestradiol/Desogestrel Rp — PRC X, Lact -

Novial *Tbl. 0.035/0.05mg, 0.03/0.1mg, 0.03/0.15mg* — **Kontrazeption** → 584: 1 x 1Tbl. p.o.

Ethinylestradiol/Levonorgestrel Rp — PRC X, Lact -

Novastep, Triette AL, Trigoa, Trinordiol, Triquilar, Trisiston *Tbl. 0.03/0.05mg, 0.04/0.075mg, 0.03/0.125mg* — **Kontrazeption** → 584: 1 x 1Tbl. p.o.

Ethinylestradiol/Norethisteron Rp

Synphasec *Tbl. 0.035/0.5mg, 0.035/1mg, 0.035/0.5mg*
TriNovum *Tbl. 0.035/0.5mg, 0.035/0.75mg, 0.035/1mg* — **Kontrazeption** → 584: 1 x 1Tbl. p.o.

Ethinylestradiol/Norgestimat Rp — PRC X, Lact -

Pramino *Tbl. 0.035/0.18mg, 0.035/0.215mg, 0.035/0.25mg* — **Kontrazeption** → 584: 1 x 1Tbl. p.o.

A 17.2.5 Minipille

Wi/Wm: niedrig dosierte reine Gestagengabe über 28d ⇒ Viskosität des Zervixschleims ↑, keine Ovulationshemmung; Desogestrel: zusätzlich Ovulationshemmung;
UW: unregelmäßige Zyklen, Zwischenblutungen;
KI: SS, schwere Leberfunktionsstrg.

Desogestrel Rp — HWZ 30h

Cerazet *Tbl. 0.075mg*
Cerazette *Tbl. 0.075mg* — **Kontrazeption** → 584: 1 x 1Tbl. p.o.

Levonorgestrel Rp — HWZ 11-45h, PRC X, Lact ?

28-mini *Tbl. 0.03mg*
Microlut *Tbl. 0.03mg*
Mikro-30 *Tbl. 0.03mg* — **Kontrazeption** → 584: 1 x 1Tbl. p.o.

A 17.2.6 Postkoitalpille

Wm/Wi (Levonorgestrel): Hemmung der Ovulation; nach bereits erfolgter Ovulation Hemmung der Implantation;
Wm/Wi (Ulipristalacetat): Progesteronrezeptormodulator ⇒ Hemmung/Verzögerung der Ovulation, Beeinflussung des Endometriums;
UW (Levonorgestrel): Spannungsgefühl in den Brüsten, Übelkeit, Erbrechen, Durchfall, Kopf-, Unterbauchschmerzen;
UW (Ulipristalacetat): Kopf-, Bauchschmerzen, Menstruationsunregelmäßigkeiten, Schwindel, Infektionen, affektive Strg., Übelkeit, Erbrechen, Muskelkrämpfe;
KI (Levonorgestrel): bereits ungeschützter Koitus im gleichen Zyklus, ausgebliebene Menstruation im vorherigen Zyklus, Mehrfachanwendung im Zyklus, Mamma-, Endometriumkarzinom;
KI (Ulipristalacetat): bekannte Überempfindlichkeit, SS

Levonorgestrel Rp

Levogynon *Tbl. 0.75mg* **Pidana** *Tbl. 1.5mg*	**Notfallkontrazeption** → 585: bis max. 72h postkoital 1.5mg p.o.

Ulipristalacetat Rp — HWZ 32h, PPB 98%

Ellaone *Tbl. 30mg*	**Notfallkontrazeption** → 585: bis max. 120h (5d) postkoital 30mg p.o.

A 17.2.7 Intrauterine und sonstige Kontrazeptiva

Wm/Wi (Vaginalring/TTS): Resorption der enthaltenen Hormone über die Vaginalschleimhaut/Haut ⇒ Ovulationshemmung;
Wm/Wi (IUP + Cu): kontinuierliche Kupferfreisetzung ⇒ morphologische und biochemische Veränderung des Endometriums ⇒ Verhinderung der Nidation;
Wm/Wi (IUP + Gestagen): kontinuierliche Gestagenfreisetzung ⇒ Verhinderung der Endometriumproliferation, Viskosität des Zervixschleims ↑;
UW (IUP): Unterleibs-/Kreuzschmerzen, stärkere/länger anhaltende Menstruationen, Schmierblutungen, Unterleibsinfektionen, Hautreaktionen;
UW (Vaginalring): Kopfschmerzen, Vaginitis, Leukorrhoe, Bauchschmerzen, Übelkeit, Akne, Thromboembolie;
KI (Vaginalring): Thromboembolie in der Vorgeschichte, diabetische Angiopathie, schwere Lebererkrankung, benigne/maligne Lebertumoren, sexualhormonabhängige Tumoren, nicht abgeklärte Vaginalblutungen;
KI (IUP): SS, Malignome im Genitalbereich, chronische. Unterleibsinfektionen, Endometriose, Extrauterin-SS, Gerinnungsstörung;
KI (IUP + Cu): M. Wilson; **KI** (IUP + Gestagen): akute Lebererkrankungen, Lebertumoren

Ethinylestradiol + Etonogestrel Rp

Nuvaring *Vaginalring 2.7+11.7mg*	**Kontrazeption** → 584: vaginale Einlage für 3W

Ethinylestradiol + Norelgestromin Rp

EVRA *TTS 20+150µg/24h*	**Kontrazeption** → 584: 1. Pflaster an d1 des Zyklus, 2./3.Pflaster an d8/15; d22-28 pflasterfrei

Intrauterinpessar mit Kupfer Rp

Multiload Cu 375 *IUP* **Multisafe Cu 250, 375** *IUP* **Nova T** *IUP*	**Kontrazeption** → 584: intrauterine Einlage für 3-5 J

Intrauterinpessar mit Levonorgestrel Rp

Mirena *IUP 52mg (11-20µg/24h)*	**Kontrazeption** → 584, **Hypermenorrhoe:** intrauterine Einlage für 5J

A 17.3 Weheninduktion, Geburtseinleitung

Wm/Wi (Carbetocin, Oxytocin): Stimulation von Kontraktionsfrequenz und kontraktiler Kraft der Uterusmuskulatur, Förderung der Milchejektion durch Kontraktion der glatten Muskulatur der Milchdrüse;
UW (Carbetocin): Übelkeit, Bauchschmerzen, Wärmegefühl, Kopfschmerzen, Tremor, Pruritus, Hypotonie, metallischer Geschmack, Schmerzen in Brustkorb und Rücken;
UW (Oxytocin): zu starke Wehentätigkeit, Tetanus uteri, Übelkeit, Erbrechen, HRST, allergische Reaktionen, Hypertonie, ausgeprägte Hypotonie mit Reflextachykardie, Wasserretention, Hyponatriämie;
KI (Carbetocin): während der Schwangerschaft und der Wehen vor der Geburt des Kindes, Anwendung zur Wehenauslösung, bekannte Überempfindlichkeit, Nieren- oder Lebererkrankungen, Präeklampsie, Eklampsie, schwerwiegende kardiovaskuläre Erkrankungen, Epilepsie;
KI (Oxytocin): bekannte Überempfindlichkeit, EPH-Gestose, Neigung zu Tetanus uteri, drohende Uterusruptur, vorzeitige Plazentalösung, Placenta praevia, unreife Cervix, drohende Asphyxia fetalis, Lageanomalien des Kindes, z.B. Beckenendlage, mechanisches Geburtshindernis

Carbetocin Rp — HWZ 40min

Pabal *Amp. 0.1mg/1ml*

Pro. Uterusatonie nach Sectio unter epiduraler oder spinaler Anästhesie: 1 x 0.1mg i.v.;
DANI/DALI KI

Oxytocin OTC/Rp — HWZ 3-5min, PRC X, Lact -, Nasenspray +

Oxytocin Carino *Amp. 3IE/1ml, 10IE/1ml*
Oxytocin HEXAL *Amp. 3IE/1ml, 5IE/1ml, 10IE/1ml*
Syntocinon *Amp. 3IE/1ml, 10IE/1ml*

Geburtseinleitung: ini 1-2 milli-IE/min Dauerinfusion i.v., je nach Wehentätigkeit alle 15min steigern um 1-2 milli-IE/min, max. 20-30 milli-IE/min i.v.;
postpartale Blutung: 5-6IE langsam i.v.; 5-10IE i.m;
Laktationsstrg., Mastitis-Pro. → 584: 4IE nasal 2-3min vor Stillen

A 17.4 Prolaktinhemmer

Wm/Wi: Stimulation hypophysärer Dopaminrezeptoren ⇒ Hemmung der Prolaktinfreisetzung;
UW: Übelkeit; Erbrechen, GI-Strg., psychomotorische und extrapyramidalmotorische Strg., RR↓, Bradykardie, periphere Durchblutungsstrg.;
KI: Anw.Beschr. bei psychischen Strg., gastroduodenalen Ulzera, schweren Herz-Kreislauf-Erkrankungen

Bromocriptin Rp — HWZ 50h, Q0 1.0, PRC B, Lact -

Bromocriptin Beta *Kps. 5mg*
Bromocriptin-ratioph. *Tbl. 2.5mg; Kps. 5, 10mg*
Kirim *Tbl. 2.5, 5mg*
Parlodel *Tbl. 2.5mg; Kps. 5, 10mg*
Pravidel *Tbl. 2.5mg; Kps. 5, 10mg*

Primäres, sekundäres Abstillen: d1: 2 x 1.25mg p.o., dann 2 x 2.5mg für 14d;
postpartaler Milchstau: 2.5mg p.o., evtl. Wdh. nach 6-12h;
puerperale Mastitis → 584: d1-3: 3 x 2.5mg p.o.; d4-14: 2 x 2.5mg;
Galaktorrhoe, Amenorrhoe: d1: 1.25mg p.o., ab d2: 3 x 1.25mg p.o., evtl. steigern bis 2-3 x 2.5mg;
Akromegalie: ini 2.5mg p.o., über 1-2W steigern bis 10-20mg/d in 4ED;
M. Parkinson → 213, → 488

Cabergolin Rp — HWZ 63-69h, PRC B, Lact ?

Cabergolin Dura *Tbl. 0.5mg*
Cabergolin HEXAL *Tbl. 0.5mg*
Cabergolin Teva *Tbl. 0.5mg*
Dostinex *Tbl. 0.5mg*

Primäres Abstillen: 1 x 1mg in den ersten 24h nach Geburt;
hyperprolaktinämische Strg.: ini 2 x/W 0.25mg p.o., monatlich steigern um 0.5mg/W bis 1-2mg/W, max. 4.5mg/W;
M. Parkinson → 213, → 488

Lisurid Rp — HWZ 2-3(10-24)h, Q0 1.0

Dopergin *Tbl. 0.2, 0.5mg*

Primäres Abstillen: 2-3 x 0.2mg p.o. für 14d;
sekundäres Abstillen: d1: 0.2mg p.o. abends, d2: 2 x 0.2mg, d3-14: 3 x 0.2mg;
Galaktorrhoe, Amenorrhoe: d1: 0.1mg p.o. abends, d2: 2 x 0.1mg, ab d3: 3 x 0.1mg, je nach Prolaktinspiegel weiter steigern;
Akromegalie: bis 2mg/d p.o.;
M. Parkinson → 213

Quinagolid Rp — HWZ 11.5h

Norprolac *Tbl. 25, 50, 75, 150µg*

Hyperprolaktinämie: d1-3: 1 x 25µg p.o.; d4-6: 1 x 50µg, dann 1 x 75-150µg;
DANI, DALI KI

A 17.5 Wehenhemmer

Wm/Wi (Atosiban): kompetitiver Antagonist am Oxytocinrezeptor ⇒ Senkung von Tonus und Kontraktionsfrequenz der Uterusmuskulatur ⇒ Wehenhemmung;
Wm/Wi (Fenoterol): Stimulation von Beta-2-Rezeptoren ⇒ Erschlaffung des Myometriums;
UW (Atosiban): Übelkeit, Kopfschmerzen, Schwindel, Hitzewallungen, Tachykardie, Hyperglykämie, Schlaflosigkeit, Juckreiz, Fieber;
UW (Fenoterol): Tachykardie, Tremor, Kopfschmerzen, Unruhe- und Angstzustände, RR-Dysregulation, metabolische Azidose, Verschlechterung einer Plazentainsuffizienz;
KI (Atosiban): Dauer der SS < 24 bzw. > 33 W, vorzeitiger Blasensprung, intrauterine Wachstumsretardierung und gestörte HF des Fetus, Eklampsie, intrauteriner Fruchttod, intrauterine Infektion, Placenta praevia;
KI (Fenoterol): tachykarde Arrhythmien, Myokarditis, Mitralvitium, HOCM, V.-cava-Kompressionssyndrom, frischer Herzinfarkt, pulmonale Hypertonie, schwere EPH-Gestose, Plazentainsuffizienz

Atosiban Rp — HWZ 2h

Tractocile *Inf.Lsg. 6.75mg/0.9ml; Inf.Konz. 37.5mg/5ml*

Tokolyse: ini 6.75mg i.v., dann 18mg/h für 3h, dann 6mg/h für insgesamt max. 48h

Fenoterol Rp — HWZ 3.2h, Q0 > 0.85, PPB 40-55%

Partusisten *Tbl. 5mg; Amp. 0.02mg/1ml*

Tokolyse: 0.5-3µg/min i.v.; 4-8 x 5mg p.o.

A 17.6 Schwangerschaft, Stillzeit

A 17.6.1 Arzneimittelauswahl

1: Mittel der 1. Wahl: im Allgemeinen gut verträglich in der Schwangerschaft und Stillzeit. Auch diese Arzneimittel nur verordnen, wenn ihre Anwendung einer nicht medikamentösen Therapie überlegen ist.
2: Mittel der 2. Wahl: nur indiziert, wenn andere Therapiemöglichkeiten versagen.
Oft unzureichende Erprobung während Schwangerschaft und Stillzeit.
E: Nur Einzeldosis oder niedrige Dosierung für maximal 1 bis 3 Tage.
KI: Kontraindiziert wegen embryo-/fetotoxischen Potenzials, wegen möglicher Unverträglichkeit in der Stillzeit oder weil keine rationale Indikation während der Schwangerschaft besteht. Bei Anwendung ggf. erweiterte pränatale Diagnostik.
tox: Potenziell toxisch: betrifft Embryo, Fetus, Neugeborenes oder gestillten Säugling. Anwendung nur im begründeten Einzelfall, ggf. erweiterte pränatale Diagnostik.

Die Tabelle dient zur groben Orientierung bei der Auswahl eines Medikaments. Sie ersetzt keinesfalls detaillierte Angaben im Text und darf niemals als Grundlage für den Abbruch einer Schwangerschaft verwendet werden. Abstillen oder Stillpause sind extrem selten erforderlich. Fast immer lässt sich ein Medikament finden, das mit dem Stillen vereinbar ist.
Soweit nicht anders vermerkt, beziehen sich die Klassifizierungen auf die systemische Anwendung (Ausnahme: Arzneimittel, die nur äußerlich angewendet werden).

Quelle: Schäfer/Spielmann/Vetter: Arzneiverordnung in Schwangerschaft und Stillzeit, 7. Auflage 2006, © Elsevier GmbH, Urban & Fischer Verlag, mit freundlicher Genehmigung

Arzneimittel		SSW 1-12	Ab SSW 13	Peripartal	Stillzeit
ACE-Hemmer	→ 35	Tox.	KI	KI	2
Acetylcystein	→ 91	1	1	1	1
Acetylsalicylsäure	→ 106	2/E	2/E	2/E	2/E
Aciclovir	→ 177	1	1	1	1
Acitretin	→ 248	KI	KI	KI	KI
Alpha-Methyldopa	→ 45	1	1	1	1
Alpha-Rezeptorenblocker	→ 45	1/2	1/2	Tox.	1/2
Alpha-2-Sympathomimetika	→ 44	1	1	E	1
Ambroxol	→ 91	1	1	1	1
Aminoglykoside	→ 166	Tox.	Tox.	Tox.	2
Amitriptylin	→ 227	1	1	Tox.	1
Amphotericin B	→ 186	2	2	2	2
Antidepressiva, SSRI	→ 229	1		Tox.	1
Antidepressiva, trizyklische	→ 227	1	1	Tox.	1
Artemisinin-Derivate	→ 189	2	1	1	2
AT-II-Rezeptor-Antagonisten	→ 37	Tox.	KI	KI	Tox.
Atropin	→ 66	1/E	1/E	1/E	1/E
Atypische Neuroleptika	→ 236	2	2	Tox.	2
Azathioprin	→ 191	2	2	2	2

Arzneimittel		SSW 1-12	Ab SSW 13	Peripartal	Stillzeit
Benzylbenzoat (äußerlich)	→ 254	1	1	1	1
Biperiden	→ 217	2	2	2	2
Bromhexin	→ 91	1	1	1	1
Bromocriptin	→ 214	2	Tox.	Tox.	Tox./E
Butylscopolamin	→ 111	2	2	2	2
Cabergolin	→ 215	2	Tox.	Tox.	Tox./E
Carbamazepin	→ 207	Tox.	2	Tox.	Tox.
Carbimazol	→ 129	2	2	2	2
Cephalosporine	→ 160	1	1	1	1
Cetirizin	→ 98	2	2	2	1
Chloroquin	→ 114	1	1	1	1
Ciprofloxacin	→ 168	2	2	2	2
Clarithromycin	→ 165	2	2	2	1
Clemastin	→ 98	1	1	1	2
Clonidin	→ 45	2	2	2	2
Clotrimazol	→ 252	2	1	1	1
Codein	→ 97	1	1	Tox./E	1/E
Cotrimoxazol	→ 169	2	2	2	2
Cromoglicinsäure	→ 100	1	1	1	1
Cyproteronacetat	→ 139	KI	KI	KI	KI
Dextran	→ 74	2	2	2	2
Diazepam	→ 239	1	1/E	Tox.	E
Diclofenac	→ 109	1	Tox./E	Tox./E	E
Digoxin/Digitoxin	→ 63	1	1	1	1
Dihydralazin	→ 46	1	1	1	1
Dihydroergotamin	→ 218	2	2	Tox.	2
Dimenhydrinat	→ 152	2	1	2	1
Dimetinden	→ 99	1	1	1	1
Diphenhydramin	→ 242	1	1	Tox.	1/E
Doxycyclin	→ 164	2	KI	KI	2
Doxylamin	→ 242	1	1	1	1
Ergotamintartrat	→ 218	Tox.	Tox.	Tox.	Tox.
Erythromycin	→ 165	2	1	1	1
Ethambutol	→ 174	1	1	1	1
Etilefrin	→ 65	2	2	2	2

Arzneimittel		SSW 1-12	Ab SSW 13	Peripartal	Stillzeit
Fentanyl	→ 102	1	1	Tox.	2
Fluconazol	→ 185	2	2	2	2
Furosemid	→ 53	2	2	2	2
Gestagene (in Stillzeit als Kontrazeptiva)	→ 276	Tox.	KI	KI	1
Glibenclamid	→ 119	2	2	Tox.	2
Glukokortikoide, lokal	→ 245	1	1	1	1
Glukokortikoide, systemisch	→ 115	2	2	2	2
Glyceroltrinitrat	→ 57	2	2	2	2
Goldverbindungen	→ 113	2	2	2	2
Griseofulvin	→ 187	2	2	2	2
Haloperidol	→ 236	2	2	Tox.	2
Heparine	→ 79	1	1	Tox.	1
Hydrochlorothiazid	→ 54	2	2	2	2
Hydroxyethylstärke	→ 74	1	1	1	1
Ibuprofen	→ 108	1	Tox./E	Tox./E	1
Imipramin	→ 228	1	1	Tox.	1
Indometacin	→ 109	1	Tox./E	Tox./E	E
Insulin (Human-)	→ 123	1	1	1	1
Iodidsubstitution		1	1	1	1
Isoniazid + Vit. B_6	→ 175	1	1	1	1
Isotretinoin	→ 250	KI	KI	KI	KI
Itraconazol	→ 185	2	2	2	2
Ketoconazol	→ 185	2	2	2	2
Lamotrigin (als Antiepileptikum)	→ 208	1	1	1	2
Lindan (äußerlich)		2	2	2	2
Lithiumsalze	→ 233	Tox.	2	Tox.	Tox.
Lokalanästhetika	→ 204	1	1	1	1
Loratadin	→ 99	1	1	1	1
Mebendazol	→ 188	2	1	1	1
Mefloquin	→ 190	2	2	2	2
Mesalazin	→ 150	1	1	Tox.	1
Metamizol	→ 111	2	Tox.	Tox.	Tox.
Metformin	→ 120	2	2	2	2

Arzneimittel		SSW 1-12	Ab SSW 13	Peripartal	Stillzeit
Methimazol		2	2	2	2
Methylergometrin		KI	KI	Tox.	Tox./E
Metoclopramid	→ 146	2	2	2	2
Miconazol (lokal)	→ 253	2	2	2	2
Misoprostol	→ 145	KI	KI	1	Tox.
Morphin	→ 103	2	2	Tox.	2
Nifedipin	→ 44	2	1	1	1
Nitrendipin	→ 44	2	2	2	1
Nitrofurantoin	→ 174	2	2	2	2
Norfloxacin	→ 167	2	2	2	2
Nystatin	→ 188	1	1	1	1
Omeprazol	→ 143	1	1	1	1
Opiate/Opioide	→ 101	2	2	Tox./E	2/E
Östrogene (in Stillzeit als Kontrazeptiva)	→ 276	KI	KI	KI	2
Oxytocin	→ 285	KI	KI	1	1
Paracetamol	→ 110	1	1	1	1
Penicillamin	→ 115	Tox.	Tox.	Tox.	2
Penicilline	→ 157	1	1	1	1
Pentazocin		2	2	Tox.	2
Pethidin	→ 103	2	2	Tox.	2
Phenobarbital (als Antikonvulsivum)	→ 209	Tox.	2	Tox.	Tox.
Phenothiazin-Neuroleptika		1	1	Tox.	1
Phenprocoumon	→ 83	Tox.	Tox.	KI	2
Phenylbutazon	→ 111	2	Tox.	Tox.	2
Prazosin	→ 46	2	2	2	2
Primidon	→ 213	Tox.	2	Tox.	Tox.
Probenecid	→ 131	1	1	1	1
Proguanil	→ 190	1	1	1	1
Propylthiouracil	→ 130	1	1	1	1
Prostaglandine	→ 88	KI	KI	E	Tox.
Pyrethrum (äußerlich)	→ 254	1	1	1	1
Pyrimethamin	→ 174	2	2	Tox.	1
Pyrviniumembonat	→ 189	1	1	1	1

Arzneimittel		SSW 1-12	Ab SSW 13	Peripartal	Stillzeit
Ranitidin	→ 142	1	1	1	1
Radiopharmaka		KI	KI	KI	KI
Rifampicin		1	1	1	1
Roxithromycin	→ 166	2	2	2	1
Sertralin	→ 230	1	1	Tox.	1
Spironolacton	→ 55	2	2	2	2
Sulfasalazin	→ 115	1	1	Tox.	1
Testosteron	→ 138	KI	KI	KI	KI
Tetracycline	→ 164	2	KI	KI	2
Theophyllin	→ 92	1	1	1	1
Thiamazol	→ 130	2	2	2	2
Thyroxin (L-)	→ 128	1	1	1	1
Tinidazol		2/E	2/E	2/E	2/E
Tramadol	→ 105	2	2	Tox./E	2/E
Tretinoin (äußerlich)	→ 250	KI	KI	KI	2
Valproinsäure	→ 210	Tox.	Tox.	Tox.	1
Verapamil	→ 42	2	1	1	1
Vitamin A (> 10.000 IE/d)		KI	KI	KI	KI
Warfarin	→ 84	Tox.	Tox.	KI	2

A 17.6.2 Beratungsstellen für Arzneimittel

Beratungsstelle für Vergiftungserscheinungen und Embryonaltoxikologie
Spandauer Damm 130
14050 Berlin
Tel.: 030 30308-111

A 17.6.3 Schwangerschaftsrisikoklassen nach FDA[a]
Pregnancy Risk Categories (PRC)

PRC A	Geeignete Studien bei schwangeren Frauen zeigten kein Risiko für den Fetus.
PRC B	Tierversuche zeigten kein Risiko für den Fetus, aber Studien an schwangeren Frauen fehlen **oder** Tierversuche zeigten Risiko, aber geeignete Studien an schwangeren Frauen zeigten kein Risiko für den Fetus.
PRC C	Tierversuche zeigten Risiko für den Fetus, Studien an schwangeren Frauen fehlen. Die therapeutischen Vorteile sind u.U. dennoch höher zu bewerten.
PRC D	Risiko für den Fetus ist nachgewiesen, aber therapeutische Vorteile sind u.U. im Grenzfall (z.B. keine med. Alternative) dennoch höher zu bewerten.
PRC X	Risiko für den Fetus ist eindeutig nachgewiesen. Das Risiko übersteigt den erwarteten therapeutischen Nutzen.
PRC ED	Einzeldosis (wahrscheinlich) unbedenklich.

A 17.6.4 Laktation (Stillperiode)[a]

A	Geeignete Studien zeigen kein Risiko.
B	Geht in die Milch über, jedoch keine Beeinträchtigung des Säuglings bekannt.
C	Geht in die Milch über, jedoch keine Daten für den Menschen vorhanden (meist Tierversuchsdaten).
D	Geht in die Milch über, unerwünschte Effekte beim Säugling möglich.
E	Verhalten in der Milch nicht bekannt.
X	Drosselung der Milchproduktion und/oder ernsthafte Probleme beim Säugling.

[a] Spezifische Angaben zu den Arzneimitteln in den Tabellen rechts neben dem Wirkstoff!

A 17.6.5 Arzneimittel in Schwangerschaft und Stillzeit

Allergien
- Loratadin
- Bewährte ältere H_1-Blocker wie Dimetinden

Asthma
- Beta-2-Sympathomimetika zur Inhalation
  - Kurz wirksame: z.B. Reproterol, Salbutamol
  - Lang wirksame: z.B. Formoterol, Salmeterol
- Glukokortikoide
- Theophyllin

Bakterielle Infektionen
- Penicilline
- Cephalosporine (Reserve: Makrolide)

Chronisch-entzündliche Darmerkrankungen
- Mesalazin, Olsalazin
- Sulfasalazin
- Glukokortikoide (Reserve: Azathioprin)

Depression
- Trizyklische Antidepressiva, z.B. Amitriptylin, Clomipramin
- Selektive Serotonin-Wiederaufnahme-Hemmstoffe, z.B. Sertralin

Diabetes mellitus
- Humaninsulin

Gastritis
- Antazida, z.B. Magaldrat
- Bewährte H_2-Blocker, z.B. Ranitidin
- Protonenpumpenblocker, z.B. Omeprazol

Glaukom
- Beta-Rezeptorenblocker
- Carboanhydrasehemmstoffe
- Cholinergika

Hustendämpfung
- Dextromethorphan
- Codein

Hypertonus
- Alpha-Methyldopa
- Metoprolol
- Dihydralazin
- Nach dem 1. Trimenon auch Urapidil u.a.

Krätze (Skabies)
- Benzylbenzoat
- Crotamiton

Läuse
- Kokosöl
- Pyrethrumextrakt

Migräne
- Siehe Schmerzen; ggf. auch Sumatriptan

Mukolytika
- Acetylcystein

Refluxösophagitis
- Omeprazol

Schlafstörungen
- Diphenhydramin
- Diazepam, Lorazepam

Schmerzen
- Paracetamol, ggf. mit Codein
- Ibuprofen, Diclofenac (nur bis Woche 30)
- Ggf. Tramadol

Übelkeit/Hyperemesis
- Meclozin
- Dimenhydrinat
- Metoclopramid

Wurmerkrankung
- Pyrviniumembonat
- Mebendazol
- Niclosamid

A 18 Pädiatrie – Arzneimittel

A 18.1 Basic Life Support für Kinder

Bewusstsein prüfen, Stimulation
= Laut ansprechen, leicht schütteln, evtl. kneifen

Wenn ansprechbar:
→ Patient überwachen, ggf. Notruf absetzen

↓

Atemwege frei machen
= Rückenlage, Kopf in den Nacken, Unterkiefer vor

↓

Atmung prüfen (max. 10 Sek.)
= Sehen, hören, fühlen, Atembewegung/-geräusch, Thorax beobachten, Ausatemluft fühlen

Wenn Atmung vorhanden:
→ Stabile Seitenlage, Atmung überwachen, Notruf absetzen

↓

5 x beatmen
= Kleines Volumen sanft über 1–1,5 Sek. inspirieren, (Thorax beobachten)

Wenn keine Thoraxbewegung:
→ Atmwege freimachen
→ 5 Beatmungen
Falls erfolglos: Algorithmus
→ Verlegung der Atemwege

↓

Lebenszeichen, Kreislauf prüfen (max. 10 Sek.)
= Sehen, hören, fühlen, Atmung, Husten, Schlucken, Bewegung, nur Ärzte: Puls fühlen

Wenn Kreislauf vorhanden:
→ Weiter beatmen
Kreislauf jede Min. prüfen

↓

Wenn kein Kreislauf vorhanden: → Kardiopulmonale Reanimation (CPR)
100 Kompressionen pro Min. im Verhältnis 15 Kompressionen : 2 Beatmungen; ab Pubertät oder bei Einzelretter und Laienhelfern 30:2 → ALS

European Resuscitation Council Guidelines for Resuscitation 2005

A 18.2 Advanced Life Support für Kinder

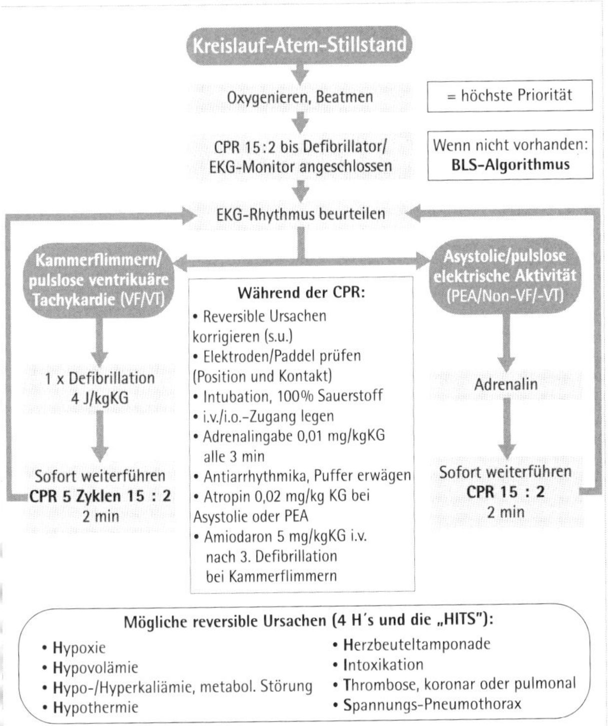

European Resuscitation Council Guidelines for Resuscitation 2010

A 18.3 Arzneimittel mit pädiatrischer Zulassung

Indikation	Wirkstoff	Fachinformationsdosierung (FID)
Notfall		
Anaphylaktischer Schock	Zusätzlich: **Adrenalin (Epinephrin)** *Fertigspr.; KI: Ki < 30kg*	**Anaphylaxie:** 1 : 10 verdünnen, 0.01mg/kg (= 0.1ml/kg) i.v. über 1-2min; Wdh. nach Wi alle 15-20min; Perf. 0.05-0.5µg/kg/min; auch endotracheale Gabe (v.a. bei Bronchospasmus)
	Dimetinden *Keine KI, keine Dosisangaben für Ki < 1J*	**Anaphylaxie:** 0.4mg/kg ED i.v.
	Prednisolon *Bei Ki. im Wachstum nur alternierende oder intermittierende Anwendung*	**Anaphylaxie: Ki.:** 10mg/kg als ED i.v.
Asystolie, Bradykardie	**Adrenalin (Epinephrin)** *Epinephrin Fertigspr.; keine Anwendung bei Ki. < 30kg*	**Kardiopulmonale Reanimation:** 0.01mg/kg (= 0.1ml/kg, 1 : 10 verdünnt: 1ml 1 : 1000 + 9ml NaCl 0.9% = 10 ml 1 : 10000, d.h. 1ml = 0.1mg) i.v. (Ki. < 6J i.v. oder i.o.), Wdh. alle 3-5min. (0.2mg/kg) **oder** 0.1mg/kg (= 0.1ml/kg unverdünnt) in 3-5ml NaCl 0.9% endotracheal alle 3-5min
	Atropin *Keine KI, keine speziellen Dosisempfehlungen für FG*	**Bradykardie: Ki.:** 0.01mg/kg (min. 0.1 mg, max. 0.5 mg) i.v., maximal 2 Wiederholungsgaben nach 10-15min
Azidose-therapeutikum	**Natriumhydrogencarbonat** *Keine Anw. bei FG und NG*	**Ki.:** 1mmol/kg als ED; **Korrekturbedarf in ml:** negativer BE [mmol/l] x kg KG x f/2 (BE: negativer base excess in BGA, Faktor für NG: 0.5, für Sgl.: 0.4, für Kleinki.: 0.3, Ki. > 6J: 0.2)
Krampfanfall, Status epilepticus	**Diazepam** *KI: NG, Sgl. < 6M; Ausnahmen: zwingende Ind. unter stationären Bedingungen*	**Status epilepticus: Sgl.:** 1-2mg als ED, bei Bedarf Wdh. 3-4h später; **bis 3J:** 2-5mg i.v. ED, 5-10mg i.m.; **3-5J:** 5-10mg i.v. ED; > **5J:** 1mg alle 2-5min, max. 10mg Gesamtdosis
	Phenytoin *Wegen Trometamol-Gehalt bei der Erstversorgung von FG und NG nur nach strenger Nutzen-Risiko-Abwägung*	**Status epilepticus: Ki.:** max. Dos. d1: 30mg/kg/d; d2: 20mg/kg/d; d3: 10mg/kg/d in 1-2ED (individuelle Dosierung nach Serumspiegel)
Reanimation	**Adrenalin (Epinephrin)** *Fertigspr.; KI: Ki < 30kg*	**Kardiopulmonale Reanimation:** 0.01mg/kg (= 0.1ml/kg, 1 : 10 verdünnt: 1ml 1 : 1000 + 9ml NaCl 0.9% = 10 ml 1 : 10000, d.h. 1 ml = 0.1mg) i.v. (Ki. < 6J i.v. oder i.o.), Wdh. alle 3-5min (0.2mg/kg) **oder** 0.1mg/kg (= 0.1ml/kg unverdünnt) in 3-5ml NaCl 0.9% endotracheal alle 3-5min

Indikation	Wirkstoff	Fachinformationsdosierung (FID)
Schock	**Dexamethason** *Sehr strenge Ind.Stell. bei Ki. im Wachstum → alternierende und intermittierende Steroidanw. anstreben*	**Polytrauma mit Schock:** ini 40mg, Wdh. nach 12h
	Methylprednisolon *Urbason solubile (wegen mögl. Wachstums-verzögerung nur bei zwingender Ind.); keine Angaben zur Anw. bei FG, NG, Sgl.*	**Schock: Ki.:** 1-2mg/kg/ED bis zu 30mg/kg/ED
Status asthmaticus	**Adrenalin (Epinephrin)**	**Pseudokrupp, Status asthmaticus:** Off-Label: Inj.Lsg. über Vernebler: 1mg + 1ml NaCl 0.9% oder 2ml pur; InfektoKrupp Inhal: 1-2ml ED
	Theophyllin	**Asthmaanfall, Bronchokonstriktion:** **Sgl. > 6M:** ini ohne Theophyllin-Vorbehandlung: 4-4.6mg/kg als ED über 20-30min; ini bei Theophyllin-Vorbehandlung: 2.5-3mg/kg als ED über 20-30min, dann Erh.Dos. innerhalb der ersten 12h 0.8mg/kg/h, ab h13 0.6mg/kg/h = 14mg/kg/d; **< 9J:** ini ohne Theophyllin-Vorbehandlung: 4-4.6mg/kg als ED über 20-30min; ini bei Theophyllin-Vorbehandlung: 2.5-3mg/kg als ED über 20-30min, dann Erh.Dos. innerhalb der ersten 12h: 1.0 mg/kg/h, ab h13 0.8mg/kg/h = 19mg/kg/d; **9-16J:** ini ohne Theophyllin-Vorbehandlung: 4-4.6mg/kg als ED über 20-30min; ini bei Theophyllin-Vorbehandlung: 2.5-3mg/kg als ED über 20-30min, dann Erh.Dos. innerhalb der ersten 12h 0.8mg/kg/h, ab h13 0.6mg/kg/h = 14mg/kg/d; **Cave:** Anpassung der Dosis nach Serumtalspiegel, Dosisreduktion bei HF > 180/min
Herz-Kreislauf		
Herzinsuffizienz	**Enalapril** *Keine Anwendung bei FG, NG, Ki. < 3J, keine i.v.-Applikation*	**Herzinsuffizienz (in Kombination mit Diuretika), Hypertonie: Ki. 20-50kg:** ini 2.5mg p.o., max. 20mg; **> 50kg:** ini 5mg, max. 40mg p.o.
	Furosemid *Zulassung für Ki. > 1J, keine Dosisempfehlung für FG, NG, Sgl.*	**Ödeme, Aszites, Ergüsse, arterielle Hypertonie, Herzinsuffizienz:** 1-2mg/kg/d p.o., max. 40mg/d p.o., 0.5-1mg/kg/d i.v.
	Milrinon *Keine Anw. bei Ki. < 12J*	**Kurzzeitbehandlung schwerer Herzinsuffizienz: > 12J:** ini 50µg/kg über 10min i.v., dann Perf. (0.375-)0.5(-0.75)µg/kg/min i.v.

Indikation	Wirkstoff	Fachinformationsdosierung (FID)
Herzrhythmus-störungen	**Digoxin**	**Herzinsuffizienz, tachykardes Vorhofflimmern/-flattern:** ini an d1 in 3ED (im Verhältnis 1/2 : 1/4 : 1/4); **FG:** ini 30µg/kg/d, dann 5-10µg/kg/d; **NG:** ini 40µg/kg/d, dann 10µg/kg/d; **< 1J:** ini 40-50µg/kg/d, dann 10-15µg/kg/d; **1-3J:** ini 40µg/kg/d, dann 10µg/kg/d; **4-12J:** ini 25-30µg/kg/d, dann 5-10µg/kg/d; Zielplasmaspiegel 1.5-2.5ng/ml
	Verapamil	**Herzrhythmusstrg. (supraventrikuläre Tachykardie, Vorhofflimmern/-flattern):** **< 1J:** nur bei zwingender Ind., wenn keine Alternative; **NG:** 0.75-1mg (0.3-0.4ml) i.v.; **Sgl. 2-12M:** 0.75-2mg (0.3-0.8ml) i.v.; **1-5J:** 2-3mg (0.8-1.2ml) i.v.; **5-6J:** 80-120mg/d in 2-3ED; **6-14J:** 2.5-5mg (1-2ml) i.v.; Perf. 0.05-0.1mg/kg/h i.v., im Abstand von 30-60min steigern auf 2-fache bis mehrfache Dosis, max. 1.5mg/kg/d; p.o. 2-8mg/kg/d in 3ED
Hypertonie	**Enalapril** *Keine Anw. bei NG, keine i.v.-Applikation bei Ki.*	**Herzinsuffizienz (in Komb. mit Diuretika), Hypertonie: Ki. 20-50kg:** ini 2.5mg, max. 20mg; **> 50kg:** ini 5mg, max. 40mg p.o.
	Furosemid *Zulassung für Ki. > 1J, keine Dosisempfehlung für FG, NG, Sgl.*	**Ödeme, Aszites, Ergüsse, arterielle Hypertonie, Herzinsuffizienz:** 1-2mg/kg/d, max. 40mg/d p.o., 0.5-1mg/kg/d i.v.
	Spironolacton	**< 1J:** ini 2-3mg/kg/d für 2-4d, dann 1.5-2mg/kg/d p.o.; **> 1J:** ini 4-5mg/kg/d für 3-5d, dann 2-3mg/kg/d p.o.
Primäre pulmonale Hypertonie	**Bosentan** *Sicherheit und Wirksamkeit bei Ki. < 12J bisher noch nicht hinreichend untersucht*	**Primäre oder sekundäre pulmonale Hypertonie (WHO III-IV): 10-20kg:** ini 1 x 31.25mg p.o. für 4W, dann 2 x 31.25mg/d p.o.; **20-40kg:** ini 2 x 31.25mg/d p.o. für 4W, dann 2 x 62.5mg/d p.o.; **> 40kg:** ini 2 x 62.5mg/d p.o. für 4W, dann 2 x 125mg/d p.o.
Verschlossener Ductus arteriosus Botalli	**Alprostadil PGE1** *Zulassung für NG, jedoch keine spezielle Dosisempfehlung für FG, Sgl., Ki.*	**Ductusabhängige Herzvitien: NG:** ini 3.0-6.0µg/kg/h über Perfusor, nach Besserung schrittweise Dosisreduktion auf die kleinstmögliche Dosierung, die Dosierung kann dabei schritt-weise halbiert werden (z.B. 0.001µg/kg/min)
Blut		
Gerinnungs-faktoren	**Faktor VIII** *Keine KI*	**Hämophilie A:** 2 x Dosis in IE/kg = % Anstieg im Serum
Hypo-magnesiämie	**Magnesium** *Keine FachInfo-Angaben für i.v.-Anwendung*	**Magnesiummangel: 4-9J:** 5-7.5mmol/d p.o. in 1-3ED; **10-14J:** 7.5-10mmol/d p.o. in 1-3ED; **> 14J:** 7.5-15mmol/d p.o. in 1-3ED; Off-Label-Dosierung: i.v. 0.2mmol/kg ED

Indikation	Wirkstoff	Fachinformationsdosierung (FID)
Kongenitales Angioödem	**C1-Esterase-Inhibitor**	**Erbliches Angioödem:** 500-1000E i.v., ggf. Wdh. je nach Wirkung
Prophylaxe M. haemorrhagicus neonatorum	**K1 (Phytomenadion)**	**Sgl.:** Konakion MM p.o. bei U1, U2 und U3 jeweils 2mg absolut
Sepsis	**Antithrombin III** *Zulassung für NG, Sgl. u. Ki., keine spezielle Dosisempfehlung für FG; Anw. zur Behandlung von IRDS (Infant Respiratory Distress Syndrom) bei FG aufgrund von Erfahrungen aus klinischen Prüfungen nicht zu empfehlen*	**NG + Sgl.:** 40-60IE/kg/d, abhängig von Gerinnungsstatus, abhängig vom klinischen Bild im Einzelfall bis zu 250IE/kg/d; **Ki.:** 40-60IE/kg/d, abhängig von Gerinnungsstatus; **Faustregel:** 1IE/kg erhöht den AT-III-Spiegel um 1-1.5%
Pneumologie		
Allergien	**Cromoglicinsäure** *Keine KI, jedoch wegen der Handhabung besser Anw. bei Ki. > 5J*	**Allergisches Asthma bronchiale:** **> 5J:** DA: 4 x 2mg; Inh.Kps.: 4 x 1Kps.; Inh.Lsg.: 4 x 20mg über Vernebler
	Dimetinden *Keine KI, keine Dosisangaben für Ki. < 1J*	**Allergische Haut-, Schleimhautprozesse:** **1-8J:** 3 x 0.5-0.75mg p.o.; > **9J:** 3 x 1mg p.o.
	Loratadin *Keine Anwendung bei Ki. < 2J*	**Allergische Haut-, Schleimhautprozesse:** **2-12J:** < **30kg:** 1 x 5mg p.o.; > **30kg:** 1 x 10mg p.o.; > **12J:** 1 x 10mg p.o.
Asthma bronchiale, akute Broncho-konstriktion	**Budesonid** *Gabe nur unter Aufsicht, regelmäßige Kontrolle der Körpergröße notwendig*	**Asthma bronchiale, COPD:** < **12J:** 1-2 x 0.1-0.2mg, max. 0.8mg/d; > **12J:** 2 x 0.2-0.4mg, max. 1.6mg/d; Inh.Lsg.: **Ki.** < **12J:** 2 x 0.25-0.5mg über Vernebler; **Ki.** > **12J:** 2 x 0.5-1mg über Vernebler
	Cromoglicinsäure *Keine KI, jedoch wegen der Handhabung besser Anw. bei Ki. > 5J*	**Asthma bronchiale:** > **5J:** DA: 4 x 2mg; Inh.Kps.: 4 x 1Kps.; Inh.Lsg.: 4 x 20mg über Vernebler
	Fluticason *Zur Anw. bei Ki. u. Jugendl. < 16J z. Zt. keine ausreichenden Erfahrungen, regelmäßige Kontrolle der Körpergröße bei Anwendung notwendig*	**Asthma bronchiale, COPD:** > **4J:** 2 x 0.05-0.1mg DA; > **16J:** 2 x 0.125-0.250-0.500mg DA; Diskus: **4-16J:** 2 x 0.05-0.1mg; > **16J:** 2 x 0.1-0.2-0.5mg; Fertiginhalation: **4-16J:** 2 x 0.25-0.5mg; > **16J:** 2 x 0.5-1-2mg
	Montelukast *Keine Anw. bei Ki. < 1J, da begrenzte Erfahrungen; KI Sgl. < 6M*	**Asthma bronchiale:** **2-5J:** 1 x 4mg p.o.; **6-14J:** 1 x 5mg p.o. z.N.

Indikation	Wirkstoff	Fachinformationsdosierung (FID)
Asthma bronchiale, akute Broncho-konstriktion	**Prednisolon** *Zulassung für NG, Sgl. und Ki.*	**Asthma bronchiale (akute Atemnot):** 100mg rektal, ggf. Wdh. nach 2-4h; max. 200mg/d
	Salbutamol *Keine Anwendung bei Ki. < 4J*	**Asthma bronchiale, COPD (akute Atemnot):** **> 4J:** 0.1mg, max. 0.6-0.8mg/d; **> 12J:** 0.1mg; Dauertherapie 3-4 x 0.1-0.2mg, max. 0.8mg/d
	Terbutalin *Keine Anw.-beschr., keine speziellen Dosisempfehlun-gen für FG, NG, Sgl.; Anwendung bei Ki. < 5J wird nicht empfohlen; KI Inj.Lsg. Ki. < 12J*	**Asthma bronchiale, COPD:** Akuttherapie: 1Hub (= 0.5mg); Dauertherapie: 3 x 1Hub; Inh.Lsg.: 2-3 x 2.5-5mg über Vernebler; **Saft für Sgl., Ki. 1-2J:** 2-3 x 2.5ml/d p.o.; **3-6J:** 2-3 x 2.5-5ml/d p.o.; **7-14J:** 2-3 x 5-10ml/d p.o.
	Theophyllin *Für Ki. > 6M geeignet*	**Asthmaanfall, Bronchokonstriktion:** **Sgl. > 6M:** ini ohne Theophyllin-Vorbehandlung: 4-4.6mg/kg als ED über 20-30min; ini bei Theophyllin-Vorbehandlung: 2.5-3mg/kg als ED über 20-30min, dann Erh.Dos. innerhalb der ersten 12h 0.8mg/kg/h, ab h13 0.6mg/kg/h = 14mg/kg/d; **< 9J:** ini ohne Theophyllin-Vorbehandlung: 4-4.6mg/kg als ED über 20-30min; ini bei Theophyllin-Vorbehandlung: 2.5-3mg/kg als ED über 20-30 min, dann Erh.Dos.: innerhalb der ersten 12h 1.0mg/kg/h, ab h13 0.8mg/kg/h = 19mg/kg/d; **9-16J:** ini ohne Theophyllin-Vorbehandlung: 4-4.6mg/kg als ED über 20-30min; ini bei Theophyllin-Vorbehandlung: 2.5-3mg/kg als ED über 20-30min, dann Erh.Dos. innerhalb der ersten 12h 0.8mg/kg/h, ab h13 0.6mg/kg/h = 14mg/kg/d; **Cave:** Anpassung der Dosis nach Serumtalspiegel, Dosisreduktion bei Herzfrequenz > 180/min!
Bronchitis	**Acetylcystein** *Bei NG nur bei lebenswichtiger Ind. unter stationärer ärztlicher Kontrolle; Ki. < 1J sollen nur bei lebenswichtiger Ind. und nicht ambulant einer i.v.-Therapie mit Acetylcystein unterzogen werden*	**Erkältungsbedingte Bronchitis:** **< 2J:** 2-3 x 50mg p.o.; **2-5J:** 2-3 x 100mg p.o.; **6-14J:** 3-4 x 100mg p.o.; **akute/chronische bronchopulmonale Erkrankung:** **< 2J:** 3 x 50mg p.o.; **2-6J:** 4 x 100mg p.o.; **> 6J:** 3 x 200mg p.o.; **parenterale Anwendung bei Sekretolyse:** **FG:** keine Angaben; **NG + Sgl.:** Anw. nur bei lebenswichtiger Ind. unter strengster ärztlicher Kontrolle: 10mg/kg/d i.v. in 3ED; **1-6J:** 10mg/kg/d i.v. in 3ED; **6-14J:** 150-300mg/d i.v. in 1-2ED
	Budesonid *Gabe nur unter ärztlicher Aufsicht, regelmäßige Kontrolle des Körpergewichts notwendig*	**Obstruktive Bronchitis:** **< 12J:** 2 x 0.25-0.5mg über Vernebler; **> 12J:** 2 x 0.5-1mg über Vernebler

Indikation	Wirkstoff	Fachinformationsdosierung (FID)
Bronchitis	**Fluticason** *Zur Anw. bei Ki. und Jugendl. < 16J derzeit keine ausreichenden Erfahrungen; regelmäßige Kontrolle der Körpergröße bei Anwendung*	**Obstruktive Bronchitis:** > **4J:** 2 x 0.05-0.1mg DA; > **16J:** 2 x 0.125-0.250-0.500mg DA; Diskus: **4-16J:** 2 x 0.05-0.1mg; > **16J:** 2 x 0.1-0.2-0.5mg; Fertiginhalation: **4-16J:** 2 x 0.25-0.5mg; > **16J:** 2 x 0.5-1-2mg
	Prednisolon *Zulassung für NG, Sgl. und Ki.*	**Obstruktive Bronchitis (akute Atemnot):** 100mg rektal, ggf. wdh. nach 2-4h; max. 200mg/d
	Salbutamol *Keine Anwendung bei Ki. < 4J*	**Obstruktive Bronchitis (akute Atemnot):** > **4J:** 0.1mg, max. 0.6-0.8mg/d; > **12J:** 0.1mg; Dauertherapie 3-4 x 0.1-0.2mg, max. 0.8mg/d
	Terbutalin *Keine Anw.-beschr., keine speziellen Dosisempfehlungen für FG, NG, Sgl.; eine Anwendung bei Ki. < 5J wird nicht empfohlen*	**Obstruktive Bronchitis (akute Atemnot):** Akuttherapie: 1Hub (= 0.5mg); Dauertherapie: 3 x 1Hub; Inh.Lsg.: 2-3 x 2.5-5mg über Vernebler; Saft: **Sgl., Ki. 1-2J:** 2-3 x 2.5ml/d p.o.; **3-6J:** 2-3 x 2.5-5ml/d p.o.; **7-14J:** 2-3 x 5-10ml/d p.o.
	Tyloxapol *Zulassung für NG, Sgl. und Ki.*	**Akute und chronische Reizzustände oder Entzündungen der Atemwege:** 3-5 x 5ml inhalieren
Sekretolyse	**Acetylcystein** *Bei NG nur bei lebenswichtiger Ind. unter stationärer ärztlicher Kontrolle; Ki. < 1J sollen nur bei lebenswichtiger Ind. und nicht ambulant einer i.v.-Therapie mit Acetylcystein unterzogen werden*	**Erkältungsbedingte Bronchitis:** < **2J:** 2-3 x 50mg p.o.; **2-5J:** 2-3 x 100mg p.o.; **6-14J:** 3-4 x 100mg p.o.; **akute/chronische bronchopulmonale Erkrankung:** < **2J:** 3 x 50mg p.o.; **2-6J:** 4 x 100mg p.o.; > **6J:** 3 x 200mg p.o.; **parenterale Anwendung bei Sekretolyse:** **FG:** keine Angaben; **NG + Sgl.:** Anw. nur bei lebenswichtiger Ind. unter strengster ärztlicher Kontrolle: 10mg/kg/d i.v. in 3ED; **1-6J:** 10mg/kg/d i.v. in 3ED; **6-14J:** 150-300mg/d i.v. in 1-2ED
	Ambroxol *Bei Ki. > 2J Gabe nur unter ärztlicher Kontrolle; KI: keine Anwendung von Ambroxol 30 und 60 bei Ki. < 6J sowie Ambroxol 75 und 60 bei Ki. < 12J (zu hoher Wirkstoffgehalt)*	**Akute/chronische bronchopulmonale Erkrankung: Ki. 0-2J:** 2 x/d 7.5mg/ED; **2-5J:** 3 x/d 7.5mg/ED; **6-12J:** 2-3 x/d 15mg/ED; > **12J:** ini 2-3 x/d 30mg p.o., nach 3d 2 x 30mg oder 3 x 15mg; Retardpräparate: > **12J:** 1 x/d 75mg; Inhalationspräparate: **0-2J:** 1-2 x/d 1ml Lsg.; **2-5J:** 1-2 x/d 2ml Lsg.; > **6J:** 1-2 x/d 3ml Lsg.; parenterale Applikation: **0-2J:** 2 x/d 7.5mg; **2-5J:** 3 x/d 7.5mg; > **5J:** 2-3 x/d 15mg; **Atemnotsyndrom FG u. NG:** 30mg/kg/d in 4ED i.v.

Indikation	Wirkstoff	Fachinformationsdosierung (FID)
Sekretolyse	**Tyloxapol** *Zulassung für NG, Sgl. und Ki.*	**Akute und chronische Reizzustände oder Entzündungen der Atemwege:** 3–5 x 5ml inhalieren
Mukoviszidose	**Acetylcystein** *Bei NG nur bei lebenswichtiger Ind. unter stationärer ärztlicher Kontrolle; Ki. < 1J sollen nur bei lebenswichtiger Ind. und nicht ambulant einer i.v.-Therapie mit Acetylcystein unterzogen werden*	**Akute/chronische bronchopulmonale Erkrankung, Mukoviszidose:** **< 2J:** 3 x 50mg p.o.; **2-6J:** 4 x 100mg p.o.; **> 6J:** 3 x 200mg p.o.; **parenterale Anwendung bei Sekretolyse:** **FG:** keine Angaben; **NG + Sgl.:** Anwendung nur bei lebenswichtiger Ind. unter strengster ärztlicher Kontrolle: 10mg/kg/d i.v. in 3ED; **1-6J:** 10mg/kg/d i.v. in 3ED; **6-14J:** 150-300mg/d i.v. in 1-2ED
	Ambroxol *Bei Ki. > 2J Gabe nur unter ärztlicher Kontrolle; KI: keine Anwendung von Ambroxol 30 und 60 bei Ki. < 6J sowie Ambroxol 75 und 60 bei Ki. < 12J (zu hoher Wirkstoffgehalt)*	**Akute/chroniche bronchopulmonale Erkrankung:** **Ki. 0-2J:** 2 x/d 7.5mg/ED; **2-5J:** 3 x/d 7.5mg/ED; **6-12J:** 2-3 x/d 15mg/ED; **> 12J:** ini 2-3 x/d 30mg p.o., nach 3d 2 x 30mg oder 3 x 15mg; Retardpräparate: **> 12J:** 1 x/d 75mg; Inhalationspräparate: **0-2J:** 1-2 x/d 1ml Lsg.; **2-5J:** 1-2 x/d 2ml Lsg.; **> 6J:** 1-2 x/d 3ml Lsg.; parenterale Applikation: **0-2J:** 2 x/d 7.5mg; **2-5J:** 3 x/d 7.5mg; **> 5J:** 2-3 x/d 15mg; **Atemnotsyndrom FG u. NG:** 30mg/kg/d in 4ED i.v.
	Tyloxapol *Zulassung für NG, Sgl. und Ki.*	**Akute und chronische Reizzustände oder Entzündungen der Atemwege:** 3–5 x 5ml inhalieren
Schmerz, Entzündung		
Entzündungs-hemmung	**Dexamethason**	**Polytrauma mit Schock:** ini 40mg, Wdh. nach 12h
	Hydrocortison *Wg. des Gehalts an Benzylalkohol keine Anw. bei FG, NG, Sgl. und Ki. < 3J*	**Entzündungshemmung, NNR-Insuffizienz, Immunsuppression:** **Ki.:** 10-15mg/m²/d p.o.
Nicht-Opioid-Analgetika	**Acetylsalicylsäure** *Anw. bei Ki. < 12J wegen potenzieller Gefahr des Reye-Syndroms nicht empfohlen*	**Leichte, mäßig starke Schmerzen, Fieber:** **6–14J:** 1–3 x 10–15mg/kg p.o.; 10–25mg/kg/d i.v. in 2–3ED; **Kawasaki-Syndrom:** 60mg/kg/d an 4d bis Entfieberung, dann 3-4mg/kg/d

Indikation	Wirkstoff	Fachinformationsdosierung (FID)
Nicht-Opioid-Analgetika	**Acetylsalicylsäure** *Anw. bei Ki. < 12J wegen potenzieller Gefahr des Reye-Syndroms nicht empfohlen*	**Leichte, mäßig starke Schmerzen, Fieber:** **6–14J:** 1-3 x 10–15mg/kg p.o.; 10–25mg/kg/d i.v. in 2–3ED; **Kawasaki-Syndrom:** 60mg/kg/d an 4d bis Entfieberung, dann 3-4mg/kg/d
	Ibuprofen *Keine Anw. bei Ki. < 3M/6kg*	**Leichte, mäßig starke Schmerzen, Fieber:** p.o.: **5–6kg:** 50mg, max. 150mg/d; **7–9kg:** 50mg, max. 200mg/d; **10–15kg:** 100mg, max. 300mg/d; **16–20kg:** 150mg, max. 450mg/d; **21–29kg:** 200mg, max. 600mg/d; **30–39kg:** 200mg, max. 800mg/d; **> 40kg:** 200-400mg, max. 1200mg/d; rektal: **7.5–9kg:** 75mg, max. 225mg/d; **10–12kg:** 75mg, max. 300mg/d; **15–19kg:** 150mg, max. 450mg/d; **20–29kg:** 150mg, max. 600mg/d
	Indometacin *KI Ki. < 2J für orale Präparate, KI Ki < 14J für i.v.-, Supp.-, Retardpräparate*	**Arthritiden, rheumatische Erkrankungen, schmerzhafte Schwellungen:** **6–14J:** 1–3mg/kg/d p.o. in 2–3ED; **> 14J:** 50-150(-200)mg/d in 2-3ED
	Metamizol *Darf nicht bei Sgl. bis 3M oder einem KG < 5kg eingesetzt werden, da kein wissentschaftliches Erkenntnismaterial über die Anwendung vorliegt; KI Ki. < 11M für Inj.Lsg.*	**Sgl.: 5-8kg (ca. 3-11M):** 0.1-0.2ml (= 50-100mg) nur i.m. als ED bis zu 4 x/d; 50-200mg p.o. (Gtt.); **Ki.: 9-15kg (ca. 1-3J):** 0.2-0.5ml (= 100-250mg) i.m./i.v. als ED bis zu 4 x/d; 75-250mg p.o. (Gtt.); **16-23kg (ca. 4-6J):** 0.3-0.8ml (= 150-400mg) i.m./i.v. als ED bis zu 4 x/d; 125-375mg p.o. (Gtt.); **24-30kg (ca. 7-9J):** 0.4-1ml (= 200-500mg) i.m./i.v. als ED bis zu 4 x/d; 200-500mg p.o. (Gtt.); **31-45kg (ca. 10-12J):** 0.5-1.5ml (= 250-750mg) i.m./i.v. als ED bis zu 4 x/d; 250-750mg p.o. (Gtt.); **46-53kg (ca. 13-14J):** 0.8-1.8ml (= 400-900mg) i.m./i.v. als ED bis zu 4 x/d; 375-875mg p.o. (Gtt.); **> 53kg (> 15J):** 1-2ml (= 500-1000mg) i.m./i.v. als ED bis zu 4 x/d; 500-1000mg p.o. (Gtt., 1-2 Brausetbl.)
	Paracetamol	**Leichte bis mäßig starke Schmerzen, Fieber:** p.o./rect.: 3-4 x 10-15mg/kg, max. 60mg/kg/d p.o./rect.; i.v.: **Ki. > 33kg:** 15mg/kg i.v., ggf. Wdh. nach 4h, max. 60mg/kg/d bzw. max. 4g/d i.v.
Opioid-Agonisten	**Fentanyl** *Bei Ki. < 1J nur mit besonderer Vorsicht, zur Anw. bei Ki. < 2J keine ausreichenden Erkenntnisse; Fentanylpflaster: KI Ki. < 2J*	**2–12J:** 1-3(-10)μg/kg i.v. langsam über 1-2min **oder** 1-3(-5)μg/kg/h über Perfusor

Indikation	Wirkstoff	Fachinformationsdosierung (FID)
Opioid-Agonisten	**Morphin** *Eingeschränkte Anwendung bei Ki. < 1J*	**> 1J:** 0.05-0.1mg/kg/ED alle 4-6h i.v. (ggf. Wdh. nach 4-6h); 0.2-0.3mg/kg ED p.o. (ggf. Wdh. nach 4-6h); 0.05-0.2mg/kg ED s.c./i.m. (ggf. Wdh. nach 4-6h)
	Pethidin *Keine Anw. bei Ki. < 1J; keine Anw. von Zäpfchen und Inj.Lsg. bei Ki. < 16J, da fehlende Sicherheitsangaben*	**Starke Schmerzen:** **Ki. 1–16J:** 0.6-1.2mg/kg/ED p.o.; **< 16J:** 0.5-1mg/kg ED i.v. (Off-Label-Dosierung); **> 16J:** 25-150mg ED p.o., 50mg i.v. (0.7mg/kg) ED i.v. langsam in 1-2min; rektal: **> 16J:** 100mg ED bis max. 5 x/d
	Tramadol *Keine Anw. bei Ki. < 1J*	**Mäßige, starke Schmerzen:** **Ki. 1–11J:** 1–2mg/kg/ED p.o./s.c./i.m.; **> 12J:** 50–100mg ED p.o./s.c./i.m.
	Piritramid *Anw. bei Ki. < 1J nur mit besonderer Vorsicht*	**Ki.:** 0.05–0.2mg/kg i.m./s.c. (ggf. Wdh. alle 6–8h); 0.05–0.1mg/kg i.v. (ggf. Wdh. alle 6–8h); 0.01-0.03mg/kg/h über Perfusor
Opiat-intoxikation	**Naloxon** *Keine speziellen Dosisempfehlungen für FG*	**Opiatintoxikation:** ini 0.01mg/kg i.v. als ED, bei unzureichender Wirkung Wdh. möglich (postoperative Anwendung); **postop. Atemdepression:** 0.005-0.01mg/kg
Rheuma-Basis-Therapeutika	**Hydroxychloroquinsulfat** *KI: Ki. < 6J (< 35kg)*	**Chronische Polyarthritis, Lupus erythematodes:** **> 6J (> 35kg):** 5-6.6mg/kg/d p.o.
	Methotrexat *Keine ausreichenden Erfahrungen in der Anw. bei Ki. u. Jugendl.*	**Chronische Polyarthritis, Psoriasis-Arthritis:** **< 16J:** 10-15mg/m²/W, in Ausnahmefällen 20-30mg/m²/W
Stoffwechsel, Endokrinologie		
Dyslipidämie, schwere	**Atorvastatin** *Anwendung bei Kindern nur durch einen Spezialisten*	**Schwere Dyslipidämie (z.B. homozygote familiäre Hypercholesterinämie):** **4–17J:** ini 10mg/d, Steigerung je nach Verträglichkeit und Therapie bis max. 80mg/d
Hyperurikämie, Urat-Nephropathie	**Allopurinol** *KI Ki < 15J für 300mg Tbl.*	**Hyperurikämie, Urat-Nephropathie, Pro. von Ca-Oxalatsteinen:** **< 15J:** 10-20mg/kg/d p.o. in 3 ED, max. 900mg/d p.o.; **> 15J:** 100mg/d p.o. 1-3 x/d (2-10mg/kg/d p.o.)
Hyperthyreose	**Carbimazol** *Zugelassen für Ki., keine Angaben zu FG, NG, Sgl.*	**Hyperthyreose:** **Ki.:** ini 0.5-0.7mg/kg 1 x/d p.o., Erh.Dos. 0.3-0.5mg/kg 1 x/d p.o.
	Thiamazol *Zulassung für Ki.; keine Angaben zu FG, NG, Sgl.*	**Hyperthyreose:** ini 0.2-0.5mg/kg p.o., Erh.Dos. 0.2-0.3mg/kg p.o.
Hypoglykämie	**Glucagon**	**Notfallmedikament bei Hypoglykämie:** **< 6–8J oder < 25kg:** 0.5mg s.c./i.m.; **> 6–8J oder > 25kg:** 1mg s.c./i.m.

Indikation	Wirkstoff	Fachinformationsdosierung (FID)
Hypoglykämie	Glucose 40%	**Hypoglykämie:** max. Tagesdosis: **FG:** bis zu 18g/kg/, 45ml/kg/d; **NG:** bis zu 15g/kg/d, 37.5ml/kg/d; **1–2J:** bis zu 15g/kg/d, 37.5ml/kg/d; **3–5J:** bis zu 12g/kg/d, 30ml/kg/d; **6–10J:** bis zu 10g/kg/d, 25ml/kg/d; **10–14J:** bis zu 8g/kg/d, 20ml/kg/d
Hypothyreose	Levothyroxin (T4) *Zugelassen für Ki.; keine Angaben zu FG, NG, Sgl.*	**Hormonsubstitution bei Hypothyreose:** **Cave:** individuelle Dosisfindung abhängig von TSH, T4 und klinischem Befund! **0-6M:** 25-50µg/d p.o. (10-15µg/kg/d p.o.); **6-24M:** 50-75µg/d p.o. (8-10µg/kg/d p.o.); **2-10J:** 75-125µg/d p.o. (4-6µg/kg/d p.o.); **10-16J:** 100-200µg/d p.o. (3-4µg/kg/d p.o.); **> 16J:** 100-200µg/d p.o. (2-3µg/kg/d p.o.)
Jodinduzierte Hyperthyreose, Pro.	Natriumperchlorat *Zugelassen für Ki., keine Angaben zu FG, NG, Sgl.*	**Hyperthyreose:** ini 4-5 x 10Gtt., nach 1-2W 4 x 5Gtt.; **Pro. jodinduzierte Hyperthyreose:** **6–14J:** 60-240mg/d p.o.; **Perchlorat-Discharge-Test:** nach Gabe der Radiojod-Tracer-Dosis 300-600mg/m² p.o.
M. Fabry	**Agalsidase alfa** *Keine Anw. bei Ki. < 7J*	**M. Fabry (Alpha-Galactosidase-A-Mangel):** **> 7J:** 0.2mg/kg i.v. über 40min alle 2W
	Agalsidase beta *Keine Dosierungsempfehlung für Ki. < 16J*	**M. Fabry (Alpha-Galactosidase-A-Mangel):** **> 16J:** 1mg/kg i.v. über 4h
Magen, Darm		
Blähungen	Meteozym	**Verdauungsstrg., Meteorismus bei exokriner Pankreasinsuffizienz:** 1-2Tbl. zu jd. Mahlzeit p.o.
	Simeticon	**Verdauungsstrg., Meteorismus bei exokriner Pankreasinsuffizienz:** 3 x 1-2Tbl./d, 2–4Kps. zu jeder Mahlzeit p.o.
Diarrhoe	**Carbo medicinalis** *Für Ki. zugelassen, keine Dosisangaben für Sgl.*	**Diarrhoe:** 3-4 x 250-500mg p.o.; **Vergiftungen:** **1–2J, > 10kg:** 7.5-10g; **3–5J, > 15kg:** 11.25-15g; **6–9J, > 20kg:** 15-20g; **10–14J, > 30kg:** 22.5-30g; **> 14J, > 60kg:** 30-60g
	Loperamid *Keine Anw. bei Ki. < 2J*	**2–8J:** 0.04mg/kg/d p.o.; **> 8J:** ini 2mg p.o.; max. 8mg/d; **chronische Diarrhoe: > 2J:** 2-4mg/d p.o.
	Racecadotril *Zugelassen für Sgl. > 3M*	**Akute Diarrhoe:** 3 x 1.5mg/kg
	Saccharomyces boulardii *Keine KI, keine Dosisangaben für Ki. < 2J*	**Akute Diarrhoe, Reisediarrhoe-Pro.:** **> 2J:** 3 x 100-200mg p.o.; 1-2 x 250mg p.o.

Indikation	Wirkstoff	Fachinformationsdosierung (FID)
Exokrine Pankreas-insuffizienz	**Pankreatin** *Für Ki. zugelassen*	**Verdauungsstrg. bei exokriner Pankreasinsuffizienz:** 5000–10000 (max. 20000) IE Lipase/kg/d
Obstipation	**Macrogol + NaCl + NaHCO3 + KCl**	**Koprostase: 5–11J:** Movicol Junior: 4–12Btl./d
Übelkeit, Erbrechen	**Dimenhydrinat** *KI Sgl. < 6kg*	**Reisekrankheit:** **6–12J:** 5 mg/kg p.o. in 4ED, max. 150mg/d; **Übelkeit, Erbrechen, zentrales vestibuläres Reizsyndrom:** 1-2mg/kg i.v./i.m.; **6–15kg:** 1-2 x 40mg rect.; **15–25kg:** 2-3 x 40mg rect.; **> 25kg:** 2-4 x 40mg rect.; **6–14J:** 3 x 50mg p.o.
	Metoclopramid *KI Ki. < 2J*	**Übelkeit, Erbrechen, diabetische Gastroparese:** **2–14J:** 0.1mg/kg/ED p.o./i.v., max. 0.5mg/kg/d; **postoperative Übelkeit und Erbrechen:** **> 14J:** 5–10mg/ED p.o. 1-3 x/d bei Bedarf
Ulcus ventriculi, Ulcus duodeni	**Omeprazol** *KI Ki. < 1J*	**< 1J, 10–20kg:** 1 x 10-20mg p.o./d; **> 20kg:** 1 x 20(-40)mg p.o./d
Anästhesie		
Analgesie	**Alfentanil**	**Anästhesie: Ki.:** OP-Dauer bis 10min: 15–20µg/kg (Bolus) i.v.; 10–30min: 20–40µg/kg (Bolus) i.v.; 0.5–1h: 40–80µg/kg (Bolus i.v.); > 1h: 80–150µg/kg (Bolus) i.v.; Dauerinfusion: 1µg/kg/min
	Fentanyl *Keine Anwendung bei Ki. < 2J*	**Neuroleptanalgesie:** 50-100µg i.v. in Komb. mit Neuroleptikum, evtl. Wdh. nach 30-45min; **Intubationsnarkose: Ki. 2–12J:** ini. 2-3µg/kg i.v.
	Remifentanil	**Anästhesie bei Spontanatmung:** 0.04µg/kg/min i.v.; **Anästhesie mit Beatmung:** **Ki. 1-12J:** ini 0.25µg/kg/min i.v., dann je nach Narkoseverfahren 0.05–1.3µg/kg/min; **Ki. > 12J:** ini 0.5–1µg/kg/min i.v., dann je nach Narkoseverfahren
	Sufentanil *Keine epidurale Anwendung bei Ki. < 6J; bei Ki. 6-12J keine ausreichenden Erfahrungen*	**Anästhesie bei Kombinationsnarkose:** **Ki. > 12J:** ini 0.75–2µg/kg i.v., dann 0.15–0.7µg/kg; **Monoanästhesie:** **Ki. < 3J:** 5-15µg/kg; **Ki. 3-12:** 5-20µg/kg; **epidural:** intra-OP 10-15ml Bupivacain 0.25%+ 1µg Sufentanil/ml; postop. kontinuierlich: Bupivacain 0.175%+1µg Sufentanil/ml; 4-14ml/h (KI bei Ki. < 6J)
Muskel-relaxierung	**Rocuronium**	**Muskelrelaxans i.R. einer Narkose:** ini 0.6(-1)mg/kg i.v., dann 0.15mg/kg (0.075–0.1mg/kg nach > 1h Narkose) oder 0.3–0.6mg/kg/h Perfusor

Indikation	Wirkstoff	Fachinformationsdosierung (FID)
Muskel-relaxierung	**Vecuronium**	**Muskelrelaxans i.R. einer Narkose/Intensivstation:** ini 0.08-0.1mg/kg i.v., dann 0.02-0.05mg/kg oder 0.8-1.4µg/kg/min; **Ki. < 1J:** ini Testdosis 0.01-0.02mg/kg
Narkose	**Etomidat** *KI Ki. < 6J*	**Narkoseeinleitung:** **Ki. 6-15J:** 0.15-0.2mg/kg langsam i.v., Dosis je nach Wi anpassen; **Ki. > 15J:** 0.15-0.3mg/kg i.v.
	Propofol *Keine Anw. bei Ki. < 1M; keine Anw. zur Sedierung bei Intensiv-behandlung von Ki. < 16J*	**Narkoseeinleitung:** **Ki. < 8J:** 2.5-4mg/kg i.v., dann 9-15mg/kg/h; **Ki. > 8J:** 1.5-2.5mg/kg i.v.; **Narkoseaufrechterhaltung:** 6-12mg/kg/h, **Sedierung:** 0.5-1mg/kg i.v.; **Sedierung, Intensivbehandlung:** **Ki. > 16J:** 1-4mg/kg/h; Perf. (500mg) = 10mg/ml ⇒ 6-30ml/h
	Thiopental	**Narkoseeinleitung:** 5mg/kg i.v. langsam über ca. 20s
Prämedikation	**Atropin**	**Narkoseprämedikation:** 0.01mg/kg i.v. 3-5min vor Narkosebeginn oder 0.02mg/kg i.m. 30-60min vor Narkosebeginn, max. 0.5mg
Neurologie		
Epilepsien	**Carbamazepin**	**Erh.Dos.:** 15-25mg/kg/d p.o., unretardiert in 2-4ED, retardiert in 1-2ED; langsam eindosieren z.B. alle 3d um 3mg/kg/d
	Phenobarbital	3-4mg/kg/d p.o. oder i.v. in 1-2ED; Sättigungsdosis 10(-20)mg/kg p.o./i.v., Erh.Dos. 3-4mg/kg/d bzw. nach Serumspiegel
	Phenytoin *Wg. Trometamol-Gehalt bei der Erstversorgung von FG und NG: nur nach strenger Nutzen-Risiko-Abwägung*	**Erh.Dos.:** 5-7mg/kg/d in 2-4ED p.o., ini 5mg/kg/d, Dosissteigerung nach Serumspiegel; i.v. 5-10mg/kg über 10min (max. 1mg/kg/min), max. 20(-30)mg/kg an d1, dann Erh.Dos. 5-7mg/kg/d; (Zulassung als Alternativbehandlung der Rolando-Epilepsie)
	Topiramat *Mono-und Zusatztherapie bei Ki. > 2J*	**FachInfo-Dosierg. (Off-Label-Dosierg.) Erh.Dos.:** 3-9(-15)mg/kg/d p.o. in 2ED; wöchentlich steigern um 0.5-1mg/kg/d, normalerweise bis 3-6mg/kg/d
	Valproinsäure	**Erh.Dos.:** 20-30mg/kg/d p.o.; ini 5-10mg/kg/d, alle 4-7d um 5mg/kg steigern; i.v. ini 5-10mg/kg, dann 1mg/kg/h, max. 30mg/kg/d bzw. nach Serumspiegel
Grand-Mal-Anfälle	**Primidon**	**Erh.Dos.:** 15-20mg/kg/d p.o. in 2-3ED, langsam eindosieren, z.B. alle 3-5d steigern um 3-5mg/kg/d

Indikation	Wirkstoff	Fachinformationsdosierung (FID)
Lennox-Gastaut-Syndrom	**Lamotrigin** *Zulassung für Ki > 12J, für Ki > 2J als Zusatztherapie bei therapierefraktären Partialepilepsien und Lennox-Gastaut-Syndrom*	**FachInfo-Dosierg. (Off-Label-Dosierg.)** (**Erh.Dos.:** 1-15mg/kg/d p.o. in 1-2ED, langsam einschleichen; **Monotherapie:** alle 14d um 0.5-1mg/kg/d steigern;) **Add-on-Therapie mit nicht-Valproinsäurehaltigen enzyminduzierenden Antiepileptika (z.B. Carbamazepin, Phenytoin, Phenobarbital):** alle 2W um 0.6mg/kg/d in (1-)2ED steigern bis zu 5-15mg/kg/d; **Add-on-Therapie mit Oxcarbazepin:** alle 2W um 0.3mg/kg/d in (1-)2ED steigern bis zu 1-10mg/kg/d; **Add-on-Therapie mit Valproinsäure:** alle 2W um 0.15mg/kg/d in 1-2ED steigern bis zu 1-5mg/kg/d
	Valproinsäure	**Erh.Dos.:** 20-30mg/kg/d p.o.; ini 5-10mg/kg/d, alle 4-7d um 5mg/kg steigern; i.v. ini 5-10mg/kg, dann 1mg/kg/h; max. 30mg/kg/d bzw. nach Serumspiegel
Rolando-Epilepsie, fokale Anfälle	**Sultiam**	**Erh.Dos.:** 5-10mg/kg/d p.o. in 2-3ED, ini 5mg/kg/d p.o., ggf. im Verlauf steigern auf 10mg/kg/d p.o.
West-Syndrom	**Vigabatrin** *Mono- und Zusatztherapie bei Partialepilepsie*	**FachInfo-Dosierg. (Off-Label-Dosierg.)** **Anfangsdosis:** 50mg/kg/d p.o.; **Erh.Dos.:** 50-100(-150)mg/kg/d p.o., Dosissteigerung um 40-50mg/kg/d p.o. pro W
Urologie		
Enuresis nocturna, primäre	**Desmopressin** *Anw.Beschr. für Ki. → erhöhtes Risiko für Elektrolytstrg.*	**Primäre Enuresis nocturna:** > **5J:** ini. 10-20µg/d p.o./nasal z.N., evtl. 40µg

A 19 Onkologie - Arzneimittel

A 19.1 Wichtiger Benutzerhinweis

Die Angaben zu Indikation und Dosierung sind den aktuellen Fachinformationen der entsprechenden Handelspräparate entnommen. Hierbei ist zu beachten, dass Chemotherapeutika bei einigen angegebenen Indikationen heute kaum mehr eingesetzt werden. Andererseits erfolgt der Einsatz zahlreicher Substanzen bei hier nicht aufgeführten Indikationen nach aktuellen Therapiestandards.
Bei den Dosierungsangaben unterscheiden sich die hier abgebildeten Angaben aus den FachInfos teils erheblich von der in Klinik und Praxis etablierten Vorgehensweise. Auch kann nicht immer auf die in der Onkologie häufig durchgeführten Kombinationstherapien mit mehreren Substanzen eingegangen werden. Hier sei auf aktuelle Therapieleitlinien von Fachgesellschaften und Tumorzentren verwiesen.
Am Anfang dieses Kapitels sind die unerwünschten Wirkungen (UW) angegeben, die bei nahezu allen Zytostatika auftreten können. Weitere substanzspezifische UW sind in den Tabellen der jeweiligen Wirkstoffgruppe aufgeführt.

A 19.2 Allgemeine unerwünschte Wirkungen von Zytostatika

Sofortreaktionen

Übelkeit, Erbrechen, Fieber, allergische Reaktionen, RR ↓, HRST, Venenentzündungen

Verzögert einsetzende, reversible Nebenwirkungen

Knochenmarkdepression (Leuko- und Thrombopenie, weniger häufig Anämie), Mukositis, Stomatitis, aregenerative Enteropathie mit Appetitlosigkeit und Diarrhoe, Haarausfall, Hautveränderungen (Pigmentierungen, Hyperkeratosen), Hautausschläge, Lungen-, Nieren-, Leberfunktionsstrg., Gerinnungsstrg., Amenorrhoe, Azoospermie, Wachstumshemmung bei Kindern

Bleibende chronische Toxizität

Kardiotoxizität, Nieren- und Leberschädigung, Neurotoxizität (Lähmungen, Sensibilitätsstrg., Polyneuropathie), Mutagenität, Teratogenität, Karzinogenität (Zweittumor)

Indirekte Wirkungen, Paravasat

Immunsuppressive Wirkung als Folge der Leukopenie, Infektanfälligkeit, Hyperurikämie, akute Nephropathie und akutes Nierenversagen;
Zytostatika-Paravasat: initial Ödem, Rötung, Schmerzen, Überwärmung, im weiteren Verlauf Gewebsnekrose, Superinfektion möglich

A 19.3 Alkylierende Mittel

A 19.3.1 Stickstofflost-Analoga

Wm/Wi (alkylierende Mittel): Quervernetzung von DNA-Einzel und -Doppelsträngen durch Alkylierung, Strg. von Matrixfunktion und Synthese der DNA;
UW (alle) s. allgemeine UW von Zytostatika → 309;
UW (Bendamustin): vereinzelt Herzinfarkt, Abgeschlagenheit, Müdigkeit, Schwäche, periphere Neuropathie;
UW (Cyclophosphamid): transiente Transaminasen ↑, Cholestase, hämorrhagische Zystitis, Blasenfibrose, bei Hochdosistherapie akute Myo-/Perikarditis, Herzinsuffizienz, hämorrhagische Myokardnekrosen, akute Enzephalopathie, Lungenfibrose, Pneumonitis;
UW (Chloroambucil): Lungenfibrose v.a. bei kumulativer Dosis > 2000mg, transiente Transaminasen ↑, Lebertoxizität, periphere/zentrale Neurotoxizität, Zystitis;
UW (Melphalan): pulmonale Fibrose;
UW (Ifosfamid): transiente Transaminasen ↑, Cholestase, hämorrhagische Zystitis, akute Enzephalopathie und zerebelläre Neurotoxizität, Verwirrtheit, Psychose, Ataxie, Krampfanfälle, Somnolenz, Koma;
UW (Trofosfamid): transiente Transaminasen ↑, hämorrhagische Zystitis bei hochdosierter od. Langzeittherapie

Bendamustin Rp	HWZ 30min, PPB 95%
Ribomustin *Inf.Lsg. 25, 100mg*	**Non-Hodgkin-Lymphome** → 369: 60mg/m² d1-5, Wdh. d22 + Vincristin + Prednison; **Plasmozytom** → 375: 120-150mg/m² d1-2, Wdh. d29 + Prednison; **CLL:** 70-100mg/m² d1-2, Wdh. d29; **DANI** GFR ≥ 10: 100%; HD: 50%; **DALI** Serumbili 1.2-3mg/dl: 50%; s.a. FachInfo
Cyclophosphamid Rp	HWZ (4-8h), Q0 0.5, PPB 15%
Endoxan *Tbl. 50mg; Inf.Lsg. 200, 500, 1000mg*	**ALL, AML, maligne Lymphome, Hoden-** → 595, **Mamma-** → 603, **Ovarial-Ca** → 609, **Ewing-Sarkom, Neuroblastom, kleinzelliges Bronchial-Ca** → 590, **Rhabdomyosarkom, Autoimmunerkrankung, immunsuppressive Therapie nach Organ-Tx:** Dauertherapie 120-240mg/m² i.v. tgl. oder 1 x 50-200mg p.o.; Intervalltherapie 400-600mg/m² i.v. in Abständen von 2-5d; 800-1600mg/m² und mehr i.v. alle 21-28d; **DANI** GFR < 10: 50%; **DALI** Serumbili 3.1-5mg/dl: 75%
Chlorambucil Rp	HWZ 1-1.5(2.4)h, Q0 1.0, PPB 98%
Leukeran *Tbl. 2mg*	**CLL, niedrig maligne Non-Hodgkin-Lymphome** → 369: 1 x 0.4mg/kg p.o. d1, Wdh. d15, ggf. um 0.1mg/Zyklus steigern; bei Komb. mit Prednison 5mg/m² d1-3, Wdh. d15, ggf. um 1.3mg/m² steigern; **M. Waldenström:** 0.1mg/kg tgl. oder 0.3mg/kg für 7d, Wdh. alle 6W; **DANI** nicht erforderlich; **DALI** Dosisreduktion empfohlen
Melphalan Rp	HWZ (1.5-2h), Q0 0.9, PPB 90%
Alkeran *Tbl. 2mg; Inf.Lsg. 50mg* **Melfalan** *Inf.Lsg. 50mg*	**Plasmozytom** → 375: 0.25mg/kg p.o. d1-4, Wdh. nach 4-6W, Kombination mit Prednison; 15mg/m² i.v. d1, Wdh. nach 4W; Hochdosisther.: 100-200mg/m²; **fortgeschrittenes Ovarial-Ca** → 609: 0.2mg/kg p.o. d1-5, Wdh. nach 4-8W; **DANI** GFR 30-50: 50%
Ifosfamid Rp	HWZ 6-8(4-7)h, Q0 0.5, PPB gering
Holoxan *Inf.Lsg. 0.5, 1, 2, 3g* **IFO-cell** *Inf.Lsg. 1, 2, 5g*	**Hoden-** → 595, **Zervix-, Mamma-** → 603, **nicht-kleinzelliges Bronchial-Ca** → 592, **kleinzelliges Bronchial-Ca** → 590, **Weichteil-, Ewing-Sarkome, Non-Hodgkin-Lymphome** → 369, **M. Hodgkin** → 374: 1200-2400mg/m² i.v. d1-5 oder 5-8g/m² über 24h d1; **DANI** KI bei schwerer Niereninsuffizienz
Trofosfamid Rp	HWZ 1-1.5(4-8)h
Ixoten *Tbl. 50mg*	**Non-Hodgkin-Lymphome** → 369: 3 x 50mg p.o.; **DANI** k.A.

A 19.3.2 Alkylsulfonate

Wm/Wi (alkylierende Mittel): Quervernetzung von DNA-Einzel- und -Doppelsträngen durch Alkylierung, Strg. von Matrixfunktion und Synthese der DNA;
UW (alle): s. allgemeine UW von Zytostatika → 309;
UW (Busulfan): Lungenfibrose, insbesondere bei kumulativer Dosis > 300mg, bei Hochdosistherapie Lebervenenverschlusssyndrom, Katarakt, Gynäkomastie, retroperitoneale Fibrose, Endokardfibrose, hämorrhagische Zystitis;
UW (Treosulfan): Lungenfibrose, allergische Alveolitis, Pneumonie, Cholestase, Sklerodermie, Psoriasis, Parästhesien, hämorrhagische Zystitis

Busulfan Rp — HWZ 2.5h, Q0 1.0, PPB 32%

Busilvex *Inf.Lsg. 60mg/10ml*
Myleran *Tbl. 2mg*

Konditionierung vor konventioneller Stammzell-Tx: 0.8mg/kg i.v. alle 6h über 4d;
CML → 368: Remissionseinleitung 0.06mg/kg p.o., Erhaltungstherapie 0.5-2mg/d;
Polycythaemia vera → 367: 4-6mg/d;
DANI nicht erforderlich

Treosulfan Rp — HWZ 1.5-1.8h

Ovastat *Kps. 250mg; Inf.Lsg. 1, 5g*

Ovarial-Ca → 609: 4 x 100-150mg/m² p.o. für 28d, Wdh. d56; 5-8g/m² i.v. d1, Wdh. d21-28; **DANI** k.A.

A 19.3.3 Nitrosoharnstoffe

Wm/Wi (alkylierende Mittel): Quervernetzung von DNA-Einzel- und -Doppelsträngen durch Alkylierung, Strg. von Matrixfunktion und DNA-Synthese;
UW: s. allgemeine UW von Zytostatika → 309;
UW (Carmustin): interstitielle Pneumonitis, pulmonale Infiltrate, Lungenfibrose, Ösophagitis, Ulzera, GI-Blutungen, transiente Transaminasen ↑, bei Hochdosistherapie Lebervenenverschlusssyndrom, periphere und zentrale Neurotoxizität mit Verwirrtheit, hirnorganischem Psychosyndrom, Neuroretinitis, Optikusneuritis, Ataxie;
UW (Lomustin): pulmonale Infiltrate, Lungenfibrose, transiente Transaminasen ↑, periphere und zentrale Neurotoxizität;
UW (Nimustin): transiente Transaminasen ↑, periphere und zentrale Neurotoxizität;
Ink (Carmustin): Cimetidin

Carmustin Rp — HWZ biphasisch 1-4min, 18-69min

Carmubris *Inf.Lsg. 100mg*

Hirntumoren → 611, **Plasmozytom** → 375, **maligne Lymphome, GI-Tumoren:** 200mg/m² i.v. d1+2, Wdh. nach 6W;
DANI GFR < 10: relative KI

Lomustin Rp — HWZ (72h), PPB 60%

Cecenu *Kps. 40mg*

M. Hodgkin → 374, **Hirntumoren** → 611, **Hirnmetastasen, malignes Melanom** → 603, **kleinzelliges Bronchial-Ca** → 590: 70-100mg/m² p.o. d1, Wdh. nach 6W;
DANI Dosisreduktion, KI bei stark eingeschränkter Nierenfunktion

Nimustin Rp — HWZ 0.6h

ACNU 50 *Inf.Lsg. 50mg*

Maligne Gliome → 611: 90-100mg/m² i.v. d1, Wdh. nach 6W;
DANI, DALI vorsichtig dosieren

A 19.3.4 Platinhaltige Verbindungen

Wm/Wi (alkylierende Mittel): Quervernetzung von DNA-Einzel- und -Doppelsträngen durch Alkylierung, Strg. von Matrixfunktion und Synthese der DNA;
UW: s. allgemeine UW von Zytostatika → 309;
UW (Carboplatin): transiente Transaminasen ↑, Nephrotoxizität, periphere Neurotoxizität, Hörstrg., Optikusneuritis;
UW (Cisplatin): Herzinsuffizienz, Enteritis, transiente Transaminasen ↑, Elektrolytveränderungen (Ca^{2+} ↓, Mg^{2+} ↓, K^{+} ↓, Na^{+} ↓), kumulative Nephrotoxizität mit Tubulusschädigung, Otoxizität, periphere Neurotoxizität, Geschmacksstrg., fokale Enzephalopathie, Sehstrg., Optikusneuritis, Schwindel;
UW (Oxaliplatin): meist transiente periphere Neuropathie mit Dysästhesien, Parästhesien der Extremitäten (ausgelöst/verstärkt durch Kälteexposition), akute laryngeale/pharyngeale Dysästhesie mit Erstickungsgefühl;
Ink (Cisplatin): Aminoglykoside, Methotrexat

Carboplatin Rp — HWZ 2(24)h, Q0 0.25, PPB < 25%

Axicarb *Inf.Lsg. 10mg/ml*
Carboplatin-GRY *Inf.Lsg. 10mg/ml*
Ribocarbo-L *Inf.Lsg. 50, 150, 450, 600mg*
CARBO-cell *Inf.Lsg. 10mg/ml*
Carboplatin HEXAL *Inf.Lsg. 50, 150, 450, 600, 1000mg*
Neocarbo *Inf.Lsg. 50, 150, 450, 600mg*

Ovarial- → 609, **Zervix-Ca, kleinzelliges Bronchial-Ca** → 590, **Plattenepithel-Ca des Kopf-/Halsbereichs:** 300-400mg/m² i.v., Wdh. nach 4W; alternativ Dosierung nach AUC;
DANI GFR 40-60: 250mg/m²; 20-40: 200mg/m²; < 20: KI

Cisplatin Rp — HWZ 58-90h, Q0 0.6, PPB > 90%

Cis-GRY *Inf.Lsg. 10, 50, 100mg*
Cisplatin-Lsg.-Ribosepharm *Inj.Lsg. 10, 25, 50mg*
Cisplatin medac *Inf.Lsg. 10, 25, 50, 100mg*
Cisplatin Hexal PI *Inf.Lsg. 10, 50mg*
Cisplatin-GRY *Inf.Lsg. 10, 25, 50mg*
Cisplatin NC *Inf.Lsg. 10, 50, 100mg*

Hoden- → 595, **Prostata-** → 610, **Ovarial-Ca** → 609, **kleinzelliges** → 590 **und nichtkleinzelliges Bronchial-Ca** → 592, **Oesophagus-** → 608, **Zervix-, Blasen-, Endometrium-Ca, Kopf-Hals-Ca, Osteosarkom:** 50-120mg/m² i.v. d1 oder 15-20mg/m² d1-5, Wdh. nach 3-4W;
DANI KI bei Niereninsuffizienz

Oxaliplatin Rp — HWZ biphasisch 0.4h und 38h

Croloxat *Inf. Lsg. 50mg/10ml, 100mg/20ml*
Eloxatin *Inf.Lsg. 50, 100, 200mg*
Medoxa *Inf.Lsg. 50mg/10ml, 100mg/20ml, 150mg/30ml*
Oxaliplatin Nc *Inf. Lsg. 50mg/10ml, 100mg/20ml*
Oxaliplatin Hexal *Inf.Lsg. 50, 100, 150ml*
Riboxatin *Inf. Lsg. 50mg/10ml, 100mg/20ml*

Kolorektales Karzinom, adjuvant und metastasiert → 596: 85mg/m² i.v. d1, Wdh. d15, Kombination mit 5-FU;
DANI GFR < 30: KI

A 19.3.5 Weitere alkylierende Mittel

Wm/Wi (alkylierende Mittel): Quervernetzung von DNA-Einzel- und -Doppelsträngen durch Alkylierung, Strg. von Matrixfunktion und Synthese der DNA;
UW: s. allgemeine UW von Zytostatika → 309;
UW (Dacarbazin): transiente Transaminasen ↑, Lebervenenverschlusssyndrom, Lebernekrose, Photosensitivität, ZNS-Strg. (Kopfschmerzen, Sehstrg., Verwirrtheit, Lethargie, Krämpfe), Parästhesien, Thrombophlebitis, ausgeprägte Nausea;
UW (Temozolomid): Obstipation, Kopfschmerzen, Schwindel, Geschmacksanomalien, Parästhesien

Dacarbazin Rp — HWZ 0.5-3.5h, Q0 0.3, PPB 5%

Detimedac *Inf.Lsg. 100, 200, 500, 1000mg*

Malignes Melanom → 603: 200-250mg/m² i.v. d1-5 oder 850mg/m² d1, Wdh. nach 3W; **Weichteilsarkom:** 250mg/m² d1-5, Wdh. nach 3W; **M. Hodgkin** → 374: 375mg/m² d1, Wdh. d15; **DANI** leichte bis mittlere NI: 100%, schwere NI: KI; **DALI** leichte bis mittlere LI: 100%, schwere LI: KI

Temozolomid Rp — HWZ 1.8h, PPB 10-20%

Temodal *Kps. 5, 20, 100, 140, 180, 250mg*
Temozolomid Hexal *Kps. 5, 20, 100, 140, 180, 250mg*

Rezidivierende oder progrediente maligne Gliome: 200mg/m² d1-5, Wdh. nach 4W; vorbehandelte Patienten beim 1. Zyklus 150mg/m²; **DANI** nicht erforderlich

A 19.4 Antimetabolite

A 19.4.1 Folsäure-Analoga

Wm/Wi (Antimetabolite): Einbau als falsches Substrat in die DNA oder RNA, Hemmung der DNA- oder RNA-Polymerase;
UW: s. allgemeine UW von Zytostatika → 309;
UW (Methotrexat): GI-Blutungen, Transaminasen ↑, Tubulusschädigung, reversible akute Enzephalopathie nach i.v.- oder intrathekaler Applikation, Leukenzephalopathie, Konjunktivitis;
UW (Pemetrexed): Transaminasen ↑, Fieber, motorische und sensible Neuropathie, Diarrhoe, Fatigue, Hautrötung, Appetitverlust, Stomatitis, Angina pectoris, kardiovaskuläre Ereignisse;
Ink (Methotrexat): Cisplatin, NSARs, Penicilline, Probenecid, Salizylate, Sulfonamide

Methotrexat → 114 Rp — HWZ 12-24h, Q0 0.06, PPB 50%

Methotrexat-Gry *Inf.Lsg. 5, 50, 500, 1000, 5000mg*
Methotrexat medac *Inj.Lsg. 5, 15, 50mg; Inf.Lsg. 250, 500, 1000, 5000mg*
MTX HEXAL *Tbl. 2.5, 5, 7.5, 10, 15mg; Inj.Lsg. 5, 7.5, 10, 15, 25, 50, 500, 1000mg; Fertigspritze 2.5mg/0.33ml, 7.5mg/1ml, 10mg/1ml, 10mg/1.33ml, 15mg/2ml, 20mg/2.67ml, 25mg/3.33ml*
Neotrexat *Inj.Lsg. 50mg/5ml, 1g/10ml, 5g/50ml*

Chorionepitheliom, Mamma-Ca → 603, **Kopf-Hals-Ca, Non-Hodgkin-Lymphom** → 369, **ALL, kleinzelliges Bronchial-Ca** → 590, **Osteosarkom, Meningeosis leucaemica + carcinomatosa, maligne Lymphome im Kindesalter, ZNS-Tumoren** → 611: ED i.v. je nach Therapie-Schema, niedrigdosierte Therapie: < 100mg/m²; mittelhochdosierte Therapie: 100-1000mg/m²; hochdosierte Therapie: > 1000mg/m²; intrathekal: 8-12mg/m², max. 15mg absolut ini alle 2-3d, später alle 4W; **DANI** GFR > 80: 100%; 80: 75%; 60: 63%; < 60: KI

Pemetrexed Rp — HWZ 3.5h, PPB 81%

Alimta *Inf.Lsg. 100, 500mg*

Malignes Pleuramesotheliom: 500mg/m² i.v. d1, Kombination mit Cisplatin 75mg/m² d1, Wdh. d22; **NSCLC:** 500mg/m² d1, Wdh. d22; **DANI** GFR ≥ 45: 100%; < 45: Anw. nicht empfohlen

A 19.4.2 Purin-Analoga

Wm/Wi (Antimetabolite): Einbau als falsches Substrat in die DNA oder RNA, Hemmung der DNA- oder RNA-Polymerase;
Wm/Wi (Cladribin): DNA-Synthese und -Reparatur wird blockiert;
Wm/Wi (Nelarabin): wird zu ara-G metabolisiert;
UW: s. allgemeine UW von Zytostatika → 309;
UW (Cladribin): transiente Transaminasen ↑, toxische Epidermiolyse, periphere oder zentrale Neurotoxizität, Immunsuppression mit T-Zell-Defizienz (CD4+ ↓ ↓, CD8+ ↓), Kopfschmerzen;
UW (Clofarabin): febrile Neutropenie, Ängstlichkeit, Kopfschmerzen, Nausea, Erbrechen, Diarrhoe, Dermatitis, Pruritus, Schleimhautentzündung, Pyrexie, Erschöpfung;
UW (Fludarabin): akute Kardiotoxizität mit Arrhythmien, Hypotonie, transiente Transaminasen ↑, periphere Neuropathie mit Parästhesien, ZNS-Strg., Immunsuppression mit T-Zell-Defizienz, (CD4+ ↓ ↓, CD8+ ↓), Tumorlysesyndrom, Hämolyse;
UW (Mercaptopurin): transiente Transaminasen ↑, Cholestase, Lebervenenverschlusssyndrom;
UW (Nelarabin): Infektionen, Tumor-Lyse-Syndrom, Hypoglykämie, Hypokalzämie, Hypomagnesiämie, Hypokaliämie, Verwirrtheit, Somnolenz, Kopfschmerzen, periphere neurologische Strg., Schwindel;
UW (Tioguanin): transiente Transaminasen ↑, Cholestasen, Lebervenenverschlusssyndrom, Darmperforation

Cladribin Rp	HWZ 3-22h (kontinuierl. Infusion an 7d), 11h (s.c.-Bolus an 5d), PPB 20%
Leustatin *Inf.Lsg. 10mg/10ml* **LITAK** *Inj.Lsg. 10mg/5ml*	**Haarzell-Leukämie:** 0.14mg/kg s.c. d1-5 oder 0.09mg/kg i.v. über 24h d1-7; **DANI, DALI** vorsichtige Anwendung
Clofarabin Rp	HWZ 5.2h
Evoltra *Inf.Lsg. 20mg/20ml*	**ALL: Ki > 21kg:** 52mg/m² über 2h i.v. d1-5; **DANI, DALI** KI bei schwerer NI, LI
Fludarabin Rp	HWZ 10-30h, PPB nicht ausgeprägt
Fludara *Inf.Lsg. 50mg* **Fludarabinphos Gry** *Inj.Lsg. 50mg* **Neoflubin** *Inj.Lsg. 50mg*	**CLL vom B-Zell-Typ:** 25mg/m² i.v. d1-5, Wdh. d29; **DANI** GFR 30-70: 50%; < 30: KI; **DALI** vorsichtige Anwendung
Mercaptopurin Rp	HWZ 1.5h, Q0 0.8, PPB 20%
Mercaptopurin Medice *Tbl. 10mg* **Puri-Nethol** *Tbl. 50mg*	**ALL:** 2.5mg/kg/d p.o., Therapiedauer je nach Schema; **DANI, DALI** Dosisreduktion erwägen
Nelarabin Rp	HWZ 0.5(3)h, PPB 25%
Atriance *Inf.Lsg. 250mg/50ml*	**T-ALL, T-LBL:** 1.5g/m² i.v. d 1, 3, 5, Wdh. d22; **Ki., Jugendl. < 21J:** 650mg/m² i.v. d1-5, Wdh. d22; **DANI, DALI** keine Daten
Tioguanin Rp	HWZ (0.5-6h)
Thioguanin-GSK *Tbl. 40mg*	**AML:** Induktion: 100mg/m² alle 12h p.o.; **ALL:** 60mg/m² p.o.; Therapiedauer je nach Schema; **DANI, DALI** Dosisreduktion erwägen

A 19.4.3 Pyrimidin-Analoga

Wm/Wi (Antimetabolite): Einbau als falsches Substrat in die DNA oder RNA, Hemmung der DNA- oder RNA-Polymerase;
UW: s. allgemeine UW von Zytostatika → 309;
UW (Azacitidin): Pneumonie, Nasopharyngitis, Anorexie, Schwindel, Kopf-, Bauch-, Brustschmerzen, Diarrhoe, Obstipation, Petechien, Exanthem, Pruritus, Ekchymosen, Arthralgien, Erythem an der Injektionsstelle, Hypokaliämie, Myalgie;
UW (Capecitabin): Ödeme der unteren Extremitäten, Hand-Fuß-Syndrom, Kopfschmerzen, Parästhesien, Geschmacksstrg., Schwindel, Schlaflosigkeit, Lethargie, Dehydrierung;
UW (Cytarabin): bei hochdosierter Therapie akute Pulmotoxizität, Lungenödem, ARDS, Pankreatitis, Ulzera, Darmnekrose, Ösophagitis, transiente Transaminasen ↑, Cholestase, Konjunktivitis, Keratitis, periphere und zentrale Neurotoxizität, zerebrale und zerebelläre Strg., bei intrathekaler Gabe akute Arachnoiditis, Leukenzephalopathie, Myalgien, Arthralgien, Knochenschmerzen;
UW (Fluorouracil): akute Kardiotoxizität mit Arrhythmien, Ischämie, Herzinfarkt, Konjunktivitis, hoher Tränenfluss, ZNS-Strg. (Somnolenz, Verwirrtheit), reversible zerebelläre Strg. (Ataxie, Müdigkeit, Sprachstrg.), Palmar- und Plantarveränderungen;
UW (Gemcitabin): Fieber, Schüttelfrost, Kopf-, Rücken-schmerzen, transiente Transaminasen ↑, mäßiggradige Proteinurie/Hämaturie, Lungenödem, periphere Ödeme;
UW (Tegafur): Sepsis, Dehydratation, Kachexie, Geschmacksveränderungen, Hepatitis, Ikterus, Leberversagen, Rückenschmerzen, Harnverhaltung, Hämaturie; alkalische Phosphatase ↑, ALT, AST und Gesamtbilirubinwerte ↑;
Ink (Fluorouracil): Metronidazol

Azacitidin Rp — HWZ 41min

Vidaza *Inj.Lsg. 100mg*

Myelodysplastische Syndrome, CMML, AML: 75mg/m² s.c. d1-7, Wdh. d29;
DANI s. FachInfo;
DALI sorgfältige Überwachung

Capecitabin Rp — HWZ 0.25h, Q0 1.0, PPB 54%

Xeloda *Tbl. 150, 500mg*

Kolorektales Ca → 596: 2 x 1250mg/m²/d p.o. d1-14, Wdh. d22;
Mamma-Ca → 603: 2 x 1250mg/m²/d p.o. d1-14, Wdh. d22, Kombination mit Docetaxel;
Kombinationsther. bei Kolorektal- u. Magen-Ca: 2 x 800-1000mg/m² d1-14, Wdh. d22; bei fortlaufender Gabe 2 x 625mg/m²;
DANI GFR 30-50: 75%; < 30: KI

Cytarabin Rp — HWZ (1-3h), Q0 0.9, PPB 15%

DepoCyte *Inj.Susp. 50mg*
ARA-cell *Inj.Lsg. 40mg/2ml, 100mg/5ml; Inf.Lsg. 1g/20ml, 4g/80ml, 5g/50ml+10g/100ml*

Alexan *Inj.Lsg. 100mg/5ml; Inf.Lsg. 1000mg/20ml*

Akute Leukämien: Induktion 100-200mg/m² i.v. für 5-10d; Remissionserhaltung: 70-200mg/m² i.v./s.c. d1-5, Wdh. d29;
Non-Hodgkin-Lymphom → 369: 300mg/m² i.v. je nach Schema z.B. d8;
Meningeosis lymphomatosa: DepoCyte: 50mg intrathekal W1+3, dann W5, 7, 9, 13, 17, 21, 25, 29;
DANI GFR < 10: 50-75%

Fluorouracil (5-FU) Rp — HWZ 8-40min, Q0 1.0, PPB 0%

Fluorouracil-GRY *Inf.Lsg. 250mg/5ml, 500mg/10ml, 1000mg/20ml, 5000mg/100ml*
5-FU HEXAL *Lsg. 250, 500, 1000, 5000mg*
5-FU medac *Inf.Lsg. 500, 1000, 5000, 10000mg*
Benda 5 Fu *Inf.Lsg. 1g/20ml, 5g/200ml*
Eurofluor *Inf.Lsg. 500mg/10ml, 1g/20ml, 5g/100ml*
Neofluor *Inf.Lsg. 1g/20ml, 5g/100ml*
Onkofluor *Inj.Lsg. 5000mg*
Ribofluor *Inf.Lsg. 250mg/5ml, 500mg/10ml, 1000mg/20ml, 5000mg/100ml*
Efudix *Salbe (1g enth. 50mg)*

Kolorektales Karzinom → 596: 370-600mg/m² als i.v.-Bolus; 200-750mg/m² als Dauerinfusion;
Pankreas-Ca → 609: 400-500mg/m² als i.v.-Bolus; 1000mg/m² als Dauerinfusion;
Mamma-Ca → 603, **Magen-Ca** → 600: 500-600mg/m²;
DANI GFR < 10: 50-75%;
solare und solide Keratosen, M. Bowen, Basaliome: Effudix: 1-2 x tgl. auftragen

Gemcitabin Rp — HWZ 42-94min (0.7-12h), Q0 > 0.9

Gemci Cell *Inf.Lsg. 200, 1000, 1500, 2000mg*
Gemcitabin Hexal *Inf.Lsg. 200, 500, 1000mg*
Gemedac *Inf.Lsg. 200, 1000, 1500mg*
Gemzar *Inf.Lsg. 200, 1000mg*

Blasen-Ca → 589: 1g/m² i.v. d1, 8, 15, Wdh. d29, Kombination mit Cisplatin 70mg/m² d2;
nichtkleinzelliges Bronchial-Ca → 592: 1250mg/m² d1, 8, Wdh. d22 oder 1000mg/m² d1, 8, 15, Wdh. d29;
Mamma-Ca → 603: 1250mg/m² d1, 8, Wdh. d22, Kombination mit Paclitaxel 175mg/m² d1;
Ovarial-Ca: 1g/m² d1, 8, Wdh. d22, Kombination mit Carboplatin d1 (Ziel-AUC 4.0mg/ml×min);
Pankreas-Ca → 609: 1g/m² 1 x/W für 7W, dann d1, 8, 15, Wdh. d29;
DANI vorsichtige Anwendung

Tegafur + Uracil Rp — HWZ 11h, PPB 52%

UFT Hartkapseln *Kps. 100+224mg*

Kolorektales Karzinom → 596: 3 x 100mg Tegafur/m²/d p.o. d1-28, Wdh. d36;
DANI vorsichtige Anwendung

A 19.5 Alkaloide und andere natürliche Mittel

A 19.5.1 Vinca-Alkaloide und -Analoga

Wm/Wi (Vinca-Alkaloide und -Analoga): Bindung an mikrotubuläre Proteine mit Depolarisation, Verhinderung der mitotischen Spindel, Strg. der Protein-, DNA- und RNA-Synthese;
UW: s. allgemeine UW von Zytostatika → 309;
UW (Vinca-Alkaloide und -Analoga): kardiovaskuläre Strg., RR ↑, RR ↓, akute interstitielle Pneumonitis/ Bronchospasmus v.a. bei Gabe mit Mitomycin C, Obstipation, Ileus, Polyurie (ADH-Sekretion ↓), Dysurie, Harnverhalten (Blasenatonie), dosisabhängige periphere Neurotoxizität, autonome Neurotoxizität, Hirnnervenausfälle und ZNS-Strg.: Hypästhesie, Parästhesien, motorische Strg., Areflexie, Paralyse, Ataxie, paralytischer Ileus, Optikusatrophie, Erblindung, Krampfanfälle, Muskelkrämpfe/Schmerzen in Unterkiefer/ Hals/Rücken/Extremitäten nach Injektion, Pankreatitis, schwere Gewebsnekrose bei Paravasat;
UW (Vinflunin): Panzytopenie, Infektionen, Anorexie, Dehydratation, Überempfindlichkeit, Insomnie, periphere sensorische Neuropathie, Synkope, Kopf-, Ohrenschmerzen, Neuralgie, Tachykardie, Hypo-, Hypertension, Venenthrombose, gastrointestinale Strg., Husten, Dyspnoe, Alopezie, Myalgie, Hautreaktionen, muskuloskeletale Schmerzen, Asthenie, Reaktion an der Applikationsstelle, Schüttelfrost;
Ink (Vincristin): Zalcitabin

Vinblastin Rp — HWZ 25h, Q0 0.95, PPB 44-75%

Vinblastinsulfat-Gry *Inf.Lsg. 10mg*

Hoden-Ca → 595, **Mamma-Ca** → 603, **Kaposi-Sarkom, M. Hodgkin** → 374, **Non-Hodgkin-Lymphom** → 369, **Histiocytosis X, M. Werlhof:** ini 3.7mg/m²/W, dann steigern um 1.8-1.9mg/m²/W bis 6mg/m² i.v. 1 x/W;
Ki.: ini 2.5mg/m² 1 x/W, steigern auf max. 7.5mg/m²/W;
DANI nicht erforderlich; **DALI** s. FachInfo

Vincristin Rp — HWZ 85h, Q0 0.95, PPB 44%

Cellcristin *Inj.Lsg. 1mg/1ml, 2mg/2ml*
Vincristinsulfat-Gry *Inf.Lsg. 5mg/5ml*
Vincristinsulfat HEXAL *Inj.Lsg. 1mg, 2mg*
Vincristin Liquid L *Inj.Lsg. 1mg/1ml*

ALL, M. Hodgkin → 374, **Non-Hodgkin-Lymphom** → 369, **Mamma-Ca** → 603, **kleinzelliges Bronchial-Ca** → 590, **Sarkome, Wilms-Tumor, Neuroblastom, M. Werlhof:** 1.4mg/m² i.v. 1 x/W, max. 2mg/W;
Ki.: < 10kg: 0.05mg/kg 1 x/W; > 10kg: 2mg/m² 1 x/W;
DANI k.A.; **DALI** Bili > 3mg/dl: 50%

Vindesin Rp — HWZ 25h

Eldisine *Inj.Lsg. 5mg*

Akute Leukämien, Blastenschub der CML → 368, **maligne Lymphome, malignes Melanom** → 603, **NSCLC und SCLC, Mamma-** → 603, **Ösophagus-** → 608, **Kopf-Hals-, Hoden-Ca:** 3mg/m² i.v.;
Ki.: 4mg/m²;
DANI k.A.; **DALI** Bili > 3mg/dl: 50%

Vinflunin Rp — HWZ 40h, PPB 67%

Javlor *Inf.Lsg. 25mg/ml*

Fortgeschrittenes/metastasiertes Urothel-Übergangszell-Ca: 320mg/m² über 20min. i.v. d1, Wdh. d22;
DANI GFR > 60: 100%; 40-60: 280mg/m²; 20-39: 250mg/m² alle 3W;
DALI s. FachInfo

Vinorelbin Rp — HWZ 38-40h, Q0 > 0.7, PPB 14%

Navelbine *Inf.Lsg. 10mg/1ml, 50mg/5ml; Kps. 20, 30mg*
Navirel *Inf.Lsg. 10mg/1ml, 50mg/5ml*
Vinorelbin Hexal *Inf.Lsg. 10mg/1ml, 50mg/5ml*
Vinorelbin Nc *Inf.Lsg. 10mg/1ml*

Fortgeschrittenes nichtkleinzelliges Bronchial-Ca → 592, **anthrazyklinresistentes Mamma-Ca** → 603: 25-30mg/m² i.v. d1, Wdh. d29; 60mg/m² p.o. 1 x/W, nach 3 Gaben 80mg/m²;
DANI nicht erforderlich;
DALI massive Lebermetasen/schwere LI: 66%

A 19.5.2 Podophyllotoxin-Derivate

Wm/Wi (Podophyllotoxin-Derivate): Interaktion mit Topoisomerase II, DNA-Einzel- u. -Doppelstrangbrüche;
UW: s. allgemeine UW von Zytostatika → 309;
UW (Etoposid): Hypotonie bei i.v.-Gabe, Ischämie, Dysphagie, Obstipation, transiente Transaminasen ↑, allergische Reaktionen bis zur Anaphylaxie, periphere Neuropathie/ZNS-Strg.;
UW (Tenisposid): transiente Transaminasen ↑, Lebervenenverschlusssyndrom, allergische Reaktionen bis zur Anaphylaxie, periphere Neuropathie/ZNS-Strg.;
Ink: Phenobarbital, Phenytoin;
Ink (Etoposid): Ciclosporin

Etoposid Rp HWZ 6-8h, Q0 0.65, PPB 98%

Eto Cell *Inf.Lsg. 100, 500mg*
Eto-Gry *Inf.Lsg. 20mg/ml*
Etomedac *Inf.Lsg. 100mg/5ml, 500mg/25ml*
Etopophos *Inf.Lsg. 100, 1000mg*
Etoposid HEXAL *Inf.Lsg. 50, 100, 200, 400, 1000mg*
Neoposid *Inf.Lsg. 100, 200, 1000mg*
Riboposid *Inf.Lsg. 100mg/5ml, 200mg/10ml, 400mg/20ml*
Vepesid *Kps. 50, 100mg*

Kleinzelliges Bronchial-Ca → 590, **nichtkleinzelliges Bronchial-Ca** → 592, **M. Hodgkin** → 374, **Non-Hodgkin-Lymphom** → 369, **AML, Hoden-** → 595, **Chorion-, Ovarial-Ca** → 609: 50-100mg/m² i.v. d1-5 oder 120-150mg/m² d1, 3, 5; 100-200mg/m² p.o. d1-5, Wdh. nach 3-4W; **DANI, DALI** KI bei schwerer Nieren-/Leberinsuffizienz

A 19.5.3 Taxane

Wm/Wi (Taxane): pathologische Bildung und Stabilisierung von Mikrotubuli ⇒ Strg. der Mitose;
UW: s. allgemeine UW von Zytostatika → 309;
UW (Cabazitaxel): Hyperglykämie, Hypokaliämie, Dehydratation, Angst, Verwirrtheitszustände, Geschmacksstörungen, Schwindel, Kopfschmerzen, Lethargie, Ischialgie, Konjunktivitis, Tränenfluss ↑, Tinnitus, TVT, Dyspnoe, Husten, Schmerzen im Oropharynx, Abdominalschmerz, Hämorrhoiden, Reflux, Mundtrockenheit, Rückenschmerzen, Arthralgie, Myalgie, Hämaturie, Dysurie;
UW (Docetaxel): Ischämiesymptomatik, Obstipation, transiente Transaminasen ↑, Dermatoxizität, Dysästhesien, Epidermiolyse, periphere Neurotoxizität mit Parästhesien und motorischen Strg., paralytischer Ileus, ZNS-Strg., Hypersensitivitätsreaktion, Flüssigkeitsretention (Kapillarpermeabilität ↑) mit Gewichtszunahme und Ödemen, Hypotonie, Pleuraerguss, Aszites;
UW (Paclitaxel): Erregungsleitungsstrg. (Herz), Ischämie, Obstipation, transiente Transaminasen ↑, periphere Neurotoxizität mit Parästhesien, paralytischer Ileus, ZNS-Strg., Hypersensitivitätsreaktion

Cabazitaxel Rp HWZ 95h, Q0 > 0.95, PPB 89-92%

Jevtana *Inf.Lsg. 60mg*

Hormonrefraktäres, metastasiertes Prostata-Ca (nach Vorbehandlung mit Docetaxel): 25mg/m² über 1h i.v. d1, Wdh. d22;
DANI GFR > 50: 100%, <50: vorsichtige Anw.;
DALI KI bei schwerer LI

Docetaxel Rp HWZ 11h, Q0 > 0.9, PPB 95%

Taxotere *Inf.Lsg. 20, 80mg*
Docetaxel Hexal *Inf.Lsg. 20, 80, 160mg*
Ribodocel *Inf.Lsg. 20, 80, 160mg*

Mamma-Ca → 603: 75-100mg/m² i.v. d1, Wdh. d22; **nichtkleinzelliges Bronchial-Ca** → 592, **Prostata-** → 610, **Magen-Ca** → 600, **Plattenepithel-Ca des Kopf-/Halsbereichs:** 75mg/m² i.v. d1, Wdh. d22;
DANI k.A.; **DALI** KI bei schwerer LI

Paclitaxel Rp HWZ 6.4-12.7h, Q0 > 0.8, PPB 89-98%

Celltaxel *Inf.Lsg. 30, 100, 150, 300mg*
Neotaxan *Inf.Lsg. 30, 100, 150, 300, 600mg*
Paclitaxel HEXAL *Inf.Lsg. 30, 100, 150, 300mg*
Ribotax *Inf.Lsg. 30, 100, 150, 300, 600mg*
Taxomedac *Inf.Lsg. 30, 100, 300mg*

Ovarial-Ca → 609: 175mg/m² über 3h i.v. d1; 135mg/m² über 24h i.v. d1, Wdh. d22;
Mamma-Ca → 603, **fortgeschrittenes nichtkleinzelliges Bronchial-Ca** → 592: 175mg/m² über 3h i.v. d1, Wdh. d22;
Kaposi-Sarkom bei AIDS: 100mg/m² über 3h i.v. d1, Wdh. d15;
DANI k.A.; **DALI** auf verstärkte Myelosuppression achten; KI bei schwerer LI

A 19.6 Zytotoxische Antibiotika

A 19.6.1 Anthracycline

Wm/Wi (Anthracycline): Interkalation in die Doppelhelix der DNA, Hemmung der Topoisomerase I und II;
UW: s. allgemeine UW von Zytostatika → 309;
UW (Daunorubicin): akute Kardiotoxizität (EKG-Veränderungen, Arrhythmien, Ischämie, Infarkt) und chronische Kardiotoxizität (dilatative Kardiomyopathie mit Minderung der LVEF), Tubulusschädigung, Rezidiv früherer Strahlendermatitis;
UW (Doxorubicin): akute Kardiotoxizität (EKG-Veränderungen, Arrhythmien, Ischämie, Infarkt) und chronische Kardiotoxizität (dilatative Kardiomyopathie mit Minderung der LVEF), Rezidiv früherer Strahlendermatitis;
UW (Doxorubicin liposomal): im Vergleich zu Doxorubicin geringere chronische Kardiotoxizität;
UW (Epirubicin): Kardiotoxizität geringer als bei Dauno-/Doxorubicin: akute Kardiotoxizität (EKG-Veränderungen, Arrhythmien, Ischämie, Infarkt) und chronische Kardiotoxizität (dilatative Kardiomyopathie mit Minderung der LVEF), Rezidiv früherer Strahlendermatitis;
UW (Idarubicin): Kardiotoxizität ist geringer als bei anderen Anthrazyklinen: akute Kardiotoxizität (EKG-Veränderungen, Arrhythmien, Ischämie, Infarkt) u. chronische Kardiotoxizität (dilatative Kardiomyopathie);
UW (Mitoxantron): chronische Kardiotoxizität: Kardiomyopathie, Herzinsuffizienz (im Vergleich zu Doxorubicin weniger ausgeprägt), GI-Blutungen, Transaminasen ↑ (transient), Cholestase, Pruritus, bläuliche Verfärbung von Skleren/Fingernägeln/Injektionsstelle und Urin

Daunorubicin Rp — HWZ 11-27h, Q0 0.9

Daunoblastin *Inf.Lsg. 20mg*

AML, ALL: 24-60mg/m²/d i.v.; Kumulativdosis max. 550mg/m²; **Ki.** > **2J** max. 300mg/m²;
DANI Krea (mg/dl) > 3: 50%;
DALI Bili 1.2-3: 50%; 3.1-5: 25%

Doxorubicin Rp — HWZ 30-50h, Q0 0.95, PPB 75%

Adrimedac *Inf.Lsg. 10, 20, 50, 200mg*
DOXO-cell *Inj.Lsg. 10, 50, 150mg, 50mg+BIS*
Doxorubicin HEXAL *Inj.Lsg. 10, 50, 100, 200mg*
Doxorubicin NC *Inf.Lsg. 10, 50, 100mg*
Ribodoxo *Inf.Lsg. 10, 50mg*

Kleinzelliges Bronchial-Ca → 590, **Mamma-Ca** → 603, **Ovarial-Ca** → 609, **Harnblasen-Ca** → 589, **Osteosarkom, Weichteilsarkom, Ewing-Sarkom, Hodgkin-Lymphom** → 374, **Non-Hodgkin-Lymphom** → 369, **ALL, AML, Plasmozytom** → 375, **Endometrium-Ca, Wilms-Tumor, Schilddrüsen-Ca, Neuroblastom, Magen-Ca** → 600, **AIDS-assoziiertes Kaposi-Sarkom:** Monotherapie: 50-80mg/m² i.v. d1, Wdh. d22; Polychemotherapie: 30-60mg/m² d1; Wdh. d22/29; Kumulativdosis max. 450-550mg/m²;
DANI GFR < 10: 75%;
DALI Bili 1.2-3: 50%; 3.1-5: 25%; > 5: KI

Doxorubicin liposomal Rp — HWZ 74h

Caelyx *Inf.Lsg. 20mg/10ml, 50mg/25ml*
Myocet *Inf.Lsg. 50mg*

Mamma-Ca → 603, **Ovarial-Ca** → 609: 50mg/m² i.v. d1, Wdh. d29;
AIDS-assoziiertes Kaposi-Sarkom: 20mg/m² d1, Wdh. nach 2-3W;
DANI nicht erforderlich

Epirubicin Rp — HWZ 30-40h, Q0 1.0

Axirubicin *Inj.Lsg. 50, 200mg*
Bendaepi *Inj.Lsg. 50, 100, 200mg*
EPI-cell *Inj.Lsg. 10, 20, 50, 200mg*
Epi Nc *Inj.Lsg. 10, 50, 100, 200mg*
Epirubicin HEXAL *Inj.Lsg. 50, 100, 200mg*
Episachs *Inj.Lsg. 20, 50, 200mg*
Eracin *Inj.Lsg. 10, 20, 50, 200mg*
Farmorubicin *Inf.Lsg. 10, 20, 50, 200mg*
Riboepi *Inf.Lsg. 10, 20, 50, 100, 200mg*

Mamma-Ca → 603, **Ovarial-Ca** → 609, **kleinzelliges Bronchial-Ca** → 590, **Magen-Ca** → 600, **Weichteilsarkom:** konventionelle Dosierung: 75-90mg/m² i.v. d1, Wdh. d22; intensivierte Dosierung: bis 135mg/m² d1, Wdh. d22/29; Kumulativdosis max. 1g/m²;
Harnblasen-Ca, Rezidiv-Pro. → 589: 50mg intravesical 1 x/W, Wdh. s. FachInfo;
DANI GFR < 10: 75%;
DALI Bili 2.1-3: 75%, > 3: 50%

Idarubicin Rp — HWZ 11-35(41-69)h

Zavedos *Inj.Lsg. 5mg/5ml, 10mg/10ml, 20mg/20ml*
Zavedos Oral *Kps. 5, 10, 25mg*

AML, ALL: 15-30mg/m² p.o. d1-3; 12mg/m² i.v. d1-3 od. 8mg/m² d1-5; Kumulativdosis max. 120mg/m² i.v.;
DANI Krea (mg/dl) > 2.5: KI;
DALI Bili > 2: KI

Mitoxantron Rp — HWZ 5-18d, Q0 0.95, PPB 90%

Mitoxantron HEXAL *Inj.Lsg. 10mg, 20mg*
Mitoxantron-GRY *Inf.Lsg. 2mg/ml*
Novantron *Inf.Lsg. 10mg/5ml, 20mg/10ml*
Onkotrone *Inf.Lsg. 10mg /5ml, 20mg/10ml, 25mg/12.5ml, 30mg/15ml*
Ralenova *Inf.Lsg. 10mg/5ml; 20mg/10ml*

Mamma-Ca → 603, **Non-Hodgkin-Lymphom** → 369: 12-14mg/m² i.v. d1, Wdh. d22; intrapleural: 20-30mg;
AML: 10-12mg/m² d1-5;
Prostata-Ca → 610: 12mg/m² d1, Wdh. d22;
Multiple Sklerose → 486: Ralenova: 12mg/m² i.v. alle 3M;
DANI k.A.

A 19.6.2 Weitere zytotoxische Antibiotika

Wm/Wi (Bleomycin): Einzel- und Doppelstrangbrüche der DNA als Folge einer Redoxreaktion;
Wm/Wi (Mitomycin): Alkylierung der DNA ⇒ Hemmung der DNA-Synthese, DNA-Brüche;
UW: s. allgemeine UW von Zytostatika → 309;
UW (Bleomycin): interstitielle Pneumonitis und Lungenfibrose, Nagelveränderungen, Pruritus, Striae, Ödeme, idiosynkratische Reaktionen bis zur Anaphylaxie;
UW (Mitomycin): Herzinsuffizienz, Ischämie, Pulmotoxizität (Pneumonitis, Fibrose), transiente Transaminasen ↑, hämolytisch-urämisches Syndrom, Photosensitivität, Neurotoxizität: Sehstrg., Parästhesien

Bleomycin Rp — HWZ 3h, Q0 0.45

BLEO-cell *Inj.Lsg. 15mg*
Bleomedac *Inj.Lsg. 15, 30mg*
Bleomycin HEXAL *Inj.Lsg. 15mg*

Hoden-Ca → 595: 30mg i.v. d1, 8, 15;
M. Hodgkin → 374: 10mg/m² i.v.;
Non-Hodgkin-Lymphom → 369: 5mg/m² i.v.;
maligne Pleuraergüsse: 60mg intrapleural;
DANI k.A.

Mitomycin Rp HWZ 30-70min

Ametycine *Inj.Lsg. 20mg* **Mitem** *Inj.Lsg. 5, 10, 20mg* **Mito-extra** *Inj.Lsg. 40mg (z. Blaseninstillation)* **Mito-medac** *Inj.Lsg. 20mg (z. Blaseninstillation)* **Mitomycin medac** *Inj.Lsg. 2, 10, 15mg* **Mitomycin HEXAL** *Inj.Lsg. 10, 20mg*	**Blasentumoren** → 589: 20-40mg intravesical 1 x/W; **Magen-** → 600, **Bronchial-** → 590, **Pankreas-** → 609, **Kolon-** → 596, **Rektum-** → 596, **Mamma-** → 603, **Leberzell-, Zervix-, Ösophagus-Ca** → 608, **CML** → 368, **Osteosarkom, Karzinome im Kopf-Hals-Bereich:** 10-20mg/m² i.v. d1, Wdh. nach 6-8W oder 8-12mg/m², Wdh. nach 3-4W; **DANI** k.A.

A 19.7 Weitere antineoplastische Mittel

A 19.7.1 Topoisomerase-I-Hemmer

Wm/Wi (Topoisomerase-I-Hemmer): Hemmung der Topoisomerase I;
UW: s. allgemeine UW von Zytostatika → 309;
UW (Irinotecan): cholinerges Frühsyndrom (u.a. Diarrhoe, Bauchkrämpfe, Konjunktivitis, HF↓, Miosis, Flush), verzögert einsetzende Diarrhoe, Fieber, Dyspnoe, Bauchschmerzen, Transaminasen↑;
UW (Topotecan): schwere Zytopenie, Hautausschläge, Dyspnoe

Irinotecan Rp HWZ 14.2h, Q0 0.8, PPB 65%

Campto *Inf.Lsg. 40mg/2ml, 100mg/5ml, 300mg/15ml* **Irinotecan Hexal** *Inf.Lsg. 40mg/2ml, 100mg/5ml, 150mg/7.5ml, 300mg/15ml, 500mg/25ml* **Riboirino** *Inf.Lsg. 40mg/2ml, 100mg/5ml, 300mg/15ml, 500mg/25ml*	**Kolorektales Karzinom** → 596: Monotherapie: 350mg/m² i.v. d1, Wdh. d22; Kombinationstherapie mit 5-FU: 180mg/m² d1, Wdh. d15; **DANI** Anwendung nicht empfohlen

Topotecan Rp HWZ 2-3h, Q0 0.6, PPB 35%

Hycamtin *Kps. 0.25, 1mg; Inf.Lsg. 1mg, 4mg*	**Ovarial-Ca** → 609, **kleinzelliges Bronchial-Ca** (second line) → 590: 1.5mg/m² i.v. d1-5, Wdh. d22; **DANI** GFR 20-40: 50%; < 20: Anw. nicht empfohlen

A 19.7.2 Proteinkinase-Inhibitoren

Wm/Wi (Dasatinib): Hemmung der BCR-ABL-Kinase und anderer onkogener Kinasen;
Wm/Wi (Erlotinib): Hemmung der Tyrosinkinase und dadurch Hemmung der Aktivierung des Wachstumsfaktors HER1/EGFR;
Wm/Wi (Geftinib): Hemmung der Tyrosinkinase des epidermalen Wachstumusfaktors (EGF);
Wm/Wi (Imatinib): Protein-Tyrosinkinase-Inhibitor, starke Hemmung der Tyrosinkinase-Aktivität von BCR-ABL, Inhibition der Proliferation und Induktion von Apoptose;
Wm/Wi (Lapatinib): Inhibition der intrazellulären Tyrosinkinase-Domänen, des EGFR- und ErbB2-Rezeptors;
Wm/Wi (Nilotinib): Hemmung der BCR-ABL-Kinase;
Wm/Wi (Pazopanib): Multi-Tyrosinkinase-Inhibitor ⇒ antiproliferativ, antiangiogen;
Wm/Wi (Sorafenib): Multi-Kinase-Inhibitor ⇒ antiproliferativ, antiangiogen;
UW (Dasatinib): Flüssigkeitsretention, Diarrhoe, Hautausschlag, Kopfschmerzen, Blutungen, Erschöpfung, Übelkeit, Dyspnoe, febrile Neutropenie;
UW (Erlotinib): Exanthem, Pruritus, Diarrhoe, Übelkeit, Erbrechen, Husten, Konjunktivitis, Stomatitis, Bauchschmerzen, Ermüdung, Anorexie;
UW (Geftinib): Anorexie, Konjunktivitis, Blepharitis, trockene Augen, Hämorrhagie, Epistaxis, Hämaturie, interstitielle Lungenerkrankung, Diarrhoe, Übelkeit, Erbrechen, Stomatitis, Dehydratation, Transaminasen- und Bilirubinerhöhung, Hautreaktionen, Alopezie, Nagelstrg., Krea-Anstieg, Proteinurie, Asthenie, Pyrexie;
UW (Imatinib): Hepatotoxizität mit reversibler Enzymerhöhung, Flüssigkeitsretention, Ödeme, Muskelkrämpfe, Arthralgie;
UW (Lapatinib): linksventrikuläre Ejektionsfraktion ↓, Diarrhoe, Erbrechen, Hautausschlag, Nagelveränderungen, Anorexie, Müdigkeit, Hyperbilirubinämie, Hepatotoxizität, Dyspepsie, trockene Haut, Kopfschmerzen, Stomatitis, Obstipation, palmar-plantare Erythrodysästhesie, Schmerzen in Extremitäten/Rücken, Schlaflosigkeit;
UW (Nilotinib): Exanthem, Pruritus, Diarrhoe, Übelkeit, Obstipation, Ödeme, Knochenschmerzen, Arthralgien, Muskelspasmen;
UW (Pazopamib): Hypothyreose, Appetit ↓, Thrombo-, Leuko-, Neutropenie, Geschmacksstörung, Kopfschmerzen, Lethargie, Parästhesie, Schwindel, Hypertonie, Hitzewallungen, Nasenbluten, Dysphonie, Diarrhoe, Übelkeit, Erbrechen, Dyspepsie, Flatulenz, Stomatitis, Leberfunktionsstrg., Verfärbung der Haare, Haarausfall, Hautausschlag, palmar-plantares Erythrodysästhesie-Syndrom, Myalgie, Proteinurie, Fatigue, Ödeme, Brustschmerzen;
UW (Sorafenib): Lymphopenie, Hypophosphatämie, Blutungen, Hypertonie, Durchfall, Übelkeit, Erbrechen, Exanthem, Hand-Fuß-Syndrom, Müdigkeit, Pruritus, Schmerzen, Leukopenie, Anämie, Thrombopenie, Depression;
UW (Sunitinib): Anämie, Kopfschmerzen, Geschmacksstrg., Verfärbung der Haut, Übelkeit, Erbrechen, Diarrhoe, Bauchschmerzen, palmar-plantare Erythrodysästhesie

Dasatinib Rp — HWZ 5-6h, PPB 96%

Sprycel *Tbl. 20, 50, 70, 80, 100, 140mg*	**CLL, Ph+ALL:** 2 x 70mg p.o., ggf. steigern auf 2 x 90-100mg; **DANI** nicht erforderlich; **DALI** vorsichtige Dosiseinstellung

Erlotinib Rp — HWZ 36h

Tarceva *Tbl. 25, 100, 150mg*	**Nichkleinzelliges Bronchial-Ca** → 592: 1 x 150mg p.o.; **Pankreas-Ca** → 609: 1 x 100mg p.o., Kombination mit Gemcitabin; **DANI, DALI:** Anwendung bei schwerer Nieren-/Leberinsuffizienz nicht empfohlen

Gefitinib Rp — HWZ 41h, PPB 90%

Iressa *Tbl. 250 mg*

Nichtkleinzelliges Bronchial-Ca → 592: 1 x 250mg p.o.; **DANI** GFR > 20: 100%; < 20: vorsichtige Anwendung; **DALI:** Child B, C: engmaschige Überwachung hinsichtlich UW

Imatinib Rp — HWZ 18h, PPB 95%

Glivec *Tbl. 100, 400mg*

Ph+CML: chronische Phase: 1 x 400mg p.o.; akzelerierte Phase, Blastenkrise: 600mg p.o.; **Ki. > 2J:** 340mg/m², max. 570mg/m² bzw. 800mg/d; **Ph+ALL:** 1 x 600mg; **MDS:** 1 x 400mg; **hypereosinophiles Syndrom, chronische eosinophile Leukämie:** 1 x 100mg, ggf. bis 400mg/d steigern; **CD117+GIST:** 1 x 400mg; **Dermatofibrosarcoma protuberans:** 1 x 800mg; **DANI** vorsichtige Anwendung bei schwerer NI; **DALI** 400mg/d

Lapatinib Rp — HWZ 24h PPB 99%

Tyverb *Tbl. 250mg*

Fortgeschrittenes/metastasiertes Mamma-Ca → 603 **mit Her2-Überexpression:** 1 x 1250mg/d p.o. in Kombination mit Capecitabin; **DANI** GFR > 30: 100%; < 30: keine Daten; **DALI** Child A, B: keine Daten, Child C: KI

Nilotinib Rp — HWZ 17h, PPB 98%

Tasigna *Kps. 200mg*

Ph+CML: 2 x 400mg p.o., ggf. Dosisanpassung nach Blutbild, s. FachInfo; **DANI** nicht erforderlich

Pazopanib Rp — HWZ 31h, PPB 99%, PRC C, Lact ?

Votrient *Tbl. 200, 400mg*

Fortgeschrittenes N ierenzell-Ca: 1 x 800mg/d p.o.; **DANI** GFR>30 : 100%, <30: keine Daten; **DALI** Child A: keine Daten, B: max. 20mg/d, C: KI

Sorafenib Rp — HWZ 25–48h

Nexavar *Tbl. 200mg*

Leberzell-Ca → 599, **fortgeschrittenes Nierenzell-Ca** → 607: 2 x 400mg p.o.; **DANI** GFR > 30: 100%, < 30: keine Daten; **DALI** Child A, B: 100%, C: keine Daten

Sunitinib Rp — HWZ 40-60(80-110)h PPB 95%

Sutent *Kps. 12.5, 25, 50mg*

GIST, fortgeschrittenes Nierenzell-Ca → 607: 1 x 50mg p.o., ggf. Dosisanpassung in 12.5mg-Schritten; mindestens 25mg/d, max. 75mg/d; Therapiedauer 4W, dann 2W Pause; **DANI, DALI** keine Daten

A 19.7.3 mTOR-Inhibitoren

Wm/Wi (Everolimus, Temsirolimus): Hemmung des mTOR (mammalian target of rapamycin) = Enzymkomplex, der u.a. Zellwachstum reguliert ⇒ antitumorale und antiangiogene Wirkung;
UW (Everolimus): Stomatitis, Hautausschlag, Erschöpfung, Asthenie, Diarrhoe, Übelkeit, Mukositis, Infektionen, Erbrechen, Husten, Pruritus, Epistaxis, Pneumonitis, Dyspnoe, Geschmacksstrg., Anämie, Erhöhung von Cholesterin, Triglyzeriden, Kreatinin, Transaminasen, Blutzucker; Thrombopenie, Neutropenie, Lymphopenie;
UW (Temsirolimus): Kreatinin-Anstieg, Thrombopenie, Anämie, Dysgeusie, Atemnot, Nasenbluten, Husten, Bauchschmerzen, Erbrechen, Stomatitis, Diarrhoe, Übelkeit, Exanthem, Hautjucken, Akne, Nagelveränderungen, Rückenschmerzen, Arthralgie, Hypokaliämie, bakterielle und virale Infektionen, Pharyngitis, Rhinitis, Mukositis, Schmerzen, Schmerzen im Brustkorb, Ödeme, Pyrexie, Asthenie

Everolimus Rp — HWZ 30h, PPB 74%, PRC D, Lact ?

Afinitor *Tbl. 5, 10mg*	**Nierenzell-Ca** → 607: 1 x 10mg p.o., ggf. 5mg bei intolerablen UW; **DANI** nicht erforderlich; **DALI** Child B: 5mg/d; Child C: Anwendung nicht empfohlen

Temsirolimus Rp — HWZ 17(55)h, PRC D, Lact ?

Torisel *Inf.Lsg. 30mg*	**Nierenzell-Ca** → 607: 1 x/W 25mg über 30-60min i.v., zuvor Antihistaminikum; **DANI** vorsichtige Anwendung bei schwerer Niereninsuffizienz; **DALI** Anwendung bei schwerer Leberinsuffizienz nicht empfohlen

A 19.7.4 Antikörper

Wm/Wi (Antikörper): Bindung an spezifisches Antigen, durch Komplementfixierung kommt es zu einer antikörperabhängigen, zellvermittelten Zytotoxizität;
Wm/Wi (Bevacizumab): bindet an Gefäßwachstumsfaktor VEGF, Hemmung der Tumorvaskularisierung;
Wm/Wi (Catumaxomab): monoklonaler Antikörper gegen epitheliales Zelladhäsionsmolekül (EpCAM) und CD3-Antigen, dadurch koordinierte Immunreaktion gegen die Tumorzellen;
Wm/Wi (Cetuximab): Blockierung von EGFR, dadurch Reduktion der Invasion von Tumorzellen ins Normalgewebe und Reduktion von Metastasenbildung;
Wm/Wi (Ofatumumab): humaner monoklonaler Antikörper ⇒ bindet an CD-20-Epitop ⇒ Lyse von Tumorzellen, Zelltodinduktion;
Wm/Wi (Panitumomab): humaner monoklonaler IgG2-Antikörper gegen EGF-Rezeptor, dadurch Hemmung des Zellwachstums, Induktion der Apoptose und Verminderung der Produktion von Interleukin 8 sowie vaskulärem, endothelialem Wachstumsfaktor;
Wm/Wi (Rituximab): bindet spezifisch an das Transmembran-Antigen CD20, das auf > 95% aller Zellen von Non-Hodgkin-Lymphomen des B-Zell-Typs exprimiert wird;
Wm/Wi (Trastuzumab): monoklonaler Antikörper gegen menschlichen epidermalen Wachstumsfakor 2 (HER2);
UW: s. allgemeine UW von Zytostatika → 309;
UW (Alemtuzumab): Rigor, Dyspnoe, Kopfschmerz, Anorexie, Infektionen, Strg. des Elektrolyt- und Wasserhaushalts, Arthralgie, Myalgie, Konjunktivitis;
UW (Bevacizumab): Asthenie, Diarrhoe, Übelkeit, Schmerzen, Magen-Darm-Perforationen, Blutungen, arterielle Thromboembolie;
UW (Catumaxomab): Lymphopenie, Leukozytose, Anämie, Neutrophilie, Thrombozythämie, Tachykardie, Vertigo, Bauchschmerzen, Übelkeit, Erbrechen, Diarrhoe, Ileus, Obstipation, Flatulenz, Reflux, Stomatitis, Fieber, Schüttelfrost, Schmerzen, Asthenie, Ödeme, Durst, Hyperbilirubinämie, Hepatitis, Infektionen, Anorexie, Elektrolytstrg., Arthralgie, Rückenschmerzen, Myalgie, Angst, Oligurie, Proteinurie, Hämaturie, Dyspnoe, Hautausschlag, Hypo-/Hypertonie, Hitzewallungen;

UW (Cetuximab): Atemnot, Paronychie, Konjunktivitis, akneartiges Exanthem;
UW (Ofatumumab): Infektionen, Sepsis, Neutropenie, Anämie, Thombopenie, allerg. Reaktion, Tachykardie, Hypo-/Hypertonie, Bronchospasmus, Husten, Hypoxie, Dyspnoe, Brustbeschwerden, Exanthem, Fatigue, Hyperhidrose, Dünndarmobstruktion, Diarrhoe, Übelkeit, Pruritus, Rückenschmerzen, Fieber, Schüttelfrost;
UW (Panitumomab): Exanthem, akneiforme Dermatitis, Exfoliation, Paronychie, Pruritus, Fissuren, Diarrhoe, Fatigue, Infusionsreaktionen, Elektrolytverschiebungen, Nausea, Emesis, Dyspnoe, Husten, Kopfschmerzen, Konjunktivitis, Wimpernwachstum, Stomatitis, Onycholyse, Hypertrichose, Alopezie, trockene Haut/Nase/Mund, Lungenembolie;
UW (Rituximab): Hypertonie, Angina pectoris, oder Herzinsuffizienz bei bekannter Herzerkrankung, Husten, Sinusitis, Bronchitis, Bronchitis obliterans, Dyspepsie, Transaminasen ↑, Kopfschmerz, Tumorschmerz, Parästhesien, Schwindel, Angstgefühl, allergische Reaktionen (u.a. Dyspnoe, Bronchospasmus, Angioödem), Nachtschweiß, periphere Ödeme, Arthralgien, Myalgien, Knochenschmerz, Konjunktivitis, Hyperkalzämie, LDH ↑, Lymphadenopathie, Geschmacksveränderungen;
UW (Trastuzumab): Vasodilatation, Tachykardie, Herzinsuffizienz, Kardiomyopathie, Ischämie, Perikarderguss, Herzstillstand, Kopfschmerzen, Schwindel, Parästhesien, Neuropathie, Tremor, Depression, allergische Reaktionen (u.a. Dyspnoe, Bronchospasmus, Urtikaria, Angioödem, Anaphylaxie), Arthralgie, Myalgie, Mastitis, transienter Tumorschmerz, Ödeme, AK-Bildung

Alemtuzumab Rp — HWZ 23-30h

MabCampath *Inf.Lsg. 30mg/ml*

CLL: W1: 3mg i.v. d1, 10mg d2, 30mg d3, dann 3 x/W 30mg, Therapiedauer bis 12W;
DANI k.A.

Bevacizumab Rp — HWZ 20d

Avastin *Inf.Lsg. 100mg/4ml, 400mg/16ml*

Kolorektales Karzinom → 596: 5-10mg/kg i.v. d1, Wdh. d15 oder 7.5-15mg/kg d1, Wdh. d22; Kombination mit 5-FU/Folinsäure/Irinotecan;
Mamma-Ca → 603: 10mg/kg i.v. d1, Wdh. d15 oder 15mg/kg d1, Wdh. d22;
nichtkleinzelliges Bronchial-Ca → 592: 7.5 bzw. 15mg/kg d1, Wdh. d22, Kombination mit platinhaltiger Chemotherapie;
Nierenzell-Ca → 607: 10mg/kg d1, Wdh. d15, Kombination mit Interferon;
DANI, DALI k.A.

Catumaxomab Rp — HWZ 0.7-17

Removab *Inf.Lsg. 10µg/0.1ml, 50µg/0.5ml*

Maligner Aszites bei EpCAM-pos. Ca: 10µg intraperitoneal an d1, 20µg d3, 50µg d7, 150µg d10;
DANI, DALI k.A.

Cetuximab Rp — HWZ 70-100h

Erbitux *Inf.Lsg. 100mg/20ml, 500mg/100ml*

Kolorektales Karzinom → 596, **fortgeschrittenes Plattenepithel-Ca des Kopf-/Halsbereichs:** ini 400mg/m² i.v. d1, dann 1 x/W 250mg/m²;
DANI, DALI k.A.

Ofatumumab Rp — HWZ 1.3d (1.), 11.5d (4.), 15.8d (8.Inf.), PRC C, Lact ?

Arzerra *Inf.Lsg. 100mg/5ml*

CLL (refraktär auf Fludarabin und Alemtuzumab): ini 300mg i.v. (12ml/h, steigern bis max. 200ml/h), dann 2000mg (25ml/h , steigern bis max. 400ml/h) 1x/W für 8 W, dann 2000mg 1x alle 4W;
DANI GFR>30: 100%, <30: keine Daten;
DALI keine Daten

Panitumomab Rp	HWZ 7.5d
Vectibix *Inf.Lsg. 100mg/5ml, 200mg/10ml, 400mg/20ml*	**Metastasiertes EGFR-exprimierendes kolorektales Karzinom** → 596: 6mg/kg alle 14d über 60min. i.v., Verdünnung mit NaCl auf < 10mg/ml; **DANI, DALI** k.A.
Rituximab Rp	HWZ 76-206h
MabThera *Inf.Lsg. 100, 500mg*	**Follikuläres Lymphom:** Monotherapie: 375mg/m² i.v. d1, Wdh. d8, 15, 22; Kombination mit CVP-Schema: 375mg/m² d1; **CD20⁺ großzellig diffuses B-Zell-Lymphom:** 375mg/m² i.v. d1, Kombination mit CHOP-Schema; **rheumatoide Arthritis** → 402: 1g i.v. d1, Wdh. d15; **DANI, DALI** k.A.
Trastuzumab Rp	HWZ 28.5d
Herceptin *Inf.Lsg. 150mg*	**Mamma-Ca** → 603 **mit HER2-Überexpression:** metastasiert: ini 4mg/kg i.v. d1, dann 2mg/kg 1 x/W; Frühstadium: ini 8mg/kg i.v., dann 6mg/kg alle 3W; **metastasiertes Magen-Ca** → 600 **mit HER2-Überexpression:** ini 8mg/kg i.v. d1, dann 6mg/kg alle 3W; Kombination mit Capecitabin oder 5-FU und Cisplatin; **DANI** k.A.

A 19.7.5 Weitere

Wm/Wi (Alitretinoin): Vitamin A verwandtes Hormon, steuert Prozess der Zelldifferenzierung und -proliferation;
Wm/Wi (Amsacrin): Interkalation in die DNA, dadurch Hemmung der DNA-Synthese, DNA-Brüche, Chromosomenaberrationen und falsche Chromosomenteilungen;
Wm/Wi (Anagrelid): Hemmung der zyklischen AMP-Phosphodiesterase III, Verzögerung der Megakaryozytenreifung;
Wm/Wi (Asparaginase): Senkung des Asparaginspiegels ⇒ Stillstand der Proteinsynthese;
Wm/Wi (Bexaroten): selektive Bindung und Aktivierung der drei RXR;
Wm/Wi (Bortezomib): Proteasom-Inhibitor;
Wm/Wi (Estramustin): antimitotische und antimikrotubuläre Effekte durch Interaktion mit mikrotubuli-assoziierten- und Tau-Proteinen; estragene Komponente ⇒ LH↓, FSH ↓ ⇒ Androgenproduktion↓;
Wm/Wi (Folinsäure): Blockade der Thymidilatsynthase, Hemmung der DNA-Synthese;
Wm/Wi (Hydroxycarbamid): Blockade des Ribonukleotidreduktase-Systems, dadurch Hemmung der DNA-Synthese;
Wm/Wi (Lenalidomid): Proliferationshemmung bestimmter hämatopoetischer Tumorzellen, Hemmung der Angiogenese, Produktionshemmung von TNF-alpha und IL-6;
Wm/Wi (Mifamurtid): Analogon von Muramyldipeptid (Bestandteil der Zellwand von Mycobacterium sp.) ⇒ bindet an NOD2, ein starker Monozyten-/Makrophagenaktivator;
Wm/Wi (Miltefosin): Hemmung membranständiger Enzymsysteme;
Wm/Wi (Mitotan): bindet kovalent an die Makromoleküle der Mitochondrien ⇒ Zerstörung der Mitochondrien, Zelltod und Nekrose, wirkt selektiv zytotoxisch auf die Zonae fasciculata und retikularis, hemmt die Produktion von Kortikosteroiden und beeinflusst den extraadrenalen Metabolismus von endogenen und exogenen Steroiden;
Wm/Wi (Pentostatin): Hemmung der Adenosin-Deaminase, direkte Hemmung der RNA-Synthese und erhöhte Schädigung der DNA;
Wm/Wi (Thalidomid): Suppression der TNF-alpha-Produktion, Hemmung bestimmter Adhäsionsmoleküle und der antiangiogenetischen Aktivität ⇒ immunmodulatorisch, antiinflammatorisch, antineoplastisch;

Wm/Wi (Trabectedin): bindet an die kleinere Furche der DNA, so dass die Helix der größeren Furche nachgibt ⟹ Triggerung verschiedener Mechanismen mit zuletzt Strg. des Zellzyklus;
Wm/Wi (Tretinoin): Induktion von Zelldifferenzierung und Hemmung der Zellproliferation;
UW: s. allgemeine UW von Zytostatika → 309;
UW (Alitretinoin): Erythem, Ödem, Pruritus, Krustenbildung, Nässen, exfoliative Dermatitis, Schmerzen;
UW (Amsacrin): Herzinsuffizienz, Herzstillstand, transiente Transaminasen ↑, Gelbfärbung, periphere und zentrale Neurotoxizität mit Kopfschmerzen, Verwirrtheit, Krampfanfällen
UW (Anagrelid): Anämie, Flüssigkeitsretention, Kopfschmerzen, Schwindel, Palpitationen, Tachykardie, Müdigkeit, Exanthem, Übelkeit, Erbrechen, Diarrhoe, Bauchschmerzen;
UW (Asparaginase): Transaminasen ↑, Hepatitis, Pankreatitis, Hyperglykämie, Strg. der Gerinnungsfaktorsynthese, thromboembolische Ereignisse, Blutungen, akutes Nierenversagen, reversible Enzephalopathie: Antriebslosigkeit, Somnolenz, Verwirrtheit, hirnorganisches Psychosyndrom (chronisch), allergische Reaktionen bis zum anaphylaktischen Schock;
UW (Bexaroten): Hyperlipämie, Hyperthyroidismus, Hypercholesterinämie, Kopfschmerzen, Schmerzen;
UW (Bortezomib): Dehydratation, periphere Neuropathie, Kopfschmerzen, orthostatische Hypotonie, Dyspnoe, Myalgie, Anorexie, Obstipation;
UW (Estramustin): Ischämie, Herzinsuffizienz, Ödeme, transiente Transaminasen ↑, Gynäkomastie, Missempfindungen im Perineum bzw. Prostatabereich;
UW (Folinsäure): bei hoher Dosierung GI-Strg.;
UW (Hydroxycarbamid): akute Pulmotoxizität mit diffuser pulmonaler Infiltration/Lungenödem, Obstipation, transiente Transaminasen ↑, Proteinurie, Hyperurikämie, periphere/zentrale Neurotoxizität;
UW (Lenalidomid): Neutropenie, Müdigkeit, Asthenie, Obstipation, Muskelkrämpfe, Thrombopenie, Anämie, Diarrhoe, Exanthem, venöse Thrombolembolie;
UW (Mifamurtid): Infektionen und parasitäre Erkrankungen, Tumorschmerzen, Anämie, Leukopenie, Thrombopenie, Anorexie, Dehydratation, Verwirrtheit, Depression, Angstzustände, Verschwommensehen, Hörstrg., Tachykardie, Hypo-/Hypertonie, Dyspnoe, Pleuraerguss, Husten, Diarrhoe, Emesis, Hyperhidrosis, Exanthem, Arthralgien, Myalgien, Dysurie, Dysmenorrhoe, Fieber, Schüttelfrost, Schmerzen, Ödeme;
UW (Mitotan): subjektive und objektive Symptome einer Hypervitaminose A, Retinoic-Acid-Syndrome, Lethargie, Ataxie, Schwäche, Schwindel, Anorexie, Hypertonie, Hämaturie, hämorrhagische Zystitis, Albuminurie, Leberveränderungen, bei hoher Dosierung M. Addison;
UW (Pentostatin): EKG-Veränderungen, Herzinsuffizienz, transiente Transaminasen ↑, Photosensibilität, Pruritus, Keratokonjunktivitis, periorbitales Ödem;
UW (Thalidomid): Neutro-, Leuko-, Thrombozytopenie, Anämie, periphere Neuropathie, Tremor, Schwindel, Somnolenz, Obstipation, periphere Ödeme, Herzinsuffizienz, Bradykardie, Koordinationsstrg., thromboembolische Ereignisse, Bronchopneumopathie, Erbrechen, toxische Hautausschläge, Fieber, Verwirrtheit, Teratogenität;
UW (Trabectedin): CK-Erhöhung, Obstipation, Anorexie, Asthenie, Abgeschlagenheit, Bilirubin-, aP-, gGT-, Transaminasenerhöhung;
UW (Tretinoin): Cheilitis, Konjunktivitis, Kopfschmerzen, intrakranieller Druck ↑, Pseudotumor-cerebri-Syndrom, Schwindelgefühl, Verwirrtheit, Depression, Parästhesien, Seh- und Hörstrg., Pankreatitis, Kreatinin ↑, Transaminasen ↑, Hyperkalzämie, Dyspnoe, Ateminsuffizienz, Knochen-, Brust-, Muskelschmerzen, Triglyzeride ↑, Cholesterol ↑, VLDL ↑, LDL ↑;
KI (Thalidomid): bekannte Überempfindlichkeit, SS, gebärfähiges Alter

Alitretinoin Rp

Panretin *Gel 0.1% (1g enth. 1mg)*

Kaposi-Sarkom bei AIDS: ini 2 x tgl. auf die Hautläsionen auftragen, nach 14d ggf. steigern auf 3-4 x tgl. je nach Wi und Verträglichkeit

Amsacrin Rp — HWZ 6.3h, PPB 95%

Amsidyl *Inf.Lsg. 75mg*

AML, ALL: Induktion, Monotherapie: 90mg/m² i.v. d1-5; Erhaltungstherapie: 50mg/m² d1-3, Wdh. nach 3-4W;
DANI, DALI 60-75mg/m² i.v. d1-5; Kontrolle der Nieren-/Leberwerte bei NI/LI

Anagrelid Rp	HWZ 1.3h
Xagrid *Kps. 0.5mg*	**Essentielle Thrombozythämie** → 368: ini 2 x 0.5mg p.o., nach 1W je nach Thrombo-Zahl (Ziel: 150-400/nl) steigern um max. 0.5mg/W; Erh.Dos. 1-3mg/d; **DANI** GFR < 30: KI; **DALI** Child-Pugh C: KI
Asparaginase Rp	HWZ 14-22h
Oncaspar *Inf.Lsg. 3750IE*	**Non-Hodgkin-Lymphom** → 369: 200E/kg oder 6000E/m² i.v. tgl.; 45000E/m² und mehr 2 x/W; 100-400E/kg/d oder 3000-12000E/m² /d i.m.; **Oncaspar: ALL:** 2500IE/m² alle 14d; **Ki. mit KOF < 0.6m²:** 82.5 IE/kg; **DANI** k.A.
Bexaroten Rp	HWZ 1-3h, PPB 99%
Targretin *Kps. 75mg*	**Kutanes T-Zell-Lymphom:** 300mg/m²/d p.o.; **DANI** sorgfältige Überwachung; **DALI** KI
Bortezomib Rp	HWZ 5-15h PPB 83%
Velcade *Inf.Lsg. 3.5mg*	**Plasmozytom** → 375: 1.3mg/m² i.v. d1, 4, 8, 11, Wdh. d22; **DANI, DALI** sorgfältige Überwachung, evtl. Dosisreduktion
Estramustin Rp	HWZ 20-24h, Q0 1.0, PPB 99%
Cellmustin *Kps. 140, 280mg* **Estracept** *Kps. 280mg* **Estracyt** *Kps. 140mg; Inf.Lsg. 300mg* **Estramustin HEXAL** *Kps. 140, 280mg* **Multosin** *Kps. 140, 280mg*	**Prostata-Ca** → 610: 300-450mg i.v. für 5-10d; ini 3 x 280mg p.o., nach 4W 2 x 280mg; **DANI** k.A.
Folinsäure Rp	HWZ 0.5-2(2.25-6)h
Calciumfolinat HEXAL *Kps. 15mg; Amp. 30mg; Inf.Lsg. 100, 200, 300, 400, 500, 800, 1000mg* **Degalin** *Inf.Lsg. 200, 500mg* **Foli Cell** *Inf.Lsg. 200, 500, 1000mg* **Leukovorin** *Tbl. 15mg; Amp. 10, 30, 50mg* **Oncofolic** *Inf.Lsg. 100, 200, 300, 400, 500, 900mg* **Vorina** *Inf.Lsg. 100, 350, 500, 1000mg*	**Kolorektales Karzinom** → 596: 20-500mg/m² i.v. + 5-FU; **Pro. von Intoxikationserscheinungen bei Methotrexat-Therapie:** nach MTX-Serumspiegel, s. FachInfo; **DANI** k.A.
Hydroxycarbamid Rp	HWZ 2-4.5h, Q0 0.5
Hydrea *Kps. 500mg* **Litalir** *Kps. 500mg* **Syrea** *Kps. 500mg* **Siklos** *Tbl. 1000mg*	**CML** → 368: ini 40mg/kg p.o., wenn Leukozyten < 20/nl 20mg/kg, Leukozytenziel: 5-10/nl; **essentielle Thrombozythämie** → 368: ini 15mg/kg p.o., Dosisanpassung nach Thrombozyten (Ziel < 600/nl); **Polycythaemia vera** → 367: ini 15-20mg/kg p.o., Dosisanpassung je nach Hkt, Leukozyten; **DANI** k.A.

Lenalidomid Rp	HWZ 3h, PPB 22-29%, PRC X, Lact -
Revlimid *Kps. 5, 10, 15, 25mg*	**Plasmozytom** → 375: ini 1 x 25mg p.o. d1-2, Wdh. d29, Kombination mit Dexamethason, ggf. Dosisanpassung nach Blutbild, s. FachInfo; **DANI** GFR 30-50: 1 x 10mg; < 30: 15mg alle 2d; HD: 15mg 3 x/W
Mifamurtid Rp	HWZ 18h
Mepact *Inf.Lsg. (4mg/50ml)*	**High-grade Osteosarkom** 2-30J als postoperative Kombinationstherapie: W1-12: 2mg/m² i.v. 2 x/W, W13-24: 2mg/m² 1 x/W, jeweils als Inf. über 60min; **DANI, DALI** keine Daten
Miltefosin Rp	HWZ 150-200h
Impavido *Kps. 10, 50mg* **Miltex** *Lsg. (1ml enth. 60mg)*	**Hautmetastasen bei Mamma-Ca:** 1 x tgl. auftragen (1-2Gtt./10cm²), nach 1W 2 x tgl.; **viszerale Leishmaniasis:** 1.5-2.5mg/kg/d p.o. in 2-3ED für 28d; kutane Leishmaniasis: 30-45kg: 2 x 50mg; > 45kg: 3 x 50mg für 28d; **DANI, DALI** (Impavido) KI bei schwerer NI, LI
Mitotan Rp	HWZ 0.14h
Lysodren *Tbl. 500mg*	**Nebennierenrinden-Ca:** ini 2-3g/d p.o., nach 8W 1-2g/d; **< 18J:** ini 1.5-3.5g/m²/d; **DANI, DALI** Anwendung bei schwerer NI, LI nicht empfohlen
Pentostatin Rp	HWZ 5.7h, PPB 4%
Nipent *Inf.Lsg. 10mg*	**Haarzell-Leukämie:** 4mg/m² i.v. d1, Wdh. d15; **DANI** GFR < 60: KI; **DALI** vorsichtige Anwendung
Thalidomid Rp	HWZ 5.5-7.3h, PPB 55-65%, PRC X, Lact -
Thalidomide Celgene *Kps. 50mg*	**Plasmozytom** → 375 **bei Pat. > 65J oder bei KI für hochdosierte Chemotherapie:** 1 x 200mg abends, max. 12 x 6W; in Kombination mit Melphalan und Prednison; **DANI, DALI** vorsichtige Dosiseinstellung
Trabectedin Rp	HWZ 180h, PPB 96%
Yondelis *Inf.Lsg. 0.25, 1mg*	**Fortgeschrittene Weichteilsarkome:** 1.5mg/m² i.v. (ZVK) d1, Wdh. d22; **DANI** GFR < 30: KI; **DALI** KI bei erhöhtem Bilirubin
Tretinoin Rp	HWZ 0.7h
Vesanoid *Kps. 10mg*	**Akute Promyelozytenleukämie:** 45mg/m² p.o. in 2ED bis Vollremission erreicht, max. 90d; **DANI, DALI** 25mg/m²

A 20 Toxikologie - Arzneimittel

A 20.1 Allgemeines

1. Erstanamnese

Welches Gift? Stoff? Produktname? Bestandteile? Hersteller? Verpackung? **Giftaufnahme?** Oral? Inhalation? Haut? **Wann?** Einnahme? Erste Symptome? **Warum?** Suizid? Sucht? Irrtümlich? **Wieviel?** Menge? Konzentration? **Klinik?** Ansprechbar? Bewusstlos? Alter? Geschlecht? Gewicht? AZ?

2. Vergiftungszentrale verständigen

3. Soforthilfe durch den Laien

- **Lagerung:** bewusstloser Patient → stabile Seitenlage/Bauchlage mit seitlicher Kopflagerung; bei mechanischer Atemwegsverlegung: Kopf in Seitenlage und Mundhöhle säubern
- **Ersthilfe bei oraler Giftaufnahme** → Auslösen von Erbrechen durch Laien unbedingt vermeiden
  Hautkontamination: Reinigung mit Wasser und Seife
  Augenkontamination: Augenspülung unter laufendem Wasser

A 20.2 Ärztliche Behandlung (5-Finger-Regel)

1. Elementarhilfe (Stabilisierung der Vitalparameter)

Entsprechend dem Schweregrad der Vergiftung (= Ausmaß der Bewusstseinsstrg.): Grad 0 = keine Bewegungsstrg.; G1 = Somnolenz; G2 = Sopor; G3 = motorisch reaktives Koma; G4 = areaktives Koma mit respiratorischer Insuffizienz; G5 = Grad 4 mit instabilem Kreislauf

	Überwachung	Lagerung	Ven. Zugang	Atemweg sichern	Beatmung	Katecholamine
Bei Grad	**Immer**	**≥ 1**	**≥ 2**	**≥ 3**	≥ 4	5

2. Giftelimination

Primär (Giftentfernung vor Aufnahme)

- **Orale Giftaufnahme:**
  - **Aktivkohle** (Carbo medicinalis): **Cave:** Aspirationsrisiko ↑ bei bewusstlosen, nicht intubierten Pat. bei Applikation über Magensonde; **Dos.:** ca. 10-facher Überschuss an Kohle gegenüber Gift, bei unbekannter Menge im Allgemeinen 1g/kg; **Komb. von Kohle u. Laxans** beschleunigt Giftelimination; **KI:** fehlende Stabilisierung der Vitalparameter, Perforationsgefahr
  - **Induziertes Erbrechen** (meist erst in Klinik, wenn möglich innerhalb 1h): Ipecacuanha-Sirup: 1.Lj. (10ml), 2.Lj. (20ml), ab 3.Lj/Erw. (30ml); **KI:** Bewusstseinsstrg., Verätzung, Vergiftung mit organischen Lsg.-Mitteln, Tenside, Antiemetika
  - **Magenspülung** (Anm.: bei Medikamentenintoxikation besteht meist keine Indikation):
    1. Pro. eines reflektorischen Laryngospasmus: 1mg Atropin i.m.
    2. Lagerung: bei *wachen/bewusstseinseingetrübten* Pat. mit erhaltenem Schluckreflex: keine Intubation → stabile Seiten-, Bauchlage; bei *bewusstlosen* Pat.: Intubation → Rückenlage
    3. Spülung: weicher Magenschlauch (Erw. ø 18mm; Kleinkind ø 11mm) → Lagekontrolle → Spülung: 10-20l lauwarmes H_2O (in Portionen von 10ml x kg) → abschließend 50g Carbo medicinalis + 15-20g Na-Sulfat in Wasser auflösen und in Magenspülschlauch instillieren → Schlauch abklemmen, entfernen
- **Inhalative Giftaufnahme:** Pat. aus Gefahrenbereich (Eigenschutz beachten!), O_2, Frischluft
- **Kutane Giftaufnahme:** Kleidung entfernen, Haut abwaschen
- **Augenkontamination:** Augenspülung (10min unter fließendem Wasser) → Augenarzt

Sekundär (Giftentfernung nach Resorption)

Zuerst Giftnotrufzentrale konsultieren; dann forcierte Diurese, Hämodialyse, Hämoperfusion, Plasmapherese

A 20.3 Antidota

Wm/Wi (ACC): Verstoffwechslung in Hepatozyten zu Glutathion, das zur Entgiftung toxischer Paracetamolmetabolite benötigt wird;
Wm/Wi (Atropin): parasympatholytisch durch kompetitiven Antagonismus an muscarinartigen Cholinozeptoren;
Wm/Wi (Digitalisantitoxin): von Schafen gewonnene Immunglobulinfragmente, die freies und zellmembrangebundenes Digitalisglykosid binden;
Wm/Wi (4-DMAP): Bildung von Methämoglobin ⇒ Komplexbildung mit Cyanid ⇒ Entblockung der Cytochromoxidase;
Wm/Wi (DMPS): Chelatbildner, bildet mit Schwermetallen stabile Komplexe, die renal ausgeschieden werden;
Wm/Wi (Ethanol): hat höhere Bindungskonstante an die Alkoholdehydrogenase (ADH) als Methanol, durch Sättigung der ADH mit Ethanol wird die Methanoloxidation gehemmt, es entstehen weniger toxische Metabolite wie Formaldehyd und Ameisensäure;
UW (ACC): Abfall des Prothrombinwerts, anaphylaktische Reaktionen;
UW (Atropin): Schweißdrüsensekretion ↓, Tachykardie, Miktionstrg., Mundtrockenheit, Glaukomanfall, Akkommodationsstrg., Unruhe, Halluzinationen, Krämpfe, Delirien;
UW (Digitalisantitoxin): allergische Reaktionen, Anaphylaxie, Hypokaliämie;
UW (4-DMAP): Methämoglobinämie, Brechreiz, Durchfall, Asthmaanfall, Bewusstseinsstrg., Schock;
UW (DMPS): Fieber, Schüttelfrost, Übelkeit, allergische Hautreaktionen, Erythema exsudativum multiforme, Stevens-Johnson-Syndrom, Transaminasenanstieg, Leukopenie, Angina pectoris, Geschmacksveränderungen, abdominelle Beschwerden, Appetitverlust, Zink- und Kupfermangel;
KI (ACC): keine;
KI (Atropin): Engwinkelglaukom, Tachykardie bei Herzinsuffizienz und Thyreotoxikose, tachykarde Herzrhythmusstrg., Koronarstenose, mechanische Verschlüsse des Magen-Darm-Trakts, paralytischer Ileus, Megacolon, obstruktive Harnwegserkrankungen, Prostatahypertrophie mit Restharnbildung, Myasthenia gravis, akutes Lungenödem, Schwangerschaftstoxikose, bekannte Überempfindlichkeit gegenüber Atropin und anderen Anticholinergika;
KI (Digitalisantitoxin): bekannte Überempfindlichkeit, Schafeiweißallergie;
KI (4-DMAP): Glukose-6-Phosphat-Dehydrogenasemangel;
KI (DMPS): bekannte Überempfindlichkeit

Acetylcystein (ACC) Rp — HWZ 30-40min, Q0 0.7, PRC B, Lact ?

Fluimucil Antidot 20% *Amp. 5g/25ml*

Paracetamolintoxikation: ini 150mg/kg in 200ml Glucose 5% über 15min i.v., dann 50mg/kg in 500ml Glucose 5% über 4h i.v., dann 100mg/kg in 1l Glucose 5% über 16h i.v.;
DANI nicht erforderlich

Atropin Rp — HWZ 2-3h, Q0 0.45, PPB 2-40%, PRC C, Lact ?

Atropinsulfat *Amp. 0.5mg/1ml; Inj.Lsg. 100mg/10ml*
Atropinum sulfuricum *Amp. 0.25mg/1ml, 0.5mg/1ml, 1mg/1ml, 2mg/1ml*

Alkylphosphatvergiftung: 2-5mg alle 10-15min i.v. bis zum Rückgang der Bronchialsekretion, bis zu 50mg in Einzelfällen, Erh.Dos. 0.5-1mg alle 1-4h;
Ki.: 0.5-2mg i.v., Erh.Dos. nach Klinik;
Neostigmin- und Pyridostigminüberdosierung: 1-2mg i.v.

Digitalisantitoxin Rp	
Digitalis-Antidot BM *Inj.Lsg. 80mg*	**Digitalisintoxikation:** Allergietestung durch Intrakutan- bzw. Konjunktivaltest: 160mg als Infusion über 20min i.v., dann Dauerinfusion mit 30mg/h über 7-8h; nach Bolusgabe kann auf die Digitalisbestimmung gewartet werden, um dann die notwendige Menge für die kontinuierliche Infusion zu errechnen; **bei bekanntem Serumspiegel: Errechnung des Körperbestands:** Digoxin: Serumkonzentr. in ng/ml x 5.6 x kg : 1000; Digitoxin: Serumkonzentr. in ng/ml x 0.56 x kg : 1000; Antikörperdosis (mg) = Körperbestand (mg) x 80
Dimethylaminophenol (4-DMAP) Rp	
4-DMAP *Amp. 250mg/5ml*	**Cyanidintoxikation:** 3-4 mg/kg langsam i.v., **Ki.:** 3 mg/kg langsam i.v.; nach 4-DMAP Natriumthiosulfat geben!
Dimercaptopropansulfonat (DMPS) Rp	PPB 90%
Dimaval *Amp. 250mg/5ml*	**Akute Quecksilbervergiftung:** an d1 250mg i.v. alle 3-4h, d2 250mg alle 4-6h, d3 250mg alle 6-8h, d4 250mg alle 8-12h, dann 250mg 1-3 x täglich; **DANI** Anwendung nur bei gleichzeitiger Dialyse möglich
Ethanol OTC	
Alkohol 95% *Amp. 15g/20ml*	**Methanolintoxikation:** 0.5-0.75g/kg über 30min i.v. in Glucose 5%, dann 0.1-0.2g/kg; Serumalkoholspiegel von 0.5-1‰ anstreben

Wm/Wi (Flumazenil): Antagonismus an Benzodiazepinrezeptoren;
Wm/Wi (Hydroxycobalamin): bindet Cyanid im Plasma, indem der Hydroxoligand durch einen Cyanoliganden ersetzt wird, das dabei entstandene Cyanocobalamin wird rasch mit dem Urin ausgeschieden;
Wm/Wi (Kohle): durch die große Absorptionsfläche der Kohle (1000-2000m²/g) können Giftstoffe gebunden werden, da Kohle vom Magen-Darm-Trakt nicht resorbiert wird, werden die gebundenen Giftstoffe mit dem Stuhl ausgeschieden;
Wm/Wi (Natriumthiosulfat): Schwefeldonator ⇒ Sulfatierung der Cyanide, dadurch schnellere Bildung des weniger giftigen Rhodanids;
Wm/Wi (Obidoxim): Reaktivierung der blockierten Acetylcholinesterase, Verhinderung der Phosphorylierung und Inaktivierung des Enzyms;
Wm/Wi (Physostigmin): reversible Hemmung der Cholinesterase ⇒ Anstieg von Acetylcholin im synaptischen Spalt ⇒ indirekte parasympathomimetische Wirkung;
Wm/Wi (Simeticon): = Silikon, setzt Oberflächenspannung herab, Verhinderung der Schaumbildung, keine Resorption;
Wm/Wi (Tiopronin): Chelatbildner, Schwermetallbindung;
Wm/Wi (Toloniumchlorid): Reduktion von Methämoglobin zu Hämoglobin;

UW (Flumazenil): Übelkeit, Erbrechen, Blutdruckschwankungen, Herzklopfen, Gefühl von Bedrohung, Auslösung von Benzodiazepinentzugssymptomen;
UW (Hydroxycobalamin): allergische Reaktionen, dunkelrote Verfärbung des Urins;
UW (Kohle): Obstipation, mechanischer Ileus bei sehr hohen Dosen;
UW (Natriumthiosulfat): Überempfindlichkeitsreaktionen wie z.B. Brechreiz, Durchfall, Asthmaanfall, Bewusstseinsstrg., Schock;
UW (Obidoxim): Hitzegefühl, Kälteempfinden, Mentholgeschmack, Taubheitsgefühl, Muskelschwäche, Mundtrockenheit, Tachykardie, Hypertonie, EKG-Veränderungen, Herzrhythmusstrg., Leberfunktionsstrg.; nach Gabe von 3-10g innerhalb von 1-3d cholestatischer Ikterus möglich;
UW (Physostigmin): Erbrechen, Übelkeit, Speichelfluss, Harn- und Stuhlinkontinenz, Krampfanfälle, Bradykardie, Durchfall, Asthmaanfall, Bewusstseinsstrg.;
UW (Simeticon): keine;
UW (Tiopronin): Diarrhoe, Geschmacksstrg., Pruritus, Hautreaktionen, Stomatitis, Blutbildveränderungen, Hepatitis, Temperaturerhöhung;
UW (Toloniumchlorid): Blaufärbung von Haut und Urin;
KI (Hydroxycobalamin): nach Anwendung von Natriumthiosulfat;
KI (Kohle): Vergiftung mit ätzenden Stoffen, da diagnostisch-endoskopische Maßnahmen erschwert werden;
KI (Natriumthiosulfat): Sulfitüberempfindlichkeit;
KI (Obidoxim): Carbamatintoxikation (z.B. Aldicarb = Temik 5G);
KI (Physostigmin): Asthma bronchiale, KHK, Gangrän, mechanische Obstipation/Harnsperre;
KI (Flumazenil): bekannte Überempfindlichkeit, Erkrankungen, die mit Benzodiazepinen behandelt werden, wie Epilepsie, Angstzustände, Selbstmordneigung, Mischintoxikationen mit tri- und tetrazyklischen Antidepressiva;
KI (Simeticon): bekannte Überempfindlichkeit;
KI (Tiopronin): Albuminurie, Glomerulonephritis, Myasthenie, Polymyositis, Pemphigus, arzneimittelbedingte Zytopenien, Schwangerschaft;
KI (Toloniumchlorid): keine bei korrekter Indikation

Flumazenil Rp — HWZ 1h, Q0 1.0, PPB 50%

Anexate *Amp. 0.5mg/5ml, 1mg/10ml*
Flumanzenil Hexal/Hameln/Kabi *Amp. 0.5mg/5ml, 1mg/10ml*

Aufhebung der Benzodiazepinwirkung: ini 0.2mg i.v., ggf. minütliche Nachinjektion von 0.1mg bis max. 1mg Gesamtdosis;
Ki. > 1J: 0.01mg/kg über 15s i.v., ggf. minütliche Nachinjektionen bis max. 0.05mg/kg bzw. 1mg Gesamtdosis

Hydroxycobalamin

Cyanokit *Inj.Lsg. 2.5g (Int. Apotheke)*

Cyanidintoxikation: ini 5g in 200ml NaCl 0.9% über 30min i.v., je nach Klinik weitere 5g über 0.5-2h;
Ki.: 70mg/kg über 20-30min i.v.

Kohle, medizinische OTC

Kohle Hevert *Tbl. 250mg*
Kohle Pulvis *Pulver 10g*
Ultracarbon *Granulat 50g*

Intoxikationen durch Nahrungsmittel, Schwermetalle, Arzneimittel: 1g/kg p.o. oder über Magenschlauch applizieren; 10g Kohle werden in 70-80ml Wasser aufgeschüttelt;
Ki.: 0.5g/kg;
wirkt nicht bei: Lithium, Thallium, Eisensalzen, Blausäure, Borsäure, DDT, Tolbutamid, Methanol, Ethanol, Ethylenglykol

Natriumthiosulfat OTC

Natriumthiosulfat 10%, 25% *Amp. 1g/10ml; Inf.Lsg. 10g/100ml, 25g/100ml, 50g/500ml*

HWZ

Cyanidintoxikation: 50-100mg/kg i.v.;
Sgl.: bis zu 1g i.v.;
Kleinki.: bis zu 2g,
Schulki.: bis zu 5g;
Intoxikationen mit Alkylantien: bis zu 500mg/kg i
Intoxikationen mit Bromat und Jod: 100mg/kg i.
Magenspülung mit 1%iger Lösung

Obidoximchlorid OTC

Toxogonin *Amp. 250mg/1ml*

HWZ 2h Q0 0.

Intoxikationen mit Organophosphaten: 250mg i.
dann Dauerinfusion mit 750mg/d;
Ki.: 4-8mg/kg i.v., dann Dauerinfusion mit 10mg/kg/d; zuerst Atropin-Gabe!

Physostigmin Rp

Anticholium *Amp. 2mg/5ml*

Anticholinerges Syndrom bei Vergiftungen (Atropin, trizyklische Antidepressiva, Antihistaminika): ini 2mg langsam i.v. oder i.m., 1-4mg alle 20min i.v. bzw. Wdh. der Vollwirkdosis, wenn Vergiftungssymptome wieder auftreten;
Ki.: 0.5mg i.v. oder i.m., Wdh. alle 5min bis Gesamtdosis von 2mg, so lange die anticholinergen Symptome weiterbestehen und keine cholinergen Symptome auftreten

Simeticon OTC

Espumisan *Emulsion (1ml = 40mg)*
sab simplex *Emulsion (1ml = 69mg)*

Spülmittelintoxikation: 10ml p.o.;
Ki.: 5ml p.o.

Tiopronin Rp

Captimer *Tbl. 100, 250mg*

Quecksilber-, Eisen-, Kupfer-, Zink-, Polonium-, Cadmiumintoxikation, M. Wilson, Hämosiderose: 7-10mg/kg p.o.

Toloniumchlorid Rp

Toluidinblau *Amp. 300mg/10ml*

Intoxikationen mit Methämoglobinbildnern (z.B. Anilin, Nitrobenzol, Nitrit, aromatische Amine, oxidierende, organische Lösungsmittel, Dapsone, manche Lokalanästhetika), DMAP-Überdosierung
2-4mg/kg langsam i.v.; **Ki.:** s. Erw.

A 20.4 Transport

Durch Notarzt/Rettungsmittel mit Rettungsassistenz in nächstes Krankenhaus; dort ggf. Sekundärverlegung, bei schweren/unklaren Vergiftungen Kontakt mit Giftnotrufzentrale durch Arzt

A 20.5 Asservierung

Immer: Urin, Blut in EDTA-Röhrchen, Blut nativ, u.U. bei Lebensmittel- oder Pilzvergiftungen Stuhl, bei Gasvergiftung Ausatemluft in Atemballon; Beschriftung der Probe (Entnahmezeit, Material, Patientendaten); **sachgemäße Lagerung** (bei 4 °C im Kühlschrank), vor jeder Antidotgabe Asservierung von Blut und Urin

1 Notfall – Therapie

1.1 Notfälle – Therapiemaßnahmen

Herz, Kreislauf	Herzkreislaufstillstand	→ 336
	Akuter Myokardinfarkt	→ 345
	Akutes Koronarsyndrom (ACS)	→ 345
	Hypertensiver Notfall	→ 341
	Herzrhythmusstörung	→ 353
	Kardiogener Schock	→ 343
	Hypovolämer Schock	→ 344
	Anaphylaktischer Schock	→ 343
Atmung	Status asthmaticus	→ 381
	Akute COPD-Exazerbation	→ 385
	Lungenembolie	→ 394
	Akutes Lungenödem	→ 397
Stoffwechsel	Diabetisches Koma	→ 422
	Hypoglykämisches Koma	→ 417
	Hyperosmolares Koma	→ 422
	Thyreotoxische Krise	→ 431
	Myxödem-Koma	→ 433
	Addison-Krise	→ 436
	Hyperkalzämische Krise	→ 413
Neurologie	Status epilepticus	→ 478
	Ischämischer Hirninfarkt	→ 492
Vergiftungen	Vergiftungen	→ 613

T 1.2 Adult Advanced Life Support (ALS)

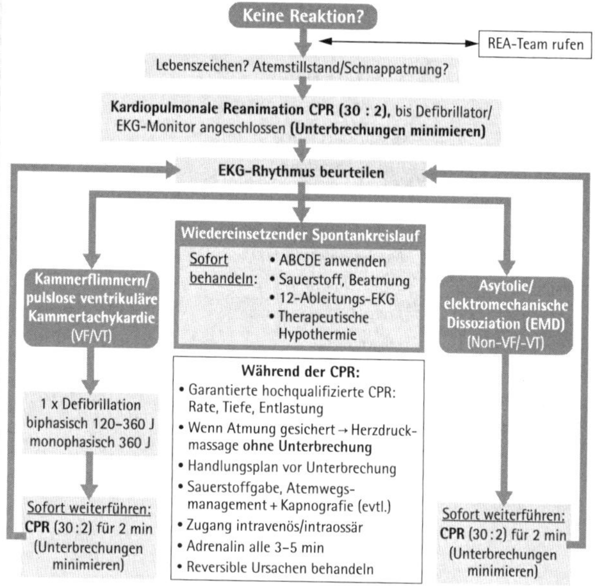

Mögliche reversible Ursachen (4 H's und die „HITS"):

- **H**ypoxie
- **H**ypovolämie
- **H**ypo-/Hyperkaliämie, metabol. Störung
- **H**ypothermie
- **H**erzbeuteltamponade
- **I**ntoxikation
- **T**hrombose, koronar oder pulmonal
- **S**pannungs-Pneumothorax

Adapt. nach: European Resuscitation Council Guidelines for Resuscitation 2010

T 2 Kardiologie – Therapie (R. Haberl)

T 2.1 Hypertonie

Neue Hypertonieklassifikation nach JNC 7, 2003	RR systolisch (mmHg)		RR diastolisch (mmHg)
Normaler RR	< 120		< 80
Prähypertensives Stadium	120–139		80–89
Hypertonie Stadium I	140–159	oder	90–99
Hypertonie Stadium II	☐ 160	oder	☐ 100

Zusätzliche Risikofaktoren	
Rauchen	Geschlecht (M, postmen. F)
Dyslipidämie	Alter > 60 J
Diabetes mellitus	Familiär: kardiovask. Erkrankung < 55 Lj. (M), < 65 Lj. (F)

Endorganschaden (EOS), kardiovaskuläre Krankheit (CVK)	
Linksventrikuläre Hypertrophie	TIA, PRIND, Apoplex
Koronare KHK, Z. n. Myokardinfarkt	Nephropathie, Niereninsuffizienz
Z. n. koronarer Revaskularisation	Periphere aVK
Herzinsuffizienz	Retinopathie

Kardiovaskuläre Risikogruppen – Behandlung

Andere RF + Anamnese	Blutdruck [mmHG] Normal 120–129/80–84	Hochnormal 130–139/85–89	Grad I HT 140–159/90–99	Grad II HT 160–179/100–109	Grad III HT > 180/> 110
Keine weiteren RF	Risiko ⊘	Risiko ⊘	Risiko schwach: **⇒Lebensstil**	Risiko mäßig↑: **⇒Lebensstil**	Risiko hoch: **⇒Sofort Med.** **⇒Lebensstil**
1–2 RF	Risiko schwach↑: **⇒Lebensstil** **⇒Monitoring**	Risiko schwach↑: **⇒Lebensstil** **⇒Monitoring**	Risiko mäßig↑: **⇒Lebensstil** **⇒Medik.?**	Risiko mäßig↑: **⇒Medik.** **⇒Lebensstil**	Risiko sehr hoch: **⇒Sofort Medik.** **⇒Lebensstil**
≥ 3 RF, Met. S, DM oder EOS	Risiko mäßig↑: **⇒Lebensstil** **⇒Monitoring**	Risiko hoch: **⇒Medik.** **⇒Lebensstil**	Risiko hoch: **⇒Medik.** **⇒Lebensstil**	Risiko hoch: **⇒Medik.** **⇒Lebensstil**	Risiko sehr hoch: **⇒Sofort Medik.** **⇒Lebensstil**
Kardiovaskuläre/Nierenerkrankungen	Risiko hoch: **⇒Monitoring** **⇒Medik.** **⇒Lebensstil**	Risiko sehr hoch: **⇒Sofort Medik.** **⇒Lebensstil**	Risiko sehr hoch: **⇒Sofort Medik.** **⇒Lebensstil**	Risiko sehr hoch: **⇒Sofort Medik.** **⇒Lebensstil**	Risiko sehr hoch: **⇒Sofort Medik.** **⇒Lebensstil**

Risiko (R) vaskulärer Erkrankungen innerhalb v. 10 J:
< 15 % (R schwach); 15–20 % (R mäßig); 20–30 % (R hoch); > 30 % (R sehr hoch)

DM = Diabetes mellitus, **EOS** = Endorganschaden, **KHK** = koronare Herzkrankheit, **Met. S** = Metabolisches Syndrom, **R** = Risiko, **RF** = Risikofaktoren, **Lebensstil** = Lebensstil verbessern, **Monitoring** = weit. Monitoring, **Medik.?** = medikamentöse Therapie zu erwägen, **Medik./Med.** = medikamentöse Therapie

Lifestyle-Modifikation	
Gewicht normalisieren	Alkoholkarenz (max. 30g/d), Nikotinkarenz
Ernährung fettreduziert/kochsalzarm	Sportliche Ausdauerbetätigung (regelmäßig)
	Stress abbauen (Wechselschichten meiden!)

Differenzierte antihypertensive Therapie

	ACE-Hemmer	AT_1-Antagonist	Betablocker (BB)	Ca-Ant., Dihydropyr.	Ca-Ant., Non-Dihydr.	Aldosteronantagonist	Schleifendiuretikum	Thiaziddiuretikum	Alpha-Methyldopa
Angina pectoris, stabil – KHK			░	░ 1	░				
Angina pectoris, instabil/AMI – ACS			░	▓	▓				
Angioneurotisches Ödem	▓								
Arteriosklerose der Karotiden	░			░	░				
Asthma bronchiale			▓						
AV-Block, Grad 2–3			▓		▓				
COPD			░						
Diabetes mellitus	░	░	░						
Diabetische Nephropathie	░	░							
Gicht								▓	
Glaukom			░						
Glukoseintoleranz									
Herzinfarkt, Z. n.	░	░	░			░			
Herzinsuffizienz, (re-/kompensiert*)	░	░	░ *		▓	░	░	░	
Husten unter ACE-Hemmer		░							
Hyperkaliämie	▓	▓				▓			
Isolierte syst. Hypertonie > 65 J				░	░			░	
Linksherzhypertrophie	░	░		░					
Metabolisches Syndrom	░	░		░	░				
Mikroalbuminurie/Proteinurie	░	░							

░ = bevorzugte Indikation, = relative Kontraindikation, ▓ = absolute Kontraindikation

Differenzierte antihypertensive Therapie

	ACE-Hemmer	AT_1-Antagonist	Betablocker (BB)	Ca-Ant., Dihydropyr.	Ca-Ant., Non-Dihydr.	Aldosteronantagonist	Schleifendiuretikum	Thiaziddiuretikum	Alpha-Methyldopa
Nierenarterienstenose, beidseits	absolut	absolut							
Niereninsuffizienz, leicht bis mäßig	bevorzugt	bevorzugt					bevorzugt		
Niereninsuffizienz, schwer	absolut (teilweise)	absolut (teilweise)				absolut	bevorzugt	absolut	
Nierenversagen (* bei Anurie)	absolut	absolut				absolut	bevorzugt / absolut *	absolut	
Periphere AVK				bevorzugt	bevorzugt				
Schlaganfall, Z. n.	bevorzugt	bevorzugt	bevorzugt	bevorzugt	bevorzugt		bevorzugt	bevorzugt	
Schwangerschaft (andere RR-Grenzen)	absolut	absolut	2 (bevorzugt)	3 4		absolut			bevorzugt
Supraventrikuläre Tachykardie					bevorzugt				
Tachyarrhythmie			bevorzugt						
Vorhofflimmern, rezidivierend	bevorzugt	bevorzugt							
Vorhofflimmern, permanent			bevorzugt		bevorzugt				

= bevorzugte Indikation, = relative Kontraindikation, = absolute Kontraindikation

1 = Vorsicht bei Monotherapie (v. a. bei rascher Anflutung wie bei unretardiertem Nifedipin)
2 = Zweite Wahl Beta-$_1$-selektiver Betablocker (Metoprolol)
3 = Kontraindiziert im ersten Trimenon
4 = Im Notfall Nifedipin p. o. oder Urapidil i. v.

Diese Tabelle hat aufgrund der Komplexität in jeder Hinsicht keinen Anspruch auf Vollständigkeit und kann nur einen Überblick liefern. Sie macht keinerlei Angaben zu antihypertensiven Kombinationstherapien. Die ärztliche Evaluation des individuellen Patienten bzw. der individuellen, differenzierten dosis- und wirkstoffadaptierten Therapie wird dadurch nicht ersetzt.

T 2.1.1 Monotherapie

Diuretikum

	Renale NaCl-Ausschwemmung, **Cave:** bei Kreatinin 2mg/dl kontraindiziert		
	Benzothiadiazin (renaler H_2O- und NaCl-Verlust, Abschwächung endogener vasokonstriktorischer Reize)	**Hydrochlorothiazid** → 54	*1 x 12,5–50mg/d p.o.*
oder	**Pteridinderivat, K^+-sparendes Diuretikum** (renaler H_2O- und NaCl-Verlust, Hemmung der K^+-Sekretion)	**Triamteren** → 55	*2 x 50mg/d p.o. (1–1–0)*

Betablocker			
	Cave: AV-Block, Asthma bronchiale, pAVK		
oder	**Beta-1-selektiver Blocker** (HZV ↓, neg. chronotrop, neg. inotrop, Reninsekr. ↓, zentrale Sympathikusaktivität ↓)	**Metoprolol** → 40	*2 x 50–100mg/d p.o.*
		Bisoprolol → 39	*1 x 2.5–10mg p.o.*
oder	**Alpha-/Betablocker** (HZV ↓, Alpha- und Betablockade)	**Carvedilol** → 39	*1–2 x 25mg/d p.o.*
Kalziumantagonist			
	Benzothiazepinderivat, Kalziumantagonist (Chronotropie ↓, Dromotropie ↓, Inotropie ↓, Afterload ↓)	**Diltiazem** → 42	*3 x 60–90mg/d p.o., 2 x 90–180mg/d (ret.) p.o., 1 x 240mg/d (ret.) p.o.*
oder	**Kalziumantagonist** (Chronotropie ↓, Inotropie ↓ Dromotropie ↓, Afterload ↓)	**Verapamil** → 42	*3 x 80–120mg/d p.o., 2 x 120–240mg (ret.) p.o.*
oder	**Dihydropyridinderivat, Kalziumantagonist** (Inotropie ↓, Afterload ↓)	**Nifedipin** → 44	*2 x 20mg/d (ret.) p.o., 3 x 10mg/d p.o.*
oder	**Kalziumantagonist** (s.o.)	**Amlodipin** → 43	*1 x 5–10mg/d p.o.*
oder	**Kalziumantagonist** (s.o.)	**Lercanidipin** → 43	
ACE-Hemmer			
1. Wahl	**Dipeptidanalogon, Angiotensin-Converting-Enzym-Hemmer** (Vasodilatation ↑, Nierendurchblutung ↑, Aldosteronfreisetz. ↓, Katecholaminfreisetz. ↓)	**Ramipril** → 36	*2–3 x 12.5–25mg/d p.o. einschleichend*
2. Wahl		**Enalapril** → 35	*1 x 5–20mg/dl p.o. einschleichend*
3. Wahl		**Captopril** → 35	*1 x 1.25–5mg p.o., max. 10mg/d*
AT-II-Blocker (Sartane, 1. Wahl bei Diabetes)			
	AT-II-Blocker (Angiotensinwirkung ↓, spezif. Blockade des Angiotensin-II-Typ-1-Rezeptors)	**Losartan** → 38	*1 x 50mg/d p.o., max. 100mg/d*
		Valsartan → 38	*80–160mg/d*
		Candesartan → 37	*4–32mg/d*
		Irbesartan → 37	*75–300mg/d*
		Eprosartan → 37	*1 x 600mg p.o.*
Direkte Renininhibitoren			
	Direkte Reninblocker	**Aliskiren** → 41	*150–300mg*
Alpha-1-Blocker			
	Alpha-1-Blocker (Vasodilatation ↑, Afterload ↓, Preload ↓)	**Prazosin** → 46	*2–3 x 1–5mg/d p.o., 1 x 4–6mg/d (ret.) p.o.*
oder		**Doxazosin** → 45	*1 x 2–8mg/d p.o., max. 16mg/d p.o.*

T 2.1.2 Zweierkombination

Evidenzbasierte Daten liegen vor für:

1. Wahl	**ACE-Hemmer + Diuretikum**
2. Wahl	**Betablocker + Diuretikum**
oder	**AT-II-Blocker + Diuretikum**

Möglich ist auch:

	Kalziumantagonist + Diuretikum
oder	**Kalziumantagonist + Betablocker**
oder	**Kalziumantagonist + ACE-Hemmer**

T 2.1.3 Dreierkombination

	Diuretikum + Betablocker+ Vasodilatator [a]
oder	**Diuretikum + Betablocker + Vasodilatator** [a]
oder	**Diuretikum + ACE-Hemmer + Kalziumantagonist**
oder	**Diuretikum + Antisympathotonikum + Vasodilatator** [a]

[a] Vasodilatatoren: Ca-Antagonisten, ACE-Hemmer, Alpha-1-Blocker, Dihydralazin, zentrale α_2-Agonisten (z. B. Moxonidin in der Dosis: 0.2–0.6mg/d p.o.)

T 2.1.4 Hypertonie in der Schwangerschaft → 582

T 2.2 Hypertensive Krise

T 2.2.1 Initial

	Kalziumantagonist (Inotropie ↓, Afterload ↓)	**Nitrendipin** → 44 **Nifedipin** → 44	*5mg s.l.*
oder	**ACE-Hemmer** (Vasodilatation ↑, Nierendurchblutung ↑, Aldosteronfreisetz. ↓, Katecholaminfreisetz. ↓	**Captopril** → 35	*12.5mg s.l., eventuell Wdh.* **Cave** *bei Niereninsuffizienz oder bekannter Nierenarterienstenose*
oder	**Nitrat** (Pre-/Afterload ↓, ven. Pooling)	**Glyceroltrinitrat** → 57	*2-3 Hub (à 0.4mg), 0.8mg s.l.*

T 2.2.2 Bei Persistenz

	Postsynaptischer Alpha-1-Blocker, 5-HT1A-Agonismus (Vasodilatation ↑, Afterload ↓, Preload ↓)	**Urapidil** → 46	*12.5mg i.v., stat. Perf. (150mg) = 3mg/ml ⇒ 3-10ml/h* **Cave:** *langsam RR auf 160-180/110mmHg senken, abrupte RR-Senkung meiden*
oder	**Zentraler Alpha-2-Agonist** (Noradrenalinfreisetzung ↓, peripherer Sympathikotonus ↓, Renin ↓)	**Clonidin** → 45	*1-4 x 0.15mg s.c.*

oder	**Peripherer Vasodilatator** (Afterload ↓)	**Dihydralazin** → 46	*6.25mg langs. i.v., evtl. nach 30 min dopp. Dosis i.v., stat. Perf. (75mg) = 1,5mg/ml ⇒ 1–5ml/h, max. 100mg/24 h*

T 2.2.3 Bei drohendem Lungenödem zusätzlich

	Schleifendiuretikum (Volumenentlastung)	**Furosemid** → 53	*20–40mg i.v., evtl. Wdh. nach 30min*
oder		**Torasemid** → 53	*5–200mg*
plus	**Opiat** (Analgesie)	**Morphin** → 103	*3–5mg i.v. (1 : 10 verdünnt), ggf. Wdh. bis Schmerzfreiheit*
plus	**Gas** (Blutoxygenation)	**Sauerstoff**	*2–4l/min Nasensonde*

T 2.2.4 Bei Therapierefraktärität

	Direkter Vasodilatator (Pre-/Afterload ↓)	**Nitroprussidnatrium** → 46	*0.3–8µg/kg/min i.v., Perf. (60mg) = 1,2mg/ml ⇒ 1–28ml/h*

T 2.2.5 Bei Phäochromozytom

	Imidazolderivat, Alphablocker (Vasodilatation ↑, Afterload ↓, Preload ↓)	**Phentolamin** nur über internationale Apotheke erhältlich!	*5–10g i.v., dann 0.25–1mg/min Perf.*
evtl. plus	**Betablocker** (HZV ↓, (neg. chronotrop + inotrop), Reninsekretion ↓, zentr. Sympathikusaktivität ↓)	**Propranolol** → 41	*1 x 1mg langs. i.v., evtl. wiederholen*

T 2.3 Hypotonie

T 2.3.1 Bei sympathikotoner Form, dynamisch labiler Kreislaufdysregulation

evtl.	**Mutterkornalkaloid** (Venentonisierung)	**Dihydroergotamin** → 218	*2–4 x 2.5mg/d p.o.*

T 2.3.2 Bei hypo-/asympathikotoner Form

evtl.	**Alpha-/Beta-Sympathomimetikum** (Gefäßwiderst. ↑, HZV ↑)	**Etilefrin** → 65	*3 x 5–10mg/d p.o.*

T 2.3.3 Bei Hypokortisolismus, passager bei schwer therapierbarer Hypotonie, diabetischer autonomer Neuropathie

evtl.	**Mineralkortikosteroid** (H_2O- und Na^+-Resorption ⇒ zirk. Volumen ↑)	**Fludrokortison** → 116	*0.1mg/d p.o., evtl. ↑*
oder	**Alpha-Sympathomimetikum** (Vasokonstriktion)	**Midodrin** → 65	*2 x 2.5mg p.o.*

T 2.4 Schock

T 2.4.1 Kardiogener Schock

Siehe Kardiogener Schock → 348

T 2.4.2 Anaphylaktischer Schock

- Lagerung flach, Beine evtl. angehoben
- Weitere Antigenzufuhr beenden
- Großlumiger venöser Zugang

	Katecholamin	**Adrenalin** → 65	*auf 1 : 10 verdünnen, dann 0.5-1.0ml (= 0.05-0.1mg i. v.) Wh. nach Wirkung jede min.; Perf. (5mg)=0.1mg/ml ⇒0.4-17ml/h*
plus	**Isotone NaCl-Lösung** (Volumensubstitution)	**Ringer** → 71	*500-1000ml, dann nach Bedarf*
plus	**Glukokortikosteroid**	**Prednisolon** → 116	*250–500mg i.v.*
plus	**H_1-Antagonist**	**Clemastin** → 98	*4mg i.v.*
		Dimetinden → 99	*4–8mg i.v.*
plus	**H_2-Antagonist**	**Cimetidin** → 142	*400mg i.v.*
evtl. zusätzl.	**Kolloidale Plasmaersatzlösung** (Volumensubstitution)	**Hydroxyethylstärke (HES) 6%** → 74	*500-1000ml*
Bei fortbestehendem Schock			
	Alpha- und Beta-Sympathomimetikum, D_1-Rezeptor-Agonist (Inotropie ↑, Vasokonstrikt., renale Vasodilat., Natriurese)	**Dopamin** → 65	*Anfangsdosis: 35µg/kg/min (= 2.5mg/70kg/min)*
Ergänzende Maßnahmen bei Bronchospasmus			
	Beta-2-Sympathomimetikum	**Salbutamol** → 94	*als Spray: 1–2 Inh.; 1 Amp. (0,09mg) langsam i.v., Wdh. nach 10min möglich*
evtl. zusätzl.	**Phosphodiesterasehemmer retardiert** (bronchodilatatorisch, zentrale Atemstimulation)	**Theophyllin** → 92	*200–400mg i.v. als Kurzinfusion*
	Bei vorheriger Theophyllin-Therapie Serumspiegel! **Cave:** *Intoxikation*		

T 2.4.3 Hypovolämischer Schock

	Primäres Therapieziel: Volumensubstitution		
	Kolloidales Plasmaersatzmittel	**Hydroxyethylstärke (HES) 6%** → 74	*500-1000ml*
oder		**Fresh frozen plasma (FFP)**	*nur bei Massivtransfusion (<10 EK in 24h), ab dem 6.–8. EK, resp. 12.–14. EK je 4 FFP (rasch); Verhältnis FFP: EK ~ 1 : 3*
plus	**Isotone NaCL-Lösung** (Volumensubstitution)	**Ringer** → 71	*500-1000ml, dann nach Bedarf;* **Cave:** *ZVD nicht höher als 14cm H_2O*
bei Bedarf	**Erythrozytenkonzentrat**		*Dosierung nach Gesamtkonstellation, bei akuter Anämie i. d. R. ab Hb < 7g/dl*
bei Bedarf	**Bikarbonatpuffer** (Azidosetherapie)	**Natriumhydrogencarbonat 8,4%** → 74	*BE x 0.3 x kg = mmol, max. 1.5mmol/kg/h i.v.*

T 2.5 Koronare Herzkrankheit

T 2.5.1 Akutes Koronarsyndrom ohne ST-Hebung

1. Wahl	**Niedermolekulares Heparin** (Beschleunigung d. Gerinnungsfaktorinhibition)	**Enoxaparin** → 80	*2 x 100IE/kg* s.c.
2. Wahl	**Unfraktion. Heparin** (Beschleunigung d. Gerinnungsfaktorinhibition)	**Heparin** → 79	*70U/kg i.v., max. 5000U*
plus	**Salizylat, Cyclooxygenasehemmer** (Thrombozytenaggregationshemmung)	**Acetylsalizylsäure** → 86	*100mg p.o., evtl. 250-500mg i.v.*
plus	**ADP-Rezeptor-Hemmer**	**Clopidogrel** → 87	*75mg/d p.o.; (mit Ladedosis 300mg p.o. einmalig) (für 9 M in Komb. mit ASS)*
		Prasugrel → 87	*bei KG < 60kg: 5mg/d, Ladedosis 30mg; KG > 60kg: 10mg/d; Ladedosis 60mg*
evtl. plus	**GP-IIb-/IIIa-Hemmer** (Thrombozytenaggregationshemmung, bei Risikopatienten)	**Tirofiban** → 87	*0.1µg/kg/min für 48h*
		Eptifibatide → 87	*2µg/kg/min*
		Abciximab → 86	*25µg Bolus, dann Dauerinf. 6.7µg/h für max. 24h*
plus	**Nitrat**	**Glyzeroltrinitrat** → 57	*erst 2–3 Hub (à 0.4mg), 0.8mg s.l., 0.3–1.8µg/kg/min i.v., dann Perf. (50mg) = 1mg/ml ⇒ 1–6ml/h*
plus	**Opiat** (Analgesie)	**Morphin** → 103	*3–5mg i.v. (1 : 10 verdünnt), ggf. Wdh. bis Schmerzfreiheit*

plus	**Beta-1-selektiver Blocker** [HZV ↓ (neg. chronotrop + inotrop), O_2-Verbrauch ↓, zentrale Sympathikusakt. ↓]	**Metoprolol** → 40	*5mg i.v.* **Cave:** *Hypotonie, Bradykardie*
oder		**Metoprololtartrat** → 40	*50–100mg p.o.*
oder		**Bisoprolol** → 39	
oder	**Alpha-/Betablocker** (HZV ↓, Alpha- und Betablockade)	**Carvedilol** → 39	*1–2 x 25mg/d p.o.*
plus	**CSE-Hemmer** (intrazelluläre Cholesterinsynthese ↓, LDL ↓, HDL ↑)	**Atorvastatin** → 126	*10–80mg/d p.o.*
		Simvastatin → 127	*10–40mg/d p.o.*

Weiterführende Therapie: falls Troponin positiv (Messung 2 x im Abstand von 4h): Herzkatheter < 24h
CAVE: ACS mit Troponin-Erhöhung wird heute als Myokardinfarkt behandelt!

T 2.5.2 Akutes Koronarsyndrom mit ST-Hebung (Myokardinfarkt)

Erstmaßnahmen bei Myokardinfarkt

	Opiat (Analgesie)	**Morphin** → 103	*3–5mg i.v. (1 : 10 verdünnt), ggf. Wdh. bis Schmerzfreiheit*
	Cyclooxygenasehemmer (Thrombozytenaggregationshemmung)	**Acetylsalizylsäure** → 86	*1 x 500mg i.v.*
plus	**ADP-Rezeptor-Hemmer** (Thrombozytenaggregationshemmung)	**Clopidogrel** → 87	*Loading Dose 300mg, dann 75mg/d*
plus	**Niedermolekulares Heparin** (Beschleunigung d. Gerinnungsfaktorinhibition)	**Enoxaparin** → 80	*2 x 100IE/kg* s.c.
oder	**Unfraktioniertes Heparin** (Beschleunigung d. Gerinnungsfaktorinhibition)	**Heparin** → 79	*5000–10000IE i.v.*
	Gas (Blutoxygenation)	**Sauerstoff**	*2–6l/min Nasensonde*
	Benzodiazepin (Sedation)	**Diazepam** → 239	*5–10mg i.v.*
nur wenn stabil	**Beta-1-selektiver Blocker** [HZV ↓ (neg. chronotrop + inotrop), O_2-Verbrauch ↓, zentr. Sympathikusakt. ↓]	**Metoprolol** → 40	*5mg i.v.* **Cave:** *Hypotonie, Bradykardie*

Weiterführende Therapie bei Myokardinfarkt			
Initial	**primäre PTCA, wenn sofort (< 1h) verfügbar**		
	Falls möglich: Herzkatheter/PTCA bzw. Thrombolyse, Intensivpflicht. **Merke**: Heparin bei Streptokinasetherapie erst nach Beendigung der Infusion, bei rt-PA schon mit Initialbolus		
1. Wahl	**Plasminogenaktivator** (Rekanalisation, Begrenzung der Myokardnekrose, Senkung der Mortalität)	**rt-PA** → 84	*5000IE Heparin als Bolus, dann 15mg i.v. als Bolus, dann 0.75mg/kg (max. 50mg) über 30min, dann 0,5mg/kg (max. 35mg) über 1 h* **Cave:** *sehr differente Therapieschemata*
oder		**Reteplase** → 84	*10U als Bolus i.v., Wdh. nach 30min*
2. Wahl		**Streptokinase** → 85	*1.5 Mio. IE über 1 h i.v., Heparin erst nach Streptokinase-Infusion* **Cave:** *nur, wenn noch nie eine Streptokinasetherapie erfolgte*
Bei allergischen Reaktionen unter Streptokinase			
evtl.	**Glukokortikosteroide** (antiallergisch)	**Prednison** → 116	*250mg i.v.*
Therapie der Komplikationen bei Myokardinfarkt			
Tachykarde ventrikuläre Rhythmusstörungen			
evtl.	**Antiarrhythmikum Klasse III, K^+-Ausstromhemmung**	**Amiodaron** → 61	*d 1–10 5 x 200mg/d, dann 1 x 200mg/d*
plus	**Kaliumpräparat**	**Kaliumchlorid** → 69	*max. 20mmol K^+/h, Zielwert 5mmol/l*
Vorhofflimmern → 354			
Rhythmisierung			
plus	**Antiarrhythmikum Klasse III, K^+-Ausstromhemmung** (Refraktärzeit ↑)	**Amiodaron** → 61	*d 1–10 5 x 200mg/d, dann 1 x 200mg/d*
	Mehrkanalblocker	**Dronedaron** → 62	*2 x 400mg/d p.o.*
Koronare Stent-Implantation			
plus	**Thrombozytenaggregations-hemmer**	**ASS** → 86	*100mg p.o. lebenslang*
		Clopidogrel → 87	**Ladedosis:** *300mg im Herzkatheterlabor, 600mg bei drug eluting stent (DES);* **Erhaltungsdosis:** *75mg/d, bei Clopidogrelresistenz 2 x 75mg*
	Mehrkanalblocker	**Dronedaron** → 62	*2 x 400mg/d p.o.*

zusätzl.	**Bei Hochrisiko-PTCA (Beginn vor Intervention)**		
	GP-IIb-/IIIa-Hemmer (Thrombozytenaggregations-hemmung)	**Tirofiban** → 87	*ini. 0.4µg/kg/min für 30min, dann 0.1µg/kg/min*
oder		**Eptifibatid** → 87	*ini 180µg/kg i.v., dann 2µg/kg/min*
zusätzl.	**Bei akutem Koronarsyndrom**		
	Thrombozytenaggregations-hemmer	**Abciximab** → 86	*ini .0.25mg/kg i.v., dann 0.125µg/kg/min über 12h*
plus	**Betarezeptorenblocker**		
plus	**Statine**		
Frequenzkontrolle			
	Beta-1-selektiver Blocker (Chronotropie ↓, zentrale Sympathikusaktivität ↓)	**Metoprolol** → 40	*1-2 x 50-100mg/d p.o.*
oder		**Bisoprolol** → 39	*2.5-5mg/d p.o.*
oder	**Kalziumantagonist** (Chronotropie ↓, Inotropie ↓, Dromotropie ↓, Afterload ↓)	**Verapamil** → 42	*5mg langs. i.v., dann 5-10mg/h, max. 100mg/d, Perf. (100mg) = 2mg/ml ⇒ 2-5ml/h*
	Magnesiumpräparat	**Mg-Sulfat 10%**	*2g/d*
Eventuell Kardioversion!			
Bradykardie			
	Parasympatholytikum (Chronotropie ↑)	**Atropin** → 66	*0.5-1mg i.v.*
evtl.	**Katecholamin** (Inotropie ↑, Chronotropie ↑, Bathmotropie ↑, Broncho-dilatation)	**Adrenalin** → 65	*0.5-1mg i.v. (1 : 10 verdünnt), Wdh. nach Wirkung, Perf. (5mg) = 0,1mg/ml ⇒ 0.4-17ml/h*
ggf.	**Herzschrittmacher**		
Akute Herzinsuffizienz bei Myokardinfarkt			
	Schleifendiuretikum (Volumenentlastung)	**Furosemid** → 53	*20-40mg i.v.*
oder		**Torasemid** → 53	*2.5-5mg p.o.*
plus	**Nitrat** (Pre-/Afterload ↓, venöses Pooling)	**Glyzeroltrinitrat** → 57	*0.3-1.8µg/kg/min i.v., stat. Perf. (50mg) = 1mg/ml ⇒ 1-6ml/h*
	Gas (Blutoxygenation)	**Sauerstoff**	*2-4l/min Nasensonde*
plus 1. Wahl	**Angiotensin-Converting-Enzym-Hemmer** (Vasodilatation ↑, Nierendurchblutung ↑, Aldosteronfreisetz. ↓, Katecholaminfreisetz. ↓)	**Captopril** → 35	*25-50mg p.o.*
oder		**Enalapril** → 35	*1 x 5-20mg/dl p.o. einschleichend*
oder		**Ramipril** → 36	*1 x 1.25-5mg p.o., max. 10mg/d*
plus	**Beta-1-selektiver Blocker** (Chronotropie ↓, zentrale Sympathatikusaktivität ↓)	**Metoprolol** → 40	*ini. 25mg p.o. (vorsichtig unter Überwachung einschleichen)*
		Bisoprolol → 39	*ini 1.25mg p.o. (vorsichtig unter Überwachung einschleichen)*

Kardiogener Schock			
	Primäres Therapieziel: meist Intubation, Beatmung, ggf. intraaortale Gegenstrompulsation, Senkung der hohen Mortalität nur durch Herzkatheter/PTCA möglich		
	Katecholamin (Inotropie ↑, Chronotropie ↑, Bathmotropie ↑, Bronchodilatation)	**Adrenalin** → 64	*auf 1 : 1 0 verdünnen, 0.5–1mg i.v., Wdh. nach Wirkung, Perf. (5mg) = 0,1mg/ml ⇒ 0.4–17ml/h*
plus	**Gas** (Blutoxygenation)	**Sauerstoff**	*2–4l/min Nasensonde*
plus	**Benzodiazepin** (Sedation)	**Diazepam** → 239	*5–10mg i.v.*
plus	**Opioid** (Analgesie)	**Morphin** → 103	*3–5mg i.v. (1 : 10 verdünnt), ggf. Wdh. bis Schmerzfreiheit*
plus	**Schleifendiuretikum** (Volumenentlastung)	**Furosemid** → 53	*20–80mg i.v.*
evtl.	**Alpha- und Beta-Sympathomimetikum, D1-Rezeptor-Agonist** (Inotropie ↑, Vasokonstrikt., renale Vasodilat., Natriurese)	**Dopamin** → 65	*Nierendosis: 0.5–5µg/kg/min i.v., Perf. (250mg) = 5mg/ml ⇒ 1–3.5ml/h, RR-Dosis: 6–10µg/kg/min i.v., Perf. (250mg) ⇒ 4.5–9ml/h, max. 18ml/h*
evtl.	**Betasympathomimetikum** (Inotropie ↑)	**Dobutamin** → 65	*2.5–12µg/kg/min i.v., Perf. (250mg) = 2–10ml/h*

T 2.5.3 Sekundärprophylaxe nach Myokardinfarkt

	Cyclooxygenasehemmer (Thromb.-Aggreg-Hemmung)	**Acetylsalizylsäure** → 86	*100mg/d p.o.*
und/ oder	**ADP-Rezeptor-Hemmer**	**Clopidogrel** → 87	*75mg/d p.o. (bei Stent zusätzl. zu ASS)*
plus	**Beta-1-selektiver Blocker** (Chronotropie ↓, zentrale Sympathikusaktivität ↓)	**Metoprolol** → 40	*1–2 x 50–100mg/d p.o.*
		Bisoprolol → 39	*1 x 2.5–10mg p.o.*
oder	**Alpha/Beta-Blocker** (HZV ↓, Alpha- u. Beta-Block.)	**Carvedilol** → 39	*1–2 x 25mg/d p.o.*
evtl. bei latent. oder manifester HI	**Angiotensin-Converting-Enzym-Hemmer** (Vasodilatation ↑, Nierendurchblutung ↑, Aldosteronfreisetz. ↓, Katecholaminfreisetz. ↓)	**Enalapril** → 35	*1 x 2.5–20mg p.o., max. 40mg/d, ini. 1.25mg i.v., dann 4 x 1.25–2.5mg*
		Ramipril → 36	*1 x 1.25–5mg p.o., max. 10mg/d*
bei red. EF/HI	**Aldosteronantagonist** (renaler H_2O- und NaCl-Verlust, Hemmung der K^+-Sekretion)	**Spironolacton** → 55	*25mg/d*
		Eplerenon → 55	*25mg/d, wenn K^+ < 5mmol/l, nach 4 W auf 50mg/d steigern,* **Cave:** *K^+-Spiegel*
plus	**CSE-Hemmer** (intrazelluläre Cholesterinsynthese ↓, LDL ↓, HDL ↑)	**Atorvastatin** → 126	*10–80mg/d p.o.*
		Pravastatin → 126	*10–40mg/d p.o.*

T 2.5.4 Chronische koronare Herzkrankheit

Angina-pectoris-Anfall			
	Relative Kontraindikation: kurz wirksame Kalziumantagonisten, Digitalisglykoside		
	Nitrat (Pre-/Afterload ↓, venöses Pooling)	**Glyzeroltrinitrat** → 57	*2–3 Hub (à 0,4mg), 0,8mg s.l., 0,3–1,8µg/kg/min i.v., stat. Perf. (50mg) = 1mg/ml ⇒ 1–6ml/h*
plus	**Gas** (Blutoxygenation)	**Sauerstoff**	*2–4 l/min Nasensonde*
plus	**Cyclooxygenasehemmer** (Thrombozytenaggregations-hemmung)	**Acetylsalizylsäure** → 86	*500mg/d i.v.*
bei schwerer AP	**Opiat** (Analgesie)	**Morphin** → 103	*3–5mg i.v. (1 : 10 verdünnt), ggf. Wdh. bis Schmerzfreiheit*
evtl.	**Benzodiazepin** (Sedation)	**Diazepam** → 239	*5–10mg i.v.*
plus	**Beta-1-selektiver Blocker** [HZV ↓ (neg. chrono- + inotrop), O_2-Verbrauch ↓, zentr. Sympathikusaktivität ↓]	**Metoprolol** → 40	*5–10mg langs. i.v., max. 20mg i.v.*
		Bisoprolol → 39	*1 x 2,5–10mg p.o.*

T 2.5.5 Chronisch stabile Angina pectoris

Allgemein			
	Cyclooxygenasehemmer (Thrombozytenaggr.-hemmung)	**Acetylsalicylsäure** → 86	*1 x 100mg/d p.o.*
oder	**ADP-Rezeptor-Hemmer**	**Clopidogrel** → 87	*75mg/d p.o.*
plus	**Nitrat** (Pre-/Afterload ↓, venöses pooling, Koronarspasmolyse, O_2-Verbrauch ↓)	**Isosorbidmononitrat** → 58	*2 x 20–40mg/d p.o. (1–1–0), 1 x 40–100mg/d (ret.) p.o.*
evtl. plus	**NO-Freisetzung ohne Toleranzentwicklung** (Pre-/Afterload ↓, ven. Pooling, Koronarspasmolyse, O_2-Verbr. ↓)	**Molsidomin** → 58	*2–3 x 2mg/d p.o., 1–2 x 8mg/d (ret.) p.o., in Komb. 0–0–1 in Nitratpause*
plus	**Beta-1-selektiver Blocker** [HZV ↓ (neg. chrono- + inotrop), O_2-Verbrauch ↓, zentr. Sympathikusaktivität ↓]	**Metoprolol** → 40	*1–2 x 50–100mg/d p.o.*
		Bisoprolol → 39	*1 x 2,5–10mg p.o.*
oder	**Alpha-/Betablocker** (HZV ↓, Alpha- u. Beta-Block.)	**Carvedilol** → 39	*1–2 x 25mg/d p.o.*
plus	**CSE-Hemmer** (intrazell. Cholesterinsynthese ↓, LDL ↓, HDL ↑)	**Atorvastatin** → 126	*10–80mg/d*
		Pravastatin → 126	*10–40mg/d*

Prinzmetal-Angina			
	Benzodiazepinderivat, Kalziumantagonist (Koronardilat., Chronotropie ↓, Dromotropie ↓, Inotropie ↓, Afterload ↓, O_2-Verbrauch ↓)	**Diltiazem** → 42	*3 x 60–90mg/d p.o., 2 x 90–180mg/d (ret.) p.o., 1 x 240mg/d (ret.) p.o.*
evtl. plus	**Beta-1-selektiver Blocker** [HZV ↓ (neg. chronotrop, neg. inotrop), O_2-Verbrauch ↓, zentr. Sympathikusaktivität ↓]	**Metoprolol** → 40	*1–2 x 50–100mg/d p.o.*
Eventuell Hypertonietherapie bei KHK			
	Beta-1-selektiver Blocker [HZV ↓ (neg. chronotrop, neg. inotrop), O_2-Verbrauch ↓]	**Metoprolol** → 40	*1–2 x 50–100mg/d p.o.*
		Bisoprolol → 39	*2,5–10mg/d*
und/ oder	**Dipeptidanalogon, ACE-Hemmer** (Vasodilatation ↑ ⇒ Afterload ↓, Nierendurchblutung ↑, Aldosteronfreisetzung ↓, Katecholaminfreisetz. ↓)	**Enalapril** → 35	*1 x 2,5–20mg p.o., max. 40mg/d ini: 1,25mg i.v., dann 4 x 1,25–2,5mg*
		Ramipril → 36	*1 x 1,25–5mg p.o., max. 10mg/d*
AT-II-Blocker			
	AT-II-Blocker (Angiotensinwirkung ↓, spezif. Blockade des Angiotensin-II-Typ-1-Rezeptors)	**Losartan** → 38	*1 x 50mg/d p.o., max. 100mg/d*
		Valsartan → 38	*80–160mg/d*
		Candesartan → 37	*4–32mg/d*
		Irbesartan → 37	*75–300mg/d*
		Eprosartan → 37	*1 x 600mg p.o.*
und/ oder	**Kalziumantagonist** (O_2-Verbrauch ↓, Inotropie ↓, Afterload ↓)	**Amlodipin** → 43	*1 x 5–10mg/d p.o.*
		Lercanidipin → 43	*1 x 10–20mg/d p.o..*

T 2.6 Herzinsuffizienz

T 2.6.1 Bestimmung des Stadiums der Herzinsuffizienz

ACC/AHA	A	B	C	D
Definition	**Patienten ohne Symptome der HI, aber mit Risikofaktoren**	**Ohne HI-Symptome, aber mit Zeichen der strukturellen Herzschädigung**	**Strukturelle Herzerkrankung in Verbindung mit HI-Symptomen**	**Terminale Herzinsuffizienz**
Risiko-faktoren	• Hypertonie • KHK • Diabetes mellitus • Kardiomyopathie • Einnahme kardiotox. Medikamente	• Infarktnarben • Linksventrikuläre systolische Dysfunktion • Asymptomatische Klappenerkrankung	• Bekannte strukt. Herzerkrankung • Kurzatmigkeit, Müdigkeit, reduzierte körperliche Belastbarkeit	Erhebliche Beschwerden in Ruhe trotz maximaler medikamentöser Therapie, häufige KH-Aufenthalte

T 2.6.2 Diagnostik der HI + Begleiterkrankungen

Begleiterkrankungen	Diagnostik	
Kardiovaskuläre • Hypertonie • Hyperlipidämie • Diabetes mellitus • KHK • Supraventr. Arrhythmien • Ventr. Arrhythmien (erhöhtes Risiko für einen plötzlichen Herztod) • Erhöhtes Risiko für thromboembolische Ereignisse **Nichtkardiovaskuläre** • Niereninsuffizienz • Lungenerkrankungen • Krebs • Schilddrüsenerkrankungen	**Klinik**	Dyspnoe, Müdigkeit, Ödeme, Tachykardie, RR
	Labor	Blutbild, klin. Chemie, Schilddrüse
	EKG	Myokardinfarkt, -hypertrophie, Rhythmusstörungen
	Echokardiographie	Nachweis von Kontraktionsstörungen, Vitien, Hypertrophie, Dilatation der Ventrikel
	Röntgenthorax	Nachweis von pulmonaler Stauung, Kardiomegalie, Pleuraerguss
	Koronarangiographie	Bei Verdacht auf KHK

T 2.6.3 Stadiengerechte Therapie der Herzinsuffizienz [1, 2, 3]

Therapie

Allgemeine Maßnahmen + Medikamentöse Behandlung der HI + Behandlung von Begleiterkrankungen

A	B	C	D
• Rauchen aufhören und regelmäßiges körperliches Training • Alkohol- und Drogenkonsum vermeiden • Behandlung der Hypertonie • Behandlung von Fettstoffwechselstrg. • ACE-Hemmer bei geeigneten Patienten[1] • Behandlung supraventrikulärer Tachyarrhythmien • Behandlung von Schilddrüsenerkrankungen • Regelmäßige Kontrollen	**Alle Maßnahmen des Stadiums A plus** • ACE-Hemmer bei geeigneten Patienten[1] • Betablocker bei geeigneten Patienten[3] • Herzklappenoperation bei Patienten mit signifikanter Herklappenstenose/-insuffizienz • Regelmäßige Kontrollen	**Alle Maßnahmen des Stadiums A plus** • Salzkonsum einschränken • Diuretika bei Patienten mit Wasserretention • ACE-Hemmer bei allen Patienten ohne entsprechende KI • Betablocker bei allen stabilen Patienten ohne entsprechende KI • Digitalis zur Therapie des Herzversagens bei Pat. ohne entsprech. KI • Aldosteronantagonist • Absetzen von Med. mit ungünstiger Wirkung auf das Herzversagen (z.B. CCBs)	**Alle Maßnahmen der Stadien A, B und C plus** • Kontrolle des Flüssigkeitshaushalts • Mechanische Kreislaufunterstützungssysteme (assist devices) • Herztransplantation bei geeigneten Patienten • Kontinuierliche i.v.-Infusion inotroper Substanzen zur Linderung der Symptome • Betreuung in speziellen Herz-Kreislauf-Rehabilitationszentren

1 Pat. mit Atherosklerose, Diabetes mell. oder Hypertonie und entsprechenden kardiovask. Risikofaktoren
2 Pat. mit einem kürzlichen oder früheren Myokardinfarkt unabhängig von der Ejektionsfraktion oder Patienten mit einer verringerten Ejektionsfraktion, unabh. von einem durchgemachten Herzinfarkt
3 Pat. mit einem kürzlichen Myokardinfarkt unabhängig von der Ejektionsfraktion oder Patienten mit einer verringerten Ejektionsfraktion, unabhängig von einem durchgemachten Herzinfarkt

T 2.6.4 Therapieziele

- Senkung der Mortalität
- Symptomverbesserung (Lebensqualität)
- Progressionshemmung
- Verringerung der Hospitalisationsrate

Medikament	Mortalitäts-senkung	Progressions-hemmung	Symptom-verbesserung	Senken der Hospi-talisations- Rate	Verbesserung der Hämodynamik
ACE-Hemmer	A	A	A	A	A
Betablocker	A	A	A	A	A
Diuretikum (Schleifen-)	C	C	B	B	B
Aldost.-Antag.	B	B	B	B	B
Herzglykoside	C	C	B	B	B
AT-II-Blocker	B	B	A	A	B

A: mehrere randomisierte kontrollierte klinische Studien; **B:** eine randomisierte kontrollierte klinische Studie oder gut belegt durch klinische Erfahrung; **C:** keine sicheren Studienergebnisse, die verschlechternede oder verbessernde Effekte zeigen; **D:** negative Ergebnisse basierend auf einer oder mehreren klinischen Studien

T 2.6.5 Medikamentöse Behandlung der Herzinsuffizienz [4]

Medikamenten-gruppe	Medikament	Initialdosis	Maximaldosis
ACE-Hemmer	**Captopril** → 35	*2 x 6,25mg/d p.o. einschleichend*	*150mg/d*
		Kontrolle v. RR u. Nierenfunktion, Steigerung je nach Wi auf 25-75mg (kurze HWZ, 3 x tgl. Verabreichung erforderlich, für Langzeittherapie besser langwirksames Präparat)	
	Enalapril → 35	*1 x 2,5mg/d p.o.*	*20mg/d*
		Kontrolle von RR u. Nierenfunktion, Steigerung je nach Wi auf 1x5–10mg/d	
	Ramipril → 36	*2 x 1,25–2,5mg/d p.o.*	*10mg/d*
		Kontrolle von RR u. Nierenfunktion. Steigerung je nach Wi auf 2x5mg/d	
Beta-Blocker	**Carvedilol** → 39	*2 x 3,125mg/d p.o.*	*2 x 25mg; > 85kg: 2 x 50mg*
		Je nach Verträglichkeit alle 2 W steigern um 3,125–12,5mg *Carvedilol hat eine verlängerte Überlebensrate im Vergleich mit Metoprolol in einer randomisierten Studie* [COMET] gezeigt.	
	Metoprolol-succinat → 40	*1 x 23,75mg*	*190mg/d*
		Je nach Verträglichkeit Dosis alle 2 W verdoppeln bis auf Maximaldosis	
Diuretikum (Thiazid)	**Hydrochloro-thiazid** → 54	*1 x 12,5–50mg/d p.o.*	
		Cave: nur bei Krea bis 2 mg/dl, dann Furosemid, kontraindiziert bei Krea > 2 mg/dl	
	Xipamid → 54	*1 x 10–40mg p.o.*	
		Kontraindiziert bei Krea > 2 mg/dl	
Diuretikum (Schleifen)	**Furosemid** → 53	*1-3 x 10–20mg*	*1000mg/d*
	Torasemid → 53	*1 – 2 x 2,5–10mg p.o., 1-3 x 10–20mg i.v.*	*200mg/d p.o., i.v.*

Medikamentengruppe	Medikament	Initialdosis	Maximaldosis
Diuretikum (Aldosteron-Antagonist)	**Spironolacton** → 55	*25(-50)mg/d; Voraussetzung: K^+ < 5mmol/l und Krea < 2,5mg/dl(m), < 2(w); bei älteren Patienten GFR > 30ml/min dokumentieren und mit 12,5mg beginnen*	
	Eplerenon → 55	*25mg/d wenn K^+< 5mmol/l, nach 4 W auf 50mg/d steigern*	
		Nur nach Myokardinfarkt, cave: wöchentliche Kontrolle des Kaliums	
Herzglykosid	**Digoxin** → 63	*Digitalisierung, z.B. d1-3: 1 x 0.5mg p.o.; 2-3 x 0.5mg i.v., dann 1 x 0.25-0.375mg p.o.; 1 x 0.25mg i.v.*	
bei Niereninsuff. plus	**Digitoxin** → 63	*d1-3 3 x 0.07-0.1mg p.o., dann 1 x 0.07-0.1mg; d1 0.5mg i.v., d2 + 3 0.25mg i.v., dann 0.07-0.1mg/d p.o./i.v.*	
AT-II-Blocker	**Losartan** → 38	*1 x 12.5mg p.o.*	*160mg bid*
		Langsam steigern bis 1 2 x 25–50mg	

[4] Hunt SA, Baker DW, Chin MH, Cinquegrani MP, Feldman AM, Francis GS, Ganiats TG, Goldstein S, Gregoratos G, Jessup ML, Noble RJ, Packer M, Silver MA, Stevenson LW, ACC/AHA guidelines for the evaluation and management of chronic heart failure in the adult. 2001. American College of Cardiology

T 2.6.6 Nichtmedikamentöse Behandlung der Herzinsuffizienz

CRT = Resynchronisationstherapie = biventrikuläres Pacing

T 2.7 Herzrhythmusstörungen

T 2.7.1 Sinustachykardie

	Beta-1-selektiver Blocker (Chronotropie ↓, zentrale Sympathikusaktivität ↓)	**Metoprolol** → 40	*1-2 x 50-100mg/d p.o.*
		Bisoprolol → 39	*5-10mg/d*

T 2.7.2 Vorhofflattern

Frequenzkontrolle bei Vorhofflattern

	Digitalisglykosid (Chronotropie ↓, Inotropie ↑ Dromotropie ↓, AV-Knoten-Refraktärzeit ↑)	**Digoxin** → 63	*ini. 3 x 0.4mg/24h i.v., dann 1 x 0.25-0.375mg/d p.o., 1 x 0.2mg/d i.v.*
oder		**Digitoxin** → 63	*init. 3 x 0.1mg/24h i.v., dann: 1 x 0.07-0.1mg/d p.o.*
und/oder	**Beta-1-selektiver Blocker** (Chronotropie ↓, zentrale Sympathikusaktivität ↓)	**Metoprolol** → 40	*1-2 x 50-100mg/d p.o.*
		Bisoprolol → 39	*5-10mg/d*
und/oder	**Kalziumantagonist** (Chronotropie ↓, Dromotropie ↓, Inotropie ↓)	**Verapamil** → 42	*5mg langs. i.v., dann 5-10mg/h, max.100mg/d, Perf. (100mg) = 2mg/ml ⇒ 2-5ml/h*
		Diltiazem → 42	*3 x 60-90mg/d p.o., 2 x 90-180mg/d (ret.) p.o., 1 x 240mg/d (ret.) p.o.*

Katheterablation			
Emboliepropylaxe			
	Unfraktion. Heparin (Beschleunigung der Gerinnungsfaktorinhibition, Emboliepropylaxe)	**Heparin** → 79	*5000IE als Bolus i.v., dann Perf. (25.000IE): 2ml/h (Dosisanpassung an Ziel-PTT: das 1.5–2.5-Fache d. Normbereichs)*
	Cyclooxygenasehemmer (Thrombozytenaggregationshemmung)	**Acetylsalizylsäure** → 86	*1 x 100–300mg/d p.o.*
	Vitamin-K-Antagonist (Langzeit-Antikoagulation)	**Phenprocoumon** → 83	*d 1-2-3 12–9–6mg, Erh. Dos. nach Quick 1.5–6mg abends*

T 2.7.3 Vorhofflimmern

Emboliepropylaxe			
akut	**Unfraktion. Heparin** (Beschleunigung der Gerinnungsfaktorinhibition, Emboliepropylaxe)	**Heparin** → 79	*5000IE als Bolus i.v., dann Perf. (25000IE): 2ml/h (Dosisanpassung an Ziel-PTT: 1.5–2.5-Fache d. Normbereichs)*
dann	**Vitamin-K-Antagonist** (Langzeit-Antikoagulation)	**Phenprocoumon** → 83	*d 1-2-3 12–9–6mg, Erh.Dos. nach Quick 1,5–6mg abends*
oder	**Direkter Thrombininhibitor**	**Dabigatran** → 83	*2 x 110mg/d (Vorteil: keine INR-Kontrollen erforderlich)*
Frequenzkontrolle			
	Digitalisglykosid (Chronotropie ↓, Dromotropie ↓, Inotropie ↑, AV-Knoten-Refraktärzeit ↑)	**Digoxin** → 63	*ini. 3 x 0.4mg/24h i.v., dann 1 x 0.25–0.375mg/d p.o., 1 x 0,2mg/d i.v.*
oder		**Digitoxin** → 63	*ini.: 3 x 0.1mg/24 h i.v., dann 1 x 0.07–0.1mg/d p.o.*
und/ oder	**Beta-1-selektiver Blocker** (Chronotropie ↓, zentrale Sympathikusaktivität ↓)	**Metoprolol** → 40	*1–2 x 50–100mg/d p.o.*
		Bisoprolol → 39	*5–10mg/d*
und/ oder	**Kalziumantagonist** (Chronotropie ↓, Dromotropie ↓, Inotropie ↓, Afterload ↓)	**Verapamil** → 42	*5mg langs. i.v., dann: 5–10mg/h, max. 100mg/d, Perf. (100mg) = 2mg/ml ⇒ 2–5ml/h*
		Diltiazem → 42	*3 x 60–90mg/d p.o., 2 x 90–180mg/d (ret.) p.o., 1 x 240mg/d (ret.) p.o.*

Rhythmisierung zur Erreichung eines Sinusrhythmus, primäres Verfahren: Kardioversion			
	Antiarrhythmikum Klasse IC (Na^+-Einstromblock ⇒ Erregungsleitung ↑, Refraktärzeit ↑)	**Propafenon** → 60	*0.5–1mg/kg in 5min i.v.,* **Cave:** *Klasse I ist kontraindiziert bei KHK*
oder	**Antiarrhythmikum Klasse IC** (Na^+-Einstromblock ⇒ Erregungsleitung ↑, Refraktärzeit ↑)	**Flecainid** → 60	*2 x 100–200mg p.o., 1mg/kg langsam i.v. Pck.Beil. beachten,* **Cave:** *immer mit Betablockern kombinieren*
oder	**Antiarrhythmikum Klasse III** (K^+-Ausstromhemm. + Betarezeptorblock. ⇒ Refraktärz. ↑)	**Sotalol** → 61	*1 x 20mg i.v., evtl. nach 5min weitere 20mg*
	Cave: Rhythmisierung bei Herzinsuffizienz nur stationär		
Rezidivprophylaxe			
	Cave: Proarrhythmie, v.a. keine Klasse I-AA bei KHK!		
	Ablation möglich in Einzelfällen		
	Beta-1-selektiver Blocker (Chronotropie ↓, zentrale Sympathikusaktivität ↓)	**Metoprolol** → 40 **Bisoprolol** → 40	*1–2 x 50–100mg/d p.o.* *5–10mg/d*
oder	**Antiarrhythmikum Klasse III** (K^+-Ausstromhemmung ⇒ Refraktärzeit ↑)	**Amiodaron** → 61	*d1-10: 5 x 200mg/d, dann 1 x 200mg/d*
oder	**Mehrkanalblocker**	**Dronedaron** → 62	*2 x 400mg/d p.o. (nicht jodhaltig)*
oder	**Antiarrhythmikum Klasse III** (K^+-Ausstromhemmung + Betarezeptorblocker ⇒ Refraktärzeit ↑)	**Sotalol** → 61	*1–2 x 80–160mg p.o.*
oder	**Antiarrhythmikum Klasse IC** (Na^+-Einstromblock ⇒ Erregungsleitung ↑, Refraktärzeit ↑)	**Propafenon** → 60 **Flecainid** → 60	*3 x 150 oder 2 x 300mg/d p.o.* *2 x 100–200mg p.o.; 1mg/kg langs. i.v.; Pck.Beil. beachten*

T 2.7.4 Supraventrikuläre Tachykardie bei WPW-Syndrom/ AV-Knotentachykardie

Akuter Anfall: Radiofrequenzablation (häufig 1. Wahl)			
	Antiarrhythmikum (kurzfristige Blockade des AV-Knotens)	**Adenosin** → 63	*6–9–12mg je als Bolus i.v. nach Wirkung*
bei WPW, v.a. mit Vorhofflimmern	**Antiarrhythmikum Klasse IA** (Na^+-Einstromblock, K^+-Ausstromblock ⇒ Dromo-, Bathmo-, Inotropie ↓, AP-Dauer ↑, Refraktärzeit ↑)	**Ajmalin** → 59	*25–50mg langs. i.v., Perf. (250mg) = 5mg/ml ⇒ 12ml/h bis Wirkung, dann 2–5ml/h*

oder	**Kalziumantagonist** (Chronotropie ↓, Dromotropie ↓, Inotropie ↓, Afterload ↓)	**Verapamil** → 42	*5mg langs. i.v., dann 5–10mg/h, max. 100mg/d, Perf. (100mg) = 2mg/ml ⇒ 2–5ml/h (nicht bei Vorhofflimmern)*
Prophylaxe, Cave: Proarrhythmie!			
	Antiarrhythmikum Klasse III (K^+-Ausstromhemmung + Betarezeptorblocker ⇒ Refraktärzeit ↑)	**Sotalol** → 61	*1–2 x 80–160mg p.o.,* **Cave:** *Proarrhythmie*
oder	**Antiarrhythmikum Klasse IC** (Na^+-Einstromblock ⇒ Erregungsleitung ↑, Refraktärzeit ↑)	**Flecainid** → 60	*2 x 100–200mg/d p.o.,* **Cave:** *Proarrhythmie*
oder	**Antiarrhythmikum Klasse III** (K^+-Ausstromhemmung ⇒ Refraktärzeit ↑)	**Amiodaron** → 61	*d1–10 5 x 200mg/d p.o., dann 1 x 200mg/d p.o.* **Cave:** *Proarrhythmie*
oder	**Mehrkanalblocker**	**Dronedaron** → 62	*2 x 400mg/d p.o. (nicht jodhaltig)*

T 2.7.5 Ventrikuläre Tachykardie

Akuter Anfall			
	Bei hämodynamischer Entgleisung: ggf. Kardioversion und Defibrillation		
	Klasse Ib (Antiarrhythmikum)	**Lidocain** → 60	*ini. 50–100mg i.v., dann Perf. (1g) = 20mg/ml ⇒ 6–12ml/h*
oder	**Antiarrhythmikum Klasse I A** (Na^+-Einstromblock, K^+-Ausstromblock ⇒ Dromotropie ↓, Bathmotropie ↓, Inotropie ↓ Refraktärzeit ↑, AP-Dauer ↑)	**Ajmalin** → 59	*25–50mg langs. i.v., Perf. (250mg) = 5mg/ml ⇒ 12ml/h bis Wirkung, dann 2–5ml/h*
oder	**Antiarrhythmikum Klasse III** (K^+-Ausstromhemmung ⇒ Refraktärzeit ↑)	**Amiodaron** → 61	*300mg i.v.*
oder	**Mehrkanalblocker**	**Dronedaron** → 62	*2 x 400mg/d p.o. (nicht jodhaltig)*
Prophylaxe			
	Antiarrhythmikum Klasse III (K^+-Ausstromhemmung ⇒ Refraktärzeit ↑)	**Amiodaron** → 61	*d 1–10 5 x 200mg/d p.o., dann x 200mg/d p.o.*
oder	**Mehrkanalblocker**	**Dronedaron** → 62	*2 x 400mg/d p.o. (nicht jodhaltig)*
oder	**Antiarrhythmikum Klasse III** (K^+-Ausstromhemmung + Betarezeptorblocker ⇒ Refraktärzeit ↑)	**Sotalol** → 61	*1–2 x 80–160mg p.o.*

evtl. je plus	**Beta-1-selektiver Blocker** (Chronotropie ↓, zentrale Sympathikusaktivität ↓)	**Metoprolol** → 40	*1-2 x 50-100mg/d p.o.,* **Cave:** *nicht additiv bei Sotalol*
		Bisoprolol → 39	*5-10mg/d*
ggf.	**Implatierbaren Defibrillator (AICD) erwägen**		

T 2.7.6 Torsades de pointes (meist Ausdruck proarrhythmischer Wirkung anderer Antiarrhythmika -> absetzen)

Akuter Anfall

	Magnesiumpräparat (Substitution)	**Mg-Sulfat 200mg** (= 8mmol) → 70	*8mmol über 15min, dann 2g/d*
plus	**Beta-Sympathomimetika** (Chronotropie ↑, Inotropie ↑)	**Orciprenalin** → 94	*0.25-0.5mg i.v., 10-30µg/min i.v., Perf. (5mg) = 0.1mg/ml ⇒6-18ml/h*

Prophylaxe

1. Wahl	**Absetzen von Antiarrhythmika**		
	ggf. temporäre Ventrikelstimulation mit F = 90/min.		

T 2.7.7 Extrasystolen

Supraventrikuläre Extrasystolen

	Beta-1-selektiver Blocker [HZV ↓ (neg. chronotrop, neg. inotrop), O_2-Verbrauch ↓, zentrale Sympathikusaktivität ↓]	**Metoprolol** → 40	*1-2 x 25-100mg/d p.o., 1 x 100-200mg/d (ret.)p.o., 5-10mg langs. i.v., max. 20mg i.v.*
		Bisoprolol → 39	*1 x 2,5-10mg/d p.o.*
	Zusätzlich Ursache beheben, z.B. Hyperthyreose		

Ventrikuläre Extrasystolen

	Beta-1-selektiver Blocker [HZV ↓ (neg. chronotrop, neg. inotrop), O_2-Verbrauch ↓, zentrale Sympathikusaktivität ↓]	**Metoprolol** → 40	*1-2 x 25-100mg/d p.o., 1 x 100-200mg/d (ret.)p.o., 5-10mg langs. i.v., max. 20mg i.v.*
oder evtl.	**Antiarrhythmikum Klasse III** (K^+-Ausstromhemmung ⇒Refraktärzeit ↑)	**Amiodaron** → 61	*d 1-10 5 x 200mg/d, dann 1 x 200mg/d,* **Cave:** *Proarrhythmie*
oder evtl.	**Mehrkanalblocker**	**Dronedaron** → 62	*2 x 400mg/d p.o. (nicht jodhaltig)*
oder evtl.	**Antiarrhythmikum Klasse III** (K^+-Ausstromhemmung + Betablocker ⇒ Refraktärzeit ↑)	**Sotalol** → 61	*1 x 20mg i.v., evtl. nach 5min weitere 20mg, 1-2 x 80-160mg p.o.,* **Cave:** *Proarrhythmie*
oder evtl.	**Antiarrhythmikum Klasse IC** (Na^+-Einstromblockade ⇒ Erregungsleitung ↑, Refraktärzeit ↑)	**Propafenon** → 60	*3 x 150 oder 2 x 300mg/d p.o.,* **Cave:** *nicht bei KHK, Proarrhythmie*
evtl.	**Elektrolyte** (symptomatisch)	**Mg-K-Präparat**	*3 x 1 Tbl.*
	Cave: proarrhythmischer Effekt der Antiarrhythmika		

T 2.7.8 Bradykarde Rhythmusstörungen

evtl.	**Parasympatholytikum** (Chronotropie ↑)	**Atropin** → 66	*0.5–1mg i.v.*
evtl. plus	**Beta-Sympathomimetikum** (Chronotropie ↑, Inotropie ↑)	**Orciprenalin** → 94	*0.25–0.5mg i.v., 10–30µg/min i.v., Perf. (5mg) = 0.1mg/ml ⇒ 6–18ml/h*
meist	**Herzschrittmacher**		

T 2.8 Endokarditis [5]

T 2.8.1 Rheumatische

Akut			
	Benzylpenicillin (Antibiose)	**Penicillin G** → 157	*3–4 x 1 Mio IE/d i.v. als Kurzinf. (1–2 W.)*
dann	**Phenoxymethylpenicillin** (Antibiose)	**Penicillin V** → 157	*3 x 1,2 Mio/d p.o. (bis Entzündungszeichen ↓)*
plus	**Salizylat** (Antiphlogistikum)	**Acetylsalicylsäure** → 86	*2–3g/d p.o. (bis Entzündungszeichen ↓)*
plus	**Glukokortikosteroide** (antiinflammatorisch, immunsuppressiv)	**Prednisolon** → 116	*1–2mg/kg/d p.o. ausschleichend (bis Entzündungszeichen ↓)*
Rezidivprophylaxe			
	Retardpenicillin (Antibiose)	**Benzylpenicillin-Benzathin** → 157	*1,2 Mio. IE i.m. alle 3W (bis 25.Lj.)*

T 2.8.2 Bakterielle

Streptokokken			
	Benzylpenicillin (Antibiose)	**Penicillin G** → 157	*3 x 10 Mio. IE/d i.v. als Kurzinf. (6W)*
plus	**Aminoglykosid** (Antibiose)	**Gentamicin** → 167	*3mg/kg/d i.v. als Kurzinf. in 3ED*
Staphylokokken			
	Isoxazylpenicillin (Antibiose)	**Flucloxacillin** → 158	*4 x 1,5–2g/d i.v. als Kurzinf. (1–2W)*
plus	**Aminoglykosid** (Antibiose)	**Gentamicin** → 167	*3mg/kg/d i.v. als Kurzinf. in 3ED*
oder nur	**Glykopeptid** (Antibiose)	**Vancomycin** → 171	*2 x 1g/d i.v. als Kurzinfusion (1–2W.)*
Enterokokken			
	Aminopenicillin (Antibiose)	**Ampicillin** → 159	*300mg/kg/d i.v. als Kurzinfusion (4–6 W)*
oder	**Glykopeptid** (Antibiose)	**Vancomycin** → 171	*2 x 1g/d i.v. als Kurzinfusion (4–6W)*
je plus	**Aminoglykosid** (Antibiose)	**Gentamicin** → 167	*3mg/kg/d i.v. als Kurzinfusion in 3 ED*

Pneumokokken		
Benzylpenicillin (Antibiose)	**Penicillin G** → 157	*150 000IE/kg/d i.v. als Kurzinf. (3W)*

5 Nach Paul- Ehrlich- Gesellschaft

T 2.9 Endokarditisprophylaxe

T 2.9.1 Bakterielle

Bei Patienten mit der höchsten Wahrscheinlichkeit eines schweren oder letalen Verlaufs einer infektiösen Endokarditis

- Patienten mit Klappenersatz (mechanisch und biologische Prothesen)
- Patienten mit rekonstruierten Klappen unter Verwendung von alloprothetischem Material in den ersten 6 M nach OP[6, 7]
- Patienten mit überstandener Endokarditis
- Patienten mit angeborenen Herzfehlern
  - Zyanotische Herzfehler, die nicht oder palliativ mit systemisch-pulmonalem Shunt operiert sind
  - Operierte Herzfehler mit Implantation von Conduits (mit oder ohne Klappe) oder residuellen Defekten, d.h. turbulenter Blutströmung im Bereich des prothetischen Materials
- Alle operativ und interventionell unter Verwendung von prothetischem Material behandelten Herzfehler in den ersten 6 M nach OP[2]
- Herztransplantierte Patienten, die eine kard. Valvulopathie entwickeln

6 An diesem Punkt unterscheidet sich das vorliegende Positionspapier von den AHA-Leitlinien.
7 Nach 6 M wird eine suffiziente Endothelialisierung der Prothesen angenommen.

T 2.9.2 Empfehlungen zur Prophylaxe der infektiösen Endokaditis

Allgemein: Verabreichung der Antibiotikaprophylaxe generell 30–60min vor Prozedur. Falls keine Prophylaxe vorher erfolgt ist, kann diese bis zu 2h nach dem Eingriff gegeben werden (IIa/C).

Mundhygiene: Gute Mundhygiene und solide Zahnsanierung empfohlen (IIa/C)

Allgemeine Eingriffe bzw. Vorbedingungen, die keine Prophylaxe erfordern

- Herzkatheteruntersuchung
- Herzschrittmacher- und ICD
- Mitralklappenprolaps ohne Mitralinsuffizienz
- Nach koronaren Bypassoperationen
- Bei Vorhof-Septum-Defekten
- Lokalanästhetika (**Cave**: siehe Tabelle zahnärztliche Eingriffe!)
- Endotracheale Intubation, Bronchoskopie
- TEE, Gastroskopie und Koloskopie
- Kaiserschnitt, unkomplizierte vaginale Entbindung
- Blasenkatheterisierung

Empfehlung für spezielle Eingriffe bei Patienten ohne manifeste Infektionen

Zahnärztliche Eingriffe

Prophylaxe empfohlen bei Risikopatienten: Bei Eingriffen mit Manipulationen an der Gingiva, der periapikalen Zahnreihe, mit Perforationen der oralen Mukosa, Biopsieentnahme, Platzierung kieferorthopädischer Bänder (IIa/C)

Keine Prophylaxe empfohlen	Lokale Anästhetikainjektion in gesundes Gewebe (Ausnahme: intraligamentäre Anästhesie[8]), zahnärztliche Röntgenaufnahmen, Platzierung oder Anpassung prothetischer oder kieferorthopädischer Verankerungselemente, Klammern und bei Nahtentfernungen[1], Lippentraumata, Traumata der oralen Mukosa und physiologischer Milchzahnverlust
Wirkstoffe und Dosierung	Siehe unten
[8] Empfehlung unterscheidet sich von derjenigen AHA	
Eingriffe am Respirationstrakt	
Prophylaxe empfohlen bei Risikopatienten	Bei Tonsillektomie oder Adenotomie, bei Eingriffen mit Inzision der Mukosa oder Biopsieentnahme
Keine Prophylaxe empfohlen	Bei rein diagnostischer Bronchoskopie (IIa/C)
Wirkstoffe und Dosierung	Siehe unten
Eingriffe am Gastrointestinal- (GI) bzw. Urogenitaltrakt	
Keine generelle Prophylaxe im Rahmen von Eingriffen am GI- bzw. Urogenitaltrakt, auch bei Gastroskopie, Zystoskopie oder Biopsieentnahme, empfohlen.	
Empfehlung für spezielle Eingriffe bei Patienten mit manifesten Infektionen	
Zahnärztliche Eingriffe	
Prophylaxe	Siehe „Spezielle Eingriffe bei Patienten ohne manifeste Infektionen"
Eingriffe am Respirationstrakt	
Prophylaxe bei Risikopatienten	Bei floriden Infektionen (z.B. Abszessen oder Pleuraempyem) sollte bei Eingriffen wie z.B. einer Drainage eine antibiotische Therapie erfolgen mit Wirksamkeit gegen Streptokokken und Staphylococcus aureus (IIb/C). **Mögliche Wirkstoffe:** Aminopenicillin mit Betalaktamaseinhibitor, Cefazolin, Clindamycin; **bei MRSA:** Vancomycin
Eingriffe am Gastrointestinal- bzw. Urogenitaltrakt	
Prophylaxe bei Risikopatienten	Bei floriden Infektionen des GI- oder Urogenitaltrakts oder bei Antibiotikagabe zur Vorsorge einer Wundinfektion bzw. Sepsis sollte das Antibiotikaregime eine Substanz mit Wirksamkeit gegen Enterokokken enthalten. **Mögliche Wirkstoffe:** z.B. Ampicillin, Piperacillin oder Vancomycin (bei Unverträglichkeit gegenüber Betalaktamantibiotika) (IIb/B). Bei Patienten mit florider Harnwegsinfektion oder Bakteriurie durch Enterokokken mit geplanter Zystoskopie bzw. anderen Manipulationen sollte eine Substanz mit Wirksamkeit gegen Enterokokken gegeben werden; Wirkstoffe s. oben. (IIb/B).
Eingriffe an Haut, Hautanhangsgebilden oder muskoloskelettalem Gewebe	
Prophylaxe bei Risikopatienten	Bei florider Infektion dieser Bereiche sollte bei Eingriffen ein staphylokokken- bzw. streptokokkenwirksames Regime gegeben werden; **mögliche Wirkstoffe:** Penicillin, Cephalosporin; **bei Allergie:** Clindamycin; **bei MRSA:** Vancomycin (IIb/C).
Herzchirurgische Eingriffe	
Prophylaxe	Bei Herzklappenprothesen-OP oder einem anderen herzchirurg. Eingriff mit Fremdmaterialimplantat. ist eine perioper. Prophylaxe sinnvoll; Auswahl entsprechend der lok. Erreger-/Resistenzsituat. (häufig: koagulaseneg. Staphylok. und Staph. aureus); Proph.-Beginn direkt vor OP, beenden spätestens 48h nach OP.

T 2.10 Perikarditis

T 2.10.1 Bakteriell

Antibiose nach Austestung, Tbc beachten!

T 2.10.2 Dressler-Syndrom (nach Herzinfarkt, Herzoperation)

evtl.	**Arylessigsäurederivat, Cyclooxygenasehemmer** (NSAR; antiphlogistisch, analgetisch)	**Diclofenac** → 109	*1–3 x 50mg/d p.o., rect., 1 x 100mg/d (ret.) p.o., 1 x 75mg i.m.*
evtl.	**Kortikosteroid** (antiphlogistisch, antiallergisch, immunsuppressiv)	**Kortisonacetat** → 115	*nach Klinik*

T 2.11 Periphere arterielle Verschlusskrankheit

T 2.11.1 Stadium II

	Kolloidale Plasmaersatzlösung (Hämodilution)	**HES 6%** → 74	*250–500ml i.v. (14–21d)*
plus	**Salizylate, Cyclooxygenasehemmer** (Thrombozytenaggregationshemmung)	**Acetylsalizylsäure** → 86	*1 x 100mg/d p.o.*
alternativ	**ADP-Rezeptor-Hemmer**	**Clopidogrel** → 87	*75mg/d p.o.*
oder / evtl. plus	**Rheologikum** (Eryverformbarkeit ↑, bessere Rheologie)	**Pentoxifyllin** → 89	*2–3 x 400mg/d, 2 x 600mg/d p.o.*
oder	(muskulotrope Vasodilatation, bessere Rheologie)	**Buflomedil**	*3–4 x 150mg/d p.o., 2 x 300mg/d p.o., 1 x 600mg/d p.o.*

T 2.11.2 Stadium III/IV bei Inoperabilität, Thrombangiitis obliterans

	Prostaglandine (Thrombozytenfunktionshemmung)	**Alprostadil** → 88	*2 x 40µg in 250ml NaCl i.v.*

T 2.12 Akuter Extremitätenarterienverschluss

	Unfraktion. Heparin (Beschleun. der Gerinnungsfaktorinhibitorischen Verhind. von Appositionsthromben)	**Heparin** → 79	*5000–10 000IE i.v. dann Perf. (25 000IE): 2ml/h (Dosisanpassung an Ziel-PTT: 1,5–2,5fache d. Normbereich)*
oder	**Niedermolekulare Heparine**	**Enoxaparin** → 80	*2 x 100IE/kg s.c., max. 2 x 10000IE/d*
bei Schmerzen	**Opioid** (Analgesie)	**Pethidin** → 103	*75–100mg langs. i.v.*

evtl.	**kolloidale Plasmaersatzlösung** (Volumensubstitution)	**HES 6%** → 74	*500–1500ml i.v., bis 20ml/kg/h*
dann	**Plasminogenaktivator** (lokale Lyse)	**Streptokinase** → 85	*250 000IE ini. in 30min, dann 1,5 Mio.IE/h über 6h*
evtl. plus	**Glukokortikosteroide** (antiinflammatorisch, immunsuppressiv)	**Prednison** → 116	*250mg i.v.*

T 2.12.1 Sekundärprophylaxe

evtl.	**Vitamin-K-Antagonist** (Langzeit-Antikoagulation)	**Phenprocoumon** → 83	*d1-2-3 12-9-6mg, Erh. Dos. nach Quick 1,5-6mg abends*
oder evtl.	**Low-dose- Heparinisierung** (niedermolekular; Thromboseprophylaxe)	**Nadroparin** → 81	*1 x 2850IE s.c.*
oder	**Niedermolekulare Heparine**	**Enoxaparin** → 80	*2000-6000IE s.c., max. 2 x 10000IE/d*

T 2.13 Thrombophlebitis

evtl.	**Salizylat** (Antiphlogistika)	**Acetylsalizylsäure** → 86	*2-3 x 0,1-1g/d p.o.*

T 2.14 Thromboseprophylaxe

Risiko	**Niedrig**	**Mittel**	**Hoch**
Chirurgie-, Gynäkologie-, Geburtshilfe-Patienten	Große Chirurgie(intra-abdom. OP oder OP-Dauer > 45 min) Alter < 40 J ohne Risikofakt.	Große Eingriffe, Alter 40-60 J ohne weitere Risikofaktoren	Große Eingriffe bei Alter > 60
	Kleine Chirurgie (Dauer < 45 min) ohne Risikofaktoren bei Alter 40-60 J, kleinere Traumen	Kleine Chirurgie im Alter 40-60 J mit früherer Thrombembolie oder Östrogen-Th.; Alter > 60	Große Eingriffe bei Alter 40-60 J und Malignom oder frühere Thrombembolie
		Kleinere Eingriffe, Alter > 60 J	Fraktur oder größere orthopädische OP (Becken, Hüfte, Bein); Thrombophilie
Internistische Patienten	Leichtere internistische Erkrankungen	Immobilisierung, kardiale Insuffizienz	Schlaganfall, Alter > 70, kard. Dekomp., Schock, Thrombembolie-Vorgeschichte; Thrombophilie
Unterschenkel-venenthrombose	< 10 %	10-40 %	40-80 %
Prox. Thrombose	< 1 %	1-10 %	10-30 %
Letale Lungen-embolie	< 0,1 %	< 1 %	> 1 %

Prophylaxe (Phlebologie 1998, 27: 98–104)	Thrombose-prophylaxestrumpf	**Standard** 2 x 5000 IE/d **+ Strumpf** oder intermittierende pneumatische Kompression **niedermolekulare Heparin Enoxaparin** (ClexaneP) 1 x 2000–4000IE s.c. **Nadroparin** (Fraxiparin R) 2850–5700IE s.c.	**Low-dose-Heparinisierung Standardheparin:** bis 3 x 7500IE/d **oder** (niedermolekulares) **Nadroparin** (Fraxiparin) 1 x 2850–5700IE s.c. (oder orale Antikoag.) **+ Strumpf** od. intermitt. pneumatische Kompression
Beschleunigung der Gerinnungsfaktor-inhibition			1 x 2000–4000IE s.c. 2850–5700IE s.c.

T 2.15 Phlebothrombose

T 2.15.1 Sobald V. poplitea betroffen

	Unfraktion. Heparin (Beschleunigung der Gerinnungsfaktorinhibition)	**Heparin** → 79	*5000IE als Bolus i.v., dann Perf. (25.000IE): 2ml/h (auf 1,5-2fachen PTT-Normwert)*
oder	**Niedermolekul. Heparin** (Beschleunigung der Gerinnungsfaktorinhibition)	**Enoxaparin** → 80 **Nadroparin** → 81	*1mg/kg s.c. 2x/d* *100IE/kg s.c. 2x/d*
dann	**Vitamin-K-Antagonist** (Langzeit-Antikoagulation)	**Phenprocoumon** → 83	*d1-2-3 12-9-6mg, Erh.Dos. nach Quick 1,5–6mg abends (6M)*
oder	**Direkter Thrombininhibitor**	**Dabigatran** → 83	*2 x 110mg/d (Vorteil: keine INR-Kontrollen erforderlich)*

T 2.15.2 Ausgedehnte Fälle

	Plasminogenaktivator (lokale Lyse)	**Streptokinase** → 85	*250 000–750 000IE ini. in 30 min, dann 100 000IE/h (bis Lyseerfolg, ca. 3d, max. 5 d)*
oder	**Ultrahochdosiert Plasminogenaktivator** (lokale Lyse)	**Streptokinase** → 85	*250 000IE ini in 30min, dann 1,5Mio. E/h über 6h/d (bis Lyseerfolg ca. 3 d, max. 5d)*
oder	**Plasminogenaktivator** (lokale Lyse)	**Urokinase** → 85	*ini. 250 000 oder 600 000 IE i.v. über 10–20min, dann 2000IE/kg/h i.v. (bis Lyseerfolg ca.12d, max. 4W)*
oder	**Plasminogenaktivator** (lokale Lyse)	**rt-PA** → 84	*0,25mg/kg/24h i.v. oder 20mg i.v. über 4 h (bis Lyseerfolg, ca. 5–7d)*
dann	**Vitamin-K-Antagonist** (Langzeit-Antikoagulation)	**Phenprocoumon** → 83	*d1-2-3 12-9-6mg, Erh.Dos. nach Quick 1,5–6mg abends (6 M)*
oder	**Direkter Thrombininhibitor**	**Dabigatran** → 83	*2 x 110mg/d (Vorteil: keine INR-Kontrollen erforderlich)*

T 3 Hämatologie – Therapie (R. Schmidmaier, P. Baumann)

T 3.1 Hämophilie

T 3.1.1 Hämophilie A [7]

1IE entspricht der Menge an Faktor in 1ml gepooltem Normalplasma

Leichte bis mittelschwere Hämophilie: Blutung und präoperativ

	Vasopressinanalogon (Freisetzung von Faktor VIII aus Endothelzellen)	**Desmopressin** → 139	*0.3μg/kg i.v., s.c. (max. 20μg); 300μg nasal entspricht etwa 0.2μg/kg i.v.; 2 Sprühstöße bei > 50kg, 1 Sprühstoß bei < 50kg (steigert F-VIII auf 2-6Fache)*

Schwere Hämohilie A: Blutung und präoperativ

	Gerinnungsfaktor (Substitution)	**Faktor VIII** → 89	*1IE/kg i.v. erhöht Blutspiegel um 2% (bei Muskelblutung Konz. auf ≥ 30%, bei Zahn-OP Konz. auf > 50%; bei intraabdomineller, intrakranieller Blutung oder orthopäd. OP 80–100%); HWZ 8–12h*

Bei Hemmkörperhämophilie und akuter Blutung:
- Aktiviertes Prothrombinkomplexpräparat (FEIBA) 200IE/kg KG, nachfolgend 2–3 x 100IE/kg KG/d
- Rekombinanter Faktor VIIa (NovoSeven) 90μg/kg KG, Wdh. alle 2–3h

Danach Induktion einer Immuntoleranz (Hämophiliezentrum!), z.B. Protokolle nach Bonn, Malmo oder Van Creveld.

T 3.1.2 Hämophilie B [6, 7]

evtl.	**Gerinnungsfaktor** (Substitution)	**Faktor IX** → 89	*1–1.2IE/kg i.v. erhöht; Blutspiegel um 1%; HWZ 16–17h*

6 Furie B et al., A practical guide to the evaluation and treatment of hemophilia. Blood 1994 Jul 1; 84(1):3–9.
7 Kempton CL, White GC, How we treat a hemophilia A patient with a factor VIII inhibitor. Blood 2009 113:11–17.

T 3.2 Von-Willebrand-Jürgens-Syndrom [8, 9, 10]

evtl.	**Vasopressinanalogon** (Freisetzung von Faktor VIII aus Endothelzellen)	**Desmopressin** → 139	*Nur bei Typ 1 indiziert; 0.3μg/kg (max. 20μg) i.v. über 30min oder s.c. oder 300μg nasal; Wdh. alle 12–24h*
evtl.	**vWF-angereicherte Faktor VIII-Präparate** (Substitution)	**F VIII:C/vWF: RCof Haemate** → 89	*Dosierung richtet sich i.d.R. nach F VIII:C: 20–540IE/kg KG, Wdh. nach 24h*

8 Furlan M, Von Willebrand factor: molecular size and functional activity. Ann Hematol. 1996 Jun; 72(6):341–8.
9 Mannucci PM. How I treat patients with von Willebrand disease. Blood 2001 Apr 1; 97(7):1915–9.
10 Chang AC, Rick ME, Ross Pierce L, Weinstein MJ, Summary of a workshop on potency and dosage of von Willebrand factor concentrates. Haemophilia 1998; 4 Suppl 3:1–6.

T 3.3 Anämie

T 3.3.1 Eisenmangel [11]

	Eisen-(II)-Präparat (Substitution)	**Eisen-(II)-Glycin-Sulfat-Komplex** → 78	*100–200mg Fe^{2+}/d p.o. in 2–3 ED (mind. 4–6M)*
evtl.	**Eisen-(III)-Präparat** (Substitution bei Malabsorption oder Gastrektomie)	**Eisen-(III)-Natrium-Glukonat-Komplex** → 78	*1 x 40–62.5mg/d langs. i.v. bis 3 x/W*

[11] Frewin R, ABC of clinical haematology. Iron deficiency anaemia. BMJ 1997 Feb 1; 314(7077):360–3.

T 3.3.2 Megaloblastäre Anämie [12]

Vitamin-B_{12}-Mangel (perniziöse Anämie)

	Vitamin B_{12} (Substitution)	**Cyanocobalamin** → 75	*1000µg i.m., i.v., s.c.; 6 x in 2–3W, dann 1000µg alle 3M i.m. (evtl. lebenslang)*

Folsäuremangel

	Vitamin (Substitution)	**Folsäure** → 77	*5mg/d p.o. (4M)*

[12] Hoffbrand V, Provan D, ABC of clinical haematology. Macrocytic anaemias. BMJ 1997 Feb 8; 314(7078):430–3.

T 3.3.3 Hämolytische Anämien [13, 14, 15]

Beta-Thalassämia major zur Therapie der Eisenüberladung

evtl.	**Komplexbildner** (Eisenelimination ↑)	**Deferoxamin**	*25–50mg/kg KG/d s.c. über 8–12h nachts; 5–7 x /W oder s.c.-Depot 2 x tgl. (Hörtest, Sehtest!); i.v. nur über ZVK!*
		Deferipron	*3 x tgl. 25mg/kg KG p.o.; Zulassung nur für Thalassämia major mit KI gegen Deferoxamin; **Cave:** Neutropenie*
		Deferasirox	*ini. 20mg/kg KG/d als ED p.o.; Zulassung, wenn Deferoxamin kontraindiziert oder unangemessen; **Cave:**Nephrotoxizität*

[13] Weatherall DJ, ABC of clinical haematology. The hereditary anaemias. BMJ 1997 Feb 15; 314(7079):492–6.
[14] Gattermann N, Guidelines on iron chelation therapy in patients with myelodysplastic syndromes and transfusional iron overload. Leuk Res. 2007 Dec; 31 Suppl 3:S10–5.
[15] Wells RA, Leber B, Buckstein R, Lipton JH, Hasegawa W, Grewal K, Yee K, Olney HJ, Larratt L, Vickars L, Tinmouth A Iron overload in myelodysplastic syndromes: a Canadian consensus guideline. Leuk Res. 2008 Sep; 32(9):1338–53.

Symptomatische autoimmunhämolytische Anämie vom Wärmeautoantikörper-Typ [16, 17]

	Glukokortikosteroid (antiinflammatorisch, immunsuppressiv)	**Prednison** → 116	*1mg/kg/d i.v. od. p.o., langsam Reduktion dann p.o. (kurzfristig)*
evtl.	**Purinantagonist** (Immunsuppressivum)	**Azathioprin** → 191	*ini. 100–150mg/d p.o.*
evtl.	**Alkylanz** (Immunsuppressivum)	**Cyclophosphamid** → 310	*ini. 60mg/m²/d p.o.; alter-nativ 500–700mg i.v. alle 3–4W*

evtl.	**Immunsuppressivum**	**Ciclosporin** → 192	*ini. 5–10mg/kg KG/d in 2 Dosen p.o.*
		Mycophenolatmofetil → 192	*ini. 500-1000mg/d in 2 Dosen p.o.*
Symptomatische autoimmunhämolytische Anämie vom Typ Kälteagglutinine [17]			
evtl.	**Alkylanz** (Immunsuppressivum)	**Cyclophosphamid** → 310	*60mg/m²/d p.o.*
	Alkylanz (Lymphosuppression)	**Chlorambucil** → 310	*0.4–0.8mg/kg p.o. d1; Wiederholung d15*
	Antikörper	**Rituximab** → 326	*375mg/m² i.v. d1, d8, d15 und d22*
Paroxysmale nächtliche Hämoglobinurie [17]			
evtl.	**Antikörper**	**Eculizumab**	*ini. 600mg i.v. 1 x/W x 4W, dann 900mg in W5; Erhaltungsphase: 900mg i.v. alle 14±2d*

16 Gehrs BC, Freidberg RC, Autoimmune hemolytic anemia. Am J Hematol 2002 Apr; 69(4):258–71
17 Uptodate2009

T 3.3.4 Renale Anämie und Tumoranämie bei niedrigem Erythropoetinspiegel [18]

Hormon (Substitution)	**Erythropoetin alfa** → 79	*Korrekturphase 50IE/kg 3 x/W i.v. (dann nach Hb/Hk)*
	Erythropoetin beta → 79	*Korrekturphase: 20IE/kg 3 x/W s.c. oder 40IE/kg 3 x/W i.v., dann nach Hb*
	Erythropoetin delta → 79	*Korrekturphase: 50IE/kg 3 x/W i.v. oder 50IE/kg 2 x/W s.c. (dann nach Hb/Hk);*
	Erythropoetin zeta	*Korrekturphase: 50IE/kg 3 x/W i.v. (dann nach Hb/Hk)*
	Darbepoetin alfa → 78	*Korrekturphase: 0.45µg/kg s.c. 1 x/W; ohne Dialysepflichtigkeit auch 0.75µg/kg s.c. alle 2W möglich (dann nach Hb/Hk)*

18 NKF-K/DOQI Clinical practice guidelines and clinical practice recommendations for anemia in chronic kidney disease in adults; CPR 3.1. Using ESAs. Am J Kidney Dis. 2006 May; 47(5 Suppl 3):S16–85.

T 3.3.5 Aplastische Anämie [19]

evtl.	**Antikörper** (Immunsuppressivum)	**Antilymphozytenglobulin (ALG) vom Pferd**	*0.75ml/kg/d über 8–12h i.v. d1–5*
evtl.	**Glukokortikosteroid** (antiinflammatorisch, immunsuppressiv)	**Prednison** → 116	*1mg/kg i.v. d1–14; dann ausschleichen (bis d29)*
evtl.	**Transkriptionsfaktor-hemmung v.a. bei T-Lymphozyten** (Immunsuppressivum)	**Ciclosporin** → 192	*5mg/kg/d p.o. nach Spiegel: 150–250ng/ml; mind. 4M*

19 Raghavachar A, Schrezenmeier H, Aplastische Anämie und verwandte Zytopenien, DGHO-Leitlinien 2005.

T 3.4 Zytostatika induzierte Neutropenie [20]

evtl.	**Mediator, granulocyte (macrophage) colony stimulating factor**[15] (Granulozytenproliferation/ -differenzierung ↑)	**Filgrastim (G-CSF)** → 193	*5µg/kg/d s.c. frühestens 24h, i.d.R. ab d5 nach Chemoth. (bis Granulozyten > 1000/µl)*
		Lenograstim → 193	*150µg/m²/d s.c., frühestens 24h, i.d.R. ab d5 nach Chemoth. (bis Granulozyten > 1000/µl)*
		PEG-Filgrastim → 193	*6mg s.c. ab 24h nach Chemoth.*

[20] James et al., Idiopathic thrombocytopenic purpura: a practice guideline developed by explicit methods for the American Society of Hematology. Blood 1996 (88):3-40.

T 3.5 Idiopathische thrombozytopenische Purpura (M. Werlhof) [21,22]

	Glukokortikosteroid (immunsuppressiv, antiinflammatorisch)	**Prednison** → 116	*1-2mg/kg/d p.o. für 2-4W, dann ausschleichend 6-8W); Ziel > 30 000 Thrombo/µl mit < 7.5mg/d*
		Dexamethason → 115	*40mg/d p.o. x4d*
evtl.	**Immunglobulin** (Verdrängung der Thrombozytenantikörper)	**Immunglobulin** → 195	*1-2g/kg KG i.v. verteilt über 2-3d plus Steroidbolus, z. B. Methylprednisolon 5-10mg/kg/d i.v. x 3d*
	Immunsuppressivum	**Azathioprin** → 191	*1-4mg/kg/d, z.B. 150mg/d (kein Allopurinol!)*
		Cyclophosphamid → 310	*100-200mg/d*
		Mycophenolatmofetil → 192	*0.5-1g 2 x/d*
	Alkylans	**Cyclophosphamid** → 310	*100-200mg/d*
	Vincaalkaloid	**Vincristin** → 317	*1-2mg i.v./W*
	Anti-CD20-Antikörper	**Rituximab** → 326	*375mg/m² i.v. alle 4W x 4*
	Thrombopoetinagonist	**Romiplostim** → 90	*ini. 1µg/kg bezogen auf das tatsächliche Körpergewicht; s.c. 1 x/W*
		Eltrombopag → 90	*25-75mg/d p.o.*

[21] Psaila B, Bussel JB, Refractory immune thrombocytopenic purpura: current strategies for investigation and management. Br J Haematol. 2008 Sep; 143(1):16-26.
[22] Hiller E, Matzdorff A, Rummel M, Thrombozytopenien; DGHO-Leitlinien 2008.

T 3.6 Polyzythaemia vera [23,24]

evtl.	**Salizylat** (Thrombozyten-aggregationshemmer)	**Acetylsalizylsäure** → 86, → 107	*1 x 100mg/d p.o. (**Cave:** nicht bei Thrombos > 1 Mio/µl)*
evtl.	**Urikostatikum** (Xanthinoxidasehemmung ⇒ Harnsäurebildung ↓)	**Allopurinol** → 132	*1 x 100-300mg/d p.o. (HS i.S. < 6.5 mg/dl)*

evtl.	**Zytostatikum** (Ribonukleosid-Diphosphat-Reduktase-Hemmer ⇒ Myelosuppression)	**Hydroxycarbamid** → 328	*ini: 20mg/kg/d p.o., dann bis 40mg/kg/d p.o*
evtl. oder	**Interferon bei jüngeren Patienten** (Immunmodulation)	**IFN-alpha-2a/b** → 194	*3 x 1-5 Mio. IE/W s.c.; ini. 1 Mio. IE 2 x/W*
		Pegyliertes INF-alpha → 194	*50µg x/W; bis 150µg/W*
	Imidazolidin-Verbindungen	**Anagrelid** → 321	*1-2mg/d in 2 Dosen (bei Thrombozytose)*

23 Griesshammer M, Gisslinger H, Heimpel H, Lengfelder E, Reiter A, Chronische myeloproliferative Erkrankungen. DGHO-Leitlinien 2006.
24 Silver RT.,Treatment of polycythemia vera. Semin Thromb Hemost. 2006 Jun; 32(4 Pt 2):437–42.

T 3.7 Essenzielle Thrombozythämie [25]

	NSAR	**ASS** → 86, → 107	*100mg/d (bei Erythromelalgie, TIA, koronaren Ischämien oder Mikrozirkulationsstörungen)*
	Interferon, bei jüngeren Pat. (Immunmodulation)	**INF-alpha-2a/b** → 194	*3 x 1–5 Mio. IE/W s.c.*
		Pegyliertes INF-alpha → 194	*50–150µg 1 x/W*
evtl.	**Zytostatikum** (Myelosuppression)	**Hydroxycarbamid** → 328	*ini. 20mg/kg/d p.o., dann bis 40mg/kg/d p.o*
	Imidazolidin-Verbindungen	**Anagrelid** → 321	*ini. 0.5mg 2 x/d, steigern bis max. 2.5mg*

25 Griesshammer M, Gisslinger H, Heimpel H, Lengfelder E, Reiter A, Chronische myeloproliferative Erkrankungen, DGHO-Leitlinien 2006.

T 3.8 Chronisch-myeloische Leukämie

T 3.8.1 Chronische Phase

	Tyrosinkinasehemmer	**Imatinib** → 323	*400mg/d (chron. Phase) bzw. 600mg/d (akzel. Phase und Blastenkrise)*
		Dasatinib → 322	*100mg 1 x/d, bei Imatinib-Resistenz/-Unverträglichkeit*
		Nilotinib → 323	*400mg 2 x/d, bei Imatinib-Resistenz/-Unverträglichkeit*

T 3.9 Myelodysplasie [26, 27]

evtl.	**Mediator, granulocyte (macrophage) colony stimulating factor** (Granulozytenproliferation/ -differenzierung ↑)	**Filgrastim (G-CSF)** → 193	*5µg/kg/d s.c.*
		PEG-Filgrastim → 193	*6mg s.c.*
		Lenograstim → 193	*150µg/m²/d s.c.*

evtl.	**Komplexbildner** (Eisenelimination ↑) → 365	**Deferoxamin**	*25–50mg/kg KG/d s.c. kontinuierlich oder als 2 Bolusgaben an mind. 5d/W*
		Deferipron	*3 x 25mg/kg KG/d p.o.*
		Deferasirox	*1x20mg/kgKG/d p.o.*
evtl.	**Hormon** (Wachstumsfaktor)	**Erythropoetin** → 79	*150–300IE/kg 3 x/W s.c.*
Del 5q	**Immunmodulatorisches Medikament**	**Lenalidomid** → 321	*10mg/d p.o. x 21d, Wdh. d28 (**Cave:** evtl. Dosisanpassung)*
> 60J, high-risk od. intermediate-2, abn. Karyotyp	**DNA-Methyltransferase-Inhibitor**	**5-Azacytidin**	*75mg/m^2/d s.c. x 7d, Wdh. d28, mind. 6 Zyklen (**Cave:** Dosisanpassung)*

[26] List A et al., Lenalidomide in the myelodysplastic syndrome with chromosome 5q deletion. N Engl J Med. 2006 Oct 5;355(14):1456–65.

[27] Gattermann N, Kündgen A, Germing U, Treatment of patients with high risk myelodysplastic syndromes. Cancer Treatment Reviews 2007; 33:S64–S68.

T 3.10 Non-Hodgkin-Lymphom

T 3.10.1 Indolente Formen des Non-Hodgkin-Lymphoms [28, 29, 30, 31]

R-COP			
	Alkylanz	**Cyclophosphamid** → 310	*d1–5 400mg/m^2 i.v. (Zykluswdh. d22)*
plus	**Spindelgift, Mitosehemmer**	**Vincristin** → 317 **(Oncovorin)**	*d1 1.4mg/m^2 i.v., max. 2mg (Zykluswdh. d22)*
plus	**Glukokortikosteroid** (immunsuppr., antiinflamm.)	**Prednison** → 116	*d1–5 100mg/m^2 p.o. (Zykluswdh. d 22)*
	Anti-CD20-Antikörper	**Rituximab** → 326	*375mg/m^2 i.v. d1*
KNOSPE			
	Alkylanz (Lymphosuppression)	**Chlorambucil** → 310	*d1 0.4mg/kg p.o. (Zykluswdh. d15); ggf. Steigerung um 0.1mg/kg/d bis max. 0.8mg/kg/d*
R-MCP			
	Anthrazyklin	**Mitoxantron** → 320	*8mg/m^2 i.v. über 30min, d1–2*
plus	**Alkylanz, Zytostatikum** (Lymphosuppression)	**Chlorambucil** → 310	*d1–5 3 x 3mg/m^2 p.o.*
plus	**Glukokortikosteroid** (immunsuppressiv, antiinflammatorisch)	**Prednison** → 116	*d1–5 25mg/m^2 p.o.*
	Anti-CD20-Antikörper	**Rituximab** → 326	*375mg/m^2 i.v. d1*

Mabthera mono (Induktionstherapie)			
	Anti-CD20-Antikörper (monoklonal)	**Rituximab** → 326	*375mg/m² i.v. 1 x/W über 4W (einschleichende Infusionsgeschwindigkeit)*
R-CHOP (alle 3W)			
	Alkylanz (DNA-crosslinking)	**Cyclophosphamid** → 310	*750mg/m² i.v. d1*
	Anthrazyklin (u.a. Topoisomerase-II-Hemmung)	**Doxorubicin** → 319	*50mg/m² streng i.v. d1*
	Spindelgift, Mitosehemmer	**Vincristin** → 317	*1.4mg/m² i.v. d1 (max. 2mg, bei > 65 J max. 1mg)*
	Glukokortikoid	**Prednison** → 116	*100mg p.o. d1–5*
	Anti-CD20-Antikörper	**Rituximab** → 326	*375mg/m² i.v. d1*
Fludarabin mono (alle 4W)			
	Purinantagonist (Antimetabolit)	**Fludarabin** → 314	*25mg/m² i.v. d1–5*
FC (alle 4W)			
	Purinantagonist (Antimetabolit)	**Fludarabin** → 314	*30mg/m² i.v. d1–3*
	Alkylanz (DNA-crosslinking)	**Cyclophosphamid** → 310	*250mg/m² i.v. d1–3*
R-FCM (alle 4W)			
	Purinantagonist (Antimetabolit)	**Fludarabin** → 314	*25mg/m² i.v. d1–3*
	Alkylanz (DNA-crosslinking)	**Cyclophosphamid** → 310	*200mg/m² i.v. d1–3*
	Anthrazyklin	**Mitoxantron** → 320	*8mg/m² streng i.v. d1*
	Anti-CD20-Antikörper	**Rituximab** → 326	*375mg/m² i.v. d0 oder d1*
R-FC (alle 4W, max. 6 Zyklen) bei CLL			
	Anti-CD20-Antikörper	**Rituximab** → 326	*Zyklus 1: 375mg/m², d0; Zyklus 2–6: 500mg/m², d1) i.v.*
	Purinantagonist (Antimetabolit)	**Fludarabin** → 314	*25mg/m² i.v. d1–3*
	Alkylanz (DNA-crosslinking)	**Cyclophosphamid** → 310	*250mg/m² i.v. d1–3*
Bendamustin (alle 3–4W)			
	Bifunktionelles Alkylanz	**Bendamustin** → 310	*90mg/m²/d d1 und 2*
evtl. plus	**Anti-CD20-Antikörper**	**Rituximab** → 326	*375mg/m² i.v. d1*
Cladribin (bei Haarzellleukämie)			
	Purinanalogon	**Cladribin** → 314	*0.09mg/kg KG/d (3.6mg/m²) über 24h an 7 aufeinanderfolgenden Tagen; nur 1 Zyklus!*

Alemtuzumab (bei CLL)			
	Anti-CD52-Antikörper	**Alemtuzumab** → 325	*3mg an d1, 10mg an d2 und 30mg an d3, wenn vorangegangene Dosis gut vertragen wurde; danach 3 x 30mg/W für 12W (Infektprophylaxe!)*
Mabthera-Erhaltung (in Remission nach Rezidivtherapie)			
	Anti-CD20-Antikörper	**Rituximab** → 326	*375mg/m²/d i.v. alle 3M über 2J*
Zevalin			
	Radioimmuntherapie	**^{90}Y-Ibritumomab-Tiuxetan**	*>150 000 Thrombozyten/µl: 15MBq [90Y]-markiertes Zevalin pro kg KG bis zu max. 1 200MBq. 100 000–150 000 Thr./µl: 11MBq [90Y]-markiertes Zevalin pro kg KG bis zu max. 1 200MBq*
Ofatumumab (bei Fludarabin- und Alemtuzumab-refraktärer CLL)			
	Anti-CD20-Antikörper		*Erstgabe 300mg, dann 2000 mg, 8wöchentliche Gaben, dann 4 monatliche Gaben; erste und zweite Gabe: Start m. 12ml/h (9mg/ml), Infusionsgeschwindigkeit alle 30min verdoppeln, bis max. 200ml/h. Nachfolgende Inf.: Start mit 25ml/h (9mg/ml), Verdopplung alle 30Minuten bis max. 400ml/h. **Cave:** Prämedikation mit Prednison, Paracetamol und Cetirizin*

[28] Hallek et al., Immunochemotherapy with fludarabine (F), cyclophosphamide (C), and rituximab (R) (FCR) versus fludarabine and cyclophosphamide (FC) improves response rates and progression-free survival (PFS) of previously untreated patients (pts) with advanced chronic lymphocytic leukemia (CLL). Blood (ASH Annual Meeting Abstracts) 2008 112: Abstract 325

T 3.10.2 Aggressive Formen des Non-Hodgkin-Lymphoms [29, 30, 31]

R-CHOP-21 → 370			
(R)-CHOP-14 (Wdh. am d15)			
	Alkylanz (DNA-crosslinking)	**Cyclophosphamid** → 310	*750mg/m² i.v. d1*
	Anthrazyklin (u.a. Topoisomerase-II-Hemmung)	**Doxorubicin** → 319	*50mg/m² i.v. d1*
	Spindelgift, Mitosehemmer	**Vincristin** → 317	*1.4mg/m² i.v. d1, max. 2mg/d, bei Pat. > 70 J max. 1mg/d*
	Glukokortikosteroid (immunsuppr., antiinflamm.)	**Prednison** → 116	*100mg p.o. d1–5*
ggf.	**Anti-CD20-Antikörper**	**Rituximab** → 326	*375mg/m² i.v. d0 oder d1*

plus oder oder	**Mediator, granulocyte (macrophage) colony stimulating factor**[15] (Granulozytenproliferation/ -differenzierung ↑)	**Lenograstim** → 193 **Filgrastim** → 193 **PEG-Filgrastim** → 193	*150µg/m²/d s.c. d4–13* *5µg/kg KG/d s.c. d4–13* *6mg s.c. d4*
Vorphase (bei Patienten > 60 J und/oder hoher Tumorlast)			
	Spindelgift, Mitosehemmer	**Vincristin** → 317	*2mg abs. i.v. d1*
	Glukokortikosteroid	**Prednison** → 116	*100mg/d p.o. d1–7*
ZNS-Prophylaxe (bei Befall hoch zervikal, Gesichtsschädel, Knochenmark oder Testes)			
	Antimetabolit (Folatantagonist)	**Methotrexat** → 313	*15mg intrathekal*
ZNS-Tripeltherapie (bei Meningeosis lymphomatosa oder intrazerebraler RF)			
	Antimetabolit (Folatantagonist)	**Methotrexat** → 313	*15mg intrathekal*
	Antimetabolit (Pyramidinantagonist)	**Cytarabin** → 315	*40mg intrathekal*
	Glukokortikosteroid	**Dexamethason** → 115	*4mg intrathekal*
R-IMVP-16 bei Rezidiven (alle 3W, 4–6 Zyklen)			
	Alkylanz	**Ifosfamid** → 310	*d1–5: 1000mg/m² i.v. über 1h*
plus	**Antimetabolit** (Folatantagonist)	**Methotrexat** → 313	*d3 + 10: 30mg/m² i.v.; d10, nur wenn Leukos > 3000/µl)*
plus	**Topoisomerase-II-Hemmer**	**Etoposid** → 318	*d1–3 100mg/m² i.v. über 1h*
evtl. plus	**Anti-CD20-Antikörper**	**Rituximab** → 326	*375mg/m² i.v. d0 oder d1*
CHOEP (alle 3W plus G-CSF)			
Wie CHOP, R-CHOP → 371			
plus	**Topoisomerase-II-Hemmer**	**Etoposid** → 318	*100mg/m² i.v. je d1–3*
R-IEV (alle 4W; plus G-CSF)			
	Alkylanz	**Ifosfamid** → 310	*2.5g/m² i.v. d1–3*
	Anthrazyklinderivat	**Epirubicin** → 320	*100mg/m² streng i.v. d1*
	Topoisomerase-II-Hemmer	**Etoposid** → 318	*150mg/m² i.v. d1–3*
(R)-ICE (alle 2–3W, plus G-CSF)			
	Topoisomerase-II-Hemmer	**Etoposid** → 318	*100mg/m² i.v. d1–3*
	Platinderivat	**Carboplatin**	*AUC 5 (max. 800mg) i.v. an d2*
	Alkylanz	**Ifosfamid** → 310	*5g/m² i.v. über 24h an d2*
evtl. plus	**Anti-CD20-Antikörper**	**Rituximab** → 326	*375mg/m² i.v. d0 oder d1*

(R)-Dexa-BEAM (alle 3–4W, plus G-CSF ab Tag 11)			
	Glukokortikoid (lymphotoxisch)	**Dexamethason** → 115	*3 x 8mg p.o. d1–10*
	Alkylanz	**BCNU/Carmustin**	*60mg/m² i.v. d2*
	Topoisomerase-II-Hemmer	**Etoposid** → 318	*75mg/m² i.v. d4–7*
	Purinantagonist (Antimetabolit)	**Cytarabin** → 315	*2 x 100mg/m² i.v. d4–7 (alle 12h)*
	Alkylanz	**Melphalan** → 310	*20mg/m² i.v. d3*
evtl. plus	**Anti-CD20-Antikörper**	**Rituximab** → 326	*375mg/m² i.v. d0 oder d1*
R-DHAP (alle 4W plus G-CSF)			
	Glukokortikoid (lymphotoxisch)	**Dexamethason** → 115	*40mg i.v. d1–4*
	Purinantagonist (Antimetabolit)	**Cytarabin** → 315	*2 x 1000mg/m²/d i.v. d2 (alle 12h)*
	Alkylanz	**Cisplatin** → 312	*100mg/m² i.v. d1*
	Anti-CD20-Antikörper	**Rituximab** → 326	*375mg/m² i.v. d0 oder d1*

[29] Weissinger F et al., Non-Hodgkin-Lymphome. Internist (Berl) 1997 Nov; 38(11):1131–42.
[30] Knospe WH et al., Proceedings: Bi-weekly chlorambucil treatment of chronic lymphocytic leukemia. Cancer. 1974 Feb; 33(2):555–62.
[31] Hiddemann W, New aspects in the treatment of advanced low-grade non-Hodgkin´s lymphoma: prednimustin/mitoxantrone (PMN) vs. cyclophosphamide/vincristine/prednisone (COP) followed by interferon alpha vs. observation only - a preliminary update of the German Low Grade Lymphoma Study Group. Semin Hematol. 1994 Apr; 31(2 Suppl 3):32–5.

T 3.11 Akute Leukämie

Wichtiger Hinweis: Die Lektüre dieses Kompendiums kann das Lesen eines Studienprotokolls oder der gängigen Literatur nicht ersetzen!
Die Therapie akuter Leukämien sollte an spezialisierten Zentren und innerhalb der Studienprotokolle des **Kompetenznetzes Leukämie** bzw. gemäß den **Empfehlungen des Europäischen Leukämienetzes** erfolgen.
Die Dosierungsangaben beziehen sich auf Patienten < 60 Jahre ohne Begleiterkrankungen.
Die Supportivtherapien müssen nach Maßgabe des jeweiligen spezialisierten Zentrums erfolgen.

T 3.11.1 Akute myeloische Leukämie [32,33,34]

Induktionstherapie (Standard-Induktionstherapie [3+7 Schema])

3 Tage Anthrazyklin:
- Daunorubicin 60 mg/m² oder
- Idarubicin 10-12 mg/m² oder
- Mitoxantron 10.-12mg/m²

7 Tage Cytarabin: kontinuierlich 100-200mg/m²

Induktionstherapien der AMLCG (Acute Myeloid Leukemia Cooperative Group)

TAD-9			
	Pyrimidinantagonist	Cytarabin → 315	*d 1, 2: 100 mg/m²/24 h i.v., d 3-8: 100 mg/m² als Inf. über 30 min alle 12 h*

plus	**Purinantagonist**	**6-Tioguanin** → 314	*d 3-9: 100 mg/m² alle 12 h p.o*
plus	**Anthrazyklin, Interkalation** (Topoisomerase-II-Hemmung)	**Daunorubicin** → 319	*d 3-5: 60 mg/m² i.v. über 60 min*
HAM			
	Pyrimidinantagonist Zytostatikum	**Cytarabin** → 315	*d 1-3: 3 g/m² i.v. alle 12 h über 3 h (Pro: 4 x tgl. Kortikoid-AT*
plus	**Zytostatikum**	**Mitoxantron** → 320	*d 3-5: 10 mg/m²/d i.v. über 60 min (vor Cytosinarabinosid)*

Postremissionsherapie (→ nach erreichter CR). Die Konsolidierungstherapie erfolgt **patientenspezifisch** und **risikoadaptiert** mit hoch dosiertem **Cytarabin** oder einer autologen oder allogenen **Blutstammzelltransplantation** . Eine monatliche Erhaltungstherapie kann im Vergleich zu anderen Formen der Konsolidierung gleichwertige Therapieergebnisse erzielen.

32 Büchner T, Niederwieser D, Schaich M, Schlenk R. Leitlinien der DGHO für die Diagnostik und Therapie der Akuten Myeloischen Leukämie (AML)

33 Büchner T. Akute myeloische Leukämie. Internist (Berl) 1996 Oct;37(10):1008-12

34 Tallmann MS, et al. All-trans retinoid acid in acute promyelocytic leukemia. N Engl J Med. 1997 Oct 9;337(15):1021

T 3.12 M. Hodgkin

T 3.12.1 COPP (Wdh. an d29 im Wechsel mit ABVD)

	Alkylanz	**Cyclophosphamid** → 310	*d1 + 8: 650mg/m² i.v.*
plus	**Spindelgift** (Lymphosuppression)	**Vincristin** → 317	*1.4 mg/m² i.v., max. 2mg d1 + 8*
plus	**Alkylanz**	**Procarbazin**	*100 mg/m² p.o. d1–14*
plus	**Glukokortikosteroid** (immunsuppr., antiinflamm.)	**Prednison** → 116	*40mg/m² p.o. d1–14*

T 3.12.2 ABVD (Wdh. an d29, ggf. im Wechsel mit COPP als COPP/ABVD)

	Anthrazylin	**Doxorubicin** → 319	*25mg/m² i.v. d1 + 15*
plus	**Spindelgift** (Lymphosuppression)	**Vinblastin** → 317	*6mg/m² i.v. d1 + 15*
plus	**Antibiotikum**	**Bleomycin** → 320	*10mg/m² i.v. d1 + 15*
plus	**Alkylanz**	**Dacarbazin** → 313	*375mg/m² i.v. d1 + 15*

T 3.12.3 BEACOPP basis (Wdh. an d22) bzw. BEACOPP-14 (Wdh. an d15 mit GCSF)

	Antibiotikum	**Bleomycin** → 320	*10mg/m² i.v. an d8*
plus	**Topoisomerase-II-Hemmer**	**Etoposid** → 318	*d1-3 100mg/m² i.v.*
plus	**Anthrazyklin**	**Doxorubicin** → 319	*25mg/m² i.v., d1*
	Alkylanz	**Cyclophosphamid** → 310	*650mg/m² i.v., d1*
plus	**Spindelgift** (Mitosehemmer, Lymphosuppr.)	**Vincristin** → 317	*1.4mg/m² i.v., max. 2mg, d8*
plus	**Alkylanz**	**Procarbazin**	*d1-7 100mg/m² p.o.*
plus	**Glukokortikosteroid** (immunsuppressiv, antiinflammatorisch)	**Prednison** → 116	*BEACOPP basis: d1-14: 40mg/m² p.o.; BEACOPP-14: d1-7 80mg/m² p.o.*

T 3.12.4 BEACOPP eskaliert (Wdh. an d22, G-CSF ab d8)			
	Antibiotikum	Bleomycin → 320	*10mg/m² i.v. an d8*
plus	Topoisomerase-II-Hemmer	Etoposid → 318	*d1–3 200mg/m² i.v.*
plus	Anthrazyklin	Doxorubicin → 319	*35mg/m² i.v., d1*
	Alkylanz	Cyclophosphamid → 310	*1250mg/m² i.v., d1*
plus	Spindelgift (Mitosehemmer, Lymphosuppr.)	Vincristin → 317	*1.4mg/m² i.v., max. 2mg, d8*
plus	Alkylanz	Procarbazin	*d1–7 100mg/m² p.o.*
plus	Glukokortikosteroid (immunsuppr., antiinflamm.)	Prednison → 116	*d1–14 40mg/m² p.o.*

T 3.13 Multiples Myelom

T 3.13.1 Bei symptomatischem Multiplem Myelom		
Biphosphonat (Osteoklastenhemmung)	Pamidronsäure → 134	*90mg i.v. alle 4W*
Biphosphonat (Osteoklastenhemmung)	Zoledronat → 134	*4mg i.v. über 15min alle 3–4W*

T 3.13.2 Zytostatische Therapie [32, 33, 34, 35, 36]

Bei gutem Allgemeinzustand und ohne schwere Begleiterkrankungen:
Hochdosismelphalantherapie mit autologer Blutstammzelltransfusion erwägen

MP (Alexanian I) (Zykluswiederholung ab d29–42)			
	Alkylanz	Melphalan → 310	*15mg/m² i.v. an d1 oder 0.25mg/kg p.o. an d1–4*
plus	Glukokortikosteroid	Prednisolon → 116	*60mg/m²/d p.o. oder 2mg/kg/d p.o. an d1–4*
MPT (alle 6W, 12 Zyklen) (als First-Line für Nicht-Transplantationskandidaten)			
	Alkylanz	Melphalan → 310	*0.25mg/kg p.o. an d1–4*
	Glukokortikosteroid	Prednisolon → 116	*2 mg/kg/d p.o. an d1–4*
plus	Immunmodulation	Thalidomid	*100–200mg p.o. d1–28*
MPV (als First-Line für Nicht-Transplantationskandidaten)			
	Alkylanz	Melphalan → 310	*9mg/m²/d p.o. d1–4 alle 42d x 4 Zyklen, dann alle 35d x 5 Zyklen*
	Glukokortikosteroid	Prednisolon → 116	*60mg/m²/d p.o. an d 1–4 alle 42d x 4 Zyklen, dann alle 35d x 5 Zyklen*
	Proteasominhibitor	Bortezomib → 321	*1.3mg/m²/d i.v. an d1, 4, 8, 11, 22, 25, 29 und 32 mit Wdh. an d42 für 4 Zyklen, dann an d1, 8, 15 und 22 mit Wdh. an d35 für 5 Zyklen*

MPR (als First-Line für Nicht-Transplantationskandidaten)(Wdh. an d28 für 9 Zyklen)			
	Alkylanz	**Melphalan** → 310	*0.18mg/kg/d p.o. d1–4*
	Glukokortikosteroid	**Prednisolon** → 116	*2mg/kg/d p.o. d1–4*
	Immunmodulation	**Lenalidomid** → 321	*10mg/d p.o. d1–21*
Velcade bzw. Vel/Dex (Wdh. an d21, max. 8 Zyklen bzw. 2 über CR hinaus)			
	Proteasominhibitor	**Bortezomib** → 321	*1.3mg/m²/d i.v. Bolus (3–5sec) an d1, 4, 8, 11*
evtl.	**Glukokortikoid** (lymphotoxisch)	**Dexamethason** → 115	*20mg/d p.o. an d1 + 2, 4 + 5, 8 + 9, 11 + 12*
Rd (Wdh. an d28)			
	Immunmodulation	**Lenalidomid** → 321	*25mg/d p.o. d1–21*
	Glukokortikoid (lymphotoxisch)	**Dexamethason** → 115	*40mg/d p.o. d1, 8, 15, 22*
Thalidomid			
	Immunmodulation	**Thalidomid**	*(50–)100–200mg p.o. tägl. kontinuierlich (auch in Komb. mit Dexamethason 40mg p.o. d1, 8, 15, 22 alle 4 W, s.o.)*
HyerCDT (Wdh. alle 4W für 2–6 Zyklen)			
	Alkylanz	**Cyclophosphamid** → 310	*300mg/m² i.v. über 3h alle 12h x 6 Gaben (d1–3)*
	Glukokortikoid (lymphotoxisch)	**Dexamethason** → 115	*20mg/m²/d p.o. d1–4, 9–12, 17–20*
	Immunmodulation	**Thalidomid**	*100–400mg/d p.o. kontinuierlich*
CDV			
	Alkylanz	**Cyclophosphamid** → 310	*50mg/d p.o. kontinuierlich*
	Proteasominhibitor	**Bortezomib** → 321	*1.3 mg/m²/d i.v. an d1, 4, 8, 11 Wdh. d21 (8 Zyklen), danach an d1, 8, 15, 22 Wdh. d35 (3 Zyklen)*
	Glukokortikoid (lymphotoxisch)	**Dexamethason** → 115	*20mg p.o. an den Tagen von Bortezomib und am Tag danach*
BP (Primärtherapie bei Nicht-Transplantationskandidaten)(Wdh. alle 4W)			
	Bifunktionelles Alkylanz	**Bendamustin** → 310	*150mg/m²/d i.v. an d1 + 2*
	Glukokortikosteroid	**Prednison** → 116	*60mg/m²/d i.v. od. p.o. d1–4*
Bendamustin (Rezidiv nach Hochdosis-Chemotherapie und autologer Stammzelltransplantation) (Wdh. alle 4W)			
	Bifunktionelles Alkylanz	**Bendamustin** → 310	*100mg/m²/d i.v. d1 + 2*
Dexa mono			
	Glukokortikosteroid (immunsuppressiv, antiinflammatorisch)	**Dexamethason** → 115	*20mg/m² bzw. 40mg abs. p.o. d1–4, 9–12 + 17–20 (Zykluswdh. ab d28)*

[35] Palumbo A, Rajkumar SV, Treatment of newly diagnosed myeloma. Leukemia. 2009 Mar; 23(3):449–56.
[36] Kropff MH et al., Hyperfractionated cyclophosphamide in combination with pulsed dexamethasone and thalidomide (HyperCDT) in primary refractory or relapsed multiple myeloma. Br J Haematol. 2003 Aug; 122(4):607–16.
[37] Kropff M et al., Bortezomib in combination with intermediate-dose dexamethasone and continuous low-dose oral cyclophosphamide for relapsed multiple myeloma. Br J Haematol. 2007 Aug; 138(3):330–7.
[38] Pönisch W et al., East German Study Group of Hematology and Oncology (OSHO). Treatment of bendamustine and prednisone in patients with newly diagnosed multiple myeloma results in superior complete response rate, prolonged time to treatment failure and improved quality of life compared to treatment with melphalan and prednisone - a randomized phase III study of the East German Study Group of Hematology and Oncology (OSHO). J Cancer Res Clin Oncol. 2006 Apr; 132(4):205–12. Epub 2006 Jan 10.
[39] Knop S et al., The efficacy and toxicity of bendamustine in recurrent multiple myeloma after high-dose chemotherapy. Haematologica 2005 Sep; 90(9):1287–8.

T 4 Pneumologie – Therapie (M. Jakob)

T 4.1 Asthma bronchiale

T 4.1.1 Asthmatherapie-Kontrollschema, Einteilung bei Erwachsenen und Kindern ab 5 Jahre [40]

Kontrollgrade		Kennzeichen, Symptome	Lungenfunktion
I	**Kontrolliert** (alle Kriterien erfüllt)	Keine Tages- u. Nachtsymptome, keine Einschränkung der körperlichen Aktivität, keine Exazerbationen, keine Notfallmedikation (Reliever)	$FEV_1 \geq 80$ % des Sollwerts PEF ≥ 80 % des persönlichen Bestwerts
II	**Partiell kontrolliert** (ein Kriterium erfüllt)	Tagessymptome > 2 x/W, aber nicht tgl., jegliche nächtlichen Symptome, eingeschränkte Belastbarkeit bei körperlicher Aktivität, Notfallmedikationsbedarf > 2 x/W, Exazerbationen > 1 x/J	$FEV_1 < 80$ % des Sollwerts PEF < 80 % des persönlichen Bestwerts
III	**Unkontrolliert**	≥ 3 Merkmale des partiell kontrollierten Asthmas inkl. Lungenfunktionskriterien oder eine Exazerbation/Woche	

T 4.1.2 Asthmatherapie-Management bei Erwachsenen [40]

Stufen der Asthmakontrolle	Abnahme ↓ / Zunahme ↑	Behandlung
Kontrolliert		Niedrigsten Behandlungsschritt finden
Teilweise kontrolliert		Nächsthöheren Schritt erwägen
Unkontrolliert		Nächster Behandlungsschritt bis zur Kontrolle
Exazerbation		Behandeln wie eine Exazerbation

Abnahme ← **Behandlungsschritte** → Intensivierung

	Stufe 1	Stufe 2	Stufe 3	Stufe 4	Stufe 5
Asthma-Schulung/Kontrolle der Patientenumgebung					
Wenn benötigt: schnell wirkende β_2-Agonisten					
Option an Controller-Medikamenten		1 Option wählen	1 Option wählen	Zusätzl. 1 od. mehr	Zusätzl. 1 od. beide
		Low-dose ICS*	Low-dose ICS* + lang wirkende β_2-Agonisten	Medium-or-high-dose ICS + lang wirkende β_2-Agonisten	Orale Glukokortikosteroide (niedrigste Dosis)
		Leukotrien-Rezeptor-Antagonisten (RA)	Medium- or high-dose ICS*	Leukotrien-Rezeptor-Antagonisten (RA)	Anti-IgE-Therapie
			Low-dose ICS* + Leukotrien-(RA)	Retardierte Theophylline	
			Low-dose ICS* + ret. Theophylline		

* Inhalative Glukokortikosteroide □ Bevorzugte Optionen sind weiß gekennzeichnet

T 4.1.3 Antiobstruktive Therapie (Stufentherapie) [40, 41]

Stufe 1 (bedarfsweise rasch wirksame Beta-2-Sympathomimetika, RABA)			
Bedarf	**Inhalatives kurz wirksames Beta-2-Sympathomimetikum** (bronchodilatatorisch)	**Salbutamol** → 93	*bei Bed. 1–2 Inh. max. 10–12 Inh./d*
		Terbutalin → 93	
		Fenoterol → 92	
Stufe 2 (bedarfsweise RABA und ein Langzeittherapeutikum)			
Bedarf	**Inhalatives kurz wirksames Beta-2-Sympathomimetikum** (bronchodilatatorisch)	**Salbutamol** → 93	*bei Bed. 1–2 Inh., max. 10–12 Inh./d*
		Terbutalin → 93	
		Fenoterol → 92	
Dauer	**Inhalatives Gluko-kortikosteroid (ICS)** niedrig dosiert (antiinflammatorisch, Empfindlichkeit der Rezeptoren ↑)	**Beclometason** → 96	*2 x 1–2 Inh., 200–500µg/d (niedrige Dosis)*
		Budesonid → 96	*2 x 1–2 Inh., 200–400µg/d (niedrige Dosis)*
		Ciclesonid → 96	*1 x/d, 80g/d (niedrige Dosis)*
		Fluticason → 96	*2 x 1–2 Inh., 100–250µg/d (niedrige Dosis)*
		Mometason → 96	*2 x 1–2 Inh., 200–400µg/d (niedrige Dosis)*
alternativ	**Leukotrien-Rezeptor-Antagonist**	**Montelukast** → 100	*10mg p.o. 1x/d*
Stufe 3 (bedarfsweise RABA und ein oder zwei Langzeittherapeutika)			
Bedarf	**Inhalatives kurz wirksames Beta-2-Sympathomimetikum** (bronchodilatatorisch)	**Salbutamol** → 93	*bei Bed. 1–2 Inh. max. 10–12 Inh./d*
		Terbutalin → 93	
		Fenoterol → 92	
Dauer	**Inhalatives Gluko-kortikosteroid (ICS)** niedrig dosiert (antiinflammatorisch, Empfindlichkeit der Rezeptoren ↑)	**Beclometason** → 96	*2 x 1–2 Inh., 200–500µg/d (niedrige Dosis)*
		Budesonid → 96	*2 x 1–2 Inh., 200–400µg/d (niedrige Dosis)*
		Ciclesonid → 96	*1 x/d, 80µg/d (niedrige Dosis)*
		Fluticason → 96	*2 x 1–2 Inh., 100–250µg/d (niedrige Dosis)*
		Mometason → 96	*2 x 1–2 Inh., 200–400µg/d (niedrige Dosis)*
plus	**Inhalatives langwirksames Beta-2-Sympathomimetikum (LABA)** (bronchodilatatorisch)	**Formoterol** → 93	*Pulver-Inh. (6 od.12µg) = 1–2 x 1–4 Inh., max. 2 x 12µg; Dosieraerosol (12µg) 2 x 1–2 Inh.; max Erh.Dos. 48µg*
		Salmeterol → 93	*Dosieraerosol (25µg) 2 x 2–4 Inh., max. 8 Inh. Pulver-Inh. (50µg) 2 x 1–2 Inh., max. 4 Inh.*

alter-nativ	**Kombinationstherapie ICS und LABA als Alternative zu Einzelsubstanzen**	**Salmeterol + Fluticason** → 97	*2 x 1–2 Inh.*
		Formoterol + Budesonid→ 97	*2 x 1–2 Inh., max. 8–(12) x 2 Inh.*
		Formoterol + Beclometason → 96	*2 x 1–2 Inh. 6/100µg*
alter-nativ	**Inhalatives Gluko-kortikosteroid (ICS)** mittel- bis hoch dosiert	**Beclometason** → 96	*2 x tgl. Inh. > 500–2000µg/d (mittlere bis höchste Dosis)*
		Budesonid → 96	*2 x tgl. Inh. > 400–1600µg/d (mittlere bis höchste Dosis)*
		Ciclesonid → 96	*1 x/d, 160g/d (mittlere Dosis)*
		Fluticason → 96	*2 x tgl. Inh. > 250–1000µg/d (mittlere bis höchste Dosis)*
		Mometason → 96	*2 x tgl. Inh. > 400–1200µg/d (mittlere bis höchste Dosis)*
alter-nativ	**Inhalatives Glukokortikosteroid (ICS) niedrig dosiert**	**Siehe oben**	
plus	**Leukotrien-Rezeptor-Antagonist**	**Montelukast** → 100	*10mg p.o. 1 x/d*
alter-nativ	**Inhalatives Glukokortikosteroid (ICS) niedrig dosiert**	**Siehe oben**	
plus	**Theophyllin** (bronchodilatatorisch, zentrale Atemstimulation)	**Theophyllin** → 92	*Erh.Dos.10–12mg/kg in 1–2 Dosen, max. 12–16mg/kg; Bestimmung der Serumkonzentration!*
Stufe 4 (bedarfsweise RABA und zwei oder mehr Langzeittherapeutika)			
Bedarf	**Inhalatives kurz wirksames Beta-2-Sympathomimetikum**	**Salbutamol** → 93	*bei Bed. 1–2 Inh. max. 10–12 Inh./d*
		Terbutalin → 93	
		Fenoterol → 92	
Dauer	**Inhalatives Gluko-kortikosteroid (ICS)** mittel bis hoch dosiert (antiinflammatorisch, Empfindlichkeit der Rezeptoren ↑)	**Beclometason** → 96	*2 x 1–2 Inh. ≤ 2000µg/d (Tageshöchstdosis)*
		Budesonid → 96	*2 x 1–2 Inh. ≤ 1600µg/d (Tageshöchstdosis)*
		Ciclesonid → 96	*1 x/d > 160µg/d (Tageshöchstdosis)*
		Fluticason → 96	*2 x 1–2 Inh. ≤ 1000µg/d (Tageshöchstdosis)*
		Mometason → 96	*2 x 1–2 Inh. 1200µg/d (Tageshöchstdosis)*

plus	**Inhalatives lang wirksames Beta-2-Sympathomimetikum (LABA)** (bronchodilatatorisch)	**Formoterol** → 93	*Pulver-Inh. (6 oder 12µg) = 1-2 x 1-4 Inh., max. 2 x 12µg; Dosieraerosol (12µg) 2 x 1-2 Inh.; max. Erh.Dos. 48µg*
		Salmeterol → 93	*Dosieraerosol (25µg) 2 x 2-4 Inh., max 8 Inh., Pulver-Inh. (50µg) 2 x 1-2 Inh., max 4 Inh.*
alter-nativ	**Kombinationstherapie ICS und LABA als Alternative zu Einzelsubstanzen**	**Salmeterol + Fluticason** → 97	*2 x 1-2 Inh.*
		Formoterol + Budesonid → 97	*2 x 1-2 Inh., max. 8-(12) x 2 Inh.*
		Formoterol + Beclometason → 96	*2 x 1-2 Inh. 6/100µg*
plus	**Theophyllin, retardiert** (bronchodilatatorisch, zentrale Atemstimulation)	**Theophyllin** → 92	*Erh.Dos. 10-12mg/kg in 1-2 Dosen, max. 12-16mg/kg; Bestimmung der Serumkonzentration!*
und/ oder	**Leukotrien-Rezeptor-Antagonist**	**Montelukast** → 100	*10mg p.o. 1 x/d*
Stufe 5 (zusätzlich nach Einsatz aller Optionen der Stufe 4)			
	Glukokortikosteroid systemisch (antiinflammatorisch, Empfindlichkeit der Rezeptoren ↑)	**Prednison** → 116 **Prednisolon** → 116 **Methylprednisolon** → 116	*ini. 30-100mg i.v., p.o. (0,5 bis max. 2mg/kg/d), dann Reduktion bis auf klinisch niedrigstmögliche Dosis, z.B. 2,5-10mg/d p.o.; möglichst rasches Absetzen!*
	Monoklonaler Antikörper gegen IgE (nur bei allergischem Asthma)	**Omalizumab** → 100	*Dosierung nach KG und IgE-Konzentration im Serum vor Therapiebeginn; 1-2 x/M s.c., max. 2 x 375mg/M*

T 4.1.4 Asthmaanfall (Asthma-Exazerbation)

Cave: Vorbehandlung

Leichter bis mittelschwerer Anfall

(PEF > 50%, Sprechen ohne Atemnot, Atemfrequenz < 25/min, Herzfrequenz < 110/min)

	Beta-2-Sympathomimetikum (bronchodilatatorisch)	**Salbutamol** → 93	*2-4 Inh., ggf. alle 10-15min wiederholen*
	Glukokortikosteroid (antiinflammatorisch, Empfindlichkeit der Rezeptoren ↑)	**Prednisolon** → 116	*25-50mg p.o./i.v.*

Schwerer Anfall (PEF < 50%, Sprech-Dyspnoe, Atemfrequenz ≥ 25/min, Herzfrequenz ≥ 110/min)			
	Beta-2-Sympathomimetikum (bronchodilatatorisch)	**Salbutamol** → 93	*2–4 Inh., ggf. alle 10–15min wiederholen*
	Parasympatholytikum (bronchodilatatorisch)	**Ipratropiumbromid** → 95	*4 Inh. bei Bedarf*
	Glukokortikosteroid (antiinflammatorisch, Empfindlichkeit der Rezeptoren ↑)	**Prednisolon** → 116	*50–100mg p.o./i.v.*
	Gas (Blutoxygenation)	**Sauerstoff**	*2–4l/min Nasensonde (unter BGA-Kontrolle, Ziel: SaO2 > 9* ***Cave:** resp. Azidose*
Weitere Therapiemaßnahmen bei unzureichendem Ansprechen auf Initialtherapie			
	Gas (Blutoxygenation)	**Sauerstoff**	*nach BGA*
	Kurzwirksames Beta-2-Sympathomimetikum (bronchodilatatorisch)	**Terbutalin** → 93	*0,25-0,5mg s.c.* *(Wdh. nach 4h möglich)*
	Beta-2-Sympathomimetikum (bronchodilatatorisch)	**Reproterol** → 94	*1 Amp (0,09mg) langsam i.v.* *Wdh. nach 10min möglich;* *Perfusor: 0,018-0,09mg/h*
	Glukokortikosteroid (antiinflammatorisch, Empfindlichkeit der Rezeptoren ↑)	**Prednisolon** → 116	*50–100mg i.v. alle 4–6h*
	Theophyllin (unretardiert) (bronchodilatatorisch, zentrale Atemstimulation)	**Theophyllin** → 92	*ini. 5mg/kg als i.v.-Kurzinfus* *Erh.Dos. 0,5–0,7mg/kg/h* *bei vorheriger Theophyllin-Therapie Serumspiegel!* **Cave:** *Intoxikation*
	Magnesium	**Magnesiumsulfat 10% (1g)** → 70	*(1-)2 Amp. langsam i.v. (2g)*
evtl. plus	**Isotone NaCl-Lösung** (Volumen + Elektrolytsubstitution)	**NaCl 0,9%** → 71	*i.v. nach ZVD und Elektrolyte*
und	**Kristalline Plasmaersatzlösung** (Volumen + Elektrolytsubstition)	**Ringer** → 71	*i.v. nach ZVD und Elektrolyte*

40 Gemäß aktualisierter nationaler Versorgungs-Leitlinie Asthma, 2009

41 Bundesärztekammer (BÄK), Kassenärztliche Bundesvereinigung (KBV), Arbeitsgemeinschaft der Wissenschaftlichen Medizinischen Fachgesellschaften (AWMF). Nationale Versorgungsleitlinie Asthma, 2. Auflage 2009.

T 4.1.5 Therapie des anstrengungsinduzierten Asthmas

	Inhalatives kurz wirksames Beta-2-Sympathomimetikums	**Salbutamol** → 93	*bei Bed. 1–2 Inh. unmittelbar vor Belastung*
oder	**Leukotrien-Rezeptor-Antagonist**	**Montelukast** → 100	*10mg p.o. 1x/d*
gff.	**Beta-2-Sympathomimetikum + Mastzellstabilisator**	**Reproterol + Cromoglicinsäure** → 100	*0,5mg/1mg, 1–2 Inh. vor Belastung; max. 10–12 Inh., geringe Evidenz*
oder	**Mastzellstabilisator** (Mediatorliberationshemmung)	**Cromoglicinsäure** → 100	*4 x 2 Inh., geringe Evidenz*

T 4.1.6 Infektexazerbation (meist Pneumok., Haem. infl., Streptok.)

Infektexazerbationen meist viralen Ursprungs und damit keine antiinfektive Therapie; Behandlung nur im Fall bakterieller Infekte, genauso wie ambulant erworbene Pneumonie; ambulant zu behandelnder Patient ohne Begleiterkrankungen und Risikofaktoren

Mittel der Wahl	**Aminopenicillin**	**Amoxicillin** → 158	*≥ 70kg: 3 x 1g p.o.* *< 70kg: 3 x 0,75g p.o. (7–10d)*
oder	**Makrolid**	**Azithromycin** → 165	*1 x 500mg p.o. (3d)*
		Clarithromycin → 165	*2 x 500mg p.o. für 3d, dann 2 x 250mg p.o. (7–10d)*
		Roxithromycin → 166	*1 x 300mg p.o. (7–10d)*
oder	**Tetracyclin**	**Doxycyclin** → 164	*ini. 1 x 200mg p.o., dann* *≥ 70kg: 1 x 200mg p.o.,* *< 70kg: 1 x 100mg p.o. (7–10d)*

T 4.2 COPD = Chronisch obstruktive Bronchitis und Lungenemphysem

T 4.2.1 Schweregrade der COPD

Grad		FEV_1/FVC	FEV_1	Symptome (Dyspnoe, Husten, Auswurf)
I	Leicht	< 70%	≥ 80% des Solls	+/–
II	Mittelgradig	< 70%	50–80 % des Solls	+/–
III	Schwer	< 70%	30–50 % des Solls	+/–
IV	Sehr schwer	< 70%	< 30 % des Solls oder < 50% des Solls und respiratorisches Versagen (pO_2 < 8 kPa + pCO_2 > 6,7 kPa) Oder Rechtsherzinsuffizienz	

T 4.2.2 Allgemeinmaßnahmen

Raucherentwöhnung (Kombination psychologisch und ggf. pharmakologisch)	Körperliches Training unter Anleitung	*Influenza-Impfung, Pneumokokken-Impfung*
Tabakentwöhnung pharmakologisch (immer kombiniert mit psychologischer Therapie; Rauchstopp nach ca. 1W)	**Nikotinkaugummi**	*2mg für Raucher < 20 Zig, 8-12 Stck./d; 4mg für Raucher > 20Zig, 8-12 Stck./d; max. 6M*

	Tabakentwöhnung pharmakologisch (immer kombiniert mit psychologischer Therapie; Rauchstopp nach ca. 1W)	**Nikotinpflaster**	*Je nach Hersteller 24h; transdermal 7–30mg; 8–12W*
		Bupropion → 232	*W1 1 x 150mg/d; W2 2 x 150mg/d für max. 9W*
		Vareniclin → 244	*d1-3 1 x 0,5mg/d; d4-7 2 x 0,5mg/d; d > 8 2 x 1mg/d für 12W*
	Patientenschulung	Ernährungstherapie	Pneumologische Rehabilitatio
evtl. symptomat.	**Expektorans** (Sputumviskosität ↓)	**Acetylcystein** → 91	*3 x 200–600mg/d p.o., i.v.*

T 4.2.3 Antiobstruktive Therapie [42, 43, 44]

Grad I			
bei Bedarf	**Kurz wirksames Beta-2-Sympathomimetikum** (bronchodilatatorisch)	**Salbutamol** → 93	*3–4 x 2 Inh. bei Bedarf, DA: 100–200µg*
		Terbutalin → 93	*3–4 x 2 Inh. bei Bedarf, Pulver-Inh., DA: 100–200µg*
		Fenoterol → 92	*3–4 x 2 Inh. bei Bedarf, Pulver-Inh.: 400–500µg*
oder	**Kombinationspräparat**	**Fenoterol 50µg + Ipratropiumbromid 20µg** → 95	*3–4 x 1–2 Inh.*
oder	**Parasympatholytikum** (bronchodilatatorisch)	**Ipratropiumbromid** → 95	*3 x 2 Inh. bei Bedarf*
Grad II			
bei Bedarf	**Kurz wirksames Beta-2-Sympathomimetikum** (bronchodilatatorisch)	**Salbutamol** → 93	*3–4 x 2 Inh. bei Bedarf, DA: 100–200µg*
oder		**Terbutalin** → 93	*3–4 x 2 Inh. bei Bedarf, Pulver-Inh., DA:100–200µg*
oder		**Fenoterol** → 92	*3–4 x 2 Inh. bei Bedarf, Pulver-Inh.: 400–500µg*
plus	**Lang wirksames Beta-2-Sympathomimetikum (B2S)** (bronchodilatatorisch)	**Formoterol** → 93	*Pulver-Inh. (6 oder 12µg) = 1–2 x 1–4 Inh., max. 12µg/d; DA (12µg): 2 x 1–2 Inh., max. Erh.Dos. 48µg*
		Salmeterol → 93	*Dosieraerosol (25µg): 2 x 2–4 Inh., max. 8 Inh., Pulver-Inh. (50µg): 2 x 1–2 Inh., max. 4 Inh.*
oder	**Ultralang wirksames Beta-2-Sympathomimetikum (B2S)** (bronchodilatatorisch)	**Indacterol** → 93	*1 x/d 1 Pulver-Inh. (150µg; max. 300µg)*
evtl. plus	**Lang wirksames Anticholinergikum** (bronchodilatatorisch)	**Tiotropiumbromid** → 95	*1 x/d 1 Inh. (18µg)*
plus	**Theophyllin, retardiert** (bronchodilatatorisch, zentrale Atemstimulation)	**Theophyllin** → 92 **für Dauertherapie nur Retardpräparate verwenden!**	*100–600mg/d p.o. (nach Serumspiegel = 5–15mg/l, Wirkung nur in 50%); Testen durch Auslassversuch für 3d in stabiler Phase!*

Grad III			
Therapie wie Grad II **plus** inhalative Glukokortikosteroide (ICS) (insbesondere bei > 1 Exazerbation im Vorjahr), entweder als Einzelsubstanzen kombiniert mit Bronchodilatatoren (s.o.) oder als Kombinationspräparate			
	Kombinationspräparate	**Salmeterol + Fluticason** → 97	*2 x 1-2 Inh. 50/100 µg, 2 x 1 Inh. 50/250 µg, (1-)2 x 1 Inh. 50/500 µg*
		Formoterol + Budesonid → 97	*4,5/80 µg: 2 x 2 Inh., 4,5/160µg: 2 x 2 Inh., 9/320µg: 2 x 1 Inh.*
	Phosphodiesterase-4-Inhibitor (PDE4-Inh.)	**Roflumilast**→ 95	*500 µg 1 x tgl., bei Phänotyp chronische Bronchitis und häufige Exazerbationen*
Grad IV			
	Therapieempfehlung wie Grad III plus → 385		
	Gas	**Sauerstofflangzeittherapie**	*pO_2 < 55mmHg in Ruhe und/ oder bei Belastung und/oder im Schlaf oder pO_2 < 60 mmHg + chronisches Cor pulmonale*
evtl.	**Operative Therapieverfahren** (Bullaresektion, Lungenvolumenresektion, LTX nach entsprechenden Kriterien), evtl. anschließend Heimbeatmung		
Akute Exazerbation			
	Dosiserhöhung der Vormedikation (Cave: Theophyllinspiegel)		
plus	**Glukokortikosteroid** (antiinflammatorisch, Empfindlichkeit der Rezeptoren ↑)	**Prednison** → 116 **Prednisolon** → 116 **Methylprednisolon** → 116	*ini. 30–100mg i.v., p.o.; dann 20–40mg alle 6h bis Akutsituation behoben, dann absetzen oder ausschleichen (je nach Symptomatik), keine Dauertherapie (max. 10–14d)*
evtl. plus	**Beatmung**		*nichtinvasiv oder invasiv*

Akute Exazerbation der COPD (AECB) [42, 43, 44]

Leichtgradige AECOPD (ambulant behandelbar) bei GOLD-Stadium III und IV (FEV_1 < 50%), vermehrter Dyspnoe, größerer Sputummenge und eitrigem Sputum			
Mittel der Wahl	**Aminopenicillin**	**Amoxicillin** → 158	*≥ 70kg: 3 x 1g p.o., < 70kg: 3 x 0,75g p.o. (7d)*
alternativ	**Makrolid**	**Azithromycin** → 165	*1 x 500mg p.o. (3d)*
		Clarithromycin → 165	*2 x 500mg p.o. (7d)*
		Roxithromycin → 166	*1 x 300mg p.o. (7d)*
oder	**Tetracyclin**	**Doxycyclin** → 164	*ini. 1 x 200mg p.o.; dann ≥ 70kg: 1 x 200mg p.o., < 70kg: 1 x 100mg p.o. (7d)*

Mittelschwere oder schwergradige AECOPD (hospitalisiert auf Normalstation oder ICU) ohne bekannte Pseudomonaskolonisation, Bronchiektasen, Beatmung oder aktuellen Pseudomonasnachweis			
	Aminopenicillin + Beta-Laktamase-Inhibitor	**Amoxicillin + Clavulansäure** → 160	*≥ 70kg: 3 x 1g (875/125mg) p.o. < 70kg: 2 x 1g (875/125mg) p.o.; 3 x 2,2g i.v. (7d)*
		Sultamicillin → 160	*2 x 0,75g p.o. (7d)*
	Aminopenicillin + Beta-Laktamase-Inhibitor	**Ampicillin + Sulbactam**→ 160	*3 x 3g i.v. (7d)*
	Cephalosporin Gr. 3a	**Ceftriaxon** → 161	*1 x 2g i.v. (7d)*
		Cefotaxim → 161	*3 x 2g i.v. (7d)*
oder	**Fluorchinolon Gr. 3**	**Levofloxacin** → 168	*1 x 500mg p.o./i.v. (5d)*
	Fluorchinolon Gr. 4	**Moxifloxacin** → 169	*1 x 400mg p.o./i.v. (5d)*
AECOPD mit bekannter Pseudomonaskolonisation, Bronchiektasen, Beatmung oder aktuellem Pseudomonasnachweis			
	Ureidopenicillin + Beta-Laktamase-Inhibitor	**Piperacillin + Tazobactam** → 160	*3 x 4,5g i.v. (8d)*
	Cephalosporin Gr. 3b	**Cefepim** → 162	*3 x 2g i.v. (8d)*
		Ceftazidim → 162 **plus** gegen Pneumokokken und S. aureus wirksames Antibiotikum (z.B. Amoxicillin/Clavulansäure, Piperacillin/Combactam, Clindamycin, Clarithromycin)	*3 x 2g i.v. (8d)*
	Carbapenem	**Imipenem + Cilastatin** → 171	*3 x 1g i.v. (8d)*
		Meropenem → 171	*3 x 1g i.v. (8d)*
oder	**Fluorchinolon Gr. 3**	**Levofloxacin** → 168	*2 x 500mg p.o./i.v. (8d)*
	Fluorchinolon Gr. 2	**Ciprofloxacin** → 168 **plus** gegen Pneumokokken und S. aureus wirksames Antibiotikum (z.B. Cefuroxim, Clindamycin, Clarithromycin, Piperacillin/Combactam)	*2 x 750mg p.o.; 3 x 400mg i.v. (8d)*
Wesentliches Entscheidungskriterium für die o.g. Substanzen ist eine vorausgegangene Antibiotikatherapie innerhalb der letzten 3M bei rezidivierenden Exazerbationen: Es wird ein Wechsel der zuletzt verwendeten Substanzklasse empfohlen.			

[42] Vogelmeier C et al., Leitlinie der Dtsch. Atemwegsliga und der Dtsch. Gesellschaft für Pneumologie und Beatmungsmedizin zur Diagnosti und Therapie von Patienten mit chronisch obstruktiver Bronchitis und Lungenemphysem (COPD). Pneumologie 2007; 61:e1-e40.

[43] Pauwels RA et al., Global strategy for the diagnosis management and prevention of COPD. NtLBI/WHO Gold workshop summary. AmRespir Care. 2001 Aug; 46(8):798-825.

[44] Höffken G et al., Epidemiologie, Diagnostik, antimikrobielle Therapie und Management von erwachsenen Patienten mit ambulant erworbenen tiefen Atemwegsinfektionen sowie ambulant erworbener Pneumonie. Update 2009. Pneumologie 2009; 63:e1–68.

T 4.3 Alpha-1-Antitrypsinmangel

Indikation einer Substitutionsbehandlung vorwiegend homozygote Form (PiZZ) oder relevante heterozygote Form (PiSZ) mit Alpha-1-AT-Spiegel < 35% des Sollwerts (50-250mg/dl), FEV_1 < 65% vom Soll oder Abnahme > 120ml/J, panazinärem Lungenemphysem und Nichtraucherstatus

	Alpha-1-Antitrypsin	**Humaner Alpha-1-Proteinasen-Inhibitor (Prolastin HS)**	*60mg/kg KG i.v. 1 x /W; Zielspiegel > 80mg/dl*

T 4.4 Bronchiektasien + rezidivierende bakterielle Infekte [45, 46, 47]

Häufige Kolonisation und Infektion mit P. aeruginosa

	Cephalosporin Gr. 3b	**Ceftazidim** → 162	*2 x 2 g i.v.*
oder	**Acylaminopenicillin + Beta-Lactamase-Inhibitor**	**Piperacillin + Tazobactam** → 160	*3 x 4,5 g i.v.*
oder			
	Fluorchinolon Gr. 2	**Ciprofloxacin**→ 168	*2 x 400 mg i.v.*
	Fluorchinolon Gr. 3	**Levofloxacin** → 168	*1-2 x 500 mg i.v.*
oder			
	Carbapenem	**Meropenem** → 171	*3 x 1 g i.v.*
Anm.	Bei Nachweis von Pseudomonas Kombinationstherapie. Initial stets i.v., Dauer 10–14 Tage!		
evtl.	Inhalative Anttibiotika als Dauertherapie bei Pseudomonas-Kolonisation		
	Aminoglykosid	**Tobramycin** → 167	*2 x 300mg p.i.*
	Cyclopeptid	**Colistin** → 172	*3 x 1 Mio E p.i.*

45 Vogel et al., Empfehlungen zur kalkulierten parenteralen Initialtherapie bakterieller Erkrankungen bei Erwachsenen. Chemother J 2004; 4:46–105.

46 Höffken G et al., Epidemiologie, Diagnostik, antimikrobielle Therapie und Management von erwachsenen Patienten mit ambulant erworbenen tiefen Atemwegsinfektionen sowie ambulant erworbener Pneumonie. Update 2009. Pneumologie 2009; 63:e1-68.

47 Anm.: beachte auch Obstruktionen, Hämoptysen, virale Infekte

T 4.5 Exogen allergische Alveolitis (chronisch) [48]

Allergenkarenz!

evtl.	**Glukokortikosteroid** [48] (antiinflammatorisch, Empfindlichkeit der Rezeptoren ↑)	**Prednison** → 116	*ini. 0,5(-1) mg/kg/d p.o., z.B. 40mg/d; max. 60mg/d) bis Symptomreduktion/Lufu ohne Befund, dann niedrigstmögliche Erh.Dos. (komplettes Ausschleichen meist über 3M möglich*

48 Koschel D, Exogen-allergische Alveolitis. Pneumologie 2007; 61:305-322.

T 4.6 Idiopathische Lungenfibrose

Schwacher Empfehlungsgrad für alle Therapieoptionen			
	Antioxidans	N-Acetylcystein → 91	*3 x 600mg p.o.*
evtl. plus	**Glukokortikosteroid** [49] (antiinflammatorisch, Empfindlichkeit der Rezeptoren ↑)	**Prednison** → 116	*ini. 0,5(–1)mg/kgKG/d p.o., z.B. 40mg/d*
plus	**Immunsuppressivum**	**Azathioprin** → 191	*2mg/kgKG*
	Immunsuppressivum	**Pirfenidon**	*Kapsel 267mg Tag 1–7: 3 x 1 p.o. Tag 8–14: 3 x 2 p.o. ab Tag 15: 3 x 3 p.o.*

[49] Koschel, D.: Exogen-allergische Alveolitis. Pneumologie 2007; 61: 305 - 322

T 4.7 Pneumonie [50]

MERKE: Die angegebenen Dosierungen gelten für nieren- und lebergesunde Erwachsene! Bei Kindern und Patienten mit entsprechender Organdysfunktion, Anpassung entsprechend Angaben in jeweiliger Produktinformation nötig!
Dauer der Antibiose bis mindestens 3d nach Entfiebern. Orale Gabe möglich bei leichterer Infektion, Präparaten mit guter oraler Bioverfügbarkeit (siehe Produktinformation!) und Patienten ohne zusätzliche gastrointestinale Symptome.

T 4.7.1 Allgemeinmaßnahmen

evtl.	**Anilinderivat** (analgetisch, antipyretisch)	**Paracetamol** → 110	*3–4 x 500–1000mg/d p.o., rect. (bei Bedarf)*

T 4.7.2 Ambulant erworbene Pneumonie (CAP) [50, 51]

Ambulante Patienten ohne Risikofaktoren: ohne schwere Begleiterkrankungen, ohne Antibiotika-Vortherapie oder Krankenhausaufenthalte
Mögliche Erreger: S. pneumoniae, Mycoplasma pneumoniae, Chlamydia pneumoniae, Haemophilus influenzae, Legionella pneumophila, selten gramnegative Bakterien

Mittel der Wahl	**Aminopenicillin**	**Amoxicillin** → 158	*≥ 70kg: 3 x 1g p.o., < 70kg: 3 x 0,75g p.o. (5–7d)*
alternativ	**Makrolid**	**Azithromycin** → 165	*1 x 500mg p.o. (3d)*
		Clarithromycin → 165	*2 x 500mg p.o. für 3d, dann 2 x 250mg p.o. (5–7d)*
		Roxithromycin → 166	*1 x 300mg p.o. (5–7d)*
oder	**Tetracyclin**	**Doxycyclin** → 164	*ini. 1 x 200mg p.o., dann ≥ 70kg: 1 x 200mg p.o., < 70kg: 1 x 100mg p.o. (5–7d)*

Ambulante Patienten mit Risikofaktoren: Krankenhausvorbehandlung, Antibiotika-Vortherapie, chronische internistische/neurologische Begleiterkrankungen, Bewohner von Pflegeheimen
Mögliche Erreger: S. pneumoniae, H. influenzae, S. aureus, Haemophilus influenza, Enterobacteriaceae

ittel er /ahl	**Aminopenicillin + Beta-Laktamase-Inhibitor**	**Amoxicillin + Clavulansäure** → 160.	*≥ 70kg: 3 x 1g (875/125mg) p.o., < 70kg: 2 x 1g (875/125mg) p.o. (5–7d)*
		Sultamicillin → 160.	*2 x 0,75g p.o. (5–7d)*
ter- ativ	**Fluorchinolon Gr. 3**	**Levofloxacin** → 168.	*1 x 500mg p.o. (5–7d)*
der	**Fluorchinolon Gr. 4**	**Moxifloxacin** → 169.	*1 x 400mg p.o. (5–7d)*

Bei V.a. Koinfektion mit Mykoplasmen, Chlamydien oder Legionellen kann auch eine Kombination eines Betalaktamantibiotikums mit einem Makrolid erfolgen.

Hospitalisierte Patienten (Normalstation): Nur in Einzelfällen (z.B. strukturelle Lungenerkrankungen) ist an eine Pseudomonasbeteiligung zu denken.
Mögliche Erreger: S. pneumoniae, Mycoplasma pneumoniae, S. aureus, H. influenzae, L. pneumophila, Enterobacteriaceae

Kalkulierte Initialtherapie (i.v. beginnen, ggf. umsetzen auf p.o.)

	Aminopenicillin + Beta-Laktamase-Inhibitor.	**Ampicillin + Sulbactam** → 160.	*3 x 3g i.v. (5–7d)*
	Cephalosporin Gr. 2	**Cefuroxim** → 161.	*3 x 1,5g i.v. (5–7d)*
	Cephalosporin Gr. 3a	**Ceftriaxon** → 161.	*1 x 2g i.v.*
		Cefotaxim → 161.	*3 x 2g i.v.*
us/ inus	**Makrolid**	**Azithromycin** → 165.	*1 x 500mg p.o./i.v. (3d)*
		Clarithromycin → 165.	*2 x 500mg p.o./i.v. (5–7d)*
		Roxithromycin → 166.	*1 x 300mg p.o./i.v. (5–7d)*
		Erythromycin → 165.	*3 x 1g p.o./i.v. (5–7d)*
der	**Fluorchinolon Gr. 3**	**Levofloxacin** → 168.	*1 x 500mg i.v. (5–7d)*
	Fluorchinolon Gr. 4	**Moxifloxacin** → 169.	*1 x 400mg i.v. (5–7d)*
der	Bei ausgewählten Fällen mit Risikofaktoren für Pseudomonas oder ESBL-Bildner		
	Carbapenem (mit oder ohne Makrolid)	**Ertapenem** → 170	*1 x 1g i.v. (5–7d)*

Schwere ambulant erworbene Peumonie (sCAP) ohne Risiken für eine Infektion mit P. aeruginosa
Mögliche Erreger: S. pneumoniae, S. aureus, H. influenzae, L pneumophila, Enterobacteriaceae, E. coli, Klebsiella spp., selten: Proteus spp., Mycoplasma pneumoniae, C. pneumoniae

Kalkulierte Initialtherapie

ittel er 'ahl	**Ureidopenicillin + Beta-Laktamase-Inhibitor**	**Piperacillin + Tazobactam** → 160.	*3 x 4,5g i.v. (8–10d)*
	Cephalosporin Gr. 3a	**Ceftriaxon** → 161.	*1 x 2g i.v. (8–10d)*
		Cefotaxim → 161.	*3 x 2g i.v. (8–10d)*
	Carbapenem	**Ertapenem** → 170.	*1 x 1g i.v. (8–10d)*
us	**Makrolid**	**Azithromycin** → 165.	*1 x 500mg i.v. (3d)*
		Clarithromycin → 165.	*2 x 500mg i.v. (8–10d)*
		Erythromycin → 165	*3 x 1g i.v. (8–10d)*
ter-	**Fluorchinolon Gr. 3**	**Levofloxacin** → 168.	*2 x 500mg i.v. (8–10d)*
ativ	**Fluorchinolon Gr. 4**	**Moxifloxacin** → 169.	*1 x 400mg i.v. (8–10d)*

Schwere, ambulant erworbene Pneumonie (sCAP) mit Risikofaktoren für eine Infektion mit P. aeruginosa: pulmonale Komorbidität, Krankenhausaufenthalt in den letzten 30d, Glukokortikoid-Behandlung, Aspiration, Antibiotika-Therapie, Malnutrition
Mögliche Erreger: S. pneumoniae, S. aureus, H. influenzae, L. pneumophila, Enterobacteriaceae, E. coli, Klebsiella spp., selten: Proteus spp., Mycoplasma pneumoniae, C. pneumoniae, P. aeruginosa

Kalkulierte Initialtherapie

Mittel der Wahl	**Ureidopenicillin + Beta-Laktamase-Inhibitor**	**Piperacillin + Tazobactam** → 160	*3 x 4,5g i.v. (8–15d)*
	Cephalosporin Gr. 3b	**Cefepim** → 162	*3 x 2g i.v. (8–15d)*
	Carbapenem	**Imipenem + Cilastin** → 171	*3 x 1g i.v. (8–15d)*
		Meropenem → 171	*3 x 1g i.v. (8–15d)*
plus	**Fluorchinolon Gr. 2**	**Ciprofloxacin** → 169	*3 x 400mg i.v. (8–15d)*
	Fluorchinolon Gr. 3	**Levofloxacin** → 168	*2 x 500mg i.v. (8–15d)*
oder plus	**Makrolid**	**Azithromycin** → 165	*1 x 500mg i.v. (3d)*
		Clarithromycin → 165	*2 x 500mg i.v. (8–10d)*
		Erythromycin → 165	*3 x 1g i.v. (8–10d)*
	plus Aminoglykosid	**Gentamicin** → 167	*5–7mg/kg KG i.v. (3d)*
		Amikacin → 166	*15mg/kg KG i.v. (3d)*
		Tobramycin → 167	*5–7mg/kg KG i.v. (3d)*

50 Höffken G et al., Epidemiologie, Diagnostik, antimikrobielle Therapie und Management von erwachsenen Patienten mit ambulant erworbenen tiefen Atemwegsinfektionen sowie ambulant erworbener Pneumonie. Update 2009. Pneumologie 2009; 63:e1–68.

51 Drömann D et al., Therapie der ambulant erworbenen Pneumonie. Pneumologie 2008; 62:411-422.

T 4.7.3 Nosokomiale Pneumonie (NAP) [52, 53, 54]

Punktebewertung von Risikofaktoren bei Patienten mit nosokomialer Pneumonie und Empfehlung zur kalkulierten Initialtherapie

Risikofaktoren	Punktwerte
Alter > 65J	1
Strukturelle Lungenerkrankung	2
Antiinfektive Vorbehandlung	2
Beginn der Pneumonie ab dem 5. Krankenhaustag	3
Schwere respiratorische Insuffizienz mit/ohne Beatmung (maschinell/nicht invasiv)	3
Extrapulmonales Organversagen (Schock, akutes Leber- oder Nierenversagen, DIC)	4

Kalkulierte Initialtherapie der nosokomialen Pneumonie unter Berücksichtigung der Risikofaktoren

Gruppe I: bis 2 Punkte
Mögliche Erreger: S. pneumoniae, K. pneumoniae, S. aureus, MRSA, E. coli, H. influenzae, Proteus spp., S. marcescens

Cephalosporin Gr. 2	**Cefuroxim** → 163	*3 x 1,5g i.v.*
Cephalosporin Gr. 3a	**Ceftriaxon** → 161	*1–2 x 2g i.v.*
Cephalosporin Gr. 3a	**Cefotaxim** → 161	*3 x 2g i.v.*
Fluorchinolon Gr. 3	**Levofloxacin** → 168	*1–2 x 500mg/d i.v.*
Fluorchinolon Gr. 4	**Moxifloxacin** → 169	*1 x 400mg i.v.*
Aminopenicillin + Beta-Laktamase-Inhibitor	**Ampicillin + Sulbactam** → 160	*3 x 3g i.v.*
Carbapenem	**Ertapenem** → 170	*1 x 1g*

Gruppe II: 3 bis 5 Punkte
Mögliche Erreger: wie bei Gruppe I + Enterobacter spp., Serratia spp., Pseudomonas spp., Acinetobacter spp., Stenotrophomonas spp., Anaerobier und seltener multiresistente Erreger (z.B. MRSA)

	Cephalosporin Gr. 3b	**Cefepim** → 162	*(1-)2g alle 8(-12)h i.v.*
		Ceftazidim → 162 **plus gegen Pneumokokken und S. aureus wirksames Antibiotikum**	*2g alle 8h i.v.*
oder	**Carbapenem**	**Imipenem** → 171	*500mg alle 6h oder 1g alle 8h i.v.*
		Meropenem → 171	*1g alle 8h i.v.*
		Doripenem → 170	*0,5g alle 8h i.v.*
oder	**Ureidopenicillin + Beta-Laktamase-Inhibitor**	**Piperacillin + Tazobactam** → 160	*4,5g alle 6h i.v.*
MRSA-Infekt	**Oxazolidinone**	**Linezolid** → 172	*200mg alle 12h i.v.*
	Glykopeptid	**Vancomycin** → 171	*15mg/kg alle 12h i.v.*

Gruppe III: ≥ 6 Punkte
Erreger wie bei Gruppe I/ II + häufiger multiresistente Erreger (z.B. MRSA) bei gleichzeitigem Multiorganversagen

	Cephalosporin Gr. 3b	**Cefepim** → 162	*(1-)2g alle 8(-12)h i.v.*
		Ceftazidim → 162 **plus gegen Pneumokokken und S. aureus wirksames Antibiotikum**	*2g alle 8h i.v.*
oder	**Carbapenem**	**Imipenem** → 171	*500mg alle 6h oder 1g alle 8h i.v.*
		Meropenem → 171	*1g alle 8h i.v.*
		Doripenem → 170	*0,5g alle 8h i.v.*
oder	**Ureidopenicillin + Beta-Laktamase-Inhibitor**	**Piperacillin + Tazobactam** → 160	*4,5g alle 6h i.v.*
plus	**Fluorchinolon Gr. 3**	**Levofloxacin** → 168	*2 x 500mg i.v.*
	Fluorchinolon Gr. 2	**Ciprofloxacin** → 168	*3 x 400mg i.v.*
oder	**Aminoglykosid**	**Amikacin** → 166	*15mg/kg/d i.v.*
		Gentamicin → 167	*7mg/kg/d i.v.*
		Tobramycin → 167	*7mg/kg/d i.v.*
oder	**Fosfomycin**	**Fosfomycin**	*3 x 5g*
MRSA-Infektion	**Oxazolidinone**	**Linezolid** → 172	*600mg alle 12h i.v.*
	Glykopeptid	**Vancomycin** → 171	*15mg/kg alle 12h i.v. oder 2 x 1g i.v.*

52 American Thoracic Society. Guidelines for the management of adults with hospital-acquired, ventilator-associated, and healthcare-associated pneumonia. Am J Respir Crit Care Med. 2005 Feb 15 171(4):388–416.
53 Bodmann KF, Vogel F, Nosokomiale Pneumonie: Prävention, Diagnostik und Therapie. Chemotherapie Journal 2003; 12(2):33–44.
54 Bodmann KF, et al.: Empfehlungen zur kalkulierten parenteralen Initialtherapie bakterieller Erkrankungen bei Erwachsenen. Chemotherapie Journal. 2010; 19: 179-255.

T 4.8 Lungenabszess

Meist Mischinfektionen, vorwiegend Anaerobier, S. aureus, Streptokokken, Klebsiellen, E. coli.; Dauer der Therapie je nach Verlauf: 10–21d

	Aminopenicillin + Beta-Laktamase-Inhibitor	Ampicillin + Sulbactam → 160	*3 x 3g i.v.*
oder	Ureidopenicillin + Beta-Laktamase-Inhibitor	Piperacillin + Tazobactam → 160	*4,5g alle 6h i.v.*
oder	Carbapenem	Meropenem → 171	*1g alle 8h i.v*
oder	Fluorchinolon Gr. 4	Moxifloxacin → 169	*1 x 400mg i.v.*
oder	Cephalosporin Gr. 3a	Ceftriaxon → 161	*1-2 x 2g i.v.*
plus	Lincosamide	Clindamycin → 166	*3–4 x 600mg/d i.v.*

T 4.9 Pleurale Infektionen [56, 57]

Pleuritis sicca

Mögliche Erreger: Mycoplasma pneumoniae, Chlamydia pneumoniae

Dauer der Therapie je nach Verlauf: 7 -10d

	Makrolid	Clarithromycin → 165	*2 x 250–500mg p.o./i.v.*
oder	Fluorchinolon Gr. 3 (oder 4)	Levofloxacin → 168	*2 x 250–500 mg p.o./i.v.*

Pleuritis exsudativa/ Pleuraempyem, ambulant erworben

Mögliche Erreger: Staphylokokken, Pneumokokken, H. influenzae, Streptokokken, E. coli, Anaerobier, Mykobakterien

Dauer der Therapie je nach Verlauf: 7 - 14d

Frühzeitige Erwägung einer großlumigen Drainagetherapie oder videoassistierten Thorakoskopie (VATS)

	Cephalosporin Gr. 2/3a	z.B. Cefuroxim → 163	*3 x 1,5g i.v. ±*
plus/ minus	Lincosamide	Clindamycin → 166	*3–4 x 600mg p.o./i.v.*
	Acylaminopenicillin + Beta-Laktamase-Inhibitor	Piperacillin + Tazobactam → 160	*3 x 4,5g i.v.*
	Gyrasehemmer Gr. (3) o. 4	z.B. Moxifloxacin → 169	*1 x 400mg p.o./i.v.*

Pleuraempyem, nosokomial erworben

Mögliche Erreger: Staphylokokken (auch MRSA), Enterobacteriaceae, Anaerobier, Pseudomonas

Dauer der Therapie je nach Verlauf: 14 - 21d

Frühzeitige Erwägung einer großlumigen Drainagetherapie oder videoassistierten Thorakoskopie (VATS)

	Cephalosporin Gr. 3b	Cefepim → 162	*(1)-2g alle 8-(12)h i.v.*
		Ceftazidim → 162	*2g alle 8h i.v.*
oder	Fluorchinolon Gr. 3	Levofloxacin → 168	*2 x 500mg i.v.*
	Fluorchinolon Gr. 2	Ciprofloxacin → 168	*3 x 400mg i.v.*
jeweils plus	Lincosamide	Clindamycin → 166	*4 x 600mg i.v.*
oder	Carbapenem	Meropenem → 171	*1g alle 8h i.v*
	Ureidopenicillin + Beta-Laktamase-Inhibitor	Piperacillin + Tazobactam → 160	*4,5g alle 6h i.v.*

4.9.1 Gezielte Therapie (wenn möglich, stets nach Antibiogramm therapieren)[55, 56, 57]

Pneumokokken 1. Wahl			
	Benzylpenicillin	Penicillin G → 157	*4–6 x 0,5–10 Mio. IE/d i.v.*
der	Cephalosporin 3. Gen.	Ceftriaxon → 161	*1 x 1–2g i.v., Kinder: 50mg/kg/d*
Bei Penizillin- oder Cephalosporinallergie			
	Makrolid	Clarithromycin → 165	*2 x 250–500mg p.o./i.v.*
Streptokokken			
	Benzylpenicillin	Penicillin G → 157	*20–30 Mio. IE/d i.v. in 2–3 Kurzinfusionen (3W)*
plus	Aminoglykosid	Gentamicin → 167	*160–240mg/d i.v. in 1 Dosis (3W)*
Staphylokokken 1. Wahl			
	Isoxazylpenicillin	Flucloxacillin → 158	*3 x 1g p.o.*
oder	Cephalosporin 3. Gen.	Ceftazidim → 162	*Erw.: 3 x 2g/d i.v., Ki.: 100–200mg/kg/d i.v.*
Bei Methicillinresistenz			
	Glykopeptid	Vancomycin → 171	*2 x 1g/d i.v., dann nach Serumspiegel*
Pseudomonas			
	Cephalosporin 3. Gen.	Ceftazidim → 162	*Erw.: 3 x 2g/d i.v., Ki.: 100–200mg/kg/d i.v.*
oder	Carbapenem	Meropenem → 171	*1g alle 8h i.v*
oder	Acylaminopenicillin	Azlocillin	*3 x 5g/d i.v.*
plus	Aminoglykosid	Tobramycin → 167	*3mg/kg/d i.v. in 1 Dosis*
oder	Gyrasehemmer	Ciprofloxacin → 168	*2 x 250–750mg/d p.o, 2 x 100–400mg/d i.v.*
Haemophilus influenza			
erst	Cephalosporin 3. Gen.	Ceftriaxon → 161	*1 x 1–2g/d i.v.*
dann	Oralcephalosporin 1. Gen.	Cefixim → 163	*0,4g/d p.o. (3–4W)*
Klebsiellen			
	Cephalosporin 3. Gen.	Cefotaxim → 161	*2 x 1–2g/d i.v.*
plus	Aminoglykosid	Gentamicin → 167	*2–5mg/kg/d i.v., i.m.; 1 Dosis*

55 Braveny J, Maschmeyer G., Infektionskrankheiten. 1. Aufl. medco-Verlag GmbH, München 2002.
56 Vogel F et al., Rationale Therapie bakterieller Atemwegsinfektionen. Chemother J. 2000; 9(1):3–23.
57 Vogel F, Scholz H, Rationaler Einsatz oraler Antibiotika bei Erwachsenen. Chemother J. 2002; 11(2):47–58.

T 4.10 Pleuritis

	Anilinderivat (analgetisch, antipyretisch)	**Paracetamol** → 110	*4 x 1000mg/d p.o., rect.*
	NSAR	**Diclofenac** → 109	*2 x 75mg p.o.*
evtl.	**Opioid** (antitussiv)	**Codein** → 97	*2 x 30–50mg/d p.o., max. 150mg/d (bei Bedarf)*

T 4.11 Lungenembolie (LE)

T 4.11.1 Allgemeinmaßnahmen

	Opioid (Analgesie)	**Morphin** → 103	*5–10mg i.v.,* **Cave:** *Atemdepression*
	Benzodiazepin (Sedation)	**Diazepam** → 239	*5–10mg i.v.,* **Cave:** *Atemdepression*
	Gas (Blutoxygenation)	**Sauerstoff**	*4–6l/min Nasensonde*
Patient kreislaufstabil (keine rechtsventrikuläre Dilatation + Hypo-/Akinesie)			
	Unfraktioniertes Heparin	**Heparin** → 79	*80IE/kg KG (ca. 5000IE) Bolus i.v. + 18IE/kg KG/h (ca. 1000IE/h) (nach PTT auf 1,5-2,5 x)*
oder	**Niedermolekulares Heparin (LMWH)**	**Enoxaparin** → 80	*1mg/kg KG s.c. 2 x/d*
		Tinzaparin → 81	*175IE/kg KG s.c. 1 x/d*
		Fondaparinux → 82	*< 50kg: 5mg s.c.; 50-100kg: 7,5mg s.c.; > 100kg: 10mg s.c. jeweils 1 x/d*
	Cave: unfraktioniertes Heparin bei Hochrisikopatienten (Schock/Hypotension) und schwerer Niereninsuffizienz! LMWH: Alternative zu Cumarinen für 3-6M bei Karzinompatienten; ggf. lebenslang, wenn Karzinom nicht kurabel		
ab Tag 2: zusätzlich	**Cumarinderivat** (Hemmung der Carboxilierung von Gerinnungsfaktoren in der Leber)	**Phenprocoumon** → 83	*Heparin absetzen (mind. für 5d geben), wenn INR 2d im therapeut. Bereich (INR 2–3), Marcumar: 3M bei reversiblem Risikofaktor, mind. 3M bei Erstereignis ohne reversiblen Risikofaktor, lebens-lang bei Rezidiv-Lungenembolie*
Patient mit intermediärem Risiko (rechtsventrikulärer Dysfunktion und/oder Myokardschaden [Troponin erhöht])			
	keine eindeutige Lyse-Empfehlung		
Patient mit arterieller Hypotonie, kreisslaufinstabil/Schock wegen LE ("high-risk")			
	Lyse, dabei lebensbedrohliche KI beachten		
Patient reanimationspflichtig wegen LE			
	Lyse, keine KI		

T 4.11.2 Lyse-Schemata[58]

a)	Plasminogenaktivator	Streptokinase → 85	*250000IE über 30min, dann 100000IE über 24h, dann Heparin i.v.*
b)	Plasminogenaktivator	Urokinase → 85	*4400IE/kg KG über 10min, dann 4400IE/kg KG über 24h + Heparin i.v.*
c)	Plasminogenaktivator	rt-PA → 84	*100mg über 2h + Heparin i.v. oder 0,6mg/kg KG über 15min i.v. (max. 50mg)*
d)	Plasminogenaktivator	Streptokinase-Kurzlyse → 85	*1,5 Mio. IE über 2h*
e)	Plasminogenaktivator	Urokinase-Kurzlyse → 85	*3 Mio. IE i.v. über 2h*

58 Guidelines on the diagnosis and management of acute pulmonary embolism. Torbicki et al., Eur Heart J 2008, Vol 29; 2276-2315.

T 4.12 Pulmonalarterielle Hypertonie

WHO-Klassifikation, modifiziert nach Dana Point, 2008[59]

1. Pulmonalarterielle Hypertonie (PAH)
1' PAH mit venöser/kapillärer Beteiligung: pulmonale venookklusive Erkrankungen, pulmonalkapilläre Hämangiomatose

2. PHT bei Linksherzerkrankungen
2.1 Systolische Dysfunktion
2.2 Diastolische Dysfunktion
2.3 Erkrankung der Aorten- oder Mitralklappe

3. PHT bei Lungenerkrankungen/Hypoxie
3.1 COPD
3.2 ILE
3.3 Andere obstruktive und/oder restriktive Lungenerkrankungen
3.4 Schlafassoziierte Atemstörungen
3.5 Alveoläre Hypoventilation
3.6 Chronische Höhenexposition

4. Chron. thrombotische/embolische PHT

5. Verschiedenen Entitäten mit unklarer bzw. multifaktorieller Genese
5.1 Hämatologische Erkrankungen: myeloproliferative Erkrankungen, Splenektomie
5.2 Systemerkrankungen: Sarkoidose, Langerhanszell-Histiozytose, Lymphangioleiomyomatose, Neurofibromatose, Vaskulitiden
5.3 Metabolische Erkrankungen: Glykogenose Typ I, M. Gaucher, Thyreopathien
5.4 Weitere : Fibros. Mediastinitis, Mediastinale LK/TU, chron. Niereninsuff. unter Dialyse

Zur pulmonalarteriellen Hypertonie (PAH)
1.1 Idiopathische PAH
1.2 Familiäre PAH (BMPRII+, ALK1 und unbekannte genetische Prädisposition)
1.3 Assoziierte Formen der PAH (APAH):
- Kollagenosen
- HIV-Infektion
- Portale Hypertonie
- Kongenitale Herzerkrankungen (z.B. Eisenmenger-Syndrom)
- Schistosomiasis
- chronische hämoplytische Anämien

1.4 medikamentös-toxisch (z.B. Appetitzügler)
1.5 Persistierende pulmonale Hypertonie des Neugeborenen

BMPRII = bone morphogenic protein receptor type II, COPD = chronic obstructive pulmonary disease, ILE = interstitielle Lungenerkrankung, LA = linkes Atrium, LE = Lungenerkrankung, LK = Lymphknoten, LV = linker Ventrikel, PAH = pulmonalarterielle Hypertonie, PHT = pulmonale Hypertonie, SAS = obstruktives Schlaf-Apnoe-Syndrom, TU = Tumor

Merke: Vor Therapie der PAH Rechtsherzkatheter mit Vasodilatatortestung. Falls positiv: nach NO-Inhalation PAPm-Abfall >10mmHg und PAPm absolut < 40mmHg bei gleich bleibendem oder ansteigendem Herzzeitvolumen, hochdosiert Calciumantagonisten.
Für WHO-Funktionsklasse (WHO-FC) IV mit Rechtsherzdekompensation: Epoprostenol i.v. als Mittel der ersten Wahl.

	Gas (Blutoxygenation)	**Sauerstoff**	*über Nasensonde > 16h/d bei PAH, wenn pO2 unter 60 mmHg*
	Dihydropyridinderivat, Kalziumantagonist (Inotropie ↓, Afterload ↓); nur bei Vasoreagibilität im Rechtsherzkatheter	**Nifedipin** → 44	*ini. 10mg p.o. 3 x/d; max. 240mg/d*
		Diltiazem → 42	*240 mg p.o., max. 720 mg/d (nach Testung mit inhalativem NO oder Epoprostenol i.v. im Rechtskatheter: wenn Ansprechen, Versuch mit Calciumantagonisten p.o. d Ansprechen in ca. 10% der primären PAH-Fälle)*
	Prostazyklin-Analoga (Vasodilatation, Thrombozytenaggregationshemmung, Hemmung von Remodeling der Pulmonalarterien	**Epoprostenol**	*ini 2-4 ng/kg/min i.v., dann steigern auf 1-2 ng/kg alle 2-4 W. (je nach Symptomen und Verträglichkeit bis 20 -40ng/kg/min)*
		Iloprost → 88	*kontinuierlich i.v., daher nicht praktikabel (Beginn ca. 0,5-1ng/kg/min, Erhaltung 2-8 ng/kg/min) ; HWZ 20-30min*
		Iloprost inhalativ → 67	*6-9 Inhalationen a 2,5 - 5 µg/Inh. (insgesamt 15-45 µg/d, im Median 30µg/d) (30-90 min) benötigt, um gute Ergebnisse zu erzielen*
	Endothelin-Rezeptor-Antagonist (rasche Vasodilatation); ab WHO-Funktionsklasse (WHO-FC) II	**Bosentan** → 67	*65,5 mg p.o. 2x/d (4 W.), dann 125 mg 2x/d*
		Ambrisentan → 67	*5 - 10mg p.o. 1 x tgl., PAH*
evtl.	**Phosphodiesterasehemmer (PDE-5/6)** (pulmonale Vasodilatation); ab WHO-FC II	**Sildenafil** → 68	*20mg 3 x/d p.o. (bis 240m/d)*
		Tadalafil → 68	*40mg 1 x/d p.o.*
evtl.	**Benzothiadiazindiuretika** (renaler H_2O- und NaCl-Verlust, endogene vasokonstriktive Reize ↓)	**Hydrochlorothiazid** → 54	*1 x 12,5–50mg/d p.o. (keine spezifische Routinetherapie)*
evtl. plus	**K^+-sparendes Diuretikum** (renaler H_2O- und NaCl-Verlust, Hemmung der K^+-Sekretion)	**Triamteren** → 55	*2 x 50mg/d p.o. (keine spezifische Routinetherapie)*

oder	**Aldosteronantagonist** (renaler H_2O- und NaCl-Verlust, Hemmung der K^+-Sekretion)	**Spironolacton** → 55	*d1–5 : 2–4 x 50–100mg, dann 1–2 x 50–100mg p.o. (keine spezifische Routinetherapie)*
	Vitamin-K-Antagonist (Verhinderung rezidivierender Embolien, Langzeit-Antikoagulation)	**Phenprocoumon** → 83	*1–5mg/d; INR-Zielwert: 1,5–3,0*
evtl.	**Digitalisglykosid** (Chronotropie ↓, Dromotropie ↓, Inotropie ↑, AV-Knoten-Refraktionszeit ↑, Ökonomisierung der Herzarbeit)	**Digoxin** → 63	*0,125–0,5mg/d p.o., bei Tachyarrythmien*

Bei unzureichender Kontrolle einer Monotherapie der PAH-Kombination der Endothelinrezeptorantagonisten, Prostanoide und Phosphodiesterase-Inhibitoren frühzeitig sinnvoll

[59] Galie, N. et al.: Guidelines for the diagnosis and treatment of pulmonary hypertension. Eur. Heart J. 2009; 30: 2493-2537

T 4.13 Akutes Lungenödem

	Gas (Blutoxygenation)	**Sauerstoff**	*2–8l/min Nasensonde oder Maske +/-Reservoirbeutel*
	Opiat (Analgesie, Sedation, ↓ Symphatikus)	**Morphin** → 103	*4–6 x 5–10mg i.v.*
	Nitrat (Pre-/Afterload ↓, venöses Pooling)	**Glyzeroltrinitrat** → 57	*2 Sprühst. s.l., dann 0,3–1,8µg/kg/min i.v., stationär Perfusor (50mg) = 1mg/ml ⇒ 1–6ml/h;* **Cave:** *RR!*
	Schleifendiuretikum (Volumenentlastung)	**Furosemid** → 53	*20–80mg i.v.*
evtl.		**Noradrenalin** → 65	*Bei Hypotonie/Schock bessere Alternative zu Dopamin: i.v., Beginn mit ca. 0,05mg/kg/min, ebenfalls in Kombination mit Dobutamin*
evtl.	**Beta-Sympathomimetikum** (Inotropie ↑)	**Dobutamin** → 65	*2,5–12µg/kg/min i.v., Perf. (250mg) = 2–10ml/h*
	Cave: Katecholamin-Therapie nur durch Erfahrene, auf Intensiv und über ZVK unter Monitoring! Therapie muss sich v.a. auch nach Genese des Lungenödems richten (eingeschränkte LV-Funktion, Myokardinfarkt, Rhythmusstörungen, Klappenvitium, hypertensive Krise etc.).		
evtl.	Nichtinvasive Beatmung in der Akutphase neben der medikamentösen Therapie		

T 4.14 Mukoviszidose

T 4.14.1 Pulmonale Verlaufsform, allgemein [60, 61]

	Gas (Blutoxygenation)	**Sauerstoff**	*Nasensonde mind. 8h/d*
	Mukolytikum (Sputumviskosität ↓)	**DNase**	*intermittierende Inh.*
	Hypertone Kochsalzlösung	**NaCl 7%** → 71	*2-4 x 4ml Inhalation*
	Expektoranz (Sputumviskosität ↓)	**Acetylzystein** → 91	*3 x 200–600mg/d p.o.,* **Cave:** *evtl. negativer Effekt durch Auslösen entzündlicher Reaktionen der Atemwege*
		NaCl-Lsg. 0,9-3% → 71	*intermittierende Inh.*
	Kurz wirksames Beta-2-Sympathomimetikum (bronchodilatatorisch, Zilienstimulation)	**Salbutamol** → 93	*bei Bedarf 1–2 Inh., max. 12 Inh./d*
evtl.	**Antiinflammatorisch wirksame Substanzen**	**Glukokortikoide** → 115	*kurze Phase bei massiver Obstruktion: 1–2mg/kg/d i.v./p.o. inhalativ bei Zeichen der bronchialen Hyperreagibilität*
	Makrolid-Antibiotika	**Clarithromycin** → 165 **Azithromycin** → 165	*erste Studien mit positivem Effekt; z.B. 2 x 500mg Azithromycin*
	Inhalatives Aminoglyzerid	**Tobramycin** → 167	*2 x 300mg/d via Druckluftvernebler für 1M im Wechsel mit 1M Pause*
	NSAR	**z.B. Ibuprofen** → 107	*erste kleine Studien mit positivem Effekt bei Kindern*

T 4.14.2 Antibiose nach Erreger [62]

Zum Beispiel: Haemophilus influenza			
	Aminopenicillin	**Ampicillin** → 159	*300mg/kg/d i.v. als Kurzinfusion (1M)*
oder	**Folatantagonist + p-Aminobenzoesäureantagonist**	**Cotrimoxazol** → 169	*3 x 160 + 800mg/d p.o. oder 2 x/d i.v.*
Zum Beispiel: Staphylokokkus aureus			
	Cephalosporin 1. Gen.	**Cefazolin** → 160	*2–3 x 0,5–2g i.v.*
oder	**Isoxazylpenicillin**	**Flucloxacillin** → 158	*3 x 1g p.o.*
oder	**Glykopeptid** (bei Multiresistenz)	**Vancomycin** → 171	*2 x 1g i.v.;* **Cave:** *Serumspiegel*
oder	**Oxazolidinon**	**Linezolid** → 172	*2 x 600mg i.v.*

Pseudomonas aeruginosa (wenn multiresistent, nach Antibiogramm)			
inhalative Therapie	**Aminoglykosid**	**Tobramycin** → 167	*1 Amp. (300mg) 2 x/d (28d)*
	Cyclopeptid	**Colistin** → 172	*1 Mio. E 2 x/d; bei Persistenz bis 2 Mio. E 3 x/d*
	Aminoglykosid	**Gentamicin** → 167	*Inh. (nach Bedarf auch Langzeit-Inh.)*
	Monobactam	**Aztreonam** → 173	*3 x 75mg Inhalation für 28d, dann mind. 28d Inhalationspause*
	Aminoglykosid	**Tobramycin** → 167	*3mg/kg/d i.v. in 3ED (**Cave:** Spiegel); Dosis evtl. höher als bei Patienten ohne Mukoviszidose!*
plus	**Cephalosporin 3. Gen.**	**Ceftazidim** → 162	*2-3 x 1-2g/d i.v. (3W)*
oder	**Cephalosporin 4. Gen.**	**Cefepim** → 162	*2-3 x 2g i.v.*
oder	**Gyrasehemmer**	**Ciprofloxacin** → 168	*2 x 100-400mg/d i.v. (3W)*
		Levofloxacin → 168	*1-2 x 500mg/d i.v.*
oder	**Acylaminopenicillin +/- β-Lactamase-Inh.**	**Piperacillin +/- Tazobactam** → 160	*3 x 4,5g i.v.*
oder	**Carbapenem**	**Meropenem** → 171	*3 x 1g i.v.*
Burkholderia cepacia species (möglichst nach Antibiogramm)			
	Folatantagonist + p-Aminobenzoesäureantagonist	**Cotrimoxazol** → 169	*3 x 160 + 800mg/d p.o. oder 2 x/d i.v.*
oder	**Cephalosporin 3. Gen.**	**Ceftazidim** → 162	*2-3 x 1-2g/d i.v. (3W)*
oder	**Carbapenem**	**Meropenem)** → 171	*3 x 1g i.v.*
	Jährliche Grippeimpfung empfohlen		

T 4.14.3 Intestinale Verlaufsform [60, 61, 59]

	Fettlösliche Vitamine (Substitution)	**Vit. ADEK** → 76ff	*1ml/2W i.m. (bei Bedarf)*
	Exokrines Pankreasenzym (Enzymsubstitution)	**Pankreatin** → 149	*3-4 x 1-2 Btl./d (100 000-200 000IE/d; lebenslang zu den Mahlzeiten)*

60 + hochkalorische Ernährung + Multivitamin-Präp. + Insulin bei Diab. mell. + Laxantien bei Obstipation + Gallensäuren (Ursofalk) zur Gallensteinprophylaxe

61 Anm.: Therapie meist in Spezialambulanzen

62 Goldstein et al., A practical approach to Pulmonary medicine. Lippinscott Raven Publ., Philadelphia1997, 253ff.

T 4.15 Sarkoidose [60]

Cave: systemische immunsuppressive Therapie abhängig von Stadien/Aktivität v.a. im chronischen Stadium bei respiratorischer Einschränkung und extrapulmonaler Beteiligung

T 4.15.1 Akute Form

evtl.	**Arylessigsäurederivat, Cyclooxygenase-Hemmer** (antiphlogistisch, analgetisch, antipyretisch)	**Indometacin** → 109	*2-3 x 25-50mg/d p.o., 1-2 x 75mg/d (ret.) p.o., 1-2 x 50-100mg/d rect.*

T 4.15.2 Chronische Form

evtl.	**Inhalatives Steroid**	**z.B. Budesonid** → 96	*2 x 1-2 Inh. (< 800µg/d)*
evtl.	**Glukokortikosteroid** (antiinflammatorisch, Empfindlichkeit der Rezeptoren ↑)	**Prednison** → 116 **Prednisolon** → 116 **Methylprednisolon** → 116	*ini. 0,5(-1mg)/kg KG; üblicherweise 20-40mg p.o., dann stufenweise Reduktion bis auf 10mg/d für ca. 9-12M*

63 Ianuzzi M et al., Sarcoidosis. N. Engl. J Med. 2007. 357; 21:2153-2165.

T 5 Schmerz, Entzündung – Therapie (A. Meurer)

T 5.1 Schmerztherapie (WHO-Stufenschema)[64]

1.	**Peripher wirksame Analgetika**	**ASS** → 107 **Paracetamol** → 110 **Metamizol** → 111 **Ibuprofen** → 107	*nach Bedarf und KG*
ggf. plus	**Trizykl. Antidepressivum** (adjuvante Therapie)	**Amitriptylin** → 227	*niedrig beginnen, Effekt erst nach d bis 2W (konsequent über ca. 3M vor Erfolgsbeurteilung)*
ggf. plus/ alter-nativ	**Neuroleptika** (adjuvante Therapie)	**Levomepromazin** → 234 **Haloperidol** → 236	*3 x 5–10mg/d* *3 x 0.5–3mg/d*
2.	**Kombination mit zentral wirksamen Analgetika** (schwache Opioide)	**Tramadol** → 105 **Pethidin** → 103	*6 x 50–100mg/d p.o.* *6–8 x 300mg/d p.o.*
3.	**Kombination mit zentral wirksamen Analgetika** (starke Opioide)	**Buprenorphin** → 104 **Morphin** → 103 **Hydromorphon** → 102	*3–4 x 0.3–1.5mg/d sublingual* *ini. mit 3 x 10–30mg/d p.o.* *1 x 8–64mg p.o.*

[64] Brandt, Dichgans, Diener 2008.

T 5.2 Raynaud-Syndrom

T 5.2.1 Allgemeine Maßnahmen

Vermeidung von Kälte und Stress, Nikotinstopp, Biofeedback

	Kalziumantagonist (Vasodilatation)	**Nifedipin** → 44	*3–4 x 10–20mg/d p.o. bis max. 60mg/d*
evtl.	**Isosorbiddinitrat** (Vasodilatation)	**Isosorbiddinitrat** → 58	*bei Bedarf*

T 5.2.2 Bei schweren Formen mit Ulcera

	PGI2 = Prostacyclin = Prostavasin		*2 x tgl. 40µg über 2h*
	Synthetisches Prostaglandin	**Iloprost** → 88	*0.5–2ng/kg/min über 6h für 3 W*

T 5.3 Fibromyalgie-Syndrom

	Trizyclisches Antidepressivum (Schmerzdistanzierung, Schlafanstoß)	**Amitriptylin** → 227	*12.5–25mg/d p.o. zur Nacht (evtl. chronisch); **Cave:** Wechselwirkungen mit anderen psychotropen Substanzen, Digitalis ↑, QT-Verlängerung*

	Antiepileptikum	**Pregabalin** → 212	*300–600mg/d in 2-3 ED*
	Nichtmedikamentöse Behandlung	**Physikalische Therapie + psychosomatische Betreuung; Ausdauersport!**	

T 5.4 Arthrosis deformans

T 5.4.1 Bei aktivierter Arthrose

evtl.	**Arylessigsäurederivat, Cyclooxygenasehemmer (NSAR)** (antiphlogistisch, analgetisch)	**Diclofenac** → 109	*1–3 x 50mg (max. 150mg); 1 Amp. 50mg i.m. (bei Bedarf)*
		Ibuprofen → 107	*2–4 x 1–2 Tbl. ret. (max. 2400mg)*
	Cave: Interaktion mit Marcumar		
evtl.	**Lokalanästhetikum**	**Bupivacain 0,25%** → 204	*2–5ml Inj. intraartikulär*
evtl.	**Glukokortikosteroide** (Kristallsuspension)	**Triamcinolonacetonid** → 116	*intraartikuläre Injektion: große Gelenke 10–20mg, mittelgroße Gelenke 5–10mg, kleine Gelenke: 2–5mg (max. 2 Inj./J, Abstand 3–4W)*

T 5.5 Rheumatoide Arthritis

T 5.5.1 Symptomatische Therapie (akuter Schub)

	Arylessigsäurederivat, Cyclooxygenasehemmer (antiphlogistisch, analgetisch, antipyretisch)	**Diclofenac** → 109	*1–3 x 50mg (max. 150mg) ; 1 Amp. 50mg i.m.*
		Ibuprofen → 107	*2–4 x 1–2 Tbl. ret. (max. 2400mg)*
	Cave: NSAR erhöhen Methotrexat-Spiegel: erhöhte Lebertoxizität, Interaktion mit Marcumar		
Zusätzlich evtl. Omeprazol			
evtl.	**Glukokortikosteroid** (antiinflammatorisch, immunsuppressiv)	**Prednisolon** → 116	*1mg/kg KG; Dosis wird je nach Klinik unterschiedlich gewählt*
oder evtl.	**Opioid** (Analgesie)	**Tramadol** → 105	*bis 4 x 50–100mg/d p.o.; **Cave:** Wechselwirkungen: MAO-Hemmer: schwere ZNS-Nebenwirkungen; Wechselwirkungen mit anderen psychotropen Substanzen*

T 5.5.2 Intraartikuläre Injektionen

evtl.	**Glukokortikosteroide** (antiinflammatorisch, immunsuppressiv)	**Triamcinolonacetonid** → 116	*intraartikuläre Injektion: große Gelenke 10–20mg, mittelgroße Gel.enke 5–10mg, kleine Gelenke 2–5mg (max. 2 Inj./J, Abstand 3–4 W)*

T 5.5.3 Konventionelle DMARD (disease modifying antirheumatic drugs)

Übliche Initialtherapie			
	Antirheumatikum (Immunsuppression, Zytokinsynthese ↓)	**Methotrexat** → 114	*1 x 7.5–20mg/W. i.v., s.c. oder p.o. , mind. 3 M. bis Wirksamkeit beurteilbar;* **Cave:** *am Tag der Methotrexat-Gabe keine NSAR (erhöhte Toxizität wegen Hemmung der MTX-Ausscheidung)*
Bei Unverträglichkeit der Therapie zusätzlich			
	Vitamin	**Folsäure** → 77	*5mg am Tag nach MTX-Gabe*
Weitere DMARD (auch Einsatz in Kombination mit MTX)			
	Isoxazolderivat (Immunmodulation durch Inhibition der T-Zell-Pyrimidin-Biosynthese)	**Leflunomid** → 114	*ini. (d1–3) 100mg, ab d4 1 x 10–20mg (mind. 4–6 W geben, bevor Wirkung zu erwarten, dann Dauertherapie); keine gleichzeitige Lebendimpfung*
	Antirheumatikum Stabilisierung der Lysosomenmembran, Beeinflussung des PG-Stoffwechsels	**Chloroquin** → 114	*Dauertherapie: 250mg/d max. 4mg/kg/d p.o. (mind. 3M, bei Erfolg Dauertherapie), WW: Steroide ⇒ BB-Anomalien ↑*
	Antirheumatikum (Prostaglandinsynthese ↓)	**Sulfasalazin** → 115	*W1: 1 x 500mg/d p.o., W2: 2 x 500mg/d, W3: 3 x 500mg/d, W4: 4 x 500mg/d (mind. 3M ,bei Erfolg Dauertherapie)*
oder	**Calcineurin-Inhibitor**	**Ciclosporin A** → 192	*2–3mg/kg auf 2 Dosen verteilen*
Bei KI gegen Methotrexat oder Erfolglosigkeit anderer Basistherapien (d.h. trotz sachgerechter Behandlung mit mind. 2 Basistherapeutika, davon eines MTX über mind. 6M)			

T 5.5.4 Biologicals

	Cave: keine Lebendimpfung während Therapie!		
	Chimärer monoklonaler AK (TNF- α-Antagonist) (AK gegen TNFα)	**Infliximab** → 118	*3mg/kg KG i.v. über 2h, Wdh. nach 2 und 6W., dann alle 8W*
oder	**Löslicher TNFα-Rezeptor**	**Etanercept** → 118	*25mg s.c. (2 x/W) oder 50mg s.c. (1 x/W)*
oder	**Humanisierter monoklonaler AK (TNF-α-Antagonist)** (AK gegen TNF-α)	**Adalimumab** → 118	*40mg s.c. alle 2W*
oder	**Humanisierter monoklonaler AK (TNF-α-Antagonist)** (AK gegen TNF-α)	**Golimumab** → 118	*50mg s.c. alle 4W*

oder	**Humanisiertes monoklonales, pegylisiertes Fab-Fragment (TNF-α-Antagonist)** (AK gegen TNF-α)	**Certolizumab-Pegol** → 118	*400mg s.c. in W 0, 2, 4, dann 200-400mg s.c. alle 4W*
Falls rheumatoide Arthritis refraktär auf MTX und TNFα-Antagonisten			
	IL-1-Rezeptor-Antagonist	**Anakinra** → 118	*100mg/d s.c.*
	Kostimulationsblockade	**Fusionsprotein aus CTLA4 und Fc-Ig, Abatacept** → 117	*< 60kg: 500mg, 60-100kg: 750mg, > 100kg: 1000mg i.v. W 0, 2, 4; dann alle 4W in Kombination mit MTX*
	B-Zell-Depletion	**Monoklonaler chimärer Anti-CD20-AK, Rituximab** → 326	*1000mg i.v. W 0, 2; weitere Intervalle > 16W in Kombination mit MTX*
	IL-6-Inhibition	**Humanisierter Anti-IL6-Rezeptor Ak, Tocilizumab,**	*4-8mg/kg KG i.v. alle 4W, max. 800 mg ED*

T 5.6 M. Bechterew

T 5.6.1 Symptomatische Therapie (akuter Schub)

	Cyclooxygenasehemmer (antiphlogistisch, analgetisch, antipyretisch)	**Diclofenac oder andere NSAR** → 106	*2–3 x 25–50mg/d p.o., 1–2 x 75mg/d (ret.) p.o., 1–2 x 50–100mg/d rect.*

T 5.6.2 Peripherer Gelenkbefall

evtl.	**Arylessigsäurederivat, Cyclooxygenasehemmer** (Prostaglandinsynthese ↓)	**Sulfasalazin** → 115	*W1: 1 x 500mg/d p.o., W2: 2 x 500mg/d, W3: 3 x 500mg/d, W4: 4 x 500mg/d*
evtl.	**Glukokortikosteroid** (antiinflammatorisch, immunsuppressiv)	**Prednisolon** → 116	*1mg/kg; Dosis je nach Klinik etwas unterschiedlich wählen*
evtl.	**Antirheumatikum** (Immunsuppression, Zytokinsynthese ↓)	**Methotrexat** → 114	*1 x 7.5–20mg/W ini. i.v. oder s.c.*
Bei Unverträglichkeit der Therapie mit MTX zusätzlich			
	Vitamin	**Folsäure** → 77	*am Tag nach MTX-Gabe!*

T 5.6.3 Befall des Achsenskeletts

	TNF-α-Antagonist (AK gegen TNFα)	**Infliximab** → 118	*5mg/kg i.v. (über 2h, ggf. Wdh. nach 2 und 6W, dann alle 8W)*
	Löslicher TNF-α-Rezeptor	**Etanercept** → 118	*25mg s.c. (2 x/W)*
	Humanisierter monoklonaler Antikörper (AK gegen TNF-α)	**Adalimumab** → 118	*40mg s.c. alle 2W*
oder	**Humanisierter monoklonaler AK (TNF-α-Antagonist)** (AK gegen TNFα)	**Golimumab** → 118	*50mg s.c. alle 4W*

T 5.7 Reaktive Arthritis, M. Reiter

T 5.7.1 Symptomatische Therapie (akuter Schub)

	Cyclooxygenasehemmer (antiphlogistisch, analgetisch, antipyretisch)	**Diclofenac und andere NSAR** → 106	*2–3 x 25–50mg/d p.o., 1–2 x 75mg/d (ret.) p.o., 1–2 x 50–100mg/d rect.*
evtl.	**Glukokortikosteroid** (antiinflammatorisch, immunsuppressiv)	**Prednisolon** → 116	*1mg/kg; Dosis wird je nach Klinik etwas unterschiedlich gewählt*

T 5.7.2 Chronischer Verlauf

evtl.	**Antirheumatikum** (Prostaglandinsynthese ↓)	**Sulfasalazin** → 115	*W1: 1 x 500mg/d p.o., W2: 2 x 500mg/d, W3: 3 x 500mg/d, W4: 4 x 500mg/d (mind. 3M)*
evtl.	**Antirheumatikum** (Immunsuppression, Zytokinsynthese ↓)	**Methotrexat** → 114	*1 x 7.5–20mg/W i.v. oder s.c.*

Cave: Bei Unverträglichkeit der Therapie: zusätzlich Folsäure 5mg am Tag nach MTX-Gabe!

T 5.7.3 Enteropathische oder posturetritische Formen

Chlamydien (bei nachgewiesener Infektion)

Tetracyclin (Antibiose)	**Doxycyclin** → 164	*d1: 1 x 200mg p.o., i.v., dann: 2 x 100mg/d p.o., i.v. für 7d, WW: Antacida + Milch = Resorption ↓ ; Sicherheit von Kontrazeption vermindert, Wirkung Digoxin erhöht*

Evtl. bei Yersinien, Salmonellen, Shigellen, Campylobacter und schwerer Enteritis, alten Patienten, Immunsupprimierten

Gyrasehemmer (Antibiose)	**Ciprofloxacin** → 168	*2 x 250–500mg/ p.o., 2 x 200–400mg/d i.v.*

WW: bei NSAR erhöhte Krampfbereitschaft, verlängerte HWZ von Diazepam

T 5.8 Psoriasisarthritis

T 5.8.1 Symptomatisch

Cyclooxygenasehemmer (antiphlogistisch, analgetisch, antipyretisch)	**Diclofenac** → 109	*2–3 x 25–50mg/d p.o., 1–2 x 75mg/d (ret.) p.o., 1–2 x 50–100mg/d rect.*

T 5.8.2 Basistherapie

evtl.	**Antirheumatikum** (Prostaglandinsynthese ↓)	**Sulfasalazin** → 115	*W1: 1 x 500mg/d p.o., W2: 2 x 500mg/d, W3 : 3 x 500mg/d, W4: 4 x 500mg/d (mind. 3 M)*

oder evtl.	**Antirheumatikum** (Immunsuppression, Zytokinsynthese ↓)	**Methotrexat** → 114	*1 x 7.5–20mg/W. i.v. oder s.c; bei Unverträglichkeit der Therapie zusätzlich Folsäure 5mg am Tag nach MTX-Gabe!*
oder evtl.	**Calcineurin-Inhibitor**	**Ciclosporin A** → 192	*2–3mg/kg*
oder	**Isoxazolderivat** (Immunmodulation durch Inhibition der T-Zell-Pyrimidin-Biosynthese)	**Leflunomid** → 114	*ini. (d1–3) 100mg, ab d4 1 x 10–20mg (wirkt evtl. erst nach 4–6W, dann Dauertherapie); keine gleichzeitige Lebendimpfung*
Bei schwerer Form			
	TNFα-Antagonist (AK gegen TNFα)	**Infliximab** → 118	*5mg/kg KG i.v. (über 2h, ggf. Wdh. nach 2 und 6W, dann alle 8 W)*
	Löslicher TNFα-Rezeptor	**Etanercept** → 118	*25mg s.c. (2 x/W) oder 50mg s.c. (1 x/W)*
	Humanisierter monoklonaler Antikörper (AK gegen TNFα)	**Adalimumab** → 118	*40mg s.c. alle 2W*
oder	**Humanisierter monoklonaler AK (TNFα-Antagonist)** (AK gegen TNFα)	**Golimumab** → 118	*50mg s.c. alle 4W*

T 5.9 Systemischer Lupus erythematodes

T 5.9.1 Bei Arthromyalgien, Hautbefall

Hautbefall	**Topisches Steroid**		
evtl.	**Cyclooxygenase-Hemmer (NSAR)** (antiphlogistisch, analgetisch)	**Diclofenac** → 109	*1–3 x 50mg/d p.o., rect.; 1 x 100mg/d (ret.) p.o.; 1 x 75mg i.m.*
evtl.	**Antirheumatikum** (Stabilisierung der Lysosomenmembran, Beeinflussung des PG-Stoffwechsels)	**Chloroquin** → 114	*Dauertherapie: 250mg/d; max. 4mg/kg/d p.o. (mind. 3 M*
evtl.	**Glukokortikosteroid** (antiinflammatatorisch, immunsuppressiv)	**Prednisolon** → 116	*1mg/kg; Dosis wird je nach Klinik etwas unterschiedlich gewählt*

T 5.9.2 Leichte viszerale Beteiligung

evtl.	**Glukokortikosteroid** (antiinflammatorisch, immunsuppressiv)	**Prednisolon** → 116	*1mg/kg; Dosis wird je nach Klinik etwas unterschiedlich gewählt, ausschleichende Reduktion*
evtl.	**Antirheumatikum** (Immunsuppression, Zytokinsynthese ↓)	**Methotrexat** → 114	*1 x 7.5–20mg/W i.v. oder s.c.*

evtl.	**Antirheumatikum** (Stabilisierung der Lysosomenmembran, Beeinflussung des PG-Stoffwechsels)	**Chloroquin** → 114	*Dauertherapie: 250mg/d max. 4mg/kg/d p.o.*
evtl.	**Calcineurin-Inhibitor**	**Ciclosporin A** → 192	*2–3mg/kg*
evtl.	**Immunsuppression** (Purinsynthese ↓)	**Azathioprin** → 191	*1–3mg/kg/d (nicht in Kombination mit Allopurinol)*

T 5.9.3 Schwere viszerale Beteiligung (Lupusnephritis, Myokarditis, ZNS-Befall)

	Alkylanz (Immunsuppression)	**Cyclophosphamid** → 310	*0.5–1g/m² 4-7M i.v. oder 6x500mg alle 2W (bei weniger schwerem Verlauf) (WW: Sulfonylharnstoff: verstärkte BZ-Senkungen; Allopurinol/Thiazide: verstärkte Myelosuppression)*
plus	**Acroleinneutralisation** (Zystitisprophylaxe)	**Mesna**	*200–400mg i.v. vor, 4 und 8h nach Zytostatika-Infusion (bei Bedarf)*
evtl.	**Glukokortikosteroid** (antiinflammatorisch, immunsuppressiv)	**Prednisolon** → 116	*1mg/kg; Dosis wird je nach Klinik etwas unterschiedlich gewählt, ausschleichende Reduktion*
Alternativ, bes. bei guter Nierenfunkt.	**Immunsuppression** (Hemmung der Purinsynthese)	**Mycophenolatmofetil** → 192	*2 x 1–1,5g/d p.o.*
Remissionserhalt			
	Immunsuppression (Hemmung der Purinsynthese)	**Mycophenolatmofetil** → 192	*2 x 1–1,5g/d p.o.*
evtl.	**Immunsuppression** (Hemmung der Purinsynthese)	**Azathioprin** → 191	*1–3mg/kg/d (nicht in Kombination mit Allopurinol)*

T 5.10 Progressiv systemische Sklerodermie

T 5.10.1 Bei Lungenbeteiligung (fibrosierende Alveolitis)

	Alkylanz (Immunsuppression)	**Cyclophosphamid** → 310	*0,5–1mg/m² 1 x/M*
plus	**Acroleinneutralisation** (Zystitisprophylaxe)	**Mesna**	*200–400mg i.v. vor/+4h + 8Sh nach Zytostatika-Infusion (bei Bedarf)*

T 5.10.2 Bei pulmonaler Hypertonie

	Unselektiver Endothelin-1-Rezeptor-Antagonist (bei pulmonaler Hypertonie ohne Fibrose)	**Bosentan** → 67	*ini. 4W 2 x 62,5mg, dann 2 x 125mg/d*
	Selektiver Typ-A Endothelin-1-Rezeptor Antagonist	**Ambrisentan** → 67	*1 x 5-10mg*
oder	**Phosphodiesterase-5-Inhibitor**	**Sildenafil** → 68	*3 x 20mg (kein Viagra wegen kurzer HWZ)*
		Tadalafil → 68	*1 x 40mg*
oder	**Prostaglandin-Analogon** (vorher Rechtsherzkatheter zur Überprüfung der Wirksamkeit)	**Iloprost** → 88	*4-6 x 0.5-1 Amp. zur Inhalation (verstärkte RR-Senkung bei Antihypertensiva)*

T 5.11 Arteriitis temporalis Horton, Polymyalgia rheumatica

	Glukokortikosteroid (antiinflammatorisch, immunsuppressiv)	**Prednisolon** → 116	*PMR: 20-40mg ini. < 10mg alle 4-8W um 1mg ↓; Arteriitis temporalis: 60-100mg; bei Visusverlust: Pulstherapie: 500-1000mg 3d i.v. (Erh.Dos. 6-12M)*

T 5.12 Panarteriitis nodosa

T 5.12.1 Leicht

evtl.	**Arylessigsäurederivat, Cyclooxygenase-Hemmer (NSAR)** (antiphlogistisch, analgetisch)	**Diclofenac** → 109	*1-3 x 50mg/d p.o., rect.; 1 x 100mg/d (ret.) p.o.; 1 x 75mg i.m.*
	Glukokortikosteroid (antiinflammatorisch, immunsuppressiv)	**Prednisolon** → 116	*1mg/kg; Dosis wird je nach Klinik etwas unterschiedlich gewählt*

T 5.12.2 Schwer (systemische Beteiligung)

	Glukokortikosteroid (antiinflammatorisch, immunsuppressiv)	**Prednisolon** → 116	*1mg/kg; Dosis wird je nach Klinik etwas unterschiedlich gewählt, ausschleichende Reduktion*
	Alkylanz (immunsuppressiv)	**Cyclophosphamid** → 310	*0.5-1g/m² 3-4W i.v.*
plus	**Acroleinneutralisation** (Zystitisprophylaxe)	**Mesna**	*200-400mg i.v. vor/+4h + 8h nach Zytostatika-Infusion (bei Bedarf)*

T 5.13 Wegener-Granulomatose

T 5.13.1 Lokalisiertes Initialstadium

evtl.	**Antirheumatikum** (Immunsuppression, Zytokinsynthese ↓)	**Methotrexat** → 114	*1 x 7.5–20mg/W i.v. oder s.c.*

T 5.13.2 Generalisationsstadium

Remissionsinduktion			
	Glukokortikosteroid (antiinflammatorisch, immunsuppressiv)	**Prednisolon** → 116	*1mg/kg/d p.o., alle 7d um 5mg verringern bis 20mg/d, dann jede W um 4mg ↓ ; Erh.Dos.: 5–7,5mg/d p.o.*
plus	**Alkylanz** (Immunsuppression)	**Cyclophosphamid** → 310	*0.5–1g/m²/4 W i.v.* **oder** *50–150mg /d p.o.*
plus	**Acroleinneutralisation** (Zystitisprophylaxe)	**Mesna**	*200–400mg i.v. vor/+4h + 8h nach Zytostatika-Infusion (bei Bedarf)*
alternativ	**Monoklonaler chimärer Anti-CD20-AK** (B-Zell-Depletion)	**Rituximab** → 326	*4 x 375 mg/m²/W*
Remissionserhalt			
	Immunsuppression (Purinsynthese ↓)	**Azathioprin** → 191	*100–150mg/d*
oder	**Antirheumatikum** (Immunsuppression, Zytokinsynthese ↓)	**Methotrexat** → 114	*1 x 7.5–20mg/W i.v. oder s.c.*

T 5.14 Sjögren-Syndrom

	Filmbildner (künstliche Tränenflüssigkeit)	**Hypromellose 5%**	*bei Bedarf*
	Epithelisierungsmittel (Kornealschutz-/pflege)	**Dexpanthenol** → 265	*2–4 x 1 Salbenstrang*
	Xerostomie	**Pilocarpin** → 261	*3 x 5mg p.o.*
Bei Organbeteiligung			
	Immunsuppression (Purinsynthese ↓)	**Azathioprin** → 191	*1.5–2mg/kg*
	Glukokortikosteroid (antiinflammatorisch, immunsuppressiv)	**Prednison** → 116	*1mg/kg KG*

T 6 Endokrinologie, Stoffwechsel – Therapie

(F. Beuschlein)

T 6.1 Dehydratation

T 6.1.1 Isotone Dehydratation

Leicht			
	NaCl-Lösung (Volumen- + Elektrolytsubst.)	**„Maggisuppe"** → 71	*10g NaCl in 2–3l p.o.; Empfehlung WHO bei Durchfallerkrankungen: 3.5g NaCl + 2.5g $NaHCO_3$ + 1.5g KCl + 20g Glukose in 1 000ml Wasser p.o.*
Schwer			
	Kristalloide isotonische, isoionische Infusionslösung (Volumen-/Elektrolytsubst.)	**Ringer** → 71	*i.v. 2–4l bzw. nach ZVD und Urinausscheidung, bei hypovol. Schock zum Teil > 4l*
Bei Oligo-Anurie oder Niereninsuffizienz			
	Isotone NaCl-Lösung (kaliumfreie Volumen- + Elektrolytsubst.)	**NaCl 0.9%** → 72	*i.v. nach ZVD und Urinausscheidung, vorsichtige Substitution, da Gefahr der Hypervolämie*
Bei ausgeprägter Kreislaufdysregulation			
plus	**Kolloidale Infusionslösung** (Volumensubst.)	**HES 6%** → 74	*500–1 500ml i.v.*
		Nur als Akuttherapie, später Ersatz mit Elektrolyt-(Ringer)-Lösung	

T 6.1.2 Hypotone Dehydratation

	Cave: zentrale pontine Myelinolyse bei zu rascher Infusion, Ausgleich der Elektrolyte über Tage		
Leicht			
	NaCl-Lösung (Volumen- + Elektrolytsubst.)	**„Maggisuppe"**→ 71	*10g NaCl in 2–3l p.o.; Empfehlung WHO bei Durchfallerkrankungen: 3.5g NaCl + 2.5g $NaHCO_3$+1.5g KCl + 20g Glukose in 1l Wasser p.o.*
Schwer (Na^+ < 125mmol/l, beginnende zerebrale Symptome)			
	Isotone NaCl-Lösung (Volumen- + Elektrolytsubst.)	**NaCl 0.9%** → 72	*i.v. nach ZVD (50% des geschätzten Bedarfs)*
(1 : 1) plus	**Kristalloide Infusionslösung** → 71 (Vol.- + Elektrolytsubst.)		*i.v. nach ZVD (50% des geschätzten Bedarfs)*
Notfall (schwere zerebrale Symptome)			
	NaCl-Lösung (Volumen- + Elektrolytsubst.)	**NaCl-Konzentrat** (z.B. 5.85%: 1ml = 1mmol) in NaCl 0.9% → 72	*(135-Na^+) x 0.3 x kg = mmol Bedarf langsam i.v. in h1 um 5–6mmol/l, dann um 1mmol/l/h (Myelinolyse-Gefahr)*

T 6.1.3 Hypertone Dehydratation

Leicht			
	Elektrolytarme Lösung (Volumensubstitution)	**Wasser, Tee**	*2–3l p.o.*
Schwer			
	Cave: Hirnödem		
	Hypoosmolare Infusionslösung (Volumensubstitution)	**Glukose 5%** → 71	*langsam i.v. (über Tage)*
evtl.	**1/3 des Wasserbedarfs mit kristalloider isotonischer, isoionischer Elektrolytlösung**	**Ringer** → 71	*langsam i.v.*

Wasserbedarf (l) = (Na^+/140–1) x 0.4 x kg bzw. ausführlich = (Na^+ [aktuell in mmol/l]/ Na^+ [normal in mmol/l]–1) x Anteil Körperwasser x kg KG; Anteil des Körperwassers bei Dehydratation nicht mit 0.6 sondern 0.4 ansetzen

T 6.2 Hyperhydratation

T 6.2.1 Isotone Hyperhydratation

evtl.	**Schleifendiuretikum** (Volumenentlastung)	**Furosemid** → 53	*20mg i.v., ggf. Dosis ↑*
		Torasemid → 53	*10–20mg i.v.*
evtl. plus	**Flüssigkeits-/Na^+-Restriktion**		

T 6.2.2 Hypotone Hyperhydratation

Geschätzter Wasserüberschuss (l) = (1 – Na_{ist}/Na_{soll}) x 0.6 x kg

	Flüssigkeitsrestriktion		
	Benzothiadiazindiuretikum (ren. Flüssigk.- und NaCl-Verl.)	**Hydrochlorothiazid** → 54	*1 x 12.5–50mg/d p.o.*
oder	**Schleifendiuretikum** (Volumenentlastung)	**Furosemid** → 53	*20mg i.v., ggf. Dosis ↑*
		Torasemid → 53	*10–20mg i.v.*
evtl.	**Vasopressin-Antagonist**	**Tolvaptan** → 140	*Bei Patienten mit Hyponatriämie bei SIADH 15mg/d p.o.; Steigerung bis max. 60mg/d p.o.*
evtl. plus	**Isotone NaCl-Lösung** (vorsicht. Natriumdefizitausgl.)	**NaCl 0.9%** → 71	*i.v. unter Bilanzierung*

T 6.2.3 Hypertone Hyperhydratation

	Benzothiadiazindiuretika (ren. Flüssigk.- und NaCl-Verl.)	**Hydrochlorothiazid** → 54	*1 x 12.5–50mg/d p.o.*
evtl.	**Ultimo Ratio: Hämodialyse/ -filtration**		

T 6.3 Ödemausschwemmung

	Low-Dose-Heparinisierung (niedermolekular; Thromboseprophylaxe)	**Nadroparin** → 81	*1 x 2 850IE/d s.c. oder 0.3ml*
		Dalteparin → 80	*1 x 2 500IE/d s.c. oder 0.2ml*
	Schleifendiuretikum (Volumenentlastung)	**Furosemid** → 53	*ini. 20–40mg i.v., dann nach Wirkung, max. effektive ED: 120mg i.v.; bei chronischer Niereninsuffizienz: bis 240mg i.v.; bei akutem Nierenversagen: bis 500mg i.v. oder kontinuierlich Infusion 20–80mg/h*
		Torasemid → 53	*ini. 10–20mg, dann nach Wirkung*
evtl. plus	**Aldosteronantagonist** (Volumenentlastung)	**Spironolacton** → 55	*d1-5 2-4 x 50–100mg, dann 1-2 x 50–100mg p.o.*

T 6.4 Hypokaliämie

T 6.4.1 Leicht

evtl.	**Kaliumpräparat** (Substitution)	**Kalium** → 69	*1-2 Tbl. (40–80mmol)/d p.o. (40mmol ⇒ ca. K^+ 0.3mmol/l ↑)*

T 6.4.2 Schwer

	Kaliumchloridlösung (Substitution)	**KCl 7.45%** (1ml = 1mmol) → 69	*20–40ml in 1l istotoner Lösung bei 10–20mmol/h, max. 100–200mmol/d (K^+ < 3mmol/l mind. 200mmol, K^+ 3-4mmol mind. 100mmol)*

T 6.5 Hyperkaliämie

T 6.5.1 Leicht (selten therapiebedürftig)

	Kationenaustauscher (Na^+; Kaliumentzug)	**Polysulfonsäure** → 71	*3-4 x 15g/d p.o. (bei Bedarf)*

T 6.5.2 Schwer (> 6mmol/l oder EKG-Veränderungen)

	Kationenaustauscher (Ca^+; Kaliumentzug)	**Polysulfonsäure** → 71	*30g in 200ml Glu 10% rect. alle 8h (b. Bed.), altern.: peroral o. über Magensonde 15g 3x/d*
oder	**Redistribution** (Kaliumentzug, EZR)	**Glukose 20% + Altinsulin**	*200ml + 20IE i.v. über 20min (bei Bedarf)*
oder	**Puffer** (Azidosetherapie)	**Natriumhydrogencarbonat 8.4%** (100ml = 100mmol HCO_3^-) → 74	*BE x 0.3 x kg = mmol, max. 1.5mmol/kg/h i.v. (bei Bedarf)*
oder	**Membranantagonismus** (Kaliumwirkungshemmung)	**Kalziumglukonat 10%** (10ml = 2.3mmol Ca) → 69	*2.3-4.5mmol langsam i.v.,* **Cave:** *digitalisierte Patienten*
oder	**Schleifendiuretikum** (Kaliumexkretion)	**Furosemid** → 53	*40–80mg i.v. (bei Bedarf)*
		Torasemid → 53	*20–40mg i.v. (bei Bedarf)*

oder evtl.	**Beta-2-Sympathomimetikum** (Kaliumentzug)	**Salbutamol** → 93	*10mg p.i. oder 0.5mg i.v. langsam in 15min als Kurzinfusion (bei Bedarf)*
evtl. plus	**Isotone NaCl-Lösung** (Volumenersatz)	**NaCl 0.9%** → 71	*i.v. nach ZVD (bei Bedarf)*
Ultima Ratio	**Hämodialyse/-filtration**		

T 6.6 Hypokalzämie

Cave: vor Therapie einer Hypokalziämie Ausschluss einer Hypoalbuminämie

T 6.6.1 Leicht

	Kalziumpräparat → 69 (Substitution)	**Kalzium**	*700–2 000mg/d p.o. (bei Bedarf)*
evtl. plus	**Vitamin D_3**	**Calcitriol** → 76	*ini. 0.25µg p.o. jeden 2.d, dann 2–3 x 0.25µg/W (bei Bedarf)*
oder	**Vitamin D** (zum langsameren Ca^+- Anstieg bzw. Dauertherapie)	**Colecalciferol** → 76	*20 000–100 000IE/d*
evtl. plus	**Thiaziddiuretikum** (vermehrte renale Kalzium-Rückresorption)	**Hydrochlorothiazid** → 54	*12.5–25mg/d p.o.*

T 6.6.2 Akute hypokalzämische Krise

	Kalziumpräparat (Substitution)	**Kalziumglukonat 10%** (10ml = 2.3mmol) → 69	*ini. 2.3–4.5mmol langsam i.v., dann in Gluk. 5% als Inf.,* **Cave:** *digitalisierte Patienten*
evtl.	**Magnesiumpräparat** (Substitution)	**Mg-Sulfat 10%** → 70	*20ml (8mmol) in 100ml Gluk. 5% über 15min i.v., dann 10mmol/d Dauerinf. (bei Bedarf)*

T 6.7 Hyperkalzämie

T 6.7.1 Leicht

evtl.	**Isotone NaCl-Lösung** (Rehydratation)	**NaCl 0.9%** → 71	*1–2l i.v.*
evtl.	**Schleifendiuretikum** (Kalziumexkretion)	**Furosemid** → 53	*40–80mg i.v.*

T 6.7.2 Hyperkalzämische Krise

	Isotone NaCl-Lösung (Rehydratation)	**NaCl 0.9%** → 71	*1–2l i.v., max. 10l/24h nach Bilanz (forcierte Diurese)*
evtl.	**Schleifendiuretikum** (Kalziumexkretion)	**Furosemid** → 53	*40–80mg i.v., max. 1.000mg*
evtl.	**Kaliumchloridlösung** (Substitution)	**KCl 7.45%** (1ml = 1mmol) → 69	*20–40ml in 1l isotoner Lösung bei 10–20mmol/h, max. 100–200mmol/d (bei Bedarf)*

	Biphosphonat (Osteoklastenhemmung, v.a. bei tumorassoziierten Hyperkalzämien)	**Clodronsäure** → 133 **Pamidronsäure** → 134 **Zoledronsäure**→ 134	*300mg/d über mind. 2h i.v.* *90mg i.v. Kurzinfusion* *4mg i.v. Kurzinfusion*
evtl.	**Hormon** (Osteoklastenhemmung)	**Calcitonin** → 134	*ini. 3-4IE/kg langsam i.v., dann 4IE/kg/d s.c. (nur wenige Tage wirksam)*
evtl.	**Glukokortikosteroid** (Resorptions-/Mobilisations-hemmung)	**Prednison** → 116	*0.5–1mg/kg/d*

T 6.8 Hypomagnesiämie

T 6.8.1 Leicht

evtl.	**Magnesiumpräparat** (Substitution)	**Magnesiumhydrogen-phosphat/-citrat** → 70	*3 x 4 Tbl./d p.o. (10–30mmol/d)*

T 6.8.2 Akut symptomatisch

	Magnesiumpräparat (Substitution)	**Mg-Sulfat 10%** → 70	*20ml (8mmol) in 100ml Glukose 5% über 15min i.v., dann 10mmol/d Dauerinfusion, max. 50–100mmol/d*

T 6.9 Hypermagnesiämie

oder	**Membranantagonist** (Mg-Wirkungshemmung)	**Kalziumglukonat 10%** (10ml = 2.3mmol Ca) → 69	*2.3–4.5mmol langsam i.v.*
oder	**Schleifendiuretikum** (Magnesiumexkretion)	**Furosemid** → 53	*40–80mg i.v.*
evtl. plus	**Isotone NaCl-Lösung** (Volumenersatz)	**NaCl 0.9%** → 71	*i.v. nach ZVD*

T 6.10 Metabolische Azidose

T 6.10.1 Chronisch

evtl.	**Puffer** (pH-Neutralisation)	**Zitrat**	*ini. 2 x 5g/d p.o. dann: 2 x 2.5g/d p.o. (auf Dauer)*
		Natriumhydrogencarbonat → 74	*30–100mmol/d p.o. (auf Dauer)*

T 6.10.2 Akut (pH < 7.2 oder HCO_3 < 15mmol/l)

	Vorrangig: Therapie der Ursache der Azidose		
	Puffer (pH-Neutralisation)	**Natriumhydrogencarbonat 8.4%** (100ml =100mmol HCO_3^-) → 74	*BE x 0,3 x kg = mmol, max. 1.5mmol/kg/h i.v. bzw. max. 50% des Defizits (nach pH)*

T 6.11 Metabolische Alkalose

T 6.11.1 Leicht hypochlorämisch

	Isotone NaCl-Lösung (Substitution)	**NaCl 0.9%** → 71	*1–2l i.v. (nach pH)*
		NaCl wirksam nur bei chloridsensiblen Formen, nicht beim Mineralokortikoidexzess	
evtl.	**Kaliumchloridlösung** (Substitution)	**KCl 7.45%** (1ml = 1mmol) → 69	*20–40ml in 1l isotoner Lösung bei 10–20mmol/h, max. 100–200mmol/d (nach pH)*

T 6.11.2 Schwer

evtl.	**Säureäquivalent** (pH-Neutralisation)	**Argininhydrochlorid** → 75	*BE x 0.3 x kg = mmol, max. 20mmol/h i.v. bzw. max. 50% des Defizits, Verdünnung erforderlich (nach pH)*
		Salzsäure → 75	*BE x 0.3 x kg = mmol, max. 0.25mmol/kg/h i.v. bzw. max. 50% des Defizits, Verdünnung erforderlich (nach pH)*

T 6.12 Respiratorische Azidose

evtl.	**Verbesserung der Ventilation und/oder Sauerstoff** (Hypoxämiebehebung)	**Beatmung** z.B. nichtinvasiv	*0.5–1l/min Nasensonde* **Cave:** *Atemdepression*

CO_2 Folge einer Hypoventilation ⇒ respiratorische Azidose ⇒ alleinige O_2-Gabe senkt den Atemantrieb

T 6.13 Respiratorische Alkalose

Erstmaßnahmen: Beruhigung, evtl. O_2-Gabe (niedriges CO_2 durch Hyperventilation bei Sauerstoffmangel ⇒ Bedarfshyperventilation)

evtl.	**Benzodiazepin**	**Midazolam** → 241	*1–5mg i.v. (einmalig)*
oder		**Lorazepam** → 240	*0.5–1mg s.l.*

T 6.14 Diabetes mellitus

T 6.14.1 Typ-1-Diabetes-mellitus

Konventionelle Insulintherapie (starre Insulingaben)			
	Bei Patienten mit Typ-1-Diabetes nur in Ausnahmesituationen.		
Intensivierte Insulintherapie (Basis-Bolus-Prinzip) [65] (Spezialist hinzuziehen)			
z.B.	**Basisbedarf über Verzögerungsinsulin gedeckt, zu den Mahlzeiten individuell Altinsulin** (Substitution)	**NPH-Insulin** → 123 + **Altinsulin** → 123	*Altinsulin: Verteilung entspr. der BE gemäß zirkadianer Rhythmik: morgens ca. 2IE/BE, mittags ca. 1IE/BE, abends ca. 1.5IE/BE*
		Verzögerungsinsulin: 50% der Gesamtinsulindosis, aufgeteilt auf 2(–3) Einzeldosen, oder Einmalgabe eines sehr lang wirksamen Insulinanalogons.	
Dosierung gemäß zirkadianer Rhythmik: Insulinbedarf morgens hoch, abends geringer, mittags und von 0–4 Uhr niedrig; **N** = Altinsulin, **V** = Verzögerungsinsulin: NPH morgens **N > V**, mittags **N < V**, abends **N**, nachts 22–23 Uhr **V**			
	Kurz wirksame Insulinanaloga [66]	**Insulin lispro** → 123 **Insulin glulisin** → 123 **Insulin aspart** → 123	*Wirkeintritt 0.25h, Wirkmax. 1h; Wirkdauer 2-3h nach Inj., kein Spritz-Ess-Abstand*
	Lang wirksame Insulinanaloga	**Insulin detemir** → 124	*Wirkeintritt 3-4h, Wirkmax. 10-14h, Wirkdauer 16-20h nach Inj.*
	Sehr lang wirksame Insulinanaloga [67]	**Insulin glargin** → 124	*Injektion ca. 22 Uhr, Wirkdauer über 20-30h, annähernd konstante Absorptionsrate; möglicher Vorteil der abendl. Gabe bei Typ-I-Diabetikern: weniger nächtliche Hypoglykämien*
Koma diabeticum (Intensivstation, Spezialist hinzuziehen!) [68]			
	Isotone NaCl-Lösung (Volumen + Elektrolytsubst.)	**NaCl 0.9%** (bei Na >150mmol/l ⇒ 0.45%) → 71	*h1 1l, dann in 6h 500ml/h, dann 4h à 250ml/h*
plus	**Insulin** (Substitution)	**Altinsulin** → 123	*0.1IE/kg/h über Perfusor oder 5–10IE s.c. alle 2h, ab ca. 250mg/dl BZ + Glukose 5%*
evtl.	**KCl-Lösung** (Substitution)	**KCl 7.45%** (1ml = 1mmol) → 69	*Serum $K^+ < 3{,}3$mmol/l ⇒ Insulin pausieren + 40mmol/h (2/3 KCl + 1/3 KPO_4) bis $K^+ \geq 3.3$mmol/l; Serum $K^+ > 5$mmol/l ⇒ Kontrolle alle 2h; Serum $K^+ \geq 3.3$mmol/l und < 5mmol/l ⇒ 20–30mmol/l pro Liter i.v. Flüssigkeit*
evtl.	**Puffer** (Azidosetherapie, pH-Neutralisation)	**Natriumhydrogencarbonat 8.4%** (100ml = 100mmol HCO_3^-) → 74	*pH < 6.9 ⇒ 100mmol HCO_3^- über 2h; pH < 6,9–7 ⇒ 50mmol HCO_3^- über 1h; pH 7 kein Ausgleich notwendig*

evtl.	**Phosphat** (Substitution)	**Kaliumphosphat** → 69	*20–30mmol HPO_4 bei Serum-Phosphat < 1mg/dl sowie Patienten mit Herzinsuffizienz, resp. Insuffizienz und Anämie*
evtl.	**Low-Dose-Heparinisierung** (niedermolek.; Thrombosepro.)	**Nadroparin** → 81	*1 x 2 850IE s.c. (bei Bedarf)*
Hypoglykämisches Koma[69]			
	Glukose (Substitution)	**Glukose 40%, dann Glukose 5%** → 72	*20–50ml 40% i.v., dann 5% (bis BZ 200mg/dl)*
evtl.	**Antihypoglykämikum** (hepat.Glykogenolyse ↑, Glukoneogenese ↑ ⇒ BZ ↑)	**Glukagon** → 124	*0.5–1mg s.c., i.m., i.v.*

[65] Renner R, Individualisierte Insulininjektionstherapie des Typ 1 Diabetes mellitus, Med Klin, 92 (1997) 23–28.
[66] Lenert M, Kurz- und langwirksame Insulinanaloga, Internist 2001, Suppl1 42:S29–S42.
[67] Yki-Järvinen, Combination therapies with insulin in type 2 Diabetes, Diabetes Care, 2001, 24:758–767.
[68] American Diabetes Association, Hyperglycemic crises in patients with diabetes mellitus, Diabetes care Vol 25, Suppl. 1, Jan 2002.
[69] Service FJ, Hypoglycemic disorders, N Eng J Med, 1995, 332, 1144–52.

T 6.14.2 Typ-2-Diabetes-mellitus

Basismaßnahmen:
- Ernährungsumstellung und Gewichtsoptimierung
- Erhöhung der körperlichen Aktivität
- Blutzucker (BZ)-Selbstkontrollen und Diabetesschulung

Biguanid (wenn Diät nicht ausreichend) [65] **(Mittel der 1. Wahl auch bei Normalgewichtigen - Kontraindikationen beachten)**			
	Biguanid (Glukoseaufnahme in die Zelle ↑, Hemmung der Glukoneogenese in der Leber, Förderung des Glukose-tranports in Muskel und Fettgewebe)	**Metformin** → 120	*500–1 500mg morgens p.o., max. 2 500mg/d (in 3 Einzeldosen); 1. Wahl für Patienten mit Typ-2-D.m. ohne KI für Metformin* [66] **Cave:** *umfangreiche KI (v.a. eingeschränkte Nierenfunktion, schwere Herzinsuffizienz) wegen des Risikos letaler Laktazidosen*
Glukosidasehemmer (wenn Diät nicht ausreichend) [65]			
	Glukosidase-Hemmer (intestinale Glukose-freisetzung ↓)	**Acarbose** → 120	*3 x 50–200mg/d p.o. einschleichend, Dosissteigerung frühestens nach 10d*
	Cave: schlechte Compliance wegen NW; kombinierbar mit Sulfonylharnstoffen, Metformin, Glitazonen, Gliniden und Insulin, Beeinflussung klinischer Endpunkte nicht untersucht		

Sulfonylharnstoffe (SH)			
	Sulfonylharnstoffe [72, 73] (Blockade von ATP-abhängigen K-Kanälen, Insulinfreisetzung aus Pankreas-Beta-Zellen ↑)	**Glibenclamid** → 119	*1.75–7mg morgens, 2 x tägliche Gabe erhöht Hypoglykämierisiko!*
		UW: Gewichtszunahme, Wirksamkeit lässt im Behandlungsverlauf nach. Mortalität bei Kombination von Glibenclamid und Metformin wahrscheinlich erhöht (5–8%/J); VUPDS: 25% Reduktion mikrovaskulärer Diabetes-Komplikationen, **Cave:** nicht > 65 J: schwere protrahierte Hypoglykämien, **Cave:** Therapiepause bei instabiler AP, vor PTCA, hochakutem Myokardinfarkt – vorübergehende Insulintherapie	
		Glimepirid → 119	*1–4mg/d morgens; max. 6mg/d*
		Gliclazid → 119	*1 x 30mg p.o., ggf. steigern auf 1 x 60–120mg*
		Gliquidon → 119	*15–120mg p.o. in 3 Gaben (Gabe bei Niereninsuff. unter strenger Überwachung möglich)*
Glinide			
	Glinide (Insulin-Sekretagoga, abgeleitet von der Aminosäure Phenylalanin; Wirkmechanismus s. Sulfonylharnstoff, kurze Wirkdauer ⇒ Gabe praeprandial)	**Repaglinid** → 120 kontraindiziert in Kombination mit CYP2C8-metabolisiertem Wirkstoff, z.B. Gemfibrozil	*Bis 3 x 4mg, max. Tagesdosis 16mg (vor den Mahlzeiten), Wirkung auf Blutglukose, $HbA1_c$ belegt, nicht ausreichend zur Risikoreduktion klinischer Endpunkte*
		Nateglinid → 119	*60–120mg vor den Hauptmahlzeiten p.o., max. 3 x 180mg*
Glitazone			
	Thiazolidindione, PPAR-γ-Liganden, „Insulinsensitizer" (Bindung an Peroxisomen-Proliferator-Activated-Rezeptor, der als Transkriptionsfaktor u.a. die Expression des insulinabhängig wirkenden Glukosetransporters Glut-4 steigert)	**Pioglitazon** → 122	*15-45mg/d p.o. max. Tagesdosis 30mg; zugelassen auch in Kombination mit Metformin und/oder Sulfonylharnstoffen; häufig Gewichtszunahme, selten Hepatotoxizität; KI bei Herzinsuffizienz NYHA I-IV*
Inkretin-Mimetikum			
	GLP-1-Analogon (bindet an GLP-1-Rezeptor, stimuliert glukoseabhängig die Insulinsekretion)	**Exenatid** → 121 **Liraglutid** → 121	*Zugelassen in Kombination mit Metformin u./od. Sulfonylharnstoffderivat.* ***Exenatid:*** *Beginn 5µg 2x/d s.c. über 1M, danach 2x/d 10µg (60min vor Frühstück bzw. Abendessen), bei Kombination mit SH: Hypoglykämiegefahr; selten Induktion einer akuten Pankreatitis* ***Liraglutid:*** *Beginn 0,6mg 1 x/d s.c., innerhalb von mind. 2 W auf max. 1,8mg 1x/d s.c. steigern, häufig gastrointestinale UW*

Gliptide		
Gliptide (DPP-4-Inhibitoren) (hemmen die Dipeptidyl-peptidase-4, steigern Spiegel aktiver Inkretinhormone [GLP-1, GIP] ⇒ Insulinfreisetzung aus Pankreas-β-Zellen ↑); kein intrinsisches Hypoglykämierisiko!	**Sitagliptin** → 121 **Vildagliptin** → 121 **Saxagliptin** → 121	*Zugelassen, wenn BZ unter Monotherapie (Metformin, Sulfonylharnstoffe, Thiazolid-indione) nicht ausreichend kontrolliert.* **Sitagliptin:** *100mg 1 x/d (auch als Monotherapie zugelassen)* **Vildagliptin:** *in Kombination mit Metformin oder Glitazon 2 x 50mg/d, in Kombination mit SH 1 x 50mg/d* ***Saxagliptin:*** *1 x 5mg/d tgl., UW: u.a. Infekte der oberen Atemwege, Hautausschlag*
Kombinationstherapie: bei HbA1$_c$ > 6,5 unter Monotherapie (s. Therapie-Algorithmus → 421)		
Metformin + Acarbose oder + DPP4-Hemmer oder + Exenatide (s.c.) oder + Glinide oder + Glitazone oder + Sulfonylharnstoff	**Beispiel** → 122 **Metformin + Vildagliptin** [79] **(Biguanid + Gliptid)**	*ini. Kombinationspräparat 50mg Vildagliptin + 850mg Metformin oder bei ungenügender Stoffwechseleinstellung 50mg Vildagliptin + 1 000mg Metformin oder Kombinationspräparat 50mg Sitagliptin + 850/1 000mg Metformin; Dosissteigerung auf max. 100mg/d Sitagliptin*
	Beispiel → 122 **Metformin + Glitazone**	*30mg/d Pioglitazon + 1 700mg/d Metformin*
Bei Kontraindikationen gegen Metformin: Sulfonylharnstoffderivat + Alpha-Glucosidasehemmer od. + DPP4-Hemmer oder + Exenatide (s.c) oder + Glitazone	**Glibenclamid** → 119	
Kombinationstherapie (Insulin + Metformin oder Sulfonylharnstoff)[75]		
Insulin (Glukoseaufnahme ↑, anaboler Stoffwechsel ↑, kataboler Stoffwechsel ↓)	**Basal-H-Insulin Verzögerungsprinzip NPH** → 123 Langzeitanaloginsulin zur Nacht ⇒ Reduktion von Hypoglykämien im Vergleich zu NPH-Insulin bei sonst gleicher Stoffwechselkontrolle [76]	*NPH-Insulin vor dem Zu-Bett-Gehen, ggf. 2. Insulin-Injektion morgens*

Indikationen: Therapieziele werden mit oralen Antidiabetika nicht erreicht oder Kontraindikationen gegen orale Antidiabetika, Schwangere mit Typ-2-Diabetes, Patientinnen mit Gestationsdiabetes, wenn Diät nicht ausreicht für eine optimale Stoffwechselkontrolle. Keine Insulintherapie ohne Blutglukosekontrolle! **Alleinige Insulintherapie (wenn 28IE in Kombination mit Sulfonylharnstoffen unzureichend): bei akutem Herzinfarkt ⇒ Insulintherapie zur Senkung des BZ verringert die Mortalität im Vergleich zur Fortsetzung der Therapie mit oralen Antidiabetika.** [77]

Verzögerungsinsulin (Glukoseaufnahme ↑, anaboler Stoffwechsel ↑, kataboler Stoffwechsel ↓)	**Normal** → 123/**NPH** → 124, **Mischinsulin** → 124	*Morgens 0.14–0.24IE kg KG, abends 0.07–0.12IE kg KG; bzw. je nach BZ-Profil, Nachteil: starres Schema; intensivierte Insulintherapie: präprandiale Gabe von Normalinsulin zu den Mahlzeiten, Startgesamtdosis = Nüchternblutglukose x 0.2, aufzuteilen in 3 Altinsulindosierungen vor den Mahlzeiten im Verhältnis 3 : 1 : 2, pro BE mehr IE, morgens 2IE, bei erhöhten Nüchtern-BZ-Werten zusätzl. zur Nacht NPH-Insulin oder Metformin-Therapie*

[70] UK Prospective Diabetes Study Group, Effect of intensive blood-glucose control with metformin on complications in overweight patients with type 2 diabetes, UKPDS 34, Lancet, 1998, 352, 854–65.
[71] Saenz A, Fernandez-Esteban I, Mataix A et al. Metformin monotherapy for type 2 diabetes mellitus. Cochrane Database Syst Rev 2005; 20: CD002966. Review Evidenzklasse I a.
[72] UK Prospective Diabetes Study Group, Intensive blood-glucose control with sulphonylureas or insulin compared with conventional treatment and risk of complications in patients with type 2 diabetes, UKPDS 33, Lancet, 1998, 352, 837–53.
[73] Mehnert H, Typ 2 Diabetes, Internist, 1998, 39, 381–397.
[74] Bosl E et al., Diabetes Care 2007 Apr; 30(4):890-895.
[75] Yki-Järvinen H, Kauppila M, Kujansuu E, Lahti J et al., Comparison of insulin regimens in patients with non-insulin-dependent diabetes mellitus. N Engl J Med 327 (1992) 1426-1433.
[76] Tschritter O et al., Langwirkende Insulinanaloga in der Therapie des Diabetes mellitus Typ 1 und Typ 2 Diabetes und Stoffwechsel 6 (2005) 375-382.
[77] Nationale Versorgungsleitlinie Diabetes mellitus Typ 2.

T 6.14.3 Therapie-Algorithmus zum Diabetes mellitus Typ 2 [78]

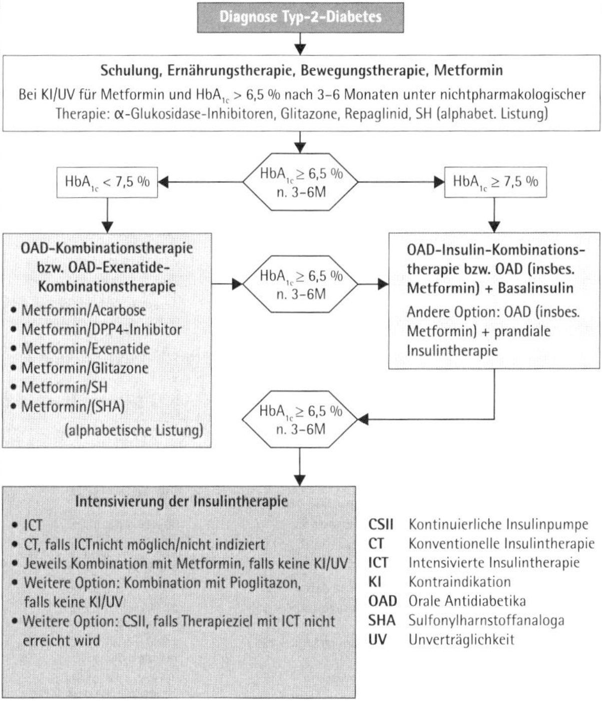

CSII Kontinuierliche Insulinpumpe
CT Konventionelle Insulintherapie
ICT Intensivierte Insulintherapie
KI Kontraindikation
OAD Orale Antidiabetika
SHA Sulfonylharnstoffanaloga
UV Unverträglichkeit

[78] Update Evidenzbasierter Leitlinie Diabetes Typ 2, DDG 2009 (Abbildung adaptiert)

T 6.14.4 Hyperosmolares Koma [79]

	Isotone NaCl-Lösung (Volumen + Elektrolytsubstitution)	**NaCl 0.9% oder 0.45%** → 71	*Serum-Na^+ hoch ⇒ 0.45% NaCl (4–14ml/kg/h je nach Hydratation); Serum-NaCl normal ⇒ 0.45% NaCl (4–14ml/kg/h); Serum-Na^+ niedrig ⇒ 0.9% NaCl (4–14ml/kg/h)*
plus	**Insulin** (Substitution)	**Altinsulin** → 123	*0.15IE/kg als Bolus, 0.1IE/kg/h über Perfusor bei Serumglukose 300mg/dl ⇒ 5% Glukoselösung + 4.5% NaCl + Insulin 0.05–0.1kg/h über Perfusor, Ziel: Blutglukose 250–300mg/dl, bis Plasmaosmolarität ≤ 315mosm/kg*
evtl.	**KCl-Lösung** (Substitution)	**KCl 7.45%** (1ml = 1mmol) → 69	*Serum-K^+ < 3,3mmol/l ⇒ Insulin pausieren + 40mmol/h (2/3 KCl + 1/3 KPO_4)bis K^+ ≥ 3.3mmol/l, Serum-K^+ > 5mmol/l ⇒ Kontrolle alle 2h, Serum-K^+ ≥ 3.3mmol/l und < 5mmol/l ⇒ 20–30mmol/l pro Liter i.v. Flüssigkeit*

79 American Diabetes Association, Hyperglycemic crises in patients with diabetes mellitus, Diabetes care Vol 25, Suppl. 1, Jan 2002.

T 6.15 Hyperlipoproteinämien

T 6.15.1 Hypercholesterinämie (familiär/polygen) [80]

Hypercholesterinämie-Zielwerte (LDL): < 160mg/dl (mit weniger als zwei weiteren Risikofaktoren), < 130mg/dl (mit zwei oder mehr weiteren Risikofaktoren, z.B. Diabetes), < 100mg/dl (bei Vorhandensein einer Gefäßerkrankung, z.B. KHK); < 70 mg/dl (bei Vorhandensein einer Gefäßerkrankung und Diabetes); sekundäre Ziele: TG < 150mg/dl

1.	**HMG-CoA-Reduktasehemmer** (intrazelluläre Cholesterinsynthese ↓, LDL-Rezeptorzahl ↑ ⇒ Serum LDL ↓)	**Simvastatin** → 127	*10-40mg p.o. abends Therapie im Rahmen einer Sekundärprävention durch große Studien gut gesichert*
		Pravastatin → 126	
		Fluvastatin → 126	*10-40mg p.o. abends*
		Rosuvastatin → 126	*20-40mg p.o. abends, Steigerung auf max 80mg*
		Atorvastatin→ 126	*10mg p.o. abends, Steigerung auf max. 80mg*
		Lovastatin → 126	*10–20mg p.o. abends, Steigerung auf max. 80mg*

2.	**Gallensäurekomplexbildner** nicht resorbierbares lipidsenkendes Polymer, bindet Gallensäuren im Darm, v.a. Glykocholsäure und verhindert Rückresoption ⇒ LDL ↓	**Colestyramin** → 127	*4–32g/d p.o. in 2 Dosen einschleichend;* **Cave:** *ausreichender Einnahmeabstand zu anderen Medikamenten (z.B. Marcumar, Schilddrüsenhormon, Digitalis)*
		Colesevelan → 127	*In Kombination mit HMG-CoA-Reduktasehemmer [80] oder Monotherapie mit 4–6 x 625mg zu den Mahlzeiten*
evtl. in Komb. mit 1. und 2.	**Nikotinsäurederivat** → 127 (Triglyzeridlipaseakt. ↓, Lipoproteinlipaseakt. ↑ ⇒ Triglyzeride ↓, Cholesterin ↓, Oxidierbarkeit von LDL ↓)	**Nikotinylalkohol**→ 127	*150mg 2/d p.o. bis zu 900–1 500mg/d (Steigerung wöchentlich); Retardpräparate sind besser verträglich*
		Reservemedikation bei sonst schwer einstellbarer Dyslipoproteinämie, **Cave:** Myopathie in Komb. mit HMG-CoA-Reduktasehemmern	
evtl. in Komb. mit 1. und 2.	**Selektive Cholesterin-Absorptionshemmer**	**Ezetimib** → 127	*1 x 10mg/d p.o.*
		Reservemedikation bei sonst schwer einstellbarer Dyslipoproteinämie	

T 6.15.2 Kombinierte Hyperlipidämie [81]

Familiär kombinierte Hyperlipidämie			
1.	**HMG-CoA-Reduktasehemmer** (intrazelluläre Cholesterinsynthese ↓, LDL-Rezeptorzahl ↑ ⇒Serum LDL ↓)	**Simvastatin** → 127 **Pravastatin** → 126	*10–40mg abends, Therapie im Rahmen einer Sekundärprävention durch große Studien gut gesichert*
		Fluvastatin → 126	*10-40mg p.o. abends*
		Rosuvastatin → 126	*20-40mg p.o. abends, Steigerung auf max. 80mg*
		Atorvastatin → 126	*10mg p.o. abends, Steigerung auf max. 80mg*
		Lovastatin → 126	*10-20mg p.o. abends, Steigerung auf max. 80mg*
	Bei deutlicher Hypertriglyzerinämie Fibrate (Lipoproteinlipaseaktivität ↑ ⇒ LDL ↓, HDL ↑, Triglyzeride ↓)	**Bezafibrat** → 125	*3 x 200mg/7d p.o., 1 x 400mg ret./d p.o. (Dosis an reduzierte Nierenfunktion anpassen)*
		Cave: Myopathie bei Kombination mit HMG-CoA-Reduktasehemmern, günstige Beeinflussung der kardiovaskulären Letalität oder Gesamtletalität nicht gesichert	
Typ III (Remnant, IDL), Hyperlipoproteinämie, Fibrate (s.o.)			
	Fibrate (Lipoproteinlipaseaktivität ↑ ⇒ LDL ↓, HDL ↑, Triglyzeride ↓)	**Bezafibrat** → 125	*3 x 200mg/7d p.o., 1 x 400 mg ret./d p.o. (Dosis an reduzierte Nierenfunktion anpassen)*
		Cave: Myopathie bei Kombination mit HMG-CoA- Reduktasehemmern, günstige Beeinflussung der kardiovaskulären Letalität oder Gesamtletalität nicht gesichert	

T 6.15.3 Hypertriglyzeridämie [81]

Familiäre Hypertriglyzeridämie			
	Fibrate (Therapie der 2. Wahl) (Lipoproteinlipaseaktivität ↑ ⇒ LDL ↓, HDL ↑, Triglyceride ↓)	**Bezafibrat** → 126	*Therapie der 1. Wahl: Ernährungsumstellung 3 x 200mg/7d p.o., 1 x 400mg/d (ret.) p.o. (Dosis an reduzierte Nierenfunktion anpassen)*
		Cave: Myopathie bei Kombination mit HMG-CoA-Reduktasehemmern, günstige Beeinflussung der kardiovaskulären Letalität oder Gesamtletalität nicht gesichert	
evtl.	**Nikotinsäurederivat** → 127 (Triglyzeridlipaseaktivität ↓, Lipoproteinlipaseaktivität ↑ ⇒ Triglyzeride ↓, Cholesterin ↓, Oxidierbarkeit von LDL ↓)	**Nikotinylalkohol**	*150mg 2/d p.o. bis zu 900–1 500mg/d (Steigerung wöchentlich)*
		Reservemed. bei sonst schwer einstellbarer Dyslipoproteinämie, **Cave:** Myopathie in Komb. mit HMG-CoA-Reduktasehemmern	
	Nikotinsäurederivat + Antagonist des Prostaglandin-D2-Rezeptor-Subtyps (PG-D2) ⇒ unterdrückt den durch PG-D2 vermittelten Flush, der durch Nikotinsäure ausgelöst wird [82]	**Nikotinsäure + Laropiprant**	*Spezielle Galenik ⇒ erst wird Laropiprant freigesetzt, dann Nikotinsäure ⇒ Tabletten nicht brechen/mörsern! 1 x/d abends oder zur Nacht mit einer Mahlzeit*
Chylomikronämie-Syndrom			
	Mittelkettige Fettsäuren	(Ceres)	*Restriktion langkettiger FS zugunsten mittelkettiger FS, Therapie der 1. Wahl; Therapie 2. Wahl: verschiedene Nikotinsäurederivate, Fibrate, langkettige Omega-3- Fettsäuren (6–12g/d)*

80 Hinninghake D et al., Atherosclerosis 2001 Oct; 158(2)407–416.
81 Empfehlungen der DGFF zur Diagnostik und Therapie von Fettstoffwechselstörungen in der Ärztlichen Praxis (Stand Mai 2009).
82 Maccubbin et al., Int J Clin Pract, 2008; 62(12)1959–1970.

T 6.16 Hyperurikämie, Gicht

T 6.16.1 Intervalltherapie [83]

	Basistherapie: purinarme Kost meiden (Alkohol, Forelle, Hering, Kabeljau, Sardellen, Sardinen, Schellfisch, Muscheln, Leber, Niere, roher Schinken)		
Mittel der Wahl	**Urikostatikum** (Xanthinoxidasehemmung ⇒ Harnsäurebildung ↓)	**Allopurinol** → 132	*Start mit 100mg, Dosiserhöhung um 100mg alle 2-4 W; Ziel: Harnsäure im Serum < 6mg/dl*
	Urikosurikum (tubuläre Harnsäurerückresorption ↓)	**Benzbromaron** → 131	*1 x 50–100mg/d p.o.; in ersten 6 Therapiemonaten Leberwertekontrolle; (Reservemedikation)*
evtl.	**Harnalkalisierung** (Harnsäurelöslichkeit ↑)	**Ka^+-Na^+-Hydrogenzitrat** → 275	*4 x 2.5g/d p.o. je nach Urin-pH, pH-Ziel 6.5-7.5*

T 6.16.2 Gichtanfall [83]

	Cyclooxygenasehemmer (antiphlogistisch, analgetisch, antipyretisch)	**Indometacin** → 109	*2–3 x 25–50mg/d p.o., 1–2 x 75mg/d (ret.) p.o., 1–2 x 50–100mg/d rect.*
	Selektive Cyclooxygenase-2-Inhibitoren	**Etoricoxib** [76] → 110.	*120mg p.o. 1 x/d*
	Spindelgift (Uratkristallphagozytose ↓ ⇒ Entzündungsmediator-freisetzung ↓)	**Colchicin** → 132	*Reservemedikation: 1mg p.o., dann 0.5mg alle 2–3h*

Unterstützende Maßnahmen: milde Kühlung (feuchte Gaze, Verdunstungshilfe); bei Begleiterkrankungen (Hypertonie und Hyperlipidämie): Einsatz von Losartan und Fenofibrat wegen harnsäuresenkendem Effekt

[83] EULAR evidence based recommendations for gout, Report of a task force of the EULAR Standing committee for Internationa Clinical Studies, Annuals of Rheumatic Diseases 2006; 65:1312–1324.

T 6.17 Porphyrien

T 6.17.1 Akute intermittierende Porphyrie (akut hepatische) [84, 85] (Spezialist hinzuziehen! Bei akutem Anfall häufig intensivmedizinische Betreuung erforderlich!)

	Delta-Aminolävulin-säureaktivität ↓ (Delta-Aminolävulinsäure ↓, Porphobilinogen ↓)	**Glukose 20%** → 72	*2l/d i.v.*
plus	**Delta-Aminolävulin-säureaktivität ↓** (Delta-Aminolävulinsäure ↓, Porphobilinogen ↓)	**Hämarginat**	*3mg/kg/d als Kurzinfusion über 15min (3 x/d über 4d)*
plus	**Schleifendiuretikum** (forcierte Diurese)	**Furosemid** → 53	*40–80mg/d i.v.*
evtl.	**Betablocker** (HZV ↓, neg. chronotrop, neg. inotrop, zentrale Sympathikusaktivität ↓)	**Propranolol** → 41	*2–3 x 40–80mg/d p.o., 1 x 1mg/d langsam i.v., max. 10mg i.v. (bei Bedarf)*
evtl.	**Parasympatholytikum** (Spasmolyse)	**N-Butylscopolamin** → 111	*3–5 x 10–20mg/d p.o., bis 5 x 20mg langsam i.v. (bei Bedarf)*
evtl.	**Opioid** (Analgesie)	**Pethidin** → 103	*bis 4 x 25–100mg p.o., rect. oder bis 4 x 25–100mg langsam i.v., max. 500mg/d (bei Bedarf)*

T 6.17.2 Porphyria cutanea tarda (chronisch hepatische) [86]

	Aminochinolinderivat (Bildung von Chloroquin-Porphyrinkomplexen ⇒ renale Elimination)	**Chloroquin** → 114	*2 x 125mg/W (8–12M)*

T 6.17.3 Protoporphyrie (erythropoetisch/erythrohepatisch) [87]

	Provitamin A	**Betacaroten**	*60–80mg/d; Karotinspiegel i. S. mind. 600q/dl, Spiegelkontrolle*
Topisch applizierbare Lichtschutzpräparate mit hohem Lichtschutzfaktor (LSF > 30)			

84 Elder G, The acute porphyrias, Lancet, 1997, 349, 1613-161.
85 Badminton MN, Management of acute and cutaneous porphyrias, Int J Clin Pract, 2002, 56:272–8.
86 Malina L, Treatment of chronic hepatic porphyria, Photodermamatol, 1986, 3, 113–21.
87 Gutiérrez PP et al.,Diagnostik und Therapie der Porphyrien: Eine interdisziplinäre Herausforderung. Dtsch. Ärztebl 2004; 101(18):A1250–1255.

T 6.18 Osteoporose

Nichtmedikamentöse Maßnahmen: Förderung der Muskelkraft und Koordination, Hüftprotektoren in Kombination mit Sturzprophylaxe, 30minütige Sonnenlichtexposition, Untergewicht vermeiden (BMI > 20kg/m^2), Nikotinabstinenz, Sturz- und Osteoporose-begünstigende Medikamente überprüfen (z.B. Glukokortikoide, Sedativa)

	Kalziumpräparat [88] **(Substitution)**→ 69	**Kalzium**	*500–1 000mg/d p.o., 1 500mg/d p.o. für alle Frauen < 65 J und alle Frauen in der Menopause ohne Hormonersatztherapie; optimal: Kalziumzufuhr über Diät, Kalziumpräparate nur supplementär*
plus	**Vitamin D** [88] (Kalziumresorption ↑)	**Vit D3 Cholecalciferol** → 76	*800–2 000IE/d p.o. in Kombination mit Kalzium ⇒ im Einzelfall Messung des Zielwerts 25OH-D$_3$ > 20ng/ml*
	Indikation für spezifische medikamentöse Therapie (Wirbelkörperfraktur, Glukokortikoid-Therapie, Knochendichte in Abhängigkeit von Alter, Geschlecht und zusätzlichen Risikofaktoren) [93]		
evtl.	**Biphosphonat**[93] (Osteoklastenhemmung)	**Alendronat** → 133	*1 x 10mg/d p.o. (30min vor Frühstück) oder 1x70mg/W p.o.*
		Ibandronat → 133	*1 x 150mg/M p.o. oder 1x3mg i.v. alle 3M*
		Risedronat → 134	*1 x 5mg/d p.o. oder 35mg/W p.o.*
		Zoledronat → 134	*1 x 5mg i.v. 1 x/J*

T 6.18.1 Bei Patientinnen nach dem Klimakterium

	Kalziumpräparat → 69 (Substitution)	**Kalzium**	*500–1 000mg/d p.o., 1 500mg/d p.o. für alle Frauen < 65 J und alle Frauen in der Menopause ohne Hormonersatztherapie; optimal: Kalziumzufuhr über Diät, Kalziumpräparate nur supplementär*
evtl.	**Vitamin D** [88] (Kalziumresorption ↑)	**Vit D3 Cholecalciferol** → 76	*800IE/d p.o. bei hospitalisierten und/oder in ihrer Mobilität eingeschränkten Frauen über 65 J*

Indikation für spezifische medikamentöse Therapie (Wirbelkörperfraktur, Glukokortikoid-Therapie, Knochendichte in Abhängigkeit von Alter, Geschlecht und zusätzlichen Risikofaktoren) [93]

evtl.	**Biphosphonat** [89, 93] (Osteoklastenhemmung ⇒ Verminderung von Wirbelkörper- und nichtvertebragenen Frakturen), Therapie der 1. Wahl	**Alendronsäure** → 133	*1 x 10mg/d p.o. (30min vor Frühstück), optimale Dauer 3–5 J, Gabe 1/W möglich*
		Zoledronsäure → 134	*5mg i.v. 1 x/J*
		Ibandronsäure → 133	*150mg oral 1 x/M, 1h vor der ersten Nahrungsaufnahme nach 6h Nüchternheit, Einnahme in sitzender oder stehender Haltung mit 180–240ml Leitungswasser*
	Biphosphonat (Osteoklastenhemmung ⇒ Verminderung von Wirbelkörper- u. nichtvertebragenen Frakturen)	**Risedronsäure** → 134	*1 x 5mg/d p.o. oder 1 x/W 35mg*
	Knochenmorphogene Proteine (Steigerung des Knochenaufbaus, Osteoklastenhemmung)	**Strontiumranelat** → 135	*2g/d p.o.; KI: Krea-Clearance < 30ml/min;* **Cave***: venöse Thromben in der Anamnese*
	Parathormaon Fragment (PTH 1–34) [91] (Osteoblastenstimulation, Steigerung der intestinalen Kalziumabsorbtion)	**Teriparatid** → 130	*20µg/d s.c. max. 18M; KI: Niereninsuff., Hyperkalzämie, andere metabolische Knochenerkrankungen, unklare alkalische Phosphatase-Erhöhung*
	Antikörper mit RANKL-hemmenden Eigenschaften	**Denosunab**→ 135	*60mg s.c. alle 6 Monate*

Postmenopausale Hormontherapie: Eine Hormontherapie zur Primärprophylaxe kann nicht generell empfohlen werden – eine sorgfältige Nutzen-Risiko-Abschätzung ist individuell durchzuführen.

	Estradiol (oral)	**Estradiolvalerat** [90] → 276	*1–2mg*
	Konjugierte Östrogene [90]	**Konjugierte Östrogene** → 276	*0.3–1.25mg*
	Estradiol [90]	**Estradiol (transdermal)** → 276	*50µg/24h*
		Estriol → 276	*1mg*
	Östrogen-Gestagen-Kombination → 277 (Kalziumresorption ↑, Osteoblastenaktivität ↑)	**Konjugiertes Östrogen + Gestagen**	*0.6mg/d Östrogen + 2.5mg/d Medroxyprogesteron*
plus in der 2. Zyklushälfte	**Progesteronderivat** [90]	**Medroxyprogesteronacetat**	*5mg*
	Progesteron [90] → 277	**Utrogest 100mg**	*200–300mg*
evtl.	**Selektive Östrogen-Rezeptor-Modulatoren (SERM)** [92] (u.a. Aktivität des osteoanabolen Faktors in Osteoblasten ↑)	**Raloxifen** → 279	*60mg/d; KI: thromboembolische Ereignisse in der Vorgeschichte; eingeschränkte Leber- und Nierenfunktion*
evtl.	**Cyclooxygenasehemmer** (antiphlogistisch, antipyretisch, analgetisch), UW beachten, ggf. Metamizol oder Paracetamol bei eingeschränkter Nierenfunktion	**Diclofenac** → 109	*1–3 x 50mg/d p.o., rect., 1 x 100mg/d (ret.) p.o., 1 x 75mg/d i.m. (bei Bedarf)*

evtl.	**Opioid** [94] (analgetisch, sedierend, atemdepressiv, antitussiv, obstipierend) nach erfolgloser, mindestens über 3W konsequenter konservativer Therapie und Schmerztherapie ⇒ indiziert ausschließlich zur Schmerztherapie	**Tramadol** → 105	*bis 4 x 50–100mg/d p.o., i.v., i.m., s.c., 1–2 x 100–200mg/d ret. p.o. (bei Bedarf)*

88 Konsensus-Leitlinien des Dachverbandes Osteologie 2009; http://www.dv-osteologie.org.
89 Crannery A et al., Etidronate for treating and preventing postmenopausal osteoporosis. Cochrane Review, The Cochrane Library Issue 2, 2002 Oxford Update software.
90 Management of postmenopausal osteoporosis: Position statement of the North American menopause Society, Menopause, Vol 9, Nr. 2, pp 84–101; Rymer J, Making decisions about hormone replacement therapy, BMJ, 2003, 326:322–326.
91 Neer RM et al., Effect of parathyroid hormone (1–34) on fractures and bone mineral density in postmenopausal women with ostioporosis, NEJM (2001), 344:1434–41.
92 Pfeilschifter J., Hormonsubstitution und SERM in der Prophylaxe und Therapie der postmenopausalen Osteoporose, 7/2001, Vol 30, pp 462–472.
93 Cranney A, Treatment of postmenopausal osteoporosis, BMJ, 2003; 327:355–6.
94 Bamighade T, Tramadol hydrochloride. An overview of current use. Hospital Medicine, 5/98, Vol 59, No 5, 373–76.

T 6.19 Osteomalazie

	Kalziumpräparat [95] → 69 (Substitution)	**Kalzium**	*1 000–1 500mg/d p.o.*
evtl.	**Vitamin D** (Kalziumresorption ↑)	**Colecalciferol** → 76	*ini. 0.25µg p.o. jeden 2.d, dann 2–3 x 0.25µg/W (bei Bedarf, Calcitriol bei renaler Osteomalazie 0.25–2µg/d p.o.)*

T 6.19.1 Antikovulsiva-induzierte Rachitis [96]

	Vitamin D (Kalziumresorption ↑)	**Colecalciferol** → 76	*2 000–5 000IE/d über 5W, dann 1 000IE/d*

T 6.19.2 Bei Malabsorbtionssyndrom

	Kombipräparat fettlöslicher Vitamine A, D, E, K → 75 (parenterale Substitution)	**ADEK-Präparate**	*1 x/W i.m.*

T 6.19.3 Bei chronischer Niereninsuffizienz

evtl.	**Vitamin D (je nach Spiegel von 1,2 $(OH)_2D_3$** (Pro.)	**Calcitriol** → 76	*0.25µg/d*
plus	**Phosphatbinder**	**Kalziumkarbonat**	*1–2g/d*
plus	**Kalziumpräparat** (Substitution)	**Kalzium** → 69	*1 000–1 500mg/d p.o.*

T 6.19.4 Manifeste Osteomalazie

	1,25 $(OH)_2D_3$	**Calcitriol** → 76	*0.25–1µg/d*
plus	**Phosphatbinder**	**Kalziumkarbonat**	*1–2g/d*
		Lanthancarbonat [97] → 70	*375–3 000mg/d*
	Phosphatbinder (nicht Ca^{2+}- oder aluhaltiger Phosphatbinder, keine Absorb.)	**Sevelamerhydrochlorid** → 70	*p.o. zu den Mahlzeiten 0.8–1.6g*

95 Locatelli F et al., Management of disturbances of calcium and phosphate metabolism in chronic renal insufficiency. Nephrol Dial Transplant (2002) 17: 723–731.
96 Drenth JPH et al., Epilepsy, broken bones and fatty stools, Lancet, Vol 335, Issue 9218, May 2002 p 1182.
97 Hutchison AJ et al., Long-term Efficacy and Tolerability of Lathanum Carbonate Results from a 3 year study. Nephron clinical practice; Vol 102:No2,2006.

T 6.20 Ostitis deformans Paget

	Cyclooxygenasehemmer [98, 99] (antiphlogistisch, analgetisch, antipyretisch).	**Indometacin** → 109	*2–3 x 25–50mg/d p.o., 1–2 x 75mg/d (ret.) p.o., 1–2 x 50–100mg/d rect.*
evtl.	**Bisphosphonat** (Osteoklastenhemmung)	**Alendronsäure** → 133	*40mg/d p.o. (3–6M)*
		Risedronsäure [100] → 134	*5mg/d p.o.*
		Zoledonsäure → 134	*5mg als Kurzinfusion 1 x/J*
evtl.	**Hormon** . (analgetisch, Osteoklastenhemmung).	**Calcitonin** → 134	*100IE s.c., i.m. (6W)*

98 Meunier PJ, Therapeutic Strategy in Paget's disease of bone. Bone 1995, 17 (5 Suppl), 489S–91S.
99 Siris E, Comperative study of alendronate versus etidronate for the treatment of Paget's disease of bone. J Clin Endocrinol Metabol, 1996, 81, 961–7.
100 Graver et al., Der Morbus Paget des Knochens. Dtsch. Ärzteblatt 1998, 95:2021–2026.

T 6.21 Morbus Wilson

	Komplexbildner [101, 102] (Kupferelimination ↑). .	**Penicillamin** → 115	*1–2W 150mg/d p.o., wöchentl. 150mg ↑ bis 450–900mg/d p.o.; renale Kupferausscheidung Soll > 500µg bzw. > 7.5µmol im 24h-Sammelurin*
plus	**D-Penicillamin-Pyridoxinantimetabolit** [103]	**Pyridoxin** → 75	*120–140mg/d*
	Komplexbildner	**Trientine**	*750–1 500mg/d in 2–3 Dosen, renale Kupferausscheidung Soll >200µg bzw. > 3.1mmol im 24h-Sammelurin*
	Komplexbildner [101, 104] (Verminderung der intestinalen Kupferresorption) .	**Zink** Empfohlen zur Erhaltungstherapie; **Cave:** nicht bei akuter hepatischer oder neurologischer Symptomatik	*75–300mg/d*

Kupferarme Diät: Innereien, Krustentiere, Nüsse, Kakao, Rosinen meiden

101 Roberts E, A Practice Guideline on Wilson Disease. Hepatology, 2003, 37:1475–92.
102 Schilsky MML, The irony of treating Wilson's disease, The American J of Gastroenterol, Vol 96, Issue 11, Nov 2001, pp 3055–3057.
103 AWMF Leitlinie M. Wilson Leitlinien für Diagnostik und Therapie in der Neurologie; 4. überarbeitete Auflage 2008.
104 Bewer GJ, Zinc acetate for the treatment of Wilson's disease, Expert Op on Pharmacotherapy, Vol, 2, Issue 9, Sept 2001, pp 1473–1477.

T 6.22 Hämochromatose

Therapie der Wahl: **Aderlasstherapie**: 500ml/W bis zu einem Serum-Ferritin von 10-20μg/l, danach periodische Aderlässe 4-6/J, um das Serum-Ferritin bei 50μg/l zu halten [106]

evtl.	**Komplexbildner** [105] (Eisenelimination ↑)	**Deferoxamin**	*25-50mg, 1g/kg als s.c. Dauerinfusion über 24h, (halb)jährlich ophtalmologische und audiometrische Untersuchungen*

[105] Whittington CA, Review Article: Haemochromatosis. Aliment Pharmacol Thera 2002, 16:1963-1975.
[106] Barton JC et al, Management of hemochromatosis. Hemochromatosis Management Working Group. Ann Intern Med 1998; 129: 932-9.

T 6.23 Struma (euthyreot, blande, Jodmangel-induziert)

T 6.23.1 Therapie [107]

	Spurenelement (Substitution)	**Kaliumiodid**	*100-200μg/d p.o. (zunächst 6-12M) bei Ki./Jugendlichen*
oder	**Schilddrüsenhormon** (Hormonsubst. ⇒ TSH ↓, Einstellung im niedrig normalen Bereich 0.3-0.8mV/l, Indikationen: - Manifeste/subklinische Hypothyreose - Ältere Patienten > 40 J - Patienten mit Nachweis von Schilddrüsen-AK - Unzureichende Wirkung einer Jodid-Therapie nach 1 J	**Levothyroxin** → 129	*ini 1 x 25-100μg/d p.o., Erh.Dos. 1.5-2μg/kg/d (zunächst 6-12M), Dosis so wählen, dass TSH nicht supprimiert wird!*
oder	**Spurenelement + Schilddrüsenhormon** → 128 (Synthesebestandteil- und Hormonsubstitution ⇒ TSH ↓)	**Jodid + Levothyroxin** (T4)	*Levothyroxin 75-100μg/d p.o. + Jodid 100-200μg/d p.o. (zunächst 6-12M) bei Erwachsenen bis 40 J*

T 6.23.2 Rezidiv-/Prophylaxe

	Spurenelement (Synthesebestandteil-Subst.)	**Kaliumiodid**	*100-200μg/d p.o.*

T 6.23.3 Ziele der Therapie mit Jodid

Kinder, Jugendliche: vollständige Rückbildung der Struma

Erwachsene < 40 J: Volumenreduktion um 30%, sonografische Volumenkontrolle nach 1/2, 1 J

[107] Schumm-Draeger PM et al., Endokrinologie Teil II. Med. Klin 2004; 99:372-382.

T 6.24 Hyperthyreose

T 6.24.1 Morbus Basedow, thyreostatisch [108, 109]

	Thyreostatikum (Peroxidasehemmung ⇒ Hormonsynthese ↓)	**Carbimazol** → 129	*ini. 20–40mg/d p.o., Erh. Dos. 5–20mg/d p.o. (Euthyreose meist nach 2–8W, Auslassversuch nach 12–18M), **Cave:** Blutbildkontrollen wegen UW Agranulozytose (0.1–1%)*
oder evtl.	**Thyreostatikum** (Konversionshemmung T4 ⇒ T3, Peroxidasehemmung ⇒ Hormonsynthese ↓)	**Propylthiouracil** → 130	*ini. 150–400mg/d (in 2 Dosen), Erh.Dos.:50–150mg*

[108] Quadbeck B, Medikamentöse Behandlung der Immunhyperthyreose. Internist 2003, 44:440–448.
[109] Leech NJ, Controversies in the management of Graves' disease. Clinical Endrocrinology 1998, 49, 273–80.

T 6.24.2 Funktionelle Autonomie, thyreostatisch

	Thyreostatikum (Peroxidasehemmung ⇒ Hormonsynthese ↓)	**Thiamazol** → 130	*Initial: 1–2 x 20mg/d p.o., Erh. Dos.: 1 x 5–20mg/d p.o.*
oder evtl.	**Beta(90%)-gamma(10%) Strahler** (Vernichtung hormonaktiver Zellen)	**J^{131} Radiojod**	*In Isolation nach SD-Volumen*

T 6.24.3 Symptomatisch (Tachykardie)

	Betablocker (Konversionshemmung T4 ⇒ T3, HZV ↓ [neg. chronotrop, neg. inotrop], zentrale Sympathikusaktivität ↓)	**Propranolol** → 41	*2–3 x 10–40mg/d p.o. (bei Bedarf)*
Inoperabilität, Rezidiv nach OP			
	Beta(90%)-gamma(10%) Strahler (Vernichtung hormonaktiver Zellen)	**J^{131} Radiojod**	*In Isolation nach SD-Volumen*

T 6.24.4 Thyreotoxische Krise (Endokrinologen hinzuziehen!)

Thyreostatisch			
	Thyreostatikum (Peroxidasehemmung ⇒ Hormonsynthese ↓)	**Thiamazol** → 130	*40–80mg langsam i.v. alle 6–8h*
oder evtl.	**Thyreostatikum** (Konversionshemmung T4 ⇒ T3, Peroxidasehemmung ⇒ Hormonsynthese ↓)	**Propylthiouracil** → 130	*ini. 150–400mg/d (in 2 Dosen), Erh.Dos. 50–150mg*

Symptomatisch			
	Kaloriensubstitution (Nährstoffsubstitution)	**Glukose 20–50%** → 72	*Circa 4 000–6 000 KJ/d (bei Bedarf)*
	Isotone Natriumchloridlösung, kristalline Plasmaersatzlösung (Volumen + Elektrolytsubst.)	**NaCl 0.9%, Ringer** → 71	*Circa 4–6l/d i.v. nach ZVD (bei Bedarf)*
	Betablocker (Konversionshemmung T4 ⇒ T3, HZV ↓, (neg. chronotrop, neg. inotrop), zentrale Sympathikusaktivität ↓)	**Propranolol** → 41	*40mg i.v. über 6h (bei Bedarf)*
	Benzodiazepin (Sedation)	**Diazepam** → 239	*10mg i.v. (bei Bedarf)*
	Glukokortikosteroid (Beseitigung relativer NNR-Insuffizienz, Konversion T4 ⇒ T3 ↓)	**Hydrokortison** → 116	*100mg als Bolus, dann 250mg/24h i.v.; Notfallschilddrüsenresektion bei hyperdynamischem Schock mit Multiorganversagen* [111]

T 6.24.5 Prophylaxe der jodinduzierten Hyperthyreose bei supprim. TSH basal

Bei peripherer Euthyreose (strenge Indikationsstellung für KM-Applikation):			
	Thyreostatikum (Peroxidasehemmung ⇒ Hormonsynthese ↓)	**Perchlorat** → 130	*500mg (= 25 Trpf.) 2–4h vor KM-Gabe und 2–4h nach KM-Gabe, dann 3 x 300mg (= 15 Trpf.) über 7–14d, Beginn vor KM-Gabe über 7–14d*
Bei erhöhtem fT4 (KM-Applikation nur bei vitaler Indikation)			
plus	**Thyreostatikum** (Peroxidasehemmung ⇒ Hormonsynthese ↓)	**Thiamazol** → 130	*3 x 10mg bis zur TSH-Normalisierung, dann Dosisanpassung, ggf. weitere spezifische Schilddrüsentherapie*

[110] Sektion Schilddrüse der Deutschen Gesellschaft für Endokrinologie, Diagnostik und Therapie von Schilddrüsenerkrankheiten. Internist 1997, 38, 272–80.

[111] Mödl B, Pfafferott C et al., Notfallstrumektomie bei thyreotoxischer Krise mit Multiorganversagen. Intensivmed 1999, 36:454–461.

T 6.25 Hypothyreose

T 6.25.1 Chronisch

	Schilddrüsenhormon (Hormonsubstitution ⇒ TSH ↓)	**Levothyroxin** → 129	*ini. 1 x 25µg/d p.o., Steigerung um 25µg alle 1–3W bis zur Erh. Dos. von 1.8µg/kg bei Erwachsenen,* (**Cave:** *bei älteren Pat. mit KHK vorsichtige Dosissteigerung, Standarddosis 25µg, Steigerung alle 4W um 12.5µg); Bedarf von etwa 0.5µg/kg KG* [112]*; Einnahme 30min vor dem Frühstück*

[112] Gärtner M, Reinke M, Substitution von Schilddrüsenhormonen. Internist 2008, 49:538–544.

T 6.25.2 Myxödem-Koma [113] (Endokrinologen hinzuziehen!)

	Glukokortikosteroid (wegen möglicher NNR-Insuff.)	**Hydrokortison** → 116	*400mg/24h i.v.*
	Schilddrüsenhormon (Hormonsubstitution ⇒ TSH ↓)	**Levothyroxin** → 129	*d1 500µg i.v., d2-7 100µg/d i.v., ab d8: 100µg/d p.o.*
	Kaloriensubstitution (symptomatische Therapie, Intensivüberwachung)	**Glukose 20-40%** → 72	

Elektrolytausgleich
(Flüssigkeitsrestriktion wegen Dilutionshyponatriämie (je nach ZVD)

Kreislaufunterstützung
(Katecholamingabe, evtl. Entlastung eines Perikardergusses, langsame Erwärmung (1° C/h)

[113] Nicoloff JT, Myxedema coma. Endocrin Metabol Clin North Am, 1993, 2, 279-90.
Fliers E, Myxedema Coma. Rev End Metabol, 2003, 4:137-141.

T 6.26 Thyreoiditiden

T 6.26.1 Hashimoto-Thyreoiditis (chronisch lymphozytäre Thyreoiditis) [114]

evtl.	**Schilddrüsenhormon** (Hormonsubstitution ⇒ TSH ↓)	**Levothyroxin** → 129	*ini. 1 x 25-100µg/d p.o., Erh.Dos. 1.5-2µg/kg/d,* (**Cave:** *bei älteren Patienten oder KHK langsam einschleichend)*

[114] Schumm-Draeger PM, Thyreoiditis. Internist 1998, 396, 594-8.

T 6.26.2 Riedel-Thyreoiditis (invasive fibröse Thyreoiditis) [115]

	Glukokortikosteroid (antiinflamm., immunsuppressiv)	**Prednisolon** → 116	*80mg/d p.o., graduelle Reduktion bis 5mg/d*
	Antiöstrogen [116] (Inhibition der Fibroblasten-proliferation über TGF Beta)	**Tamoxifen** → 280	*In Rücksprache mit Endokrinologen*

[115] Vaidya B, Corticosteroid therapy in Riedel's thyreoiditis. Postgrad Med J 1997, 73, 817-9.
[116] Thompson FJ, Riedel's thyroiditis: treatment with tamoxifen. Surgery 1996; 120(6):993-8.

T 6.26.3 Subakute Thyreoiditis (de Quervain) [117]

Leicht

	Cyclooxygenasehemmer (antiphlogistisch, analgetisch, antipyretisch)	**Indometacin** → 109	*2-3 x 25-50mg/d p.o., 1-2 x 75mg/d (ret.) p.o., 1-2 x 50-100mg/d rect.*

Schwer

evtl.	**Glukokortikosteroid** (antiinflammatorisch, immunsuppressiv)	**Prednisolon** → 116	*40mg/d p.o. alle 3d um 8mg ↓ bis 16mg/d, dann jede Woche um 4mg ↓, evtl. Pulstherapie 500-1 000mg an d3 i.v.*

[117] Schumm-Draeger PM, Thyreoiditis. Internist 1998, 396, 594-8.

T 6.27 Cushing-Syndrom

T 6.27.1 ACTH-produzierende Hypophysentumoren

1. Wahl	Transphenoidale selektive Adenomentfernung, bei Misserfolg bilaterale Adrenalektomie, medikamentöse Therapie zur überbrückenden Normalisierung des Hyperkortisolismus		
	Hemmung der 11-Beta-Hydroxylase	**Ethomidat**	*0.3mg/kg/h als Perfusor i.v., rascher Wirkeintritt, sedierend, wirksam aber auch in nicht hypnotischer Dosierung, nur unter engmaschiger Verlaufskontrolle des Serumkortisols*
evtl.	**Hemmung der 11-Beta-Hydroxylase, 18-Beta-Hydroxylase** [118] (Suppression der Kortisolsynthese)	**Ketoconazol** → 185	*200–1 200mg/d (Dosisspanne 500–6 000mg/d je nach Indikation), Medikament der 1. Wahl*

T 6.27.2 Ektope ACTH-Sekretion und ACTH-unabhängige Cushing-Syndrome [118, 119]

1. Wahl	Operative Sanierung der ektopen ACTH-Quelle, bei Misserfolg bilaterale Adrenalektomie; medikamentöse Therapie zur überbrückenden Normalisierung des Hyperkortisolismus		
	Hemmung der 11-Beta-Hydroxylase	**Etomidat** → 202	*0.3mg/kg/h als Perfusor i.v., rascher Wirkeintritt, sedierend, wirksam aber auch in nicht hypnotischer Dosierung, nur unter engmaschiger Verlaufskontrolle des Serumkortisols*
evtl.	**Hemmung der 3-Beta-Dehydrogenase**[119] (zytotoxisch, Kortisolsynthese ↓)	**Mitotane o-p-DDD**	*0.5–4g/d (Glukokortikosteroidsubstitution evtl. erforderlich, bei LDL-Cholesterin erhöht HMG-CoA-Reduktasehemmer erforderlich)*
evtl.	**Hemmung der 11-Beta-Hydroxylase, 18-Beta-Hydroxylase** (Kortisolsynthese ↓)	**Metyrapon**	*1.5g verteilt auf 3-4 Einzeldosen (NW limitieren Einsatz)*
evtl.	**Aromatasehemmer** (Kortisolsynthese ↓)	**Aminoglutethimid**	*NNR-Adenom: 2–3 x 250mg, ektopisches ACTH-Syndrom: 4–7 x 250mg*

[118] Chou S et al., Long term effects of ketoconazole in the treatment of residual or recurrent Cushing's Disease. Endocrine Journal 2000, 47:401–406.

[119] Nieman LK, Medical therapy of Cushing's Disease. Pituitary 2002, 5;77–82.

T 6.28 Conn-Syndrom, Hyperaldosteronismus

1. Wahl	Differenzialdiagnostik zwischen bilateraler Nebennierenhyperplasie und unilateralem Conn-Adenom und operative Sanierung bei Conn-Adenom [120]		
plus	**Aldosteronantagonist** (mineralokortikoide Steroidwirkung ↓)	**Spironolacton** → 55	*ini. 12.5–25mg/d, in Abhängigkeit von Symptomen und RR in 4-wöchigen Intervallen langsame Dosissteigerung auf 100mg/d ⇒ RR, Elektrolyte, Kreatinin überprüfen*
evtl.	**Aldosteron-Rezeptor-Antagonist** [120]	**Eplerenon** → 55	*Umstellung bei Männern wegen Entwicklung einer Gynäkomastie unter Spironolacton; noch keine Therapiezulassung*
evtl.	Kombination mit weiteren Antihypertensiva		

[120] Born-Frontberg E, Quinckler M, Internist 2009; 50:17–26.

T 6.29 Hypokortisolismus [121, 122]

T 6.29.1 Dauertherapie [123] (Notfallausweis ausstellen!)

Primär (M. Addison)

Glukokortikosteroid (Substitution)	**Hydrokortison** → 116	*10–12mg/m², z.B. 15–5–5mg, 10–10–5mg oder 15–10–0mg; Therapieüberwachung: klinisch*
	Prednisolon → 116	*5mg morgens*
	Achtung: Patienten instruieren: Verdoppelung der Dosis an stressreichem Tag, 3-4fache Dosis bei akuter Erkrankung; bei Übelkeit und Erbrechen Hydro-Suppositorien, im Zweifelsfall betreuenden Endokrinologen kontaktieren	
Mineralokortikosteroid (Substitution)	**Fludrokortison** → 116	*50–200µg/d morgens, Monitoring 2W nach Dosisänderung: Messung der Plasma-Renin-Aktivität, zusätzlich Blutdruck- und K^+-Kontrollen*
Androgen-Vorstufen	**Dehydroepiandrosteron** → 138	*25–50mg/d (kontrollierte Therapiestudien mit deutlich verbesserter Lebensqualität bei Frauen; noch keine Therapiezulassung [122])*

T 6.29.2 Addison-Krise (Endokrinologen hinzuziehen!)

	Glukokortikosteroid (Substitution)	**Hydrokortison** → 116	*100mg i.v. alle 6h, bei Stabilisierung 50mg i.v. alle 6h, ab d4 oder d5 Erhaltungsdosis*
	Isotone Natriumchloridlösung + Glukose (Volumen + Glukose+ E'lytsubst.)	**NaCl 0.9%** → 71 **+ Glukose 40%** → 72	*ini. 500ml NaCl 0,9% + 40ml Glukose 40%, dann Glukose 5%*
evtl.	**Low-dose-Heparin**	**Enoxaparin** → 80	*24mg s.c. 1 x/d*

[121] Arlt W, Adrenal insufficiency. Lancet 2003, 361:1881–93.
[122] Hahner S, Allolio B, Substitution mit Nebennierensteroiden. Internist 4/2008, 49:545–552.
[123] Werbel S, Acute adrenal insufficiency. Endocrin Metab Clin North Am 1993, 22, 303–28.

T 6.30 Phäochromozytom

T 6.30.1 Dauertherapie, OP-Vorbereitung [124]

	Alphablocker (irreversib.) (Vasodilatation ↑, Afterload ↓, Preload ↓)	**Phenoxybenzamin** → 45	*2 x 10mg/d p.o., Steigerung der Dosis unter engmaschiger RR-Kontrolle um 10mg/d bis zu 1–3mg/kg KG/d; Ziel: Normotonie vor OP*
oder evtl.	**Inhibition der Thyrosinhydroxylase** (Katecholaminsynth. ↓)	**Alpha-Methyl-para-Tyrosin**	*1–4g/d*
evtl. plus	**Betablocker** (HZV ↓ [neg. chronotrop, neg. inotrop], Reninsekretion ↓, Sympathikusaktivität ↓)	**Propranolol** → 41	*2–3 x 40–80m/d p.o., 1 x 80–320mg (ret.) p.o., (Tachykardietherapie nur n. ausreich. langer α-Blockade, sonst paradoxer RR-Anstieg)*

T 6.30.2 Hypertensive Krise [124]

	Imidazolderivat, Alphablocker (Vasodilatation ↑, Afterload ↓, Preload ↓)	**Phentolamin** Nur über internationale Apotheke erhältlich!	*5–10mg i.v., dann 0.25–1mg/min Perfusor (max. Dosis 120mg/h) (Dauer RR-senkender Effekt: 20min)*
evtl. plus	**Betablocker** (HZV ↓, (neg. chronotrop, neg. inotrop), Reninsekretion ↓, zentrale Sympathikus-aktivität ↓)	**Propranolol** → 41	*1 x 1mg langsam i.v., evtl. wiederholen*

[124] Pacak K et al., Recent advances in genetics, diagnosis, localization and treatment of pheochromocytoma. Ann Int Med 2001, 134:15–329.
Lehnert H, Benignes und malignes Phäochromozytom. Internist 2002, 43:196–209.

T 6.31 Hyperparathyreoidismus

T 6.31.1 Primärer Hyperparathyreoidismus

OP-Indikation bei Serumkalzium > 0.25mmol/l über normal, Kreatinin-Clearance < 60ml/min, Knochendichte mit T-Score < -2.5 oder osteoporotische Frakturen, Alter < 50 J[125]

Leichte Hyperkalzämie			
evtl.	**Isotone Natriumchloridlösung** (Rehydratation)	**NaCl 0.9%** → 71	*4-6l an d1, dann 3-4l/d*
evtl.	**Schleifendiuretikum** (Kalziumexkretion)	**Furosemid** → 53	*50-100mg i.v.*
evtl.	**Kalzimimetikum** (Verringerung der PTH-Sekretion)	**Cinacalcet**	*2 x 30mg/d, Steigerung auf bis max. 4 x 90mg/d; Verminderung einer Hyperkalzämie bei Patienten mit NSD-Karzinom oder bei Patienten mit pHPT, die nicht operativ saniert werden können*
Hyperkalzämische Krise [126]			
	Isotone Natriumchloridlösung (Rehydratation)	**NaCl 0.9%** → 71	*1-2l i.v.*
evtl.	**Schleifendiuretikum** (Kalziumexkretion)	**Furosemid** → 53	*40-120mg i.v.*
evtl.	**Kaliumchloridlösung** (Substitution)	**KCl 7.45%** (1ml = 1mmol) → 69	*20-40ml in 1l isotoner Lsg. bei 10-20mmol/h, max. 100-200mmol/d (bei Bedarf)*
evtl.	**Bisphosphonat** (Osteoklastenhemmung bei Tumorhyperkalzämie) [126]	**Atendronsäure** → 133	*1 x 10mg/d p.o. (30min vor Frühstück) (optimale Dauer 3-5 J, Gabe 1 x/W möglich*
		Ibandronsäure → 133	*4mg in 500ml NaCl 0.9% über 2h*
evtl.	**Bisphosphonat** (Osteoklastenhemmung bei Tumorhyperkalzämie)	**Clodronsäure** → 133	*4-8 x 400mg/d p.o. oder 1 500mg in 500ml NaCl 0.9% über 4h*
evtl.	**Glukokortikosteroid** (Resorption ↓, Mobilisation ↓)	**Prednison** → 116	*100-200mg/d*
evtl.	**Hormon** (Osteoklastenhemmung, wirkt sofort, Wirkung lässt aber nach 2-3d nach)	**Humancalcitonin**	*3 x 1-2A (500ng) s.c.*
		Lachscalcitonin → 134	*3 x 100-200 i.v./s.c./d*
evtl.	**Zytostatikum** (Osteoklastenhemmung)	**Mithramycin**	*25ng/kg KG i.v., Ultima Ratio*

[125] Bilezikian JP et al., Guidelines for the management of asymptomatic primary hyperparathyroidism: summary statement from the Third International Workshop. J Clin Endocrinol Metab 2009.
[126] Rossini M et al., J Bone Miner Res 2001 Jan; 16(1):113-119.

T 6.31.2 Sekundär

	Kalziumpräparat (Substitution)	**Kalzium** → 69	*700–2 000mg/d p.o. (bei Bedarf)*

T 6.31.3 Bei Malabsorbtion

	Vitamin D_3	**Vitamin-D-Präparate** → 76	*50 000IE i.m. alle 4W*

T 6.31.4 Bei renaler Genese

	Vit. D (1,25/ OH_2) D_3 (Kalziumresorption ↑)	**Calcitriol** → 76	*0.25–0.5µg/d*
plus	**Phosphatbinder**	**Kalziumkarbonat**[127] → 70	*2–6g/d*

[127] Malluche H, Update on vitamin D and its newer analogues: actions and rationale for treatment in chronic renal failure. Kidney internat. 2002, 62:367–374; Nolan C, Calcium salts in the treatment of hyperphosphatemia in hemodialysis patients. Curr Op Nephr 2003, 12(4):373–379.

T 6.32 Hypoparathyreoidismus

T 6.32.1 Dauertherapie [128]

	Kalziumpräparat (Substitution)	**Kalzium** → 69	*1 000–2 000mg/d p.o. (bei Bedarf)*
plus	**Vitamin-D-Analogon** (mit kurzer Halbwertzeit, ⇒ gute Steuerbarkeit)	**Dihydrotachysterol** → 77	*0.125mg p.o. 1–3 x/d (jeweils nach Kalziumspiegel)*
oder	**Vitamin D_3**	**Vitamin D_3** → 76	*10 000–200 000IE (jeweils nach Kalziumspiegel)*

[128] Art W, Well-being, mood and calcium homeostasis in patients with hypoparathyroidism. Eur J Endocrin 2002, 146:215–222.

T 6.32.2 Hypokalzämische Krise [129]

	Kalziumpräparat (Substitution)	**Kalziumglukonat 10%** (10ml = 2.3mmol) → 69	*ini. 2.3–4.5mmol langsam i.v. über 5–15min, dann in Glukose 5% als Infusion (Klinik)*

[129] Hehrmann R, Hypokalzämische Krise. Fortsch Med 1996, 17:223/31–34.

T 6.33 Hypopituitarismus [130]

T 6.33.1 Dauertherapie (Endokrinologen hinzuziehen!)

Allgemein

	Glukokortikosteroid (Substitution)	**Hydrokortison** → 116	*10–12mg/m²/d, z.B. 10–5–10mg um 7–11.30–14.30 Uhr (auf Dauer)*
plus	**Schilddrüsenhormon** (Substitution)	**Levothyroxin** → 129	*ini. 1 x 25–100µg/d p.o., Erh. Dos. 1.5–2µg/kg/d (nach Anbehandlung mit Steroiden)*
plus	**Wachstumshormon** [130] (Substitution)	**Somatotropin** rekombinant hergestellt	*0.04–0.08mg/kg/d s.c. zur Nacht einschleichend (ohne Benefit nach 6M ausschleichen)*

Bei Frauen zusätzlich			
plus	**Östrogen + Gestagen** (Substitution)	**Estradiol + Norethisteron** → 278	*prämenopausal: kombinierte Kontrazeption mit 20–35µg Ethinylestradiol; postmenop.: Estradiolvalerat 2mg zyklisch oder kontin. mit Gestagenpräparat (bei Wiederherstellung der Fertilität pulsatile GnRH Infusion s.c. erforderlich)*
Bei Männern zusätzlich			
plus	**Androgen** (Substitution)	**Testosteron** → 138	*1 x 250mg i.m. alle 3W; bei Wiederherstellung der Fertilität pulsatile GnRH Infusion s.c. erforderlich*
		Testosterongel	*25-50mg/d; Auftragen auf Oberkörper*

[130] Boschetti M et al., J Endocrinol Invest 2008 Sept; 31(9):85–90.

T 6.33.2 Hypophysäres Koma

Therapie der Addison-Krise (Endokrinologen hinzuziehen!)			
	Isotone Natriumchloridlösung + Glukose (Volumen + Glukose + Elektrolytsubstitution)	**NaCl 0.9%** → 71 **+ Glukose 40%** → 72	*ini. 500ml NaCl 0.9%+ 40ml Glukose 40%, dann Glukose 5%*
	Glukokortikosteroid (Substitution)	**Hydrokortison** → 116	*ini. 100mg i.v., dann Perfusion 10mg/h, anschließend 4 x 50mg/d p.o. ausschleichend*
2. Wahl	**Glukokortikosteroid** (Substitution)	**Prednisolon** → 116	*25mg/alle 6h (+ Mineralokorticoide)*
evtl.	**Alpha- und Beta-Sympathomimetikum, D1-Rezeptor-Agonist** (Inotropie ↑, Vasokonstriktion, renale Vasodilatation, Natriurese)	**Dopamin** → 65	*Nierendosis: 0.5–5µg/kg/min i.v., Perf. (250mg) = 5mg/ml ⇒ 1–3.5ml/h, RR-Dosis: 6–10µg/kg/min i.v., Perfusor (250mg) ⇒ 4.5–9ml/h, max. 18ml/h*
evtl.	**Beta-Sympathomimetikum** (Inotropie ↑)	**Dobutamin** → 65	*2.5–12µg/kg/min i.v., Perf. (250mg) = 2–10ml/h*
evtl.	**Niedermolekul. Heparin** (Beschleunigung der Gerinnungsfaktorinhibition, Embolieprophylaxe)	**Nadroparin** → 81	*0.4ml s.c. 1 x/d = 5 700IE Anti-Faktor-Xa-Aktivität*
		Enoxaparin → 80	*24mg s.c. 1 x/d = 4 000IE AXa*
Therapie des Myxödem-Komas (siehe Schilddrüse)			
	Glukokortikosteroid (wegen möglicher NNR-Insuffizienz)	**Hydrokortison** → 116	*100–200mg/24h i.v.*
	Schilddrüsenhormon (Hormonsubstitution ⇒ TSH ↓)	**Levothyroxin** → 129	*d1 500µg i.v.; d2–7 100µg/d i.v., ab d8 100µg/d p.o.*

T 6.34 HVL-Überfunktion, HVL-Tumoren

T 6.34.1 Prolaktinom [131, 132] (Endokrinologen hinzuziehen!)

	Hypophysäre Dopamin-rezeptorstimulation (Prolaktin ↓)	**Bromocriptin** → 214	*einschleichend dosieren, orale Startdosis 1.25–2.5mg/d p.o. abends, steigern um 2.5mg/d alle 2–7d je nach Verträglichkeit bis zum optimalen Ansprechen, optimal: 2.5–15mg/d (je nach Prolaktin i.S.)*
oder	**Hypophysäre Dopamin-rezeptorstimulation** (Prolaktin ↓)	**Cabergolin** → 215	*einschleichend 0.25–1.0mg/2–4 x/W (nach Prolaktin i.S.); Echokardiografie vor Therapie und im Verlauf zum Ausschluss einer seltenen Klappenfibrose*
oder		**Lisurid** → 215	*0.1–0.6mg/d p.o. (nach Prolaktin i.S.)*

[131] Molitch M, Medical management of prolactin-secreting pituitary adenoma. Pituitary 2002, 5:55–56.
[132] Orrego J, Pituitary disorders drug treatment options. Drugs 2000, 59(1):93–106.

T 6.34.2 Akromegalie [133] (Endokrinologen hinzuziehen!)

In der Regel primär operative Revision nach transnasal transsphenoidalem Zugang; medikamentöse Therapie bei persistierend nicht kontrollierter Erkrankung

	Somatostatinanalogon[134] (STH ↓)	**Octreotid** → 154	*ini. 1–2 x 0.05mg s.c., dann bis 3 x 0.5mg s.c. (nach STH i.S.) oder Depotpräparat 20–40mg i.m. alle 4–6W*
		Lanreotid → 154	*60mg s.c. alle 28d*
evtl.	**Wachstumshormon-rezeptorantagonist**	**Pegvisomant** → 140	*bei Patienten, die unter Somatostatinanaloga keine adäquate Kontrolle erreichen; Startdosis 80mg s.c.; dann täglich 10mg s.c. je nach Igf-1-Serumkonzentration*

[133] Orrego J, Pituitary disorders drug treatment options. Drugs 2000, 59(1):93–106;
Racine M, Medical management of growth hormone secreting pituitary adenomas. Pituitary 2002, 5:67–76.
[134] Melmed S, Medical progress: acromegalie 2006, 355(24):2558–2573.

T 6.35 Diabetes insipidus

T 6.35.1 Zentral [135, 136]

	Hormon (ADH-Substitution)	**Desmopressin** → 139	*3 x 0.1–0.4mg intranasal, s.c. (chronisch)*

T 6.35.2 Peripher [135, 136]

	Benzothiadiazin-Diuretika (GFR ↓, antidiuretisch)	**Hydrochlorothiazid** → 54	*1 x 12.5–50mg/d p.o.*

[135] Verbalis J, Management of disorders of water metab. in patients with pituitary tumors. Pituitary 2002, 5:19–132.
[136] Robertson GL, Diabetes insipidus. Endocrin Metab Clin North Am 1995, 24:49–71.

T 6.36 Insulinom

T 6.36.1 Allgemein [137] (Endokrinologen hinzuziehen!)

Wann immer möglich primär operative Revision nach erfolgreicher Lokalisationsdiagnostik; ggf. Radiorezeptortherapie und/oder andere lokal ablative Verfahren

evtl.	**Hormon** (antihypoglykämisch, Glukoneogenese ↑, Glykogenolyse ↑)	**Glukagon** → 124	*Nach BZ*
evtl.	**Antihypoglykämikum** (K^+-Kanal-Modulation, Insulinsekretion ↓, hepatische Glukoseliberation ↑)	**Diazoxid** → 124	*5mg/kg/d p.o. in 2–3 Einzeldosen*
evtl.	**Somatostatinanalogon** (Insulinsekretion ↓)	**Octreotid** → 154	*ini.1–2 x 0.05mg s.c., dann bis 3 x 0.5mg s.c. engmaschige Überwachung*

T 6.36.2 Zytostatisch [137]

	Zytostatikum, Pyrimidinantagonist (Thymidinnukleotid-Synthese ↓)	**5-Fluorouracil** → 316	*400mg/m² i.v. an d1–5 (Zykluswiederholung ab d43)*
plus	**Zytostatikum** (DNS-Schädigung, zytostatisches Antibiotikum)	**Doxorubicin** → 319	*50mg/m² i.v. an d1 + d21 (Zykluswiederholung ab d43)*

137 Perry RR, Diagnosis and management of functioning islet-cell tumors. J Endocrin Metab 1995, 80:2273.

T 6.37 Verner-Morrison-Syndrom (VIPom)

Wann immer möglich primär operative Revision nach erfolgreicher Lokalisationsdiagnostik; ggf. Radiorezeptortherapie und/oder andere lokal ablative Verfahren

Somatostatinanalogon [138] (VIP-Sekretion ↓)	**Octreotid** → 154	*Iini.1–2 x 0.05mg s.c., dann bis 3 x 0.5mg s.c.*
Lang wirksames Somatostatinanalogon [138]	**Lanreotid-LAR** → 154	*alle 14d s.c.*
	Octreotid-LAR → 154	*alle 28d s.c.*

138 Arnold R, Management of gastroenteropathic endocrine tumors: The place of Somatostatin Analogues. Digestion 1994, Suppl 3, 107–13; Spitzweg C, Therapie endokriner gastrointestinaler Tumoren. Internist 2002, 43:219–229.

T 6.38 Gastrinom (Zollinger-Ellison-Syndrom)

Wann immer möglich primär operative Revision nach erfolgreicher Lokalisationsdiagnostik; ggf. Radiorezeptortherapie und/oder andere lokal ablative Verfahren

evtl.	**Protonenpumpen-Inhibitoren** [139] (Säuresekretion ↓)	**Omeprazol** → 143	*1 x 20–40mg/d p.o., bis max.160mg*

139 Meko JB, Management of patients with Zollinger Ellison syndrome. Ann Rev Med 1995, 46:395; Spitzweg C, Therapie endokriner gastrointestinaler Tumoren. Internist 2002, 43:219–229.

T 6.39 Karzinoid

Wann immer möglich primär operative Revision nach erfolgreicher Lokalisationsdiagnostik; ggf. Radiorezeptortherapie und/oder andere lokal ablative Verfahren

	Somatostatinanalogon (Serotoninsekretion ↓) [140]	**Octreotide** → 154	*ini. 1–2 x 0.05mg s.c., dann bis 3 x 0.5mg s.c., Mittel der Wahl*
	Lang wirksames Somatostatinanalogon	**Lanreotid-LAR** → 154	*alle 14d s.c.*
		Octreotid-LAR → 154	*alle 28d s.c.*
	Serotoninantagonist (Serotoninwirkung ↓) [140]	**Methysergid**	*2 x 4mg (ret.) p.o.*
evtl.	**Interferon** (Immunstimulation/ -modulation)	**INF-alpha-2a/b** → 194	*3–5Mio. IE/W (bei Bedarf)*
evtl.	**Antidiarrhoikum** (Stimulation peripherer Opiat-Rezeptoren)	**Loperamid** → 148	*ini. 4mg p.o., nach jedem Durchfall 2mg, max. 12mg/d (bei Bedarf)*

[140] Spitzweg C, Therapie endokriner gastrointestinaler Tumoren, Internist 2002, 43:219–229.

T 6.40 Gynäkomastie

Zunächst Ausschluss eine Hyperprolaktinämie und Hyperoestrogenämie und ggf. Behandlung der Grunderkran-kung (z.B. Prolaktinom, Hodentumor)

evtl.	**Östrogen-Rezeptorblocker** [141] (Blockade periph. Rezeptoren ⇒ Östrogenwirkung ↓)	**Tamoxifen** → 280	*1 x 20–40mg p.o. (kurzfristig)*

[141] Braunstein GD, Gynecomastia, N Engl J Med 2007; 357:1229-1237.

T 7 Gastroenterologie – Therapie (S. Endres)

T 7.1 Ösophagitis

T 7.1.1 Refluxösophagitis (erosive Refluxerkrankung, ERD) [142]

	Antazida (Säurebindung)	**Mg- plus Al-Hydroxid** → 145	*4–6 x 10ml/d p.o. (bei Bedarf)*
oder	**Protonenpumpen-Inhibitor** (Säuresekretion ↓)	**Omeprazol** → 143	*1 x 40mg/d p.o., Einnahme präprandial*
		Esomeprazol → 143	*1 x 40mg/d p.o., Einnahme präprandial*
		Lansoprazol → 143	*1 x 30mg/d p.o., Einnahme präprandial*
		Pantoprazol → 143	*1 x 40mg/d p.o., Einnahme präprandial*

Jeweils über 4 W, dann Reduktionsversuch auf die halbe Tagesdosis (tep-down-Prinzip); bei Nichtansprechen oder Wiederauftreten doppelte Tagesdosis (Step-up-Prinzip)

T 7.1.2 Sekundärprophylaxe bei Refluxkrankheit

Protonenpumpen-Inhibitor (Säuresekretion ↓)	**Omeprazol** → 143 **Esomeprazol** → 143	*1 x 40mg/d p.o., Einnahme präprandial*
	Lansoprazol → 143	*1 x 30mg/d p.o., Einnahme präprandial*
	Pantoprazol → 143	*1 x 40mg/d p.o., Einnahme präprandial*

Reduktionsversuch nach 3 M, z.T. lebenslang

[142] Koop H, et al. Gastroösophageale Refluxkrankheit. Ergebnisse einer evidenzbasierten Konsensuskonferenz der Deutschen Gesellschaft für Verdauungs- und Stoffwechselkrankheiten. Z Gastroenterol. 2005 Feb;43(2):163–4. Übernommen als Leitlinie 021/013 der AWMF, aktualisierter Stand 11/2008

T 7.1.3 Infektiöse Ösophagitis

Candida

Azolderivat (Antimykotikum)	**Fluconazol** → 185	*d1: 1 x 200mg/d p.o., dann 1 x 100mg/d p.o. (14d)*

Herpes simplex [143]

DNA-Polymerase-Hemmung, Purinantagonist (Virustatikum)	**Famciclovir** → 177	*3 x 250mg/d p.o. (14d)*

Zytomegalie

DNA-Polymerase-Hemmung, Purinantagonist (Virustatikum)	**Ganciclovir** → 178	*2 x 5mg/kg/d i.v. (14d)*

[143] Arzneiverordnungen, 22. Aufl., Arzneimittelkommission der Deutschen Ärzteschaft. Deutscher Ärzteverlag, Köln 2009: 830

T 7.2 Achalasie

evtl.	**Kalziumantagonist** (Muskelrelaxation)	**Nifedipin** → 44	*20mg s.l. (bei Bedarf vor Mahlzeiten)*
evtl.	**Nitrat** (Muskelrelaxation)	**Isosorbiddinitrat** → 58	*10mg s.l. (bei Bedarf vor Mahlzeiten)*
evtl.	**Muskelrelaxans** → 220 (Acetylcholin-Freisetzung ↓)	**Botulinumtoxin** → 220	*lokale Injektion; experimentell; keine zugelassene Indikation*

T 7.3 Gastritis

T 7.3.1 Akute erosive Gastritis

	Antazida (Säurebindung)	**Mg- plus Al-Hydroxid** → 145	*4–6 x 10ml/d p.o. (wenige d)*
evtl.	**H_2-Blocker** (Säuresekretion ↓)	**Ranitidin** → 142	*300mg p.o. zur Nacht (wenige d)*

T 7.3.2 Prophylaxe einer stressinduzierten Gastritis

	Protonenpumpen-Inhibitor (Säuresekretion ↓)	**Wirkstoffe und Dosierung wie bei Refluxösophagitis (erosive Refluxerkrankung, ERD)** → 443	
	Bildung eines protektiven Films (Mukosaprotektion)	**Sucralfat** → 145	*4 x 1g p.o.*

T 7.3.3 Typ A bei perniziöser Anämie [144]

evtl.	**Vitamin B_{12}** (Substitution)	**Cyanocobalamin** → 75	*1 000µg/W i.m. 1-3W, dann 1 000µg i.m. alle 3M (lebenslang)*

[144] Arzneiverordnungen, 22. Aufl., Arzneimittelkommission der Deutschen Ärzteschaft, Deutscher Ärzteverlag, Köln 2009:697

T 7.4 Ulkuskrankheit

T 7.4.1 Ohne Helicobacternachweis

Unkompliziert

	H_2-Blocker (Säuresekretion ↓)	**Ranitidin** → 142	*300mg p.o. zur Nacht (3–6W)*
oder	**Protonenpumpen-Inhibitor** (Säuresekretion ↓)	**Omeprazol** → 143	*1 x 20mg/d p.o. (3–6W), Einnahme präprandial*
		Esomeprazol → 143	*1 x 20mg/d p.o. (3–6W), Einnahme präprandial*
		Lansoprazol → 143	*1 x 30mg/d p.o. (3–6W), Einnahme präprandial*
		Pantoprazol → 143	*40mg/d p.o. (3–6W), Einnahme präprandial*

Kompliziert (mit Blutung) [145]			
	Protonenpumpen-Inhibitor (Säuresekretion ↓)	**Omeprazol** → 143	*80mg als Kurzinfusion i.v. über 30min, dann 200mg/d i.v. über 3d, dann 20mg/d p.o. (3–6W)*
oder		**Pantoprazol** → 143	*40mg/d i.v. als Kurzinfusion; baldmöglichst auf oral 40mg/d umstellen (3–6W)*

[145] Schaffalitzky de Muckadell OB, Effect of omeprazole on the outcome of endoscopically treated bleeding peptic ulcers. Randomized double-blind placebo-controlled multicentre study. Scand J Gastroenterol 1997 Apr; 32(4), 320–7.

T 7.4.2 Mit Helicobacternachweis (Eradikationstherapie)

Kombinationspackung mit expliziter Zulassung: ZacPac® (Merkhilfe: Pac = Pantoprazol + Amoxicillin + Clarithromycin) oder in Kombination mit Omeprazol (Helicomp® Sandoz®, Omep plus			
	Makrolid (Antibiose)	**Clarithromycin** → 165	*2 x 500mg/d p.o. (7d)*
plus	**Aminopenicillin** (Antibiose)	**Amoxicillin** → 158	*2 x 1g/d p.o. (7d)*
plus	**Protonenpumpen-Inhibitor** (Säuresekretion ↓)	**Pantoprazol** → 143	*2 x 40mg/d p.o. (1h präprandial, 7d)*
oder	Kombinationspackung mit Omeprazol + Amoxicillin + Clarithromycin (Helicomp Sandoz, Omep plus		
„Französische" Tripeltherapie, frei zusammenstellbar [146]			
	Makrolid (Antibiose)	**Clarithromycin** → 165	*2 x 500mg/d p.o. (7d)*
plus	**Aminopenicillin** (Antibiose)	**Amoxicillin** → 158	*2 x 1g/d p.o. (7d)*
plus	**Protonenpumpen-Inhibitor** (Säuresekretion ↓)	**Omeprazol** → 143	*2 x 20mg/d p.o. (1h präprandial über 7d)*
„Italienische" Tripeltherapie [146] **als Zweittherapie bei Nichtansprechen (Empfehlung, Therapiedauer bei Zweitlinientherapie auf 10d auszudehnen)** [147]			
	Makrolid (Antibiose)	**Clarithromycin** → 165	*2 x 250mg/d p.o. (10d)*
plus	**Nitroimidazol** (Antibiose)	**Metronidazol** → 170	*2 x 400mg/d p.o. (10d)*
plus	**Protonenpumpen-Inhibitor** (Säuresekretion ↓)	**Omeprazol** → 143	*2 x 20mg/d p.o. (1h präprandial über 10d)*
Quadrupeltherapie [146] **bei Nichtansprechen auf Tripeltherapie** [147]			
1/2h vor Mahl-zeiten	**Protonenpumpen-Inhibitor** (Säuresekretion ↓)	Pantoprazol → 143	*2 x 40mg p.o. über 10d*
	Basisches Bismutnitrat	Bismut-Nitrat-Oxid → 145	*4 x 150mg p.o. über 10d*

zu den Mahlzeiten	**Tetracyclin** (Antibiose)	**Tetracyclin** → 164	*4 x 500mg p.o. über 10d*
	Nitroimidazol (Antibiose)	**Metronidazol** → 170	*4 x 500mg p.o. über 10d*
Eradikationstherapie bei Pat., die nicht oral behandelt werden können			
	Nitroimidazol (Antibiose)	**Metronidazol** → 170	*3 x 500mg/d i.v. (Umstellung auf orale Gabe, sobald mögl.)*
plus	**Aminopenicillin** (Antibiose)	**Amoxicillin** → 158	*3 x 1g/d i.v. (Umstellung auf orale Gabe, sobald möglich)*
plus	**Protonenpumpen-Inhibitor** (Säuresekretion ↓)	**Omeprazol** → 143	*200mg/d i.v. Dauerinfusion (Umstellung auf orale Gabe, sobald möglich)*

[146] Pieramico O. Omeprazole-based dual and triple therapy for the treatment of Helicobacter pylori infection in peptic ulcer disease: a randomized trial. Helicobacter. 1997 Jun; 2(2):92–7.
[147] AWMF Leitlinie, Fischbach W et al. Helicobacter pylori und gastroduodenale Ulkuskrankheit. Übernommen als Leitlinie 021/001 der AWMF, aktualisierter Stand 11/2008, gültig bis 12/2013 (http://www.uni-duesseldorf.de/AWMF/ll/021-001.htm, Absatz V.19)
[148] van der Hulst RWM et al. Therapeutic options after failed Helicobacter pylori eradication therapy. Am J Gastroenterol 1996 Nov; 91(11):2333–7.

T 7.5 Divertikulitis

	Gyrasehemmer [149] (Antibiose)	**Ciprofloxacin** → 168	*2 x 500mg/d p.o. (7–10d)*
plus	**Nitroimidazol** (Antibiose)	**Metronidazol** → 170	*3 x 500mg/d p.o. (7–10d)*

[149] Sanford Guide to Antimicrobial Therapy, 38th edition, 2008 (nach Rote Liste 2008 statt 4 x nur 3 x 500 mg/d Metronidazol zugelassen).

T 7.6 Morbus Crohn

T 7.6.1 Akuter Schub [150]

	Cyclooxigenaseinhibitor (antiphlogistisch)	**Mesalazin** → 150	*3 x 2 x 500mg/d p.o.*
	Topisch wirksames Glukokortikoid (antiinflammatorisch, immunsuppressiv)	**Budesonid** → 96 (bei leichter bis mäßiger Entzündungsaktivität)	*9mg/d p.o., über 6W (ausschleichen über Wochen bis Monate)*
oder	**Glukokortikosteroide** (antiinflammatorisch, immunsuppressiv)	**Prednisolon** → 116 (bei hoher Entzündungsaktivität)	*60mg/d p.o., über 6W ↓ auf 10mg/d p.o. (ausschleichen über Wochen bis Monate)*

T 7.6.2 Akuter Schub mit zusätzlicher Fistelbildung [150]

plus	**Nitroimidazol** (Antibiose)	**Metronidazol** → 170	*3 x 400mg/d p.o. (< 10d)*

T 7.6.3 Rezidivprophylaxe (Remissionserhaltung) [150]

Nach Operation (keine generelle Indikation, nur bei individuell schwerem Krankheitsverlauf)

	Cyclooxigenaseinhibitor (antiphlogistisch)	**Mesalazin** → 150	*3 x 2 x 500mg/d p.o. (1J)*

Patienten ohne Operation

Nur bei Patienten bei denen eine Remission erst mit Azathioprin, 6-Mercaptopurin, Methotrexat oder Anti-TNF-α-Antikörpern erreicht wurde

	Purinantangonist (immunsuppressiv)	**Azathioprin** → 191	*2.5mg/kg/d, Absetzversuch nach frühestens 4J*

T 7.6.4 Chronisch aktiv oder therapierefraktär [150]

	Purinantagonist (immunsuppressiv)	**Azathioprin** → 191	*2.5mg/kg/d (Effekt nach 2–4M)*

T 7.6.5 Therapierefraktär mit zusätzlicher Fistelbildung [150]

	Anti-Tumor-Nekrose-Faktor-Antikörper (Immunmodulation)	**Infliximab**[151] → 118	*5mg/kg i.v. (einmalige Infusion, evtl. Whd. nach 2+6W), evtl. in Kombination mit Azathioprin (s.o.)* [152]
	Anti-Tumor-Nekrose-Faktor-Antikörper (Immunmodulation)	**Adalimumab** → 118	*s.c. 80mg W0 und 40mg W2*

[150] Stange EF et al. Diagnostik und Therapie des Morbus Crohn. Leitlinie der Deutschen Gesellschaft für Verdauungs- und Stoffwechselkrankheiten. Z Gastroenterol 2003 Jan;41(1):19–20; übernommen als Leitlinie 021/04 der AWMF, aktualisierter Stand 06/2008, gültig bis 12/2012 (http://www.uni-duesseldorf.de/WWW/AWMF/II/021-004.htm).

[151] Schreiber S et al., Use of anti-tumour necrosis factor agents in inflammatory bowel disease. European guidelines for 2001–2003. Int J Colorectal Dis. 2001 Feb;16(1):1–11; discussion 12–3.

[152] Colombel JF et al., Infliximab, azathioprine, or combination therapy for Crohn's disease. N Engl J Med. 2010; 362:1383.

T 7.7 Colitis ulcerosa

T 7.7.1 Akuter Schub [153]

	Cyclooxigenase-inhibitor (antiphlogistisch)	**Mesalazin** → 150	*3 x 2 x 500mg/d p.o. oder (bei distalem Befall) 1 x 1g rect.*

Bei fehlendem Ansprechen

plus	**Glukokortikosteroide** (antiinflammatorisch, immunsuppressiv)	**Prednisolon** → 116	*40mg/d p.o. über 6W ↓ auf 10mg/d p.o. (ausschleichen über Wochen bis Monate)*

T 7.7.2 Rezidivprophylaxe (Remissionserhaltung) [153]

	Cyclooxigenaseinhibitor (antiphlogistisch)	**Mesalazin** → 150	*3 x 500mg/d p.o. (2J)*
oder	**E. coli Nissle** (Probiotikum)	**Mutaflor**	*2 Kps p.o./d, 1 Kps. = 2.5–25 × 10^9 vermehrungsfähige Zellen (2J)*

T 7.7.3 Therapierefraktär [153]

	Purinantagonist (immunsuppressiv)	**Azathioprin** → 191	*2–2.5mg/kg/d (Effekt nach 2–4M)*

[153] Hoffmann JC et al. Diagnostik und Therapie der Colitis ulcerosa: Ergebnisse einer evidenzbasierten Konsensuskonferenz der Deutschen Gesellschaft für Verdauungs- und Stoffwechselkrankheiten. Z Gastroenterol. 2004 Sep;42(9):979–83; übernommen als Leitlinie 021/009 der AWMF, aktualisierter Stand 02/2004, gültig bis 06/2009, http://www.uni-duesseldorf.de/AWMF/II/021-009.htm.

T 7.8 Pankreatitis

T 7.8.1 Akute Pankreatitis [154, 155, 156]

Basistherapie			
	Glukose-Elektrolytlösung (Volumensubstitution)	**Glukose 5%, Ringer** → 72	*mind. 3l/d (nach ZVD)*
	Opioid (ohne spasmogene Wirkung auf Sphincter Oddi; Analgesie)	**Buprenorphin** → 104	*0.15mg i.v. alle 6h (bei Bedarf)*
oder		**Pethidin**	*25mg i.v. alle 4h (bei Bedarf)*
evtl.	**Kalziumpräparat** (Elektrolytkorrektur)	**Kalziumglukonat 10%** → 69	*10–20ml langsam i.v. (bei Bedarf)*
evtl.	**H_2-Blocker** (Magensäuresekretion ↓ ⇒ Pankreassekretion ↓)	**Ranitidin** → 142	*3 x 50mg/d i.v.*
Bei nekrotisierender Pankreatitis			
	Acylaminopenicillin (Antibiose)	**Piperacillin** → 159	*3 x 4g/d i.v.*
plus	**Laktamaseinhibitor**	**Sulbactam** → 159	*3 x 1g/d i.v.*

T 7.8.2 Chronische Pankreatitis [157]

	Exokr. Pankreasenzyme (Enzymsubstitution)	**Pankreatin** → 149	*3–4 x 1–2Btl./d (100 000IE/d) (evtl. lebenslang)*
evtl.	**Fettlösliche Vitamine** (Substitution)	**Vitamine A**	*1ml (= 300.000IE Retinol) i.m. (bei Bedarf)*
		Vitamin D → 76	*1ml (= 2,5mg = 100 000IE i.m. Colecalciferol)*
		Vitamin E	*2ml (= 100mg alpha-Tocopherol) i.m.*
		Vitamin K → 77	*1ml (= 10mg Phytomenadion) i.m.*
evtl.	**Anilinderivat** (analgetisch)	**Paracetamol** → 110	*4 x 1 000mg/d p.o.*
evtl.	**Opioid** (analgetisch)	**Tramadol** → 105	*4 x 50–100mg/d p.o.*

[154] Therapie der akuten Pankreatitis. Mitteilungen Dt. Ges. f. Chirurgie 2000; 29:4.
[155] Pederzoli P., A randomized multicenter clinical trial of antibiotic prophylaxis of septic complications in acute necrotizing pancreatitis with imipene. Surg Gynecol Obstet. 1993 May;176(5):480–3.
[156] Sanford Guide to Antimicrobial Therapy. 38th edition, 2008.
[157] Mössner J et al. Leitlinien zur Therapie der chronischen Pankreatitis. Z Gastroenterol. 1998 May;36(5):359–67.

T 7.9 Hepatitis

T 7.9.1 Akute Virushepatitis A

evtl.	**Anionenaustauscher** (Gallensäurebindung ⇒ Juckreizhemmung)	**Colestyramin** → 127	*1 x 4-16g/d p.o. (bei Bedarf)*
evtl.	**H_1-Antihistaminikum** (Juckreizhemmung)	**Loratadin** → 99	*1 x 10mg/d p.o. (bei Bedarf)*

T 7.9.2 Chronische Virushepatitis B [158]

Interferontherapie (Injektionstherapie über sechs Monate). Vorteile: Begrenzte Therapiedauer, hohe Rate von Serumkonversion. Nachteil: hohe Nebenwirksungsrate
Schwangerschaft und Stillzeit sind absolute Kontraindikationen für die Gabe von (PEG)-Interferon alpha; Patienten mit fortgeschrittener oder dekompensierter Leberzirrhose (Child B oder C) sollen nicht mit (PEG)-Interferon alpha behandelt werden. Es besteht das Risiko der Induktion einer schweren Exazerbation der Erkrankung.

	Interferon (immunstimulierend und direkt antiviral)	**IFN-alpha 2a** → 194	*3 x 6 Mio. IE/W s.c. (6M)*
oder		**IFN-alpha 2b** → 194	*3 x 5 Mio. IE/W s.c. (6M)*
	Interferon pegyliert (immunstimulierend und direkt antiviral) (Polyethylenglykol: komplexiert zur Verlängerung der Halbwertszeit)	**PEG-IFN-alpha-2a** → 194	*180µg 1 x/W.s.c. über 48W (gewichtsunabhängig)*
oder		**PEG-IFN-alpha-2b** → 194	*Noch nicht für Virushepatitis B zugelassen (Stand Rote Liste 2010 und Fachinformation Pegintron, November 2009)*

Nukleosid- oder Nukleotidanaloga-Therapie (orale Langzeittherapie über Jahre). Vorteile: wenig Nebenwirkungen. Nachteil: Niedrige Serumkonversionsrate, lange Therapiedauer (inklusive langdauernde Notwendigkeit der Kontrazeption da Kontraindikation bei Schwangerschaft)

	Nukleosidanalogon (antiviral)	**Tenofovir disoproxil** → 179	*245mg/d p.o.; bis 12M nach Serokonversion zu anti-HBe-Positivität; Nukleosidanalogon der ersten Wahl, da hohe Ansprechraten u.niedrige Resistenzentwicklung. Auch (nahtloses) Umstellen von z. B. laufender Ther. mit Adefovir ist sinnvoll.*
oder	**Nukleosidanalogon** (antiviral)	**Lamivudin** → 194	*100mg/d, über 4 J oder bis 12M nach Serokonversion zu Anti-HBe-Positivität oder bis Lamivudin-Resistenz (GOT- und GPT-Anstieg, Anstieg der Virämie); bei Lamivudin-Resistenz Lamivudin fortführen und zusätzlich z.B. Adefovir Dipivoxil;hohe Rate von Resistenzentwicklung*
und/ oder	**Nukleotidanalogon** (antiviral)	**Adefovir Dipivoxil** → 194	*10mg/d p.o.; bis 12M nach Serokonversion zu Anti-HBe-Positivität; niedere antivirale Potenz; Einsatz nicht mehr empf.*

oder	**Nukleosidanalogon** (antiviral)	**Entecavir** → 180	*0.5mg/d p.o.; bis 12M nach Serokonversion zu Anti-HBe-Positivitä*
oder	**Nukleosidanalogon** (antiviral)	**Telbivudin** → 180	*600mg/d p.o.; bis 12M nach Serokonversion zu Anti-HBe-Positivität; Nebenwirkung periphere Polyneuropathie bei 0.6 % der behandelten Patienten*

T 7.9.3 Chronische Virushepatitis C [159, 160, 161, 162]

	Interferon pegyliert (immunstimulierend und direkt antiviral) (Polyethylenglykol: komplexiert zur Verlängerung der Halbwertszeit)	**PEG-IFN-alpha-2b** → 194	*1.5µg/kg KG 1 x/W s.c. (gewichtsunabhängig)*
oder		**PEG-IFN-alpha-2a** → 194	*180µg 1 x/W s.c. (gewichtsunabhängig)*
	Therapiedauer: bei geringer Ansprechrate (Genotyp 1 oder bei mehr als 2 Risikofaktoren > 40 J, männlich, Leberumbauzeichen, > 3,5 Mill. Kopien/ml) 12M, bei guter Ansprechrate 6M		
	Zwischentestung **1.** Bei Genotyp I und niedriger Ausgangsviruslast: Zwischentestung nach 4 W, Therapie nur weiterführen, falls HCV-RNA negativ **2.** Bei sonstigen Fällen mit geringer Ansprechrate: Zwischentestung nach 12 W-, Therapie nur weiterführen, falls HCV-RNA-Rückgang um mindestens Faktor 100 (= 2 Log-Stufen); Zwischentestung nach 24 W, Th. nur weiterführen, falls HCV-RNA-Genotyp 1 negativ (< 50 IU/ml) **3.** Bei guter Ansprechrate ohne Zwischentestung		
plus	**Nukleosidanalogon** (antiviral)	**Ribavirin** → 184	*Bei geringer Ansprechrate: 1.000mg/d p.o. (1 200mg bei KG >75kg; 800mg bei KG < 60kg); sonst: 800mg/d unabhängig vom Körpergewicht; Dauer wie Interferon*

T 7.9.4 Autoimmunhepatitis [163]

	Glukokortikosteroide (antiinflammatorisch, immunsuppressiv)	**Prednisolon** → 116	*40–60mg/d p.o. über 6W ↓ auf 10mg/d p.o. (Erhaltungstherapie bis 2J)*
evtl.	**Purinantagonist** (Immunsuppressivum)	**Azathioprin** → 191	*2mg/kg/d p.o. (Effekt nach 2–4M)*

158 Cornberg M et al. Aktualisierung der S3-Leitlinie zur Prophylaxe, Diagnostik,und Therapie der Hepatitis-B-Virusinfektion. Z Gastroenterol. 2011 Juli;49:871-930; übernommen als Leitlinie 021/011 der AWMF, aktualisierter Stand 07/2011; http://www.uni-duesseldorf.de/AWMF/II/021-011.htm

159 NIH-Consensus Statement on the Management of Hepatitis C.

160 Hadziyannis SJ et al., Peginterferon-alpha2a and ribavirin combination therapy in chronic hepatitis C: a randomized study of treatment duration and ribavirin dose. Ann Intern Med. 2004 Mar 2; 140(5):346–55.

161 Zeuzem S et al., Efficacy of 24 weeks treatment with peginterferon alfa-2b plus ribavirin in patients with chroni hepatitis C infected with genotype 1 and low pretreatment viremia. J Hepatol. 2006 Jan; 44(1):97–103.

162 Sarrazin C et al. Update der S3-Leitlinie Prophylaxe, Diagnostik und Therapie der Hepatitis-C-Virus(HCV)-Infektion. Z Gastroenterol. 2010; 48:289-351; übernommen als Leitlinie 021/012 der AWMF, aktualisierter Stan 09/2009, gültig bis 12/2012); http://www.uni-duesseldorf.de/AWMF/II/021-012.htm.

163 Beuers U et al. Therapie der Autoimmunhepatitis, primär biliären Zirrhose und primär sklerosierenden Cholangitis. Konsensus der Deutschen Gesellschaft für Verdauungs- und Stoffwechselkrankheiten. Z Gastroenterol. 199 Dec; 35(12):1041–9.

T 7.10 Leberzirrhose

T 7.10.1 Allgemeinmaßnahmen

Aszitestherapie			
	Aldosteronantagonist (Volumenentlastung)	**Spironolacton**→ 55	*d1-5 2-4 x 50-100mg/d p.o. dann 1-2 x 50-100mg (KG ↓ max. 500g/d)*
evtl.	**Schleifendiuretikum** (Volumenentlastung)	**Furosemid**→ 53	*1-2 x 20-40mg/d p.o. (KG ↓ max. 500g/d)*
oder		**Torasemid**→ 53	*1-3 x 10mg/d p.o.*
Vitaminsubstitution			
evtl.	**Fettlösliche Vitamine** (Substitution)	**Vitamine A, D, E, K**→ 75	*s. chronische Pankreatitis* → 448
evtl.	**B-Vitamine** (Substitution)	**Vitamine B_1 + B_6 + B_{12} + Folsäure**→ 75	*s. Packungsbeilage (bei nachgewiesenem Mangel)*

T 7.10.2 Primär biliäre Zirrhose [163]

	Cholsäurederivat (Cholesterinsekretion ↓, Cholesterinresorption ↓)	**Ursodeoxycholsäure**→ 149	*15mg/kg/d p.o. (lebenslang)*
evtl.	**Gallensäurebindung** (Juckreizhemmung)	**Colestyramin**→ 127	*1-2 x 4g/d p.o. (b. Bed., zeitversetzt zu Ursodeoxycholsäure und fettlöslichen Vitaminen)*
oder evtl.	**H_1-Blocker** (Juckreizhemmung)	**Clemastin**→ 98	*2 x 1mg/d p.o., 2 x 2mg/d i.v. (bei Bedarf)*

T 7.10.3 Primär sklerosierende Cholangitis [163]

	Cholsäurederivat (Cholesterinsekretion ↓, Cholesterinresorption ↓)	**Ursodeoxycholsäure** → 149	*15mg/kg/d p.o. (lebenslang)*

T 7.10.4 Pfortaderhochdruck

Prophylaxe einer Ösophagusvarizenblutung			
evtl.	**Betablocker** (Pfortaderdruck ↓)	**Propranolol**→ 41	*3 x 20mg/d p.o. (Startdosis, Ziel: HF ↓ um 25%)*
Ösophagusvarizenblutung			
evtl.	**Somatostatinanalogon** (Splanchnikusvasokonstriktion ⇒ Pfortaderdruck ↓)	**Octreotid**→ 154	*50µg Bolus i.v., dann Dauerinfusion 25µg/h i.v.*

T 7.10.5 Hepatische Enzephalopathie [164]

evtl.	**Osmotisches Laxans** (Laxation, NH_3-Elimination)	**Lactulose**→ 147	*3 x 20–30ml/d p.o.*
oder evtl.	**Aminoglykosid** (Darmsterilisation)	**Paromomycin** → 173	*1000 -2000 mg/d in 3 bis 4 ED (Kps 250 mg od. Pulver 1000 mg zur Herstellung einer Lösung zum Einnehmen).*

[164] Ferenci P. Therapie der akuten und chronischen hepatischen Enzephalopathie bei Patienten mit Leberzirrhose. Z Gastroenterol. 1998 Oct; 36(10):909–16.

T 7.11 Leberabszess

	Ureidopenicillin (Antibiose)	**Mezlocillin** → 159	*3 x 2g/d i.v., max. 4 x 5g/d i.v.10 (nach 2W wiederholen)*
plus	**Nitroimidazol** (Antibiose)	**Metronidazol** → 170	*2–3 x 250–400mg/d p.o., 2–3 x 500mg/d i.v.(nach 2W wdh*

T 7.12 Cholelithiasis [165]

T 7.12.1 Orale Litholyse (< 10mm, nicht verkalkt, nicht mehr als 2 Konkremente, kontraktible Gallenblase)

	Cholsäurederivat (Cholesterinsekretion ↓, Cholesterinresorption ↓)	**Ursodeoxycholsäure** → 149	*7mg/kg/d p.o. (bis 3M nach Litholyse)*
plus		**Chenodeoxycholsäure** → 149	*7mg/kg/d p.o. (bis 3M nach Litholyse)*

T 7.12.2 Sekundärprophylaxe

	Cholsäurederivat (Cholesterinsekretion ↓, Cholesterinresorption ↓)	**Ursodeoxycholsäure** → 149	*300mg/d p.o. (längerfristig)*

[165] Lammert F, Sauerbruch T et al. Diagnostik und Therapie von Gallensteinen. Übernommen als Leitlinie 021/008 de AWMF, aktualisierter Stand 07/2007, gültig b. 12/2012);http://www.uni-duesseldorf.de/WWW/AWMF/II/021-001.htm

T 7.12.3 Gallenkolik

	Parasympatholytikum (Spasmolyse)	**N-Butylscopolamin** → 111	*Akut 20mg langs. i.v., dann 60mg in 500ml Ringer/24h (bei Bedarf)*
	Opioid (Analgesie)	**Pethidin** → 103	*25mg i.v. alle 4h (bei Bedarf)*

T 7.13 Akute Cholezystitis oder akut eitrige Cholangitis

	Acylaminopenicillin (Antibiose)	**Piperacillin** → 159	*3 x 4g/d i.v.*
plus	**Beta-Laktamase-Inhibitor**	**Sulbactam** → 159	*3 x 1g/d i.v.*
oder	**Acylaminopenicillin** (Antibiose) + **β-Laktamase-Inhibitor** (feste Kombination)	**Piperacillin + Tazobactam** → 160	*3 x 4g bzw. 0,5 g/d i.v.*

T 7.14 Darmlavage zur Vorbereitung einer Koloskopie

	Sekretionsstimulierendes Laxans	**Bisacodyl** → 147	*4 Dragees p.o. à 5mg; um ca. 14 Uhr des Vortags*
plus	**Lavagelösung**	**K^+-Chlorid + Na^+-Chlorid, Na^+-Hydrogen-Carbonat, Macrogol 335** → 147	*Je 2l am Vortag um 18 und 19 Uhr; zusätzlich am Untersuchungstag um 7 Uhr*

T 7.15 Sedierung in der gastrointestinalen Endoskopie [167]

	Sedierung (lipophiles Sedativum)	**Propofol** [167] → 202	*Gewichts-, alters- und komorbiditätsadaptierter Bolus (40mg bei < 70kg KG bzw. 60mg bei > 70kg KG;) i.v. nachfolgend bedarfsadaptiert repetitive Boli von 10-20mg zur Aufrechterhaltung der gewünschten Sedierungstiefe*
und/ oder	**Sedierung** (Benzodiazepin)	**Midazolam**→ 241	*Gewichts-, alters- und komorbiditätsadaptierter Bolus von 30-80µg/kg KG i.v. (z.B. 4mg bei 70kg KG)*
	Antagonisierung von Midazolam bei Überdosierung, z. B. Atemdepression (Benzodiazepin-Antagonist)	**Flumazenil** → 333	*ini. 0,01mg/kg (bis zu 0,2mg), während 15sec langsam i.v.; wenn sich der gewünschte Effekt nach weiteren 45sec nicht einstellt, weitere Dosis 0,01mg/kg (bis zu 0,2mg), bei Bedarf in 60-s-Intervallen wiederholen*

166 Riphaus A et al. S3-Leitlinie „Sedierung in der gastrointestinalen Endoskopie" 2008. Z Gastroenterol. 2008; 46:1298-1330; übernommen als Leitlinie 021/014 der AWMF, aktualisierter Stand 10/2008, gültig bis 12/2012; http://www.uni-duesseldorf.de/AWMF/ll/021-014.htm.

167 Der endoskopierende Arzt ist während der Durchführung der Endoskopie in aller Regel nicht in der Lage, den Vitalfunktionen des Patienten die notwendige Aufmerksamkeit zu schenken. Es ist daher für jede Endoskopie unter Sedierung erforderlich, dass neben dem endoskopierenden Arzt und seiner Endoskopieassistenz eine weitere Person, die nicht in die Endoskopie involviert ist, diese Aufgabe zuverlässig wahrnimmt. Diese qualifizierte Person soll in der Überwachung von Patienten, die Sedativa, Hypnotika und/oder Analgetika erhalten, speziell und nachweislich geschult und erfahren sein. Wann immer der Patient ein erhöhtes Risiko aufweist oder ein langwieriger und aufwendiger Eingriff zu erwarten ist, soll ein zweiter, entsprechend qualifizierter Arzt zugegen sein, der ausschließlich die Durchführung und Überwachung der Sedierung sicherstellt.

T 8 Infektiologie – Therapie (A. Meurer)

In diesem Kapitel sind Infektionserkrankungen aufgeführt, die im klinischen Alltag häufig auftreten (z.B. Pneumonie, Gastroenteritis etc.) Diese sind mit Seitenverweisen zu den entsprechenden Spezialkapiteln versehen).
Des Weiteren finden sich hier Infektionserkrankungen, die in anderen Kapiteln dieser Ausgabe nicht abgehandelt sind (z.B. Pest, Cholera etc.).

T 8.1 Amöbiasis
(Entamoeba histolytica) intestinal und extraintestinal, z.B. Leberabszess

T 8.1.1 Primär

	Nitroimidazol (Antiprotozoenmittel)	**Metronidazol** → 170	*3 x 750mg/d p.o. (10d)*
		Tinidazol	*2g/d für 3d*

T 8.1.2 Anschließend

	Aminoglykosid	**Paromomycin** → 173	*3 x 500mg p.o. (7d)*

T 8.2 Aspergillose
(Aspergillus)

T 8.2.1 Bronchopulmonale Aspergillose (Aspergillom: OP im Vordergrund)

	Imidazolderivat (antimykotisch)	**Itraconazol** → 185	*1–2 x 200mg/d p.o. (bis 2–5 M)*

T 8.2.2 Invasive Aspergillose

	Triazolderivat	**Voriconazol** → 185	*6mg/kg i.v. 2 x/d an d1; 4mg/kg 2 x/d bis d8; dann evtl. zur* **Stabilisierung** *2 x 200mg/d (z.B. bis Ende Leukopenie bei Immunsupprimierten!)*
	Polyenderivat (Antimykotikum, Membraneinlagerung)	**Amphotericin B** → 186	*bis 1.5mg/kg/d i.v. einschleichend* (**Cave:** *Nephrotoxizität)*
oder		**Liposomales Amphotericin B** → 186	*5–7.5mg/kg/d, bei guter Verträglichkeit bis 15–20mg/kg/d*
Alternative nach Stabilisierung			
	Azolderivat	**Itraconazol** → 185	*400mg/d p.o.*
		Posaconazol → 185	*200mg 4 x/d, dann 400g 2 x/d nach Stabilisierung*
oder	**Echinocandine** (greift Erregerzellwand an)	**Caspofungin (Salvage-Th.)** → 186	*Loading Dose 70mg/d i.v., dann 50mg/d i.v. für mind. 2W nach klin. Normalisierung*
		Micafungin → 186	*100–150mg/d*

T 8.3 Borreliose
(Borrelia burgdorferi) s. auch Kap. T 11.14.1 und Kap. T 13.2.2

T 8.3.1 1. Wahl bei Erythema migrans, Arthritis, Akrodermatitis

	Tetracyclin	**Doxycyclin** → 164	*200mg p.o s.u.*
oder	**Aminopenicillin**	**Amoxicillin** → 158	*3 x 500mg s.u.*
oder	**Cephalosporin 2. Gen.**	**Cefuroxim-Axetil** I→ 161	*2 x 500mg s.u.*

T 8.3.2 Bei Neuroborreliose und Karditis (AV-Block °III)

Cephalosporin 3. Gen.	**Ceftriaxon** → 161	*1 x 2g/d i.v. (2–4 W)*

Behandlungsdauer bei Erythema migrans 2–3 W; bei Arthritis 1–2 M, bei Akrodermatitis chronica atrophicans 4W.

T 8.4 Candidose
(Candida) s. auch Kap. T 7.1.3, T 13.10.3, T 17.6.4

90% C. albicans

T 8.4.1 Kutane Infektion

	Polyenderivat (Antimykotikum, Membraneinlagerung)	**Nystatin-Salbe** → 253	*2–4 x/d dünn auftragen*
oder	**Imidazolderivat** (antimykotisch)	**Clotrimazol-Creme** → 252	*2–4 x/d dünn auftragen*

T 8.4.2 Stomatitis

Imidazolderivat (antimykotisch)	**Fluconazol** → 185	*1 x 200mg p.o. als Einmaldosis*
Polyenderivat (Antimykotikum, Membraneinlagerung)	**Nystatin-Suspension** → 253	*4–6 x 1ml (à 100 000IE) p.o. für 4–6 d*

T 8.4.3 Ösophagitis (Soor)

Imidazolderivat (antimykotisch)	**Fluconazol** → 185	*1 x 400mg i.v. oder p.o. als ED oder 100–200mg/d f.14–21d*

T 8.4.4 Vaginitis

Allgemein		
Imidazolderivat (antimykotisch)	**Clotrimazol** → 252 **Creme + Vaginaltabletten**	*Creme lokal 2 x/d (3–6d) und Vaginaltbl. 1 x/d (3–6d)*
Während Gravidität		
Polyenderivat (Antimykotikum, Membraneinlagerung)	**Nystatin** → 253	*3 x 2 Vaginaltbl. abends (3d)*
Candida glabrata oder Candida krusei		
Echinocandin (greift Erregerzellwand an)	**Caspofungin** → 186	*d1 70mg, dann 50mg*

T 8.4.5 Candidämie

Ohne Zeichen der Sepsis			
	Imidazolderivat (antimykotisch)	**Fluconazol** → 185	*6mg/kg/d = 1 x 400mg/d i.v. oder p.o. bei 70kg; bis 2W nach letzter pos. Blutkultur; zusätzl. alle i.v.-Katheter entfernen bzw. ersetzen*
Sepsis/Immunsuppression			
	Polyenderivat (Antimykotikum, Membraneinlagerung)	**Amphotericin B** → 186	*0.7–1mg/kg/d i.v. einschleich.,* **Cave:** *Nephrotoxizität*
oder		**Liposomales Amphotericin B** → 186	*5–7.5mg/kg/d, bei guter Verträglichkeit bis 15–20mg/kg/d*
	Wenn klinisch instabil bzw. fehlendes Ansprechen auf Fluconazol oder C. glabrata/krusei möglich Caspofungin 70mg i.v. Loading Dose d1, dann 50mg i.v./d oder Micafungin 100mg i.v./d		

T 8.4.6 Pneumonie (bei Aspiration bzw. hämatogener Streuung bei disseminierter Candidose, sehr selten)

	Polyenderivat (Antimykotikum, **Membraneinlagerung)**	**Amphotericin B** → 186	*0.7–1mg/kg/d i.v.*
oder		**Liposomales Amphotericin B** → 186	*5–7.5mg/kg/d, bei guter Verträglichkeit bis 15–20mg/kg/d i.v.*

T 8.4.7 Endokarditis

	Polyenderivat (Antimykotikum, Membraneinlagerung)	**Amphotericin B** → 186	*bis 1mg/kg/d i.v. einschleichen, bei Komb. mit Flucytosin (Ancotil): d1: 0.05mg/kg, d2: 0.1mg/kg, dann 0.3mg/kg/d*
		Therapie beginnen, dann Klappenresektion, dann lebenslange Therapie, z.B. Fluconazol; **Cave:** Nephrotoxizität v. Amphotericin B	
oder		**Liposomales Amphotericin B** → 186	*5–7.5mg/kg/d, bei guter Verträglichkeit bis 15–20mg/kg/d i.v.*
evtl. plus	**Antimetabolit**	**Flucytosin** → 187	*300mg/kg/d i.v.*

T 8.4.8 Hepatolienale Candidose (bei neutropenen Patienten)

	Polyenderivat (Antimykotikum, Membraneinlagerung)	**Amphotericin B** → 186	*0.5–0.7mg/kg/d i.v.*
		Liposomales Amphotericin B → 186	*5–7.5mg/kg/d, bei guter Verträglichkeit bis 15–20mg/kg/d i.v.; 6mg/kg (bei stabilen Patienten) bis Ende der Neutropenie*
oder	**Imidazolderivat** (antimykotisch)	**Fluconazol** → 185	*Nach Ende der Neutropenie Fluconazol bis alle Läsionen verschwunden sind und Chemotherapie beendet ist*

T 8.4.9 Chronisch-mukokutane Infektion, Candidiasis granulomatosa

Leicht			
	Imidazolderivat (antimykotisch)	**Fluconazol** → 185	*1 x 100–200mg/d p.o. (längerfristig)*
Schwer			
evtl.	**Polyenderivat** (Antimykotikum, Membraneinlagerung)	**Amphotericin B** → 186	*0.7–1mg/kg/d i.v. kurzfristig;* **Cave:** *Nephrotoxizität*
		Liposomales Amphotericin B → 186	*5–7.5mg/kg/d, bei guter Verträglichkeit bis15–20mg/kg/d i.v.*
plus	**Antimetabolit (antimykotisch)**	**Flucytosin** → 187	*150mg/kg/d i.v.*

T 8.4.10 Harnwegsinfektion

	CAVE: nur bei Symptomen behandeln, da meist Besiedelung		
	Imidazolderivat (antimykotisch)	**Fluconazol** → 185	*1 x 200mg/d p.o. für 7–14d; Fremdmaterialien wie Katheter entfernen bzw. wechseln*

T 8.5 Cholezystitis

s. auch Kap. T 7.13

Medikamentöse Therapie nur supportiv, definitive Therapie ist OP nach 24 h, ERCP bei Choledocholithiasis

	Breitbandpenicillin + Beta-Laktamase-Inhibitor	**Piperacillin/Tazobactam** → 160	*4 x 3,375g/d i.v.*
oder	**Breitbandpenicillin + Beta-Laktamase-Inhibitor**	**Amoxicillin + Sulbactam** → 160	*3–4 x 1,5–3g i.v.*
		Amoxicillin + Clavulansäure → 160	*3 x 1000–2000mg + 200mg i.v.*
oder	**Cephalosporin 3. Gen.**	**Ceftriaxon** → 161	*Ceftriaxon 2g/d + Metronidazol 1g Loading dose, dann 4 x 0.5mg/d i.v.*
plus	**Nitroimidazol** (Antiprotozoenmittel)	**Metronidazol** → 170	
Wenn lebensbedrohend/Sepsis			
	Carbapenem	**Imipenem** → 171	*4 x 0.5g i.v.*
		Meropenem → 171	*3 x 1g i.v.*

T 8.6 Cholera

(Vibrio cholerae)

supportiv	**Nährstoff- + Volumen- + Elektrolytsubstitution**	**„Oral rehydration formula" der WHO**	*p.o. 20g Glukose + 3.5g NaCl + 2,5g $NaHCO_3^-$ + 1.5g KCl auf 1l H_2O (bei Bedarf), in Entwicklungsländern, da besser verfügbar!*
evtl.	**Glukoselösung** (Nährstoffsubstitution)	**Glukose 5%** → 72	*i.v. nach Volumenstatus*
evtl.	**Isotone NaCl-Lösung** (Volumen + Elektrolytsubst.)	**NaCl 0.9%** → 71	*i.v. nach Volumenstatus und Elekrolyten (bei Bedarf)*

Antibiotisch			
1. Wahl	**Gyrasehemmer**	**Ciprofloxacin** → 168	*1g p.o. einmalig*
oder	**Tetracyclin**	**Doxycyclin** → 164	*1 x 300mg p.o., i.v. (einmalig)*
oder	**Folatantagonist + p-Aminobenzoesäure-Antagonist**	**Cotrimoxazol** → 169	*2 x 160 + 800mg/d p.o., i.v. (3d) für Kinder < 8J und während der Schwangerschaft*

T 8.7 Diphtherie (Corynebacterium diphtheriae)

	Immunglobulinserum (Toxinneutralisation)	**Diphtherie-Antitoxin**	*30 000–50 000IE i.v. als einstündige Inf. bis 120 000IE*
plus	**Benzylpenicillin**	**Penicillin G** → 157	*4–6 x 0,5–10 Mio. IE/d i.v. = 50 000IE/kg/d für 5d, dann Penic. V. 50mg/kg/d für 5d*
oder	**Makrolid**	**Clarithromycin** → 165	*2 x 250mg/d p.o. 7–14d*

T 8.8 Echinokokkose (Echinokokken)

E. granulosus = Hundebandwurm, E. multilocularis = Fuchsbandwurm

Therapie der Wahl: **PAIR** = perkutane Aspiration-Injektion-Reaspiration: Zystenaspiration, anschließend Injektion von reinem Alkohol od. hypertoner NaCl-Lsg.; nach 20–30min wieder Aspiration; Vor- und Nachbehandlung mit Albendazol (in Metaanalyse besser als Chirurgie [CID 37:1073, 2003; Lancet 362:1295, 2003])

Nachbehandlung	**Benzimidazolderivat** (anthelmintisch)	**Albendazol** → 188	*15mg/kg KG/d in 2Tagesdosen; > 60kg 2 x 400mg/d p.o. mit Mahlzeit*

T 8.9 Endokarditis (empirische Therapie, AHA-Guidelines 2002) s. auch Kap. T 2.8

T 8.9.1 Native Klappen (empirische Therapie bis zum Erhalt der Blutkultur)

	Benzylpenicillin	**Penicillin G** → 157	*4 x 5 Mio. IE/d i.v.*
oder	**Breitbandpenicillin**	**Ampicillin** → 159	*4 x 3g/d i.v.*
plus	**Staphylokokkenpenicillin**	**Oxacillin** → 158	*6 x 2g/d i.v.*
plus	**Aminoglykosid**	**Gentamicin** → 167	*1mg/kg in 3 Tagesdosen (Spiegelkontrolle)*
Alternativ			
	Glykopeptid	**Vancomycin** → 171	*15mg/kg KG in 2 Tagesdosen, s.o. (Spiegelkontrolle)*
plus	**Aminoglykosid**	**Gentamicin** → 167	*1mg/kg KG in 3 Tagesdosen (Spiegelkontrolle)*

T 8.9.2 Kunstklappen

	Glykopeptid	Vancomycin → 171	*15mg/kg KG in 2 Tagesdosen; (Spiegelkontrolle)*
plus	Aminoglykosid	Gentamicin → 167	*1mg/kg KG in 3 Tagesdosen (Spiegelkontrolle)*
plus	Rifampicin	Rifampicin → 175	*10mg/kg KG in 1-2 Gaben*

T 8.10 Erysipel
(Streptokokken) s. auch Kap. T 13.2.5

T 8.10.1 Systemisch, Therapiedauer 7-14 Tage

	Penicillinasefestes Penicillin	Oxacillin → 158	*4-6 x 2g i.v.*
oder	Cephalosporin	Cefazolin → 160	*3 x 1-2g i.v.*
oder	Breitbandpenicillin + Penicillinaseinhibitor	Amoxicillin + Clavulansäure → 160	*3 x 1.2-2,2mg i.v.*
Bei Penicillinallergie			
	Makrolid	Erythromycin → 165	*2 x 1g/d p.o. (mind. 10d)*
oder	Lincosamid	Clindamycin → 166	*4-6 x 300mg p.o./i.v./d*

T 8.11 Furunkel
(Staphylokokken) in Gesichtsmitte bzw. bei ausgeprägter Umgebungsreaktion, s. auch Kap. T 13.2.7

	Betalaktamasefestes Penicillin	Dicloxacillin	*4 x 0.125-0.25g/d für 10d*
	Oralcephalosporin	Loracarbef → 163	*2 x 200-400mg/d p.o.*
		Cefaclor→ 162	*3 x 500 mg*

T 8.11.1 Bei Beta-Laktam-Allergie

	Makrolid	Clarithromycin → 165	*2 x 250-500mg/d p.o.*
	Lincosamid	Clindamycin → 166	*150-450mg 3-4 x/d*

T 8.12 Gastroenteritis

T 8.12.1 Bei schwerer, anhaltender Diarrhoe infektöser Ursache

Symptome: blutige Diarrhoe, > 3d Fieber

	Gyrasehemmer	Ciprofloxacin → 168	*2 x 500mg/d p.o für 3-5d*
oder	Nitroimidazol	Metronidazol → 170	*3 x 500mg p.o. für 3-5d*
oder	Folatantagonist + p-Aminobenzoesäure-Antagonist	Cotrimoxazol → 169	*2 x 160 + 800mg/d p.o. für 3-5d*

T 8.13 Giardiasis (Lamblia intestinalis)

	Nitroimidazol (Antiprotozoenmittel)	**Tinidazol** → 170	*1 x 2g p.o. einmalig*
oder	**Nitroimidazol** (Antiprotozoenmittel)	**Metronidazol** → 170	*3 x 250mg/d p.o., (5d)*

T 8.14 Gonorrhoe (Gonokokken) s. auch Kap. T 13.13.2

Immer Partner/in mitbehandeln!

T 8.14.1 Unkompliziert

1. Wahl			
	Cephalosporin 3. Gen.	**Ceftriaxon** → 161	*1 x 0,5g i.v. (einmalig)*
oder	**Oralcephalosporin 1. Gen.**	**Cefixim** → 163	*400mg p.o. (einmalig)*
Wegen häufig zusätzlicher Chlamydieninfektion			
plus	**Tetracyclin**	**Doxycyclin** → 164	*1 x 200mg p.o., (1 W)*
oder	**Makrolid**	**Azithromycin** → 165	*1g p.o. (einmalig)*

T 8.14.2 Kompliziert (Salpingitis, Endometritis, Epididymitis, Proktitis..)

1. Wahl			
	Cephalosporin 3. Gen.	**Ceftriaxon** → 161	*1 x 2g i.v., bis 24h nach Symptomende i.v.- oder i.m.-T dann orale Behandlung; gesamte Th.-Dauer 7–10d*
	Cephalosporin 3. Gen.	**Cefotaxim** → 161	*1g i.v. 3 x/d 7–10d*
Orale Behandlung			
	Oralcephalosporine Gr. 3	**Cefixim** → 163	*2 x 200mg p.o. 7–10d*
Wegen häufig zusätzlicher Chlamydieninfektion			
plus	**Tetracyclin**	**Doxycyclin** → 164	*1 x 200mg p.o., (1 W)*
oder	**Makrolid**	**Azithromycin** → 165	*2g p.o. (einmalig)*

T 8.14.3 Sepsis, Arthritis, Meningitis, Endokarditis

	Cephalosporin 3. Gen.	**Ceftriaxon** → 161	*1 x 2g i.v. (4 W)*

T 8.14.4 Generalisierte Erkrankung bei Neugeborenen (nach Fruchtwasserinfektion und Gonorrhoe der Mutter)

	Cephalosporin 2. Gen.	**Cefuroxim** → 161	*100mg/kg/d i.v.*

T 8.14.5 Gonoblennorrhoe

	Cephalosporin 3. Gen.	Ceftriaxon → 161	*Erw. 1g i.m. od. i.v. + NaCl-Spülungen*
oder	Cephalosporin 2. Gen.	Cefuroxim → 161	*Neugeb. 100mg/kg/d i.v., Erw. 3 x 0.75–1.5g/d i.v. (7d)*
plus	Aminoglykosid	Gentamicin-Augentrpf. → 167	*3–5 x 1 Trpf.*

T 8.14.6 Vulvovaginitis bei Kindern

	Cephalosporin 3. Gen.	Ceftriaxon → 161	*30mg/kg i.v. (einmalig)*

T 8.15 Herpes-simplex-Virus
s. auch Kap. T 11.9.5, T 13.15.3, T 17.6.3,

T 8.15.1 Meningoenzephalitis

	Virustatikum (Purinantagonist, DNA-Polymerase-Hemmer)	Aciclovir → 177	*3 x 10mg/kg/d i.v. (2–3 Wo)*

T 8.15.2 Vulvovaginitis, Zervizitis

Primär			
	Virustatikum (Purinantagonist, DNA-Polymerase-Hemmer)	Valaciclovir → 177	*2 x 1000mg/d p.o. für 10d*
Rekurrierend			
	Virustatikum (Purinantagonist, DNA-Polymerase-Hemmer)	Aciclovir → 177	*3 x 0,4g/d für 5d oder Valaciclovir 2 x 500mg für 3d oder 3 x 0,8g für 2d*
oder	**Virustatikum** (Purinantagonist, DNA-Polymerase-Hemmer)	Valaciclovir → 177	*3 x 0,4g/d für 5d oder 2 x 500mg für 3d*
Während Gravidität (Sectio!)			
	Virustatikum (Purinantagonist, DNA-Polymerase-Hemmer)	Vidarabin 3% → 176	*1–2 x 1 Salbenstrang (2–3 W)*

T 8.15.3 Lidinfektion, Keratitisprophylaxe

	Virustatikum (Pyrimidinantagonist ⇒ Transkriptionsfehler)	Trifluridin-Augensalbe → 259	*Alle 4h 1 Salbenstrang*

T 8.15.4 Herpes labialis

	Virustatikum (Purinantagonist, DNA-Polymerase-Hemmer)	Aciclovir 0,5% → 177	*Alle 4h 1 Salbenstrang (ca. 5d)*
oder		Aciclovir → 177	*5 x 400mg p.o. für 5d*

T 8.16 Legionellose (Legionellen)

T 8.16.1 Primär

	Makrolid	**Clarithromycin** → 165	*2 x 250–500mg/d p.o., i.v.; Dauer 2-3 W*
oder	**Gyrasehemmer**	**Levofloxacin** → 168	*250–750mg/d p.o., 2-3 W*
oder	**Gyrasehemmer**	**Moxifloxacin** → 169	*400mg/d p.o., 2-3 W*
Bei Schwerstkranken			
zusätzlich	**Rifampicin**	**Rifampicin** → 175	*Erw. 3 x 0,6g/d i.v., Ki 3 x 6mg/kg/d i.v., 3W*

T 8.17 Meningitis s. auch Kap. T 11.9

T 8.17.1 Erwachsene ohne Trauma, empirische Therapie

Therapiedauer je nach Erreger 7-21d: Meningokokken + H. influenzae 7d; Pneumokokken 10-14d; Listerien + gramnegative Bakt. 21d; Dexamethason-Gabe 15-20 min vor erster Antibiotikatherapie beginnen; wenn im mikroskop. Präparat keine Pneumokokken zu finden sind, Dexa-Gabe stoppen!

	Cephalosporin	**Cefotaxim** → 161	*4-6 x 2g*
oder	**Cephalosporin 3. Gen.**	**Ceftriaxon** → 161	*2 x 2g/d i.v.*
plus	**Glukokortikoid** (bei Pneumokokken)	**Dexamethason** → 115	*0.4mg/kg KG 2 x/d für 2d*
Bei hoher Prävalenz resistenter Pneumokokken			
plus	**Glykopeptid**	**Vancomycin** → 171	*15mg/kg KG in 2 Tagesdosen*

T 8.17.2 Erwachsene > 50 J. Alkoholiker, Immunsupprimierte (erhöhte Inzidenz von Listerien)

	Breitbandpenicillin	**Ampicillin** → 159	*6 x 2g i.v.*
plus	**Cephalosporin 3. Gen.**	**Ceftriaxon** → 161	*2 x 2g/d i.v.*
plus	**Glykopeptid**	**Vancomycin** → 171	*4 x 0.5g i.v., dann je nach Spiegel*
	Bei niedriger MRSA-Rate und geringer Pneumokokken-Resistenz auch		
	Isoxacylpenicillin	**Flucloxacillin** → 158	*6 x 2g*
plus	**Glukokortikoid**	**Dexamethason** → 115	*2 x 0.4mg/kg KG für 2d*

T 8.17.3 Posttrauma oder neurochir. Eingriff

	Glykopeptid	**Vancomycin** → 171	*bis MRSA ausgeschlossen*
	Bei niedriger MRSA-Rate und geringer Pneumokokken-Resistenz auch		
	Isoxacylpenicillin	**Flucloxacillin** → 158	*6 x 2g*
plus	**Cephalosporin**	**Ceftazidim** → 162	*3 x 2g*

8.18 Primäre Osteomyelitis
(keine Immunsuppression) = empirische Initialtherapie bis zum Kulturergebnis

remdkörper entfernen			
	Isoxacylpenicillin	Oxacillin → 158 Flucloxacillin → 158	*4 x 2g/d i.v.*
er	Cephalosporin	Cefazolin → 160	*3 x 2g/d*
ei hohem MRSA-Anteil			
er	Glykopeptid	Vancomycin → 171	*2 x 1g/d i.v., Spiegelkontrolle*

8.19 Otitis media
(Kinder/Erwachsene) s. auch Kap. T 15.10

	Breitbandpenicillin	Amoxicillin → 158	*45–90mg/kg KG/d in 3 Tagesdosen*
er	Cephalosporin	Cefpodoxim-Proxetil → 163	*10mg/kg KG/d*

8.20 Oxyuriasis
(Madenwurm/Enterobius vermicularis)

Wahl	Anthelminthikum (Cholinesterasehemmung)	Pyrantel → 189	*10mg/kg p.o. (einmalig)*
Wahl	Anthelminthikum (Tubulinbindung, Glukoseaufnahme ↓)	Mebendazol → 188	*1 x 100mg, Wdh. nach 1W*
er	Anthelminthikum (Tubulinbindung, Glukoseaufnahme ↓)	Albendazol → 188	*1 x 400mg, Wdh. nach 1W; Ki. > 2 J: 1 x 100mg*

8.21 Pest
(Yersinia pestis)

	Folatantagonist + p-Aminobenzoesäure-Antagonist	Cotrimoxazol → 169	*2 x 160 + 800mg/d p.o., i.v.*
er	Gyrasehemmer	Ciprofloxacin → 168	*2 x 500mg p.o.*

8.22 Pneumonie
s. auch Kap. T 4.7

8.22.1 Ambulant erworben, nicht stationär therapiert

	Makrolid	Clarithromycin → 165	*2 x 500mg p.o. für 5–7d (nicht, wenn in verg. 3M Makrolidtherapie)*
er		Azithromycin → 165	*d1: 1 x 500mg, d2–5: 1 x 250mg*
er	Breitbandpenicillin+ Beta-Laktamaseinhibitor	Amoxicillin → 158 + Clavulansäure → 159	*875mg/125mg 2 x/d p.o. für 5–7d*

oder	Cephalosporin 2. Gen.	Cefuroxim → 161	*250–500mg 2 x/d p.o. für 5–7d*
oder	Gyrasehemmer	Levofloxacin → 168	*1 x 500mg p.o. für 5–7d*
oder	Tetracyclin	Doxycyclin → 164	*2 x 100mg p.o.; Dauer jeweils bis 3 d fieberfrei, bei Legionellen oder Ch. pneumoniae 3W; wenn in vergangenen 3Mo Azithromycin + Amoxicillin oder Amoxclav*

T 8.22.2 Ambulant erworben, stationär therapiert

	Cephalosporin 3. Gen.	Ceftriaxon → 161	*1–2g/d i.v.*
plus	Makrolid	Azithromycin → 165	*500mg i.v.*
oder	Carbapenem	Ertapenem + Azithromycin	*1g/d i.v.*

T 8.22.3 Nosokomiale Pneumonie (schwer)

	Carbapenem	Imipenem → 171	*4 x 0,5g*
		Meropenem → 171	*3 x 1g i.v.*
oder	Cephalosporin	Ceftazidim → 162	*3 x 2g*
		Ceftriaxon → 161	*1–2g/d i.v.*
plus	Aminoglykosid	Gentamicin → 167	*1mg/kg KG in 3 Dosen/d*
oder	Gyrasehemmer	Moxifloxacin → 169	*400mg i.v.*

T 8.22.4 Aspirationspneumonie (wenn therapiebedürftig)

Leicht			
	Breitbandpenicillin+ Beta-Laktamase-Inhibitor	Amoxicillin/Clavulansäure → 160	*3 x 1g i.v.*
Schwer			
	Carbapenem	Imipenem → 171	*4 x 0,5g*
oder		Meropenem → 171	*3 x 1g i.v.*

T 8.23 Salmonellose (Salmonellen)

T 8.23.1 S. typhi/paratyphi

1. Wahl			
	Gyrasehemmer	Ciprofloxacin → 168	*2 x 500mg p.o. (2W); 2x 400 mg i.v.*
oder	Cephalosporin 3. Gen.	Ceftriaxon → 161	*1 x 2–3g i.v., Ki. 50mg/kg/ KG/d i.v. (2W)*
Dauerausscheider			
	Gyrasehemmer	Ciprofloxacin → 168	*2 x 500mg p.o. (4W)*
oder	Folatantagonist + p-Aminobenzoesäure-Antagonist	Cotrimoxazol → 169	*2 x 160 + 800mg/d p.o., i.v. (2–4M)*

T 8.23.2 S. typhimurium/enteritidis

Schwere Enteritis > 50 J mit Atherosklerose			
	Folatantagonist + p-Aminobenzoesäure-Antagonist	Cotrimoxazol → 169	*2 x 160 + 800mg/d p.o., i.v. (5–7d)*
oder	Gyrasehemmer	Ciprofloxacin → 168	*2 x 500mg p.o. (5–7d)*
Sepsis			
	Cephalosporin 3. Gen.	Ceftriaxon → 161	*1 x 1–2g i.v., Ki. 50mg/kg KG/d i.v. (5–7d)*
oder	Gyrasehemmer	Ciprofloxacin → 168	*2 x 400mg i.v. (5–7d)*
Dauerausscheider			
	Gyrasehemmer	Ciprofloxacin → 168	*2 x 500mg p.o. (4–6W)*
oder	Breitbandpenicillin	Amoxicillin → 158	*3 x 500mg (4–6 W*
oder	Folatantagonist + p-Aminobenzoesäure-Antagonist	Cotrimoxazol → 169	*2 x 1Tabl. p.o. (4–6 W)*

T 8.24 Scharlach (A-Streptokokken)

T 8.24.1 1. Wahl

Phenoxymethylpenicillin	Penicillin V → 157	*3 x 0,6–1,5 Mio. IE/d p.o. (10d)*

T 8.24.2 Bei Penicillinallergie

Makrolid	Clarithromycin → 165	*Erw. 2 x 250mg/d p.o., Ki. 12 mg/kg KG/d*

T 8.25 Shigellose (Shigellen)

T 8.25.1 Erwachsene

Gyrasehemmer	Ciprofloxacin →155	*2 x 500mg p.o. (1-3d, bei HIV-Inf. 5d)*

T 8.25.2 Kinder

Folatantagonist + p-Aminobenzoesäure-Antagonist	Cotrimoxazol →157	*2 x 10-15mg/kg KG/d p.o., i.v. (5-7d)*

T 8.26 Syphilis (Lues)
(Treponema pallidum) s. auch Kap. T 13.13.1

T 8.26.1 Erworbene Lues

CAVE: bei Therapie jeder aktiven Lues kann es zur Herxheimer-Reaktion kommen;
in diesem Fall zusätzliche Therapie mit:

	Cyclooxygenasehemmer (Thrombozytenaggr.-Hemmung)	**Acetylsalizylsäure** → 107	*Wegen Herxheimer-Reaktion!*
Lues I/II oder Lues latens < 1J			
	Depot-Benzylpenicillin	**Benzathin-Penicillin G** → 157	*2,4 Mio. IE i.m. x 1*
Lues I/II oder Lues latens > 1Jahr oder nicht determinierbar oder bei HIV-Infektion			
	Depot-Benzylpenicillin	**Benzathin-Penicillin G** → 157	*3 x 2,4 Mio. IE i.m. 1 x /W*
Lues III und Neurolues > 1 Jahr			
	Benzylpenicillin	**Penicillin G** → 157	*10–20 Mio. IE/d i.v. in 2–3 Kurzinf. (14d)*
Bei Penicillinallergie			
	Cephalosporin 3. Gen.	**Ceftriaxon** → 161	*1 x 1–2g i.v. (14d)*
oder	**Tetracyclin**	**Doxycyclin** → 164	*1 x 200mg/d i.v. (3W)*

T 8.26.2 Lues connata

Säuglinge			
	Benzylpenicillin	**Penicillin G** → 157	*3 x 50 000IE/kg KG/d (14d)*
evtl. plus	**Glukokortikosteroid** (antiinflammatorisch, Empfindlichkeit der Betarezeptoren ↑)	**Prednison** → 116	*2mg/kg KG (am 1. Behandlungstag,wegen Herxheimer-Reaktion!)*
Kinder			
	Benzylpenicillin	**Penicillin G** → 157	*1 x 100 000IE/d i.m., max. 2,4 MioIE (14d)*

T 8.26.3 Syphilis in der Gravidität

1. Wahl			
	Depot-Benzylpenicillin	**Benzathin-Penicillin G** → 157	*2,4 Mio. IE/d i.m.*
Bei Penicillinallergie			
	Cephalosporin 3. Gen.	**Ceftriaxon** → 161	*1 x 2g i.v. (8–10d)*
oder	**Makrolid**	**Erythromycin** → 165	*2 x 1g/d p.o. (3W)*

T 8.27 Taeniasis
(Bandwurm/Taenia)

T. saginata = Rinderbandwurm, T. solium = Schweinebandwurm

	Anthelmintikum (tetanische Kontraktur, Wurmparalyse)	**Praziquantel** → 188	*10mg/kg KG p.o. (einmalig)*
oder	**Anthelmintikum** (Hemm. oxid. ATP-Produktion, Störung der Glukoseaufnahme)	**Niclosamid** → 188	*2g p.o. (einmalig)*
oder	**Anthelmintikum** (Tubulinbindung, Glukoseaufnahme ↓)	**Mebendazol** → 188	*2 x 100mg/d p.o. (3d)*

T 8.28 Trichomoniasis
(Trichomonas vaginalis) s. auch Kap. T 17.6.5

Partner/in mitbehandeln!

T 8.28.1 Urethritis

	Nitroimidazol (Antiprotozoenmittel)	**Metronidazol** → 170	*2 x 500mg p.o. für 7d oder 2g als Einmaldosis*
oder	**Nitroimidazol** (Antiprotozoenmittel)	**Tinidazol** → 170	*1 x 2g p.o. (einmalig)*

T 8.28.2 Vaginitis

Allgemein		
Nitroimidazol (Antiprotozoenmittel)	**Metronidazol** → 170	*2 x 500mg p.o. (7d)*
Während Gravidität		
Polyen (Membraneinlagerung, Antiprotozoenmittel)	**Natamycin**	*1 x 1 Vaginaltbl.*
Partner/in		
	Tinidazol oder Metronidazol → 170	*2g als Einmaldosis, simultan*

T 8.29 Tuberkulose
(Mycobakterium tuberculosis)[168]

T 8.29.1 Prophylaxe bei Exposition

Antituberkulotikum	**Isoniazid** → 175	*10mg/kg KG/d p.o. (3 M)*
Bei Verdacht auf INH-Resistenz		
Antituberkulotikum	**Rifampicin** → 175	*600mg/d p.o. für 4 M*

T 8.29.2 Präventive Therapie (Reaktivierungsgefahr)			
	Antituberkulotikum	**Isoniazid** → 175	*Erw. 300mg/d p.o., Ki. 10mg/kg KG/d p.o. (Dauer der Gefahr)*
Bei Verdacht auf INH-Resistenz			
	Antituberkulotikum	**Rifampicin** → 175	*600mg/d p.o. für die Dauer der Gefahr*

T 8.29.3 Präventive Therapie (kürzlich stattgefundene Tuberkulinkonversion)			
	Antituberkulotikum	**Isoniazid** → 175	*10mg/kg/d p.o., max. 300mg (6M)*
Bei Verdacht auf INH-Resistenz			
	Antituberkulotikum	**Rifampicin** → 175	*600mg/d p.o. für 4M*

T 8.29.4 Lungentuberkulose			
2 W Isolation bei positivem Sputum (offene TB); wenn INH-Resistenz-Rate < 4% kein Etambutol notwendig			
Initial			
	Antituberkulotikum	**Rifampicin** → 175	*10mg/kg KG/d p.o. (2M)*
plus	**Antituberkulotikum**	**Isoniazid** → 175	*5mg/kg KG/d p.o. (2M)*
plus	**Antituberkulotikum**	**Ethambutol** → 174	*15mg/kg KG/d p.o. (2M)*
plus	**Antituberkulotikum**	**Pyrazinamid** → 175	*25–30mg/kg KG/d (2M)*
Dann für 4 Monate			
	Antituberkulotikum	**Rifampicin** → 175	*10mg/kg KG/d p.o. (4M)*
plus	**Antituberkulotikum**	**Isoniazid** → 175	*5mg/kg KG/d p.o. (4M)*

T 8.29.5 Pleuritis exsudativa			
Initial			
	Glukokortikosteroid (antiinflammatorisch, Empfindlichkeit der Betarezeptoren ↑)	**Prednison** → 116	*ini. 30–50mg/d p.o., dann auf 10–20mg/d p.o. ↓ (ca. 4W)*
plus	**Antituberkulotikum**	**Rifampicin** → 175	*10mg/kg KG/d p.o. (2M)*
plus	**Antituberkulotikum**	**Isoniazid**)→ 175	*5mg/kg/ KG/d p.o. (2M)*
plus	**Antituberkulotikum**	**Pyrazinamid**)→ 175	*25–30mg/kg KG/d p.o. (2M)*
Dann für 4 M			
	Antituberkulotikum	**Rifampicin** → 175	*10mg/kg KG/d p.o. (4M)*
plus	**Antituberkulotikum**	**Isoniazid** → 175	*5mg/kg KG/d p.o. (4M)*

T 8.29.6 Halslymphknotentuberkulose			
Initial für 2 M			
	Antituberkulotikum	**Rifampicin** → 175	*10mg/kg KG/d p.o. (2M)*
plus	**Antituberkulotikum**	**Isoniazid** → 175	*5mg/kg/ KG/d p.o.*
plus	**Antituberkulotikum**	**Pyrazinamid** → 175	*25–30mg/kg KG/d (2M)*

Dann für 4 M			
	Antituberkulotikum	**Rifampicin**)→ 175	*10mg/kg KG/d p.o. (4M)*
plus	**Antituberkulotikum**	**Isoniazid**)→ 175	*5mg/kg KG/d p.o. (4M)*

T 8.29.7 Miliartuberkulose

	Glukokortikosteroid (antiinflammatorisch, Empfindlichkeit der Beta-Rezeptoren ↑)	**Prednison** → 116	*init. 30–50mg/d p.o., dann auf 10–20mg/d p.o. reduzieren (kurzfristig)*
plus	**Antituberkulotikum**	**Rifampicin** → 175	*10mg/kg/ KG/d p.o. (bis klin. Besserung, dann wie Lungen-Tb)*
plus	**Antituberkulotikum**	**Isoniazid** → 175	*5mg/kg KG/d p.o. (bis klin. Besserung, dann wie Lungen-Tb)*
plus	**Antituberkulotikum**	**Pyrazinamid** → 175	*25-30mg/kg KG/d (bis klin. Besserung, dann wie Lungen-Tb)*

T 8.29.8 Meningitis tuberculosa

1. Wahl			
	Antituberkulotikum	**Isoniazid** → 175	*Erw. ini. 10mg/kg KG/d p.o., nach 3–4W–7mg/kg/ KG/d p.o. max. 1g/d; Ki. ini. 15–20mg/kg KG/d p.o., nach 3–4W 10mg/kg KG/d p.o., max. 0.5g/d (ca. 2–3M [Klinik])*
plus	**Antituberkulotikum**	**Rifampicin** → 175	*10mg/kg KG/d p.o., max. 0,75g/d (ca. 2–3M [Klinik])*
plus	**Antituberkulotikum**	**Pyrazinamid** → 175	*30mg/kg KG/d, max. 2g (ca. 2–3M [Klinik])*
plus	**Antituberkulotikum**	**Ethambutol** → 174	*15mg/kg KG/d p.o.*
plus	**Glukokortikosteroid** (antiinflammatorisch, Empfindlichkeit der Betareztoren ↑)	**Prednison** → 116	*ini. 30–50mg/d p.o., dann auf 10–20mg/d p.o. ↓ (ca. 4W)*
Bei Resistenz gegen eines obiger stattdessen			
plus	**Antituberkulotikum**	**Protionamid** → 175	*10mg/kg KG/d, max. 1g (ca. 2–3M [Klinik])*
Anschließend (bis klin. Besserung, dann wie Lungen-Tb)			
	Antituberkulotikum	**Rifampicin** → 175	*10mg/kg KG/d p.o (10M)*
plus	**Antituberkulotikum**	**Isoniazid** → 175	*5mg/kg KG/d p.o. (10M)*
plus	**Antituberkulotikum**	**Pyrazinamid** → 175	*25–30mg/kg KG/d*

T 8.29.9 Urogenitaltuberkulose

1. Wahl			
	Antituberkulotikum	**Rifampicin** → 175	*10mg/kg KG/d p.o. (9–12M)*
plus	**Antituberkulotikum**	**Isoniazid** → 175	*5mg/kg KG/d p.o. (9–12M)*
plus	**Antituberkulotikum**	**Pyrazinamid** → 175	*25–30mg/kg KG/d (9–12 M)*
Plus nierengängige Kombinationspartner (auch gegen bakterielle Sekundärinfektion)			
	Gyrasehemmer	**Ciprofloxacin** → 168	*2 x 250–750mg p.o. (9–12M)*

T 8.29.10 Hauttuberkulose

Initial für 2 M			
	Antituberkulotikum	**Rifampicin** → 175	*10mg/kg KG/d p.o. (2M)*
plus	**Antituberkulotikum**	**Isoniazid** → 175	*5mg/kg KG/d p.o. (2M)*
plus	**Antituberkulotikum**	**Ethambutol** → 174	*15mg/kg KG/d p.o. (2M)*
Dann für 4 M			
	Antituberkulotikum	**Rifampicin** → 175	*10mg/kg Kg/d p.o. (4M)*
plus	**Antituberkulotikum**	**Isoniazid** → 175	*5mg/kg KG/d p.o. (4 M)*

[168] ATS-/CDC-Guidelines. CID 2003; 31:633.

T 8.30 Windpocken/Gürtelrose (Herpes zoster) s. auch Kap. T 13.15.4

T 8.30.1 Varizella (bei immunsupprimierten Patienten, Pneumonie oder jungen Erwachsenen)

	Virustatikum (Purinantagonist, DNA-Polymerase-Hemmer)	**Aciclovir** → 177	*3 x 10mg/kg KG/d i.v. (5–7d) oder 5 x 800mg p.o.*
oder	**Virustatikum** (Purinantagonist, DNA-Polymerase-Hemmer)	**Valaciclovir** → 177	*3 x 1000mg p.o. für 5d*

T 8.30.2 Herpes Zoster

	Virustatikum (Purinantagonist, DNA-Polymerase-Hemmer)	**Valaciclovir** → 177	*3 x 1000mg/d p.o. (7d); bei Immunsupprimierten i.v.-Therapie (s.o.)*
		Brivudin → 177	*1 x 125mg für 7d p.o.*
Symptomatischer Herpes zoster			
	Lokalanästhetikum	**z.B. Anaesthesulf Lotio**	*konsequente Analgesie zur Prophylaxe einer postherpetischen Neuralgie*

T 8.31 Zystitis s. → 552

T 8.32 Unkomplizierte Pyelonephritis s. auch Kap. T 16.1.3

	Gyrasehemmer	**Ciprofloxacin** → 168	*2 x 500mg für 14d*

T 9 Immunologie – Therapie

Alle Informationen zum Thema Immunsystem finden Sie im Arzneimittelteil, Kapitel A 9 Immunologie → 191.

T 10 Anästhesie - Therapie (M. Humpich)

T 10.1 Prämedikation

T 10.1.1 Medikamentöse Anxiolyse und Sedierung

	Benzodiazepin	**Midazolam** → 241	*3,75-15mg p.o. ca. 30-45min vor Einleitung*
oder		**Dikaliumchlorazepat** → 240	*20-40mg p.o. am Abend prä-OP*

T 10.1.2 Fortführung der patienteneigenen Medikation vor Narkosen

Medikament	**Maßgabe**	**Medikament**	**Maßgabe**
ACE-Hemmer	Bei linksventrikulärer Dysfunktion (EF<40%) weiter, sonst Pause	Lithium	Bis Abend prä-OP, ggf. Spiegelbestimmung
Antiarrhythmika	Inkl. OP-Tag	MAO-Hemmer	Bis Abend prä-OP, kein Pethidin
Antibiotika/Virostatika	Inkl. OP-Tag	Metformin	Bis 48h prä-OP (bei kleinen Eingriffen nicht zwingend)
Antikonvulsiva	Inkl. OP-Tag	Neuroleptika	Bis Abend prä-OP
ASS	Bis 5-7 Tage vor OP, spezielle Vorgaben bei endovaskulären Stents	Nitrate	Inkl. OP-Tag
AT_1-Rez.-Antagonisten	Siehe ACE-Hemmer	NSAR	Bis 48h prä-OP
Betablocker	Inkl. OP-Tag	Ovulationshemmer	Bis 24h prä-OP
Biguanide	Bis 24h prä-OP	Parkinson-Medikation	Inkl. OP-Tag, strenge Fortführung post-OP!
Ca-Antagonisten	Inkl. OP-Tag	Schilddrüsenhormone	Inkl. OP-Tag
Clopidogrel	Bis 10 Tage vor OP, spezielle Vorgaben bei endovaskulären Stents	Steroide	Inkl. OP-Tag, intraop. Hydrokortison-Substitution
Cumarine	3-5 Tage prä-OP, Umstellung auf Heparine	Sulfonylharnstoffe	Bis 48h prä-OP
Digitalis	Bis Abend prä-OP, ggf. Spiegelbestimmung	Theophyllin	Inkl. OP-Tag
Diuretika	Bis Abend prä-OP	Thyreostatika	Inkl. OP-Tag
Immunsuppresiva	Inkl. OP-Tag	Trizyklika	Inkl. OP-Tag
Inhalativa	Mit in die Einleitung geben!	α_2-Agonisten	Inkl. OP-Tag
Insulin	Nach Patientenschema	α_2-Blocker	Bis Abend prä-OP

T 10.2 Narkosezwischenfälle

T 10.2.1 Awareness

	Cave: bei Verdacht sofort Vertiefung der aktuellen Narkose		
	Injektionsnarkotikum	**Propofol** → 202	*0.5-1mg/kg KG als Bolus i.v.*
und	Erhöhung der Zufuhr des Inhalationsnarkotikums auf > 1 MAC_{50}		
oder	Erhöhung der Propofol-Infusionsrate einer total intravenösen Anästhesie (> 5mg/kg/h)		
und	**ggf. Benzodiazepin** (zur Induktion von Anxiolyse und retrograder Amnesie)	**Lorazepam** → 240 **oder** **Midazolam** → 241	*1-2mg i.v.* *2-2.5mg i.v*

T 10.2.2 Lokalanästhetika-Intoxikation

	LA-Zufuhr stoppen, Sauerstoffgabe, leichte Hyperventilation		
Bei Anzeichen einer ZNS-Erregung Krampfschwelle medikamentös erhöhen			
	Benzodiazepin	**Lorazepam** → 240 **oder**	*1-2mg i.v.*
		Midazolam → 241	*2-2.5mg i.v.*
oder	**Barbiturat**	**Thiopental** → 201	*25-50mg i.v.*
oder	**Benzodiazepinderivat**	**Clonazepam** → 210	*1mg i.v.*
Bei Anzeichen einer vasovagalen Reaktion			
	Vasopressor	**Theodrenalin + Cafedrin** → 66	*1 Amp. auf 10ml NaCl verdünnen, fraktioniert 1-2ml i.v. nach Wirkung*
oder		**Noradrenalin** → 65	*1:100 verdünnen, 1ml (~ 0.1mg) i.v. nach Wirkung*
u. ggf.	**Fettemulsion**	**Lipofundin** → 73	*250ml i.v.*

T 10.2.3 Bronchospasmus

	100% Sauerstoff, manuell assistiert beatmen, Narkose vertiefen		
	β_2-Mimetika	**Terbutalin** → 93	*0.25-0.5mg s.c., ggf. Wdh. nach 15-20min, max. 4x/d*
oder		**Reproterol** → 94	*0.09mg langsam i.v.; Dauerinfusion: 18-90µg/h i.v.*
	Kortikoid	**Prednisolon** → 116	*250-500mg i.v.*
	Adrenalin (Keine systemische Gabe!)	**Epinephrin** → 94	*1 Amp. über Vernebler oder 7-14 Hübe p.i. (0.56mg/Hub)*
ggf.	**Methylxanthin** (kein Mittel der 1. Wahl)	**Theophyllin** → 92	*5mg/kg KG über 20min i.v. (2.5mg/kg bei Vorbehandlung), dann 10mg/kg KG/d, Perf. (800mg) = 16mg/ml >> 2ml/h*
oder	**Ultima Ratio: Ketanest-Narkose**	**Ketamin** → 202 **S-Ketamin** → 202	*1-2mg/kg KG i.v.* *0.5-1mg/kg KG i.v.*

T 10.2.4 Maligne Hyperthermie

	Triggerzufuhr stoppen, 100% Sauerstoff, Flow + AMV erhöhen, Kühlung		
	Muskelrelaxans	**Dantrolen** → 220	*2.5mg/kg KG alle 5 min + 10mg/kg KG/24h i.v.*

T 10.2.5 Zentrales anticholinerges Syndrom

	Anticholinergikum	**Physostigmin** → 334	*0.04mg/kg i.v. langsam(!) titrieren, max. 2mg*
	Fehlende Besserung der Symptome schließt ZAS aus.		

T 10.3 Narkoseführung

T 10.3.1 Inhalative Narkotika

Gas	MAC_{50} in 100% O_2 (70% N_2O)	Blut/ Gas	Hirn/ Blut	Metabolisierung [%]	Besonderheiten und Vorteile
Halothan	0.8 (0,3)	2.4	2.9	10-20	Maskeneinleitung bei Kindern
Sevofluran → 203	2.0 (0.7)	0.69	1.7	3-5	Keine Atemwegsreizung, hohe hämodynamische Stabilität
Isofluran → 203	1.2 (0.5)	1.4	1.6	< 1	Gut muskelrelaxierend
Desfluran → 202	6.0 (2.8)	0.42	1.3	< 0.1	Schnelles An- und Abfluten
Enfluran	0.7 (0,6)	1.9	1.4	2.5-8.5	Gut muskelrelaxierend
Reduzierung der MAC	Lebensalter, Schwangerschaft, Hypoxie, Hypotension, Hyponatriämie, zentral dämpfende Medikamente (z.B. Sedativa, Opioide, Analgetika)				
Erhöhung der MAC	Säuglings- und Kleinkindalter, Fieber, Hypernatriämie, C_2-Abusus				

T 10.3.2 Total intravenöse Anästhesie (TIVA)

	Einleitung	Bis zur Intubation	Aufrecht-erhaltung (nach Bedarf!)	Ausleitung (Stopp vor OP-Ende)	Hinweise
Propofol → 202	1.0-1.5mg/kg KG	5-6mg/kg KG/h	50-10mg/kg KG/h kontinuierlich	10-15	Bei < 5mg/kg KG/h hohes Risiko für Awareness
und					
Remifentanil → 200	0.5-1µg/kg KG oder 0.1-0.3 µg/kg KG/min	0.3-0.5µg/kg KG/min	0.1-1.0µg/kg KG/min	5-7min	Früh postop. Analgesie beginnen (Piritramid 0.1mg/kg KG i.v. oder Metamizol 1-2g i.v.)
oder					
Alfentanil → 200	15-30µg/kg KG	-	10µg/kg KG alle 15-20min	10-15min	Für Kurznarkosen

	Einleitung	Bis zur Intubation	Aufrecht-erhaltung (nach Bedarf!)	Ausleitung (Stopp vor OP-Ende)	Hinweise
oder					
Fentanyl → 200	1.5-3µg/kg KG	-	Alle 30-45min 1.5 µg/kg KG	30min vor; CAVE: Kumulation	Nur für längere OPs, ggf. intraop. auf Remifentanil wechseln
oder					
Sufentanil → 200	0.2-0.5µg/kg KG	-	Alle 30-40min 0.2-0.5µg/kg KG oder 0.5µg/kg KG/h	30min	Weniger Kumulation als Fentanyl

T 10.4 Perioperative Probleme

T 10.4.1 Postoperative Übelkeit und Erbrechen (PONV)

Bei Risikopatienten perioperative Prophylaxe			
	Glukokortikoid	**Dexamethason** → 115	*4mg i.v. (Kinder 0.15mg/kg KG; max. 4mg) direkt(!) nach Einleitung*
Bei Symptomen sofortige Therapie, kein Warten auf spontane Besserung			
	Serotoninantagonisten	**Granisetron** → 153	*1.5mg i.v. (Kinder 20µg/kg KG)*
oder	**Neuroleptikum**	**Droperidol**	*0.625-1.25mg i.v. (Kinder 50µg/kg KG)*
		Haloperidol → 236	*1-2mg i.m. (!)*
oder	**Antiemetikum**	**Dimenhydrinat** → 152	*62mg i.v. (Kinder 0.5mg/kg KG)*

T 10.4.2 Postoperatives Zittern (Shivering)

	α_2-Rezeptor-Antagonist	**Clonidin** → 45	*1.2µg/kg KG i.v.*
oder	**Opioid**	**Pethidin**	*0.25-0.5mg/kg KG i.v.*

T 10.4.3 Relaxansüberhang

Cave: bei Verdacht sofort Vertiefung der aktuellen Narkose (s. Awareness)

Antagonisierung von	mit	Dosierung
Rocuronium oder Vecuronium	**Sugammadex** → 204	12-16mg/kg KG i.v.
Atracurium oder Cis-Atracurium oder Pancuronium oder Mivacurium	**Neostigmin** → 222 und **Atropin** → 66	0.5-2mg, bis 5mg i.v. 0.5-1mg i.v.

T 11 Neurologie – Therapie (S. v. Stuckrad-Barre)

T 11.1 Glasgow Coma Scale, Dermatome

Glasgow Coma Scale (GCS)		
Öffnen d. Augen	Spontan	4
	Auf Ansprache	3
	Nach Schmerzreiz	2
	Keine Reaktion	1
Verbale Antwort	Orientiert	5
	Verwirrt	4
	Unzusammenh. Worte	3
	Unverständliche Laute	2
	Keine Antwort	1
Beste motor. Antwort	Befolgt Aufforderung	6
	Gezielte Abwehr	5
	Zurückziehen	4
	Beugesynergismen	3
	Strecksynergismen	2
	Keine Antwort	1
GCS-Score		**3–15**

GCS > 8 = Bewusstseinstrübung		
> 12	Leicht	
12–9	Mittelschwer	
Somnolenz: schläfrig, leicht erweckbar		
Stupor: schlafähnlich, leicht erweckbar		
GCS < 8 = Bewusstlosigkeit		
8–7	Koma-Grad **I**	Leichtes Koma
6–5	Koma-Grad **II**	
4	Koma-Grad **III**	Schweres Koma
3	Koma-Grad **IV**	

Koma Grad I: gezielte Abwehrbewegungen, normaler Tonus, keine Pupillen-, Augenbewegungsstörung, vestibulokulärer Reflex (VOR) positiv
II: ungezielte Abwehrbewegungen, normaler bis erhöhter Tonus, Lichtreaktion erhalten, Anisokorie/Bulbusdivergenz möglich
III: ungezielte Bewegungen, Streck- u. Beugesynergismen, erhöhter Tonus, Pupillen variabel, eher eng, anisokor, abgeschwächte Lichtreaktion, path. VOR
IV: keine Schmerzreaktion, Tonus schlaff, Pupillen weit u. starr, VOR -, kraniokaudaler Ausfall der Hirnstammreflexe

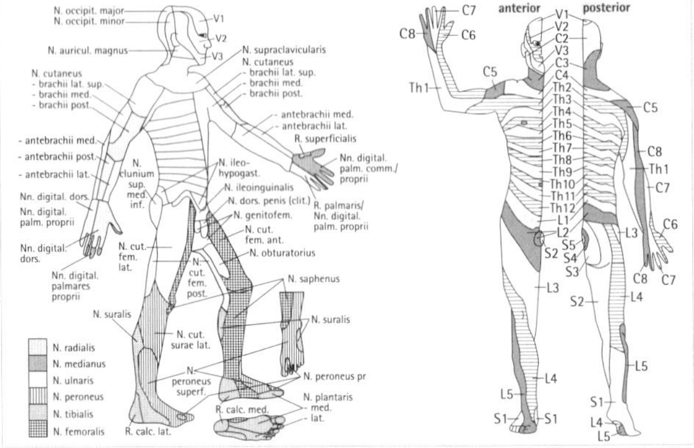

T 11.2 Alkoholdelir

T 11.2.1 Unvollständiges Delir/Alkoholentzugssyndrom [169]

Klinische Überwachung und allg. Therapie: ruhige Umgebung, Bilanzierung, Elektrolytkontrolle, Vitamin-B1- und -B6-Substitution, Thromboseprophylaxe

1.	**Atyp. Hypnotikum**	**Clomethiazol** → 242	*4 x 2Kps. à 192mg/d p.o., Red. nach Klinik*
oder	**Benzodiazepin** (Sedierung) plus Haloperidol	**Diazepam** → 239	*6x/d 10mg p.o.; 3-6x/d 5-10mg p.o. oder i.v.*
oder	**Benzodiazepin** (Sedierung) plus Haloperidol	**Lorazepam** → 240 **+ Haldol**	*6x/d 1mg p.o., 3-6x/d 5-10mg p.o. oder i.v.*

T 11.2.2 Vollständiges Delir

1.	**Atyp. Hypnotikum**	**Clomethiazol** → 242	*4–8 x/d 2Kps. à 192mg p.o., Red. nach Klinik*
oder 2.	**Atyp. Hypnotikum**	**Clomethiazol** → 242	*6–8 x (max. 12x) 2Kps. à 192mg/d p.o.*
plus	**Neuroleptikum** (Dopaminantagonist)	**Haloperidol** → 236	*3–6 x 5–10mg/d p.o. oder i.v.*
oder 3.	**Benzodiazepin** (Sedierung)	**Diazepam** → 239	*6 x 10mg/d p.o.*
plus	**Neuroleptikum**	**Haloperidol** → 236	*3–6 x 5–10mg/d p.o. oder i.v.*

T 11.2.3 Lebensbedrohliches Delir (vollst. Delir, orale Therapie unzureichend)

1.	**Benzodiazepin** (Sedierung)	**Diazepam** → 239	*120–240mg/d i.v. (kontin. oder als Boli)*
plus	**Neuroleptikum** (Dopaminantagonist)	**Haloperidol** → 236	*6 x 10mg/d i.v.*
fakultativ	**Antihypertensivum** (α-2-Antagonist)	**Clonidin** → 45	*ini.: 0.025mg/d i.v., Dosis bei Bedarf erhöhen*

[169] Nach Diener HC, Leitlinien für Diagnosik und Therapie in der Neurologie. Thieme 2003.

T 11.3 Chorea

T 11.3.1 Symptomatische Chorea

Behandlung der Grunderkrankung z.B. thyreostatische Therapie bei Hyperthyreose, Kortisontherapie bei systemischem Lupus erythematodes

T 11.3.2 Chorea Huntington

1.	**D_2-Antagonist** [170]	**Tiaprid** → 225	*3 x 100mg bis 4 x 300mg/d*
oder	**Monoamindepletierende Substanzen**	**Tetrabenazin** → 225	*3 x 25mg bis 3 x 75mg/d*
	Neuroleptikum [170] (Antagonist an zentralen Dopaminrezeptoren)	**Olanzapin**	*bis 30mg/d*

[170] Brandt, Dichgans, Diener 2008.

Selbsthilfegruppen: Deutsche Huntington-Hilfe, www.dhh-ev.de

T 11.4 Demenz

T 11.4.1 Demenz vom Alzheimer-Typ, vaskuläre Demenz → 495

T 11.5 Epilepsie

Übersicht über Indikationen von Antiepileptika [171]

	Anfall/-syndrom	Empfehlung
Generalisiert	Primär generalisierte tonisch-klonische Anfälle	VPA, LTG, TPM, LEV
	Absencen	VPA, LTG, CLB, TPM
	Myoklonische Anfälle	VPA, LTG, CLB, LEV
	Fotosensible Anfälle	VPA, LTG, CLB, TPM
Fokal	Einfach oder komplex fokale Anfälle oder sekundär generalisierte Anfälle	CBZ, OXC, VPA, LTG, GBP, LEV, TPM
	Nicht als fokal oder generalisiert klassifizierte Epilepsie	VPA, LTG, LEV, CLB, TPM

[171] Modifiziert nach Schmidt und Elger 2002; CLB = Clobazam, CBZ = Carbamazepin, GBP = Gabapentin, LTG = Lamotrigin, LEV = Levetiracetam, OXC = Oxcarbazepin, PHT = Phenytoin, TPM = Topiramat, VPA = Valproat

T 11.5.1 Antiepileptika zur Monotherapie fokaler Epilepsien unter speziellen Behandlungssituationen (in alphabet. Reihenfolge, nach J. Bauer 2006)

Verfügbar	CBZ, GBP, LEV, LTG, OXC, PHT, PB, PRM, TPM, VPA
Empfehlenswert	CBZ, GBP, LEV, LTG, OXC, TPM, VPA
Frauen im reproduktiven Alter	
Schwangerschaftswunsch	CBZ, LTG
Hormonelle Kontrazeption	GBP, LEV, TPM*, VPA
Prophylaxe hyperandrogener Zyklusstörungen	CBZ
Männer im jüngeren und mittleren Alter	
Prophylaxe einer erektilen Dysfunktion	GBP, LEV, LTG, OXC, TPM, VPA
Patienten im höheren Lebensalter	
Kombinationstherapie mit anderen Medikamenten	GBP, LEV, LTG, TPM > OXC, VPA
Prophylaxe ataktischer Störungen	GBP, LEV, LTG, OXC, TPM, VPA
Patienten mit retardierter geistiger Entwicklung	
Steigerung sozialer Fähigkeiten	LEV, LTG

* Dosierungen > 200mg mindern die Östrogenwirkung → auf ausreichend dosierte hormonelle Kontrazeptiva achten

CBZ = Carbamazepin, LEV = Levetiracetam, LTG = Lamotrigin, OXC = Oxcarbazepin, PHT = Phenytoin, PB = Phenobarbital, PRM = Primidon, TPM = Topiramat, VPA = Valproat

T 11.5.2 Antiepileptika zur Monotherapie idiopathischer Epilepsien mit generalisierten Anfällen unter speziellen Behandlungssituationen*

Verfügbar	ESM, LTG, PB, PRM, TPM, VPA
Empfehlenswert	LTG, TPM, VPA, LEV
Frauen im reproduktiven Alter	
Schwangerschaftswunsch	LTG
Hormonelle Kontrazeption	TPM**, VPA
Männer im jüngeren und mittleren Alter	
Prophylaxe einer erektilen Dysfunktion	LTG, TPM, VPA
Patienten im höheren Lebensalter	
Kombinationstherapie mit anderen Medikamenten	LTG, TPM, VPA
Prophylaxe ataktischer Störungen	LTG, TPM, VPA

* In alphabetischer Reihenfolge, nach J. Bauer 2006
** Dosierungen > 200mg mindern die Östrogenwirkung → auf ausreichend dosierte hormonelle Kontrazeptiva achten
ESM = Ethosuximid, LEV = Levetiracetam, LTG = Lamotrigin, PB = Phenobarbital, PRM = Primidon, TPM = Topiramat

T 11.5.3 Idiopathisch, primär generalisiert

Monotherapie			
	Antikonvulsivum	**Valproinsäure** → 210	*einschleichend 2-3x300mg/d (Spiegelkontrolle!), Zieldosis 150-2100mg/d (n. Anfallskontrolle) auf 2-4ED; Ret.-Präp. 1-2ED*
	Antikonvulsivum	**Lamotrigin** → 208	*ini: 25mg/d, alle 14d um 50-100mg steigern, wirksame Dosis 100-200mg/d verteilt auf 1-2ED (bei Erw. keine Maximaldosisgrenze), Komedikation mit VPA: 200mg/d*
	Antikonvulsivum	**Topiramat** → 210	*ini: 25mg/d (0-0-1), alle 7-14d um 25-50mg steigern, Zieldosis 100mg/d (1-0-1)*

T 11.5.4 Erworben, primär fokal, ggf. sekundär generalisiert, auch primär generalisiert

Monotherapie			
	Antikonvulsivum	**Carbamazepin** → 207	*Einschleichend 100-200mg/d (0-0-1), alle 3-5d um 100mg steigern, Zieldosis 600-1200mg/d, Spiegelkontrollen, ED 1-0-1, NW dosisabh.*

oder	**Antikonvulsivum**	**Oxcarbazepin** → 208	*ini 300mg/d (1-0-1), alle 7d um 600mg/d steigern, Zieldosis 900-1200mg/d (ED1-0-1), max. Dosis 2400mg/d*
oder	**Antikonvulsivum**	**Valproinsäure** → 210	*einschleichend 2-3 x 300mg/d (Spiegelkontrolle!), Zieldosis 150-2100mg/d (n. Anfallskontrolle) auf 2-4ED, Ret.-Präp. 1-2ED*
oder	**Antikonvulsivum**	**Lamotrigin** → 208	*ini: 25-50mg/d, langsam steigern (erhöht Spiegel von Carbamazepin)*
oder	**Antikonvulsivum**	**Gabapentin** → 211	*ini: 300mg/d (0-0-1), tgl. um 300mg steigern, Zieldosis 800-3600mg/d verteilt auf 3ED (1-1-1)*
oder	**Antikonvulsivum**	**Levetiracetam** → 213	*ini 1000mg/d, alle 14d um 1000mg/d steigern, Zieldosis 100-3000mg/d verteilt auf 2ED (1-0-1), max. Dosis 3000mg/d*
oder	**Antikonvulsivum**	**Topiramat** → 210	*ini: 25mg/d (0-0-1), alle 7-14d um 25-50mg steigern, Zieldosis 100mg/d (1-0-1)*

T 11.5.5 Therapie des generalisierten konvulsiven Status epilepticus [172]

	Standardtherapie (Dosis)	Alternative Therapie (Dosis)
Initialer Status epilepticus	**Lorazepam** (bis zu 0.1mg/kg, 2mg/min)	**Diazepam** (Erw. bis zu 10-20mg, 2-5mg/min; Ki. bis zu 0.25-0.5mg/kg KG, 1mg/2-5min); **Clonazepam** (bis zu 0.025 mg/kg KG; 0.5 mg/min)
Etablierter Status epilepticus	**Phenytoin** (Erwachsene: 15-20mg/kg KG, nicht schneller als 50mg/min; Ki. 20mg/kg KG, 1mg/kg KG/min); bei RR-Abfall langsamere Infusion	**Fosphenytoin** (15-20mg/kg KG Phenytoin-äquivalente mit max. 100-150mg/min); **Valproat** (LD 20-30mg/kg KG über 15-30min, ED 2mg/kg KG/h)
Refraktärer Status epilepticus	**Phenobarbital** (10-20-30mg/kg KG, 100mg/min); bei RR-Abfall langsamere Infusion, Intubation-(Bereitschaft)	**Midazolam** (LD 0.15-0.2mg/kg KG, ED 0.1-0.4mg/kg KG/h); **Propofol** (LD 2mg/kg KG; ED 2-10mg/kg KG/h); Intubation-(Bereitschaft)
> 60min Dauer	**Thiopental** (100-250mg Bolus über 20sec, dann 50mg Bolus alle 2-3min bis zur Anfallskontrolle, dann weitere Infusion nach EEG, i.d.R. 3-5 mg/kg KG/h); Intubation-(Bereitschaft)	Off-Label-Option: **Levetiracetam** (LD 30-60mg/kg KG über 30-60min, ED 40mg/kg KG/d)

LD = Ladedosis, ED = Erhaltungsdosis

[172] Adaptiert nach Rosenow und Knake et al. 2008.

T 11.6 Fazialisparese, peripher [173]

	Glukokortikosteroide (antiinflamm. immunsupp.)	**Methylprednisolon** → 116	*2 x 25mg Prednisolon für 10 Tage, Beginn < 72h*
plus	**Virustatikum b. nachgew. Zoster**	**Aciclovir** → 177	*2000-2400mg/d, Dauer 10d*
zudem	**Prophylaxe gegen Sekundärschäden** • Uhrglasverband und Augensalbe (bei Lidschlussdefizit > 3-4mm) • **Aktive Bewegungsübungen** vor dem Spiegel 2 x 20min/d nach Anleitung und unter Kontrolle durch Krankengymnasten; jeder Muskel je 2 min, mehrmals täglich		*nach Klinik*

[173] Zitiert nach Diener HC, Leitlinien für Diagnosik und Therapie in der Neurologie. Thieme 2008.

T 11.7 Kopfschmerzen

T 11.7.1 Arteriitis temporalis [174]

	Glukokortikosteroide (antiinflammatorisch)	**Methylprednisolon** → 116	*60-100mg/d; nach wenigen W Red. auf Erh.Dos. von 7.5mg/d für mind. 24M (n. CRP, BSG)*

T 11.7.2 Atypischer Gesichtsschmerz

1. Wahl	**Antidepressivum**	**Amitriptylin** → 227 **Clomipramin** → 227	*50-75mg/d, "off label" 100-150mg/d, langsam eindosieren*
2. Wahl	**Antikonvulsivum** (Dämpfung d. verstärkten Reizantwort nach wiederholter Reizung der Afferenzen)	**Carbamazepin** → 207 **Gabapentin** → 211	*einschleichend 3-4 x 100mg/d (bis zur Verträglichkeitsgrenze 900-1800mg/d)*

T 11.7.3 Clusterkopfschmerz

Attackenkupierung [174]			
1.	**Sauerstoff**		*100%-7 l/min p.i. (bis zu 15min)*
2.	**Serotoninantagonist** (zerebrale Gefäßregulation)	**Sumatriptan** → 219 **oder Zolmitriptan** → 219	*6mg s.c. oder 5-10mg nasal*
3.	**Nasenspray**	**Lidocain 4%** → 204	*intranasal 4%*
Prophylaxe bei > 1 Attacke täglich, Clusterdauer > 2W			
1.	**Glukokortikosteroid** (antiinflammatorisch)	**Methylprednisolon** → 116	*100mg/d (5d, dann rasche Reduktion u. Absetzen < 3W)*
oder	**Kalziumantagonist**	**Verapamil** → 42	*aufsteigend 3-4 x 80mg/d p.o., bis 580mg/d, EKG-Kontrollen erforderlich*
2. Wahl	**Antiepileptikum**	**Topiramat** → 210	*100-200mg/d*
	Serotoninantagonist (zerebrale Gefäßregulation)	**Methysergid** in internationalen Apotheken	*ini.1mg/d, 8-12mg/d (1-0-1 oder 1-1-1), bis zu 12mg, max. für 6M*

[174] Zitiert nach Diener HC, Leitlinien für Diagnosik und Therapie in der Neurologie. Thieme 2008.

T 11.7.4 Migräne

Behandlung akuter Attacken			
vorab Resorption ↑)	**Motilitätssteigerndes Mittel** Normalisierung der Magen-Darm-Motilität	**Metoclopramid** → 146	*10–20mg p.o. oder 20mg rekt.*
1.	**Nicht-Opioid-Analgetika**	**ASS** → 107	*ini. 1–1.5g p.o./i.v., ggf. Wdh. nach 1h; max. 6g/d*
		Paracetamol → 110	*ini. 1–1.5g p.o./i.v., ggf. Wdh. nach 1h; max. 4g/d*
		Ibuprofen → 107	*ini. 600–800mg, ggf. Wdh. nach 1h; max. 2400mg/d*
		Metamizol → 111	*ini. 1g p.o./i.v., ggf. Wdh. nach 1h; max. 4g/d,* **Cave:** *RR-Abfall bei i.v.-Gabe*
2.	**Migränemittel** (Vasokonstriktion durch Serotoninagonismus)	**Sumatriptan** → 219	*25–100mg p.o., 6mg s.c., 20mg nasal,* **Cave:** *Angina pectoris, Herz-/Hirninfarkt*
3.	**Migränemittel** (zerebrale Gefäßregulation)	**Ergotamin** → 218	*1–2mg Kps. oder 1.5–2mg Supp.;* **Cave:** *Erbrechen*
Spezifische Migränetherapie			
• Triptane erst bei Beginn des Kopfschmerzes (nicht in der Aura) • Einnahme frühestens nach 2h wiederholen • KI: KHK, hemipl. Migräne			
1.	**Triptane** (Vasokonstriktion durch Serotoninagonismus)	**Sumatriptan** → 219	*25-100mg p.o., 6mg s.c., 20mg nasal*
		Zolmitriptan → 219	*2.5 oder 5mg p.o., 5mg nasal*
		Naratriptan → 219	*2.5mg p.o.*
		Rizatriptan → 219	*5-10mg p.o.*
		Eletriptan → 219	*20-40mg p.o.*
	Triptane (Vasokonstriktion durch Serotoninagonismus)	**Almotriptan** → 219	*12.5mg p.o.*
		Frovatriptan → 219	*2.5mg p.o.*
2.	**Ergotaminpräparate** (zerebrale Gefäßregulation) 2. Wahl	**Ergotamintartrat** → 218	*1-2mg Kps. oder 1.5-2mg Supp.;* **Cave:** *Erbrechen*
		Dihydroergotaminmesilat → 218	*12-24 Trpf., 2-3 x tgl., max. 120 Trpf./d*
Für den Notfall geeignete Präparate			
1.	**Lysin-Acetylsalizylsäure**	**Aspisol**	*1000mg i.v.*
2.	**Paracetamol**	**Perfalgan 10mg/ml** → 110	*1 Amp. (100ml) i.v.*
3.	**Dimenhydrinat** (antiemetisch)	**Vomex Inj. Lsg. 62mg** → 152	*1-2 Amp. i.v.*

Prophylaxe bei > 2 Attacken/Monat, Attackendauer > 48h, komplizierte Migräne			
Mittel 1. Wahl			
1.	**Betablocker** (Sympathikusdämpfung)	**Metoprolol** → 40	*50-200mg/d (dauerhaft)*
		Propranolol → 41	*40-240mg/d dauerhaft*
2.	**Kalziumantagonist** (Vasodilatator, verhindert Vasospasmen)	**Flunarizin** → 224	*5 bzw. 10mg/d;* **Cave:** *Sedierung, Gewicht ↑, extrapyramidale NW*
3.	**Antikonvulsivum** (Hemmung des enzymat. Abbaus von GABA)	**Valproinsäure** → 210	*500-1500mg/d*
		Topiramat → 210	*ini. 25mg/d, pro W um 25mg steigern, Zieldosis 50-150mg/d*
Mittel 2. Wahl			
1.	**Nicht-Opioid-Analgetika**	**ASS** → 107	*300mg/d*
		Naproxen → 108	*2 x 250mg/d*

T 11.7.5 Spannungskopfschmerz[175]

Attackenkupierung (Kombinationspräparate vermeiden!)			
1.	**Nicht-Opioid-Analgetika**	**ASS** → 107	*500-1500mg p.o., max. 6g/d*
		Paracetamol → 110	*100-200mg p.o., max. 5g/d*
		Ibuprofen → 107	*800-1200mg p.o., max. 2400mg/d*
		Metamizol → 111	*500-1000mg p.o./i.v., max. 4g/d*
Chronischer Spannungskopfschmerz			
1.	**Trizyklisches Antidepressivum**	**Amitriptylin** → 227	*ini. 10-25mg p.o. abends, nach 3-4W 50-150mg*
		Clomipramin → 227	*ini. 25mg p.o. morgens, steigern auf 50-100mg/d*
		Imipramin → 228	*ini. 25-50mg p.o., steigern auf 75-150mg/d*
2.	**Nichtmedikamentöse Verfahren**	**Progressive Muskelentspannung nach Jacobson**	*dauerhaft unter Supervision durch Krankengymnastik*
		EMG-Biofeedback	*Schmerzreduktion 40-60%*
Unwirksame/ungenügend belegte Therapie/Verfahren			
Akupunktur, manuelle Therapie ("Einrenkmanöver"), Psychotherapie			

175 Brandt, Dichgans, Diener 2008.

T 11.7.6 Trigeminusneuralgie [176]

1.	**Antikonvulsivum** (Blockade von Na^+-Kanälen, Hemmung der synaptischen Übertragung)	**Carbamazepin** → 207	*ini. 3 x 200mg/d p.o., steigern bis max. 6 x 200mg/d p.o. (nach Plasmaspiegel)*
2.	**Antikonvulsivum** (Blockade von Na^+-Kanälen + der synapt. Übertragung) [176]	**Oxcarbazepin** → 208	*2 x 300mg/d, pro W um 600mg erhöhen, mittlere Dosis 600–2400mg*
3.	**Antikonvulsivum** (Ionenpermeabilität ↓ ⇒ Membranstabilisierung)	**Phenytoin** → 208	*Einschleichend 3–5 x 100mg/d p.o. (nach Plasmaspiegel)*

[176] Brandt, Dichgans, Diener 2008.

T 11.8 Lumbago

	Cyclooxygenasehemmer (NSAR) (antiphlogistisch, analgetisch)	**Diclofenac** → 109	*200–300mg p.o., 1 x 75mg i.m.*
plus	**Benzodiazepin** (muskelrelaxierend)	**Tetrazepam** → 239	*25–200mg p.o.*
evtl. plus	**Neuroleptikum** (Dopaminrezeptorantagonist, schmerzdistanzierend, stark sedierend, gering antipsychot.)	**Levomepromazin** → 234	*25–200mg p.o.*

T 11.9 Meningitis/Enzephalitis

T 11.9.1 Algorithmus bei Verdacht auf Meningoenzephalitis

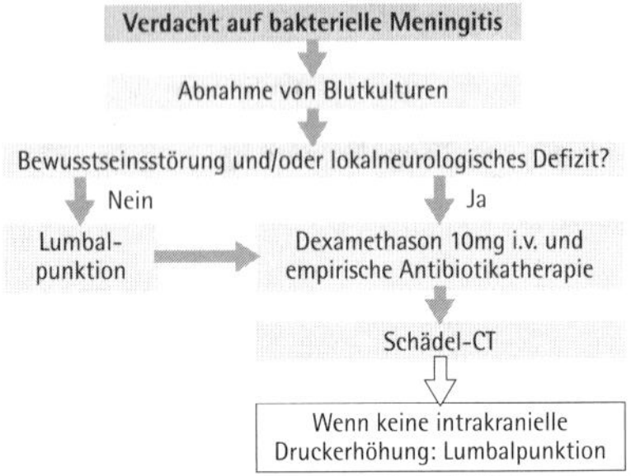

Aus Leitlinien Dt. Ges. für Neurologie, Diener, Thieme 2008.

T 11.9.2 Initiale empirische Antibiotikatherapie bei Erwachsenen (ohne Erregernachweis) [177, 178]

1.	**Cephalosporin 3. Gen.** (Breitbandantibiotikum)	**Ceftriaxon** → 161	*ini. 4g i.v.; Erh.Dos. 2g/d i.v. (10d bzw. bis zum Erregernachweis und Med.-Wechsel)*
plus	**Aminopenicillin** (Antibiose gegen Listerien!)	**Ampicillin** → 159	*6 x 2g i.v. (10d bzw. bis zum Erregernachweis und Med.-Wechsel)*

T 11.9.3 Nosokomial (z.B. nach neurochirurgischer OP oder SHT)

1.	**Cephalosporin 3. Gen.**	**Ceftazidim** → 162	*3 x 2g/d*
oder	**Carbapenem**	**Meropenem** → 171	
plus	**Glykopeptid** nach Antibiogramm	**Vancomycin** → 171	*2 x 1g/d (Serumspiegel erford.)*
alternativ		**Fosfomycin** → 173	*3 x 5g/d*
		Rifampicin → 175	*1 x 600mg/d*

T 11.9.4 Immundefiziente oder ältere Patienten (T-Zell-Immundefizienz)

	Cephalosporin 3. Gen.	**Ceftazidim** → 162	*3 x 2g/d*
plus	**Aminopenicillin** (Antibiose, gegen Listerien!)	**Ampicillin** → 159	*6 x 2g/d*

T 11.9.5 Bei Verdacht auf Herpes-simplex-Virus-Enzephalitis

	Virustatika	**Aciclovir** → 177	*10mg/kg i.v. alle 8h für 14(–21)d; z.B. 3 x 750mg i.v./d*

T 11.9.6 Bei Tuberkulose-Verdacht (Erwachsene) [178]

Initiale Dreifachtherapie mit Isoniazid, Rifampicin, Pyrazinamid für 2M

	Tuberkulostatika Initiale Dreifachtherapie bei Erwachsenen	**Isoniazid** → 175	*300mg p.o. (bis zum Ausschluss durch z.B. PCR)*
plus		**Rifampicin** → 175	*600mg (bis zum Ausschluss durch z.B. PCR)*
plus		**Pyrazinamid** → 175	*2000g p.o. (bis zum Ausschluss durch z.B. PCR)*
	Regelmäßige HNO- und ophthalmologische Kontrollen erforderlich		
	Alternative Tuberkulostatika für Pyrazinamid	**Ethambutol** → 174	
plus	Zur Prophylaxe der Polyneuropathie	**Vitamin B_6**	*50mg/d p.o.*

[177] Brandt, Dichgans, Diener 2008.
[178] Pfister 2002.

T 11.10 Multiple Sklerose

T 11.10.1 Behandlung des akuten Schubs und einer Retrobulbärneuritis

1.	**Glukokortikosteroide** (antiinflammatorisch, immunsuppressiv)	**Methylprednisolon** → 116	*ini. 500–1000mg/d als Kurzinfusion (3–5d)*
			anschließend 80mg/d oral (innerh. von 14d ausschleichen
Begleitend ggf.			
	Magenschutz	**z.B. Ranitidin, Famotidin**	
	Kalium-/Kalziumsubstitution	**Brausetabletten**	
	Low-Dose-Heparin	**z.B. Fraxiparin**	*3ml s.c.*

T 11.10.2 Immunmodulatorische Stufentherapie der schubförmigen MS [179]

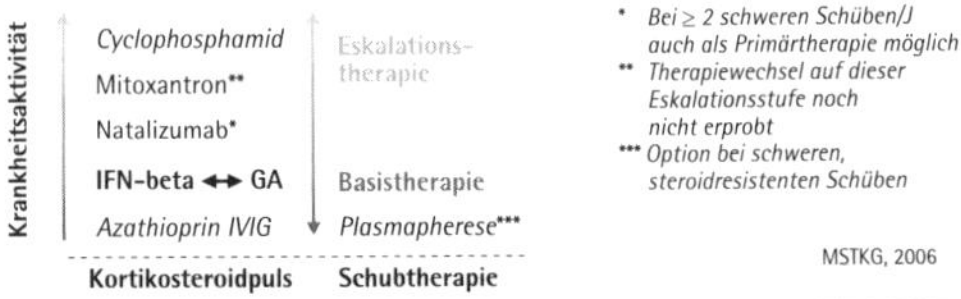

Verlaufsmodifizierende Dauertherapie

1.	**Beta-Interferon** (antivirale, wachstumshemmende und immunregulatorische Eigenschaften)	**Interferon beta-1a** → 194	*6 x 10^6IE i.m. 1 x (wöchentlich alle 2d)*
		Interferon beta-1b → 194	*8 x 10^6IE s.c. 1 x (wöchentlich alle 2d)*
2.	**Glatirameracetat**	**Glatirameracetat** → 224	*20mg/d s.c.*
3.	**Monoklonale Antikörper**	**Natalizumab**	*300mg über 1h i.v. alle 4W*
4.	**Purinantagonist** (immunsuppressiv)	**Azathioprin** → 191	*100–150mg p.o./d nach BB-Kontrolle*
4.	**Immunglobuline**	**Ciclosporin** → 192	*0.15–0.2g/kg KG, 1x/M i.v.*
6.	**Dihydrofolat-Reduktase-Hemmer** (immunsuppressiv)	**Methotrexat** → 114	*7.5mg/W p.o.*
7.	**Zytostatikum**	**Mitoxantron** → 320	*10–12mg/m² KOF, 1 x in 3M i.v.* **Cave:** *kumulative Gesamtdosis von 140mg nicht überschreiten*
8.	**Zytostatikum**	**Cyclophosphamid** → 310	*600–1000mg/m² KOF, 1 x/M, monatl. Steigerung der Dosis um 100mg/m² KOF, bis ein Leukozytennadir von 2000/ml erreicht wird*

[179] Eskalierende Stufentherapie der MS. Multiple-Sklerose-Therapie-Konsensus-Gruppe (MSTKG). Nervenarzt 2001, 72:150–157.

T 11.10.3 Medikamentöse symptomatische Therapie (Auswahl, modifiziert/ergänzt nach Henze et al., 2004) (*off-label)

Spastik	Baclofen → 221	5-75mg/d (stat. Bed. bis 120mg/d)
	Tizanidin → 221	2-24mg/d
	Gabapentin* → 211	300-2400(-3600)mg/d
	Botulinumtoxin	i.m. bei fokaler Spastik
Fatigue	Amantadin* → 178	100-200mg/d
	Aminopyridine*	10-30mg/d
	Pemolin*	75mg/d
	Modafinil* → 244	200-400mg/d
Chronische Dys-/Parästhesien	Amitriptylin* → 227	25-150mg/d
	Carbamazepin → 207	1200-2400mg/d
	Gabapentin* → 211	800-2400(-3600)mg/d
	Lamotrigin* → 208	25-200(-400)mg/d
	Pregabalin → 212	150-300(-600)mg/d
Blasenstörungen	Oxybutynin (transdermales Pflaster)	5-15mg/d, 3.9mg/24h, 2 x/W
	Flavoxat → 270	600mg/d
	Tolterodin → 271	2-4mg/d
	Trospiumchlorid → 271	30-45mg/d
	Propiverin → 270	30-45mg/d
	Phenoxybenzamin → 45	max. 60mg/d
	Desmopressin → 139	10-20µg als Einmalgabe
	Darifenacin → 270	7.5-15mg/d
	Solifenacin → 270	5-10mg/d
Sexuelle Funktionsstörungen	Sildenafil → 68	25-100mg
	Apomorphin	2-3mg/d
	Tibolon → 279	2.5mg/d

T 11.11 Myasthenia gravis [180]

Myasthene und cholinerge Krisensituationen erfordern intensivmedizinische Überwachung/ Behandlung, ggf. Plasmapherese Immunglobuline (nur unter stat. Bedingungen)

1.	Cholinesterasehemmer (symptomatisch)	Pyridostigminbromid → 222	*nach Wi dosieren, Gabe i.A. alle 3h p.o., z.N. ggf. Ret.-Präp., max. 600-800mg/d; später Dosisreduktion*
2. wenn o. sign. Effekt bei 1.	Glukokortikosteroide (antiinflammatorisch, immunsuppressiv)	Methylprednisolon → 116	*langsam steigend bis 1-1.5mg/kg KG/d;* **Cave:** *initial Verschlechterung möglich, nach Stabilisierung auf Erh.Dos. reduzieren*

3. wenn Erfolg, plus	**Purinantagonist** (immunsuppressiv)	**Azathioprin** → 191	*ini. 50mg/d, bis 2mg/kg KG/d (ca. 150–200mg/d auf 3ED)*

[180] Brandt, Dichgans, Diener 2003.

T 11.12 Myoklonien

1. Wahl	**Antikonvulsivum** (Hemmung des enzymatischen Abbaus von GABA)	**Valproinsäure** → 210	*ini. 300mg/d; max. bis 4000mg/d, Spiegelkontrollen*
oder	**Benzodiazepin**	**Clonazepam** → 210	*ini. 2 x 0.5mg/d, max. 6–10mg/d*
Bei posthypoxischen (kortikalen) Myoklonien			
	Antidementiva	**Piracetam** → 223	*max. bis 16g/d*
alter-nativ		**Levetiracetam** → 213	*ini. 2 x 500mg/d, max. 3000mg/d*

T 11.13 Parkinson-Syndrom [181]

Stadien	**< 70 J („biol. Alter")**	**> 70 J, Multikomorbidität („biol. Alter")**
Früh: Hoehn & Yahr I–II	**Dopaminagonist;** alternativ bei milder Symptomatik: **Amantadin, Selegilin**	**L-Dopa;** Alternativ bei milder Symptomatik: **Amantadin, Selegilin**
Mittel: Hoehn & Yahr II–III	**Dopaminagonist + L-Dopa + ggf. Amantadin, COMT-Hemmer**	**L-Dopa + COMT-Hemmer + ggf. Amantadin** (Dopaminagonist)
Spät: Hoehn & Yahr IV–V	**L-Dopa + COMT-Hemmer + ggf. Amantadin** (Dopaminagonist)	**L-Dopa + COMT-Hemmer + ggf. Amantadin** (Dopaminagonist)

[181] Nach Lachenmayer, Reichmann 2002; Oertel et al. 2003.

T 11.13.1 Parkinson-Syndrom bei Patienten unter 70 J („biol. Alter")

1.	**Dopaminagonist** (Dopaminrezeptorstimulation)	**Pramipexol** → 215	*ini. 3 x 0.088mg/d, Erh.Dos. 3 x 0.35–0.7mg/d*
		Ropinirol → 215	*ini. 1mg morgens; Erh.Dos. 3 x 3–8mg*
		Cabergolin → 215	*ini. 0.5–1mg morgens, Erh.Dos. 1 x 3–6mg*
plus	**L-Dopa** (Transmittersubstitution)	**L-Dopa + Benserazid** → 214	*ini. 50mg morgens, alle 3d um 50mg steigern, Gesamtdosis 3–4 x 100-200mg, max. Dosis 600mg*

Alternativtherapie bei milder Symptomatik

1.	**Virustatika** (verhindern Uncoating und Reifung von Influenza-Viren)	**Amantadin** → 217	*Steigerung 100mg alle 3d, Gesamtdosis bis 400mg (Amantadin-HCl) od. bis 600mg (Amantadinsulfat), letzte Dosis nicht nach 16 Uhr*
oder	**Dopaminagonist** (Dopaminrezeptorstimulation)	**Selegilin** → 216	*5mg morgens als ED bis 10mg (langsam eindosieren)*

T 11.13.2 Parkinson-Syndrom bei Patienten über 70 J („biol. Alter")

1.	**L-Dopa** (Transmittersubstitution)	**L-Dopa + Benserazid** → 214	*ini. 50mg morgens, alle 3d um 50mg steigern, Gesamtdosis 3–4 x 100–200mg; max. Dosis 600mg (dauerhaft, als erstes Med., danach zusätzl. Dopamin-Agonisten)*
2.	**Dopaminagonist** (Dopaminrezeptorstimulation)	**Selegilin** → 216	*bis 10mg/d (langsam eindosieren, ggf. L-Dopa reduzieren)*

Alternativtherapie bei milder Symptomatik (s.o.)

T 11.13.3 Spezielle Behandlungssituationen

Akinetische Krise [182]

Allgemein: Flüssigkeits-, Elektrolytausgleich, Kalorienzufuhr, Thrombose-, Pneumonie- u. Dekubitusprophylaxe, Behandlung internistischer Grunderkrankungen, Fiebersenkung

1.	**Virustatika** (verhindern Uncoating und Reifung von Influenza-Viren)	**Amantadin** → 217	*1–2 x 200mg/d i.v. über je 3h (einige d bis Stabilisierung)*
2.	**L-Dopa** (Transmittersubstitution)	**L-Dopa + Benserazid** → 214	*vorherige Dosierung über Magensonde mit ausreichend Flüssigkeit (ggf. intensivmed. Überwachung/Beh.)*

Tremorbehandlung

1.	**Anticholinergika**	**Biperiden** → 217	*3 x 2–4mg*
		Metixen → 217	*3 x 2.5–5(–10)mg*
		Trihexyphenidyl → 217	*3 x 2–5mg*
	Cave: *anticholinerge NW, bes. kognitive Störungen bei älteren Patienten*		
oder	**NMDA-Antagonist**	**Budipin** → 218	*3 x 10 bis 3 x 30mg,* **Cave:** *QT-Zeit-Verlängerung, EKG-Kontrollen!*
oder	**Betablocker**	**Propranolol** → 41	*3 x 20–80mg*
oder	**Clozapin**	**Clozapin** → 237	*12.5–75mg;* **Cave:** *Agranulozytose*

[182] Diener HC, Leitlinien für Diagnosik und Therapie in der Neurologie 2008.

T 11.14 Neuroborreliose [183]

T 11.14.1 Akute Neuroborreliose

1. Wahl	**Cephalosporin 3. Gen.** (Breitbandantibiotikum)	**Ceftriaxon** → 161	*1 x 2g/d, 14d*
oder	**Cephalosporin** (Breitbandantibiotikum)	**Cefotaxim** → 161	*2 x 3g/d, 14d*
oder	**Penicilline** (Antibiotikum)	**Penicillin G** → 157	*18–24 Mio. E/d i.v., 14d*
oder	**Tetracycline**	**Doxycyclin** → 164	*2–3 x 100mg/d, 14d, als alternative Therapie beim Bannwarth-Syndrom empf.*

T 11.14.2 Chronische Neuroborreliose

1. Wahl	**Cephalosporin 3. Gen.** (Breitbandantibiotikum)	**Ceftriaxon** → 161	*1 x 2g/d, 14d*
oder	**Cephalosporin** (Breitbandantibiotikum)	**Cefotaxim** → 161	*2 x 3g/d, 14d*
oder	**Tetracycline**	**Doxycyclin** → 164	*2–3 x 100mg/d, 14d*

183 Zitiert nach Diener HC, Leitlinien für Diagnosik und Therapie in der Neurologie 2003.

T 11.15 Restless-legs-Syndrom [184]

T 11.15.1 Therapie der 1. Wahl

	L-Dopa + peripherer Decarboxylasehemmer	**Carbidopa** → 214 + **Benserazid** → 214	*100–400mg zur Nacht, bei Durchschlafstörungen als Depot-Präparat, Th. bei Leidensdruck, schweren Schlafstörg., lebenslang*
oder	**Dopaminagonisten**	**Pergolid** → 215	*0.25–0,75mg*
		Cabergolin → 215	*2–4mg*
		Pramipexol → 215	*0.125–0.75mg*
		Ropinirol (ReQuip) → 215	*0.5–4mg*

T 11.15.2 Therapie der 2. Wahl (z.B. bei Therapieresistenz auf Dopaminerga)

	Opiate	**Tilidin** → 105 **Tramadol** → 105	*50–100mg p.o. (Langsam absetzen!)*

184 Hufschmidt, Lücking 2009; Sebsthilfegruppen: Deutsche RLS-Vereinigung e. V.: www.restless-legs.org.

T 11.16 Schwindel

T 11.16.1 Benigner paroxysmaler Lagerungsschwindel [185]

1.	**Lagerungsmanöver bis Symptomfreiheit nach Epley, Brandt-Daroff, Sémont**		*Beispiel s. www.dkd-wiesbaden.de*

T 11.16.2 Morbus Menière – akute Attackenbehandlung [185]

1.	**Antiemetikum**	**Metoclopramid** → 146	*10–20mg, 20–30mg als Trpf., Supp.; p.o., i.v.*
		Domperidon → 146	
oder	**Antihistaminika**	**Dimenhydrinat** → 152	*als Tbl. 50mg p.o. (HWZ 4–6h) oder 1–2 x 150mg als Supp./d*

Prophylaktische Therapie des M. Menière

1.	**Antihistaminikum**	**Betahistin** → 98	*3 x 6mg/d über 4W dann ggf. reduzieren*
plus	**Diuretikum** (falls 1. nicht erfolgreich)	**Hydrochlorothiazid + Triamteren** → 56	*75–300mg/d*
		Furosemid → 53	*20–40mg/d*

T 11.16.3 Bewegungskrankheit (Kinetose)

1.	**Antihistaminikum**	**Dimenhydrinat** → 98	*als Tbl. 50mg p.o. (HWZ 4–6h) oder 1–2 x 150mg als Supp./d*
oder	**Antivertiginosum**	**Scopolamin** → 153	*1 Pflaster/3d*

T 11.16.4 Phobischer Schwankschwindel

1.	**Antidepressivum**	**Selektive Serotonin-Reuptake-Inhibitoren** → 229	*ini. um 10mg/W steigern, Erh.Dos. 25–40mg/d (3–6M)*
plus	**Verhaltenstherapie**		*über Monate bis Jahre*

[185] Brandt, Dichgans, Diener 2008; Diener 2008.

T 11.17 Spastik

Therapiestrategie	**1. Physiotherapie** **2. Medikamentöse Therapie (orale antispastische Therapie, Botulinumtoxin, intrathekale Infusionstherapie mit Baclofen)**	

T 11.17.1 Orale antispastische Therapie

	GABA-B-Agonist	**Baclofen** → 221	*ini. 3 x 5mg, Dosis steigern bis max. 100mg/d, bei Therapieresistenz intrathekal mit Spezialampullen (nur in speziellen Zentren)*
oder	**Zentral wirksames Muskelrelaxans** (Alpha-2-adrenerge Wirkung)	**Tizanidin** → 221	*3 x 2mg, langsam eindosieren, max. 32mg/d, Äquival.-Dosis Tizanidin : Baclofen = 1 : 3*
oder	**Zentral wirksames Muskelrelaxans** (Neuromodulat. am GABA-A-Rezeptor)	**Diazepam** → 239 **Tetrazepam** → 221	*5–50mg/d, individuelle Dosisfindung*

T 11.17.2 Botulinumtoxin-Therapie

	Botulinumtoxin **(Hemmung der Acetylcholinfreisetzung)**	**Botulinumtoxin-A** (Dysport, Botox) → 220	*in spez. Praxen und Zentren; Dosierung je nach Injektionsgebiet*

T 11.18 Tremor

T 11.18.1 Essenzieller Tremor

	Betablocker (zentrale Sympathikus-aktivität ↓)	**Propranolol** → 41	*30–320mg/d, in niedriger Dosis als intermed. Behandlung sehr gut geeignet*
oder	**Spasmolytikum** (Verstärkung der GABAergen Hemmwirkung im ZNS)	**Primidon** → 213	*30–500mg/d, Kombination Propranolol + Primidon mit max. tolerierter Dosis*
oder	**GABA-Analogon**	**Gabapentin** → 211	*1800–2400mg/d*
oder	**Antiepileptikum**	**Topiramat** → 210	*400–800mg/d*

T 11.18.2 Verstärkter physiologischer Tremor

	Betablocker (zentrale Sympathikus-aktivität ↓)	**Propranolol** → 41	*30–320mg/d, in niedriger Dosis als intermed. Behandlung sehr gut geeignet*

T 11.18.3 Tremor bei Parkinson-Syndrom siehe Parkinson-Syndrom → 488

T 11.19 Zerebrale Ischämie

T 11.19.1 Differenzialtherapie des akuten ischämischen Hirninfarkts [186]

	Fibrinolytikum	**rt-PA systemisch** → 84	*in spezialisierten Zentren*
	Ind: ischämischer Insult, Zeitfenster 0–3h, nachgewiesener Verschluss der A. cerebri media oder eines Asts, Blutungsausschluss mit CCT		
	Fibrinolytikum	**rt-PA lokal** → 84	*s.o.*
	Ind: ischämischer Insult, Verschluss der A. cerebri media (Zeitfenster 3–6h), Verschluss der A. basilaris (Zeitfenster individuell)		
Bei nachgewiesener kardialer Emboliequelle (z.B. Vorhofthrombus), evtl. bei Dissektionen der A. carotis interna oder A. vertebralis			
	Antikoagulation (Modulation des Gerinnungssystems)	**Heparin** → 79	*PTT-wirksame Dosierung (bis Emboliequellensanierung)*
Zur Prophylaxe tiefer Beinvenenthrombosen, Lungenembolien			
	Antikoagulation	**Heparin** → 79	*Low-Dose, z.B. 0.3ml s.c. 1–2 x/d*
Bei allen anderen Patienten, nach Blutungsausschluss, außerhalb des Lysefensters oder bei Lyse-KI			
	Thrombozyten-aggregationshemmung	**Acetylsalizylsäure** → 86	*100mg/d p.o.*

T 11.19.2 Basistherapie, -diagnostik bei ischämischem Hirninfarkt

EKG-Monitoring, RR-Monitoring, O_2-Insufflation, Normoglykämie, Normothermie, Elektrolytüberwachung, Flüssigkeitsbilanzierung, Hydratation, ggf. Hämodilution, ggf. Magensonde, Low-Dose-Heparin, ggf. intensivmedizinische Überwachung/Therapie **Diagnostik** **Obligat:** Neurol., intern. Untersuchung, CT oder MR (DD Ischämie, Blutung, SAB, etc.), Doppler/Duplex der hirnversorgenden Gefäße, Labor, EKG, Echokardiografie (bei Territorialinfarkt) **Fakultativ:** Langzeit-EKG, Langzeit-Blutdruckmessung, spezielles Labor (Ausschluss Vaskulitis, Gerinnungsstörung)	Bei Verschlechterung intensivmedizinische Überwachung/Therapie

T 11.19.3 Sekundärprophylaxe nach ischämischem Hirninfarkt

1.	**Dicumarol** (Antikoagulation) bei Patienten mit kardialer Emboliequelle	**Phenprocoumon** → 83	*INR 3.0 (dauerhaft)*
oder	Bei Patienten mit kard. Emboliequelle und KI für orale Antikoagulation	**ASS** → 86	*300mg/d*
2.	**Thrombozytenaggregationshemmer** (Standardtherapie bei Patienten nach TIA oder ischämischem Infarkt)	**ASS** → 86	*50–300mg/d (dauerhaft, zumindest zeitweise auch in Kombination)*
oder	**Thrombozytenaggregationshemmer** (z.B. mit KI oder Unverträglichkeit von ASS, bei Schlaganfall und Herzinfarkt oder pAVK)	**Clopidogrel** → 87 **ASS + Dipyridamol** → 87	*75mg/d* *ASS 25mg + Dipyridamol 200mg 2 x/d*
3.	**CSE-Hemmer** (bei Patienten mit ischämischem Infarkt)	**Simvastatin** → 127 **Atorvastatin** → 126	*1 x 40mg/d (max. 80mg/d), routinemäßige Sekundärprophylaxe mit Statinen bei Pat. mit zerebrovaskulären Erkrankungen und vaskulären Risikofaktoren auch bei normalem Serumcholesterin wird empfohlen*

[186] Nach Diener HC, Leitlinien für Diagnosik und Therapie in der Neurologie 2008.

T 12 Psychiatrie – Therapie (T. Bschor)

T 12.1 Psychiatrischer Notfall

T 12.1.1 Akuter Erregungszustand (z.B. bei manischer, schizophrener oder schizoaffektiver Psychose)

	Benzodiazepin (Verstärkung des hemmenden Neurotransmitters GABA)	**Diazepam** → 239	*10mg p.o. oder langsam i.v., 1 x Wdh. nach 30min möglich*
		Cave: Atemdepression! Nicht bei Alkohol-/Drogenintoxikation!	
evtl. plus	**Hochpotentes Neuroleptikum** (Dopaminantagonismus)	**Haloperidol** → 236	*10mg p.o. oder i.m.*
oder	**Kurz wirksames Depot-Neuroleptikum**	**Zuclopenthixol** → 235	*100–200mg i.m.; Wirkdauer 3d*
evtl. ergänzt durch	**Niedrigpotentes Neuroleptikum** (stark sedierend, kaum antipsychotisch)	**Levomepromazin** → 234 **Promethazin** → 234	*50–500mg/d p.o.; Levomepromazin auch i.m. 50–100mg*

T 12.1.2 Akute Suizidalität

Stationäre Behandlung und weitere sichernde u. psychotherapeutische Maßnahmen!			
	Benzodiazepin (Verstärkung des hemmenden Neurotransmitters GABA)	**Diazepam** → 239	*10–40mg/d*
oder		**Lorazepam** → 240	*3–4 x 1mg/d bis 3–4 x 2.5mg/d*

T 12.1.3 Katatoner Stupor

	Benzodiazepin (Verstärkung des hemmenden Neurotransmitters GABA)	**Lorazepam** → 240	*2.5mg p.o. (auch als Expidet-Zubereitung) oder 2mg langsam i.v., ggf. wiederholen;* **Cave:** *Atemdepression*
evtl. plus	**Hochpotentes Neuroleptikum** (Dopaminantagonismus)	**Haloperidol** → 236	*1–3 x 10mg p.o. oder i.m.*

T 12.1.4 Perniziöse (febrile) Katatonie

	Elektrokrampftherapie (Induktion eines Grand-mal-Anfalls in Vollnarkose)		
plus	**Hochpotentes Neuroleptikum** (Dopaminantagonismus)	**Haloperidol** → 236	*10mg i.m.;* **Cave:** *diagnostische Abgrenzung von malignem neurolept. Syndrom wichtig!*

T 12.1.5 Depressiver Stupor

	Benzodiazepin (Verstärk. des hemmenden Neurotransmitters GABA)	**Lorazepam** → 240	*1–2.5mg p.o. (auch als Expidet-Zubereitung) oder langsam i.v.;* **Cave:** *Atemdepression*
oder	**Elektrokrampftherapie** (Induktion eines Grand-mal-Anfalls in Vollnarkose)		

T 12.1.6 Alkoholentzugsdelir

Immer stationäre Behandlung mit engmaschiger Überwachung!

Therapie der 1. Wahl	**Atypisches Hypnotikum** (sedierend, antikonvulsiv, antidelirant und vegetativ-dämpfend)	**Clomethiazol** → 242	*2Kps. (à 192mg), je nach Ausprägung der Symptomatik alle 2h, vor jeder Gabe hypotone RR-Situation ausschließen; i.v.-Gabe nur auf Intensivstation!*
oder	**Benzodiazepin** (Verstärkung d. hemmenden Neurotransmitters GABA)	**Diazepam** → 239	*3 x 3–10mg/d*
zus. sinnvoll	**Vitamin B_1** (zur Prophylaxe einer Wernicke-Enzephalopathie)	**Thiamin** → 75	*prophylaktisch 100mg/d p.o.; bei V.a. beginnende Wernicke-Enzephalopathie 3 x 100mg/d i.v. oder i.m.*

Bei Dominanz psychotischer Symptomatik (z.B. optische Halluzinationen)

ggf. plus	**Hochpotentes Neuroleptikum** (Dopaminantagonismus)	**Haloperidol** → 236	*1–3 x 5mg/d*

Wenn vegetative Symptomatik (Hypertonie, Tachykardie) mit Clomethiazol nicht ausreichend behandelbar ist

ggf. plus	**Antihypertensivum** (zentraler α_2-Rezeptor-Agonist)	**Clonidin**→ 45	*vorsichtig beginnen (0.075mg), ggf. langsam bis max. 3 x 0.3mg/d steigern; nur unter engmaschiger, ggf. intensivmedizinischer Überwachung*

T 12.2 Demenz

Immer internistische Behandlung optimieren, insbesondere bei vaskulärer Demenz; spezifische Demenzursachen abklären und ggf. gezielt behandeln

T 12.2.1 Antidementiva zur Verlangsamung der Progredienz

	Glutamat-Modulator	**Memantin** → 223	*W1 5mg/d, W2 10mg/d, dann 15–20mg/d*

Nur bei Demenz vom Alzheimer-Typ

	Cholinesterase-Hemmer (verzögerter Acetylcholinabbau)	**Donepezil** → 223	*5mg/d über 1M, dann 10mg/d; absetzen, falls nach 2M keine Verlangsamung der Progredienz*
oder		**Rivastigmin** → 224	*2 x 1.5mg/d, alle 2W auf max. 2 x 6mg/d steigern; absetzen, falls nach 3–6M keine Verlangsamung der Progredienz*
oder		**Galantamin** → 223	*8mg/d, alle 4W um 8mg/d steigern bis max. 24mg/d*

T 12.2.2 Verwirrtheitssyndrome, Unruhezustände

	Niedrigpotentes Neuroleptikum (sedierend)	**Pipamperon** → 238 **Melperon** → 237	*einschleichend; weiter Dosisbereich von 10–200mg/d verteilt auf mehrere Portionen, je nach Tagesschwankung der Unruhe*
oder	**Hochpotentes Neuroleptikum** (Dopaminantagonismus)	**Haloperidol** → 236	*niedrig dosiert 1–3mg/d p.o. oder i.m.*
evtl.	**Atypisches Hypnotikum** (sedierend)	**Clomethiazol** → 242	*1–2Kps. (à 192mg) zur Nacht; zuvor hypotone RR-Werte ausschließen*

T 12.3 Alkoholabhängigkeit

T 12.3.1 Akuter Alkoholentzug

Therapie der 1. Wahl	**Atypisches Hypnotikum** (sedierend, antikonvulsiv, antidelirant und vegetativ-dämpfend)	**Clomethiazol** → 242	*2Kps. (à 192mg), je nach Ausprägung der Symptomatik alle 2h, vor jeder Gabe hypotone RR-Situation ausschließen; i.v.-Gabe nur auf Intensivstation*
zusätzlich sinnvoll	**Vitamin B_1** (zur Prophylaxe einer Wernicke-Enzephalopathie)	**Thiamin** → 75	*prophylaktisch 100mg/d p.o.; bei V.a. beginnende Wernicke-Enzephalopathie 3 x 100mg/d i.v. oder i.m.*
Wenn vegetative Symptomatik (Hypertonie, Tachykardie) mit Clomethiazol nicht ausreichend behandelbar ist			
ggf. plus	**Antihypertensivum** (zentraler α_2-Rezeptor-Agonist)	**Clonidin** → 45	*vorsichtig beginnen (0.075mg), ggf. langsam bis max. 3 x 0.3mg/d steigern; nur unter engmaschiger, ggf. intensivmedizinischer Überwachung*
Wenn trotz Clomethiazol kein ausreichender antikonvulsiver Schutz besteht:			
ggf. plus	**Antikonvulsivum**	**Carbamazepin** → 207	*ini. 2–3 x 300mg/d, Zielserumspiegel 4–11mg/l*

T 12.3.2 Alkoholentzugsdelir: s. psychiatrischer Notfall → 494

T 12.3.3 Rückfallprophylaxe

unterstütz. sinnvoll	**Alkoholentwöhnungsmittel** (glutamatmodulierend; Alkoholverlangen ↓)	**Acamprosat** → 244	*3 x 2Tbl. (à 333mg)/d über 12M; bei Pat. < 60kg 1-1-2Tbl.*
oder	**Opiatrezeptor-Antagonist**	**Naltrexon** → 105	*50 mg/d*

T 12.4 Depression

T 12.4.1 Akuttherapie

Bei allen Antidepressiva Erfolgsbeurteilung frühestens nach 3W Behandlung mit Zieldosis! Nach Abklingen der depressiven Symptomatik Pharmakotherapie noch 6M fortführen.

	Trizyklisches Antidepressivum (Wiederaufnahmehemmung von Serotonin und Noradrenalin)	**Amitriptylin** → 227 **Clomipramin** → 227 **Doxepin** → 228 **Nortriptylin** → 228 **Trimipramin** → 228	*einschleichend, Zieldosis 150mg/d*
oder	**SSRI** (selektiver Serotonin-Reuptake-Inhibitor)	**Citalopram** → 229 **Fluoxetin** → 229 **Paroxetin** → 230	*20–40mg/d*
		Fluvoxamin → 230 **Sertralin** → 230	*50–100mg/d*
		Escitalopram → 229	*10–20mg/d*
oder	**MAO-Hemmer** (Hemmg. d. Monoaminooxidase ⇒ Hemmung des Abbaus von Noradrenalin und Serotonin)	**Moclobemid** → 229	*300–600mg/d*
		Tranylcypromin → 229	*20–40mg/d, tyraminarme Diät erforderlich!*
oder	**Autorezeptorblocker** (Hemmung des präsynaptischen α_2-Autorezeptors)	**Mirtazapin** → 231	*15–45mg/d*
oder	**Selektiver Noradrenalin- und Serotonin-Reuptake-Inhibitor**	**Venlafaxin** → 230	*150–225mg/d*
		Duloxetin → 230	*60mg/d*
oder	**Noradrenalin- und Dopamin-Reuptake-Inhibitor**	**Bupropion** → 232	*150–300mg/d*
oder	**Serotonin-2C-Rezeptor-Blocker und Melatonin-Rezeptor-Stimulator**	**Agomelatin** → 231	*25-50mg abends*
Bei Unwirksamkeit einmalig Wechsel auf Antidepressivum anderer Substanzklasse (s.o.)			
oder	**Lithiumaugmentation** (Verstärkung der unzureichenden Antidepressiva-Wirkung)	**Lithium** → 233	*ini.12-18mmol/d, unter engmaschiger, regelmäßiger Spiegelkontr. auf Serumspiegel von 0.6–0.9mmol/l einstellen (in diesem Bereich mind. 2W belassen);* **Cave:** *Überdosierung*
oder	**Elektrokrampftherapie** (Induktion eines Grand-mal-Anfalls in Vollnarkose)		*z.B. 3 x/W*
Wahnhafte (psychotische) Depression			
zusätzl. zu Antidepr.	**Hochpotentes Neuroleptikum** (antipsychotische Wirkung durch Dopaminantagonismus)	**Haloperidol** → 236	*2–8mg/d*
		Risperidon → 238	

T 12.4.2 Prophylaxe

Monopolarer Verlauf			
1. Wahl	**Lithium** (etabliertes Phasenprophylaktikum mit komplexem Wirkmechanismus)	**Lithium** → 233	*ini. 12mmol/d, Zielserumspiegel (regelm. kontrollieren!) 0.6–0.9mmol/l; zur Prophylaxe langfristige Gabe;* **Cave:** *Überdosierung*
oder	**Antidepressivum**	s. Akuttherapie → 498	*Dosis wie in Akuttherapie, als Pro. aber langfristige Gabe*
2. Wahl	**Antikonvulsivum** (auch phasenprophylaktisch wirksam)	**Carbamazepin** → 207	*ini. 2 x 300mg/d, Zielserumspiegel 4–11mg/l (regelm. kontrollieren!)*
Bipolarer (manisch-depressiver) Verlauf			
1. Wahl	**Lithium**	**Lithium** → 233	*ini. 12mmol/d, Zielserumspiegel (regelm. kontrollieren!) 0.6–0.9mmol/l; zur Prophylaxe langfristige Gabe;* **Cave:** *Überdosierung*
2. Wahl	**Antikonvulsivum**	**Carbamazepin** → 207	*ini. 2 x 300mg/d, Zielserumspiegel 4–11mg/l (regelm. kontrollieren!)*
		Valproinsäure → 210	*Pro. vorwiegend gegen manische Rezidive: ini. 2 x 300mg/d, auf 2 x 1000mg/d steigern (Zielserumspiegel 50–100mg/l)*
		Lamotrigin → 208	*Pro. gegen depressive Rezidive: sehr langsame Aufdosierung lt. Fachinfo! Zieldos. 2 x 100mg/d*
	Atypisches Neuroleptikum	**Olanzapin** → 237	*Pro., sofern für Akuttherapie einer Manie wirksam, 5-20mg/d*
		Aripiprazol → 236	*Pro. gegen manische Rezidive 15(-30)mg/d*
		Quietiapin → 238	*Pro., sofern für Akuttherapie einer Depression oder einer Manie wirksam*

T 12.5 Manie

T 12.5.1 Akuttherapie

	Lithium (etablierte antimanische Wirkung, komplexer Wirkmechanismus)	**Lithium** → 233	*ini. ca. 18mmol/d; antimanischer Zielserumspiegel 0.8–1.2mmol/l (engmaschig kontrollieren);* **Cave:** *Überdosierung*

oder	**Atypisches Neuroleptikum**	**Risperidon** → 238	*4–8mg/d*
		Olanzapin → 237	*5–30mg/d*
		Ziprasidon → 238	*80–160mg/d*
		Aripiprazol → 236	*15-30mg/d*
		Quetiapin → 238	*mit 100mg/d beginnen, schrittweise bis max. 800mg/d*
		Asenapin	*20mg/d*
Oder (ggf. auch mit Lithium kombinierbar)			
	Antikonvulsivum (GABA-artige Wirkung)	**Valproinsäure** → 210	*ini. 2–3 x 300mg/d, Zielserumspiegel (50–)100mg/l (Kontr.!); ggf. auch „i.v.-Loading" mit 20mg/kg KG/d mgl. (i.v. od. p.o.)*
Zusätzlich bei stärkerer Unruhe			
	Benzodiazepin (Verstärkung des hemm. Neurotransmitters GABA)	**Diazepam** → 239	*10–40mg/d; ggf. auch 10mg langsam i.v.;* **Cave:** *Atemdepression*
Zusätzlich bei stärkerer Unruhe (2. Wahl)			
	Niedrigpotentes Neuroleptikum (sedierend)	**Levomepromazin** → 234 **Promethazin** → 234	*ini. 50mg, bis zur gewünschten Wirkung schrittweise steigern (stationär bis 800mg/d)*
Zusätzlich bei wahnhafter (z.B. Größenwahn) oder anderer psychotischer Symptomatik			
	Neuroleptikum (antipsychot. Wirkung durch Dopaminantagonismus)	**Haloperidol** → 236 **Fluphenazin** → 235	*4–12mg/d p.o.*

T 12.5.2 Prophylaxe

Siehe Prophylaxe Depression, bipolarer Verlauf → 498

T 12.6 Schizophrenie

T 12.6.1 Akuter, produktiv-psychotischer Schub

oder	**Hochpotentes Neuroleptikum** (antipsychotisch durch Dopaminantagonismus; häufig extrapyramidal-motorische Nebenwirkungen [EPS])	**Haloperidol** → 236 **Flupentixol** → 237 **Pimozid** → 236	*5–10mg/d p.o., i.m.-Applikation bei Haloperidol möglich* *1–8mg/d p.o.*
	Bei akuten EPS (Frühdyskinesien, Parkinsonoid): Gegenmittel Biperiden (Akineton): 2mg p.o. oder 5mg langsam i.v., dann Dosisreduktion oder Umsetzen des Neuroleptikums		
oder	**Mittelpotentes Neuroleptikum**	**Perazin** → 234	*100–800mg/d p.o.*
oder	Atypisches Neuroleptikum (s.u.)		
Alternativ, bei schlechter Verträglichkeit oder unzureichend. Wirksamkeit hochpot. Neurolept.			
	Atypisches Neuroleptikum (Dopaminantagonismus; kaum EPS)	**Clozapin** → 237	*mit 12.5 oder 25mg beginnen, langsam einschleichen auf 200–600mg/d*
	Nur zugelassen, wenn mit mind. 2 anderen Neuroleptika ungenügendes Behandlungsergebnis; vorgeschriebene, regelmäßige Blutbildkontrollen beachten (Gefahr der Agranulozytose)!		

oder	**Atypisches Neuroleptikum**	**Risperidon** → 238	*4–8mg/d; in höherer Dosierung doch häufiger EPS*
		Olanzapin → 237	*5–30mg/d*
		Ziprasidon → 238	*80–160mg/d*
		Amisulprid → 236	*2 x 200–400mg/d*
		Quetiapin → 238	*auf 2 x 150–300mg/d einschleichen*
		Paliperidon → 237	*6mg morgens*
		Aripiprazol → 236	*15(-30)mg/d morgens*

T 12.6.2 Akutes katatones Syndrom

1.	**Benzodiazepin** (Verstärkung des hemmenden Neurotransmitters GABA)	**Lorazepam** → 240	*1–2.5mg p.o. (auch als Expidet-Zubereitung) oder langsam i.v.;* **Cave:** *Atemdepression, ggf. Wdh.*
dann	**Hochpotentes oder atypisches Neuroleptikum,** siehe Kap. T 12.6.1		

T 12.6.3 Bei vorherrschender Negativsymptomatik

	Atypisches Neuroleptikum (Dopaminantagonismus; kaum EPS, bessere Wirkg. auf schizophrene Negativsymptomatik)	**Clozapin** → 237	*mit 12.5 oder 25mg beginnen, langsam einschleichen auf 200–600mg/d*
	Nur zugelassen, wenn mit mind. 2 anderen Neuroleptika ungenügendes Behandlungsergebnis; vorgeschriebene, regelmäßige Blutbildkontrollen beachten (Gefahr der Agranulozytose)!		
oder	**Atypisches Neuroleptikum**	**Aripiprazol** → 236	*15mg morgens*

T 12.6.4 Rezidivprophylaxe bei Schizophrenie

	Atypisches Neuroleptikum (Dopaminantagonismus; kaum EPS, bessere Wirkung auf schizophrene Negativsymptom.)	**Clozapin** → 237	*einschleichend, Erh.Dos. 50–200mg/d*
	Nur zugelassen, wenn mit mind. 2 anderen Neuroleptika ungenügendes Behandlungsergebnis; vorgeschriebene, regelmäßige Blutbildkontrollen beachten (Gefahr der Agranulozytose)!		
oder	**Atypisches Neuroleptikum**	siehe Kap. T 12.6.1	*zur Pro. z.T. niedrige Dosierungen ausreichend*
oder	**Hochpotentes Neuroleptikum** (Dopaminantagonismus)	**Haloperidol** → 236 **Flupentixol** → 237	*2–5mg/d p.o.; bei längerfristiger Gabe Gefahr von Spätdyskinesien!*
oder	**Depot-Neuroleptikum** (verzögerte Freisetzung nach i.m.-Injektion durch Bindung an öliges Medium)	**Haloperidol-Decanoat** → 236	*50–100mg i.m. alle 4W*
oder	**Atypisches Depot-Neuroleptikum**	**Risperidon** → 238	*25–50mg i.m. alle 2W*
		Paliperidon → 237	*1. Injektion: 150mg i.m.; 2. Injektion nach 1W: 100mg i.m.; dann alle 4W 75mg i.m.*
		Olanzapin → 237	*210-405mg i.m. alle 2-4W*

T 12.7 Wahnerkrankung (Paranoia)

T 12.7.1 Akuttherapie

siehe Kap. T 12.6.1 → 499

T 12.7.2 Langzeittherapie

siehe Kap. T 12.6.4 → 500

T 12.8 Angsterkrankung

T 12.8.1 Akute Angst oder akute Panikattacke

Nur als Ausnahme in Einzelfällen

	Benzodiazepin (Verstärkung des hemm. Neurotransmitt. GABA)	**Lorazepam** → 240	*1–2.5mg p.o.*
		Diazepam → 239	*5–10mg p.o.*

T 12.8.2 Generalisierte Angsterkrankung (GAD)

	Antidepressivum (SNRI) (Wiederaufnahmehemmung von Serotonin und Noradrenalin) Effekt oft erst nach mehrwöchiger Behandlung	**Venlafaxin** → 230	*einschleich. auf 225–375mg/d*
		Duloxetin → 230	*60-120mg/d*
oder	**Antidepressivum (SSRI)** (Wiederaufnahmehemmung von Serotonin)	**Paroxetin** → 230	*10-50mg/d*
		Escitalopram → 229	*10-20mg/d*
oder/ und	**Anxiolytikum** (partieller Serotoninagonismus)	**Buspiron** → 237	*ini. 3 x 5mg/d; steigerbar bis 3 x 20mg/d*
oder	**Trizyklisches Anxiolyt.** (vermutl. Sigma-Rezept.-Ligand)	**Opipramol** → 232	*200mg/d*
oder	**Antiepileptikum** (auch wirksam bei GAD)	**Pregabalin** → 212	*einschl. (wöch. + 150mg/d) bis 400 oder 600mg/d, verteilt auf 2 x/d*

T 12.8.3 Panikstörung und Agoraphobie mit Panikstörung

	SSRI (selektiver Serotonin-Wiederaufnahme-Hemmer)	**Paroxetin** → 230	*20–60mg/d; Effekt oft erst nach mehrwöchiger Behandlg.*
		Citalopram → 229	
		Escitalopram → 229	*10-20mg/d*
oder	**Trizyklisches Antidepressivum** (insbesondere Serotonin-Wiederaufnahme-Hemmung)	**Clomipramin** → 227	*150–225mg/d; Effekt oft erst nach mehrwöchiger Behandl.*
oder	**SNRI**	**Venlafaxin** → 230	→ T 12.8.2

T 12.8.4 Agoraphobie

	Trizyklisches Antidepressivum (Wiederaufnahmehemm. von Serotonin u. Noradrenalin)	**Imipramin** → 228	*einschleichend auf 150mg/d; Effekt oft erst nach mehrwöchiger Behandlung*

T 12.8.5 Soziale Phobie

	SSRI (selektiver Serotonin-Reuptake-Inhibitor)	**Paroxetin** → 230	*40–60mg/d; Effekt oft erst nach mehrwöchiger Behandl.*
		Escitalopram → 229	*10-20mg/d*
oder	**Reversibler MAO-Hemmer** (Hemmung des Abbaus von Noradrenalin u. Serotonin durch Hemmg. d. Monoaminooxidase)	**Moclobemid** → 229	*ini. 1 x 300mg/d, auf 2 x 300mg/d steigern; Effekt oft erst nach mehrwöchiger Behandlung*
oder	**SNRI**	**Venlafaxin** → 230	→ T 12.8.2

T 12.8.6 Andere spezifische Phobien

In der Regel nur psychotherapeutische Behandlung

T 12.9 Zwangserkrankung

	Trizykl. Antidepressivum (insbesondere Serotonin-Wiederaufnahme-Hemmung)	**Clomipramin** → 227	*einschleichend auf 150–300mg/d; Besserung oft erst nach 5–10W Behandlung*
oder	**SSRI** (selektiver Serotonin-Reuptake-Inhibitor)	**Paroxetin** → 230 **Fluoxetin** → 229	*20–60mg/d; Besserung oft erst nach 5–10W Behandlung*

T 12.10 Aufmerksamkeitsdefizit-/Hyperaktivitätsstörung (ADHS)

Alle Präparate zur ADHS-Behandlung sind nur für Kinder und Jugendliche zugelassen.

1. Wahl	**Psychostimulans** (Dopamin- und Noradrenalin-Wiederaufnahme-Hemmung)	**Methylphenidat** → 243	*schrittweise aufdosieren: ini. 10mg morgens, dann + 10mg/d in mehreren ED zw. morgens und frühem Nachmittag, max. 60mg/d; Wirkeintritt sofort (Wirkung evaluieren, ggf. wieder absetzen!); bei Retard-Präparat genügt Einmalgabe*
2. Wahl	**SNRI** (selektiver Noradrenalin-Reuptake-Inhibitor)	**Atomoxetin** → 243	*bei Jugendlichen > 70kg 40mg/d für 1W, dann bis 80mg/d; bei leichteren Pat. nach Körpergewicht (s. Fachinfo); Einmalgabe morgens*

T 13 Dermatologie – Therapie (S. Karl, H. Bruckbauer)

T 13.1 Hinweis zur Therapie

Die aufgelisteten Wirkstoffe und Handelsnamen sind als Beispiele zu verstehen. Sie sind aus Platzgründen und Gründen der Übersichtlichkeit aus der Vielzahl der erhältlichen Präparate ausgewählt worden. Bitte entnehmen Sie äquivalent verwendbare Wirkstoffe aus weiterführender Literatur. Alle nicht genannten Präparate eines bestimmten Wirkstoffs sind gleichwertig einsetzbar.

T 13.2 Bakterielle Infektionen

T 13.2.1 Abszess

Initial (systemisch)			
	Cephalosporin	**Cefalexin** → 163	*3 x 1000mg p.o.*
oder		**Cefuroxim** → 163	*2 x 500mg p.o.*
oder	**Penicillinasefestes Penicillin** (Antibiose)	**Oxacillin** → 158	*> 6. Lj. 4–6 x 500mg; < 6. Lj. 4 x 500mg; 3. Lm.–1. Lj. 3–4 x 20mg/kg KG i.v. bzw. p.o. (ca. 10d od. länger)*
oder		**Flucloxacillin** → 158	*> 14. Lj. 3 x 1g; < 14. Lj. 3–4 x 500mg; < 10. Lj. 3 x 250–500mg; < 6. Lj. 3 x 15–20mg/kg KG i.v.*
oder	**Tetracyclin**	**Doxycyclin** → 164	*100–200mg/d p.o.*
oder	**Lincosamid** (Antibiose)	**Clindamycin** → 166	*3 x 600mg p.o./i.v.*
Bei Penicillinallergie			
	Makrolid (Antibiose)	**Roxithromycin** → 166	*Erw. 2 x 150mg Ki. 2 x 2.5–3.5mg/kg p.o.*
Topisch			
	Antiseptikum (antiinflammatorisch, antimikrobiell)	**Hydroxychinolin**	*mehrmals täglich Umschläge*
oder	**Antiseptikum** (antiinflammatorisch, antimikrobiell)	**Polyvidon-Jod-Salbe**	*2/d auftragen*

T 13.2.2 Borreliosen

Therapieempfehlungen bei Lyme-Borreliose

Frühinfektion			
	Tetracyclin (Antibiose)	**Doxycyclin** → 164	*2 x 100mg/d p.o. (14-21d); Ki. ab 9. Lj. 2-4mg/kg KG/d p.o. (14-21d)*
oder	**Breitbandpenicillin** (Antibiose)	**Amoxicillin** → 158	*3 x 500-1000mg p.o. (14-21d); Ki. 50mg/kg KG/d p.o. (14-21d)*
oder	**Cephalosporin** (Antibiose)	**Cefuroximaxetil** → 163	*2 x 500mg p.o. (14-21d); Ki. 30mg/kg KG/d p.o. (14-21d)*

oder	**Makrolid** (Antibiose)	**Azithromycin** → 165	*2 x 250mg p.o. (5-10d); Ki. 5-10mg/kg KG/d p.o. (5-10d)*
Disseminierte und Spätinfektion			
	Benzylpenicillin (Antibiose)	**Penicillin G** → 157	*4 x 5 Mio. IE/d i.v. (14-21d); Ki. 200-500000IE/d i.v. (14-21d)*
oder	**Cephalosporin** (Antibiose)	**Ceftriaxon** → 161	*1 x 2g/d i.v. (14-21d); Ki. 250-80mg/d i.v. (14-21d)*
		Cefotaxim → 161	*3 x 2g/d i.v. (14-21d); Ki. 100mg/d i.v. (14-21d)*
Ohne neurologische Symptome			
	Tetracyclin (Antibiose)	**Doxycyclin** → 164	*2 x 100mg/d i.v. (21-30d); Ki. ab 9. Lj. (21-30d)*
oder	**Breitbandpenicillin** (Antibiose)	**Amoxicillin** → 158	*3 x 500-1000mg/d i.v. (21-30d); Ki. 50mg/d i.v. (21-30d)*

T 13.2.3 Ecthyma

Topisch			
	Antiseptikum (antiinflammatorisch, antimikrobiell)	**Hydroxychinolin**	*mehrmals tgl. Umschläge (bis zur Abheilung)*
oder/ plus	**Antiseptikum** (antiinflammatorisch, antimikrobiell)	**Polyvidon-Jod-Salbe**	*2 x/d auftragen (bis zur Abheilung)*
Systemisch			
	Siehe Erysipel → 504		

T 13.2.4 Erythrasma

Topisch			
	Waschgel (Reinigung, Austrocknung)	**Syndets**	*2-3 x/d (mehrere W)*
plus	**Azol-Antimykotikum** (Antibiose/Breitspektrum-antimykotikum)	**Clotrimazol-Creme, Paste** → 252	*2-3 x/d dünn auftragen (1W nach Abheilung)*
		Ciclopiroxolamin Creme → 252	
Systemisch			
ggf.	**Makrolid** (Antibiose)	**Erythromycin** → 165	*2 x 500mg/d p.o. (10d)*

T 13.2.5 Erysipel

	Oralpenicillin (Antibiose)	**Penicillin V** → 157	*3 x 1.2-1.5 Mio. IE/d p.o. (1 Mio. IE = 0.6g)*
oder	**Benzylpenicillin** (Antibiose)	**Penicillin G** → 157	*3 x 5-10 Mio. IE/d i.v. (1 Mio. IE = 0.6g)*
		Penicillin G → 157 + **β-Laktamase-Inhibitor**	*3 x 5 Mio. IE/d i.v. + 3 x 1g/d; bei V.a. Beteiligung von Staphylokokken*

oder	**Cephalosporin** (Antibiose)	**Cefalexin** → 163	*3 x 1g p.o./d*
		Cefazolin → 160	*2-3 x 2g/d i.v.; auch bei Staphylokokkenbeteiligung inkl. Betalaktamasebildner*
Bei Penicillinallergie			
	Makrolid (Antibiose)	**Roxithromycin** → 166	*2 x 150mg/d p.o. bzw. 1 x 300mg/d p.o.*
oder	**Lincosamid** (Antibiose)	**Clindamycin** → 166	*3 x 300-600mg p.o./i.v./d; keine Dosisreduktion bei Niereninsuffizienz*

T 13.2.6 Erysipeloid

Topisch			
	Antiseptikum (antiinflammatorisch, antimikrobiell)	**Hydroxychinolin**	*mehrmals tgl. Umschläge (bis zur Abheilung)*
Systemisch			
	Phenoxypenicillin (Antibiose)	**Phenoxymethylpenicillin** → 157	*2–3Mio. IE p.o. (5–10d)*
oder	**Tetracyclin** (Antibiose)	**Doxycyclin** → 164	*1 x 200mg/d p.o. bzw. i.v. (14d)*
Bei Penicillinallergie			
	Makrolid (Antibiose)	**Erythromycin** → 165	*3 x 0.5–1g/d p.o. (10d)*

T 13.2.7 Furunkel (s. Abszess → 503)

T 13.2.8 Follikulitis

Topisch			
	Antiseptikum (antimikrobiell)	**Chloramphenicol/Natriumbituminosulfonat** → 251	*mehrmals tgl. auftragen*
		Clioquinol	
		Polyvidon-Jod-Lsg., -Creme, -Emulsion	
		Salizylsäure-Spiritus 3–10%	
oder	**Makrolid** (Antibiose)	**Erythromycin 2–4% in alkoholischer Lösung, Gel oder Creme** → 249	*2 x/d auftragen*
oder	**Steroidantibiotikum**	**Fusidinsäure-Creme** → 251	*2 x/d auftragen*
Systemisch			
ggf.	**Tetracyclin** (nach Antibiogramm!) (Antibiose)	**Doxycyclin** → 164	*d1: 2 x 100mg p.o., dann 1 x 100mg p.o. (10d)*
		Doxycyclin → 164	*d1: 2 x 100mg i.v., dann 1 x 100mg/d i.v.*
oder	**Steroidantibiotikum** (Antibiose)	**Fusidinsäure** → 251	*3 x 500mg p.o.*

T 13.2.9 Gramnegative Follikulitis

Topisch			
	Desinfizientien (antimikrobiell)	**Ammoniumbituminosulfonat-Salbe 0-50%** → 245	*2-3 x/d auftragen*
		Polyvidon-Jod-Lsg.	
plus/ oder	**Antiseptikum**	**Benzoylperoxid-Waschlotion, -Gel oder -Creme 2,5-10%** → 250	*1-2 x/d auftragen*
Systemisch			
ggf.	**Vitamin-A-Säure-Derivat** (antimikrobiell, austrocknend)	**Isotretinoin** → 250	*0.5-2mg/kg KG p.o. (3-5Mo, NW → 249)*
oder	**Nitroimidazol** (antiinfektiös)	**Metronidazol** → 170	*2 x 400mg/d (ca. 10d)*

T 13.2.10 Impetigo contagiosa

	Fusidinsäure (Antibiose)	**Fusidinsäure-Creme** → 251	*3 x/d auftragen (bis zur Heilung)*
oder	**Mupirocin** (lokale Antibiose)	**Mupirocin**	*2 x/d auftragen*
Topisch			
	Antiseptikum (antimikrobiell)	**Polyvidon-Jod-Lsg., -Salbe** **Clioquinol-Emulsion**	*mehrmals auftragen, mehrmals Umschläge (Akutphase, bis zur Heilung)*
oder	**Farbstoff-Lsg.**	**Eosin wässrig 0,5-2%**	*tägl. auftragen*
Systemisch			
	Penicillinasefestes Penicillin (Antibiose)	**Oxacillin** → 158	*Erw., Ki. > 6 J. 4-6 x 500mg p.o.; Ki. > 3M 4 x 250mg p.o.; Ki. < 3M 3 x 50mg/kg (10-14d)*
oder	**Penicillinasefestes Penicillin** (Antibiose)	**Phenoxymethylpenicillin** → 157	*Erw., Ki. >12 J. 3 x 750000-1.5 Mio. I.E./d p.o.; Ki. 6.-12. Lj. 3 x 500000IE/d p.o.; Ki. 1.-6. Lj. 3 x 250000IE/d p.o.; Säugl. <1 J. 3 x 125000IE/d p.o.*
oder	**Cephalosporin**	**Cefalexin** → 163	*3 x 1000mg p.o.*
		Cefuroxim → 161	*2 x 500mg p.o.*
oder	**Makrolid** (Antibiose)	**Erythromycin** → 165	*Erw., Ki. > 8 J. 4 x 250mg; Ki.< 8 J. 3 x 10-20mg/kg KG*

T 13.2.11 Lupus vulgaris

1. Phase			
	Tuberkulostatikum (Antibiose)	**Rifampicin** → 175	*10mg/kg KG/d p.o. (für 2-3Mo)*
plus		**Isoniazid** → 175	*5mg/kg KG/d p.o. (für 2-3Mo)*
plus		**Pyrazinamid (PZA)** → 175	*25-35mg/kg KG/d (für 2Mo)*
evtl. plus		**Ethambutol (EBM)** → 174	*15-25mg/kg KG/d p.o. (für 2Mo); nicht bei Kindern < 2 J.!*

2. Phase			
	Tuberkulostatikum (Antibiose)	**Rifampicin (RMP)** → 175	*weitere 4M*
plus		**Isoniazid (INH)** → 175	*5mg/kg KG/d p.o. (weitere 4M)*
Alternativschema			
statt	**INH**	**RMP + EMB (Ethambutol 15-25mg/kg KG) + PZA**	
	RMP	**Therapie nach Antibiogramm (9-12M)**	
	PZA	**INH + RMP + EMB (3M)**	
		INH + RMP (weitere 6M)	

T 13.2.12 Phlegmone

Topisch			
	Desinfizienz (antiphlogistisch, antimikrobiell)	**Hydroxychinolin**	*mehrmals tgl. Umschläge (Akutphase)*
Systemisch (nach Antibiogramm)			
	Penicillinasefestes Penicillin (Antibiose)	**Oxacillin** → 158	*4-6 x 500mg/d i.v. (ca. 2W)*
	Cephalosporin (Antibiose)	**Cefotaxim** → 161	*1-2g alle 12h i.v. (ca. 2W)*

T 13.3 Akne und akneiforme Dermatosen

T 13.3.1 Therapiealgorithmus (adapt. n. Deutsche S2-Akne-Leitlinie 2010)

	Leicht		Mittelschwer	Schwer	
	A. com.[1,2]	A. pap.,pust.[1]	A. pap.,pust.[1]	A. pap., pust. nodosa[1,3]	A. conglobata
1. Wahl	Top. Retinoid	Basistherapeutikum[4,5] oder Kombination der Basistherapeutika[4] oder Basistherapeutikum[4] + top. Antibiotikum	Kombination der Basistherapeutika[4] oder Basistherapeutikum[4] + top. Antibiotikum oder orales Antibiotikum + Basistherapeutikum[4]	Orales Antibiotikum + 1 oder 2 BT oder orales Antibiotikum + Azelainsäure	Orales Antibiotikum + BPO + topisches Retinoid oder orales Antibiotikum + Azelainsäure
Alternativen	Azelainsäure	Azelainsäure (allein[5], oder Kombi. mit top BT/AB)	Azelainsäure + BT od. Orales Antibiotikum + Azelainsäure	Orales Isotretinoin	Orales Isotretinoin
Bei Frauen	siehe oben	siehe oben	Orales antiandrogenes Kontrazeptivum + siehe 1. Wahl	Orales antiandrogenes Kontrazeptivum + siehe 1. Wahl	Orales antiandrogenes Kontrazeptivum + siehe 1. Wahl
Schwangerschaft	Azelainsäure	Azelainsäure + BPO oder topisches Erythromycin + BPO	Orales Erythromycin + Azelainsäure od. + BPO	Orales Erythromycin + Azelainsäure + BPO	Orales Erythromycin + Azelainsäure + BPO, evt., Prednisolon kurzfr. oral
Erhaltungstherapie	Top. Retinoid	Top. Retinoid		Top. Retinoid + BPO	

1. Zusätzlich mechan. Komedonenentfernung **2**. Bei starker Ausprägung kann ein A. comedonica auch als eine mittelgradige bzw. schwere Akne bewerten werden **3**. A. pap.pust. mit Knötchen (0.5 - 1 cm) **4**. Basistherapeutikum = topisches Retinoid oder Benzoylperoxid (BPO) **5**. Bei leichten Formen; BT= Basistherapeutikum; AB = Antibiotikum; top. = topisch

Topisch			
	Waschgel (Reinigung, Entfettung)	**Syndets**	*2/d*
plus	**Peeling**	**Peeling-Creme mit Schleifkörnchen**	*anfangs 2-3 x/W*
plus/ oder	**Vitamin-A-Säure-Derivat** (Keratolyse ⇒ Beseitigung follikulärer Verhornungsstörungen)	**Tretinoin, Isotretinoin oder Adapalen** → 249	*1-2 x/d dünn auftragen*
oder/ plus	**Benzoylperoxid** (bakteriostatisch, antiinflammatorisch, komedolytisch)	**Benzoylperoxid 2,5-10%** → 250	*1-2 x/d*
oder	**Azelainsäure** (antibakteriell, antiinflammatorisch)	**Azelainsäure** → 249	*1-2 x/d dünn auftragen*
oder/ plus	**Makrolid** (Propionibakterium-acnes-Antibiose)	**Erythromycin 2-4%** → 249	*1-2 x/d dünn auftragen*
oder/ plus	**Lincosamid** (Antibiose)	**Clindamycin** → 249	*1-2 x/d dünn auftragen (bis 4W)*
oder/ plus	**Gyrasehemmer** (Antibiose)	**Nadifloxacin** → 249	*1-2 x/d dünn auftragen*
oder	**Kombination Vitamin-A-Säure-Derivat + Makrolid-Antibiotikum** (Keratolyse + Antibiose)	**Tretinoin** → 250 + **Erythromycin** → 249	*1-2 x/d dünn auftragen*
oder		**Isoretinoin** → 250 + **Erythromycin** → 249	*1-2 x/d dünn auftragen*
oder	**Kombination Lincosamid + Benzoylperoxid**	**Clindamycin** → 249 + **Benzylperoxid** → 250	*1 x/d dünn auftragen*
oder	**Kombination Vitamin-A-Säure-Derivat + Benzoylperoxid**	**Adapalen** → 249 + **Benzylperoxid** → 250	*1 x/d dünn auftragen*
oder/ plus	**Schieferöl** (antiphlogistisch, antimikrobiell)	**Ammoniumbituminosulfonat 10-50%** → 245	*Salbenverband jeden 2. Tag wechseln (bis zur Abszess-Eröffnung)*
Systemisch			
ggf.	**Tetracyclin** (Propionibacterium-acnes-Antibiose)	**Minocyclin** → 164 **Doxycyclin** → 164	*2 x 50mg/d p.o. (mind. 4-6W)* ***Cave:*** *keine Tetracycline bei Kindern, Schwangeren und in der Stillzeit!*
In schweren Fällen			
	Tetracyclin (Propionibacterium-acnes-Antibiose)	**Doxycyclin** → 164?	*1-2 x 50mg/d p.o. (4-12W)* ***Cave:*** *keine Tetracycline bei Kindern, Schwangeren und in der Stillzeit!*
oder	**Vitamin-A-Säure-Derivat** (antiinflammatorisch, sebostatisch durch Talgdrüsenreduktion, Keratolyse)	**Isotretinoin** → 250 **Cave:** *Kontrazeption während 4W vor und 4W nach Behandlung! Keine Blutspende!* ***Keine Kombination mit Tetracyclinen (Sicherheitsabstand 1W)!***	*0.3-0.5 mg/kg KG/d, mind. 6 Mo*

Evtl. bei Frauen			
	Kontrazeptivum (Hemmung der Androgenwirkung auf die Talgdrüsenazini)	**Cyproteronacetat/Ethinylestradiol** → 281 **Ethinylestradiol/Chlormadinonacetat**	*1 x 1Tbl. (1.–21. Zyklustag)*

T 13.3.2 Rosazea

Topisch			
	Makrolid	**Erythromycin 2–4% in alkoh. Lsg., Gel oder Creme** → 249	*2 x/d dünn auftragen (nach Bedarf)*
oder	**Chemotherapeutikum** (antibakteriell)	**Metronidazol-Creme 0,75–2% oder -Gel** → 170	*2 x/d dünn auftragen (> Wochen)*
oder	**Schwefel** (antimikrobiell)	**Ichthyol-Schwefel-Zink-Paste 2–4%**	*1–2 x/d dünn auftragen (nach Bedarf)*
Systemisch			
evtl.	**Tetracycline**	**Doxycyclin** → 164	*50–100mg/d p.o. (10–14d, bis ca. 3M)*
		Minocyclin → 164	*ini. 2 x 50mg/d p.o. (4–6 W)*
		Doxycyclin als retardierte Formulierung (Oraycea®)	*1 x 40mg (6–12 W)*
	Retinoid (antiinflamm., antiseborrhoisch)	**Isoretinoin** → 250	*0.1–1mg/kg KG/d p.o. (> 6M, unbed. Kontrazept. bei Frauen)*
		Cave: ***keine Komb. mit Tetracyclinen! Keine zugelassene Ind!***	

T 13.3.3 Periorale Dermatitis

Topisch			
	Makrolid (Antibiose)	**Erythromycin-Creme, -Emulsion 2%** → 165	*1–2 x/d dünn auftragen (bis zur Abheilung)*
Systemisch			
evtl.	**Tetracyclin** (Antibiose)	**Minocyclin** → 164	*1–2 x 50mg/d p.o. (mehrere W)*

T 13.4 Alopezie

T 13.4.1 Alopecia androgenetica des Mannes

Topisch			
	Sexualhormonanalogon	**17-alpha-Estradiol**	*1 x/d 3ml, dann 2–3 x/W auf die Kopfhaut aufbringen (bis zur Besserung)*
evtl.	**Antihypertensivum** (Anagenhaar-Rate ↑)	**Minoxidil 5% in alkoholischer Lösung** → 255	*1–2 x/d 2ml auf Kopfhaut aufbringen (abhängig von mögl. NW insbes. auf Herz-Kreislauf!)*

Systemisch			
	5α-Reduktase-Hemmer (Umwandlung von Östrogen in Dihydrotestosteron ↓ ⇒ Androgenwirkung ↓)	**Finasterid** → 255	*1 x 1Tbl./d (Jahre; nur Männer!), evtl. PSA-Überwachung*
evtl. plus	**Vitamine** (Verbesserung der Haarstruktur, Effluvium ↓)	**Biotin H**	*2.5–5mg/d (> 3M)*

T 13.4.2 Alopecia androgenetica der Frau

Topisch			
	Nicht halogeniertes Glukokortikosteroid (Anagenhaar-Rate ↑, antiinflammatorisch)	**Prednisolon** → 245 **Dexamethason**→ 246 **Mometason** → 247 **Clobetasol** → 247	*1 x/d 3ml, dann 2–3 x/W auf die Kopfhaut aufbringen (bis zur Besserung, Wirkung nicht gesichert)*
oder/ plus	**Sexualhormonanalogon**	**17-alpha-Estradiol**	*1 x/d 3ml, dann 2–3 x/W auf die Kopfhaut aufbringen (bis zur Besserung)*
evtl.	**Antihypertensivum** (Anagenhaar-Rate ↑)	**Minoxidil 2% in alkoholischer Lösung** → 255	*1–2 x/d 2ml auf Kopfhaut aufbringen, abhängig von mögl. NW bes. auf Herz-Kreislauf, Ekzeme*
Systemisch			
evtl.	**Kontrazeptive Sexualhormone/Antiandrogene** (cyproteronacetathaltig, Hemmung der Androgenwirkung auf die Haarfollikel)	**Cyproteronacetat/ Ethinylestradiol** **Ethinylestradiol/ Chlormadinonacetat** → 281	*1 x 1Tbl./d (1.–21. Zyklustag)*
oder/ plus	**Sexualhormon/Gestagen mit antiandrogener Wirkung** → 276 (Hemmung der Androgenwirkung auf die Haarfollikel)	**Cyproteronacetat**	*10mg/d p.o. (d1–15 zum Antikonzeptivum)*
		Cave: *nur unter gynäkol. Betreuung und Antikonzeption!*	
oder/ plus	**Vitamine, essenzielle Aminosäuren** (Verbesserung der Haarstruktur, Effluvium ↓)	**Biotin H**	*2.5–5mg/d (> 3M)*
		Zystin	*ini. 3 x 20mg/d für 2–3W) 3 x 10–20mg/d (über M)*

T 13.4.3 Alopecia areata

Topisch			
evtl.	**Glukokortikosteroid** (antiinflammatorisch)	**Clobetasol** → 247 **Mometason** → 247 **Triamcinolonacetonid** → 246	*1–2 x/d auftragen (> 2M) (Wirkung nicht gesichert), 1 : 2–1 : 5 verdünnt intrakutan, intraläsional;* **Cave:** *Schläfenbereich!*
Systemisch			
evtl.	**Glukokortikosteroid** (antiinflammatorisch)	**Methylprednisolon** → 247	*ini. 20–60mg/d p.o. (2–3W); Erh.Dos. 4–8mg/d p.o. (2–4W) (Wirkung nicht gesichert)*

T 13.5 Diabetische Gangrän

Topisch			
	Aminoglykosid (Antibiose)	**Framycetin-Salbe/-Gitter** → 251	*1–2 x/d dünn auftragen*
oder	**Desinfizienz** (antimikrobiell)	**Polyvidon-Jod-Lsg.**	*alle 2–3d aufpinseln*
oder	**Farbstoff** (antimikrobiell, austrocknend)	**Solutio pyoactini 0,1–0,5%**	*alle 2–3d aufpinseln*
Systemisch (erregerangepasste Antibiose)			
z.B.	**Cephalosporine**	**Cefuroxim** → 161	*3–4 x 1g/d i.v.*

T 13.6 Ekzemerkrankungen

T 13.6.1 Kontaktekzem

akut/ subakut	**Glukokortikosteroid, evtl. mit antimikrobiellem Zusatz, als Salbe, Creme, Paste, Lotion, Lösung** (antiinflammatorisch)	**Prednicarbat** → 246 **Flumetason/Clioquinol** → 246	*2 x/d auftragen; stadiengerechte Grundlage:* *– Trocken: Salbe* *– Nässend: Creme* *– Feucht: Paste, Creme (5–7d)*
Chronisches Stadium wie bei atopischem Ekzem			

T 13.6.2 Atopisches Ekzem (Neurodermitis)

Topisch			
akut	**Glukokortikosteroid, evtl. mit antimikrobiellem Zusatz, als Salbe, Creme, Paste, Lotion, Lösung** (antiinflammatorisch)	**Prednicarbat** → 246 **Mometason** → 247 **Flumetason/Clioquinol** → 246	*2 x/d auftragen (ini. Therapie), stadiengerechte Grundlage:* *– Trocken: Salbe* *– Nässend: Creme, Lotion, Lsg.* *– Feucht: Paste, Creme*
	Immunmodulator/Calcineurin-Inhibitor	**Tacrolimus** → 256 **Pimecrolimus** → 256	*1–2 x/d auftragen*
plus	**Breitspektrum-Antibiotikum** (Antibiose)	**Fusidinsäure-Creme** → 251	*2–3 x/d auftragen (Dauer nach Bedarf)*
oder	**Farbstoff**	**Solutio pyoctanini wässrig 0,5%**	*alle 3d (Dauer nach Bedarf)*
sub-akut/ chro-nisch	**Glukokortikosteroid** (antipruriginös, antiphlogistisch)	**Hydrokortison-Salbe, -Creme** → 245	*1–2 x/d (nach Bedarf)*
plus/ oder	**Teere** (antipruriginös, antiphlogistisch)	**Steinkohlenteer** → 248	*1–2 x/d (max. 4W)*
plus/ oder	**Harnstoffpräparat** (hydratisierend)	**Urea-Creme, -Lotion 5–10%** → 254	*mehrmals pro d (nach Bedarf)*
plus/ oder	**Omega-3-Fettsäuren** (fettend, pflegend)	**Nachtkerzensamen-Öl**	*mehrmals pro d (nach Bedarf)*

Systemisch			
	Glukokortikosteroid (antiinflammatorisch)	**Prednisolon** → 245	*20–40mg/d p.o. (über 7–10d reduzieren)*
	Immunsuppressivum	**Ciclosporin** → 192	*2.5mg/kg KG/d in 2ED; Laborkontrollen!*
bei Super-infek-tion	**Tetracyclin** (Antibiose)	**Doxycyclin** → 164	*2 x 100mg/d p.o. (10d)*
	Cephalosporin (Antibiose)	**Cefuroxim** → 161	*2 x 500mg/d i.v. (10d)*
		Cefalexin → 163	*2 x 500mg/d (10d)*
plus	**H_1-Antihistaminikum** (antipruriginös, eventuell zusätzl. sedierend)	**Loratadin** → 99 **Cetirizin** → 98 **Desloratadin** → 98 **Levocetirizin** → 99	*1 x 10mg/d p.o. (bei Bedarf)*
		Dimetindenmaleat → 99	*3 x 1–2mg/d (bei Bedarf)*

T 13.6.3 Seborrhoisches Ekzem

	Imidazolderivat (Antimykotikum)	**Ketoconazol-Creme, -Shampoo** → 253	*2 x/d auftragen, 2–3 x/W Haarwäsche*
		Ciclopiroxolamin-Shampoo → 252	
evtl. plus	**Glukokortikosteroid** (antiinflammatorisch)	**Hydrokortison-Salbe, -Creme** → 116	*1–3 x/d dünn auftragen (< 5d)*
plus/ oder	**Schieferöle, Schwefel** (antimikrobiell)	**Ichthyol-Schwefel-Zink-Paste 2–4%**	*2 x/d dünn auftragen (nach Bedarf)*

T 13.6.4 Dyshidrosiformes Ekzem

Topisch			
	Glukokortikosteroid, ggf. mit antimikrobiellem Zusatz, als Creme, Paste, Lotion, Lösung (antiinflammatorisch)	**Prednicarbat** → 246 **Flumetason/Clioquinol** → 246	*1–2 x/d dünn auftragen (Merke: Wahl einer stadiumgerechten Grundlage)*
plus	**Farbstoffe** (antimikrobiell, austrocknend)	**Solutio pyoctanini 0,5%**	*alle 3d*
oder		**Tinktura Arning**	*alle 3-4d;* **Cave:** *Verfärbung der Wäsche!*
plus/ oder	**Gerbstoffe** (austrocknend, gerbend)	**Tanninteilbäder**	*2 x/d*
oder	**Harnstoffpräparat** (keratolytisch, hydratisierend)	**Urea-Creme, -Lotion 5–10%** → 254	*mehrmals (nach Bedarf)*
Systemisch			
evtl.	**H_1-Antihistaminikum** (antipruriginös)	**Loratadin** → 99 **Cetirizin** → 98 **Desloratadin** → 98 **Levocetirizin** → 99	*1 x 10mg/d p.o. (bei Bedarf)*
evtl.	**Glukokortikosteroid** (antiinflammatorisch)	**Prednisolon** → 116	*1 x 50mg/d p.o. (3d), dann 1 x 25mg/d (2d), dann 1 x 10mg/d (3d), dann1 x 5mg/d (3d)*

T 13.6.5 Dermatitis solaris

Topisch			
	Glukokortikosteroid (antiinflammatorisch)	**Methylprednisolonaceponat** → 247	*als Milch oder Creme 1–3 x/d dünn auftragen (3–5d)*
		Prednicarbat → 246	
Systemisch			
	Nichtsteroidales Antiphlogistikum (analgetisch, antiinflammatorisch, antiphlogistisch)	**Acetylsalizylsäure** → 107	*2–3 x 0.5–1g/d p.o. (3–5d)*
		Ibuprofen → 107	*3 x 400mg/d p.o.*

T 13.6.6 Fototoxische/Fotoallergische Dermatitis

Topisch			
evtl.	**Glukokortikosteroid** (antiinflammatorisch)	**Methylprednisolonaceponat** → 247	*als Milch, Creme oder Schaum 3 x/d dünn auftragen (bis zur Abheilung)*
		Prednicarbat → 246	
zusätzl. bei Blasen	**Farbstoffe** (antimikrobiell, austrocknend)	**Solutio pyoctanini 0,5%**	*alle 2-3d auftragen (bis Blasen eingetrocknet)*
Systemisch			
	Glukokortikosteroid (antiinflammatorisch)	**Prednisolon** → 245	*20–40mg/d p.o. (über 7–10d reduzieren)*

T 13.6.7 Polymorphe Lichtdermatose

Topisch			
	Lichtschutz-Präparat (UVA-/UVB-Schutz)	**Creme, Lotion LSF 50⁺, Sun-Blocker**	*1–3 x/d zur Prophylaxe auftragen (bei Bedarf)*
	Glukokortikosteroid (antiphlogistisch)	**Mometason-Creme** → 247	*2–3 x dünn auftragen (bei Bedarf bis zur Abheilung)*
		Prednicarbat-Creme → 246	
		Tramcinolon-Creme	
		Betamethason-Creme → 246	
Systemisch			
	Glukokortikosteroid (antiinflammatorisch)	**Prednisolon** → 245	*20–40mg/d p.o. (über 7–10d reduzieren)*
Evtl. zusätzlich			
	Antihistaminikum (H_1-Blocker) (antiallergisch, antipruriginös)	**Loratadin** → 99	*1 x 10mg p.o. (nach Bedarf)*
		Desloratadin → 98	
		Levocetirizin → 99	
		Cetirizin → 98	

T 13.7 Epizoonosen

T 13.7.1 Scabies

Lokal			
	Antiskabiosa (antiinfektiös); **für alle Antiskabiosa gilt: nicht in Schwangerschaft, Stillzeit und den ersten 2 Lebensmonaten anwenden!**	**Benzylbenzoat 25% (Erw.), 10% (Ki.)**	*topisch auftragen exkl. Kopf (3d hintereinander, an d4 gründlich abbaden)*
		Permethrin 5% Creme	*Erw. und Ki. über 2 J 1 x abends ges. Körper ohne Kopf einreiben, morgens abduschen, bei Bedarf nach 2 und 4W wdh.*
	Pyrethroide	**Allethrin**→ 254	*einmalige Anwendung; nicht am Kopf anwenden*
Systemisch			
	Antihelmintikum (antiparasitär)	**Ivermectin (nicht zugelassen)**	*1 x 12mg p.o.*

T 13.7.2 Pediculosis capitis/pubis

	Antiparasitarium (antiinfektiös)	**Pyrethrum-Extrakt**	*Haar gut durchtränken, nach 1/2h ausspülen; bei Kleinkindern max. 1/3 der Menge!*
	Antiparasitarium (antiinfektiös)	**Permethrin** → 254	*ins feuchte Haar einmassieren, nach 30–45min auswaschen, dann Haare 3d nicht waschen; evtl. Wdh. nach 8–10d*
oder	**Physikalisch**	**Dimeticon (Silikonöl)**	*auf trockenes Haar auftragen, mind. 10min einwirken lassen, Nissenkamm*

T 13.8 Ichthyosen

Topisch			
	Basisexterna (rückfettend, Barriereschutz)	**Hautpflegepräparate als Lotion, Creme, Salbe, Ölbäder**	*mehrmals auftragen (nach Bedarf)*
plus/ oder	**Harnstoff** (hydratisierend)	**Urea-Creme, -Lotion, -Fettsalbe 5–10%** → 254	*mehrmals auftragen (nach Bedarf)*
plus/ oder	**Salizylsäure** (keratolytisch)	**Salizylsäure-Vaseline 3–5%** → 254	*1–2 x/d*
plus/ oder	**Retinoid** (keratolytisch)	**Vitamin-A-Säure-Creme 0,05–0,1%**	*1–2 x/d*
Systemisch			
evtl.	**Retinoid** (Zelldifferenzierung)	**Acitretin** → 248	*10–30mg oral (mehrere M; Frauen: anschließend mind. 2 J Konzeptionsschutz!)*

T 13.9 Lichen ruber

Topisch			
Bei verrukösen Läsionen			
	Glukokortikosteroid (antiinflammatorisch)	**Mometason-Salbe, -Fettcreme** → 247	*1-3 x/d dünn auftragen (bis zu 4W)*
		Triamcinolon-Kristall-Suspension 10mg/ml → 246	*intraläsionale Injektionen 1 x/W (max. 10W)*
	Immunmodulatoren	**Tacrolimus** → 256	*1-2 x/d auftragen (off-label)*
		Pimecrolimus → 256	
plus/ oder	**Teer** (antiinflammatorisch, antipruriginös)	**Pix-lithanthracis-Paste, -Salbe 3-5%**	*2 x dünn auftragen (max. 4W)*
Bei Schleimhautbefall			
	Glukokortikosteroid (antiinflammatorisch)	**Hydrokortisonacetat-Creme oder -Zinkpaste 2%** → 245	*1-3 x im Genital-/ Analbereich auftragen (bis zu 4W)*
		Triamcinolon-Haftsalbe → 246	*s. Packungsbeilage*
		Prednisolon-Acetat-Haftsalbe → 245	*1 x auf Mundschleimhaut auftragen*
ggf. plus	**Lokalanästhetikum** (analgetisch)	**Benzocain-Mundspüllösung**	*3 x Mundspülung (1 Essl. der Lsg. in 1 Glas Wasser) (nach Bedarf)*
Systemisch			
Evtl. bei exanthemat. Form			
	Glukokortikoid (antiphlogistisch)	**Prednisolon** → 245	*50mg/d p.o. (3d), 25mg/d p.o. (3d), 10mg/d p.o. (4d), 5mg/d p.o. (4d)*
Evtl. Schleimhautbefall			
	Retinoid	**Acitretin** → 248	*35-75mg/d p.o., ini. 25-35mg/d p.o. > W);* **Cave** *bei Frauen: Konzeptionsschutz > 2 J nach Absetzen*

T 13.10 Mykosen

T 13.10.1 Tinea corporis, Tinea capitis

Topisch			
	Ciclopirox (Antimykotikum)	**Ciclopiroxolamin** → 252	*in geeign. Grundlage als Creme, Salbe, Lösung, Puder: 2-3 x/d auftragen (ca. 1W über die Erscheinungsfreiheit hinaus)*

	Imidazolderivat (Antimykotikum)	**Clotrimazol** → 252 **Econazol** → 253 **Ketoconazol** → 253 **Miconazol** → 253 **Bifonazol** → 252 **Oxiconazol** **Isoconazol**	*in geeigneter Grundlage als Creme, Salbe, Paste, Lösung, Puder: 2-3 x/d auftragen (ca. 1W über die Erscheinungsfreiheit hinaus)*
oder	**Anilinfarben** (antimikrobiell, austrocknend)	**Castellani-Lsg.** **Solutio pyoctanini 0,5%**	*alle 2–3d auftragen (ca. 1W über die Erscheinungsfreiheit hinaus)*
oder	**Allylamin** (Antimykotikum)	**Naftifin** → 253 **Terbinafin** → 253	*als Creme, Gel, Lösung: 2–3 x/d auftragen (ca. 1W über die Erscheinungsfreiheit hinaus)*
oder	**Thiocarbamatderivat** (Antimykotikum)	**Tolnaftat** **Tolciclat**	*als Creme, Puder, Lösung, Spray: 2–3 x/d auftragen, (ca. 1W über die Erscheinungsfreiheit hinaus)*
Systemisch			
	RNA-Synthesehemmer (Antimykotikum)	**Griseofulvin** → 187	*Erw. 500–1000mg/d; Ki. 125–375mg/d (ca. 3W–3M BB-Kontrollen(!), strenge Kontrazeption während der Einnahme, bei Männern zusätzl. 6M, bei Frauen1M n. Einnahme)*
	Allylamin (Antimykotikum)	**Terbinafin** → 253	*Erw. 250mg/d (keine Zulassung bei Ki.) (4–6W)*
	Azole (Antimykotikum)	**Itraconazol** → 185	*Erw. 200–400mg/d (2–4W)*
		Fluconazol → 185	*Erw. 50mg/d (2–7W)*

T 13.10.2 Nagelmykosen

Topisch			
	Antimykotikum	**Amorolfin-, Ciclopiroxolamin-Nagellack**	*1–3 x/W (> 3M nach Schema)*
oder		Als Creme, Lösung: siehe unter Tinea corporis, Tinea capitis → 515	*nach Abfeilen (Einmalfeile) oder Aufweichen des Nagels mit Harnstoffpaste (s.d.) 2 x/d einmassieren (3–12M)*
evtl. plus	**Harnstoff** (onycholytisch)	**Urea 40% in geeigneter Grundlage** → 254	*unter Okklusion auf den befallenen Nagel auftragen (nach ca. 10d aufgeweichten Nagel entfernen)*
Systemisch			
	Azol (antimykotisch)	**Itraconazol** → 185	*400mg/d (Beh.-Zyklus: 7d , 3W Pause; insges. 3 Beh.-Zyklen)*
		Fluconazol → 185	*150mg 1 x wöchentlich, 6-12 M*
oder	**Allylamin** (Antimykotikum)	**Terbinafin** → 253	*250mg/d (3-6 M)*

T 13.10.3 Candidosen

Topisch			
	Imidazolderivat (Antimykotikum)	Siehe unter Tinea corporis, Tinea capitis → 515	
oder	**Polyen-Antimykotikum**	**Nystatin** → 253	
		Amphotericin B → 187	
		Pasten, Cremes	*im intertriginösen, genitalen und analen Bereich 2-3 x/d auftragen (bis einige d nach Beschwerde- und Erscheinungsfreiheit)*
		Ovula, Vaginalcreme	*tgl. 1-2 Ovula oder Vaginalcreme mittels Applikator tief intravaginal einführen (3-10d)*
		Suspension, Mundgel (Mundschleimhaut)	*Mundspülung mit 4 x 1-2ml/d (10-14d)*
		Lutschtabletten	*4 x 1Tbl./d (ca.10d)*
evtl. plus	**Gerbstoffe** (antipruriginös, austrocknend)	**Phenolsulfonsäure-Phenol-Harnstoff-Methanal-Kondensat**	*1-2 x/d Teilbäder (5-7d je 10min)*
Systemisch			
	Azole (Antimykotikum) NW: nur als Behandlungsversuch bei chron. atrophischer oraler Candidose oder Proph. bei Zytostatika-Therapie!	**Itraconazol** → 185	*200mg/d p.o. (2-4W)*
oder	**Azole** (Antimykotikum) NW: nur als Behandlungsversuch bei chron. atrophischer oraler Candidose oder Proph. bei Zytostatika-Therapie!	**Fluconazol** → 185	*50mg/d p.o. (Dauer s. Fachinfo)*
Bei rezidivierender Vulvovaginitis → 522			

T 13.10.4 Pityriasis versicolor

Topisch			
	Antimikrobium	**Salizylsäure-Spiritus 3-5%**	*3 x/d mit getränktem Wattebausch abreiben (2-3W)*
oder	**Azole** (Antimykotikum)	**Clotrimazol-Creme 2%** → 252	*2-3 x auftragen (2W)*
oder	**Azole** (Antimykotikum)	**Ketoconazol-Creme, -Shampoo** → 253	*Kopfwäsche, nach 5-10min ausspülen (nach Bed. 1-3 x/W)*
oder	**Azole** (Antimykotikum)	**Econazol-Duschlösung** → 253	*10g auf Körper und Haare verteilen (3d hintereinander)*
oder	**Azole** (Antimykotikum)	**Clotrimazol-Shampoo 2%** → 252	*5-7d hintereinander jeweils 5min auf die feuchte Haut auftragen, dann abduschen*

	Ciclopirox (Antimykotikum)	**Ciclopirox 1%-Shampoo**	*je nach Schweregrad der seborrhoischen Dematitis 1-2 x/W, 4 W lang auf der Kopfhaut*
Systemisch			
evtl.	**Azole** (Antimykotikum)	**Itraconazol** → 185	*1 x 200mg/d p.o. (7d)*

T 13.11 Pemphigus vulgaris

Topisch			
	Farbstoffe (desinfizierend, austrocknend)	**Solutio pyoctanini 0,5%**	*alle 2–3d (bis zur Reepithelialisierung)*
plus/ oder	**Glukokortikosteroid** (antiphlogistisch, immunsuppressiv)	**Prednicarbat-Creme** → 246	*2–3 x dünn auftragen (evtl. langfristig)*
		Betamethason-Creme, -Lotion → 246	
		Clobetasol-Creme, -Lotion → 247	
oder	**Glukokortikosteroid/ Antiseptikum** (antiphlogistisch, antimikrobiell)	**Flumetason/Clioquinol** → 246	*2–3 x dünn auftragen (evtl. langfristig)*
Systemisch (nur bei Schleimhautbefall/generalisiert)			
	Glukokortikosteroid (antiinflammatorisch, antiphlogistisch, immunsuppressiv)	**Prednisolon** → 116	*40–80mg/d p.o. (bis keine neuen Blasen mehr auftreten) oder 150–250mg/d i.v.; wenn keine neuen Blasen, ausschleichen auf 10–20mg/d p.o. (Erh.Dos.)*
evtl. plus	**Immunsuppressivum** (immunsuppressiv, antiproliferativ)	**Azathioprin** → 191	*1–2.5mg/kg KG p.o. (mehrere W nach Schema!)*
oder		**Ciclosporin** → 192	*5–7.5mg/kg KG p.o. (mehrere W nach Schema!)*

T 13.12 Psoriasis

T 13.12.1 Psoriasis vulgaris

Topisch			
	Salizylat (keratolytisch)	**Salizylsäure-Vaseline 5%, -Öl, -Kopfsalbe 3%** → 254	*1 x/d (nach Bedarf) auf Kopfhaut okklusiv (Ölkappe) über Nacht, dann auswaschen (2–3 x/W)*
	Antipsoriatikum (proliferationshemmend, zytostatisch)	**Dithranol** → 247	*topisch 1–2 x auf Herde auftragen (für je 3–4d in aufsteigender Konzentration oder Minutentherapie)*

oder	**Vitamin-D-Derivat** (zelldifferenzierend)	**Calcipotriol-Creme 0,05%, Calcitriol-Salbe** → 247	*2 x max. 15g auf Herde (max. 30% des Körpers) auftragen (max. 4–6W, max. 100g Creme/W)*
		Tacalcitol	
		Tacalcitol-Salbe 0,05%	*2 x max. 15g auf Herde (max. 30% des Körpers) auftragen (max. 12M, max. 50g Salbe/W)*
		Tacalcitol-Lösung 0,05%	*2 x auf Kopfhaut (max. 4–6W)*
	Vitamin-D-Derivat + Steroide	**Vitamin D + Kortison**	*1 x/d auftragen*
oder	**Retinoid** (zelldifferenzierend)	**Tazaroten 0,05–0,1%**	*1 x abends dünn auftragen (max. 10% der Körperoberfl.) (nach Bedarf)*
oder	**Teerpräparat** (antipruriginös, antiinflammatorisch, proliferationshemmend)	**Liquor-carbonis-detergens-Creme, -Fettcreme, -Emulsion 2–5%**	*1–2 x dünn auf die Herde auftragen (2–4W)*
oder	**Glukokortikosteroid** (antiinflammatorisch)	**Prednicarbat-Salbe, -Creme** → 246	*1–2 x/d dünn auftragen (kurzfristig im Akutstadium)*
		Betamethason-Salizylsäure-Salbe 0,1–3% → 246	
oder		**Mometason-Lösung** → 247	*2 x/d auf Kopfhaut auftragen*
Systemisch			
	Fumarat	**Fumarsäure**	*einschleichend, max. 6Tbl./d*
oder	**Immunsuppressivum**	**Methotrexat** → 249	*1 x 15–25mg/W p.o., s.c. oder i.v.*
ggf.		**Ciclosporin** → 248	*2.5mg/kg KG/d in 2ED; wenn nach 4W keine Besserung, evtl. Erhöhung auf max. 5mg/kg KG*
	Biologicals: Antikörper, Rezeptorantagonisten	**Adalimumab** → 118	*i.v. bzw. s.c., Dosierung nach Fachinformation*
		Infliximab → 118	
		Etanercept → 118	
		Ustekinumab → 249	

T 13.12.2 Psoriasis pustulosa generalisata

Topisch			
	Glukokortikosteroid (antiinflammatorisch)	**Prednicarbat-Creme** → 246	*1–2 x/d dünn auftragen (kurzfristig)*
Systemisch			
	Retinoid (antiproliferativ)	**Acitretin** → 248	*1mg/kg KG/d p.o. (solange Pustulation); Erh.Dos. 0.5mg/kg KG/d (> M)*
oder	**Immunsuppressivum**	**Methotrexat** → 249	*1 x 15–25mg/W p.o., s.c. oder i.v.*
ggf.		**Ciclosporin** → 248	*2.5mg/kg KG/d in 2ED; wenn nach 4W keine Besserung, evtl. Erhöh. auf max. 5mg/kg KG*

T 13.12.3 Psoriasis arthropathica

Systemisch			
	Nichtsteroidales Antiphlogistikum	**Diclofenac** → 109	*1–3 x 50mg/d p.o. (bei Bedarf)*
		Indometacin → 109	*3 x 50mg/d p.o. (bei Bedarf)*
plus/ oder ggf.	**Immunsuppressivum**	**Methotrexat** → 249	*1 x 15–25mg/W p.o. (> W)*
		Ciclosporin → 248	*2.5mg/kg KG/d in 2ED; wenn nach 4W keine Besserung, evtl. Erhöhung auf max. 5mg/kg KG*
	Biologicals: Antikörper, Rezeptorantagonisten	**Adalimumab** → 118	*einschleichend, max. 6Tbl./d*
		Infliximab → 118	*i.v. bzw. s.c., Dosierung nach Fachinformation*
		Etanercept → 118	
Oder Alternativversuch			
	Fumarate	**Fumarsäure**	*einschleichend, max. 6Tbl./d*

T 13.13 Sexuell übertragbare Krankheiten

T 13.13.1 Lues (Syphilis)

Frühsyphilis (Erkrankungsdauer < 1 J)			
	Benzylpenicillin (Antibiose)	**Benzylpenicillin-Benzathin** → 157	*2.4 Mio. IE i.m. (einmalig gluteal re./li. je 1.2 Mio. IE)*
Bei Allergie alternativ			
	Makrolid (Antibiose)	**Erythromycin** → 165	*4 x 500mg/d p.o. (14d)*
oder	**Tetracyclin** (Antibiose)	**Doxycyclin** → 164	*2 x 100mg/d p.o. (14d)*
		Tetracyclin → 164	*4 x 500mg/d p.o. (14d)*
oder	**Cephalosporin**	**Ceftriaxon** → 161	*1–2g/d i.v. (10d); 1g/d i.m. (10d)*
Spätsyphilis (Erkrankungsdauer > 1 J)			
	Benzylpenicillin (Antibiose)	**Benzylpenicillin-Benzathin** → 157	*2.4 Mio. IE i.m. (3 Injektionen im Abstand von 7d, d1, 8, 15)*
Bei Allergie alternativ			
	Makrolid (Antibiose)	**Erythromycin** → 165	*2g/d i.v. (21d)*
oder	**Tetracyclin** (Antibiose)	**Doxycyclin** → 164	*2 x 100mg/d p.o. (28d)*
oder	**Cephalosporin**	**Ceftriaxon** → 161	*1–2g/d i.v. (14d); 1g/d i.m. (14d)*
Neurolues			
	Benzylpenicillin (Antibiose)	**Penicillin G** → 157	*6 x 3–4 Mio. IE od. 3 x 10 Mio. IE/d od. 5 x 5 Mio. IE i.v. (mind. 14d)*
	Cephalosporin (Antibiose)	**Ceftriaxon** → 161	*1 x 2g/d i.v. über 30min (10-14d) (off-label)*
Bei Allergie alternativ			
	Tetracyclin (Antibiose)	**Doxycyclin** → 164	*4 x 200mg/d (28d)*

Lues connata			
	Benzylpenicillin (Antibiose)	**Penicillin G** → 157	*Neugeb. 2–3 x 50000IE/kg KG i.v. (10–14d), postneonat. Säugl. 4 x 50000IE/kg KG i.v. (10–14d)*

T 13.13.2 Gonorrhoe

Zunehmende Resistenzen beachten, Antibiogramm

	Cephalosporin (Antibiose)	**Ceftriaxon** → 161	*1 x 500mg i.m. einmalig*
		Cefixim → 163	*1 x 400mg p.o. einmalig*
oder	**Gyrasehemmer** (Antibiose)	**Ofloxacin** → 168	*1 x 400mg p.o. (1d)*
		Ciprofloxacin → 168	*1 x 500mg (1d)*
oder	**Makrolid**	**Azithromycin** → 165	*1 x 1g p.o. einmalig*
oder	**Aminoglykosid** (Antibiose)	**Spectinomycin**	*1 x 2g i.m., 1d (in Deutschland z. Zeit nicht verfügbar)*
Komplizierter Verlauf			
	Cephalosporin (Antibiose)	**Cefuroxim** → 161	*2g/d i.m. oder i.v. (7d); Meningitis/ Endokarditis: 2 x/d (7d)*
		Cefotaxim→ 161	*3 x 1–2g i.v. (7d)*
oder	**Gyrasehemmer** (Antibiose)	**Ofloxacin** → 168	*2 x 400mg p.o. (7d)*
		Ciprofloxacin → 168	*2 x 500mg (7d)*
oder	**Makrolid** (Antibiose)	**Erythromycin** → 165	*4 x 500mg p.o. (7d)*
Falls Co-Infektion mit Chlamydien wahrscheinlich			
	Makrolid (Antibiose)	**Azithromycin** → 165	*1 x 1g p.o. einmalig*
	Tetracyclin (Antibiose)	**Doxycyclin** → 164	*2 x 100mg/d (7d)*

T 13.13.3 Condylomata acuminata

	Mitosehemmstoff (virustatisch)	**Podophyllotoxin 0,5%**	*2 x/d auftragen, Einzeldosis max. 0.25ml (3d hintereinander, 3 Wdh. im Abstand von 1W)*
oder	**Immunmodulator** (indirekt antiviral durch Beeinflussung des kutanen Immunsystems)	**Imiquimod 5%**	*3 x/W jeweils max. 12.5mg (= 1 Behandlungseinheit) auftragen und 6–8h belassen (max. 16W)*
Sonst.		**Trockenextrakt aus Grünteeblättern (Veregen ®)**	*3/d auftragen, max. 16W*

T 13.13.4 Ulcus molle

Systemisch			
	Makrolid (Antibiose)	**Azithromycin** → 165	*1 x 1g p.o. einmalig*
oder		**Erythromycin** → 165	*4 x 500mg p.o. (7d)*
oder	**Cephalosporin** (Antibiose)	**Ceftriaxon** → 161	*250 mg i.m.einmalig*
oder	**Gyrasehemmer** (Antibiose)	**Ciprofloxacin** → 168	*2 x 500mg/d p.o. (3–5d)*

Topisch			
	Desinfiziens	**Chinolinolsulfat**	*mehrmals pro d Umschläge (nach Bedarf)*

T 13.13.5 Lymphogranuloma venerum

	Tetracyclin (Antibiose)	**Doxycyclin** → 164	*2 x 100mg/d p.o. (3W)*
oder		**Tetracyclin** → 164	*4 x 500mg/d p.o. (3W)*
oder	**Makrolid** (Antibiose)	**Erythromycin** → 165	*4 x 500mg/d p.o. (3W)*
oder	**Sulfonamid + Folatantagonist**	**Cotrimoxazol** → 169	*4 x 500mg/d p.o. (2W)*

T 13.13.6 Chlamydien-Urethritis

	Tetracyclin (Antibiose)	**Doxycyclin** → 164	*2 x 100mg/d p.o. (3W)*
		Tetracyclin → 164	*4 x 500mg/d p.o. (3W)*
oder	**Makrolid** (Antibiose)	**Erythromycin** → 165	*4 x 500mg/d p.o. (1–2W)*
		Azithromycin	*1 x 1g p.o. einmalig*

T 13.13.7 Vulvovaginitis

Candida (akut)			
Topisch			
	Antimykotikum	**Clotrimazol-Creme, -Vaginalsupp.** → 252	*1–2 x auftragen (1–2W),*
		Nystatin-Creme, - Vaginalsupp.	*1 x 1 Ovulum intravaginal abends (3–6d)*
Rezidivierend			
Systemisch			
	Azole (Antimykotikum)	**Itraconazol** → 185	*2 x 200mg/d p.o. (1d)*
oder		**Fluconazol** → 185	*1 x 150mg/d p.o. (1d)*
Trichomonaden			
	Nitroimidazol (Antibiose)	**Metronidazol** → 170	*2 x 500mg p.o. (7d) oder 1 x 2g p.o. (einmalig)*

T 13.13.8 Bakterielle Vulvovaginitis (Aminkolpitis)

	Nitroimidazol (Antibiose)	**Metronidazol** → 170	*1 x 2g p.o. (einmalig)*

T 13.13.9 Herpes-simplex-Vulvovaginitis

Erstinfektion/rekurrierend			
	Virustatikum (Purinantagonist, DNA-Polymerase-Hemmer)	**Valaciclovir** → 177	*2 x 500mg/d p.o. (über 5d)*
oder		**Famciclovir** → 177	*Erstinfektion: 3 x 250mg/d p.o., H.-simplex-rezidivans: 2 x 125mg/d p.o. (über 5d)*
Während Gravidität			
	Virustatikum (Purinantagonist, DNA-Polymerase-Hemmer)	**Aciclovir** → 177	*5 x 200mg p.o. (nur bei strenger Indikation u. gyn. Beratung!)*

T 13.14 Urtikaria

T 13.14.1 Akute Urtikaria, leichtere Form

Topisch			
	Dermatolog. Grundlage (kühlend, lindernd)	**Lotio alba**	*auftragen (nach Bedarf)*
Systemisch			
	Antihistaminikum (H_1-Blocker, antiallergisch, antipruriginös)	**Loratadin** → 99	*1 x 1/d p.o. (nach Bedarf)*
		Desloratadin → 98	
		Cetirizin → 98	
		Levocetirizin → 99	
		Fexofenadin → 99	
		Ebastin → 99	

T 13.14.2 Akute Urtikaria, schwerere Form

Quincke-Ödem			
	Glukokortikosteroid (antiinflammatorisch, immunsuppressiv)	**Methylprednisolon** → 116 **Prednisolon** → 116	*100–250mg i.v. (initial bis zur Beschwerdefreiheit, ggf. mehrmals)*
plus	**H_1-Rezeptoren-Blocker** (antiallergisch)	**Dimetindenmaleat** → 99	*4–8mg i.v. (bis zur Beschwerdefreiheit)*
oder		**Clemastin** → 98	*2–4mg i.v.*
Luftnot			
plus	**β-Sympathomimetikum** (Bronchospasmolyse)	**Fenoterol Dosier-Aerosol** → 92	*100–200µg (1–2 Hub) (im Akutanfall)*
ggf. plus/ oder	**Phosphodiesterasehemmer**	**Theophyllin** → 92	*200mg langs. i.v. 600–800mg p.i. (über 24h)*
	β-2-Sympathomimetikum	**Terbutalin** → 93	*0.5–2mg/d i.v.*
	α- und β-Sympathomimetika (Inotropie, Chronotropie, Bathmotropie)	**Epinephrin (Adrenalin)** → 65	*0.3–0.5ml langs. i.v. oder s.c.; Gabe unter Puls-/RR-Kontrolle!*
		Epinephrin (Adrenalin) → 65	*Adrenalin-Inhalator (internationale Apotheke), Sauerstoffvernebler*
Schock			
plus	**Volumenersatzlösung** (Volumen- und Elektrolytsubstitution)	**Elektrolytlösung** → 71	*1–2l Druckinfusion (nach Bedarf)*
plus/ oder	**Volumenersatzlösung** (Volumensubstitution)	**Kolloidale Lösung 10%** → 74	*500–1500ml p.i.*
ggf. plus/ oder	**α- und β-Sympathomimetikum** (Inotropie, Chronotropie, Bathmotropie)	**Epinephrin (Adrenalin)** → 65	*1ml auf 10ml NaCl-Lsg. 0.9% verdünnen, davon 0.3–1ml langs. i.v. (Wdh. nach Wirkung unter strenger Puls-/RR-Kontr.)*

T 13.14.3 Chronische Urtikaria

Systemisch			
	Antihistaminikum (H_1-Blocker) (antiallergisch, antipruriginös)	**Loratadin** → 99	*1 x 10mg p.o.*
		Desloratadin → 98	*1 x 10mg p.o.*
		Levocetirizin → 99	*1 x 10mg p.o.*
		Cetirizin → 98	*1 x 10mg p.o.*
		Terfenadin → 99	*1 x 60mg p.o.*
		Mizolastin → 99	*1 x 10mg p.o.*
		Hydroxyzin → 99	*25–75mg p.o. (bei Bedarf) (kurzfristig; stark sedierend)*
		Ebastin → 99	*1 x 10mg p.o.*
		Fexofenadin → 99	*1 x 180mg p.o.*
		Rupatadin	*1 x 10mg p.o.*

T 13.14.4 Hereditäres Angioödem (C_1-Inhibitor-Mangel)

Systemisch			
	C_1-Esterase-Inhibitor (Substitution)	**C1-INH**	*500–1000 max. 1000IE in 20ml 0.9% NaCl i.v. (im Akutstad., ggf. wiederh.)*
	Anabolikum, Androgen (Gonadotropinsekretion ↓, Östrogene ↓)	(Winobanin)	*ini. 1–3 x 200mg, dann Red. auf 1 x 200mg, prophyl. Erh.Dos. 1 x 200mg alle 2d (nach Bedarf)*

T 13.15 Virale Infektionen

T 13.15.1 Verrucae planae

evtl.	**Salizylsäurepräparat** (keratolytisch)	**Salizylsäure-Spiritus 5–10%** → 254	*1–2 x/d topisch (nach Bedarf)*
plus/ oder	**Retinoid** (keratolytisch)	**Vitamin-A-Säure-Creme 0,25–0,1%**	*1–2 x/d dünn auftragen*

T 13.15.2 Verrucae vulgares

evtl.	**Salizylsäurepräparat** (keratolytisch)	**Salizylsäure-Pflaster** → 254 **Salizylsäure-Lsg.** → 254	*alle 3–4d erneuern (nach Bedarf); 3–4 x/d bepinseln*
	Zytostatikum (virustatisch)	**Fluorouracil + Salizylsäure** → 254	*2–3 x/d auftragen (> W)*
	Ätzmittel (virustatisch)	**Eisessig-Salpetersäure-Milchsäure**	*1 x/W auftragen (> W)*

T 13.15.3 Herpes simplex

Topisch			
	Desinfizienz (antiseptisch)	**Clioquinol-Lotio oder -Emulsion 1%**	*2 x/d (ca. 5d)*
	Virustatikum (Purinantagonist, DNA-Polymerase-Hemmer)	**Aciclovir-Creme 5%** → 251	*alle 4h auftragen (ca. 5d)*

Systemisch			
ggf.	**Virustatikum** (Purinantagonist, DNA-Polymerasehemmer)	**Aciclovir** → 177	*5 x 200mg alle 5h p.o.; 5mg/kg KG alle 8h i.v. (ca. 5d)*
		Valaciclovir → 177	*2 x 500mg/d alle 12d für 5d*
Prophylaxe		**Aciclovir** → 177	*Rezid. H. lab.: 2–3 x 200mg/d p.o.; H. genit.: 3–4 x 200mg/d p.o. (mehrere M, s. Vulvovaginitis → 522)*

T 13.15.4 Varizellen

Topisch			
	Gerbsäure (austrocknend)	**Tannin-Lotion 2–4%**	*2–3 x auf befallene Stellen*
	Desinfiziens (antiseptisch)	**Clioquinol-Lotion 1%**	
	Lokalanästhetikum (antipruriginös, analgetisch)	**Polidocanol/Lotio alba 2%**	*1–2 x auf befallene Stellen (nach Bedarf)*
		Benzocain	*Mundspülung*
Systemisch			
	Antihistaminikum (antipruriginös)	**Dimetindenmaleat-Tropfen**	*3 x 10–20Trpf. (nach Bedarf)*
Bei Immunsuppression, Erwachsenen oder schweren Verläufen			
	Virustatikum (Purinantagonist, DNA-Polymerasehemmer)	**Aciclovir** → 177	*3 x 5mg/kg KG/d i.v. (7–10d)*

T 13.15.5 Zoster

Topisch			
	Desinfizienz (antiseptisch, antiphlogistisch, austrocknend)	**Chinolinolsulfat**	*mehrmals tgl. Umschläge (nach Bedarf)*
Systemisch			
	Virustatikum (Purinantagonist, DNA-Polymerase-Hemmer)	**Aciclovir** → 177	*5 x 800mg p.o. oder 3 x 5–10mg/kg KG i.v. (5–7d)*
oder		**Famciclovir** → 177	*3 x 250mg p.o. (7d)*
		Brivudin → 177	*1 x 125mg (7d)*
		Valaciclovir → 178	*3 x 1000mg/d (7d)*
plus	**Nichtsteroidales Analgetikum** (Analgetikum)	**Paracetamol** → 110	*3–4 x 500mg p.o.*
ggf.		**Metamizol** → 111	*1–4 x 500–1000mg (bei Bedarf)*
Bei Neuralgien			
	Opioide	**Tramadol** → 105	*3 x 20gtt. p.o.*
	Antikonvulsivum	**Carbamazepin** → 207	*400–800mg/d (einschleichen)*
		Gabapentin → 211	*300–3600mg/d (einschleichen)*
plus ggf.	**Glukokortikosteroid** (antiinflammatorisch)	**Prednisolon** → 116	*ab Ende Bläschenstadium 20–60mg/d, dann ausschleichen*

T 14 Ophthalmologie – Therapie (B. Kloos-Drobner)

T 14.1 Hordeolum

	Breitspektrumantibiotikum	**Fusidinsäure** → 258	*3–5 x 1 Trpf. (ca. 5d)*
oder	**Makrolid** (Antibiose)	**Erythromycin** → 258	*3–5 x 1 Salbenstrang (ca. 5d)*

plus Wärmeanwendung, Lidrandhygiene

T 14.2 Blepharitis

T 14.2.1 Blepharitis squamosa [187, 188]

	Lidkantenpflege		
plus	**Makrolid** (Antibiose)	**Erythromycin** → 258	*bei Superinfektion: 3–5 x 1 Trpf. oder Salbenstrang (ca. 5d)*
		Azithromicin → 165	*3 x/d 1 Trpf.*
oder	**Glukokortikoid + Breitspektrumantibiotikum**	**Prednisolon + Sulfacetamid** → 259	*3–5 x 1 Trpf. oder Salbenstrang (ca. 5d)*
		Dexamethason + Gentamicin → 260	

T 14.2.2 Blepharitis ulcerosa [187, 188]

	Makrolid (lokale Antibiose)	**Erythromycin** → 258	*3–5 x 1 Trpf. o. Salbenstrang (ca. 5d)*
		Azithromicin → 165	*3 x/d 1 Trpf.*
oder	**Tetracyclin** (lokale Antibiose)	**Chlortetracyclin** → 258	*3–5 x 1 Salbenstrang (ca. 5d)*
plus	**Tetracyclin oder Makrolid** (system. Antibiose)	**Doxycyclin** → 164	*100mg/d*
oder		**Minocyclin** → 164	*100mg/d*
oder		**Erythromycin** → 165	*500mg 3 x/d (2W)*

[187] Arens CD, Bertram B, Praxisorientierte Handlungsleitlinien für Diagnose und Therapie in der Augenheilkunde (Teil 2) des Berufsverbands der Augenärzte e. V., Emsdetten. Kybermed Emsdetten 1998.
[188] Kaercher T, Brewitt H, Blepharitis. Ophthalmologe 2004 Nov; 101(11):1135–1146.

T 14.3 Lidabszess, -furunkel, -phlegmone, Orbitalphlegmone

	Antiseptikum [189]	**Rivanol-Lösung 1:2000**	*feuchte Umschläge 5 x/d (3–5d)*
plus	**Aminoglykosid** (lokale Antibiose)	**Gentamicin** → 257	*3–5 x 1 Salbenstrang (ca. 5d)*
plus	**Oralcephalosporin** (orale Antibiose)	**Cefaclor** → 162	*20–40mg/kg KG in 3 Dosen (7–10d)*
oder	**Breitbandpenicillin + Beta-Laktamase-Inh.** (orale Antibiose)	**Amoxicillin + Clavulansäure** → 160	*Erw. 3 x 250–500mg/d; Ki. 20–40mg/kg KG in 3 Dosen (7–10d)*

T 14.3.1 In schweren Fällen, z.B. Orbitalphlegmone [189]

	Cephalosporin (Antibiose)	**Cefuroxim** → 161	*25–33mg/kg i.v. alle 8h (ca. 5d)*

T 14.3.2 Bei Kindern in schweren Fällen, z.B. Orbitalphlegmone [189]

	Breitbandpenicillin (Antibiose)	**Ampicillin** → 159	*200–300mg/kg in 4–6 Dosen (ca. 5d)*

[189] Fechner P, Teichmann KD, Medikamentöse Augentherapie. Grundlagen und Praxis. Enke Stuttgart 2000.

T 14.4 Virusinfektionen der Lider

T 14.4.1 Herpes simplex

	Virustatikum [190] (lokal)	**Aciclovir** → 258	*5 x/d 1 Salbenstrang (5–7d)*
plus ggf.	**Virustatikum [190]** (systemisch)	**Aciclovir oral** → 177	*5 x/d (ca. 5d)*

T 14.4.2 Herpes zoster

	Virustatikum [190] (systemisch)	**Aciclovir** → 177	*5 x/d (ca. 5d)*
plus	**Virustatikum [190]** (topisch)	**Aciclovir** → 177	*5 x/d (ca. 5d)*
oder	**Nukleosidanalogon**	**Brivudin** → 177	*1 x/d (7d)*

[190] Fechner P, Teichmann KD, Medikamentöse Augentherapie. Grundlagen und Praxis. Enke Stuttgart 2000.

T 14.5 Dakryoadenitis

T 14.5.1 Akute bakterielle

Nach Abstrich

	Breitbandpenicillin + Beta-Laktamase-Inh. (orale Antibiose)	**Amoxicillin + Clavulansäure** → 160	*3 x 250–500mg p.o., Ki. 20–40mg/kg KG in 3 Dosen (ca. 5–7d)*
alternativ	**Cephalosporin** (Antibiose)	**Cefalexin** → 163	*250–500mg p.o. 4 x/d*

In schweren Fällen i.v.

	Cephalosporin (Antibiose)	**Cefazolin** → 160	*Erw. 3–4 x 500–1000mg/d i.v. (ca. 5–7d), Ki. 50–100mg/kg KG in 3–4 Dosen (ca. 5–7d)*

Bei Gonokokken

	Cephalosporin (Antibiose)	**Ceftriaxon** → 161	*250mg i.m. Einzeldosis*

Bei Staphylokokken

	Penicillin (Antibiose)	**Oxacillin** → 158	*4 x 1g/d i.m. (5–7d)*

Bei Streptokokken			
	Breitbandpenicillin (Antibiose)	**Ampicillin** → 159	*4 x 500mg/d (5–7d)*

T 14.5.2 Chronisch bei Tbc

	Tuberkulostatikum	**Isoniazid (INH)** → 175	*300mg/d (2 M)*
		Rifampicin (RMP) → 175	*600mg/d (2 M)*
		Pyrazinamid (PZA) → 175	*2g/d (2 M)*

T 14.6 Dakryozystitis

T 14.6.1 Akut (je nach Erreger)[191]

	Gyrasehemmer (lokale Antibiose)	**Ofloxacin** → 258	*allo 2h (5–7d)*
	Breitbandpenicillin + Beta-Laktamase-Inh. (systemisch bei phlegmonöser D.)	**Amoxicillin + Clavulansäure** → 160	*20mg/kg KG 3 x/d (5–7d)*

T 14.6.2 Akut bei Kindern [191]

	Breitbandpenicillin (Antibiose)	**Ampicillin** → 159	*100mg/kg in 2–4 Dosen/d (5–7d)*
oder	**Cephalosporin** (Antibiose)	**Cefalexin** → 163	*500mg 4 x/d (ca. 5d)*

191 Fechner P, Teichmann KD, Medikamentöse Augentherapie. Grundlagen und Praxis. Enke Stuttgart 2000.

T 14.7 Konjunktivitis

T 14.7.1 Reizkonjunktivitis [191,192, 192, 194]

	Vasokonstriktor und/oder Antihistaminikum (meist Kombinationen)	**Tetryzolin** → 265	*3 x 1 Trpf. (max. 3d)*
		Oxedrin + Naphazolin + Antazolin	
und/ oder	**Kortikoid** (antiinflammatorisch)	**Prednisolon** → 259	*3 x 1 Trpf. (3–5d)*
		Fluorometholon → 259	
	Tränenersatzmittel → 265	Siehe Keratokonjunktivitis sicca → 529	

192 Messmer EM, Okuläre Allergien. Ophthalmologe 2005 Mai; 102(5):527–543..
193 Spraul CW, Therapietabellen Ophthalmologie. Westermayer Verlags-GmbH, München 1999.
194 Arens CD, Bertram B, Praxisorientierte Handlungsleitlinien für Diagnose und Therapie in der Augenheilkunde (Teil 2) des Berufsverbands der Augenärzte e. V., Emsdetten. Kybermed Emsdetten 1998.

T 14.7.2 Keratokonjunktivitis sicca			
	Tränenersatzmittel, Filmbildner (Gele, Trpf.)	**Polyvidon** → 265	*5 x 1 Trpf. bis 1 x/h (dauerhaft)*
		Polivinylalkohol	*5 x 1 Trpf. bis 1 x/h (dauerhaft)*
		Hyaluronsäure → 265	*5 x 1 Trpf. bis 1 x/h (dauerhaft)*
		Hypromellose	*5 x 1 Trpf. bis 1 x/h (dauerhaft)*
		Carbomer	*5 x 1 Trpf. bis 1 x/h (dauerhaft)*
T 14.7.3 Allergische Konjunktivitis, Konjunctivitis vernalis			
	Mastzellstabilisator	**Cromoglicinsäure** → 264	*4 x/d (dauerhaft)*
und/oder	**Antihistaminikum** (H_1-Rezeptor-Antagonist)	**Levocabastin** → 264	*2–4 x 1 Trpf. (bei Bedarf)*
		Lodoxamid → 264	*2–4 x 1 Trpf. (bei Bedarf)*
		Azelastin → 264	*2 x 1 Trpf. (bei Bedarf)*
		Ketotifen → 100	*2 x/d 1 Trpf.*
		Olopatadin → 264	*2 x/d 1 Trpf.*
und/oder	**Kortikoid** (antiinflammatorisch)	**Dexamethason** → 259	*2 x 1 Trpf. (3–5d)*
T 14.7.4 Bakterielle Konjunktivitis			
	Aminoglykosid (Antibiose)	**Gentamicin** → 257	*3–5 x 1 Trpf. (3–5d)*
		Kanamycin → 257	
oder	**Makrolid** (lokale Breitspektrumantibiose)	**Erythromycin** → 258	*3–5 x 1 Trpf. (3–5d)*
oder ggf.	**Kombination mit Kortikosteroid**	**Gentamicin + Dexamethason** → 260	*3–5 x 1 Trpf. (3–5d), AS 1 x zur Nacht*
		Dexamethason + Neomycin + Polymixin → 260	
Bei Gonokokken			
	Penicillin (Antibiose)	**Penicillin G** → 157	*2 x 10 Mio. IE i.m./d (5d)*
plus	**Urikosurikum**	**Probenecid** → 131	*1g oral*
alternativ	**Cephalosporin** (Antibiose)	**Cefazolin** → 160	*1–2g 2 x/d (5d)*
		Ceftriaxon → 161	*1–2g 1 x/d (5d)*
Chlamydien-Konjunktivitis			
	Tetracyclin (lokale Antibiose)	**Chlortetracyclin** → 251	*3 x/d (bis 2M)*
		Oxytetracyclin → 258	
plus	**Makrolid** (lokale Antibiose)	**Erythromycin** → 258	
und ggf.	**Tetracyclin oder Makrolid** (system. Antibiose)	**Doxycyclin** → 164	*100mg 2 x/d (2W)*
		Minocyclin → 164	*500mg 3 x/d (3–4W)*
		Erythromycin → 165	

T 14.7.5 Virale Konjunktivitis, Konjunctivitis epidemica

	Künstliche Tränen s. Keratokonjunktivitis sicca → 529		
ggf.	**NSAR** (lokale Antiphlogistika)	**Diclofenac → 109**	*3–5 x/d 1 Trpf.*
ggf.	**Aminoglykosid** (lokale Antibiose bei bakterieller Superinfektion)	**Gentamicin → 257**	*3–5 x 1 Trpf. (3–5d)*
		Kanamycin → 257	

T 14.8 Keratitis

T 14.8.1 Bakterielle Ulzera [195, 196, 197]

	Breitspektrumantibiotikum (lokal)	**Ofloxacin → 258**	*4–8 x/d (mind. 1W)*
		Levofloxacin → 258	
		Polymyxin B + Neomycin + Gramicidin → 258	
plus	**Zykloplegikum**	**Scopolamin → 264**	*2 x/d (ca. 1W)*
		Atropin → 263	
ggf.	**Lokales Kortikosteroid** (antiinflammatorisch)	**Prednisolon → 259**	*3–5 x/d (ca. 5d)*
	Bei Gonokokken, Pseudomonas, Haemophilus: systemische Therapie		
ggf.	**Cephalosporin** (Antibiose)	**Cefazolin → 160**	*1–2g 2 x/d (ca. 5d)*
oder		**Ceftriaxon → 161**	*1–2g 1 x/d (ca. 5d)*

T 14.8.2 Keratomykose [195, 196, 197]

	Lokales Antimykotikum	**Natamycin → 258**	*alle 2h (5–10d)*
ggf.	**Systemisches Antimykotikum** (oral)	**Ketoconazol → 185**	*100–400mg/d (ca. 5d)*
		Fluconazol → 185	
plus	**Zykloplegikum**	**Scopolamin → 264**	*2 x/d (ca. 1W)*
		Atropin 1% → 263	

T 14.8.3 Herpes-simplex-Infektionen der Hornhaut [195, 196, 197]

	Epitheliale HSV-Keratitis		
	Virustatikum (lokal)	**Aciclovir → 258**	*alle 2-3h (bis 3d nach Abheilung)*
		Ganciclovir → 178	
		Trifluridin → 259	*alle 3h (bis 3d nach Abheilung)*
ggf.	**Zykloplegikum**	**Scopolamin → 264**	*2 x/d (ca. 1W)*
plus		**Atropin 1% → 263**	
	Stromale HSV-Keratitis		
	Virustatikum (lokal)	**Aciclovir → 258**	*3–5 x/d (bis 3d nach Abheilung)*
		Trifluridin → 259	*alle 3h (bis 3d nach Abheilung)*
plus	**Lokale Kortikosteroide** (antiinflammatorisch)	**Dexamethason → 259**	*2–4 x/d (bis 3d nach Abheilung)*
		Fluorometholon → 259	

Bei ausgeprägter Keratouveitis ggf. zusätzlich

plus	**Virustatikum** (systemisch)	**Aciclovir** → 258	*5 x/d (2–3W)*

Metaherpetische Keratopathie

	Künstliche Tränen s. Keratokonjunktivitis sicca → 529		*dauerhaft*
plus	**Vitamin-A-haltige AS**	**Retinolpalmitat** → 265	*3–5 x/d (dauerhaft)*

T 14.8.4 Herpes-zoster-Keratitis [195, 196, 197]

	Virustatikum (systemisch)	**Aciclovir** → 258	*5 x/d (2W)*
oder	**Nukleosidanalogon**	**Brivudin** → 177	*1 x/d (7d)*
plus	**Virustatikum** (lokal)	**Aciclovir** → 258	*3–5 x/d*

Bei disziformer Keratitis ggf. zusätzlich

ggf.	**Lokale Kortikosteroide** (antiinflammatorisch)	**Dexamethason** → 259	*2–4 x/d (mind. 2W)*
		Fluorometholon → 259	

195 Fechner P, Teichmann KD, Medikamentöse Augentherapie. Grundlagen und Praxis. Enke Stuttgart 2000.
196 Spraul CW, Therapietabellen Ophthalmologie. Westermayer Verlags-GmbH, München 1999.
197 Arens CD, Bertram B, Praxisorientierte Handlungsleitlinien für Diagnose und Therapie in der Augenheilkunde (Teil 2) des Berufsverbands der Augenärzte e. V., Emsdetten. Kybermed Emsdetten 1998.

T 14.9 Verätzung, Verbrennung

T 14.9.1 1. Tag [198, 199, 200]

	Tropfanästhesie	**Proxymethacain** → 257	*einmalig*
	Ausgiebige Spülung (am Unfallort Wasser)	**Natriumdihydrogenphosphat**	*(alle 1/2h spülen, auch nachts)*
		NaCl 0,9%, EDTA-Lösung	*ausgiebig (im Strahl) ca. 5min alle 1/2h, je n. Verätzungsgrad*
plus	**Steroidantibiotikum AT**	**Dexamethason + Neomycin + Polymyxin** → 260	*3 Trpf. (stdl. auch nachts)*
plus	**Vitamin C lokal**	**Ascorbinsäure 10%**	*3 Trpf. (stdl. auch nachts)*
plus	**Zykloplegikum**	**Scopolamin** → 264	*2 x/d (ca. 1W)*
		Atropin 1% → 263	
plus	**Vitamin C oral**	**Vitamin-C-Brause**	*2 x 1g*
plus	**Systemisches Antiphlogistikum**	**Indometacin** → 109	*50–100g/d Tbl. oder Supp.*
oder		**Diclofenac** → 109	

198 Reim M, Ein neues Behandlungskonzept für schwere Verätzungen und Verbrennungen der Augen. Fortschr Ophthalmol. 1989; 86(6):722-6.
199 Fechner P, Teichmann KD, Medikamentöse Augentherapie. Grundlagen und Praxis. Enke Stuttgart 2000.
200 Backes CK, Teping C, Stadiengerechte Therapie von Verätzungen des Auges. Augenärztliche Fortbildung 1991; 14: 156-160.

T 14.9.2 Ab 2. Tag

Weiter wie am 1. Tag, stdl. spülen, nachts Pat. schlafen lassen, Therapie des Sekundärglaukoms s. primäres Offenwinkelglaukom → 538

T 14.10 Episkleritis

	Lokale Kortikosteroide (antiinflammatorisch)	**Dexamethason** → 259 **Fluorometholon** → 259	*2–4 x/d ca. 1W*
oder	**Nichtsteroidales Antiphlogistikum** (antiinflammatorisch)	**Diclofenac** → 260 **Ketorolac** → 260	*3–5 x/d 1 Trpf. (ca. 1W)*
ggf.	**Orales NSAR** (antiinflammatorisch)	**Indometacin** → 109	*2 x 50mg/d*

T 14.11 Skleritis

	Systemisches Antiphlogistikum NSAR (antiinflammatorisch) [201, 202]	**Flurbiprofen** → 260	*3 x 100mg/d (im Entz.-Intervall)*
		Indometacin → 260	*3 x 25mg/d (im Entz.-Intervall)*
		Ibuprofen → 107	*4 x 400–600mg/d (ca. 3W)*
ggf.	**Orales Kortikosteroid** (antiinflammatorisch) [201, 202]	**Prednisolon** → 116	*1–1,5mg/kg KG/d (ca. 3W)*
evtl.	**Immunsuppressivum** (Abspr. m. Internisten) [201, 202]	**Cyclophosphamid** → 310	*500mg über mehrere Stunden i.v.; Erh.Dos. 50–100mg*
		Ciclosporin → 192	
		Azathioprin → 191	
		Methotrexat → 114	
plus	Lokale Therapie wie Episkleritis		
ggf.	Parabulbäre Kortikosteroidinjektionen (s.u.), subkonjunktivales Depot kontraindiziert!		

[201] Fechner P, Teichmann KD, Medikamentöse Augentherapie. Grundlagen und Praxis. Enke Stuttgart 2000.
[202] Althaus C, Sundmacher, Skleritis und Episkleritis. Diagnose und Therapie. Ophthalmologe 1996; 93:205–216.

T 14.12 Uveitis anterior

T 14.12.1 Stufe I (leicht) [203, 204, 205, 206]

ggf.	**Lokales Kortikosteroid** (antiinflammatorisch)	**Prednisolon** → 259	*2–4 x/d (im Entz.-Intervall)*
plus ggf.	**Zykloplegikum**	**Tropicamid** → 264 **Homatropin** → 263	*1 x/d abends (im Entz.-Schub)*

T 14.12.2 Stufe II (leicht bis mittel)

	Lokales Kortikosteroid (antiinflammatorisch)	**Dexamethason 0,1%** → 259 **Prednisolon 1%** → 259	*4–6 x/d (im Entz.-Schub)*
plus	**Zykloplegikum**	**Tropicamid** → 264 **Homatropin** → 263	*1–3 x/d (im Entz.-Schub)*

T 14.12.3 Stufe III (mittel bis schwer)			
	Lokales Kortikosteroid (antiinflammatorisch)	**Prednisolon 1% → 259**	*6–10 x/d (im Entz.-Schub)*
plus	**Zykloplegikum**	**Tropicamid → 264**	*1–3 x/d (im Entz.-Schub)*
		Homatropin → 263	
evtl.		**Scopolamin → 264**	*1–3 x/d (im Entz.-Schub)*
plus		**Atropin 1% → 263**	
T 14.12.4 Stufe IV (schwer)			
	Lokales Kortikosteroid (antiinflammatorisch)	**Prednisolon 1% → 259**	*stdl. im Entz.-Schub*
		Rimexolon → 259	
evtl. plus	**Subkonjunktivales Injektionskortikosteroid** (antiinflammatorisch)	**Dexamethason → 259**	*2 x 1–2ml subconj. (im Entz.-Schub)*
plus	**Zykloplegikum**	**Scopolamin → 264**	*3 x/d (im Entz.-Schub)*
		Atropin 1% → 263	
ggf.	**Parabuläres Depotkortikosteroid**	**Methylprednisolon → 116**	*1–2 x/d 1–2ml (im Entz.-Schub)*
ggf.	**Systemisches Kortikosteroid**	**Prednisolon → 116**	*1–1,5mg/kg KG/d (im Entz.-Schub)*
und/ oder	**Nichtsteroidales Antiphlogistikum**	**Indometacin → 109**	*50–100g/d, Tbl. oder Supp. (im Entz.-Schub)*
		Diclofenac → 109	
T 14.12.5 In sehr schweren Fällen zusätzlich zur Stufe-IV-Medikation			
ggf.	**Systemisches Immunsuppressivum**	**In Absprache mit Internisten: Cyclosporin A → 192, Chlorambucil → 310, Cyclophosphamid → 310**	
T 14.12.6 Bei zusätzlicher herpetischer Keratouveitis			
ggf.	**Topisches Virustatikum**	**Aciclovir → 258**	*3–5 x/d (mind. 2W)*
T 14.12.7 Bei Glaukom			
ggf.	**Carboanhydrase-Hemmer** (lokal)	**Dorzolamid → 262**	*2 x/d*
plus	**Betablocker** (lokale Glaukomtherapie)	**Timolol → 261**	

[203] Fechner P, Teichmann KD, Medikamentöse Augentherapie. Grundlagen und Praxis. Enke Stuttgart 2000.
[204] Manthey KS, Immunsuppressive Therapie bei intraokularen Entzündungen. Ophthalmologe 1998 Nov; 95(11):792–804.

T 14.13 Intermediäre und hintere Uveitis

T 14.13.1 Stufe I: keine Therapie [205, 206, 207, 208, 210]

T 14.13.2 Stufe II [205, 206, 207, 208, 210]

evtl.	**Bei Begleitiritis Kortikosteroid topisch**	**Prednisolon 1%** → 259	*3-5 x/d (im Entz.-Schub)*

T 14.13.3 Stufe III oder bei zystoidem Makulaödem (CMÖ) [205, 206, 207, 208, 210]

	Depotkortikosteroid parabulbär, retrobulbär	**Methylprednisolon** → 116	*1-2 x/d*

T 14.13.4 Stufe III, IV bzw. bei CMÖ [205, 206, 207, 208]

ggf.	**Systemisches Kortikosteroid** (antiinflammatorisch)	**Prednisolon** → 116	*1-1,5mg/kg KG/d*
ggf.	**Immunsuppressivum**	**Cyclosporin A** → 192 (in Absprache mit Internisten)	

ggf. **Operative Therapie**
Kryotherapie, Vitrektomie, intravitreale Injektion von Triamcinolon (VolonA)

ggf. **Spezifische Therapie**
Antibiotika, Chemotherapie bei entsprechender Verdachtsdiagnose

205 Fechner P, Teichmann KD, Medikamentöse Augentherapie. Grundlagen und Praxis. Enke Stuttgart 2000, 395–426.
206 Arens CD, Bertram B, Praxisorientierte Handlungsleitlinien für Diagnose und Therapie in der Augenheilkunde (Teil 2) des Berufsverbands der Augenärzte e. V., Kybermed Emsdetten 1998, April, 12–15.
207 Manthey KS, Immunsuppressive Therapie bei intraokularen Entzündungen, Teil I. Ophthalmologe 1998, 792–804.
208 Manthey KS, Immunsuppressive Therapie bei intraokularen Entzündungen, Teil II. Ophthalmologe 1998, 846–858.

T 14.14 Toxoplasmose-Retinochorioiditis

T 14.14.1 Pyrimethamin-Dreifachtherapie [209]

	Folsäureantagonist	**Pyrimethamin** → 174	*d1 2 x 50mg, dann 25mg/d (4W)*
plus	**Sulfonamid** (antiinflammatorisch)	**Sulfadiazin** → 169	*4 x 1g/d (4W)*
plus	**Kortikosteroid** (antiinflammatorisch)	**Prednisolon** → 116	*d3-7 der Behandlung 60–100mg, dann reduzieren*
plus	**Substitution** (Vermeid. KM-Depression)	**Kaliumfolinat**	*5mg 2 x/W (1Tbl. alle 3d; 4W)*

T 14.14.2 Oder: Clindamycin-Monotherapie [209]

	Lincosamid	**Clindamycin** → 166	*4 x 150–300mg/d (3–4W)*

209 Erb C, Schlote T, Medikamentöse Augentherapie. Thieme Stuttgart 2010, 241-243.

T 14.15 Endophthalmitis

T 14.15.1 Bakterielle Endophthalmitis [210]

	Glykopeptid (intravitreal)	**Vancomycin** → 171	*1mg/0,1ml*
plus	**Aminoglykosid**	**Amikacin** → 166	*0,2-0,4mg/0,1ml (einmalig)*
oder	**Cephalosporin**	**Ceftazidim** → 162	*2mg*
ggf.	**Kortikosteroid** (intravitreal, antiinflammat.)	**Dexamethason** → 259	*0,2-1,0mg (einmalig)*
ggf.	**Cephalosporin** (systemische Antibiose bei Panophthalmitis)	**Ceftazidim** → 162	*1-2g 2 x/d (7-10d)*
plus	**Aminoglykosid AT** (lokale Antibiose)	**Amikacin 20mg/ml** → 166	*6-12 x/d 5-10 Trpf. (7-10d)*
oder		**Vancomycin 50mg/ml**→ 171	

T 14.15.2 Pilzinfektion [210]

	Antimykotikum (intravitreal)	**Amphotericin B** → 186	*0,005-0,01mg (AmBisome) einmalig, 0,03-0,04mg (Amphotericin B) einmalig*
plus	**Antimykotikum** (oral)	**Ketoconazol** → 185	*400-800mg (2-4M)*
oder		**Fluconazol** → 185	*400mg (2-4M)*

210 Fechner P, Teichmann KD, Medikamentöse Augentherapie. Grundlagen und Praxis. Enke Stuttgart 2000, 445-452.

T 14.16 Neuritis nervi optici

T 14.16.1 Bei Visusabfall ≤ 0,2

	Kortikosteroid-stoßtherapie [211]	**Methylprednisolon** → 116	*1000mg/d i.v. (3d)*

T 14.16.2 Bei atypischer Neuritis

anschl.	**Orales Kortikosteroid**	**Prednisolon** → 116	*1-1,5mg/kg KG/d (1-2W)*

211 Arens CD, Bertram B, Praxisorientierte Handlungsleitlinien für Diagnose und Therapie in der Augenheilkunde (Teil 5) des Berufsverbands der Augenärzte e. V., Kybermed Emsdetten 1997, November, 15-17.

T 14.17 Ischämische Optikusneuropathie

T 14.17.1 Nicht durch eine Arteriitis bedingt [212, 213]

	Hämodilution	**Kolloidale Plasmaersatzlösung** → 74	*250–500ml/d, 8–10d*
	Orales Kortikosteroid	**Prednisolon** → 116	*100mg/d*
	Antikoagulans (Sekundärprophylaxe)	**ASS** → 86	*100mg/d*

T 14.17.2 Durch eine Arteriitis bedingt (Arteriitis temporalis) [212, 213]

	Kortikosteroidstoßtherapie (antiinflammatorisch)	**Methylprednisolon** → 116	*2 x/d 0,5–1g i.v. (3–5d)*
		Prednisolon → 116	*erst 100mg dann Erh.Dos. 5–10mg (entsprech. BSG)*

212 Arens CD, Bertram B, Praxisorientierte Handlungsleitlinien für Diagnose und Therapie in der Augenheilkunde (Teil 5) des Berufsverbands der Augenärzte e. V., Kybermed Emsdetten 1997, November, 13–14.
213 Fechner P, Teichmann KD, Medikamentöse Augentherapie. Grundlagen und Praxis. Enke Stuttgart 2000, 510–514.

T 14.18 Zentralarterienembolie

T 14.18.1 Sofortmaßnahmen

Augeninnendrucksenkung

	Carboanhydrasehemmer (Kammerwasserprod. ↓)	**Dorzolamid** → 262	*3 x/d (lokal)*
		Acetazolamid → 263	*1 x 500mg p.o. (systemisch)*

T 14.18.2 Lysetherapie (innerhalb 8h, durch internistische Intensivstation)

	Plasminogenaktivator	**rt-PA** → 84	*1–2 x 70–100mg über 2 h*
	Fibrinolytikum	**Streptokinase** → 85	*ini. 600 000IE, dann 250 000IE alle 24h (3d)*
		Urokinase → 85	
dann	**Unfraktioniertes Heparin** (Gerinnungsfaktorinhib. ↑)	**Unfraktioniertes Heparin** → 79	*Perfusor (25 000IE) 2 ml/h (einige d)*

T 14.18.3 Rheologische Therapie

evtl.	**Kolloidale Plasmaersatzlösung** (hypervolämische Hämodilution)	**HES 6%** → 74	*250–500ml/d (8–10d)*
	Rheologikum (Erysverformbarkeit ↑, Verbesserung der Rheol.)	**Pentoxifyllin** → 89	*300mg i.v. 1–2 x/d*
	Isovolämische Hämodilution (Hämatokrit 35–38%)	**Kolloidale Plasmaersatzlösung** → 74 + **Plasmapherese**	*250–500ml/d (8–10d)*

T 14.18.4 Weitere Therapiemaßnahmen

Bulbusmassage, hyperbaren Sauerstoff inhalieren

	Nitrat	**Nitroglyzerin** → 57	*3 x/d*
	Kalziumantagonist	**Nifedipin** → 44	*10–20mg/d*
	Carboanhydrasehem. (Kammerwasserprod. ↓)	**Dorzolamid** → 262	*2 x/d*
	Antikoagulanz	**ASS 100** → 86	*1 x 100mg/d*
Bei V.a. Riesenzellarteriitis zusätzlich			
	Kortikosteroid (antiinflamm., Intimaödem ↓)	**Methylprednisolon** → 116	*1000mg i.v. (einmalig)*

T 14.19 Zentralvenenthrombose

T 14.19.1 Rheologische Therapie (bis zu 20 d nach Verschluss) [213, 217, 218]

Kolloidale Plasmaersatzlösung (hypervolämische Hämodilution)	**HES 6%** → 74	*250–500ml/d (8–10d)*
Kolloidale Plasmaersatzlösung (isovolämische Hämodilution, Hämatokrit 35–38%)	**HAES + Plasmaphorese** → 74	*250–500ml/d (8–10d)*
Rheologikum (Eryverformbark. ↑, Durchbl. ↑)	**Pentoxifyllin** → 89	*300mg i.v. 1–2 x/d, dann oral 400mg 2–3 x/d*
Vascular-endothelial-growth-factor (VEGF)-Hemmer zur Therapie des Makulaödems **(Off-Label-Therapie)**	**Ranibizumab** → 266	*Intravitreale Injektion, 1 Injektion a 0,5mg, erneute Injektion bei Visusverlust*
	Bevacizumab	*Intravitreale Injektion, 1 Injektion a 1,25mg, erneute Injektion bei Visusverlust*

T 14.19.2 Weitere Maßnahmen [215, 216, 217, 218]

	Intravitreales Implantat	**Dexamethason** → 115	*1 x Applikation, Whg. verlaufsabhängig*
	Orales Kortikosteroid (antiinflammatorisch)	**Prednisolon** → 116	*1–1,5mg/kg KG/d*
ggf.	**Lokale Betablocker + Carboanhydrasehemmer** (Behandlung des Neovaskularisationsglaukoms)	**Timolol** → 261 **Dorzolamid** → 262	*2 x/d*

214 Stellungnahme der Deutschen Ophthalmologischen Gesellschaft, der Retinologischen Gesellschaft und des Berufsverbands der Augenärzte Deutschlands zur Therapie des Makulaödems beim retinalen Venenverschluss vom 30.4.2010.
215 Erb C, Schlote T, Medikamentöse Augentherapie. Thieme Stuttgart 2010, 278-279.
216 Haller JA, Dugel P, Weinberg DV et al., Evaluation of the safety and performance of an applicator for a novel intravitreal dexamethasone drug delivery system for the treatment of macular edema. Retina 2009, 29:46-5.
217 Fechner P, Teichmann KD, Medikamentöse Augentherapie. Grundlagen und Praxis. Enke Stuttgart 2000, 462–467.
218 Dithmar S, Holz FG, Völcker HE, Venöse retinale Verschlüsse. Z. prakt. Augenheilkd. 1996, 17:337–341.

T 14.20 Primäres Offenwinkelglaukom

T 14.20.1 Stufe 1: Monotherapie [219, 220, 221, 222]

	Betablocker (Kammerwasserprod. ↓)	**Timolol** → 261 **Betaxolol** → 261 **Carteolol** → 261 **Levobunolol** → 261	*0,1%, 0,25% oder 0,5%* *2 x/d 1 Trpf. (Dauertherapie)*

T 14.20.2 Stufe 2: Substitution Monotherapie [219, 220, 221, 222] (bei Unverträglichkeit, ungenügender Drucksenkung, Kontraindikation oder instabiler Gesichtsfeldsituation)

1.	**Carboanhydrasehemmer** (Kammerwasserproduktion ↓)	**Dorzolamid** → 262 **Brinzolamid** → 262	*2–3 x/d 1 Trpf.*
oder	**Alpha-2-Sympathomimetikum** (Kammerwasserabfluss ↑)	**Brimonidin** → 262	*2 x/d 1 Trpf.*
oder	**Prostaglandinanalogon** (uveoskleraler Abfluss ↑)	**Latanoprost** → 262	*1 x/d abends 1 Trpf.*
		Travoprost → 262	*1 x/d abends 1 Trpf.*
		Brimatoprost → 262	*1 x/d abends 1 Trpf.*
		Tafluprost → 262	*1 x/d abends 1 Trpf.*
2.	**Parasympathomimetikum** (Kammerwasserabfluss ↑)	**Pilocarpin 1%, 2%** → 261	*3 x/d 1 Trpf.*

T 14.20.3 Stufe 3: Kombinationstherapie (2 Medikamente) [219, 220, 221, 222] (bei ungenügender Drucksenkung, Fortschreiten der Gesichtsfeldausfälle)

	Betablocker + Carboanhydrasehemmmer	**Dorzolamid + Timolol** → 263 **Brinzolamid** → 262 **+ Timolol** → 261	*2 x/d 1 Trpf.*
oder	**Betablocker + Prostaglandinderivat**	**Timolol + Latanoprost** → 263	*1 Trpf. morgens*
oder	**Betablocker + Alpha-2-Sympathomimetikum**	**Timolol** → 261 **+ Brimonidin** → 262	*2 x/d 1 Trpf.*
oder	**Betablocker + Parasympathomimetikum**	**Pilocarpin + Timolol** → 263 **Pilocarpin + Metipranolol** → 263	*2–3 x/d 1 Trpf.*

T 14.20.4 Stufe 4: Kombinationstherapie (3 Medikamente) [219, 220, 221, 222]

	Betablocker + Carboanhydrasehemmer + Sympathomimetikum	**Dorzolamid + Timolol** → 263 **+ Brimonidin** → 262	*2 x/d 1 Trpf.*
oder	**Prostaglandinderivat + Betablocker + Sympathomimetikum**	**Latanoprost + Timolol** → 263 **+ Brimonidin** → 262	*2 x/d 1 Trpf.*
oder	**Prostaglandinderivat + Carboanhydrasehemmer + Sympathomimetikum**	**Latanoprost** → 262 **+ Dorzolamid** → 262 **+ Briminodin** → 262	*2 x/d 1 Trpf.*

oder	**Betablocker + Parasympathomimetikum + Carboanhydrasehemmer**	**Pilocarpin + Timolol** → 263 **oder Metipranolol** → 261 + **Dorzolamid** → 262 **oder Brinzolamid** → 262	*2-3 x/d 1 Trpf.*

[219] Terminology and Guidelines for Glaucoma Treatment. European Glaucoma Society 1998, Dogma, Savona, Italy.
[220] Pfeiffer N, Moderne medikamentöse Glaukomtherapie. Dt. Ärztebl. 1998; 95 B 2561–2566.
[221] praul CW, Therapietabellen Ophthalmologie. Westermayer Verlags-GmbH, München 1999.
[222] Arens CD, Bertram B, Praxisorientierte Handlungsleitlinien für Diagnose und Therapie in der Augenheilkunde (Teil 3) des Berufsverbands der Augenärzte e. V., Kybermed Emsdetten 1997, November, 4–6.

T 14.21 Akutes Winkelblockglaukom

	Parasympathomimetikum (Miosis, Kammerwasserabfluss ↑) **223, 224**	**Pilocarpin 0,5%, später 1%** → 261	*bei Pupillenverengung alle 10min 1h lang (im Anfall)*
	Systemische Carboanhydrasehemmer (Kammerwasserprod. ↓) 223, 224	**Acetazolamid** → 263	*500–1000mg, bei Erbrechen i.v. (im Anfall)*
evtl.	**Betablocker** (Kammerwasserprod. ↓)	**Timolol** → 261 **Betaxolol** → 261 **Levobunolol** → 261 **Carteolol** → 261	*0,1%, 0,25% oder 0,5% 2 x/d 1 Trpf. (im Anfall)*
evtl.	**Analgetikum**	**Tilidin + Naloxon** → 105 **Pethidin** → 103	*2 x 50–150mg (ret.)/d (max. 600mg/d); 25–100mg i.m./i.v. (im Anfall)*
evtl.	**Hyperosmolare Infusion** (osmotische Therapie)	**Mannitol 20%** → 56	*1–2g/kg KG (im Anfall)*

T 14.21.1 Beim malignen Glaukom

	Anticholinergikum (Mydriasis und Zykloplegie)	**Atropin 1%** → 263	*3–4 x 1 Trpf. (im Anfall)*
plus	**Systemische Carboanhydasehemmer** (Kammerwasserprod. ↓)	**Acetazolamid** → 263	*500–1000mg, bei Erbrechen i.v. (im Anfall)*
plus	**Hyperosmolare Infusion** (osmotische Therapie)	**Mannitol 20%** → 56	*1–2g/kg KG (im Anfall)*

[223] Terminology and Guidelines for Glaucoma Treatment. European Glaucoma Society 1998, Dogma, Savona, Italy.
[224] Fechner P, Teichmann KD, Medikamentöse Augentherapie. Grundlagen und Praxis. Enke Stuttgart 2000, 204–213.

T 14.22 Endokrine Orbitopathie

T 14.22.1 Behandlung der ursächlichen Schilddrüsenfunktionsstörung (s. Kapitel Endokrinologie → 431, → 432)

T 14.22.2 Periorbitale Schwellung [225]

	Benzothiadiazin (Diuretika)	**Hydrochlorothiazid** → 54	*25mg/d abends (beschwerdeabhängig)*

T 14.22.3 Lidretraktion [225]

	Tränenersatzmittel, Filmbildner → 265 (Gele, Trpf. zur Hornhautbenetzung)	**Keratokonjunktivitis sicca** → 529	*(beschwerdeabhängig)*

T 14.22.4 Exophthalmus [225]

	Systemisches Kortikosteroid (antiphlogistisch)	**Prednisolon** → 116	*80–100mg/d (4–6M, in Absprache mit Internisten)*
plus	**Immunsuppressivum** (Red. der Steroiddosis möglich)	**Azathioprin** → 191	
oder		**Ciclosporin** → 192	
ggf. plus	**Megavolt-Radiotherapie**		*1000–3000 cGy*

225 Fechner P, Teichmann KD, Medikamentöse Augentherapie. Grundlagen und Praxis. Enke Stuttgart 2000, 228-230.

T 14.23 Exsudative altersabhängige Makuladegeneration [226, 227]

	Vascular-endothelial-growth-factor (VEGF)-Hemmer	**Ranibizumab** → 266	*Intravitreale Injektion, 3 Injektionen a 0,5mg monatlich, in Erhaltungsphase erneute Injektion bei signifikantem Visusverlust*

226 Boyer DS, Antoszyk AN, Awh CC et al., Subgroup analysis of the MARINA study of ranibizumab in neovascular age-related macular degeneration. Ophthalmology 2007, 114:246-252.
227 Bakri SJ, Snyder MR, Reid JM et al., Pharmacokinetics of Intravitreal Ranibizumab(Lucentis). Ophthalmology 2007, 114:2179-2182.

T 14.24 Diabetisches Makulaödem [228, 229]

	Vascular-endothelial-growth-factor (VEGF)-Hemmer	**Ranibizumab** → 266	*Einmalige intravitreale Injektion, verlaufsabhängige Wdh.*

228 Empfehlung der Deutschen Ophthalmologischen Gesellschaft, der Retinologischen Gesellschaft und des Berufsverbands der Augenärzte Deutschlands für die Durchführung von intravitrealen Injektionen (IVI), 2007. http://www.dog.org/publikationen
229 Gelisken F, Ziemssen F, Diabetic maculopathy. Diagnosis and treatment. Ophthalmologe 2010, 107:773-786.

T 14.25 Zystoides Makulaödem (postoperatives)[230]			
T 14.25.1 Stufe I			
	Lokale Steroide	**Prednisolon 1%** → 116	*4 x/d 1 Trpf. 6W*
plus	**Lokale nichtsteroidale Antiphlogistika**	**Diclofenac** → 109	*4 x/d 1 Trpf. 6W*
plus	**Carboanhydrasehemmer**	**Acetazolamid** → 263	*2 x 125mg oral*
T 14.25.2 Stufe II			
	Steroid-Depot	**Betamethason** → 113	*4mg subtenonale Injektion*
plus	**Systemisch nichtsteroidale Antiphlogistika**	**Diclofenac** → 109	*100 mg 1 x/d 6W*
oder	**Systemische Steroide**	**Methylprednisolon** → 116	*1mg/kg KG 6W*
T 14.25.3 Stufe III			
	Intravitreale Steroid-Applaikation	**Triamcinolon** → 116	*4-8mg intravitreale Injektion*

[230] Erb C, Schlote T, Medikamentöse Augentherapie. Thieme Stuttgart 2010, 296-298.

T 15 HNO – Therapie (M. Helbig, S. Helbig)

T 15.1 Rhinitis

T 15.1.1 Akut viral

	Alpha-Sympathomimetika (lokal abschwellend)	**Xylometazolinhydrochlorid** → 267	*3 x 1–2 Sprühstöße 0,1%, Ki. 0,05% (max. 10d [Privinismus])*

T 15.1.2 Bakteriell (primär oder sekundär)

	Alpha-Sympathomimetika (lokal abschwellend)	**Xylometazolinhydrochlorid** → 267	*3 x 1–2 Sprühstöße 0,1%, Ki. 0,05% (max. 10d [Privinismus])*
ggf. zusätzl.	**Aminopenicillin** (Antibiose)	**Amoxicillin** → 158	*0,5–1g p.o. 3 x/d, Ki. 50–100mg/kg KG in 3ED/d p.o.*
	Aminopenicillin + Beta-Laktamase-Inhibitor (Antibiose)	**Amoxicillin + Clavulansäure** → 160	*875/125mg p.o. 2 x/d; 1,2–2,2g/d i.v. 3 x/d; Ki. p.o. laut Beipackzettel, 3 x 20–32mg/kg i.v.*
	Cephalosporin 2. Gen. (Antibiose)	**Cefaclor** → 162	*0,5g p.o. 3 x/d, Ki.: 30–50mg/kg KG in 3ED/d*
		Cefuroxim → 161	*0,5g p.o. 2 x/d, Ki. 125–250mg/kg KG p.o. 2 x/d*

T 15.1.3 Allergische Rhinitis

Leicht

	Alpha-Sympathomimetika (lokal abschwellend)	**Xylometazolinhydrochlorid** → 267	*3 x 1–2 Sprühstöße 0,1%, Ki. 0,05% (max. 10d [Privinismus])*
oder	**Mastzellstabilisator** (Mastzelldegranulation ↓)	**Cromoglicinsäure** → 267	*bis zu 4 x/d 1 Sprühstoß pro Nasenloch*
oder	**Topisches Antihistaminikum** (H_1-Rezeptor-Antagonist)	**Azelastin** → 98 **Levocabastin** → 267	*2 x/d 2 Sprühstöße pro Nasenloch*
oder	**Systemisches Antihistaminikum** (H_1-Rezeptor-Antagonist)	**Mizolastin** → 99	*10mg p.o. abends*
oder	**Topisches Glukokortikosteroid** (antiinflammatorisch)	**Budesonid** → 268	*2 x/d 1 Sprühstoß pro Nasenloch*
		Fluticason → 268	*1 x/d 2 Sprühstöße pro Nasenloch*
		Mometason → 96	*1 x/d 2 Sprühstöße pro Nasenloch*
		Triamcinolon → 116	*1 x/d 1 Sprühstoß pro Nasenloch*
		Flunisolid	*2 x/d 2 Sprühstöße pro Nasenloch*

Mittelgradig bis schwer			
	Systemische Antihistaminika (H_1-Rezeptor-Antagonist)	**Cetirizin** → 98	*10mg p.o. 1 x abends*
		Loratadin → 99	*10mg p.o. 1 x abends*
		Desloratadin → 98	*5mg p.o. 1 x abends*
plus/ oder	**Leukotrienantagonist**	**Montelukast** → 100	*10mg p.o. 1 x abends*
Schwer			
	Systemische Glukokortikosteroide (antiinflammatorisch)	**Prednisolon** → 116	*ini. 20–100mg/d, stufenweise reduzieren auf 5–10mg/d*
		Methylprednisolon → 116	*ini. 12–80mg/d stufenweise reduzieren auf ca. 4–16mg/d*
Ergänzend bei zusätzlichem Asthma bronchiale			
plus/ oder	**Parasympatholytikum** (bronchodilatatorisch)	**Ipratropiumbromid** → 95	*3 x/d 1–2 Sprühstöße pro Nasenloch*
plus/ oder	**Xanthinderivat** (bronchospasmolytisch)	**Theophyllin** → 92	*siehe jeweilige Fachinfo*

[232] AWMF-Leitlinien Nr. 017/066 der Deutschen Gesellschaft für HNO-Heilkunde, Kopf- und Halschirurgie, aktualisiert 1/2003.

T 15.2 Nasenfurunkel

Leicht			
	Antiseptikum (lokal desinfizierend)	**Povidon-Jod**	*lokal*
		Ethacridin	
und/ oder	**Tetracyclin** (Antibiose)	**Tetracyclin**	*lokal*
Schwer			
	Isoxazolylpenicillin (Antibiose)	**Oxacillin** → 158 **Dicloxacillin**	*1g p.o. 3 x/d; 1–2 g i.v. 3 x/d, Ki. 20–100mg/kg KG in 3ED/d i.v.*
oder	**Cephalosporin** (Antibiose)	**Cefalexin** → 163	*0,5–1g p.o. 3 x/d, Ki. 50–100mg/kg KG in 3ED/d p.o.*
		Cefadroxil → 162	*1g p.o. 2 x/d, Ki. 25–100mg/kg KG in 2ED/d p.o.*
		Cefazolin → 160	*0,5–2g i.v. 3 x/d, Ki. 25–100mg/kg KG i.v. in 3ED/d*
ggf.	**Arylpropionsäurederivat** (analgetisch, antipyretisch, antiphlogistisch)	**Diclofenac** → 109	*50mg p.o. 2–3 x/d*

T 15.3 Sinusitis

T 15.3.1 Akut

Leichte Formen			
	Alpha-Sympathomimetikum (Mukosaabschwellung)	**Xylometazolinhydrochlorid** → 267	*3 x 1–2 Sprühstöße 0,1%, Ki. 0,05% (max 10d [Privinismus])*
	Aminopenicillin (Antibiose)	**Amoxicillin** → 158	*0,5–1g p.o. 3 x/d, Ki. 50–100mg/kg KG in 3ED p.o.*
oder	**Aminopenicillin + Beta-Laktamase-Inhibitor** (Antibiose)	**Amoxicillin + Clavulansäure** → 160	*875/125mg p.o. 2 x/d, 1,2–2,2g i.v. 3 x/d, Ki. p.o. laut Beipackzettel 20–32mg/kg KG i.v. 3 x/d*
oder	**Cephalosporin 2. Gen.** (Antibiose)	**Cefaclor** → 162	*0,5g p.o. 3 x/d, Ki. 30–50mg/kg KG in 3ED/d*
		Cefuroxim → 161	*0,5g p.o. 2 x/d, Ki. 125–250mg/kg KG p.o. 2 x/d*
und	**Expektoranz** (schleimlösend)	**Acetylzystein** → 91	*400–600mg/d p.o., Ki.:200–400mg/d p.o.*
evtl. plus	**Analgetikum** (schmerzlindernd)	**Paracetamol** → 110	*500–1000mg p.o. 3 x/d, Ki. 10–15mg/kg KG als ED p.o., max. 50mg/kg KG/d*
Schwere Formen/ Komplikationen			
	Aminopenicillin + Beta-Laktamase-Inhibitor	**Amoxicillin + Clavulansäure** → 160	*1,2–2,2g i.v. 3 x/d, Ki. 20–32mg/kg KG i.v. 3 x/d*
oder	**Cephalosporin 2.Gen.** (Antibiose)	**Cefuroxim** → 161	*1,5g i.v. 3 x/d*
oder	**Cephalosporin 3. Gen.** (Antibiose)	**Cefotaxim** → 161	*1–2g i.v. alle 12h*
		Ceftriaxon → 161	*1–2g i.v. 1 x/d, Ki.:20–80mg/kg KG/d i.v.*
		Ceftazidim → 162	*1–2g i.v. alle12h, Ki. 15–50mg/kg KG/12h i.v.*
ggf. plus	**Nitroimidazolderivat** (Antibiose)	**Metronidazol** → 170	*0,5g i.v. 2 x/d, Ki. 20–30mg/kg KG/d in 2ED/d i.v.*
Bei dentogener Entstehung			
	Phenoxymethylpenicillin (Antibiose)	**Penicillin V** → 157	*1,2 Mio. IE p.o. 3 x/d, Ki. 50 000–100 000IE/kg KG in 3ED p.o.*
oder	**Benzylpenicillin** (Antibiose)	**Penicillin G** → 157	*1–5 Mio. IE/d i.v., Ki. 50 000–0,5 Mio. IE i.v. in 3ED/d*
ggf. plus	**Nitroimidazolderivat** (Antibiose)	**Metronidazol** → 170	*0,5g i.v. 2 x/d, Ki. 20–30mg/kg KG/d i.v. in 2ED/d*

T 15.3.2 Chronisch

	Aminopenicillin + Beta-Laktamase-Inhibitor (Antibiose)	**Amoxicillin + Clavulansäure** → 160	*875/125mg p.o. 3 x/d, 1,2–2,2g i.v. 3 x/d, Ki. p.o. laut Beipackzettel 20–32mg/kg KG i.v. 3 x/d*
oder	**Cephalosporin 2. Gen.** (Antibiose)	**Cefaclor** → 162	*0,5g p.o. 3 x/d, Ki. 30–50mg/kg KG in 3ED/d*
		Cefuroxim → 161	*1,5g i.v. 3 x/d, Ki. 30–100mg/kg KG i.v. 3ED/d*

T 15.4 Tonsillitis

T 15.4.1 Akut

Initial			
	Phenoxymethylpenicillin (Antibiose)	**Penicillin V** → 157	*1,2 Mio. IE p.o. 3 x/d, Ki. 50 000–100 000IE/kg KG p.o. in 3ED/d*
Bei Therapieresistenz			
	Cephalosporin (Antibiose)	**Cefalexin** → 163	*0,5–1g p.o. 3 x/d, Ki. 50–100mg/kg KG p.o. in 3ED/d*
		Cefadroxil → 162	*1g p.o. 2 x/d, Ki. 25–100mg/kg KG p.o. in 2ED/d*
		Cefazolin → 160	*0,5–2g i.v. 3 x/d, Ki. 25–100mg/kg KG i.v. in 3ED/d*
oder	**Makrolid** (Antibiose)	**Clarithromycin** → 165	*250mg p.o. 2 x/d, Ki. 7,5mg/kg KG/d p.o. 2 x/d*
ggf.	**Arylpropionsäurederivat** (analgetisch, antipyretisch, antiphlogistisch)	**Diclofenac** → 109	*50mg p.o. 3 x/d*
evtl.	**Analgetikum** (schmerzlindernd)	**Paracetamol** → 110	*500–1000mg p.o. 3 x/d, Ki. 10–15mg/kg KG als ED p.o., max. 50mg/kg KG/d*

T 15.5 Pharyngitis

T 15.5.1 Viral/symptomatisch

	Salizylsäurederivat (analgetisch, antiphlogistisch, antipyretisch)	**Acetylsalizylsäure** → 107	*0,5–1g p.o. 2–3 x/d*
evtl.	**Antiseptikum** (desinfizierend)	**Cetylpyridiniumchlorid**	*bei Bedarf*

T 15.5.2 Bakterielle Genese/Superinfektion

	Phenoxymethylpenicillin (Antibiose)	**Penicillin V** → 157	*1,2 Mio. IE p.o. 3 x/d, Ki. 50 000–100 000IE/kg KG in 3ED p.o.*

oder	**Makrolid** (Antibiose)	**Clarithromycin** → 165	*250mg p.o. 2 x/d, Ki. 7,5mg/kg KG/d p.o. 2 x/d*

T 15.6 Laryngitis

T 15.6.1 Viral

evtl.	**Expektoranz** (schleimlösend)	**Acetylzystein** → 91	*400–600mg/d p.o., Ki. 200–400mg/d p.o.*
evtl.	**Rachentherapeutika** (lokal desininf., schmerzlindernd)	**Benzydamin**	*bis 5 x 3 Sprühstöße/d*
evtl.	**Antitussivum** (hustendämpfend)	**Kodein** → 97	*30–50mg p.o. 1–2 x/d*
Bakteriell			
	Phenoxymethylpenicillin (Antibiose)	**Penicillin V** → 157	*1,2 Mio. IE p.o. 3 x/d, Ki. 50 000–100 000IE/kg KG in 3ED p.o.*
	Aminopenicillin + Beta-Laktamase-Inhibitor (Antibiose)	**Amoxicillin + Clavulansäure** → 160	*875/125mg p.o. 2 x/d, 1,2–2,2g i.v. 3 x/d, Ki. p.o. laut Beipackzettel 20–32mg/kg KG i.v. 3 x/d*

T 15.6.2 Laryngitis subglottica acuta

Allgemein (Cave: sofortige Krankenhauseinweisung)			
	Benzodiazepin (Sedierung)	**Diazepam** → 239	*5–10mg/d rect., Sgl. 2,5–5mg/d rect.*
plus	**Glukokortikosteroid** (antiinflammatorisch, immunsuppressiv)	**Prednison** → 116	*Ki. 100mg/d rect.*
		Prednisolon → 116	*250–1000mg i.v. Ki. 25–50mg i.v.*
evtl.	**Expektoranz** (schleimlösend)	**Acetylzystein** → 91	*400–600mg/d p.o., Ki. 200–400mg/d p.o.*
Bei bakterieller Superinfektion/Epiglottitis			
	Cephalosporin 2. Gen. (Antibiose)	**Cefaclor** → 162	*0,5g p.o. 3 x/d, Ki. 30–50mg/kg KG in 3ED/d*
		Cefuroxim → 161	*1,5g i.v. 3 x/d, Ki. 30–100mg/kg KG i.v. in 3ED/d*
oder	**Cephalosporin 3. Gen.** (Antibiose)	**Ceftriaxon** → 161	*1 x 1–2g/d i.v., Ki. 20–80mg/kg KG i.v. in 1 ED/d*
		Cefotaxim → 161	*1–2g i.v. 2 x/d, Ki. 50–100mg/kg KG i.v. in 2ED/d*

T 15.6.3 Diphtherie (Krupp) – Meldepflicht

	Antitoxin (Pferdeserum, Toxinneutralisation)	**Diphtherie-Antitoxin** (zu beziehen über Notfalldepot)	*30 000–50 000IE i.v. über 1h, bis 120 000IE*
	Benzylpenicillin (Antibiose)	**Penicillin G** → 157	*1–5 Mio. IE i.v. 3 x/d, Ki. 50.000–0,5 Mio. IE i.v. in 3ED/d*

oder	**Makrolid** (Antibiose)	**Clarithromycin** → 165	*500mg i.v. 3–4 x/d, Ki. 30–50mg/kg KG i.v. in 3ED/d*

T 15.7 Perichondritis

Leicht			
	Aminopenicillin + Beta-Laktamase-Inhibitor (Antibiose)	**Amoxicillin + Clavulansäure** → 160	*875/125mg p.o. 2 x/d, 1,2–2,2g i.v. 3 x/d, Ki. p.o. laut Beipackzettel 20–32mg/kg KG i.v. 3 x/d*
oder	**Cephalosporin 1. Gen.** (Antibiose)	**Cefalexin** → 163	*0,5–1g p.o. 3 x/d, Ki. 50–100mg/kg KG p.o. in 3ED/d*
		Cefadroxil → 162	*1g p.o. 2 x/d, Ki. 25–100mg/kg KG p.o. in 2ED/d*
		Cefazolin → 160	*0,5–2g i.v. 3 x/d, Ki. 25–100mg/kg KG i.v. in 3ED/d*
Schwer			
	Gyrasehemmer (Antibiose)	**Ciprofloxacin** → 168	*500mg p.o. 2 x/d 400mg i.v. 2 x/d*
		Levofloxacin → 168	*500mg p.o./i.v. 1–2 x/d*
ggf. plus	**Isoxazolylpenicillin** (Antibiose)	**Oxacillin** → 158 **Flucloxacillin** → 158	*1g p.o. 3 x/d, 1–2 g i.v. 3 x/d, Ki. 20–100mg/kg KG i.v. in 3ED/d*
Kinder	**Cephalosporin 3. Gen.** (Antibiose)	**Ceftazidim** → 162	*Ki. 15–50mg/kg KG i.v. alle 12h*

T 15.8 Otitis externa

T 15.8.1 Otitis externa diffusa

Leicht			
evtl.	**Kortikoid + Gentamicin** (abschwellend + Antibiose)	**Betamethason + Gentamicinsulfat**	*tägl. Streifeneinlage;* **Cave:** *Ausschluss Trommelfellperforation*
evtl.	**Kortikoid + Aminoglykosid** (abschwellend + Antibiose)	**Fluocinolonacetonid + Neomycinsulfat**	*tägl. Streifeneinlage;* **Cave:** *Ausschluss Trommelfellperforation*
evtl.	**Gyrasehemmer** (Antibiose)	**Ciprofloxacin** → 168	*2 x 3–4 Trpf.;* **Cave:** *Ausschluss Trommelfellperforation*
evtl.	**Peptidantibiotikum + Aminoglykosid + Polypeptidantibiotikum**	**Polymyxin-B-Sulfat + Neomycinsulfat + Gramicidin** → 258	*3 Trpf. 3–5 x/d,* ***Cave:*** *Ausschluss Trommelfellperforation*
Schwer			
evtl.	**Gyrasehemmer** (Antibiose)	**Ciprofloxacin** → 168	*500mg p.o. 2 x/d, 400mg i.v. 2 x/d*
		Levofloxacin → 168	*500mg p.o./i.v. 1–2 x/d*
oder/ Kinder	**Cephalosporin 3. Gen.** (Antibiose)	**Ceftazidim** → 162	*1–2g i.v. alle 12h, Ki. 15–50mg/kg KG i.v. alle 12h*

ggf.	**Glukokortikoid** (antiinflammatorisch)	**Triamcinolonacetonid** → 116	*1–2 x/d dünn auftragen*
	Arylpropionsäurederivat (analgetisch, antipyretisch, antiphlogistisch)	**Diclofenac** → 109	*50mg p.o. 2–3 x/d*

T 15.8.2 Otitis externa circumscripta (Gehörgangsfurunkel)

	Antiseptikum (desinfizierend)	**Propanol oder Ethanol 70%**	*tägl. Streifeneinlage*
ggf.	**Isoxazylpenicillin** (Antibiose)	**Flucloxacillin** → 158	*1g p.o. 3 x/d, 1g i.v. 3 x/d, Ki. 20–50mg/kg KG i.v. 3 x/d*
ggf.	**Arylpropionsäurederivat** (analgetisch, antipyretisch, antiphlogistisch)	**Diclofenac** → 109	*50mg p.o. 2–3 x/d*

T 15.8.3 Otitis externa maligna

	Gyrasehemmer (Antibiose)	**Ciprofloxacin** → 168	*500mg p.o. 2 x/d, 400mg i.v. 2xd*
		Levofloxacin → 168	*500mg p.o./i.v. 1–2 x/d*
oder	**Cephalosporin 3. Gen.** (Antibiose)	**Ceftazidim** → 162	*1–2g i.v. alle 12h, Ki. 15–50mg/kg KG i.v. alle 12h*
evtl. plus	**Gyrasehemmer** (Antibiose)	**Ciprofloxacin** → 168	*2–3 x/d Spülung des Gehörgangs*
ggf.	**Arylpropionsäurederivat** (analgetisch, antipyretisch, antiphlogistisch)	**Diclofenac** → 109	*50mg p.o. 2–3 x/d*

T 15.9 Zoster oticus

	Virustatikum (Purinantagonist, DNA-Polymerase-Hemmer)	**Aciclovir** → 177	*mittelschwer: 800mg p.o. 5 x/d, schwer: 5–10mg/kg KG i.v. 3 x/d*
ggf.	**Glukokortikoid** (antiinflammatorisch, immunsuppressiv)	**Prednisolon** → 116	*akut: 250–500mg i.v. 1 x/d*
ggf.	**Arylpropionsäurederivat** (analgetisch, antipyretisch, antiphlogistisch)	**Diclofenac** → 109 **Ibuprofen** → 107	*50mg p.o. 2–3 x/d* *400mg p.o. 3 x/d*
Bei Innenohrbeteiligung			
ggf.	**Rheologika**	siehe Hörsturz → 550	siehe Hörsturz → 550

T 15.10 Otitis media

T 15.10.1 Akut

Symptomatisch			
	Alpha-Sympathomimetikum (lokal abschwellend)	**Xylometazolinchlorid** → 267	*3 x 1–2 Sprühstöße 0,1%, Ki. 0,05% (max 10d [Privinismus])*

evtl.	**Analgetikum** (analgetisch, antipyretisch)	**Paracetamol** → 110	*10–15mg/kg KG als ED, max. 50mg kg KG/d*
Bakteriell, initial			
	Aminopenicillin (Antibiose)	**Amoxicillin** → 158	*0,5–1g p.o. 3 x/d, Ki. 50–100mg/kg KG p.o. in 3ED*
Schwere Formen			
	Aminopenicillin + Beta-Laktamase-Inhibitor (Antibiose)	**Amoxicillin + Clavulansäure** → 160	*875/125mg p.o. 2 x/d, 1,2–2,2g i.v. 3 x/d, Ki. p.o. laut Beipackzettel 20–32mg/kg KG i.v. 3 x/d*
oder	**Cephalosporin 2. Gen.** (Antibiose)	**Cefaclor** → 162	*0,5g p.o. 3 x/d, Ki. 30–50mg/kg KG in 3ED/d*
		Cefuroxim → 161	*1,5g i.v. 3 x/d, Ki. 30–100mg/kg KG i.v. 3ED/d*

T 15.10.2 Chronische Otitis media akut exazerbiert

	Gyrasehemmer (Antibiose)	**Ciprofloxacin** → 168	*2 x 3–4 Trpf.,* **Cave:** *Ausschluss Trommelfellperforation*
ggf. plus	**Gyrasehemmer** (Antibiose)	**Ciprofloxacin** → 168	*500mg p.o. 2 x/d, 200–400mg i.v. 2 x/d*
		Levofloxacin → 168	*500mg p.o./i.v. 1–2 x/d*
oder	**Cephalosporin 3. Gen.** (Antibiose)	**Ceftazidim** → 162	*1–2g i.v. alle 12h, Ki. 15–50mg/kg KG i.v. alle 12h*

T 15.11 Mastoiditis

T 15.11.1 Akut

	Aminopenicillin + Beta-Laktamase-Inhibitor (Antibiose)	**Amoxicillin + Clavulansäure** → 160	*1,2–2,2g i.v. 3 x/d, Ki. 20–32mg/kg KG i.v. 3 x/d*
oder	**Cephalosporin 2. Gen.** (Antibiose)	**Cefuroxim** → 161	*1,5g i.v. 3 x/d, Ki. 30–100mg/kg KG i.v. in 3ED/d*
oder	**Cephalosporin 3. Gen.** (Antibiose)	**Ceftriaxon** → 161	*1-2g täglich, Ki. 20-80mg/kg KG 1 x/d*
evtl.	**Glykopeptid-Antibiotika**	**Vancomycinhydrochlorid**	*1g i.v. 2 x/d, Ki. 40 mg/kg KG 4 x/d*

T 15.11.2 Chronisch

	Gyrasehemmer (Antibiose)	**Ciprofloxacin** → 168	*2 x 3–4 Trpf .,* **Cave:** *Ausschluss Trommelfellperforation*
ggf. plus	**Gyrasehemmer** (Antibiose)	**Ciprofloxacin** → 168	*500mg p.o. 2 x/d, 200–400mg i.v. 2 x/d*
		Levofloxacin → 168	*500mg p.o./i.v. 1–2 x/d*
oder/ Kinder	**Cephalosporin 3. Gen.** (Antibiose)	**Ceftazidim** → 162	*1–2g i.v. alle 12h, Ki. 15–50mg/kg KG i.v. alle 12h*

oder (Staph. aureus)	**Cephalosporin 2. Gen.** (Antibiose)	**Cefaclor** → 162	*0,5g p.o. 3 x/d, Ki. 30–50mg/kg KG in 3ED/d*
		Cefuroxim → 161	*1,5g i.v. 3 x/d, Ki. 30–100mg/kg KG i.v. 3ED/d*

T 15.12 M. Menière

T 15.12.1 Im Anfall

	Antihistaminikum (Hemmung zentraler Histaminrezeptoren ⇒ antiemetisch)	**Dimenhydrinat** → 152	*1–2 Amp. langsam i.v.*
ggf.	**Schleifendiuretikum** (Volumenentlastung bei Labyrinthhydrops)	**Furosemid** → 53	*40mg i.v.*

T 15.12.2 Im Anschluss/Intervall

ggf.	**Antihistaminikum** (Hemmung zentraler Histaminrezeptoren ⇒ antiemetisch)	**Betahistin** → 152	*3 x 6–12mg p.o.*
ggf.	**Glukokortikoid + Rheologika + Plasmaexpander**	**siehe Hörsturz** → 550	

T 15.13 Hörsturz

	Glukokortikosteroid (antiinflammatorisch, immunsuppressiv)	**Prednisolon** → 116	*d1-3 500mg i.v.*
ggf.	**Plasmaexpander** (Volumensubstitution)	**Hydroxyethylstärke** → 74	*d1-3 500ml i.v.*
ggf.	**Periphere Vasodilatatoren** (Purinderivat)	**Pentoxifyllin**	*600mg p.o. 2 x/d*
evtl.	**H_2-Rezeptor-Blocker**	**Ranitidin** → 142	*150–300mg p.o. 1 x/d*

T 15.14 Tinnitus aurium

Wie Hörsturz, s.o.

	Glukokortikosteroid (antiinflammatorisch, immunsuppressiv)	**Prednisolon** → 116	*d1-3 500mg i.v.*
ggf.	**Plasmaexpander** (Volumensubstitution)	**Hydroxyethylstärke** → 74	*d1-3 500ml i.v.*
ggf.	**Periphere Vasodilatatoren** (Purinderivat)	**Pentoxifyllin**	*600mg p.o. 2 x/d*
evtl.	**H_2-Rezeptor-Blocker**	**Ranitidin** → 142	*150–300mg p.o. 1 x/d*

T 15.15 Neuropathia vestibularis

	Glukokortikosteroid	**Prednisolon** → 116	*d1-3 100mg p.o., d4-6 80mg p.o., d7-9 60mg p.o., d10-12 40mg p.o., d13-15 20mg p.o., d16-18 10mg p.o., d19-21 5mg p.o.*
	H_2-Rezeptor-Blocker	**Ranitidin** → 142	*150-300 mg p.o. 1x/d*

T 15.16 Ideopathische Fazialisparese

	Glukokotikosteroid	**Prednisolon** → 116	*d1-3 250mg i.v., d4-6 200mg i.v., d7-8 150mg i.v., d9-10 100mg i.v., als Kurzinfusion; anschließend d11-12 80mg p.o., d13-14 60mg p.o., d15-16 40mg p.o., d17-18 20mg p.o., d19-20 10mg p.o., d21-22 5mg p.o.*
	H_2-Rezeptor-Blocker	**Ranitidin** → 142	*150-300mg p.o. 1 x/d*

T 15.17 Sialadenitis

	Cephalosporin 1. Gen. (Antibiose)	**Cefalexin** → 163	*0,5–1g p.o. 3 x/d, Ki. 50–100mg/kg KG in 3ED/d p.o.*
		Cefadroxil → 162	*1g p.o. 2 x/d, Ki. 25–100mg/kg KG in 2ED/d p.o.*
		Cefazolin → 160	*0,5–2g i.v. 3 x/d, Ki. 25–100mg/kg KG i.v. in 3ED/d*
oder	**Cephalosporin 2. Gen.** (Antibiose)	**Cefaclor** → 162	*0,5g p.o. 3 x/d, Ki. 30–50mg/kg KG in 3ED/d*
		Cefuroxim → 161	*1,5g i.v. 3 x/d, Ki. 30–100mg/kg KG i.v. 3ED/d*
evtl.	**Anilinderivat** (analgetisch, antipyretisch)	**Paracetamol** → 110	*10–15mg/kg KG als ED, max. 50mg/kg KG/d*
evtl.	**Vitamin C** (Speichelfluss ↑)	**Ascorbinsäure** → 76	*bis 500mg/d p.o.*

T 16 Urologie - Therapie (D.Brodmann)

T 16.1 Infektionen

T 16.1.1 Asymptomatische Bakteriurie [233]

Screening und Therapie bei:
- Patienten mit erwatungsgemäß schleimhauttraumatisiernden Intervention am Harntrakt
- Vor transurethralen Prostataresektionen [235]
- Vor Anlage von Hüft-Totalendoprothesen, wenn perioperativ ein Dauerkatheter angelegt wird [235]

⇒ In diesen Fällen Urinkultur, Therapie nach Antibiogramm, Therapiebeginn 3 Tage vor OP
- Schwangeren

⇒ Dosierungen der Antibiotika wie bei Zystitis

Screening und Therapie sind nicht empfohlen bei:
- Nicht-schwangeren Frauen in der Prämenopause
- Frauen mit Diabetes mellitus und stabiler Stoffwechsellage
- Älteren Personen, die zu Hause leben
- Älteren Personen, die in Heimen leben
- Patienten nach Rückenmarksverletzungen
- Patienten mit Dauerkatheter in situ

T 16.1.2 Zystitis [233]

- **Gesunde prä- und postmenopausale Frauen**
- **Diabetiker mit guter Stoffwechsellage** (HbA1c < 7.5, keine hypo- oder hyperglykämischen Entgleisungen kein met. Syndrom, keine Insulinresistenz, kein Dauerkatheter od. Restharnbildung, keine diab. Nephropathie)

	Epoxid (Antibiose)	**Fosfomycin** → 173	*3000mg einmalig*
oder	**Nitrofurantoinderivate** (Antibiose)	**Nitrofurantoin** → 173	*4 x 50mg/d oder 2 x 100mg RT/d für 5-7d*
oder	**Gyrasehemmer** (Antibiose	**Ciprofloxazin** → 168	*2 x 250mg/d oder 1x 500mg RT/dfür 3d*
oder	**Gyrasehemmer** (Antibiose)	**Levofloxacin** → 168	*1 x 250mg/d für 3d*
oder	**Gyrasehemmer** (Antibiose)	**Norfloxacin** → 167	*2 x 400mg/d fur 3d*
oder	**Gyrasehemmer** (Antibiose)	**Ofloxacin** → 168	*2 x 200mg/d für 3d*
oder	**Cephalosporin 3. Gen.** (Antibiose)	**Cefpodoxim** → 163	*2 x 100mg/d für 3d*
oder evtl.	**Folatantagonist + p-Aminobenzoesäure-antagonist** (Antibiose) Nur wenn die lokale Resistenz-situation es zulässt	**Cotrimoxazol** → 169	*2 x 160+800mg/d Für 3d*

Diabetiker mit komplizierenden Faktoren (hypo- oder hyperglykämischen Entgleisungen, met. Syndrom/ Insulinresistenz, Dauerkatheter oder Restharnbildung, diabetische Nephropathie, Makroangiopathie)

⇒ Immer Urinkultur, ggf stationäre Behandlung bei Neigung zu Entgleisungen; hohes Risiko für MRSA und ESBL durch meist viele vorangegangene Antibiotikatherapien beachten.

Junge gesunde Männer (Urologische Untersuchung bei fieberhaften Harnwegsinfekten, Rezidiven, vermutete komplizierende Faktoren (Prostatitis?, Obstruktion?)

	Gyrasehemmer (Antibiose	**Ciprofloxazin** → 168	*2 x 250mg/d oder 1x 500mg RT/dfür 3d*
oder	**Gyrasehemmer** (Antibiose	**Levofloxacin** → 168	*1 x 250mg/d für 3d*
oder	**Gyrasehemmer** (Antibiose	**Norfloxacin** → 167	*2 x 400mg/d für 3d*
oder	**Gyrasehemmer** (Antibiose	**Ofloxacin** → 168	*2 x 200mg/d für 3d*
oder	**Cephalosporin 3. Gen.** (Antibiose)	**Cefpodoxim** → 163	*2 x 100mg/d für 3d*
oder evtl.	**Folatantagonist + p-Aminobenzoesäure-antagonist** (Antibiose) Nur wenn die lokale Resistenz-situation es zulässt	**Cotrimoxazol** → 169	*2 x 160+800mg/d Für 3d*

Schwangere
⇒ Immer Urinkultur und Therapie nach Antibiogramm

	Epoxid (Antibiose)	**Fosfomycin** → 173	*3000mg einmalig*
oder	**Aminopenicillin** (Antibiose)**C**	**Amoxicillin**→ 158	*3 x 0.5-1g/d p.o.*
oder	**Cephalosporin 3. Gen.** (Antibiose)	**Cefpodoxim** → 163	*2 x 100mg/d für 3d*
oder	**Cephalosporin 2. Gen.** (Antibiose)	**Cefuroxim-Axetil** → 161	*2 x 500mg/d p.o. für 7d*

Rezidivierende bakterielle Zystitis (Frauen, Zystitis > 3 x/Jahr) [234]

Allgemeine Maßnahmen zur Prophylaxe:
- Sorgfältige Intimhygiene
- Ausreichende Flüssigkeitszufuhr (2-3l täglich, wenn keine Kontraindikationen)
- Häufiges Wasserlassen
- Vollständige Entleerung der Blase beim Toilettengang
- Nach dem Geschlechtsverkehr Blase entleeren
- Kälte und Feuchtigkeit im Unterleibsbereich und Flanke vermeiden
- Evtl. Nahrungsergänzungsmittel Cranberry-Saft oder -Tabletten
  - Bei rezidivierenden bakteriellen Zystitiden: intermittierende Selbsttherapie wie bei akuter Zystitis für 3d; bei ersten Symptomen, mehrmals im J
  - Bei postmenopausalen Frauen kann eine vaginale Östrogenbehandlung vorteilhaft sein [235]
  - Bei Gebrauch von Spermiziden: alternative Verhütungsmethode suchen
  - Bei Harnwegsinfekten in Zusammenhang mit Geschlechtsverkehr: postkoital Nitrofurantoin 100mg einmalig oder Cotrimoxazol 160 + 800mg einmalig
  - Ansäuern des Urins (Ziel-pH 5-6) mit Methionin

Evtl. Dauerprophylaxe			
	Folatantagonist + p-Amino-benzoesäure-Antagonist (Antibiose)	**Cotrimoxazol** → 169	*2 x 160 + 800mg/d p.o. für mind. 7d bzw. 1 x 40+200mg als Langzeittherapie und Prophylaxe (bis zu 6 M bei Langzeittherapie)*
oder	**Nitrofurantoinderivate**	**Nitrofurantoin** → 173	*1 x 50-100mg/d p.o. (für 6 M bei Langzeittherapie)*
	Alternativ bei rezid. bakteriellen Zystitiden: intermittierende Selbsttherapie wie bei akuter Zystitis für 3 d bei ersten Symptomen, mehrmals im Jahr		

T 16.1.3 Pyelonephritis [227]

Unkomplizierte Pyelonephritis (keine Übelkeit, kein Erbrechen, keine Kreislaufinstabilität), orale Therapie

- **Gesunde prä- und postmenopausale Frauen**
- **Diabetiker mit guter Stoffwechsellage** (HbA1c < 7.5, keine hypo- oder hyperglykämischen Entgleisungen, kein met. Syndrom, keine Insulinresistenz, kein Dauerkatheter od. Restharnbildung, keine diab. Nephropathie)

	Gyrasehemmer (Antibiose)	**Ciprofloxacin** → 168	*2 x 500mg p.o. oder 1 x 1g/d für 10d*
oder	**Gyrasehemmer** (Antibiose)	**Levofloxacin** → 168	*1 x 250-500mg p.o. für 10d*
oder	**Cephalosporin 3. Gen.** (Antibiose)	**Cefpodoxim** → 163	*2x 200mg/d für 10d*
oder	**Cephalosporin 3. Gen.** (Antibiose)	**Ceftibuten** → 163	*1x 400mg/d für 10d*
Möglich, wenn sensibel			
	Aminopenicillin + Beta-Laktamase-Inhibitor (Antibiose)	**Amoxicillin + Clavulansäure** → 160	*3x 625mg/d für 14d*
oder	**Folatantagonist + p-Aminobenzoesäure-antagonist** (Antibiose)	**Cotrimoxazol** → 169	*2 x 160+800mg/d für 14d*

Diabetiker mit komplizierenden Faktoren (hypo- oder hyperglykämischen Entgleisungen, met. Syndrom/ Insulinresistenz, Dauerkatheter oder Restharnbildung, diabetische Nephropathie, Makroangiopathie)

⇒ Immer Urinkultur, ggf stationäre Behandlung bei Neigung zu Entgleisungen; hohes Risiko für MRSA und ESBL durch meist viele vorangegangene Antibiotikatherapien beachten.

Junge gesunde Männer (Urologische Untersuchung bei fieberhaften Harnwegsinfekten, Rezidiven, vermutete komplizierende Faktoren (Prostatitis?, Obstruktion?)

	Gyrasehemmer (Antibiose)	**Ciprofloxazin** → 168	*2x 500-750mg/d oder 1x 1000mg RT/d für 7-14d*
oder	**Gyrasehemmer** (Antibiose)	**Levofloxacin** → 168	*1x 250-500mg/d oder 1x 750mg RT/d für 7-14d*
oder	**Cephalosporin 3. Gen.** (Antibiose)	**Cefpodoxim** → 163	*2x 200mg/d für 7-14d*
oder	**Cephalosporin 3. Gen.** (Antibiose)	**Ceftibuten 1** → 163	*1x 400mg/d für 7-14d*

Schwangere immer Urinkultur und Therapie nach Antibiogramm; immer stationär und initial i.v.; Medikamente und Dosierung siehe komplizierte Pyelonephritis

Komplizierte Pyelonephritis und Urosepsis (Übelkeit, Erbrechen, Kreislaufinstabilität)

- **Stationäre Behandlung**
- **Initiale iv-Therapie**
- **Rascher Ausschluss komplizierender Faktoren (Obstrukion, Abszesse...)**
- **Nach klinischer Besserung Umstellung auf orale Therapie nach Resistogramm (Dosierung wie unkomplizierte Pyelonephritis)**
- **Gesamttherapiedauer 10-14 Tage**

	Gyrasehemmer (Antibiose)	**Ciprofloxazin** → 168	*2 x 400mg/d i.v.*
oder	**Gyrasehemmer** (Antibiose)	**Levofloxacin** → 168	1 x 250-750mg/d i.v.
oder	**Cephalosporin 3. Gen.** (Antibiose)	**Cefepim** → 162	*2 1-2g/d i.v.*
oder	**Cephalosporin 3. Gen.** (Antibiose)	**Ceftriaxon** → 161	*1x 1-2 g/d i.v*
oder	**Cephalosporin 3. Gen.** (Antibiose)	**Cefotaxim** → 161	*3x 2g/d i.v.*
oder	**Cephalosporin 3. Gen.** (Antibiose)	**Ceftazidim** → 162	*3x 1-2g/d i.v.*
oder	**Acylaminopenicillin + Beta-Laktamase-Inhibitor** (Antibiose)	**Piperacillin + Tazobactam** → 160	*3 x 4 g/d i.v.* *3 x 1g/d i.v.*
oder	**Acylaminopenicillin + Beta-Laktamase-Inhibitor** (Antibiose)	**Ampicillin/Sulbactam** → 160	*3x 1,5g/d i.v.*
oder	**Acylaminopenicillin + Beta-Laktamase-Inhibitor** (Antibiose)	**Amoxicillin/Clavulansäure** → 160	*3x 1,2g/d i.v.*
oder	**Carbapenem** (Antibiose)	**Meropenem** → 170	*3 x 1g/d i.v.*
		Imipenem → 170	*4 x 500mg/d i.v.*
		Doripenem → 170	*3x 500mg/d i.v.*
		Ertapenem → 170	*1x 1000mg/d i.v.*
oder	**Aminoglykosid** (Antibiose)	**Gentamicin** → 166	*1x 5 mg/kg/d i.v. (Cave: Niereninsuffizienz, Spiegelkontrolle*
oder		**Amikacin** → 166	*1x 15mg/kg/d*
Möglich, wenn sensibel			
	Aminopenicillin + Beta-Laktamase-Inhibitor (Antibiose)	**Amoxicillin + Clavulansäure** → 160	*3x 625mg/d für 14d*
oder	**Folatantagonist + p-Aminobenzoesäure-antagonist** (Antibiose)	**Cotrimoxazol** → 169	*2 x 160+800mg/d für 14d*

Diabetiker mit komplizierenden Faktoren (hypo- oder hyperglykämischen Entgleisungen, met. Syndrom/ Insulinresistenz, Dauerkatheter oder Restharnbildung, diabetische Nephropathie, Makroangiopathie)

⇒ Immer Urinkultur, ggf stationäre Behandlung bei Neigung zu Entgleisungen; hohes Risiko für MRSA und ESBL durch meist viele vorangegangene Antibiotikatherapien beachten.
Beachte Abszedierungen und emphysomatöse Pyelonephritis (Klebsiella spp, Proteus spp, E. coli)

Schwangere

	Acylaminopenicillin + Beta-Laktamase-Inhibitor (Antibiose)	**Piperacillin + Tazobactam** → 160	*3 x 4 g/d i.v.* *3 x 1g/d i.v.*
oder	**Cephalosporin 3. Gen.** (Antibiose).	**Cefepim** → 162	*2x 1-2g/d i.v*
oder	**Carbapenem** (Antibiose)	**Meropenem** → 170 **Imipenem** → 170	3 x 1g/d i.v. 4 x 500mg/d i.v

Wenn für mindestens 48h entfiebert, Umstellung auf orale Antibiose nach Antibiogramm

[233] S-3 Leitlinie AWMF-Register-Nr. 043/044; Harnwegsinfektionen- Epidemiologie, Diagnostik, Therapie und Management unkomplizierter bakterieller ambulant erworbener Harnwegsinfektionen bei erwachsenen Patienten; erstellt 2010, gültig bis 2015

[234] Harnwegsinfekt der Frau, Fachgesellschaft: Deutsche Gesellschaft für Gyäkologie und Geburtshilfe, Entwicklungsstufe: S1, gültig bis: 07/2013

T 16.1.4 Besondere Umstände und Patientengruppen

Zystitis bei Dauerkatheterträgern [235]

- Keine Therapie bei asymptomatischer Bakteriurie (ausser vor urologischen Eingriffen mit Schleimhautverletzung)
- Es gibt keine empfohlene Initialtherapie. Wann immer möglich Therapie nach Antibiogramm. Wenn noch nicht vorhanden, Initialtherapie nach Gramfärbung, vorherigem Antibiogramm/Kulturen, Resistenzlage des Hauses
- Wenn möglich, Katheter entfernen (evtl. intermittierend Einmalkatheterisierung); ansonsten, zumindest bei schweren Infekten, Katheter mit Beginn der Antibiose wechseln
- Therapiedauer jeweils 10-14 Tage

Gramnegative Stäbchen

	Cephalosporin 3. Gen. (Antibiose)	**Cefotaxim** → 161	*3 x 1g i.v.*
oder	**Cephalosporin 3. Gen.** (Antibiose)	**Ceftriaxon** → 161	*1 x 1g i.v*
oder	**Gyrasehemmer** (Antibiose)	**Ciprofloxazin** → 168	*2 x 500mg p.o. oder* *2 x 400mg i.v.*
oder	**Gyrasehemmer** (Antibiose)	**Levofloxacin** → 168	*1 x 250-500mg p.o. oder i.v.*

Pseudomonas möglich

	Cephalosporin Gen. 3a (Antibiose)	**Ceftazidim** → 162	*4 x 1g i.v.*
oder	**Cephalosporin Gen. 3a** (Antibiose)	**Cefepim** → 162	*2 x 1g i.v.*
oder	**Gyrasehemmer** (Antibiose)	**Ciprofloxazin** → 168	*2 x 500mg p.o. oder 2 x 400mg i.v.*
evtl. plus	**Aminoglykosid (Antibiose**	**Gentamycin** → 166	*3-5mg/kg KG/d in 2-3 ED*
oder	**Aminoglykosid (Antibiose**	**Tobramycin** → 166	*3-5mg/kg KG/d in 2-3 ED*

Koagulase-negative Staphylokokken/grampositive Kokken

	Glycopeptid (Antibiose)	**Vancomycin** → 171	2 x 1g i.v.

Patienten mit Zystennieren [235]

- Möglich ist eine Pyelonephritis (positiver Urinstix und Urinkultur) oder eine infizierte Zyste (häufig Urinstix und -Kultur negativ) oder beides; die Antibiose muss so gewählt werden, dass auch die Zysten penetriert werden
- Immer Blutkultur und Urinkultur
- Therapiedauer: Pyelonephritis 10-14d, infizierte Zysten 4-6W (ggf. chirurgische Therapie)

	Gyrasehemmer (Antibiose)	**Ciprofloxacin** → 168	*2 x 400mg/d i.v.*
oder	**Cephalosporin 3. Gen.** (Antibiose)	**Cefotaxim** → 161	*2 x 1-2g i.v.*
oder	**Aminobenzyl-Penicillin** (Antibiose)	**Ampicillin** → 159	*4 x 1-2g i.v.*
plus	**Aminoglykosid** (Antibiose)	**Gentamicin** → 167	*1.5mg/kg KG 3 x/d i.v.*

Cave: Niereninsuffizienz, Spiegelkontrolle

235 www.uptodate.com; Recherche 6/2011

T 16.1.5 Sexuell übertragbare Erkrankungen mit Urethritis [236]

Mycoplasma

	Makrolid (Antibiose)	**Clarithromycin** → 165	*2 x 250mg/d p.o. (7d)*
oder		**Azithromycin** → 165	*1 x 1000mg einmalig*
oder	**Tetracyclin** (Antibiose)	**Doxycyclin** → 164	*d1 1 x 200mg p.o., dann 1 x 100mg/d p.o. (7d)*

Chlamydia trachomatis

Sexualpartner mitbehandeln, nach anderen sexuell übertragbaren Erkrankungen (STD) suchen

	Makrolid (Antibiose)	**Azithromycin** → 165	*1 x 1g p.o. (einmalig)*
oder	**Tetracyclin** (Antibiose)	**Doxycyclin** → 164	*2 x 100mg/d p.o. (7d)*
oder	**Gyrasehemmer** (Antibiose)	**Ofloxacin** → 168	*2 x 300mg/d p.o. für 7d*
		Levofloxacin → 168	*1 x 500mg/d p.o. für 7d*
oder	**Makrolid** (Antibiose)	**Erythromycin** → 165	*4 x 500mg/d p.o. für 7d*

Neisseria gonorrhoeae

Alle Patienten sollten auch gegen Chlamydien behandelt werden. Andere STD suchen. Sexualpartner mitbehandeln.

	Cephalosporin 3. Gen. (Antibiose)	**Ceftriaxon** → 161	*250mg i.m. einmalig*
oder		**Cefixim** → 163	*400mg p.o. einmalig*

Candida

	Imidazolderivat (Antimykotikum)	**Fluconazol** → 185	*1 x 100-200mg/d p.o. (10-14d)*

Trichomonas vaginalis

Sexualpartner mitbehandeln, nach anderen STD suchen

	Nitroimidazol (Antiprotozoenmittel)	**Metronidazol** → 170	*1 x 2g einmalig oder 2 x 500mg/d p.o. für 7d*
oder		**Tinidazol** → 170	*1 x 2g p.o. einmalig*

[236] www.cdc.gov/std/, Stand 6/2011

T 16.1.6 Prostatitis [237]

Allgemeine Therapie

evtl.	**Alphablocker**		*bei Restharn*
evtl.	**Arylessigsäurederivat, Cyclooxygenasehemmer (NSAR)** (antiphlogistisch, analgetisch, Schleimhautödem ↓)	**Diclofenac** → 109	*1-3 x 50mg/d p.o., rect., 1 x 100mg/d (ret.) p.o., 1 x 75mg i.m. (bei Bedarf)*

Akute bakterielle Prostatitis

- Stationäre Behandlung
- Initiale parenterale empirische Antibiotikatherapie
- Wenn indiziert Harnableitung (suprapubisch oder Einmalkatheter)
- Prostataabszess ab 1cm interventionell behandeln
- Therapiedauer 2-4W

	Gyrasehemmer (Antibiose)	**Ciprofloxacin** → 168	*2 x 400mg/d i.v. 2 x 500mg/d p.o.*
oder	**Acylaminopenicillin + Beta-Laktamase-Inhibitor** (Antibiose)	**Piperacillin + Tazobactam** → 160	*3 x 4.5g/d*
oder	**Cephalosporin 3. Gen.** (Antibiose)	**Ceftriaxon** → 161	*1 x 2g/d i.v.*
oder	**Aminobenzyl-Penicillin** (Antibiose)	**Ampicillin** → 159	*3-4 x 0.5-2g/d i.v.*
plus	**Aminoglykosid** (Antibiose)	**Gentamicin** → 167	*2-5mg/kg KG/d i.v.*

Umstellen auf orale Therapie nach Resistenzlage

Chronische bakterielle Prostatitis

	Gyrasehemmer (Antibiose)	**Ciprofloxacin** → 168	*2 x 500mg/d für 4W*
oder	**Folatantagonist + p-Amino-benzoesäure-Antagonist** (Antibiose)	**Cotrimoxazol** → 169	*2 x 160 + 800mg/d p.o. für 3M*

Behandlungsrefraktäre Patienten
- Intermittierende Behandlung akuter symptomatischer Zystitiden
- Niedrigdosis antibiotische Suppressionstherapie (z.B. Nitrofurantoin)
- Radikale TURP oder einfache Prostatektomie (Ultima Ratio)

Chronische abakterielle Prostatitis, chronisches Beckensyndrom

- **Alpha-Rezeptor-Blocker-Therapie** für neu diagnostizierte, Alpha-Rezeptor-Blocker-naive Patienten (siehe BPH, Therapieversuch mindestens 6M)
- **Antimikrobielle Therapie** für neu diagnostizierte, Antibiotika-naive Patienten (s. chronische bakterielle Prostatitis)
- **Multimodale symptomatische Therapie**

[237] Florian ME et al., Prostatitis und männliches Beckenschmerzsyndrom, Diagnostik und Therapie. Dtsch Arztebl Int 2009; 106(11):175-183.

T 16.1.7 Epididymitis [236]

Symptomatische Therapie
- Antiphlogistisch
- Warme Kompressen
- Bettruhe
- Hoden hochbinden
- Sexuelle Enthaltsamkeit

Sexuell aktive junge Männer (vorwiegend Chlamydia trachomatis 60-70%; Neisseria gonorrhoea

	Cephalosporin 3. Gen. (Antibiose)	**Ceftriaxon** → 161	*1x 250mg i.m. einmalig*
oder	**Tetracyclin** (Antibiose)	**Doxycyclin** → 164	*2 x 100mg p.o. für 10d*

Wahrscheinlich durch enterische Keime verursacht (Analverkehr)

	Gyrasehemmer (Antibiose)	**Levofloxacin** → 168	*1 x 500mg p.o. für 10d*
	Gyrasehemmer (Antibiose)	**Ofloxacin** → 168	*2x 300mg p.o. für 10d*

Ältere Männer(vorwiegend E. coli)

	Gyrasehemmer (Antibiose)	**Ciprofloxazin** → 168	2 x 500mg p.o. oder 1x1g/d
	Gyrasehemmer (Antibiose)	**Levofloxacin** → 168	*1 x 250-500mg p.o.*

T 16.1.8 Salpingitis, Endometritis, Tuboovarialabszess (antiinfektiös) (s. Kapitel Gynäkologie → 580)

T 16.2 Niereninsuffizienz

T 16.2.1 Akutes Nierenversagen 238 – Prinzipien

Allgemein

- Behandlung der Grundkrankheit
- Pausieren/Absetzen von Medikamenten, die die Autoregulation der Niere stören (ACE-Hemmer, AT-I-Blocker, NSAID), Absetzen nephrotoxischer Medikamente, wenn möglich (z.B. Aminoglykoside)
- Absetzen von bei Niereninsuffizienz kontraindizierten Medikamenten (z.B. Metformin)
- Anpassung der Medikation an die Nierenfunktion
- Kalium-, phosphatarme Kost
- Bilanzierung, Anstreben einer Euvolämie (ZVD 5-10), Flüssigkeitszufuhr = 500ml+Diuresemenge/d
- Kontrolle der Elektrolyte (inkl. Ca/P) und BGA
- Ernährung: hochkalorisch (30-40kcal/kg KG/d), eiweißreduziert (0.6-0.8g/kg KG/d)

Überwässerung

Flüssigkeitszufuhr reduzieren

evtl.	**Schleifendiuretikum** (Diuresesteigerung)	**Furosemid** → 53	*20-100mg/h, max. 1500mg/d (je nach Diurese)*

Hyperkaliämie

Kaliumzufuhr reduzieren (Kalium in Infusionen, z.B. Jonosteril, Kaliumsupplemente?)

evtl.	**Kationenaustauscher** (Hyperkaliämietherapie)	**Resonium** → 70	*3-4 x 15g/d p.o., evtl. auch Einlauf (bei Bedarf)*
oder evtl.	**Redistribution** (Hyperkaliämietherapie)	**Glukose 10% + Insulin** → 412	*500ml + 10-20IE über 1h i.v. (bei Bedarf)*
oder evtl.	**Membranstabilisierend** (Hyperkaliämietherapie)	**Kalziumglukonat 10%** (10ml = 2,3mmol Ca^+) → 412	*2.3-4.5mmol i.m. oder langs. i.v. bei schwerer Hyperkaliämie und Rhythmusstörungen; kein Einfluss auf Kalium*
oder evtl.	**Puffer, Redistribution**	**Natriumhydrogencarbonat 8.4%** (100ml = 100mmol HCO_3^-) → 412	*BE x 0.3 x kg = mmol, max. 1.5mmol/kg KG/h i.v. (50% des Bedarfs in ersten 2h, langs. geben!); nur bei Azidose*

Metabolische Azidose

evtl.	**Puffer** (Azidosetherapie)	**Natriumbicarbonat (BicaNorm, Nephrotrans)**	*ini. mit 3 x 1-2g p.o., dann je nach BGA*
		Natriumhydrogencarbonat 8.4% (100 ml = 100 mmol HCO_3^-) → 74	*BE x 0.3 x kg = mmol, max. 1.5 mmol/kg/h i.v. (50% des Bedarfs in ersten 2h, langsam geben!)*

Hyperphosphatämie Phosphatarme Kost		
Phosphatbinder	**z.B. Ca-Acetat**	*3 x 1-2Tbl. zu den Mahlzeiten (nur bei enteraler Ernährung)*
Versagen der konservativen Therapie		
evtl. **Nierenersatzverfahren**	**Dialyseindikation: „Vokal"-Regel** • **A** Metabolische Azidose (pH < 7,1) • **E** Elektrolyte: Hyperkaliämie (> 6,5 u./od. Rhythmusstörungen), Hyperkalzämie • **I** Intoxikation z.B. Ethylenglukol • **O** Ödeme: pulm. Überwässerung "„fluid lung" und/oder periph. Ödeme • **U** Urämie: Krea, Harnstoff, urämische Serositis mit Pleura-/ Perikarderguss	

[238] Schmidt C, Akutes Nierenversagen: Pathophysiologie und klinisches Management. Dtsch med Wochenschr 2008; 133:542.

T 16.2.2 Chronische Niereninsuffizienz [239]

Definition

Man spricht von einer **chronischen Nierenerkrankung** bei
- pathologischem Nierenbefund (Histologie, Urinsediment, Bildgebung) und/oder
- glomerulärer Filtrationsrate (GFR) von < 60ml/min/1,73m2 während mindestens 3M

Stadien der Niereninsuffizienz

K/DOQI-Stadium	**GFR (ml/min/1,73m^2)**	**Stadien diabetische Nephropathie**
Stadium 1	> 90	1a Mikroalbuminurie: 20-200mg/l Albumin im Urin
		1b Makroalbuminurie: > 200mg/l Albumin im Urin
Stadium 2	60-89	2, leichtgradig, Albuminurie > 200mg/l
Stadium 3	30-59	3, mäßiggradig
Stadium 4	15-29	4, hochgradig
Stadium 5 ohne Dialyse	< 15 oder Dialyse	5, terminal
Stadium 5 mit Dialyse		5, terminal mit Dialyse

Allgemeine Therapie
a) Bei Erstdiagnose Abklärung der Grunderkrankung und wenn möglich Therapie
b) Verzögerung der Progression durch:
- Nikotinstopp
- Normalgewicht anstreben
- Vermeidung nephrotoxischer Substanzen (Kontrastmittel, NSAID etc.) bzw. Prophylaxe des Nierenfunktionsverlusts bei Anwendung dieser Medikamente
- Bei diabetischer Nephropathie (ab Mikroalbuminurie) und bei Proteinurie (spätestens > 1g/24h) ACE-Hemmer oder AT-II-Blocker (auch bei normalem Blutdruck, Kreatinin und Kalium kontrollieren)

c)Einstellung der kardiovaskulären Risikofaktoren
- Blutdruck: < 130/85, bei Proteinurie > 1g/d: < 125/75 mmHg, ACE-Hemmer oder AT-II-Blocker bevorzugen falls keine Kontraindikation
- Salzarme Diät (5g Salz/d)
- Blutzucker: HbA1c < 7%, präprandiale BZ-Werte 90-120mg/dl (5-6.7mmol/l)
- Lipide: Statin bei LDL > 100mg/dl (> 2,6mmol/l und 3-monatiger erfolgloser nichtmedikamentöser Behandlungsversuch); Fibrat (Gemfibrozil ist Fibrat der Wahl bei Niereninsuffizienz) bei TG > 500mg/dl oder TG > 200mg/dl und Nicht-HDL-Cholesterin > 130mg/dl, wenn Statin nicht toleriert wird
- Harnsäure: Behandeln bei Z.n. > 1 Gichtanfall, Gichttophi oder HS > 8mg/dl und erfolgloser nichtmedikamentöser Therapie

d) Anderes
- Trinkmenge: nach Durst
- Proteinrestriktion (für Normalbevölkerung empfohl. Zufuhr: 0,8-1g/kg KG/d, Mangelernährung vermeiden)
- Anpassung der Dosierungen von Medikamenten an die Nierenfunktion
- Absetzen kontraindizierter Medikamente (z.B. Metformin)

Behandlung von Folgeerkrankungen, Vermeidung/Behandlung von Komplikationen

Renale Anämie			
evtl.	**Eisensubstitution**	**Eisen-II-Ion** → 78	*100mg/d p.o.*
evtl. plus	**Hormon** (Anämietherapie)	**z.B. rHu-Epo**	*nach Hb, Ziel-Hb 11–12*
Renale Osteopathie, sekundärer Hyperparathyreoidismus			
Phosphatarme Ernährung			
	Phosphatbindung (Osteopathietherapie)	**z.B. CaAcetat**	*3 x 1-2Tbl. zu den Mahlzeiten (je nach Phosphat)*
evtl. plus	**Hormon** (Osteopathietherapie)	**Calcitriol** → 76	*ini. 0.25mg 3 x/W (dann nach PTH)*
Metabolische Azidose			
	Puffer (Azidosetherapie)	**Natriumbicarbonat**	*ini. 3 x 1-2g p.o., dann je nach BGA*
Überwässerung			
Trinkmenge reduzieren (1-1,5l/d sind ausreichend)			
	Schleifendiuretikum (Diuresesteigerung)	**Furosemid** → 53	*2 x 40-500mg/d p.o. (max. 2000mg/d)*
oder	**Schleifendiuretikum** (Diuresesteigerung)	**Torasemid** → 53	*1 x 10-200mg/d p.o.*
evtl. plus	**Thiaziddiuretikum**	**Xipamid** → 53	*1 x 10-40mg/d*

239 K/DOQI clinical practice Guidelines 2000-2007; unter http://www.ajkd.org/content/kdoqiguidelines

Diabetische Nephropathie [240]

Im Vordergrund steht die korrekte BZ-Einstellung und Behandlung der cardiovaskulären Risikofaktoren.
Zielwerte:

- HbA1c <6,5-7,5% je nach Begleiterkrankungen
- Blutdruck <140 mmHg systolisch, um 80mmHg diastolisch (ACE-Hemmer oder ARB bevorzugen)
- LDL-Cholesterin <100mg/dl (<2,6 mmol/l) (Statine bevorzugen)
- Nikotinverzicht
- Meiden nephrotoxischer Substanzen (NSAID, Kontrastmittel)
- Eiweissreduzierte Kost (0,8-1g/kg KG/d)
- Gewichtsreduktion bei Adipösen
- Je nach Schwere der Niereninsuffizienz Anpassung der Medikation und Therapie der Folgeerkrankungen

	ACE-Hemmer (Renoprotektivum)	**z.B. Ramipril** → 36	*1 x 2.5-10mg p.o.*
oder	**Angiotensin-II-Rezeptor-Antagonisten**	**z.B. Losartan** → 38	*1x 25-100mg/d p.o.*

[240] NVL Nierenerkrankungen bei Diabetes im Erwachsenenalter, Langfassung, 26. November 2010, Vers. 1.2

Nephrotisches Syndrom [235, 241]

- Behandlung der Grundkrankheit
- Salzarme Kost (< 5g Salz/d)
- Proteinarme Diät ist umstritten wegen des meist hohen Eiweißverlusts, aber eine größere Eiweißzufuhr aus tierischen Quellen ist zu vermeiden (0,8-1g/kg KG/d)
- Gewichtsreduktion bei adipösen Patienten
- Nikotinstopp wirkt antiproteinurisch
- Aggressive Blutdruckeinstellung (Ziel < 130/80mmHg)
- Statin, wenn keine Besserung des Lipidstatus unter Therapie der Grunderkrankung
- Meiden nephrotoxischer Substanzen (NSAID, Kontrastmittel
- Prophylaktische (orale) Antikoagulation bei hohem Risiko für eine Thrombose/ein thromboembolisches Ereignis (membranöse Glomerulonephritis, Proteinurie > 10g/d, Serumalbumin < 2g/dl) und zusätzlichem Risikofaktor (vorherige Thrombose, Immobilisation, Herzinsuffizienz, OP): oAK mit Ziel-INR 2-3, 6M über die Remission hinaus
- Orale Antikoagulation nach einem thromboembolischen Ereignis über mindestens 6-12M bzw. solange der Patient nephrotisch ist

	ACE-Hemmer (Renoprotektivum)	**z.B. Ramipril** → 36	*1 x 2.5-10mg p.o.*
od./evtl. plus	**Angiotensin-II-Rezeptor-Antagonisten**	**z.B. Losartan** → 38	*1x 25-100mg/d p.o.*
	Schleifendiuretikum (Diuresesteigerung)	**Furosemid** → 53	*2 x 40-500mg/d p.o. (max. 2000mg/d)*
oder	**Schleifendiuretikum** (Diuresesteigerung).	**Torasemid** → 53	*1x 10-200mg/d p.o.*
evtl. plus	**Benzothiadiazindiuretikum** (Diuresesteigerung)	**Hydrochlorothiazid** → 54	*1 x 25-50mg/d p.o.*
oder plus	**Thiazidderivatdiuretikum** (Diuresesteigerung).	**Xipamid** → 54	*1 x 10-40mg/d p.o.*
	HMG-CoA-Reduktasehemmer (intrazell. Cholesterinsynth. ↓, LDL ↓, HDL ↑)	**z.B. Simvastatin** → 127	*1 x 20mg/d p.o. zur Nacht (je nach Therapie der Grundkrankheit, Blutfette)*

[241] Müller RU et al; Symptomatische Therapie beim nephrotischen Syndrom: Was ist gesichert?; Nieren- und Hochdruckkrankheiten, Nr 5/2011, 201-208

T 16.2.3 Glomerulonephritis [235]

Akute postinfektiöse GN (z.B. Immunkomplexnephritis nach Streptokokkeninfektion)

- Sanierung des Infektionsherdes
- Zusätzlich supportive Therapie (wie Therapie des akuten Nierenversagens)
- Bei > 30% involvierten Glomeruli in der Nierenbiopsie Prednisolonstosstherapie

	Benzylpenicillin (Antibiose)	**Penicillin G** → 157	*4-6 x 0,5-10 Mio. IE/d i.v. (7-10d)*
oder	**Makrolid** (Antibiose)	**Erythromycin** → 165	*3 x 500mg/d p.o., 4 x 0,5-1g/d i.v. (7-10d, bei Penicillinallergie)*

Evtl. Antibiotika-Prophylaxe während einer Epidemie mit nephritogenen Streptokokken zur Vermeidung weiterer Episoden

Minimal-Change-GN

Alle Patienten:
Therapie wie nephrotisches Syndrom und Therapie der chronischen Niereninsuffizienz

Assoziiert mit (auslösende Ursache suchen und falls möglich beseitigen):

- Medikamenten (NSAID, COX-2-Hemmer, Ampicillin, Rifampicin, Cephalosporine, Lithium-D-Penicillamine, Bisphosphonate, Sulfasalazine, Impfungen, Gamma-Interferon)
- Neubildungen (v.a. hämatologische Neubildungen [Lymphome, Leukämie], selten solide Tumore [Thymom, Nierenzellkarzinom, Mesotheliom; Bronchial-, Kolon-, Blasen-, Mamma-, Pankreas-, Prostatakarzinome])
- Infektionskrankheiten (Syphilis, Tuberkulose, HIV, Mykoplasmen, Ehrlichiose, Hepatitis C, Echinokokkose)
- Allergien, Atopie
- Andere glomeruläre Erkrankungen (SLE, Typ-1-Diabetes, HIV-Nephropathie, polyzystische Nierenerkrankungen)

Initial	**Glukokortikosteroide**	**Prednisolon** → 116	*1mg/kg KG/d p.o. (max. 80mg) für 2 Wochen über die Remission hinaus, mindestens 8 Wochen, dann um 5mg/d alle 4 Tage reduzieren bis auf 20mg, diese über 3-4 Monate ausschleichen*
Bei Steroidresistenz (Diagnose überprüfen) und/oder Steroidnebenwirkungen			
	Glukokortikosteroide	**Prednisolon** → 116	*ini. 1mg/kg KG/d p.o., nach Remissionsinduktion rasch ausschleichen*
plus	**Alkylanz** (immunsuppressiv)	**Cyclophosphamid** → 310	*2mg/kg KG/d für 12W; Start nach Remissionsinduktion durch Steroide*
plus	*Supportivtherapie zur Immunsuppression PCP-Prophylaxe (bei Therapie mit Cyclophosphamid) und Osteoporoseprophylaxe (bei Therapie mit Steroiden), s. Supportivtherapie zur Immunsuppression*		

Membranöse GN

Assoziiert mit:

- Systemkrankheiten (Systemischer Lupus erythematodes [WHO Klasse V], Sarkoidose)
- Medikamente (Penicillamine, Bucillamine, Gold, Anti-TNF-Therapie, Tiopronin, NSAID, Diabetestherapie mit Schweineinsulin)
- Infektionen (Hepatitis-B-Virus, Hepatitis-C-Virus)
- Malignomen (Lungen-, Nieren-, Mamma-, gastrointestinalen; selten hämatologische oder Lymphome)
- Zustand nach Stammzelltransplantation, Nierentransplantation

Bei akuter Verschlechterung der Nierenfunktion suchen nach:

- Bilateraler Nierenvenenthrombose
- Interstitieller Nephritis/ Medikamententoxizität
- Zusätzlicher Glomerulonephritis

Alle Patienten:

Therapie wie nephrotisches Syndrom und Therapie der chronischen Niereninsuffizienz

Niedriges Risiko:

- Proteinurie < 4g/d
- Kreatininclearance über 6 Monate Follow up

⇒ Keine immunsuppressive Therapie

Moderates Risiko:

Proteinurie 4-8g/d über 6M trotz supportiver Therapie persistierend, normale Nierenfunktion (Kreatinin-Clearance > 80ml/min), mit Diuretika kontrollierte Ödeme
⇒ Therapiebeginn, wenn Proteinurie nach 6M unter allgemeiner Therapie nicht < 4g/d

	Glukokortikosteroide	**Methylprednisolon** → 116	*0.4mg/kg KG/d p.o. M1, 3 u. 5*
oder	**Glukokortikosteroide**	**Prednisolon** → 116	*0.5mg/kg/d p.o. M1, 3 und 5*
plus	**Alkylanz** (immunsuppressiv)	**Cyclophosphamid** → 310	*2-2.5mg/kg KG/d in M2, 4 und 6*
plus	*Supportivtherapie zur Immunsuppression PCP-Prophylaxe (bei Therapie mit Cyclophosphamid) und Osteoporoseprophylaxe (bei Therapie mit Steroiden), s. Supportivtherapie zur Immunsuppression*		
oder	**Transkriptionsfaktorhemmung v.a. bei T-Lymphozyten**	**Ciclosporin** → 192	*3-5mg/kg KG/d in 2 Einzeldosen (Ziel-Spiegel 120-200ng/ml) f. 6M* *Komplette Remission: ausschleichen über 2-4M* *Partielle Remission: Dosisred. auf 1.5-2.5mg/kg KG/d für 1-2J* *Kein Ansprechen: stop nach 6M*
oder	**Immunsuppressivum**	**Tacrolimus** → 191	*0.05mg/kg KG/d (Zielspiegel 3-5µg/l), wenn nach 2M kein Rückgang der Proteinurie kann der Zielspiegel auf 5-8µg/l angehoben werden.* *Komplette oder partielle Remission: Therapie 12M, dann über 6 Monate ausschleichen* *Kein Ansprechen: stop nach6 M*
evtl. plus	**Glukokortikosteroide**	**Prednisolon** → 116	*10mg alle 2d*

Hohes Risiko bei:
- Proteinurie > 8g/d über mehr als 6M und/oder eingeschränkter Nierenfunktion
- Steigendem Kreatinin unter supportiver Therapie
- Symptomatischer Proteinurie
- Hypoproteinämien, Ödemen

	Glukokortikosteroide	**Methylprednisolon** → 116	*1g i.v. über 3d in den M1, 3 und 5*
plus	**Glukokortikosteroide**	**Prednisolon** → 116	*0.5mg/kg KG alle 2d p.o.*
plus	**Alkylanz** (immunsuppressiv)	**Cyclophosphamid** → 310	*1.5-2mg/kg KG/d*
oder	**Transkriptionsfaktor-hemmung v.a. bei T-Lymphozyten**	**Ciclosporin** → 192	*3.5mg/kg KG/d in 2 Einzeldosen (Zielspiegel 110-170ng/ml)*
plus	*Supportivtherapie zur Immunsuppression PCP-Prophylaxe (bei Therapie mit Cyclophosphamid) und Osteoporoseprophylaxe (bei Therapie mit Steroiden), s. Supportivtherapie zur Immunsuppression*		

Jeweils nach 6 Monaten (je nach Ansprechen) Entscheidung über weitere Therapie:
Komplette und partielle Remission ⇒ Therapie für 1 Jahr
Kein Ansprechen ⇒ Therapiestop

Fokal segmental sklerosierende GN (FSGS)

Alle Patienten: Therapie wie nephrotisches Syndrom und Therapie der chronischen Niereninsuffizienz
Sekundäre FSGS: Behandlung der Grundkrankheit
Assoziert mit:
- Toxinen (z.B. Heroin, Interferon, Cyclosporin, Pamidronat)
- Genetischen Abnormalitäten
- Infektionen (inkl. HIV)
- Atheroembolischen Ereignissen
- Als physiologische Antwort auf Erkrankungen mit glomerulärer Hyperfiltration/Hypertrophie (verminderte Nierenmasse, renale Vasodilatation, unilaterale Nierenagenesie, vorangegangenes Nierentrauma)

Primäre FSGS

	Glukokortikosteroide	**Prednisolon** → 116	*1mg/kg KG/d p.o. (max 80mg)*

Evaluation nach 3 Monaten:
- Komplette Remission: Therapie für 1-2 weitere Monate, dann über 3 Monate ausschleichen
- Partielle Remission: Prednisolon langsam über 6-9 Monate ausschleichen
- Kein Ansprechen: siehe Steroidresistenz

Bei Steroidnebenwirkungen, Steroidresistenz oder Kontraindikation für hohe Steroiddosen

	Glukokortikosteroide	**Prednisolon** → 116	*0.15mg/kg/d (max 15mg), nach 6M Reduktion auf 5-7,5mg/d, Therapie solange Cyclosporin gegeben wird*
und	**Transkriptionsfaktor-hemmung v.a. bei T-Lymphozyten**	**Ciclosporin** → 192	*2-4mg/kg KG/d in 2 Einzeldosen (Ziel-Spiegel 100-175ng/ml) für 6M nach kompletter Remission od.1 J nach partieller Remission*
plus	*Supportivtherapie zur Immunsuppression Osteoporoseprophylaxe (bei Therapie mit Steroiden), s. Supportivtherapie zur Immunsuppression*		

Bei Steroidresistenz oder Kontraindikationen für Ciclosporin

	Immunsuppression (Inh. d. Lymphozytenproliferation)	**Mycophenolatmofetil** → 192	*2 x 750-1000mg für 6M*

Membranproliferative Glomerulonephritis

Grunderkrankung suchen und behandeln
Assoziiert mit:

- Autoimmunerkrankungen (SLE, Sjögren-Syndrom, hereditärer Complement-Mangel, rheumatoide Arthritis)
- Chronischen Infektionen (Hepatitis B und C, SBE, ventriculoatriale Shuntinfektionen, chronische Abszesse, Schistosomiasis, Malaria, Lepra)
- Thrombotischen Mikroangiopathien (Transplantatglomerulopathie, Antiphospholipidsyndrom, Heilungsphase von TTP/HUS, Sklerodermie)
- Dysproteinämien
- Anderen: partielle Lipodystrophie, CLL, Factor-H-, -I-, MCP-, Complement-factor-3- und -4-Mangel, Melanome, Alpha-1-Antitrypsin-Mangel, Chlorpropamid, Non-Hodgkin-Lmphome, Nierenzellkarzinome, splenorenale Shunt-Operation für portale Hypertonie

Bei ideopathischer Genese (membranoproliferative GN Typ I und III)

Alle Patienten: Therapie wie nephrotisches Syndrom und Therapie der chronischen Niereninsuffizienz

	Glukokortikosteroide	**Prednisolon** → 116	*120mg alle 2d für 3-4M, bei Response langsame Reduktion auf 20-30mg alle 2d für mehrere Jahre*
evtl. plus	**Thrombozyten-aggregationshemmer**	**Acetylsalicylsäure + Dipyridamol** → 87	*Rolle unklar, empfohlen sind 500mg ASS und 75mg Dipyramidol (ist so nicht erhältlich); dieser Empfehlung am nächsten kommt Aggrenox 1 x/d, ASS 1 x 500mg/d*

IgA-Nephropathie

Alle Patienten: Therapie wie nephrotisches Syndrom und Therapie der chronischen Niereninsuffizienz

plus	**Fischölpräparate**	**Mehrfach ungesättigte n-3-Fettsäuren** → 128	*12g/d p.o.*
Bei progressiv aktiver Erkrankung			
	Glukokortikosteroide	**Methylprednisolon** → 116	*0.5-1g/d i.v. an den Tagen 1-3 zu Beginn von M1, 3, 5*
und	**Glukokortikosteroide**	**Prednisolon** → 116	*dazwischen 0.5mg/kg KG p.o. 1 x jeden 2. Tag für 6M, dann ausschleichen*
ODER alternative Steroidtherapie			
	Glukokortikosteroide	**Prednison** → 116	*2mg/kg KG (max 120mg) jeden 2. Tag für 2M, dann rasch reduzieren auf 0,5mg/kg KG jeden 2. Tag für 4 M, dann ausschleichen*
plus	*Supportivtherapie zur Immunsuppression Osteoporoseprophylaxe (bei Therapie mit Steroiden), s. Supportivtherapie zur Immunsuppression*		

Bei schwerer Erkrankung und initial eingeschränkter Nierenfunktion (Kreatinin > 1,5mg/dl)			
	Glukokortikosteroide	**Prednison** → 116	*1mg/kg KG/d (max 80mg) für 2-3 Monate, langsam auf 10mg/d reduzieren für 1-2 Jahre*
plus	**Alkylanz** (immunsuppressiv)	**Cyclophosphamid** → 310	*1.5mg/kg KG/d für 3M*
dann	**Purinanalogon** (immunsuppressiv)	**Azathioprin** → 191	*1.5mg/kg KG/d für 1-2 J; Beginn ca. 2W nach letzter Cyclophosphamidgabe (Lc > 4000, neutrophile > 1500)*
oder	**Purinsynthese-Hemmer** (immunsuppressiv)	**Mycophenolat** → 192	*2 x 1.000mg/d, langsam reduzieren auf 2x500mg für 1-2J*
plus	*Supportivtherapie zur Immunsuppression PCP-Prophylaxe (bei Therapie mit Cyclophosphamid) und Osteoporoseprophylaxe (bei Steroidtherapie), s. Supportivtherapie zur Immunsuppression*		
Rasch verschlechternde Nierenfunktion			
	Glukokortikosteroide (antiinflamm., immunsuppressiv	**Methylprednisolon** → 116	*0.5-1g/d i.v. für 3d, dann Prednisolon (s.u.)*
		Prednison → 116	*1mg/kg KG/d (max 80mg/d) 2-3M, langsam reduzieren auf 10mg für 1-2 Jahre*
plus	**Alkylanz** (immunsuppressiv)	**Cyclophosphamid** → 310	*0.5g/m² 1/M für 3M*
dann	**Purinanalogon** (immunsuppressiv)	**Azathioprin** → 191	*1.5mg/kg KG/d für 1-2J; Beginn ca. 2W nach letzter Cyclophosphamidgabe (Lc > 4.000, neutrophile >1.500)*
oder	**Purinsynthese-Hemmer** (immunsuppressiv)	**Mycophenolat** → 192	*2 x 1.000mg/d, langsam reduzieren auf 2x500mg für 1-2J*
Rapid progressive GN			
Akuttherapie, bis Ergebnisse der erfolgten Diagnostik/Biopsie vorhanden sind			
	Glukokortikosteroide (antiinflammatorisch, immunsuppressiv)	**Methylprednisolon** → 116	*500-1000mg/d i.v. für 3d, dann Prednisolon (s.u.)*
evtl. plus	**Plasmapherese (besonders bei Patienten mit Hämoptysen)**		
Anti-Glomerulumbasalmembran-AK			
	Glukokortikosteroide (antiinflamm., immunsuppressiv	**Methylprednisolon** → 116	*15-30mg/kg KG/d (max. 1000mg/d) i.v. für 3d, dann Prednisolon (s.u.)*
		Prednisolon → 116	*1mg/kg KG/d (max. 80mg/d) bis zur Remission, dann 20mg für 6W, dann ausschleichen auf 6M*
plus	**Alkylanz** (immunsuppressiv)	**Cyclophosphamid** → 310	*2mg/kg KG/d für 2-3M, dann je nach Anti-GBM-Titer*
evtl. plus	**Plasmapherese** (4l Austausch, Substitution mit Albumin, tgl. oder alle 2d, je nach Anti-GBM-Titer oder Hämoptysen über 3W)		
plus	*Supportivtherapie zur Immunsuppression PCP-Prophylaxe (bei Therapie mit Cyclophosphamid) und Osteoporoseprophylaxe (bei Steroidtherapie), s. Supportivtherapie zur Immunsuppression*		

Lupusnephritis			
Alle Patienten: Therapie wie nephrotisches Syndrom und Therapie der chronischen Niereninsuffizienz **Immunsuppressisve Therapie bei:** • Diffus oder fokal proliferativer Lupusnephritis • Ausgewählten Patienten mit membranöser Lupusnephritis, besonders mit schwerem nephrotischen Syndrom, erhöhtem Serumkreatinin und/oder assoziierter proliferativer Erkrankung • Minimal mesangialer und mesangial proliferativer LN nicht indiziert (also keine immunsuppressive Therapie)			
Milde fokal proliferative LN (<25% Glomeruli betroffen, keine Nekrosen in Lichtmikroskopie			
	Glukokortikosteroide (antiinflamm., immunsuppressiv)	**Prednison** → 116	*60mg/d für 1W, langsam reduzieren auf 30mg jeden 2. Tag für 3M, dann Neu-Evaluation*
Moderate bis schwere proliferative LN			
	Glukokortikosteroide (antiinflamm., immunsuppressiv)	**Prednison** → 116	*60mg/d für 1W, langsam reduzieren auf 30mg jeden 2. Tag für 3M, dann Neu- Evaluation*
und	**Alkylanz** (immunsuppressiv)	**Cyclophosphamid** → 310	*500mg i.v. alle 2W für 6 Zyklen*
oder	**Purinsynthese-Hemmer** (immunsuppressiv)	**Mycophenolat** → 192	*Start mit 2 x 500mg/d, wöchentlich um 500mg steigern bis 3 x 1.000mg (je nach Ansprechen und Nebenwirkungen) für 6 M, dann Erhaltungstherapie*
Schwere aktive Erkrankung			
	Glukokortikosteroide (antiinflamm., immunsuppressiv)	**Methylprednisolon** → 116 **Prednison** → 116	*0.5-1g/d i.v. für 3d, dann* *0.5mg/kg KG/d p.o. für 4W, dann Erhaltungsdosis*
plus	**Alkylanz** (immunsuppressiv)	**Cyclophosphamid** → 310	*500mg i.v. alle 2W für 6 Zyklen (EURO-LUPUS Study), dann Erhaltungstherapie*
plus	*Supportivtherapie zur Immunsuppression PCP-Prophylaxe (bei Therapie mit Cyclophosphamid) und Osteoporoseprophylaxe (bei Steroidtherapie), s. Supportivtherapie zur Immunsuppression*		
Erhaltungstherapie (18-24 Monate oder länger je nach Verlauf)			
	Purinanalogon (immunsuppressiv)	**Azathioprin** → 191	*2mg/kg KG/d (max 150-200mg/d) für 1-2J, Beginn ca. 2W nach letzter Cyclophosphamidgabe (Lc > 4000, neutrophile > 1500*
oder	**Purinsynthese-Hemmer** (immunsuppressiv)	**Mycophenolat** → 192	*2 x 1000mg/d, Beginn ca. 2W nach letzter Cyclophosphamidgabe (Lc > 4.000, neutrophile >1500) für 18-24M oder länger*
plus	**Glukokortikosteroide** (antiinflamm., immunsuppressiv)	**Prednison** → 116	*0.05-0.2mg/kg KG solange Erhaltungstherapie*→ 326
plus	*Osteoporoseprophylaxe (bei Steroidtherapie). Siehe Supportivtherapie zur Immunsuppression*		

Pauci-Immun-GN, ANCA-assoziierte GN			
	Glukokortikosteroide (antiinflamm., immunsuppressiv)	**Methylprednisolon** → 116	*7-15mg/kg KG/d (max. 1000mg/d) i.v. 3d, dann Prednison (s.u.)*
		Prednison → 116	*1mg/kg KG/d p.o. für 2-4W, langs. Reduktion auf 20mg/d für 6-9M*
plus	**Alkylanz** (immunsuppressiv)	**Cyclophosphamid** → 310	*Bolustherapie mit 0.5-1g/m² KOF monatlich für für 3-6M bzw. 3M über Remission hinaus (bei GFR < 30ml/min Dosisreduktion um 30%)*
oder	**Alkylanz** (immunsuppressiv)	**Cyclophosphamid** → 310	*1.5-2mg/kg KG/d p.o. für 6M bzw. 3M über Remission hinaus (bei GFR < 30ml/min Dosisreduktion um 30%)*
evtl. plus	*Plasmapherese (empfohlen bei Patienten mit zusätzlichen Anti-GM-AK, schwerer pulmonaler Hämorrhagie, fortgeschrittener Niereninsuffizienz oder Dialysepflicht bei Erstdiagnose)*		
plus	*Supportivtherapie zur Immunsuppression PCP-Prophylaxe (bei Therapie mit Cyclophosphamid) und Osteoporoseprophylaxe (bei Steroidtherapie), s. Supportivtherapie zur Immunsuppression*		
Aternativ, wenn kein Cyclophosphamid gegeben werden soll			
	Glukokortikosteroide (antiinflamm., immunsuppressiv)	**Methylprednisolon** → 116	*7-15mg/kg KG/d (max 1.000mg/d) i.v. 3d, dann Prednison (s.u.)*
		Prednison → 116	*1mg/kg KG/d p.o. für 2-4 W, langsame Reduktion auf 20mg/d für 6-9 M*
plus	**Antikörper**	**Rituximab** → 326	*375mg/m² 1x/W für 4 Wochen*
evtl. plus	*Plasmapherese (empfohlen bei Patienten mit zusätzlichen Anti-GM-AK, schwerer pulmonaler Hämorrhagie, fortgeschrittener Niereninsuffizienz oder Dialysepflicht bei Erstdiagnose)*		
Erhaltungstherapie			
	Purinanalogon (immunsuppressiv)	**Azathioprin** → 191	*1.5-2mg/kg KG/d für 8-12M*
oder	**Immunsuppression**	**Methotrexat** → 313	*Nur bei GFR > 50ml/min Start mit 0.3mg/kg KG/W (max 15mg/W), wöchentlich steigern um 2.5mg bis 25mg/W für 8-12M*
plus		**Folsäure**	*5mg am Tag nach Methotrexat-Einnahme*

Panarteriitis nodosa/Polyarteriitis nodosa			
Sekundäre PAN assoziiert mit: (→ suchen und behandeln!) • Kollagenosen (SLE, rheumatoide Arthritis, Sjögren Syndrom) • Chronisch viralen Infekten (Hepatitis B oder C) • Haarzell-Leukämie			
Idiopathische PAN (Milder Verlauf (normale Nierenfunktion, keine neurologischen oder gastrointestinalen Symptome, isolierte Hautsymptome)			
	Glukokortikosteroide (antiinflamm., immunsuppressiv)	**Prednison** → 116	*1mg/kg KG/d p.o. für 4W, rasche Reduktion auf 20mg/d dann sehr langs. Ausschleichen über 6-9M*

Moderate und schwere PAN (Niereninsuffizienz, Mesenterialarterienischämie, Mononeuropathia multiplex)			
	Glukokortikosteroide (antiinflamm., immunsuppressiv)	**Prednison** → 116	*1mg/kg KG/d p.o. für 4W, rasche Reduktion auf 20mg/d dann sehr langsames Ausschleichen über 6-9M*
plus	**Alkylanz** (immunsuppressiv)	**Cyclophosphamid** → 310	*1.5-2mg/kg KG/d p.o. für 6M bzw. 3M über Remission hinaus (bei GFR < 30ml/min Dosisreduktion um 30%*
Lebensbedrohlicher Verlauf			
	Glukokortikosteroide (antiinflamm., immunsuppressiv)	**Methylprednisolon** → 116	15mg/kg KG/d (max 1.000mg/d) i.v. 3d, dann Prednison (s.u.)
		Prednison → 116	1mg/kg KG/d p.o. für 4W, rasche Reduktion auf 20mg/d dann sehr langsames Ausschleichen über 6-9M
plus	**Alkylanz** (immunsuppressiv)	**Cyclophosphamid** → 310	Bolustherapie m. 600-750mg/m² KOF monatlich für 12M bzw. 3M über Remission hinaus (bei GFR < 30ml/min Dosisreduktion um 30%)
oder	**Alkylanz** (immunsuppressiv)	**Cyclophosphamid** → 310	1.5-2mg/kg KG/d p.o. für 12M (bei GFR < 30ml/min Dosisreduktion um 30%)
Erhaltungstherapie (Einzelbeschreibungen zur Reduktion der Kumulativdosis von Cyclophosphamid); 6-9 Monate Cyclophosphamid, dann:			
	Purinanalogon (immunsuppressiv)	**Azathioprin** → 191	2mg/kg KG/d für 6-12M

Kryoglobulinämie

- Immer Hepatitis B und C, Endokarditis, Plasmozytom/Waldenström ausschließen bzw. behandeln
- Bei milden Formen Verlaufsbeobachtung
- Bei Endorganschäden (Vaskulitis und/oder Thrombose) agressive Therapie

	Glukokortikosteroide (antiinflammatorisch, immunsuppressiv)	**Methylprednisolon** → 116	*1000mg/d i.v. für 3d, dann Prednison (s.u.)*
		Prednison → 116	*1-2mg/kg KG p.o.*
plus	**Antikörper**	**Rituximab** → 326	375mg/m² 1x/W für 4W
evtl. plus	*Plasmapherese (Austausch von 1 Plasmavolumen 3 x/W für 2-3 W)*		
plus	*Osteoporoseprophylaxe (bei Therapie mit Steroiden). Siehe Supportivtherapie zur Immunsuppression.*		

242 www.uptodate.com; Recherche 6/2011)

Supportivtherapie zur Immunsuppression			
Cyclophosphamid (maximale Kumulativdosis 30-60g)			
evtl. plus	**Cyclophosphamid-Metabolit** (Acroleinneutralisation, Zystitisprophylaxe)	**Mesna**	*200-400mg i.v. vor und 4h + 8h nach Cyclophosphamidinfusion (bei Bolustherapie)*
evtl. plus	**Antibiotikum** (Pneumozystis carinii/jirovecii-Pneumonie-Prophylaxe)	**Trimethoprim + Sulfamethoxazol** → 169	*160mg/800mg 3 x/W für die Dauer der Behandlung*
evtl. plus	**Lokales Antibiotikum** (bei Nachweis von Staph. aureus in den Nasenhöhlen)	**Mupirocin-Nasensalbe**	*3 x/d über 7d*
Kortikosteroide (Osteoporoseprophylaxe nach DVO-Leitlinien)			
evtl. plus	**Kalziumpräparat + Vitamin D**	**(Calcimagon D3, Sandocal-D forte)**	*1000mg + 800E/d*
evtl. plus	**Biphosphonat** (Osteoklastenhemmung)	**z.B. Alendronsäure** → 133	*10mg/d oder 70mg/W*
Kortikosteroide (Magenschutz)			
evtl. plus	**Protonenpumpen-Inhibitor**	**z.B. Pantoprazol** → 143	*1 x/d 40mg p.o.*
Kortikosteroide (Soorprophylaxe, Soortherapie)			
evtl. plus	**Antimykotikum zur topischen Anwendung**	**Nystatin** → 253	*4-6 x 100 000IE p.o.*

T 16.3 Nierensteine

T 16.3.1 Nierenkolik

Basistherapie			
evtl.	**Arylessigsäurederivat, Cyclooxygenasehemmer (NSAR)** (antiphlogistisch, analgetisch, Schleimhautödem ↓)	**Diclofenac** → 109 **Cave** *bei erhöhten Retentionswerten*	*1-3 x 50mg/d p.o., rect., 1 x 100mg/d (ret.) p.o.*
	Opioid (Analgesie)	**Pethidin** → 103	*30–100mg langs. i.v.; max. 600mg/d (bei Bedarf)*
evtl.	**Pyrazolderivat** (Analgesie)	**Metamizol** → 111	*1-4 x 1g i.v. (bei Bedarf)*
Trinken nach Durst, keine Schwemmtherapie			
Mit Harnwegsinfektion			
	Cephalosporin 3. Gen. (Antibiose)	**Cefotaxim** → 161	*3 x 2g/d i.v.*
plus	**Aminoglykosid** (Antibiose)	**Gentamicin** → 167	*2-5mg/kg KG/d i.v.*
oder	**Gyrasehemmer** (Antibiose)	**Ciprofloxacin** → 168	*2 x 100-200mg/d i.v.*
Entfernung des Steins			

T 16.3.2 Nephrolithiasis [243]

Allgemeine Therapie

- Trinkmenge 2500-3000ml/d gleichmäßig über den Tag verteilt bzw. Harnvolumen 2000-2500ml/d
- Harndichte < 1.010
- Kalziumzufuhr 1000-1200mg/d
- Ausgewogene Ernährung, ballaststoffreich, vegatibel
- Kochsalzzufuhr < 6g/d, Eiweißzufuhr 0.6-1g/kg KG
- BMI-Ziel 18-25kg/m^2
- Adäquate körperliche Bewegung
- Ausgleich hoher Flüssigkeitsverluste

Zusätzlich (je nach Steinart)

Uratsteine

	Purinarme Diät		
plus	**Xanthinoxidasehemmer** (Harnsäuresynthesehemmer)	**Allopurinol** → 132	*1 x 100-300mg/d p.o.*
evtl.	**Harnalkalisierer** (Litholyse)	**Alkali-Zitrat**	*9-12g/d p.o.; Urin-pH auf 6.2-6.8;* ***Cave:*** *Kaliumbelastung*
		Natrium-Bikarbonat	*3 x 1.5g/d p.o.; Urin-pH 6.2-6.8 (teurer)*

Zystinsteine

- Urinmenge mindestens > 3000ml/24h
- Möglichst harnneutrale und alkalisierende Getränke
- Urin-pH-Optimum 7.5-8.5

	Harnalkalisierer (Litholyse)	**Alkali-Zitrat**	*9-12g/d p.o.; Urin-pH auf 6.2-6.8;* ***Cave:*** *Kaliumbelastung*
oder		**Natrium-Bikarbonat**	*3 x 1.5g/d p.o.; Urin-pH auf 6.2-6.8 (teurer)*
	Reduzierende Wirkung (Verhältnis Zystin/Zystein ↓, Zystein besser löslich)	**Ascorbinsäure-Brausetbl.** → 76	*3-5g/d p.o.*
evtl. plus		**Tiopronin**	*ini. 250mg, max. 1-2g/d (bei Zystinausscheidung > 3-3.5mmol/l)*

Kalziumoxalatsteine

- Keine Kalziumrestriktion, 800mg/d aus Milchprodukten
- Kalziumzufuhr mit den Mahlzeiten, um Hyperoxalurie zu vermeiden
- Fleischprotein- und salzreduzierte Kost

Hyperkalzurie

	Harnalkalisierer (Litholyse)	**Alkali-Zitrat**	*9-12g/d p.o.; Urin-pH auf 6.2-6.8;* ***Cave:*** *Kaliumbelastung*
oder		**Natrium-Bikarbonat**	*3 x 1.5g/d p.o.; Urin-pH 6.2-6.8*
evtl. plus	**Thiaziddiuretikum**	**Hydrochlorothiazid**	*25-50mg/d p.o.*

Hypozitraturie

	Harnalkalisierer (Litholyse)	**Alkali-Zitrat**	*9-12g/d p.o.; Urin-pH auf 6.2-6.8;* ***Cave:*** *Kaliumbelastung*

Hyperoxalurie			
	Oxalatarme Ernährung		
		Kalzium → 69	*> 500mg/d p.o. zu den Mahlzeiten*
		Magnesium → 70	*200-400mg/d p.o. zu den Mahlzeiten*
Hyperurikämie			
	Purinarme Ernährung		
	Harnalkalisierer (Litholyse)	**Alkali-Zitrat**	*9-12 g/d p.o.; Urin-pH auf 6.2-6.8;* ***Cave:*** *Kaliumbelastung*
oder		**Natrium-Bicarbonat**	*3 x 1.5g/d p.o. ; Urin-pH auf 6.2-6.8*
plus	**Xanthinoxidasehemmer** (Harnsäuresynthesehemmer)	**Allopurinol** → 132	*1 x 100-300mg/d p.o. bei Hyperurikosurie*
Hypomagnesiurie			
		Magnesium → 70	*200-400mg/d p.o. zu den Mahlzeiten*
Primäre Hyperoxalurie			
Trinkmenge > 3000ml/d, normale Kalziumzufuhr			
	Harnalkalisierer (Litholyse)	**Alkali-Zitrat**	*9-12g/d p.o.; Urin-pH auf 6.2-6.8;* ***Cave:*** *Kaliumbelastung*
		Magnesium → 70	*200-400mg/d p.o. zu den Mahlzeiten*
	Vitamine	**Pyridoxin (Vitamin B_6)** → 75	*5-20mg/kg KG/d (Beginn mit 300mg/d) p.o.*
Infektsteine (Struvit)			
Infektquelle sanieren; Ziel: komplette Steinfreiheit			
evtl.	**Harnansäuerung** (Litholyse)	**Methionin** → 275	*3 x 500-1000mg/d p.o.; Urin-pH auf 5.6-6.2, BGA-Kontrollen*
Ammoniumuratsteine			
Infektquelle sanieren, purinarme Ernährung; Ziel: komplette Steinfreiheit			
evtl.	**Xanthinoxidasehemmer** (Harnsäuresynthesehemmer)	**Allopurinol** → 132	*1 x 100-300mg/d p.o. bei Hyperurikosurie*
evtl.	**Harnansäuerung** (Litholyse)	**Methionin** → 275	*3 x 500-1000mg/d p.o.; Urin-pH auf 5.6-6.2, BGA-Kontrollen*

243 Nach Leitlinien zur Diagnostik, Therapie und Metaphylaxe der Urolithiasis, Entwicklungsstufe S2, 2/2009, www.awmf.de.

T 16.4 Akuter Harnverhalt (postoperativ)

	Cave: primär Dauerkatheter!		
evtl.	**Parasympathomimetikum** (Kontraktion des M. detrusor ⇒ Absetzen von Urin)	**Carbachol** → 261	*0.25mg s.c.*

T 16.5 Benigne noduläre Prostatahyperplasie

evtl.	**Pflanzliches Sterin** (Miktionserleichterung)	**Beta-Sitosterin** → 272	*3 x 1-2Tbl./d p.o. (evtl. Langzeittherapie)*
evtl.	**Pflanzlich** (Miktionserleichterung)	**Sägezahnpalmextrakt**	*3 x 1Kps./d p.o. (evtl. Langzeittherapie)*
evtl.	**Prostataselektiver Alpha-1-Blocker** (Miktionserleichterung)	**Alfuzosin** → 271	*1-3 x 2.5mg/d p.o. (evtl. Langzeittherapie)*
		Tamsulosin → 272	*1 x 0.4mg/d (ret)p.o.*
		Terazosin → 272	*1 x 5-10mg p.o.*
evtl.	**5-alpha-Reduktasehemmer** (Hyperplasie ↓)	**Finasterid** → 271	*1 x 5mg/d p.o. (evtl. Langzeittherapie)*

T 16.6 Inkontinenz

T 16.6.1 Stressinkontinenz

- Normalgewicht anstreben
- Beckenbodentraining mit/ohne Biofeedback und Elektrostimulationsbehandlung
- Vaginalkonen, evtl. OP

evtl.	**Serotonin-Noradrenalin-Reuptake-Inhibitoren**	**Duloxetin** → 230	*1 x 60mg/d p.o.*

T 16.6.2 Dranginkontinenz (Urgeinkontinenz) [244]

Motorische Dranginkontinenz

evtl.	**Parasympatholytikum** (Hemmung der Detrusorhyperaktivität)	**Oxybutynin** → 270	*2-3 x 5mg/d p.o.*
oder evtl.		**Tolterodin** → 271	*2 x 2mg/d p.o.*
oder evtl.	**Spasmoanalgetikum** (Detrusorhyperaktivität ↓)	**Flavoxat** → 270	*3-4 x 200mg/d p.o.*
evtl.	**Trizyklisches Antidepressivum** (Modulation Harndranggefühl)	**Imipramin** → 228	*ini. 25-75mg/d p.o., Erh.Dos. 50-100mg/d p.o.*
oder evtl.	**Parasympatholytikum** (Detrusorhyperaktivität ↓)	**Oxybutinin** → 270	*2-3 x 5mg/d p.o.*

[244] Belastungsinkontinenz der Frau, AWMF 15/05 (S2k), Stand August 2008 (www.awmf.de).

T 17 Gynäkologie, Geburtshilfe – Therapie

(S. Schmidt-Petruschkat)

T 17.1 Mastopathie

	Gestagen (Milchgangbeeinflussung, lokale Progesteronapplikation)	**Progesteron** → 276	*2.5g/d Salbe auf jede Brust (jeweils vom 10.–25. Zyklustag)*
	Gestagen (Milchgangbeeinflussung, lokale Progesteronapplikation)	**Dydrogesteron** → 277 **Medrogeston**	*5–10mg/d p.o. (jeweils vom 16.–25. Zyklustag)*
evtl.	**Hypophysäre Dopamin-Rezeptor-Stimulation** (Prolaktin ↓)	**Bromocriptin** → 214	*2,5–5mg/d p.o. (nach Prolaktin i.S.)*
evtl.	**Antiöstrogen** (Blockade peripherer Rezeptoren, Östrogenwirkung ↓)	**Tamoxifen** → 280	*s. Pck. Beil. (bei Bedarf)*
	Gestagenbetonte Ovulationshemmer	**Kombinationspräparat** → 281	*s. Pck. Beil.*
evtl.	**GnRH-Analoga**	**Leuprorelin** → 280	*3.75mg alle 4W s.c./i.m.*

T 17.2 Mastodynie

	Pflanzliches Präparat	**Mastodynon**	*2 x 30 Gtt./d (mind. 3M)*
	Gestagen (Milchgangbeeinflussung, lokale Progesteronapplikation)	**Progesteron** → 276	*2.5g/d Salbe auf jede Brust (jeweils vom 10.–25. Zyklustag)*
	Hypophysäre Dopamin-Rezeptor-Stimulation (Prolaktin ↓)	**Bromocriptin** → 214	*2.5–5mg/d p.o. (nach STH/Prolaktin i.S.)*
	Gestagen (Milchgangbeeinflussung, systemische Progesteronapplikation)	**Dydrogesteron** → 277	*5–10mg/d p.o. (jeweils vom 16.–25. Zyklustag)*
evtl.	**Gestagenbetontes Kontrazeptivum** (Einphasenpräparat)	**Ethinylestradiol/ Lynestrenol** → 282	*s. Pck. Beil. bei Bedarf*

T 17.3 Prämenstruelles Syndrom

	Pflanzliches Präparat	**Mastodynon**	*2 x 30 Trpf./d*
	Gestagen (system.. Progesteronapplikation)	**Medrogeston**	*5mg/d p.o. (jeweils vom 15.–25. Zyklustag)*
evtl.	**Benzothiadiazin** (Korrektur von Flüssigkeits-/ Elektrolytverschiebungen)	**Chlortalidon** → 54	*1 x 25–50mg p.o. (jeden 2.d)*
evtl.	**Indirektes Sympathomimetikum** (Psychostimulation)	**Amfetaminil**	*s. Pck. Beil..*

T 17.4 Endometriose

Gestagen	**Hydroxyprogesteronderivate** → 277	*100mg/d p.o. (3–6M); ggf. Dosiserhöhung bei Zwischenblutungen*
	Nortestosteronabkömmlinge	*5mg/d p.o. (6–12M)*
	Medrogeston	*5.25mg/d p.o.*
LH-RH-Agonist (Down-Regulation hypophysärer Rezeptoren ⇒ Hormone ↓)	**Leuprorelin** → 280	*3.75mg alle 4W s.c./i.m. für 3–6M, ggf. Add-back mit Tibolon (Liviella); ggf. Östrogene (1/2 Dosis d. HRT)*
	Goserelin → 280	*3.6 mg s.c. alle 4W*
	Nafarelin	*1–2 Sprühstöße nasal 2 x/d*
Kontrazeptivum plus Norethisteronderivat (ohne androg. Partialwirkung)	**v.a. dienogesthaltiges Kontrazeptivum** → 281	*s. Pck. Beil.*

T 17.5 Vulvadystrophie

T 17.5.1 Lichen sclerosus

Androgen (Testosteronpropionat, ggf. Dexamethasonzusatz)	**Testosteronpropionat + Dexamethason** → 138 in Panthenol-Salbe (anrühren!)	*2 x/d auf betroffene Stellen auftragen* **Cave:** *nur bei Erw.!*
Östrogen lokal	**Estriol-Salbe** → 276	*1 x/d auf betroffene Stellen auftragen (auch bei Ki.)*
Kortikoide (lokal)	**Dexamethason** → 246	*2 x/d auftragen*
	Clobetasol → 247	*2 x/d auftragen*
Lokal pflegende Externa	**Deumavan**	*1–2 x/d konsequent auftragen*

T 17.5.2 Plattenepithelhyperplasie (squamöse Zellhyperplasie)

Kortikoid (lokal)	**Hydrokortison** → 245	*2 x/d für einige W auftragen*

T 17.6 Vulvovaginitis

T 17.6.1 Allgemeine Therapie

Epithelisierungsmittel (Mukosaschutz/-pflege)	**Dexpanthenol**	*nach Bedarf*

T 17.6.2 Bakterielle Vaginose

Allgemein

Nitroimidazol (Antibiose)	**Metronidazol** → 170	*2 x 0.5g/d p.o. (7d) oder: 1 x 2g p.o. oder: 2 x 2g p.o. im Abstand von 48h oder 1 -2 x 500mg Vag.-Tbl.für 7d*
Lincosamid (Antibiose)	**Clindamycin** → 166	*2%ige Vaginalcreme 5g/d für 7d*

Während Gravidität		
Aminopenicillin (Antibiose)	**Amoxicillin** → 158	*3 x 1g/d p.o. (7d)*
Nach dem 1. Trimenon auch möglich		
Nitroimidazol (Antibiose)	**Metronidazol** → 170	*500–1000mg intravaginal tgl. für 7d; ggf. auch systemische Gabe (Dosierung s.o.)*
Lincosamid (Antibiose)	**Clindamycin** → 166	*2%ige Vaginalcreme 5g/d für 7d, ggf. 2 x 300mg/d p.o. für 7d*

T 17.6.3 Herpes simplex

Primär		
Virustatikum, Purinantagonist (DNA-Polymerase-Hemmer)	**Aciclovir** → 158	*5 x 0.2g/d p.o., 3 x 5mg/kg KG/d i.v. (7d)*
Rekurrierend		
Virustatikum Purinantagonist (DNA-Polymerase-Hemmer)	**Aciclovir** → 158	*5 x 0.2g/d p.o. über 5d, 3 x 0.4g/d p.o. über 5d, 2 x 0.8g/d p.o. über 5d*
NSAR (Schmerzlinderung)	**Diclofenac** → 109 **Piroxicam** → 109	*bei > 6 Rezidiven: 3–5 x 0.2g/d p.o. (1J) 2 x 0.4g/d p.o. (1J)*
Während Gravidität		
Virustatikum Purinantagonist (DNA-Polymerase-Hemmer)	**Aciclovir** → 177	*2 x 0.4g/d p.o. (für 3W) rezid. Inf.: Therapie 10d vor ET;* **Cave:** *Partnertherapie! Bei chron. rez. Herpes in graviditate: Kondome! Wenig sinnvoll: topische Ther.!*

T 17.6.4 Candida

Lokal		
Antimykotikum (Imidazolderivat)	**Clotrimazol** → 252	*1 x 5g/d lokal (7d)*
	Miconazol → 253	*1 x 1 Applikatorfüllung bzw. 1 x 1 ovulum 100mg vag.*
	Econazol → 253	*1 x 150mg für 3d oder einmalig 150mg (ret.)*
	Feniticonazol	*einmalig 600mg Vag.-Ovulum*
Antimykotikum (Polyene)	**Nystatin** → 253	*100 000 - 200 000IE/d intravaginal für 6-10d*
Antimykotikum	**Ciclopirox** → 252	*50-100mg intravag./d für 7d (Creme oder Ovula)*
Oral		
Triazole	**Fluconazol** → 185	*1 x 150mg p.o.*
	Itraconazol → 185	*1 x 100mg/d p.o. für 2- 4 W oder 200mg/d p.o. über 1W*

Während Gravidität

	Antimykotikum (Polyen, Membraneinlagerung)	**Nystatin** → 253	*s.o.*
	Imidazol	**Clotrimazol**	*1–3 x/d auftragen*

T 17.6.5 Trichomonas

Cave: immer Partnertherapie

Allgemein

	Nitroimidazol (Antibiose)	**Metronidazol** → 170	*2 x 500mg p.o. (7d) oder einmalig 2g p.o.*

Chron. rezidivierend

	Nitroimidazol (Antibiose)	**Metronidazol** → 170	*2–3g/d p.o. über 7–14d, ggf. Komb. mit intravag. Applikation 0.5g/d;* **Cave:** *Partnertherapie!*

Während Gravidität

	Polyen (Membraneinlagerung, Antibiose)	**Natamycin** → 187	*Creme 50ml: 1 x abends intravag.; Creme 20ml: 2 x/d auf erkrankte Hautpartien und Umgebung (strenge Ind. im 1. Trim. wg. Benzalkoniumchlorid)*

Während Gravidität nach dem 1. Trimenon (strenge Indikationsstellung)

	Nitroimidazol (Antibiose)	**Metronidazol** → 170	*einmalig 2g p.o. oder 1–3g i.v/d (7d bei system. Infektionen)*

T 17.7 Zervizitis

T 17.7.1 Chlamydien

Cave: Partnertherapie

Allgemein

	Tetracyclin (Antibiose)	**Doxycyclin** → 164	*2 x 0.1g/d p.o. (14d)*

Während Gravidität

	Makrolid (Antibiose)	**Erythromycin** → 165	*4 x 0,5g/d p.o. (14d)*
oder	**Aminobenzyl-Penicillin** (Antibiose)	**Amoxicillin** → 158	*3 x 500g p.o.(14d)*

T 17.7.2 Gonokokken (meist + Chlamydien)

Allgemein

	Penicillin (Antibiose)	**Procain-Penicillin**	*4.8 Mio. IE i.m., schwere Form: 2 Mio. IE i.m. für 6-10d*
oder	**Cephalosporin 3. Gen.** (Antibiose)	**Ceftriaxon** → 161	*1 x 1g i.v. (einmalig)*
evtl. plus	**Tetracyclin** (Antibiose)	**Doxycyclin** → 164	*2 x 0.1g/d p.o. (14d)*

Während Gravidität			
	Cephalosporin 3. Gen. (Antibiose)	**Ceftriaxon** → 161	*1 x 1g i.v. (einmalig)*
evtl. plus	**Makrolid** (Antibiose)	**Erythromycin** → 165	*3 x 0.5g/d p.o. (14–21d)*

T 17.7.3 Herpes simplex

Primär			
	Virustatikum (DNA-Polymerase-Hemmer, Purinantagonist)	**Aciclovir** → 177	*5 x 0.2g/d p.o., 3 x 5mg/kg KG/d i.v.n (7d)*
Rekurrierend			
	Virustatikum Purinantagonist (DNA-Polymerase-Hemmer)	**Aciclovir** → 177	*5 x 0.2g/d p.o. über 5d, 3 x 0.4g/d p.o. über 5d, 2 x 0.8g/d p.o. über 5d*
	NSAR (Schmerzlinderung)	**Diclofenac** → 109 **Piroxicam** → 109	*bei > 6 Rezidiven: 3–5 x 0.2 g/d p.o. (1J) 2 x 0.4g/d p.o. (1J)*
Während Gravidität			
	Virustatikum Purinantagonist (DNA-Polymerase-Hemmer	**Aciclovir** → 177	*2 x 0.4g/d p.o. (für 3W) rezidivierende Infektionen: Therapie 10d vor ET;* **Cave:** *Partnertherapie! Bei chron. rez. Herpes in graviditate: Kondome! Wenig sinnvoll: topische Ther.*

T 17.8 Salpingitis, Endometritis, Tuboovarialabszess

Bei unzureichendem Erfolg, chirurgische Therapie			
	Cephalosporin Gr. 5	**Cefoxitin**	*3 x 1-2g i.v. für 4d*
plus	**Tetracyclin** (Antibiose)	**Doxycyclin** → 164	*2 x 100mg i.v.*
	Aminopenicillin + Beta-Laktamase-Inhibitor (Antibiose)	**Ampicillin + Sulbactam** → 160	*4 x 3g/d i.v.*
plus	**Tetracyclin** (Antibiose)	**Doxycyclin** → 164	*2 x 100mg i.v.*
	Lincosamide (Antibiose)	**Clindamycin** → 166	*3 x 900mg i.v.*
plus	**Aminoglykosid** (Antibiose)	**Gentamicin** → 167	*1. Dosis 2mg/kg KG i.v., dann 1.5mg 3 x/d*

T 17.9 Pelvic inflammatory disease (PID), bakterielle Infekte

T 17.9.1 Ambulant

	Cephalosporine	Cefoxitin	*2g i.m. einmalig*
		Ceftriaxon → 161	*250mg i.m. einmalig*
		Cefadroxil → 162	*3 x 1g/d p.o. (10d)*
plus	Tetracyclin	Doxycyclin → 164	*2 x 100g/d p.o. (10–14d)*
oder plus	Makrolid	Clarithromycin	*2 x 250mg–2 x 500mg/d p.o. (7-10d)*
		Roxithromycin	*2 x 150mg/d (7-10d)*
	Chinolone	Ciprofloxacin → 168	*2 x 500mg p.o./d (10d)*
		Levofloxacin	*1-2 x 250-500mg p.o./i.v.*
plus	Nitroimidazol	Metronidazol → 170	*2 x 400mg/d p.o. (10d)*

T 17.9.2 Stationär

	Breitbandpenicillin + Penicillinaseinhibitor	Ampicillin + Sulbactam → 159	*3 x 3g/d i.v. (10d)*
		Amoxicillin + Clavulansäure → 160	*3–4 x 1.2g/d i.v. bis 3 x 2.2g/d i.v. 10d)*
oder	Cephalosporine	Cefoxitin	*3 x 2g/d i.v. (10d)*
		Cefotiam	*3 x 2g/d i.v. (10d)*
		Ceftriaxon	*1 x 1-2g i.v.*
plus	Tetracyclin	Doxycyclin → 164	*4 x 600mg/d i.v. (10d)*
plus	Nitroimidazol	Metronidazol	*2-3 x 500mg i.v.*
oder plus	Chinolone	Ciprofloxacin → 168	*2 x 200-400mg i.v. (10d)*
		Levofloxacin	*1-2 x 250-500mg p.o./i.v. (10d)*
oder plus	Makrolid	Clarithromycin	*2 x 250–2 x 500mg/d p.o. (7-10d)*
		Roxithromycin	*2 x 150mg/d (7-10d)*

T 17.10 EPH-Gestose

T 17.10.1 Allgemeinmaßnahmen

erst	Körperliche Schonung, ausgewogene Ernährung		
evtl.	Bettruhe (evtl. stationäre Aufnahme zur Observanz)		
evtl.	**Salicylat** (bei vorangegangener Gestose/ Präeklampsie)	Acetylsalizylsäure → 107	*100mg/d p.o. (bei positiver Gestose-Anamnese von Anbeginn der Schwangerschaft an)*

evtl. oder	**Low-Dose-Heparinisierung** (niedermolekular; bei vorangegangener Gestose/Präeklampsie und nachgewiesener Thrombophilie)	**Dalteparin** → 80 **Unfraktioniertes Heparin** → 79	*1 x 1 Amp./d s.c.* *2 x 7500IE/d s.c.*
evtl.	**Kolloidales Plasmaersatzmittel** (onkotischer Druck ↑)	**Dextran 10%** oder **Hydroxyethylstärke** → 74	*nach Bedarf oder 500ml HAES 10%ig und 500ml Elektrolytlösung über 4h infundiert/d (14d)*
evtl.	**Benzodiazepin** (Sedierung, Behandlung in der Außenpraxis)	**Diazepam** → 239	*2–3 x 10mg/d p.o., bei Anzeichen einer Krampfbereitschaft 10mg i.v.*

T 17.10.2 Antihypertensiva

Allgemein CAVE: RR erst ab Werten von 170/110mmHg senken, bei präexistentem Hypertonus ab Werten von 160/100mmHg

Ø relev. UAW	**Zentraler Alpha-2-Rezeptoragonist** (zentr. Sympathikusaktivität ↓)	**alpha-Methyldopa** → 45	*2–4 x 250–500mg/d p.o. Tageshöchstdosis 2000mg*
2. Wahl	**Beta-1-Blocker** (Plazentagängigkeit 1 : 1, Mutter: HZV ↓, Reninsekretion ↓, zentrale Sympathikusaktivität ↓; Kind: Bradykardie, intrauterine growth retardation [IUGR])	**Metoprolol** → 40	*2 x 50–100mg/d p.o. (Stillzeit: Substanz geht in die Milch über, eine Schädigung des Säuglings ist bisher aber nicht bekannt geworden)*
evtl.	**Direkter Vasodilatator** (direkte Muskelwirkung, Afterload ↓)	**Dihydralazin** → 46	*2 x 12,5–50mg/d p.o. (max. Tagesdosis 100mg) oder DTI (bis max.100mg/24h)*
Evtl. in der Spätschwangerschaft bei Versagen der Primärtherapie			
	Postsynapt. Alpha-1-Blocker	**Urapidil** → 46	*2mg/h (i.v. am besten zu dosieren/titrieren);* **Cave:** *KI in Stillzeit!*
Akute-Phase-Medikation/hypertensive Krise			
	Postsynapt. Alpha-1-Blocker	**Urapidil** → 46	*2mg/h (i.v. am besten zu dosieren/titrieren);* **Cave:** *KI in Stillzeit!*
	Kalziumantagonist (Ca^+-Einstrom ↓, neg. inotrop/chronotrop; kard. O_2-Verbr. ↓; Vasodilatation v.a. der Arteriolen ⇒ Nachlast ↓)	**Diltiazem** → 42	*3 x 60–90mg/d p.o., 2 x 90–180mg/d (ret.) p.o., 1 x 240mg/d (ret.) p.o.*

Cave:

- **ACE-Hemmer und Diuretika sind kontraindiziert**
- **Kombination von Nepresol und Beloc ist nicht empfehlenswert**
- **RR nicht zu schnell senken (max. 10%/h), CTG-Kontrolle**

T 17.10.3 Antikonvulsive Therapie

	Magnesiumpräparat → 70 (Substitution)	**Magnesiumsulfat**	*2–4g über15min langsam i.v.; Erh.Dos. 2g/h (über Perfusor)*
		Magnesiumascorbat	*Magnesiumascorbat in 50% höherer Dosierung als -sulfat (z.B. 3g statt 2g/h);* **Cave:** *Atemdepression (ab ca. 5–6mmol/l)*
evtl.	**Benzodiazepin** (Antikonvulsivum)	**Diazepam** → 239	*10–20mg langsam i.v.*

T 17.11 Hyperemesis gravidarum

FDA-Kat. A	**Vitamin**	**Pyridoxin (Vitamin B_6)** → 75	*3 x 20mg/d p.o.*
B	**Zentraler H_1-Rezeptor-Antagonist** (Antiemetikum)	**Dimenhydrinat** → 152	*2 x 62mg/d i.v. oder 3- 4 x 50mg/d p.o. oder 1- 3 x 1 Sup./d*
B	**Zentraler H_1-Rezeptor-Antagonist** (Sedativum)	**Diphenhydramin** → 242	*25-50mg i.v./p.o. alle 6-8h*
B	**Motilitätssteigerung**	**Metoclopramid** → 146	*4 x 10mg/d p.o*
B	**Zentraler 5-HT3-Rezeptor-Antagonist** (Antiemetikum)	**Odansetron** → 153	*2-4mg i.v. alle 6-8h*
C	**Neuroleptikum, Dopamin-Antagonist** (Sedation)	**Promethazin** → 234	*12.5-25mg p.o./i.v. bis zu 6 x/d;* **Cave:** *strenge Ind. im 1. Trimenon*

T 17.12 Puerperalfieber (Endometritis, Endomyometritis)

	Kontraktionsmittel (wichtig!)	**Syntocinon**	*9IE in 500ml NaCl i.v., ggf. Wdh. nach 8h*
		Methergin	*1-3 x 13-25 Trpf./d., od. 1-3 x bis zu ½ Amp./d i.v., od. 1-3 x bis zu 1 Amp./d i.m.; Stillzeit: Mittel der 2. Wahl*
	Penicillin	**Piperacillin** → 159	*3 x 4g/d i.v.*
plus	**Nitroimidazol** (Stillen: rel. KI)	**Metronidazol** → 170	*2 x 500mg/d i.v. (10d)*
	Cephalosporin	**Cefoxitin**	*2 x 2g/d i.v.*
plus	**Nitroimidazol** (Stillen: rel. KI)	**Metronidazol** → 170	*2 x 500mg/d i.v. (10d)*
	Breitbandpenicillin + Beta-Laktamase-Inhibitor	**Amoxicillin** → 158 + **Sulbactam** → 159	*3 x 3g/d i.v. (10d)*
		Amoxicillin + Clavulansäure → 160	*3–4 x 1.2g/d i.v. (10d) bis 3 x 2.2g/d i.v. (10d)*
	Carbapenem (Stillen: strenge Indikation)	**Imipenem + Cilastatin** → 171	*3–4 x 0.5–1g/d i.v.; max. 50mg/kg KG/d bzw. 4g/d*

	Lincosamid (Stillen: rel. KI)	**Clindamycin** → 166	*3-4 x 150-450mg/d p.o., 3-4 x 200-600mg/d i.v., i.m.*
plus	**Cephalosporin 3. Gen.**	**Cefotaxim** → 161	*2 x 1-2g/d i.v.*

T 17.13 Mastitis

evtl.	**Hypophysäre Dopamin-rezeptorstimulation** (Prolaktin ↓)	**Bromocriptin** → 214	*2.5-5mg/d p.o. (nach STH/Prolaktin i.S.)*
	Cyclooxygenasehemmer (NSAR) (antiphlogistisch, analgetisch)	**Diclofenac** → 109	*1-3 x 50mg/d p.o., rect., 1 x 100mg/d (ret.) p.o., 1 x 75mg i.m.*
	Cephalosporin 1. Gen.	**Cefazolin** → 160	*2-3 x 0.5-2g/d i.v.*
	Penicillin (Antibiose)	**Flucloxacillin** → 158	*3-4 x 1g/d p.o. (7-10d)*
	Lincosamid (Stillen: rel. KI)	**Clindamycin** → 166	*4 x 600mg/d i.v., ini. einmalig 1200mg*
plus	**Aminoglykosid** (Antibiose)	**Gentamicin** → 167	*3 x 80mg/d i.v. (7-10d)*

T 17.14 Hormonelle Kontrazeption

T 17.14.1 Einphasenpräparate → 281

z.B.	**Östrogen-Gestagen-Kombination** (Ovulationsunterdrückung durch antigonadotropen Effekt über 21d)	**Ethinylestradiol + Gestagen: Ethinylestradiol** + **Desogestrel** → 281 oder + **Dienogest** → 281 oder + **Drospirenon** → 282 oder + **Gestoden** → 282 oder + **Levonorgestrel** → 282 oder + **Lynestrenol** → 282 oder + **Norethisteron** → 282 oder + **Norgestimat** → 282	*s. Pck. Beil. (1 x 1Tbl./d für 21d)*

T 17.14.2 Zweiphasenpräparat → 282

z.B.	**Östrogen-Gestagen-Kombination** (1. Hälfte Östrogen, evtl. + niedrigdos. Gestagen, 2. Hälfte Östrogen-Gestagen-Komb.)	**Ethinylestradiol + Gestagen** wie: **Ethinylestradiol + Desogestrel** → 282	*s. Pck. Beil. (1 x 1Tbl./d für 21d)*

T 17.14.3 Dreiphasenpräparat → 283

z.B.	**Östrogen-Gestagen-Kombination** (d1-6 niedrige Östrogen- und Gestagendosis, d7-11 erhöhte Östrogen- und Gestagendosis, d12-21 niedrige Östrogen- und deutlich höhere Gestagendosis)	**Ethinylestradiol + Gestagen: Ethinylestradiol + Desogestrel** → 283 oder + **Levonorgestrel** → 283 oder + **Norethisteron** → 283 oder + **Norgestimat** → 283	*s. Pck. Beil. (1 x 1Tbl./d für 21d)*

T 17.14.4 Minipille → 283

z.B.	**Gestagen niedrig dosiert** (Zervixschleimviskosität ↑; Motilitätsveränderung d. Tuben; Desogestrel auch Ovulationshemmung)	**Levonorgestrel** → 283 oder **Desogestrel** → 283	*s. Pck. Beil. 1 x 1Tbl./d für 28d (kompletter Zyklus)*

T 17.14.5 Depotpräparate

z.B.	**Gestagen** (Ovulationshemmung)	**Medroxyprogesteronacetat** → 277	*150mg i.m. alle 3M*
	Gestagen-Implantat	**Etonogestrel**	*s.c.-Insertion an OA-Innenseite, Konzeptionsschutz für 3J*

T 17.14.6 Postkoitalpille

	Gestagen (Ovulationshemmung bzw. Implantationshemmung nach erfolgter Ovulation)	**Levonorgestrel** → 284	*bis max. 72h 1.5mg p.o. postkoital (1Tbl., Wdh. nach 12h, oder 1 x 1Tbl.); höchster Schutz bei Einnahme innerhalb der ersten 24h postkoital, danach sinkt der Schutz;* **Cave:** *Übelkeit! Ggf. kombinieren mit Antiemetikum*

T 17.14.7 Hormonhaltige intrauterine Spirale/IUD (intrauterine device) → 284

	Gestagen (Blockade der endometrialen Rezeptivität)	**Levonorgestrel** → 284	*52mg (bis 5J)*
	Ösrogen-Gestagen-Kombination (Pflaster)	**Ethinylestradiol/ Norelgestromin**	*1 Pflaster am 1. Zyklustag, 2. u. 3. Pflaster an d8 und 15, d22-28 ohne Pflaster*
	Östrogen-Gestagen-Kombination (Vaginalring)	**Ethinylestradiol/Etonogestrel**	*Vaginale Einlage f. 3 W, danach eine Woche Pause*

T 17.15 Hormonsubstitution in Peri- und Postmenopause

Cave: absolute Kontraindikationen:
Z.n. Mamma- u./od. Endometrium-Ca, Thromboembolie, Hepatitis, Z.n. Schwangerschaftshepatose, Sichelzellanämie, Enzymopathien, Hirngefäßerkrankungen, Porphyrien, schwere Hypertonie

T 17.15.1 Oral

z.B.	**Östrogen**	**Konjugierte Östrogene**	*0.3/0.6/0.625/1.25mg 1 x 1Tbl./d für 28d, keine Pause*
z.B.	**Östrogen-Gestagen-Kombinationen**	**Konjugierte Östrogene + Medrogeston** → 278	*0.3/0.6mg/1.25mg/d + 5mg p.o. vom 15.-25. ZT*
		Konjugierte Östrogene + Medroxyprogesteron → 278	*0.625/2.5 mg oder 0.625/5 mg 1 x 1Tbl./d für 28d, keine Pause*
		Estradiolvalerat + Norgestrel	*2mg/d + 0.5mg p.o. vom 15.-25. Zyklustag*
		Estradiolvalerat + Estradiol + Levonorgestrel → 278	*1mg/d + 2mg/d + 250µg p.o. vom 15.-25. Zyklustag*

z.B.	Östrogen-Gestagen-Kombinationen	Estradiol + Norethisteronacetat) → 278	*2mg/d + 1mg/d + 1mg p.o. vom 1.–28. Zyklustag*
		Estradiolvalerat + Levonorgestrel → 278	*2mg/d + 150µg vom 10.–21. Zyklustag*
		Estradiolvalerat + Medroxyprogesteron → 278	*2mg + 5mg od. 10mg; 1 x 1Tbl./d für 21d, danach 7d Pause*
		Estradiolvalerat+ Dydrogesteron → 278	*1mg + 10mg oder 2mg + 10mg oder 2mg + 5mg 1 Tbl./d für 28d, keine Pause*
		Estradiolvalerat+ Cyproteronacetat → 277	*2mg + 1mg; im ersten Zyklus 1 Tbl./d vom 5. - 25. ZT, danach 7d Pause, dann 1 x 1 Tbl./d für 21d, gefolgt von 7d Pause*
z.B.	Synthetisches Gestagen	Tibolon → 279	*2.5mg/d ohne Pause*
z.B.	Östrogen-Rezeptor-Antagonist	Raloxifen → 279	*60mg/d ohne Pause;* **Cave:** *Zulässig nur zur Therapie und Prävention der Osteoporose*

T 17.15.2 Lokal

z.B.	Östrogen	Estriol Ovulum → 276	*0.5mg Ovulum*
		Estradiol	*1mg/g Salbe*

T 17.15.3 Transdermal

	Östrogene	Estradiol → 276	*25, 50, 75 oder100µg/24h*
	Östrogen-Gestagen-Kombinationen	Estradiol Norethisteronacetat → 282	*4mg/10mg, 30mg (Dosierung s. Pck.Beilage)*
		Estradiol + Norethisteronacetat → 278	*monophasisch (s. Pck.Beilage)*

T 17.15.4 Intramuskulär

	Östrogen-Gestagen-Kombination	Estradiol + Prasteron → 278	*1 Amp. alle 4W i.m.*

T 17.16 Inkontinenz

T 17.16.1 Overactive Bladder/Dranginkontinenz (OAB)

Siehe Inkontinenz → 575

T 17.16.2 Belastungsinkontinenz

Siehe Inkontinenz → 575

T 18 Pädiatrie

Alle Informationen zum Thema Pädiatrie finden Sie im Arzneimittelteil, Kapitel A Pädiatrie → 294.

T 19 Onkologie – Therapie (P. Baumann, R. Schmidmaier)

T 19.1 Supportive Therapie nach Symptom

	Antiemetikum (Serotoninrezeptorantagonist = 5-HT3-Rezeptor-Antagonist)	**Granisetron** → 153	*1 x 1-3mg i.v., max. 9mg/d*
		Ondansetron → 153	*1 x 8mg p.o./i.v., max. 3 x 8mg/d*
		Palonosetron → 153	*250μg i.v. oder 0,5mg p.o*
		Dolasetron → 153	*100mg i.v./200mg p.o.*
	Glukokortikosteroid (antiinflammatorisch, immunsuppresiv)	**Dexamethason** → 115	*4-20mg p.o. oder i.v.*
	Neurokinin-Inhibitor (Inhibition des neuronal vermittelten Brechreizes)	**Aprepitant** → 152	*d1 125mg, d2 + d3 80mg 1h vor Chemotherapie p.o. Komb. mit 5-HT3-Antagonisten und Dexamethason*
	Benzodiazepine (Tranquilizer, Muskelrelaxans, anxiolytisch, sedierend)	**Lorazepam** → 240	*30min vor Beginn der Therapie: 1-3mg i.v.; 1-2mg p.o.*
oder	**Antiemetikum** (Dopamin-Rezeptor-Antagonist)	**Metoclopramid** → 146	*10–20mg p.o. alle 4h bzw. 10mg i.v.; max. 2mg/kg KG*
oder	**Sedierendes Antidepressivum** (trizyklisch, Monoamin-Reuptake-Hemmung)	**Amitriptylin** → 227	*3 x 25mg/d p.o.*

T 19.2 Analkarzinom (lokalisiert, nicht metastasiert)

T 19.2.1 Primäre Chemotherapie + Radiatio[245, 246]

	Bifunktionelles Alkylanz (zytostatisches Antibiotikum)	**Mitomycin** → 321	*10-15mg/m² i.v., Bolus an d1 und d29*
plus	**Pyrimidinantagonist** (Hemmung der Thymidin-nukleotid-Synthese)	**5-Fluorouracil** → 316	*750mg/m² i.v. über 24h d1-5, und d29-33 oder 1000mg/m² i.v. über 24h d1-4 und d29-32*
plus	**Bestrahlung**		*1.8Gy/d d1-5 (W1-5), W6 Pause; insgesamt 45Gy; Boost von 15Gy bei CR oder 20Gy bei PR*

245 Flam et al. Role of mitomycin in combination with fluorouracil and radiotherapy, and of salvage chemoradiation in the definitive nonsurgical treatment of epidermoid carcinoma of the anal canal: results of a phase III randomized intergroup study J Clin Oncol. 1996;14(9):2527.

246 UKCCCR Anal Cancer Trial Working Party,. Epidermoid anal cancer: results from the UKCCCR randomised trial of radiotherapy alone versus radiotherapy, 5-fluorouracil, and mitomycin The Lancet, Volume 348, Issue 9034, 19 October 1996, Pages 1049-1054

T 19.2.2 Salvage Chemotherapie[247]

5-FU/Cisplatin (Faivre et al., Cancer 1999)

	Pyrimidinantagonist (Hemmung der Thymidin-nukleotid-Synthese)	**5-Fluorouracil** → 316	*1000mg/m² i.v. d1–5*
plus	**Alkylanz** (DNA-Doppelstrang-Vernetzung)	**Cisplatin** → 312	*100mg/m² d2*

[247] Faivre C et al. 5-fluorouracile and cisplatinum combination chemotherapy for metastatic squamous-cell anal cancer.. Bull Cancer. 1999 Oct;86(10):861-5

T 19.3 Harnblasenkarzinom

T 19.3.1 Gemcitabine/Cisplatin[248]

	Antimetabolit	**Gemcitabin** → 316	*1000mg/m² i.v. über 30min; d1, 8,15; Wdh. d29*
plus	**Alkylanz** (DNA-Doppelstrang-Vernetzung)	**Cisplatin** → 312	*70mg/m² i.v. an d1; Zyklus-Wdh. d29*

[248] Moore MJ, et al. Gemcitabine plus cisplatin, an active regimen in advanced urothelial cancer: a phase II trial of the National Cancer Institute of Canada Clinical Trials Group. J Clin Oncol. 1999;17(9):2876

T 19.3.2 Carboplatin/Paclitaxel[249]

	Alkylanz (DNA-Doppelstrang-Vernetzung)	**Carboplatin** → 312	*AUC 6 i.v. über 30min an d1; Wdh. d22*
	Spindelgift (Mitosehemmer, Störung der Mikrotubulireorganisation)	**Paclitaxel** → 318	*225mg/m² i.v. als 3-h-Infusion an d1; Wdh. d22*

[249] Vaughn DJ et al. Phase II study of paclitaxel plus carboplatin in patients with advanced carcinoma of the urothelium and renal dysfunction (E2896) Cancer. 2002;95(5):1022

M-VAC (Methotrexat + Vinblastin + Adriblastin + Cisplatin) (Memo: G-CSF)[250]

oder	**Antimetabolit** (Folatantagonist)	**Methotrexat** → 313	*30mg/m² i.v. als Bolus d1, 15, 22; Zyklus-Wdh. d29*
plus	**Spindelgift** (Mitosehemmer)	**Vinblastin** → 317	*3mg/m² i.v. als Bolus d2, 15, 22; Zyklus-Wdh. d29*
plus	**Zytostatisches Antibiotikum** (DNA-Schädigung)	**Doxorubicin** → 319	*30mg/m² i.v. an d2; Zyklus-Wdh. d29*
plus	**Alkylanz** (DNA-Doppelstrang-Vernetzung)	**Cisplatin** → 312	*70mg/m² i.v. an d2; Zyklus-Wdh. d29*

[250] Loehrer PJ et al. A randomized comparison of cisplatin alone or in combination with methotrexate, vinblastine, and doxorubicin in patients with metastatic urothelial carcinoma: a cooperative group study. J Clin Oncol. 1992 Jul;10(7):1066-73

PCG (Paclitaxel, Cisplatin, Gemcitabine)[251]

	Antimetabolit	**Gemcitabin** → 316	*1000mg/m² i.v. über 30min an d1, 8; Wdh. d22*

plus	**Spindelgift** (Mitosehemmer, Störung der Mikrotubulireorganisation)	**Paclitaxel** → 318	*wöchentlich 80mg/m² als 1-h-Infusion, d1, 8; Wdh. d22*
plus	**Alkylanz** (DNA-Doppelstrang-Vernetzung)	**Cisplatin** → 312	*70mg/m² i.v. an d1; Zyklus-Wdh. d22*

251 Bellmunt, J et al. Randomized phase III study comparing paclitaxel/cisplatin/gemcitabine (PCG) and gemcitabine/cisplatin (GC) in patients with locally advanced (LA) or metastatic (M) urothelial cancer without prior systemic therapy J Clin Oncol 2007; 25:965s

T 19.3.3 Gemcitabine Mono[252]

	Antimetabolit	**Gemcitabin** → 316	*1200mg/m² i.v. über 30min; d1, 8; Wdh. d22*

252 Lorusso V et al. A phase II study of gemcitabine in patients with transitional cell carcinoma of the urinary tract previously treated with platinum. Italian Co-operative Group on Bladder Cancer. Eur J Cancer. 1998;34(8):1208

T 19.3.4 Paclitaxel Mono[253]

	Spindelgift (Mitosehemmer, Störung der Mikrotubulireorganisation)	**Paclitaxel** → 318	*wöchentlich 175-250mg/m² als 1-h-Infusion, d1, Wdh. d22-29; alternativ: 90mg/m² d1,8,15*

253 Dreicer R et al. Paclitaxel in advanced urothelial carcinoma: its role in patients with renal insufficiency and as salvage therapy. J Urol. 1996;156(5):1606.

T 19.4 Bronchialkarzinom

T 19.4.1 Small Cell Lung Cancer (SCLC)[254]

Cisplatin/Etoposid

	Alkylanz (DNA-Doppelstrang-Vernetzung)	**Cisplatin** → 312	*80mg/m² i.v. als 1-h-Inf. an d1; Wdh. d22*
plus	**Spindelgift** (Mitosehemmer, DNA-/Proteinsynthesehemmer)	**Etoposid** → 318	*100mg/m²/d als 2-h-Inf. d1-3; Wdh. d22*

254 Takada M et al. Phase III study of concurrent versus sequential thoracic radiotherapy in combination with cisplatin and etoposide for limited-stage small-cell lung cancer J Clin Oncol. 2002 Jul 15;20(14):3054-60

ACO I[255]

	Zytostatisches Antibiotikum (DNA-Schädigung)	**Doxorubicin** → 319	*60mg/m² i.v. an d1; Wdh. d22*
plus	**Alkylanz** (DNA-Doppelstrang-Vernetzung)	**Cyclophosphamid** → 310	*750mg/m² i.v. an d1; Wdh. d22*
plus	**Spindelgift** (Mitosehemmer)	**Vincristin** → 317	*1-2mg i.v. an d1, 8, 15; Wdh. d22*

255 Livingston RB et al. Small cell carcinoma of the lung. Blood 1980 56: 575 -584

Carboplatin/Etoposid[256]

	Alkylanz (Cisplatin-Abkömmling; DNA-Strang-Vernetzung)	**Carboplatin** → 312	*300mg/m² (AUC 5-6) d1; Wdh. d22*

plus	**Spindelgift** (Mitosehemmer, DNA-/Proteinsynthesehemmer)	**Etoposid** → 318	*100mg/m² i.v. als 1-h-Infusion an d1-3; Wdh. d22*

256 Skarlos DV et al. Randomized comparison of etoposide-cisplatin vs. etoposide-carboplatin and irradiation in small-cell lung cancer. A Hellenic Co-operative Oncology Group study..Ann Oncol. 1994 Sep;5(7):601-7

CEV

	Alkylanz (DNA-Doppelstrang-Vernetzung)	**Carboplatin** → 312	*AUC 3-4 i.v. an d1; Wdh. d22*
plus	**Spindelgift** (Mitosehemmer, DNA-/Proteinsynthesehemmer)	**Etoposid** → 318	*140mg/m² i.v. an d1-3; Wdh. d22*
plus	**Spindelgift** (Mitosehemmer)	**Vincristin** → 317	*1.5mg i.v., an d1, 8, 15; Wdh. d22*

Irinotecan/Cisplatin[257,258]

	Alkylanz (DNA-Doppelstrang-Vernetzung)	**Cisplatin** → 312	*30mg/m² i.v. an d1 und d8; Wdh. d22*
plus	**Zytostatikum** (Topoisomerasehemmer)	**Irinotecan** → 321	*65mg/m² an d1, 8; Wdh. d22*

257 Hanna N et al. Randomized phase III trial comparing irinotecan/cisplatin with etoposide/cisplatin in patients with previously untreated extensive-stage disease small-cell lung cancer..J Clin Oncol. 2006 May 1;24(13):2038-43

258 Noda K, et al.Irinotecan plus cisplatin compared with etoposide plus cisplatin for extensive small-cell lung cancer.; Japan Clinical Oncology Group. N Engl J Med. 2002 Jan 10;346(2):85-91

Topotecan[259]

	Zytostatikum (Topoisomerasehemmer)	**Topotecan** → 321	*1.5mg/m² als Kurzinfusion an d1-5; Wdh d22*

259 Schiller JH, et al. Topotecan versus observation after cisplatin plus etoposide in extensive-stage small-cell lung cancer J Clin Oncol. 2001 Apr 15;19(8):2114-22

ACE (CDE, CAE)[260]

	Zytostatisches Antibiotikum (DNA-Schädigung)	**Doxorubicin** → 319	*45mg/m² i.v. an d1; Wdh. d22*
plus	**Alkylanz** (DNA-Doppelstrang-Vernetzung)	**Cyclophosphamid** → 310	*1000mg/m² i.v. an d1; Wdh. d22*
plus	**Spindelgift** (Mitosehemmer, DNA-/Proteinsynthesehemmer)	**Etoposid** → 318	*100mg/m² i.v. als 1-h-Infusion an d1, 3, 5; Wdh. d22*

260 Gregor A, et al. Randomized trial of alternating versus sequential radiotherapy/chemotherapy in limited-disease patients with small-cell lung cancer. J Clin Oncol. 1997 Aug;15(8):2840-9

Irinotecan/Gemcitabine[261]

	Zytostatikum (Topoisomerasehemmer)	**Topotecan** → 321	*100mg/m² i.v. über 2h an d1, d8; Wdh. d22*
	Antimetabolit	**Gemcitabin** → 316	*1000mg/m² i.v. über 30min; d1, 8; Wdh. d22*

261 Rocha-Lima CM et al. Phase II trial of irinotecan/gemcitabine as second-line therapy for relapsed and refractory small-cell lung cancer. Ann Oncol. 2007 Feb;18(2):331-7

PIC[262]

	Spindelgift (Mitosehemmer)	**Paclitaxel** → 318	*175mg/m² i.v. als 3-h-Infusion an d1; Wdh. d22*
plus	**Alkylanz** (DNA-Doppelstrang-Vernetzung)	**Cisplatin** → 312	*50mg/m² i.v. d1 und d2; Wdh. d22*
plus	**Alkylanz** (DNA-Doppelstrang-Vernetzung)	**Ifosfamid** → 310	*2.5g/m² i.v. d1und d2; Wdh. d22*

262 Kosmas C, et al. Phase II study of paclitaxel, ifosfamide, and cisplatin as second-line treatment in relapsed small-cell lung cancer. J Clin Oncol. 2001 Jan 1;19(1):119-26

T 19.4.2 Non Small Cell Lung Cancer (NSCLC)

Adjuvante Therapie

Cisplatin/Vinorelbin (Anita Trial)[263]

	Spindelgift (Mitosehemmer)	**Vinorelbin** → 317	*30mg/m², wöchentlich x 16*
plus	**Alkylanz** (DNA-Doppelstrang-Vernetzung)	**Cisplatin** → 312	*100mg/m² i.v. d1; Wdh. d29 x 4*

263 Douillard JY, et al. Adjuvant vinorelbine plus cisplatin versus observation in patients with completely resected stage IB-IIIA non-small-cell lung cancer (Adjuvant Navelbine International Trialist Association [ANITA]). Lancet Oncol. 2006 Sep;7(9):719-27

Cisplatin/Vinorelbin (JBR 10 Trial)[264]

	Spindelgift (Mitosehemmer)	**Vinorelbin** → 317	*25mg/m², wöchentlich x 16*
plus	**Alkylanz** (DNA-Doppelstrang-Vernetzung)	**Cisplatin** → 312	*50mg/m² i.v. d1 und d8; Wdh. d29, insgesamt 4x*

264 Vincent, MD, et al. A randomized phase III trial of vinorelbine/cisplatin versus observation in completely resected stage IB and II non-small cell lung cancer (NSCLC) J Clin Oncol 2009; 27:382s

Palliative Therapie, Monotherapie

Paclitaxel[265]

	Spindelgift (Mitosehemmer)	**Paclitaxel** → 318	*80mg/m² i.v. als 1-h-Infusion 1x/woche*

265 Alberola V,et al. Weekly paclitaxel in the treatment of metastatic and/or recurrent non-small cell lung cancer. Crit Rev Oncol Hematol. 2002 Dec 27;44 Suppl:S31-41

Vinorelbin-Monotherapie (ältere Patienten, schlechter Allgemeinzustand)[266]

	Spindelgift (Mitosehemmer)	**Vinorelbin** → 317	*30mg/m² als 10-min-Inf.; d1, 8; Wdh. d22*

266 Le Chevalier T, et al. Randomized study of vinorelbine and cisplatin versus vindesine and cisplatin versus vinorelbine alone in advanced non-small-cell lung cancerJ Clin Oncol. 1994 Feb;12(2):360-7

Gemcitabin-Monotherapie (ältere Patienten, schlechter Allgemeinzustand)[267]

	Antimetabolit (Nukleosidanalogon, Hemmung der DNA-Synthese)	**Gemcitabin** → 316	*1000mg/m² als 15-min-Kurzinfusion; d1, 8; Wdh. d22*

267 Lara PN Jr et al. Gemcitabine in patients with non-small-cell lung cancer previously treated with platinum-based chemotherapy: a phase II California cancer consortium trial.,Clin Lung Cancer. 2004 Sep;6(2):102-7

Docetaxel[268]

	Spindelgift (Mitosehemmer)	**Docetaxel** → 318	*75mg/m² i.v. als 3-h-Infusion an d1; Wdh. d22*

[268] Fossella FV et al. Randomized phase III trial of docetaxel versus vinorelbine or ifosfamide in patients with advanced non-small-cell lung cancer previously treated with platinum-containing chemotherapy regimens. J Clin Oncol. 2000 Jun;18(12):2354-62

Pemetrexed[269]

	Antifolat	**Pemetrexed** → 313	*500mg/m² d1, alle 3W (nicht bei Plattenepithelkarzinom!)*

[269] De Marinis F, De Petris L. Pemetrexed in second-line treatment of non-small-cell lung cancer. Oncology (Williston Park). 2004 Nov;18(13 Suppl 8):38-42. Review

Palliative Therapie, Polychemotherapie

Cisplatin/Vinorelbin[270]

	Spindelgift (Mitosehemmer)	**Vinorelbin** → 317	*30mg/m² d1, 8, 15; Wdh. d29*
plus	**Alkylanz** (DNA-Doppelstrang-Vernetzung)	**Cisplatin** → 312	*80mg/m² i.v. d1; Wdh. d29*

[270] Souquet PJ, et al. GLOB-1: a prospective randomised clinical phase III trial comparing vinorelbine-cisplatin with vinorelbine-ifosfamide-cisplatin in metastatic non-small-cell lung cancer patients. Ann Oncol. 2002 Dec;13(12):1853-61

Cisplatin/Gemcitabin[271]

	Antimetabolit (Nukleosidanalgon, Hemmung der DNA-Synthese)	**Gemcitabin** → 316	*1250mg/m² i.v. als Kurzinfusion über 15min; d1, 8; Wdh. d22*
plus	**Alkylanz** (DNA-Doppelstrang-Vernetzung)	**Cisplatin** → 312	*75mg/m² i.v. als 30-min-Infusion; Wdh. d22*

[271] Scagliotti GV et al. Phase III study comparing cisplatin plus gemcitabine with cisplatin plus pemetrexed in chemotherapy-naive patients with advanced-stage non-small-cell lung cancer. J Clin Oncol. 2008 Jul 20;26(21):3543-51. Epub 2008 May 27

Cisplatin/Paclitaxel[272]

	Spindelgift (Mitosehemmer)	**Paclitaxel** → 318	*200mg/m² i.v. als 3-h-Infusion an d1 (Wdh. d22)*
plus	**Alkylanz** (DNA-Doppelstrang-Vernetzung)	**Cisplatin** → 312	*80mg/m² i.v. als 30-min-Infusion; Wdh. d22*

[272] Rosell R, et al. Phase III randomised trial comparing paclitaxel/carboplatin with paclitaxel/cisplatin in patients with advanced non-small-cell lung cancer: a cooperative multinational trial. Ann Oncol. 2002 Oct;13(10):1539-49

Cisplatin/Docetaxel[273]

	Spindelgift (Mitosehemmer)	**Docetaxel** → 318	*75mg/m² i.v. als 3-h-Infusion an d1; Wdh. d22*
plus	**Alkylanz** (DNA-Doppelstrang-Vernetzung)	**Cisplatin** → 312	*75mg/m² i.v. als 30-min-Infusion; Wdh. d22)*

[273] Fossella F, et al.Randomized, multinational, phase III study of docetaxel plus platinum combinations versus vinorelbine plus cisplatin for advanced non-small-cell lung cancer: the TAX 326 study group. J Clin Oncol. 2003 Aug 15;21(16):3016-24. Epub 2003 Jul 1

Carboplatin/Gemcitabin[274]

	Antimetabolit (Nukleosidanalogon, Hemmung der DNA-Synthese)	**Gemcitabin** → 316	*1000mg/m² i.v. als 15-min-Kurzinfusion an d1, 8; Wdh. d22*
plus	**Alkylanz** (Cisplatin-Abkömmling, DNA-Doppelstrang-Vernetzung)	**Carboplatin** → 312	*AUC x 5 i.v. d1; Wdh. d29*

274 Bajetta E, et al. Preclinical and clinical evaluation of four gemcitabine plus carboplatin schedules as front-line treatment for stage IV non-small-cell lung cancer. Ann Oncol. 2003 Feb;14(2):242-7

Cisplatin/Pemetrexed[275]

	Antifolat	**Pemetrexed** → 313	*500mg/m² d1, alle 3W (nicht bei Plattenepithelkarzinom!)*
plus	**Alkylanz** (DNA-Doppelstrang-Vernetzung)	**Cisplatin** → 312	*75mg/m² i.v. als 30-min-Infusion; Wdh. d22*

275 Scagliotti GV, et al. Phase III study comparing cisplatin plus gemcitabine with cisplatin plus pemetrexed in chemotherapy-naive patients with advanced-stage non-small-cell lung cancer. J Clin Oncol. 2008 Jul 20;26(21):3543-51

Targeted Therapy

Gefitinib[276]

Tyrosinkinasehemmer (Blockade des EGFR-1)	**Gefitinib** → 323	*250mg p.o. täglich*

276 Ku GY, et al. Gefitinib vs. chemotherapy as first-line therapy in advanced non-small cell lung cancer: Meta-analysis of phase III trials. Lung Cancer. 2011 May 10

Erlotinib[277]

Tyrosinkinasehemmer (Blockade des EGFR-1)	**Erlotinib** → 322	*150mg p.o. täglich*

277 Perez-Soler R. The role of erlotinib (Tarceva, OSI 774) in the treatment of non-small cell lung cancer. Clin Cancer Res. 2004 Jun 15;10(12 Pt 2):4238s-4240s. Review

Cisplatin/Vinorelbin/Cetuximab[278]

Alkylanz (DNA-Doppelstrang-Vernetzung)	**Cisplatin** → 312	*80mg/m² i.v. als 30-min-Infusion; Wdh. d22*
Spindelgift (Mitosehemmer)	**Vinorelbin** → 317	*30mg/m² als 10-min-Infusion; d1 + 8; Wdh. d22*
EGFR-Blocker (monoklonaler Antikörper gegen EGFR)	**Cetuximab** → 325	*400mg/m² i.v. über 2h an d1, dann jede W einmalig 250mg/m²; in Komb. mit Chemother.*

278 Pirker R, et al. Cetuximab plus chemotherapy in patients with advanced non-small-cell lung cancer (FLEX): an open-label randomised phase III trial. Lancet. 2009 May 2;373(9674):1525-31

Carboplatin/Paclitaxel + Bevacizumab (für Nicht-Pl→ 318ttenepithel-Ca)[279]

Spindelgift (Mitosehemmer)	**Paclitaxel** → 318	*200mg/m² i.v. als 3-h-Infusion an d1; Wdh. d22*
Alkylanz (Cisplatin-Abkömmling, DNA-Doppelstrang-Vernetzung)	**Carboplatin** → 312	*AUC x 6 i.v. d1; Wdh. d22*

VEGF-A-Blocker (mono-klonaler AK gegen VEGF-A)	**Bevacizumab** → 325	*15mg/kg i.v. d1; Wdh. d22*

279 Ramalingam SS, et al. Outcomes for elderly, advanced-stage non small-cell lung cancer patients treated with bevacizumab in combination with carboplatin and paclitaxel: analysis of Eastern Cooperative Oncology Group Trial 4599. J Clin Oncol. 2008 Jan 1;26(1):60-5

T 19.5 Gallenblasenkarzinom

Gemcitabin mono[280]

Antimetabolit (Nukleosidanalog, Hemmung der DNA-Synthese)	**Gemcitabin** → 316	*1000mg/m² als 30-min-Kurzinfusion an d1, 8, 15; Wdh. d29*

280 Gallardo JO, et al. A phase II study of gemcitabine in gallbladder carcinoma. Ann Oncol. 2001;12(10):1403

Gemcitabin / Oxaliplatin[281]

Antimetabolit (Nukleosidanalogon, Hemmung der DNA-Synthese)	**Gemcitabin** → 316	*1000mg/m² als 15-min- Kurzinfusion an d1, 8, 15; Wdh. d29*
Platinanalogon (Induktion von DNA-Strang-Brüchen)	**Oxaliplatin** → 312	*100mg/m² i.v. über 2h an d1, 15*

281 Harder J, et al. Outpatient chemotherapy with gemcitabine and oxaliplatin in patients with biliary tract cancer. Br J Cancer. 2006;95(7):848

CapoX (Nehls et al., Br. J. Cancer 2008)[282]

Platinanalogon (Induktion von DNA-Strang-Brüchen)	**Oxaliplatin** → 312	*130mg/m² i.v. über 2h an d1; Wdh. ab d22*
Pyrimidinantagonist	**Capecitabin** → 315	*1000mg/m² p.o. 2 x d, auch in Kombination d1-d14; Wdh. d22*

282 Nehls O, et al. Capecitabine plus oxaliplatin as first-line treatment in patients with advanced biliary system adenocarcinoma: a prospective multicentre phase II trial. Br J Cancer. 2008;98(2):309

T 19.6 Hodentumoren

PEB (Cisplatin + Etoposid + Bleomycin)[283]

	Alkylanz (DNA-Doppelstrang-Vernetzung)	**Cisplatin** → 312	*20mg/m² i.v.; d1–5; Wdh. d22*
plus	**Spindelgift** (Mitosehemmer, DNA-/Proteinsynthesehemmer)	**Etoposid** → 318	*100mg/m² i.v. über 1h an d1–5; Wdh. d22*
plus	**Zytostatisches Antibiotikum** (Einzelstrangbrüche, Nukleosidase)	**Bleomycin** → 320	*30mg i.v. an d2, 9, 16; Wdh. d22*

283 Williams SD, et al. Immediate adjuvant chemotherapy versus observation with treatment at relapse in pathological stage II testicular cancer. N Engl J Med. 1987 Dec 3;317(23):1433-8

PEI (Cisplatin + Etoposid + Ifosfamid)[284]

	Alkylanz (DNA-Doppelstrang-Vernetzung)	**Cisplatin** → 312	*20mg/m² i.v. d1–5; Wdh. d22*
plus	**Spindelgift** (Mitosehemmer, DNA-/ Proteinsynthesehemmer)	**Etoposid** → 318	*75mg/m² i.v., d1–5 (Wdh. d22)*
plus	**Alkylanz** (DNA-Doppelstrang-Vernetzung)	**Ifosfamid** → 310	*1200mg/m² i.v. d1–5; Wdh. d22*

284 Harstrick A, et al . Cisplatin, etoposide, and ifosfamide salvage therapy for refractory or relapsing germ cell carcinoma. J Clin Oncol. 1991 Sep;9(9):1549-55

T 19.7 Kolorektales Karzinom

Adjuvante Therapie

Capecitiabin mono als adjuvante Therapie, 12 Zyklen[285]

	Pyrimidinantagonist	**Capecitabin** → 315	*1250mg/m² p.o. 2 x d, d1-d14; Wdh. d22*

285 Twelves C, et al. Capecitabine as adjuvant treatment for stage III colon cancer. N Engl J Med. 2005;352(26):2696

5-FU als adjuvante Therapie des Rektumkarzinoms[286]

	Pyrimidinantagonist (Hemmung der Thymidinnukleotid-Synthese)	**5-Fluorouracil** → 316	*500mg/m²/d i.v. an d1-5; Wdh. d29, 4 Zyklen*

286 Sauer R, et al. Preoperative versus postoperative chemoradiotherapy for rectal cancer. N Engl J Med. 2004 Oct 21;351(17):1731-40

5-Fluorouracil/Folinsäure als adjuvante Therapie, x12 Zyklen[287]

	Biomodulator (Folinsäure = 5-Formyltetrahydrofolsäure = Citrovorum-Faktor, Wirkung von 5-FU ↑)	**Folinsäure** → 328	*200mg/m² i.v. über 2h an d1, 2; Wdh. d15*
plus	**Pyrimidinantagonist** (Hemmung der Thymidinnukleotid-Synthese)	**5-Fluorouracil** → 316	*400mg/m²/d i.v. Bolus an d1, 2; Wdh. d15*
plus	**Pyrimidinantagonist** (Hemmung der Thymidinnukleotid-Synthese)	**5-Fluorouracil** → 316	*600mg/m²/d über 22h an d1, 2; Wdh. d15*

287 Andre T et al.. Semimonthly versus monthly regimen of fluorouracil and leucovorin administered for 24 or 36 weeks as adjuvant therapy in stage II and III colon cancer: results of a randomized trial. J Clin Oncol. 2003 Aug 1;21(15):2896-903

FOLFOX-6 als adjuvante Therapie, x12 Zyklen[288]

	Platinanalogon (Induktion von DNA-Stran-Brüchen)	**Oxaliplatin** → 312	*100mg/m² i.v. über 2h an d1; Wdh. ab d15*
plus	**Biomodulator** (Folinsäure = 5-Formyltetrahydrofolsäure = Citrovorum-Faktor, Wirkung von 5-FU ↑)	**Folinsäure** → 328	*400mg/m² i.v. über 2h an d1, 2; Wdh. ab d15*

plus	**Pyrimidinantagonist** (Hemmung d. Thymidin-nukleotid-Synthese)	**5-Fluorouracil** → 316	*400mg/m² als Bolus und 3000mg/m² als 46-h-Dauer-infusion; Whd. ab d15*

288 Tournigand C et al. FOLFIRI followed by FOLFOX6 or the reverse sequence in advanced colorectal cancer: a randomized GERCOR study. J Clin Oncol. 2004 Jan 15;22(2):229-37

FOLFOX-4 als adjuvante Therapie, x12 Zyklen[289]

Biomodulator (Folinsäure = 5-Formyltetrahy-drofolsäure = Citrovorum-Faktor, Wirkung von 5-FU ↑)	**Folinsäure** → 328	*200mg/m² i.v. über 2h an d1, 2; Zyklus-Wdh. nach 2W*
Pyrimidinantagonist (Hemmung d. Thymidin-nukleotid-Synthese)	**5-Fluorouracil** → 316	*600mg/m² i.v. über 22h an d1, 2; Zyklus-Wdh. nach 2W*
Platinanalogon (Induktion von DNA-Strang-Brüchen)	**Oxaliplatin** → 312	*85mg/m² i.v. über 2h an d1; Wdh. ab d15*
Pyrimidinantagonist (Hemmung d. Thymidin-nukleotid-Synthese)	**5-Fluorouracil** → 316	*400mg/m² Bolus an d1, 2; Whd. ab d15*

289 Goldberg RM et al. A randomized controlled trial of fluorouracil plus leucovorin, irinotecan, and oxaliplatin combinations in patients with previously untreated metastatic colorectal cancer. J Clin Oncol. 2004 Jan 1;22(1):23-30

Neoadjuvante Chemotherapie

FolFox +/- Bevacizumab ODER FolFox oder FolFiri +/- Cetuximab ODER FOLFOXIRI[290]

Platinanalogon (Induktion von DNA-Strang-Brüchen)	**Oxaliplatin** → 312	*85mg/m² i.v. über 2h an d1; Wdh. ab d15*
Biomodulator (Folinsäure = 5-Formyltetrahy-drofolsäure = Citrovorum-Faktor, Wirkung von 5-FU ↑)	**Folinsäure** → 328	*200mg/m² i.v. an d1*
Zytostatikum (Topoisomerasehemmer)	**Irinotecan** → 321	*165mg/m² i.v. an d1; Wdh. d15*
Pyrimidinantagonist (Hemmung der Thymidin-nukleotid-Synthese)	**5-Fluorouracil** → 316	*3200mg/m² i.v. über 48h an d1; Wdh. nach 2W*

290 Falcone A Phase III trial of infusional fluorouracil, leucovorin, oxaliplatin, and irinotecan (FOLFOXIRI) compared with infusional fluorouracil, leucovorin, and irinotecan (FOLFIRI) as first-line treatment for metastatic colorectal cancer: the Gruppo Oncologico Nord Ovest. J Clin Oncol. 2007 May 1;25(13):1670-6

Neoadjuvante Radiochemotherapie beim Rektumkarzinom[291]

Pyrimidinantagonist (Hemmung der Thymidin-nukleotid-Synthese)	**5-Fluorouracil** → 316	*400mg/m² i.v. über 2h an d1, 2; Zyklus-Wdh. nach 2W*
Bestrahlung		*1.8Gy x 28d*

291 Sauer R, Becker H, Hohenberger W, Rödel C, Wittekind C, Fietkau R, Martus P, Tschmelitsch J, Hager E, Hess CF, Karstens JH, Liersch T, Schmidberger H, Raab R; German Rectal Cancer Study Group. Preoperative versus postoperative chemoradiotherapy for rectal cancer. N Engl J Med. 2004 Oct 21;351(17):1731-40

Palliative Therapie

FOLFIRI[288]

	Biomodulator (Folinsäure = 5-Formyltetra-hydrofolsäure = Citrovorum-Faktor, Wirkung von 5-FU ↑)	**Folinsäure** → 328	*400mg/m² i.v. über 2h an d1; Zyklus-Wdh. nach 2W*
	Pyrimidinantagonist (Hemmung der Thymidin-nukleotid-Synthese)	**5-Fluorouracil** → 316	*400mg/m² i.v. Bolus an d1; Zyklus-Wdh. nach 2W*
	Zytostatikum (Topoisomerasehemmer)	**Irinotecan** → 321	*180mg/m² i.v. über 2h an d1; Wdh. d15*
	Pyrimidinantagonist (Hemmung der Thymidin-nukleotid-Synthese)	**5-Fluorouracil** → 316	*2400/m² über 48h an d1; Whd. ab d15*

FOLFOX-6, ggf. auch als adjuvante Therapie[288]

	Platinanalogon (Induktion von DNA-Strang-Brüchen)	**Oxaliplatin** → 312	*100mg/m² i.v. über 2h an d1; Wdh. ab d15)*
plus	**Biomodulator** (Folinsäure = 5-Formyltetrahy-drofolsäure = Citrovorum-Faktor, Wirkung von 5-FU ↑)	**Folinsäure** → 328	*400mg/m² i.v. über 2h an d1, 2; Wdh. ab d15*
plus	**Pyrimidinantagonist** (Hemmung der Thymidin-nukleotid-Synthese)	**5-Fluorouracil** → 316	*400mg/m² Bolus an d1 und 3000mg/m² als 46-h-Dauer-infusion; Whd. ab d15*

292 Tournigand C et al. FOLFIRI followed by FOLFOX6 or the reverse sequence in advanced colorectal cancer: a randomized GERCOR study. J Clin Oncol. 2004 Jan 15;22(2):229-37

Erbitux in Kombination mit anderen Schemata (z.B. FOLFIRI)[293]

	EGFR-Blocker (monoklonaler Antikörper gegen EGFR)	**Cetuximab** → 325	*400mg/m² i.v. über 2h an d1, dann jede W einmalig 250mg/m²; in Komb. mit Chemotherapie (z.B. Irinotecan)*

293 Cunningham D et al. Cetuximab monotherapy and cetuximab plus irinotecan in irinotecan-refractory metastatic colorectal cancer. N Engl J Med. 2004 Jul 22;351(4):337-45

Avastin in Kombination mit Flouropyrimidin-haltiger Chemothearpie (z.b. FolFox4, FolFox6 oder FOLFIRI als palliative Therapie)[294]

	VEGF-A-Blocker (monoklonaler AK gegen VEGF-A)	**Bevacizumab** → 325	*5mg/m² i.v. alle 2W, in Kombination mit FOLFOX oder FOLFIRI*

294 Hurwitz H et al. Bevacizumab plus irinotecan, fluorouracil, and leucovorin for metastatic colorectal cancer. N Engl J Med. 2004 Jun 3;350(23):2335-42

Irinotecan + FA/5-FU als palliative Therapie[295]

	Zytostatikum (Topoisomerasehemmer)	**Irinotecan** → 321	*80mg/m² i.v. an d1, 8, 15, 22, 29, 36, alle 8W*

plus	**Biomodulator** (Folinsäure = 5-Formyltetrahydrofolsäure = Citrovorum-Faktor, Wirkung von 5-FU ↑)	**Folinsäure** → 328	*500mg/m² i.v. an d1, 8, 15, 22, 29, 36, alle 8W*
plus	**Pyrimidinantagonist** (Hemmung der Thymidinnukleotid-Synthese)	**5-Fluorouracil** → 316	*2000mg/m² i.v. über 24h, d1, 8, 15, 22, 29, 36, alle 8W*

295 Stickel F et al. Weekly high-dose 5-fluorouracil as 24-h infusion and folinic acid (AIO) plus irinotecan as second- and third-line treatment in patients with colorectal cancer pre-treated with AIO plus oxaliplatin. Anticancer Drugs. 2003 Oct;14(9):745-9

XelOx[296]

Platinanalogon (Induktion von DNA-Strang-Brüchen)	**Oxaliplatin** → 312	*130mg/m² i.v. über 2h an d1; Wdh. ab d22*
Pyrimidinantagonist	**Capecitabin** → 315	*1000mg/m² p.o. 2 x/d, auch in Kombination; d1-14; Wdh. d22*

296 Borner MM et al. Phase II study of capecitabine and oxaliplatin in first- and second-line treatment of advanced or metastatic colorectal cancer. J Clin Oncol. 2002 Apr 1;20(7):1759-66

Xeloda mono als palliative Chemotherapie[297]

Pyrimidinantagonist	**Capecitabin** → 315	*1250mg/m² p.o. 2 x/d, d1-14; Wdh. d22, 8 Zyklen*

297 Twelves C, et al. Capecitabine as adjuvant treatment for stage III colon cancer. N Engl J Med. 2005;352(26):2696

Vectibix als Monotherapie in der palliativen Therapie[298]

EGFR-Blocker (monoklonaler Antikörper gegen EGFR)	**Panitumumab**→ 326	*6mg/kg KG an d1; Wdh. d15*

298 Amado RG et al. Wild-type KRAS is required for panitumumab efficacy in patients with metastatic colorectal cancer. J Clin Oncol. 2008 Apr 1;26(10):1626-34

T 19.8 Leberzellkarzinom

Sorafenib[299]

Tyrosinkinaseinhibitor	**Sorafenib** → 323	*2 x 400mg/d*

299 Llovet JM et al. Sorafenib in advanced hepatocellular carcinoma. N Engl J Med. 2008;359(4):378

T 19.9 Neuroendokrine Tumoren

5-FU/Streptozotocin[300]

	Pyrimidinantagonist (Hemmung der Thymidinnukleotid-Synthese)	**5-Fluorouracil** → 316	*400mg/m² i.v. an d1-5; Wdh. d43*
plus	**Alkylanz** (Nitrosoharnstoff)	**Streptozotocin** (STZ, in Deutschland nicht erhältlich)	*500mg/m² i.v. an d1-5; Wdh. d43*

300 Moertel CG, et al. Streptozocin alone compared with streptozocin plus fluorouracil in the treatment of advanced islet-cell carcinoma. N Engl J Med. 1980 Nov 20;303(21):1189-94

Streptozotocin/Doxorubicin[301]

	Alkylanz (Nitrosoharnstoff)	**Streptozotocin** (STZ, in Deutschland nicht erhältlich)	*500mg/m² i.v. an d1-5; Wdh. d43*
plus	**Zytostatisches Antibiotikum** (DNA-Schädigung)	**Doxorubicin** → 319	*50mg/m² i.v. an d1, 22; Wdh. d43*

301 Delaunoit T et al. The doxorubicin-streptozotocin combination for the treatment of advanced well-differentiated pancreatic endocrine carcinoma; a judicious option? Eur J Cancer. 2004 Mar;40(4):515-20

Cisplatin/Etoposid[302]

	Alkylanz (DNA-Doppelstrang-Vernetzung)	**Cisplatin** → 312	*45mg/m² i.v. an d2, 3; Wdh. d29*
plus	**Spindelgift** (Topoisomeraseinhibitor, Mitosehemmer, DNA-/Proteinsynthesehemmer)	**Etoposid** → 318	*130mg/m² i.v. an d1-3; Wdh. d29*

302 Moertel CG, et al. Treatment of neuroendocrine carcinomas with combined etoposide and cisplatin. Evidence of major therapeutic activity in the anaplastic variants of these neoplasms. Cancer. 1991 Jul 15;68(2):227-32

Hormontherapie

	Somatostatinanalogon[303]	**Octreotid** → 154	*100-200µg s.c. 3x/d*
	Somatostatinanalogon[304]	**Octreotid Depot** → 154	*10-30mg i.m. 1 x/M*
	Somatostatinanalogon[305]	**Lanreotid** → 154	*60-120mg s.c. 1 x/M*

303 Aparicio T et al. Antitumour activity of somatostatin analogues in progressive metastatic neuroendocrine tumours. Eur J Cancer. 2001 May;37(8):1014-9.

304 Ricci S et al. Octreotide acetate long-acting release in patients with metastatic neuroendocrine tumors pretreated with lanreotide. Ann Oncol. 2000 Sep;11(9):1127-30.

305 Wymenga AN et al. Efficacy and safety of prolonged-release lanreotide in patients with gastrointestinal neuroendocrine tumors and hormone-related symptoms. J Clin Oncol. 1999 Apr;17(4):1111

Sunitinib[306]

	Tyrosinkinaseinhibitor	**Sunitinib** → 323	*50mg p.o.1 x/d W1-4, in W5, 6 pausieren (4/2-Schema)*

306 Kulke MH, et al, Activity of sunitinib in patients with advanced neuroendocrine tumors. J Clin Oncol. 2008 Jul 10;26(20):3403-10

Everolimus[307]

	mTOR-Inhibitor	**Everolimus** → 324	*10mg p.o. 1 x/d*

307 Yao JC et al, Everolimus for advanced pancreatic neuroendocrine tumors. N Engl J Med. 2011;364(6):514

T 19.10 Magenkarzinom

Neoadjuvante und perioperative Chemotherapie (analog dem Magic Trial)[308]

3x EOX - Operation - 3x EOX

	Zytostatisches Antibiotikum (DNA-Schädigung)	**Epirubicin** → 320	*50mg/m² i.v. d1; Wdh. d22*
plus	**Platinanalogon** (Induktion von DNA-Strang-Brüchen)	**Oxaliplatin** → 312	*130mg/m² i.v. d1; Wdh. d22*

plus	**Pyrimidinantagonist** (Hemmung der Thymidin-nukleotid-Synthese)	**Capecitabin** → 315	*625mg/m² p.o. 2 x/d, d1-21; Wdh. d22*

308 Cunningham D et al. Perioperative chemotherapy versus surgery alone for resectable gastroesophageal cancer. N Engl J Med. 2006;355(1):11

Adjuvante Radiochemotherapie

5FU/LV vor Radiatio[309]

	Biomodulator (Folinsäure = 5-Formyltetrahy-drofolsäure = Citrovorum-Faktor, Wirkungvon 5-FU ↑)	**Folinsäure** → 328	*20mg/m² i.v. an d1-5*
plus	**Pyrimidinantagonist** (Hemmung der Thymidin-nukleotid-Synthese)	**5-Fluorouracil** → 316	*425mg/m² i.v. über d1-5*
plus	**Radiatio**		*Betrahlung*

309 Macdonald JS et al, Chemoradiotherapy after surgery compared with surgery alone for adenocarcinoma of the stomach or gastroesophageal junction. N Engl J Med. 2001 Sep 6;345(10):725-30

Palliative Chemotherapie

FLOT[310]

	Platinanalogon (Induktion von DNA-Strang-Brüchen)	**Oxaliplatin** → 312	*85mg/m² i.v. an d1; Wdh. d15*
plus	**Biomodulator** (Folinsäure = 5-Formyltetrahy-drofolsäure = Citrovorum-Faktor, Wirkungvon 5-FU ↑)	**Folinsäure** → 328	*200mg/m² i.v. an d1; Wdh. d15*
plus	**Pyrimidinantagonist** (Hemmung der Thymidin-nukleotid-Synthese)	**5-Fluorouracil** → 316	*2600mg/m² i.v. über 24h an d1; Wdh. d15*
plus	**Spindelgift** (Mitosehemmung, Störung der Mikrotubuliorganisation)	**Docetaxel** → 318	*50mg/m² an d1*

310 Al-Batran SE et al. Biweekly fluorouracil, leucovorin, oxaliplatin, and docetaxel (FLOT) for patients with metastatic adenocarcinoma of the stomach or esophagogastric junction. Ann Oncol. 2008 Nov;19(11):1882-7

FLO[311]

	Platinanalogon (Induktion von DNA-Strang-Brüchen)	**Oxaliplatin** → 312	*85mg/m² i.v. an d1; Wdh. d15*
plus	**Biomodulator** (Folinsäure = 5-Formyltetrahy-drofolsäure = Citrovorum-Faktor, Wirkung von 5-FU ↑)	**Folinsäure** → 328	*200mg/m² i.v. an d1; Wdh. d15*
plus	**Pyrimidinantagonist** (Hemmung der Thymidin-nukleotid-Synthese)	**5-Fluorouracil** → 316	*2600mg/m² i.v. über 24h an d1; Wdh. d15*

311 Al-Batran SE et al. Phase III trial in metastatic gastroesophageal adenocarcinoma with fluorouracil, leucovorin plus either oxaliplatin or cisplatin. J Clin Oncol. 2008 Mar 20;26(9):1435-42

Irinotecan + 5-FU/Folinsäure[312]

	Zytostatikum (Topoisomerasehemmer)	**Irinotecan** → 321	*80mg/m² wöchentlich*
plus	**Pyrimidinantagonist** (Hemmung der Thymidinnukleotid-Synthese)	**5-Fluorouracil** → 316	*2000mg/m² i.v. 22h, wöchentlich*
plus	**Biomodulator** (Folinsäure = 5-Formyltetrahydrofolsäure = Citrovorum-Faktor, Wirkung von 5-FU ↑)	**Folinsäure** → 328	*500mg/d i.v., wöchentlich*

312 Pozzo C, et al, Irinotecan in combination with 5-fluorouracil and folinic acid or with cisplatin in patients with advanced gastric or esophageal-gastric junction adenocarcinoma. Ann Oncol. 2004 Dec;15(12):1773-81

EOX[313]

	Zytostatisches Antibiotikum (DNA-Schädigung)	**Epirubicin** → 320	*50mg/m² i.v. d1; Wdh. d22*
plus	**Platinanalogon** (Induktion von DNA-Strang-Brüchen)	**Oxaliplatin** → 312	*130mg/m² i.v. d1; Wdh. d22*
plus	**Pyrimidinantagonist** (Hemmung der Thymidinnukleotid-Synthese)	**Capecitabin** → 315	*625mg/m² p.o. 2 x/d, d1-21; Wdh. d22*

313 Cunningham D et al, Capecitabine and oxaliplatin for advanced esophagogastric cancer. N Engl J Med. 2008 Jan 3;358(1):36-46

DCF[314]

	Spindelgift (Mitosehemmung, Störung der Mikrotubuliorganisation)	**Docetaxel** → 318	*75mg/m² i.v. über 1h an d1; Wdh. d22*
plus	**Alkylanz** (DNA-Doppelstrang-Vernetzung)	**Cisplatin** → 312	*75mg/m² i.v. über 1h an d1; Wdh. d22*
plus	**Pyrimidinantagonist** (Hemmung der Thymidinnukleotid-Synthese)	**5-Fluorouracil** → 316	*750mg/m² i.v. über 24h, d1-5; Wdh. d22*

314 Van Cutsem E, et al. Phase III study of docetaxel and cisplatin plus fluorouracil compared with cisplatin and fluorouracil as first-line therapy for advanced gastric cancer: a report of the V325 Study Group. J Clin Oncol. 2006 Nov 1;24(31):4991-7

Targeted Therapy

Trastuzumab + 5FU/Cisplatin[315]

	Anti-Her2-Antikörper	**Trastuzumab** → 326	*8mg/kg KG (initial) alle 3W, dann 6mg/kgKG in Kombination*

315 Bang YJ, et al, Trastuzumab in combination with chemotherapy versus chemotherapy alone for treatment of HER2-positive advanced gastric or gastro-oesophageal junction cancer (ToGA). Lancet. 2010;376(9742):687

T 19.11 Malignes Melanom

T 19.11.1 Monotherapien

Wiederholung wöchentlich, mindestens 6W bei Ansprechen bis Progression

Temodal[316]

Alkylanz (Zytostatikum)	**Temozolomid** → 313	*150- 200mg/m² p.o. an d1-5, alle 4W*

[316] Agarwala SS, et al. Temozolomide for the treatment of brain metastases associated with metastatic melanoma: a phase II study. J Clin Oncol. 2004 Jun 1;22(11):2101-7

DTIC[317]

Zytostatikum (Depolymerisation der DNA)	**Dacarbazin** → 313	*1000mg/m² i.v. an d1; Wdh. ab d22*

[317] Chapman PB, et al, Phase III multicenter randomized trial of the Dartmouth regimen versus dacarbazine in patients with metastatic melanoma. J Clin Oncol. 1999 Sep;17(9):2745-51

High-dose IL-2[318]

Interleukin	**Interleukin-2**	*6x105 - 7,2x10⁵ IE alle 8h, insgesamt 14x in 5 Tagen*

[318] Atkins MB,et al. High-dose recombinant interleukin 2 therapy for patients with metastatic melanoma: analysis of 270 patients treated between 1985 and 1993. J Clin Oncol. 1999 Jul;17(7):2105-16

T 19.11.2 Kombinierte Therapie

DTIC + Cisplatin + IL-2 + IFNalpha[319]

	Zytostatikum (Depolymerisation der DNA)	**Dacarbazin** → 313	*200mg/m² i.v. an d1-3; Wdh. d29*
plus	**Alkylanz** (DNA-Doppelstrang-Vernetzung)	**Cisplatin** → 312	*25mg/m² i.v. an d1-3 Wdh. d29*
plus	**Interferon** (Immunstimulat./-modulation)	**INF-alpha** → 194, **Interleukin-2**	*5 Mio. IE/m² s.c. d6, 8, 10, 13, 15*
plus	**Cytokin** (Immunstimulat./-modulation)	**Interleukin-2**	*18 Mio. IE/m² i.v. d6-10 und 13-15; Wdh. d29*

[319] Flaherty LE, et al, Outpatient biochemotherapy with interleukin-2 and interferon alfa-2b in patients with metastatic malignant melanoma. J Clin Oncol. 2001 Jul 1;19(13):3194-202.

Targeted Therapy[320]

Monoklonaler Antikörper	**Ipilimumab***	*3 mg/kg d1 Wdh. d22, insgesamt 4x*

[320] Hodi FS et al. Improved survival with ipilimumab in patients with metastatic melanoma. N Engl J Med. 2010 Aug 19;363(8):711-23

*von der EMEA noch nicht zugelassen

T 19.12 Mammakarzinom

T 19.12.1 Adjuvante Hormontherapie

Antiöstrogen (Blockade peripherer Östrogenrezeptoren)	**Tamoxifen**[321] → 280	*20mg/d p.o.*

oder	**Gestagen** (antiöstrogener, antigonadotroper Effekt)	**Medroxyprogesteronacetat** → 277	*2 x 500mg/d p.o.*
		Megestrol[322] → 277	*160mg/d p.o.*
oder	**LH-RH-Agonist** (Down-Regulation hypphysärer Rezeptoren ⇒ Hormone ↓)	**Goserelin** → 280	*3.6mg s.c. alle 4W*
oder	**Aromatasehemmer** non steroidal (Östrogensynthese ↓)	**Aminoglutethimid**	*2 x 125mg/d p.o.*
		Letrozol	*1 x 2.5mg/d p.o.*
		Exemestan[323] → 279	*1 x 25mg/d p.o.*

321 Bryant J et al. Duration of adjuvant tamoxifen therapy. J Natl Cancer Inst Monogr. 2001;(30):56-61.
322 Abrams J et al. Dose-response trial of megestrol acetate in advanced breast cancer. J Clin Oncol. 1999 Jan;17(1):64-73.
323 Dixon JM. Exemestane: a potent irreversible aromatase inactivator and a promising advance in breast cancer treatment. Expert Rev Anticancer Ther. 2002 Jun;2(3):267-75

T 19.12.2 Chemotherapien

Adjuvante Chemotherapie

FEC[324]

	Pyrimidinantagonist (Hemmung der Thymidin-nukleotid-Synthese)	**5-Fluorouracil** → 316	*500mg/m² i.v. an d1; Wdh. d22*
plus	**Zytostatisches Antibiotikum** (DNA-Schädigung)	**Epirubicin** → 320	*100mg/m² i.v. d1; Wdh. d22*
plus	**Alkylanz** (DNA-Doppelstrang-Vernetzung)	**Cyclophosphamid** → 310	*500mg/m² i.v. an d1; Wdh. d22*

324 Bonneterre, J, et al, Epirubicin increases long-term survival in adjuvant chemotherapy of patients with poor-prognosis, node-positive, early breast cancer J Clin Oncol 2005; 23:2686

FAC[325]

	Pyrimidinantagonist (Hemmung der Thymidin-nukleotid-Synthese)	**5-Fluorouracil** → 316	*500mg/m² i.v. an d1; Wdh. d29*
plus	**Zytostatisches Antibiotikum** (DNA-Schädigung)	**Doxorubicin** → 319	*50mg/m² i.v. an d1; Wdh. d29*
plus	**Alkylanz** (DNA-Doppelstrang-Vernetzung)	**Cyclophosphamid** → 310	*500mg/m² i.v. an d1; Wdh. d29*

325 Smalley, RV, et al. A comparison of cyclophosphamide, adriamycin, 5-fluorouracil (CAF) and cyclophosphamide, methotrexate, 5-fluorouracil, vincristine, prednisone (CMFVP) in patients with metastatic breast cancer. Cancer 1977; 40:625

TAC[326]

	Spindelgift (Mitosehemmung, Störung der Mikrotubuliorganisation)	**Docetaxel** → 318	*75mg/m² an d1; Wdh. d22 (Prämedikation beachten)*
plus	**Zytostatisches Antibiotikum** (DNA-Schädigung)	**Doxorubicin** → 319	*50mg/m² i.v. an d1; Wdh. d22*
plus	**Alkylanz** (DNA-Doppelstrang-Vernetzung)	**Cyclophosphamid** → 310	*500mg/m² i.v. an d1; Wdh. d22*

326 Martin, et al. Adjuvant docetaxel for node-positive breast Cancer. N Eng J Med 2005; 352:2302

CMF[327]

	Alkylanz (DNA-Doppelstrang-Vernetzung)	**Cyclophosphamid** → 310	*600mg/m² i.v. an d1, 8; Wdh. d22*
plus (hier nicht obligat)			
	Zytoprotektivum, Sulfhydrylgruppendonator (Acroleinneutralisation, Zystitisprophylaxe)	**Mesna**	*200-400mg vor, 4 h und 8 h nach Infusion i.v.; Wdh. d22*
plus	**Antimetabolit** (Folatantagonist)	**Methotrexat** → 313	*40mg/m² i.v. an d1, 8; Wdh. d22*
plus	**Pyrimidinantagonist** (Hemmung der Thymidin-nukleotid-Synthese)	**5-Fluorouracil** → 316	*600mg/m² i.v. an d1, 8; Wdh. d22*

327 Zambetti, M, et al. Adjuvant CMF for node-negative and estrogen receptor-negative breast cancer patients. J Natl Cancer Inst Monogr 1992; 11:77.

Palliative Therapie

Doxorubicin[328]

Zytostatisches Antibiotikum (DNA-Schädigung)	**Doxorubicin** → 319	*60mg/m² i.v. Wdh. d22*

328 Sledge GW et al. hase III trial of doxorubicin, paclitaxel, and the combination of doxorubicin and paclitaxel as front-line chemotherapy for metastatic breast cancer J Clin Oncol. 2003;21(4):588

Epirubicin[329]

Zytostatisches Antibiotikum	**Epirubicin** → 320	*30mg/m² i.v. wöchentlich*

329 Ebbs SR, et al. Advanced breast cancer. A randomised trial of epidoxorubicin at two different dosages and two administration systems. Acta Oncol. 1989;28(6):887-92

Docetaxel[330]

Spindelgift (Mitosehemmung, Störung der Mikrotubuliorganisation)	**Docetaxel** → 318	*100mg/m² an d1; Wdh. d22 (Prämedikation beachten)*

330 Aapro M, Bruno R. Early clinical studies with docetaxel. Docetaxel Investigators Group. Eur J Cancer. 1995;31A Suppl 4:S7-10

Paclitaxel[331]

Spindelgift (Mitosehemmung, Störgung der Mikrotubuliorganisation)	**Paclitaxel** → 318	*80mg/m² i.v. wöchentlich*

331 Mauri D, et al. Overall survival benefit for weekly vs. three-weekly taxanes regimens in advanced breast cancer Cancer Treat Rev. 2010;36(1):69

Capecitabin[332]

Pyrimidinantagonist (Hemmung der Thymidin-nukleotid-Synthese)	**Capecitabin** → 315	*1250mg/m² p.o. 2 x/d an d1-14; Wdh. d22*

332 Venturini M, et al. An open-label, multicenter study of outpatient capecitabine monotherapy in 631 patients with pretreated advanced breast cancer. Oncology. 2007;72(1-2):51

Vinorelbin[333]

	Spindelgift (Mitosehemmer)	**Vinorelbin** → 317	*30mg/m², 10-min-Infusion, wöchentlich*

333 Martín M, et al. Gemcitabine plus vinorelbine versus vinorelbine monotherapy in patients with metastatic breast cancer previously treated with anthracyclines and taxanes. Lancet Oncol. 2007;8(3):219

Capecitabin/Docetaxel[334]

	Pyrimidinantagonist (Hemmung der Thymidin-nukleotid-Synthese)	**Capecitabin** → 315	*1250mg/m² p.o. 2x/d an d1-14; Wdh. d22*
	Spindelgift (Mitosehemmung, Störung der Mikrotubuliorganisation)	**Docetaxel** → 318	*75mg/m² an d; Wdh. d22 (Prämedikation beachten)*

334 Chan S, et al. Phase III study of gemcitabine plus docetaxel compared with capecitabine plus docetaxel for anthracycline-pretreated patients with metastatic breast cancer. J Clin Oncol. 2009;27(11):1753

Epirubicin/Cyclophosphamid[335]

	Zytostatisches Antibiotikum (DNA-Schädigung)	**Epirubicin** → 320	*90mg/m² i.v. an d1; Wdh. d22*
	Alkylanz	**Cyclophosphamid** → 310	*600mg/m² i.v. an d1; Wdh. d22*

335 Nagel GA, et al. High-dose epirubicin + cyclophosphamide (HD-EC) in metastatic breast cancer: a dose-finding study. Onkologie. 1988 Dec;11(6):287-8

Doxorubicin/Docetaxel[336]

	Zytostatisches Antibiotikum (DNA-Schädigung)	**Doxorubicin** → 319	*50mg/m² i.v. als Bolus an d1; Wdh. d22*
plus	**Spindelgift** (Mitosehemmung, Störung der Mikrotubuliorganisation)	**Docetaxel** → 318	*75mg/m² an d1; Wdh. d22 (Prämedikation beachten)*

336 Nabholtz JM, et al. Docetaxel and doxorubicin compared with doxorubicin and cyclophosphamide as first-line chemotherapy for metastatic breast cancer J Clin Oncol. 2003;21(6):968

Gemcitabin/Docetaxel[337]

	Antimetabolit	**Gemcitabin** → 316	*1000mg/m² i.v. über 30min an d1, 8; Wdh. d22*
plus	**Spindelgift** (Mitosehemmung, Störung der Mikrotubuliorganisation)	**Docetaxel** → 318	*75mg/m² an d1; Wdh. d22 (Prämedikation beachten)*

337 Fountzilas G, A randomized phase III study comparing three anthracycline-free taxane-based regimens, as first line chemotherapy, in metastatic breast cancer. Breast Cancer Res Treat. 2009;115(1):87

Gemcitabin/Paclitaxel[338]

	Antimetabolit	**Gemcitabin** → 316	*1200mg/m² i.v. über 30min an d1, 8 ; Wdh. d22*
	Spindelgift (Mitosehemmung)	**Paclitaxel** → 318	*175mg/m² i.v. an d1; Whd. d22*

338 Allouache D, et al. First-line therapy with gemcitabine and paclitaxel in locally, recurrent or metastatic breast cancer BMC Cancer. 2005 Nov 29;5:151

Lapatinib/Capecitabin[339]

	HER1/2 (Tyrosinkinaseinhibitor)	**Lapatinib** → 323	*1250mg/d p.o.*
	Pyrimidinantagonist (Hemmung der Thymidin-nukleotid-Synthese)	**Capecitabin** → 315	*1000mg/m² p.o. 2 x/d an d1-14; Wdh. d22*

339 Geyer CE, et al. Lapatinib plus capecitabine for HER2-positive advanced breast cancer. N Engl J Med. 2006 Dec 28;355(26):2733-43

Trastuzumab/Taxan[340, 341]

	Anti-Her2-Antikörper (monoklonaler AK gegen HER2 ⇒ Blockade der Zellteilung)	**Trastuzumab** → 326	*4mg/kg KG i.v. an d1 alle 3W, bei weiteren Zyklen nur 2mg/kg KG*
	Spindelgift (Mitosehemmung, Störung der Mikrotubuliorganisation)	**Docetaxel**[92] → 318	*100mg/m² an d1 alle 3W (Prämed. beachten)*
oder		**Paclitaxel**[93] → 318	*90mg/m² i.v. an d1 alle 3W*

340 Marty M, et al. Randomized phase II trial of the efficacy and safety of trastuzumab combined with docetaxel in patients with human epidermal growth factor receptor 2-positive metastatic breast cancer administered as first-line treatment. J Clin Oncol. 2005 Jul 1;23(19):4265-74

341 Slamon DJ, et al. Use of chemotherapy plus a monoclonal antibody against HER2 for metastatic breast cancer that overexpresses HER2. N Engl J Med. 2001 Mar 15;344(11):783-92

Bevacizumab / Paclitaxel[342]

	Anti-VEGF-Antikörper	**Bevacizumab** → 325	*10mg/kg KG i.v. an d1, Wdh. d15*
	Spindelgift (Mitosehemmung)	**Paclitaxel** → 318	*90mg/m² i.v. an d1, 8, 15; Whd. d29*

342 Miller K, et al. Paclitaxel plus bevacizumab versus paclitaxel alone for metastatic breast cancer. N Engl J Med. 2007 Dec 27;357(26):2666-76

T 19.13 Multiples Myelom

Siehe Kapitel Hämatologie → 375

T 19.14 Nierenkarzinom

T 19.14.1 IL-2 und INF-Kombinationstherapie[343]

	Interleukin 2 (IL-2) (Wachstumsfaktor für T-Lymphozyten)	**Aldesleukin**	*10 Mio. IE/m² s.c. 2 x/d an d3-5 W1, 4 und 5 Mio. IE/m² s.c. 2 x/d an d1, 3, 5, Woche 2 und 3*
plus	**Interferon** (Immunstimulation/ -modulation)	**INF-alpha** → 194	*W1, 4: 5 Mio. IE/m² s.c. d1, W2, 3: 5 Mio. IE/m² s.c. d1, 3, 5, W5-8: 10 Mio. IE/m² s.c. d1, 3, 5*
plus	**Pyrimidinantagonist** (Hemmung der Thymidin-nukleotid-Synthese)	**5-Fluorouracil** → 316	*1000mg/m² i.v. an d1 W5-8*

343 Atzpodien J, et al. Interleukin-2- and interferon alfa-2a-based immunochemotherapy in advanced renal cell carcinoma. J Clin Oncol. 2004 Apr 1;22(7):1188-94

T 19.14.2 Targeted Therapy

	Tyrosinkinaseinhibitor	Sorafenib[344] → 323	*2 x 400mg/d*
oder	Tyrosinkinaseinhibitor	Sunitinib[345] → 323	*50mg p.o. 1 x/d W1-4, in W5, 6 pausieren (4/2-Schema)*
oder	mTOR-Inhibitor	Temsirolimus[346] → 324	*25mg i.v. 1 x/W*
oder	mTOR-Inhibitor	Everolimus[347] → 324	*10mg p.o. 1 x/d*
	Tyrosinkinaseinhibitor	Pazopanib[348] → 323	*800mg p.o. 1 x/d*

344 Escudier B, et al. Sorafenib in advanced clear-cell renal-cell carcinoma. N Engl J Med. 2007 Jan 11;356(2):125-34
345 Motzer RJ, et al: Sunitinib versus interferon alfa in metastatic renal-cell carcinoma. N Engl J Med 356:115-124, 2007
346 Hudes G, et al.: Temsirolimus, interferon alfa, or both for advanced renal-cell carcinoma. N Engl J Med 356: 2271-2281, 2007
347 Motzer RJ, Escudier B, Oudard S et al.: Efficacy of everolimus in advanced renal cell carcinoma. Lancet 372: 449-456, 2008
348 Sternberg CN, et al.: Pazopanib in locally advanced ob metastatic renal cell carcinoma J Clin Oncol 28:1061-1068,2010

IFN-alpha-2A/Bevacizumab[349]

	Interferon (Immunstimulation/ -modulation)	**INF-alpha** → 194	*9 Mio. IE 3 x/W für 1 J*
oder	**Anti-VEGF-Antikörper**	**Bevacizumab** → 325	*10mg/kg KG i.v. an d1, Wdh. d15*

349 Escudier B, et al.: Bevacizumab plus interferon alpha-2a for treatment of metastatic renal cell carcinoma. Lancet 370: 2103-2111, 2007

T 19.15 Non-Hodgkin-Lymphom

Siehe Kapitel Hämatologie → 369

T 19.16 Ösophaguskarzinom

(Karzinome des gastroösophagealen Überganges können wie magenkarzinome behandelt werden)

Kombinierte Radiochemotherapie (50Gy, 25 x 2Gy über 5W)[350]

	Pyrimidinantagonist (Hemmung der Thymidin-nukleotid-Synthese)	**5-Fluorouracil** → 316	*1000mg/m² i.v. über 24h an d1-4 W1, 5, 8, 11*
plus	**Alkylanz** (DNA-Doppelstrang-Vernetzung)	**Cisplatin** → 312	*75mg/m² i.v. an d1 W1, 5, 8, 11*

350 Minsky BD, et al. INT 0123 (Radiation Therapy Oncology Group 94-05) phase III trial of combined-modality therapy for esophageal cancer J Clin Oncol. 2002 Mar 1;20(5):1167-74

Palliative Chemotherapie

Cisplatin/5-FU[351]

	Alkylanz (DNA-Doppelstrang-Vernetzung)	**Cisplatin** → 312	*80-100mg/m² i.v. an d1; Wdh. d22-29*

	Pyrimidinantagonist (Hemmung d. Thymidin-Nukleotid-Synthese)	**5-Fluorouracil** → 316	*1000mg/m² i.v. über 24h an d1-4/5; Wdh. d22-29*

351 Medical Research Council Oesophageal Cancer Working Group. Surgical resection with or without preoperative chemotherapy in oesophageal cancer: a randomised controlled trial. Lancet. 2002 May 18;359(9319):1727-33

Cisplatin/Vinorelbin

	Alkylanz (DNA-Doppelstrang-Vernetzung)	**Cisplatin** → 312	*80mg/m² i.v. an d1; Wdh. d22*
	Spindelgift (Mitosehemmer)	**Vinorelbin** → 317	*25mg/m² an d1 - 8; Wdh d22*

T 19.17 Ovarialkarzinom

Paclitaxel/Carboplatin[352]

	Spindelgift (Mitosehemmung, Störung der Mikrotubuliorganisation)	**Paclitaxel** → 318	*175mg/m² i.v. über 3h an d1 alle 3W*
	Alkylanz (DNA-Doppelstrang-Vernetzung)	**Carboplatin** → 312	*AUC 5 i.v. an d1 alle 3W*

352 Ozols RF, et al, Phase III trial of carboplatin and paclitaxel compared with cisplatin and paclitaxel in patients with optimally resected stage III ovarian cancer. J Clin Oncol. 2003 Sep 1;21(17):3194-200

Gemcitabine[353]

plus	**Antimetabolit**	**Gemcitabin** → 316	*1000mg/m² i.v. über 30min an d1, 8, 15; Wdh. d29*

353 D'Agostino G, et al. Phase II study of gemcitabine in recurrent platinum-and paclitaxel-resistant ovarian cancer. Gynecol Oncol. 2003 Mar;88(3):266-9

Treosulfan[354]

	Alkylanz	**Treosulfan** → 311	*400mg p.o. an d1–28, Wdh. nach 4W Therapiepause*

354 Gropp M, et al. Treosulfan as an effective second-line therapy in ovarian cancer. Gynecol Oncol. 1998 Oct;71(1):94-8

T 19.18 Pankreaskarzinom (exokrin)

Adjuvante Therapie

Gemcitabin[355]

	Antimetabolit	**Gemcitabin** → 316	*1000mg/m² i.v. 1 x/W in den ersten 7 von 8W, dann: d1, 8, 15, alle 4W*

355 Berlin JD, et al. Phase III study of gemcitabine in combination with fluorouracil versus gemcitabine alone in patients with advanced pancreatic carcinoma. J Clin Oncol. 2002 Aug 1;20(15):3270-5.

Palliative Therapie

Gemcitabin/Erlotinib[356]

	Antimetabolit	**Gemcitabin** → 316	*1000mg/m² i.v. 1 x/W in den ersten 7 von 8W, dann d1, 8, 15 alle 4W*

ggf. plus	**Tyrosinkinaseinhibitor**	**Elortinib** → 322	*100–150mg/d p.o kontinuierlich*

[356] Moore MJ, et al. Erlotinib plus gemcitabine compared with gemcitabine alone in patients with advanced pancreatic cancer. J Clin Oncol. 2007;25(15):1960

Gemcitabin mono[357]

	Antimetabolit	**Gemcitabin** → 316	*800mg/m² i.v. 1 x/W in den ersten 7 von 8W, dann:d1, 8, 15 alle 4W*

[357] Carmichael J, et al. Phase II study of gemcitabine in patients with advanced pancreatic cancer. Br J Cancer. 1996;73(1):101

Gemcitabin/Oxaliplatin[358]

	Antimetabolit	**Gemcitabin** → 316	*1000mg/m² i.v. d1; Wdh. d15*
	Platinanalogon (Induktion von DNA-Strang-Brüchen)	**Oxaliplatin** → 312	*100mg/m² i.v. über 2h an d2; Wdh. d16*

[358] Louvet C, et al. Gemcitabine in combination with oxaliplatin compared with gemcitabine alone in locally advanced or metastatic pancreatic cancer. J Clin Oncol. 2005;23(15):3509

FOLFIRINOX[359]

	Platinanalogon (Induktion von DNA-Strang-Brüchen)	**Oxaliplatin** → 312	*85mg/m² i.v. über 2h an d1; Wdh. ab d22*
	Biomodulator (Folinsäure = 5-Formyltetrahydrofolsäure = Citrovorum-Faktor, Wirkung von 5-FU ↑)	**Folinsäure** → 328	*400mg/m² i.v. d1*
	Zytostatikum (Topoisomerasehemmer)	**Irinotecan** → 321	*180mg/m² an d1; Wdh. d22*
	Pyrimidinantagonist (Hemmung der Thymidinnukleotid-Synthese)	**5-Fluorouracil** → 316	*400mg/m² i.v. Bolus an d1; Wdh. nach 3W*
	Pyrimidinantagonist (Hemmung der Thymidinnukleotid-Synthese)	**5-Fluorouracil** → 316	*2400mg/m² c.i. über 46h an d1; Wdh. nach 3W*

[359] Conroy T, et al. FOLFIRINOX versus gemcitabine for metastatic pancreatic cancer. N Engl J Med. 2011 May 12;364(19):1817-25

T 19.19 Prostatakarzinom

T 19.19.1 Primärtherapie

	LH-RH-Agonist (Down-Regulation hypophysärer Rezeptoren ⇒ Sexualhormonbildung ↓)	**Goserelinacetat** → 280	*1 x 3.6mg s.c. alle 4W*
oder		**Leuprorelin**[360] → 280	*1 x 3.75mg s.c. alle 4W*
je plus	**Antiandrogen** Androgenwirkung ↓	**Bicalutamide**[361] → 138	*50mg/d p.o. bei MAB, oder 150mg/d bei Monotherapie*

oder	**Antiandrogen** Androgenwirkung ↓	**Cyproteronacetat** → 139	*2 x 100mg/d p.o.*

[360] Persad R. Leuprorelin acetate in prostate cancer: a European update. Int J Clin Pract. 2002 Jun;56(5):389-96
[361] Anderson J. The role of antiandrogen monotherapy in the treatment of prostate cancer. BJU Int. 2003 Mar;91(5):455-61

Docetaxel/Prednison[362]

Spindelgift (Mitosehemmung, Störung der Mikrotubuliorganisation)	**Docetaxel** → 318	*75mg/m² an d1 alle 3W (Prämedikation beachten)*
Glukokortikosteroid (antiinflam., immunsuppressiv)	**Prednison** → 116	*5mg p.o. 2 x/d, kontinuierlich*

[362] Tannock IF, et al. Docetaxel plus prednisone or mitoxantrone plus prednisone for advanced prostate cancer. N Engl J Med. 2004 Oct 7;351(15):1502-12

Mitoxantron/Prednison[363]

Zytostatikum (Mitosehemmer)	**Mitoxantron** → 320	*12mg/m² i.v. an d1; Wdh. d22*
Glukokortikosteroid (antiinflam., immunsuppressiv)	**Prednison** → 116	*5mg p.o. 2 x/d, kontinuierlich*

[363] Tannock IF, et al. Docetaxel plus prednisone or mitoxantrone plus prednisone for advanced prostate cancer. N Engl J Med. 2004 Oct 7;351(15):1502-12

Abiraterone[364]

Cyp17 inhibitor	**Abiraterone***	*240mg/d**

[364] Reid AH, et al. Significant and sustained antitumor activity in post-docetaxel, castration-resistant prostate cancer with the CYP17 inhibitor abiraterone acetate. J Clin Oncol. 2010;28(9):1489
*von der EMEA noch nicht zugelassen

Cabazitaxel/Prednison[365]

Taxan	**Cabazitaxel** → 318	*25mg/m² i.v. an d1; Wdh. d22*
Glukokortikosteroid (antiinflam., immunsuppressiv)	**Prednison** → 116	*5mg p.o. 2 x d, kontinuierlich*

[365] de Bono JS, et al. Prednisone plus cabazitaxel or mitoxantrone for metastatic castration-resistant prostate cancer progressing after docetaxel treatment. Lancet. 2010;376(9747):1147

T 19.20 ZNS-Malignome

	Alkylanz (Zytostatikum)	**Temozolomid** → 313	*z.B. 200mg/m² über 5d; Wdh. an d28*
PVC			
	Alkylanz (DNA-Doppelstrang-Vernetzung)	**Procarbazin**	*60mg/m² p.o. an d8-21*
	Alkylanz (DNA-Doppelstrang-Vernetzung)	**CCNU**	*10mg/m² p.o. an d1*
	Spindelgift (Mitosehemmer)	**Vincristin** → 317	*1.4 mg/m² i.v. an d1*

T 20 Toxikologie – Therapie (H. J. Heppner)

Sola dosis facit venenum Paracelsus

T 20.1 Wichtige Hinweise zur Therapie

Allgemeine Maßnahmen

- Grundzüge der Therapie bei Vergiftungen
- Aufrechterhaltung der Vitalfunktionen.
- Verhütung weiterer Giftresorption (bei oraler Giftaufnahme: Erbrechen, Magenspülung, Kohlegabe; bei Kontamination der Haut: Reinigung mit Wasser und Seife; bei Spritzern ins Auge: sofortige Spülung unter laufendem Wasser).
- Adäquate Lagerung des Patienten in stabiler Seitenlage bei beeinträchtigten Schutzreflexen, um eine Aspiration zu vermeiden.
- Beschleunigung der Giftelimination (Glaubersalz, Diurese, Hyperventilation).
- Die primäre Giftentfernung (Magenspülung, induziertes Erbrechen etc.) ist keine Routinemaßnahme; genau wie bei der medikamentösen Therapie von Vergiftungen muss auch hier die Notwendigkeit im Einzelfall geprüft und die infrage kommende Maßnahme klar indiziert sein. Die Gabe von Carbo medicinalis kann in den meisten Fällen diese Maßnahmen ersetzen. Hilfe bei der Indikationsstellung leisten die Giftinformationszentralen (GIZ).
- Sekundäre Giftelimination (Hämodialyse, -perfusion, -filtration, MARS).
- Seit 1999 gibt es auf der Grundlage der gemeinsamen Empfehlungen der Europäischen Giftnotrufzentralen [366] auch Leitlinien für das Kindes- und Jugendalter zu diesem Thema [367].

Antidottherapie

- Gerade bei der medikamentösen Therapie von Vergiftungen kommt es häufig vor, dass ein Medikament oder Antidot schwerwiegende Nebenwirkungen hat (DMAP, Deferoxamin, Atropin etc.). Trotzdem kann häufig nicht auf die Gabe verzichtet werden. Aus diesem Grund muss in jedem Einzelfall eine strenge Indikationsstellung zur medikamentösen Behandlung erfolgen.
  Die Indikation wird nicht nur aus der Art des Giftes gestellt, sondern auch aus der Giftmenge, dem zeitlichen Verlauf der Vergiftung, dem klinischen Zustand des Patienten und aus anderen Parametern. Vor- und Nachteile für den Patienten müssen in jedem Fall gut abgewogen werden.
  Des Weiteren ist bei der Gabe von Antidota zwischen der patientengebundenen (pro kg/KG) und der giftbezogenen (z.B. Heparin/Protamin) Dosierung zu unterscheiden.

Dosierungen

- Absolute Dosisangaben beziehen sich auf erwachsene Patienten. Kinderdosierungen sind gesondert gekennzeichnet. Die Angabe mg/kg bedeutet „mg pro Kilogramm Körpergewicht" und kann im Allgemeinen auf Erwachsene und Kinder angewandt werden.

Asservatentnahmen

- Entnahme der Probe vor Therapiebeginn.
- Gefäße zur eindeutigen Identifikation sorgfältig beschriften.
- Besondere Abnahmevorschriften beachten.
- Klinische Symptomatik und kurze Anamnese auf dem Begleitschein vermerken.

[366] EAPCCT Clin. Toxicol 1997;35:699-763.

[367] Jonitz W, Brockstedt M, Oberdisse U, Brandis M., Primäre Giftentfernung. Monatsschrift Kinderheilk. 1999Jan:147(1): 9-13. K. E. von Mühlendahl: Vergiftungen im Kindesalter, Thieme Verlag, 4. Auflage, 2003; Zilker T., Klinische Toxikologie für die Notfall- und Intensivmedizin. UNI-MED Verlag Bremen 2008.

T 20.2 Allgemeinmaßnahmen

T 20.2.1 Primäre Giftelimination

evtl.	**Adsorbens** in Kombination mit einem Laxans (Giftbindung ⇒ Resorptionshemmung ⇒ Giftelimination)	**Kohle (Aktivkohle, Carbo medicinalis)** → 333	*0.5–1g/kg KG p.o. oder über nasogastrale Sonde;* **Cave:** *Sondenlage*
evtl.	**Emetikum** (induziertes Erbrechen ⇒ Giftelimination)	**Ipecacuanha-Sirup**	*Erw. 30ml Ki. 1–2J 10ml; 2–3J 20ml, dann 100–200ml H_2O*
evtl.	**Osmotisches Laxans** (forcierte Diarrhoe ⇒ Giftelimination)	**Natriumsulfat**	*15–30g auf 100ml H_2O (nur nach mehrfachen Kohlegaben notwendig), nicht bei Nikotinvergiftung*
evtl.	**Magenspülung** (⇒ Giftelimination) (nur noch seltene Indikation bis 30 min nach Gifteinnahme)	**Wasser über großlumigen Gummischlauch, bei Kindern physiolog. NaCl-Lösung**	*je 5–10ml/kg, gesamt 15–20l lauwarmes H_2O bzw. Elektrolytlösung (bei Paraquat mind. 100l, Elektrolytkontrollen)*

Cave: Aspirationsschutz; bei abgeschwächten/erloschenen Schutzreflexen

T 20.2.2 Sekundäre Giftelimination

evtl.	**Erhöhte Flüssigkeitszufuhr** (forcierte Diurese ⇒ Giftelimination) (nur noch strenge Indikationsstellung)	**Glukose 5%** → 71 **Ringerlösung NaCl 0,9%**	*ini. 10ml/kg, dann Diurese von 3–6ml/kg/h anstreben, Elys nach Labor, strenge Kontrolle der Infusions- und Urinmenge;* **Cave:** *Überwässerung, Elektrolykontrolle*
evtl. plus	**Schleifendiuretikum** (forcierte Diurese ⇒ Giftelimination) (nur noch seltene Indikation)	**Furosemid** → 53	*nach Harnvolumen und ZVD*
evtl.	**Kohle wiederholt** (kann in Abhängigkeit des Gifts eine sekundäre Giftentfernung entweder über Unterbrechung des enterohepatischen Kreislaufs oder über eine direkte Rückresorption aus dem Darm bewirken)	**Kohle (Aktivkohle, Carbo medicinalis)** → 333	*0.3–0.5g/kg KG alle 3–4h unter Zusatz von Natriumsulfat (s.o.)*
evtl.	**Extrakorporale Verfahren**	**Hämodialyse, Hämoperfusion, Hämodiafiltration etc. sollten nur nach Rücksprache mit den Giftinformationszentralen oder in einem Behandlungszentrum für Vergiftungen erfolgen**	
evtl.	**Antidottherapie**	**Strenge Indikationsstellung; frühzeitiger Kontakt zu Giftinformationszentralen**	

T 20.3 Acetylsalizylsäure-Intoxikation

	Puffer (Azidosetherapie, alkalische Diurese)	**Natriumhydrogencarbonat 8,4%** (100ml = 100mmol HCO_3^-) → 74	*BE x 0.3 x kg = mmol, max. 1.5mmol/kg/h i.v. (pH-Kontrollen, alkal. Urin-pH anstreben), arterielle Blutgasanalyse mit pH-Kontrollen*
evtl.	**Benzodiazepin** (antikonvulsiv)	**Diazepam** → 239	*0.2–0.4mg/kg i.v.*
		Clonazepam → 210	*1–2mg i.v., TMD 13mg*

T 20.4 Ajmalin-, Prajmalin-Intoxikation

T 20.4.1 Allgemein

	Adsorbens (sek. Giftentfernung)	**Kohle** (Aktivkohle, Carbo medicinalis) → 333	*0.5g/kg alle 4h*
	Alpha- und Beta-Sympathomimetikum, D_1-Rez.-Agonist (Inotropie ↑)	**Dopamin** → 65	*4–10µg/kg/min i.v. (strenge Indikationsstellung, Splanchnikusminderperfusion)*
	Beta-Sympathomimetikum (Inotropie ↑)	**Dobutamin** → 65	*2–10µg/kg/min i.v.*
	Alpha-Sympathomimetikum (periph. Widerst. ↑, RR ↑)	**Noradrenalin** → 65	*init. 0.1–0.2µg/kg/min*

T 20.4.2 Bei Tachyarrhythmie

	Isotone NaCl-Lösung (Volumen + Elektrolytlösung)	**NaCl** (ggf. 5,85%) → 71	*0.5–1mval/kg, max. 80mval/24h (Na^+-Konzentration an oberer Grenze halten)*
oder	**Puffer** (Elektrolytlösung)	**Natriumhydrogencarbonat** → 74	*(Na^+-Konzentration an oberer Grenze halten)*
	Antiarrhythmikum Klasse Ib	**Lidocain** → 60	*ini. 100mg i.v., dann 2–4mg/min*
	Antiarrhythmikum Klasse Ib	**Phenytoin** → 208	*ini. 3–5mg/kg sehr langsam i.v. (unter EKG-Kontrolle)*

T 20.4.3 Bei Torsades de Pointes

	Magnesiumpräparat (Substitution)	**$MgSO_4$** → 70	*2g langsam i.v., ggf. wdh., weiter mit 3–20mg/min*
	Antiarrhythmikum Klasse Ib	**Phenytoin** → 208	*ini. 3–5mg/kg sehr langsam i.v. (unter EKG-Kontrolle)*

T 20.4.4 Bei Bradykardie

	Beta-Sympathomimetikum (Chrono-/Inotropie ↑)	**Dopamin** → 65	*4–10µg/kg/min i.v. (strenge Indikationsstellung, Splanchnikusminderperfusion)*

T 20.4.5 Bei zerebralen Krampfanfällen

Benzodiazepin (antikonvulsiv)	**Diazepam** → 239	*0.3–0.5mg/kg i.v.*
	Clonazepam → 210	*1–2mg i.v., TMD 13mg*
	Lorazepam → 240	*4mg i.v. (2mg/min)*
Barbiturat (antikonvulsiv)	**Phenobarbital** → 209	*10–20mg/kg langsam i.v.*
Hydantoinderivat (antikonvulsiv)	**Phenytoin** → 208	*3–5mg/kg sehr langsam i.v. ca. 5min (unter EKG-Kontrolle)*

T 20.5 Amanitin-Intoxikation (Knollenblätterpilz)

Adsorbens (sekundäre Giftentfernung)	**Kohle** (Aktivkohle, Carbo medicinalis) → 333	*0.5g/kg alle 4h; in Kombination mit einem Laxans*
Spezif. Antidot (Hemmung der Giftaufnahme in die Leberzelle)	**Silibinin**	*ini. 5mg/kg als Bolus i.v., dann 20mg/kg als Dauerinfusion*
Spezifisches Antidot (Hemmung der Giftaufnahme in die Leberzelle)	**Penicillin G** →157	*1 Mio. IE/kg/d (nur, bis Silibinin zur Verfügung steht)*

T 20.6 Amantadin-Intoxikation

Benzodiazepin (antikonvulsiv)	**Diazepam** → 239	*0.3–0.5mg/kg i.v.*
	Clonazepam → 210	*1–2mg i.v., TMD 13mg*
	Lorazepam→ 240	*4mg i.v. (2mg/min)*
Indirektes Parasympatholytikum (Cholinesterasehemmung ⇒ anticholinerge und adrenerge Wirkung ↓)	**Physostigmin** → 334	*2mg sehr langsam i.v., evtl. wiederh., z.T. 2mg/h als Dauerinfusion (unter EKG-Kontrolle)*

T 20.7 Amphetamin-Intoxikation

T 20.7.1 Bei zerebralen Krampfanfällen

Benzodiazepin (antikonvulsiv)	**Diazepam** → 239	*0.3–0.5mg/kg i.v.*
	Clonazepam → 210	*1–2mg i.v., TMD 13mg*
	Lorazepam→ 240	*4mg i.v. (2mg/min)*
Barbiturat (antikonvulsiv)	**Phenobarbital** → 209	*10–20mg/kg langsam i.v.*

T 20.7.2 Bei Tachykardie

Beta-1-Blocker (HZV↓, neg. chronotrop/inotrop, Reninsekretion↓, zentrale Sympathikusaktivität↓)	**Metoprolol** → 40	*Erw. 5–10mg langsam i.v. (nicht in Komb. mit Nifedipin)*

T 20.7.3 Bei Kammerflimmern

Antiarrhythmikum Klasse Ib	**Lidocain** → 60	*ini. 100mg i.v., dann 2–4mg/min*
Klasse III	**Amiodaron** → 61	*150-300mg i.v.*

T 20.7.4 (Zentrales) anticholinerges Syndrom

Indirektes Parasympatholytikum (Cholinesterasehemmung ⇒ anticholinerge und adrenerge Wirkung ↓)	**Physostigmin** → 334	*2mg sehr langsam i.v., bei Kindern 0.02mg/kg sehr langsam i.v., evtl. repetitive Dosis,* **Cave:** *Bradykardien, schwer beeinflussbar*

T 20.7.5 Bei Hypertonie

Alpha-Rezeptor-Blocker	**Urapidil** → 46	*10-50mg i.v.*
Alpha-2-Agonist	**Clonidin** → 45	*0.015-0.045mg/h i.v. als Dauerinfusion*

T 20.8 Antidepressiva-Intoxikation

T 20.8.1 Bei Herzrhythmusstörungen

Puffer (Azidosetherapie)	**Natriumhydrogencarbonat 8,4%** (100ml = 100mmol HCO_3^-) → 74	*BE x 0.3 x kg = mmol, max. 1.5mmol/kg/h i.v. (pH auf 7.45–7.55), Natriumkonzentration hochnormal halten*
Antiarrhythmikum Klasse Ib	**Lidocain** → 60	*1mg/kg langsam i.v.*

T 20.8.2 Bei supraventrikulärer Tachykardie

Indirektes Parasympatholytikum (Cholinesterasehemmung ⇒ anticholinerge und adrenerge Wirkung ↓)	**Physostigmin** → 334	*2mg sehr langsam i.v., bei Ki 0.02mg/kg sehr langsam i.v.;* **Cave:** *Bradykardien, schwer beeinflussbar, Herabsetzen der Krampfschwelle*

T 20.8.3 Bei Hypotonie

Alpha- und Beta-Sympathomimetikum, D_1-Rezeptor-Agonist (Inotropie ↑)	**Dopamin** → 65	*10–15µg/kg/min i.v. (keine Betamimetika einsetzen)*
Alpha-Sympathomimetikum (periph. Widerst. ↑, RR ↑)	**Noradrenalin** → 65	*ini. 0.1µg/kg/min*

T 20.9 Antihistaminika-Intoxikation

T 20.9.1 Allgemein

Indirektes Parasympatholytikum (Cholinesterasehemmung ⇒ anticholinerge und adrenerge Wirkung ↓)	**Physostigmin** → 334	*2mg i.v., evtl. wdh., z.T. 2mg/h als Dauerinfusion,* **Cave:** *nicht bei Überleitungsstörungen, Herabsetzen der Krampfschwelle*

T 20.9.2 Bei zerebralen Krampfanfällen

Benzodiazepin (antikonvulsiv)	**Diazepam** → 239	*0.3–0.5mg/kg i.v.*
	Clonazepam → 210	*1–2mg i.v., TMD 13mg*
	Lorazepam→ 240	*4mg i.v. (2mg/min)*

T 20.9.3 Bei Hypotonie

Alpha- und Beta-Sympathomimetikum, D_1-Rezeptor-Agonist (Inotropie ↑)	**Dopamin** → 65	*5–15µg/kg/min i.v.*

T 20.10 Arsen-Intoxikation

T 20.10.1 Durch Arsensalze, arsenige Säure, Arsensäure, Arsenite und Arsenate mit entsprechend erhöhtem As-Serumspiegel, nicht bei Arsenwasserstoff-Intoxikationen

Möglichst Kontaktaufnahme mit Giftinformationszentralen

Komplexbildner (Giftelimination ↑)	**Dimercaptopropansulfonat** (DPS) → 332	*d1: 3 x 5–10mg/kg/d, d2: 3 x 5–10mg/kg/d, d3: 2 x 2.5mg/kg/d (Dauer abhängig von der Arsenausscheidung)*

T 20.11 Atropin-Intoxikation

evtl.	**Indirektes Parasympatholytikum** (Cholinesterasehemmung ⇒ anticholinerge und adrenerge Wirkung ↓)	**Physostigmin** → 334	*1–2mg langsam i.v., evtl. wdh., z.T. 2mg/h als Dauerinfusion, Ki. 0.02–0.04mg/kg als ED langsam i.v. (u.U. bis zu 100fache therap. Dosis erforderlich),* **Cave:** *Herabsetzen der Krampfschwelle*

T 20.12 Barbiturat-Intoxikation

Puffer (Harnalkalisierung, Giftelimination ↑)	**Natriumhydrogencarbonat 8,4%** (100ml = 100mmol HCO_3^-) → 74	*BE x 0.3 x kg = mmol, max. 1.5mmol/kg/h i.v. (pH-Kontrollen, alkal. Urin-pH anstreben)*

T 20.13 Benzodiazepin-Intoxikation

Benzodiazepin-Antagonist (Benzodiazepinwirkung ↓)	**Flumazenil** → 333	*0.3–0.6mg i.v. (kurze HWZ, nur bei vitaler Ind. oder als Diagnostikum)*

T 20.14 Betablocker-Intoxikation

Alpha- und Beta-Sympathomimetikum, D_1-Rezeptor-Agonist (Inotropie ↑, Vasokonstriktion bei Hypotonie)	**Dopamin** → 65	*5–20µg/kg/min*
Beta- (>Alpha-) Sympathomimetikum (Ino-, Chrono., Bathmotropie ↑ bei Hypotonie, Bronchodilatat.) Herzschrittmacher zur Steigerung der Inotropie in Erwägung ziehen	**Adrenalin** →65	*0.001–0.01mg/kg ED, dann nach Wirkung*
Antihypoglykämikum (Beta-Rezeptor-unabhängige Stimulation von c-AMP zur Verbesserung der Herzleistung)	**Glukagon** → 124	*ini. 0.1-0.15mg/kg, dann: 0.05mg/kg/h über 24h i.v. (max. 5mg/h);* **Cave:** *kurze Halbwertszeit bei ca. 15min*
Puffer (Azidosetherapie)	**Natriumhydrogencarbonat 8,4%** (100ml = 100mmol HCO_3^-) → 74	*BE x 0.3 x kg = mmol, max. 1.5mmol/kg/h i.v.*

T 20.15 Biguanide-Intoxikation (besonders Metformin)

Puffer (Therapie der Laktatazidose)	**Natriumhydrogencarbonat 8,4%** (100ml = 100mmol HCO_3^-) → 74	*BE x 0.3 x kg = mmol, max. 1.5mmol/kg/h i.v.*
Glukose (Substitution)	**Glukose 40%**, dann **Glukose 5%** → 71	*nach BZ*
Antihypoglykämikum (Therapie der Hypoglykämie)	**Glukagon** → 124	*ini. 0.15mg/kg, dann 0.05mg/kg/h über 24h i.v.;* **Cave:** *nicht immer wirksam*

T 20.16 Biperiden-Intoxikation

Indirektes Parasympatholytikum (Cholinesterasehemmung ⇒ anticholinerge und adrenerge Wirkung ↓)	**Physostigmin** → 334	*2mg sehr langsam i.v., evtl. wdh., z.T. 2mg/h als Dauerinfusion; Ki. 0.5mg sehr langsam i.v.,* **Cave:** *Herabsetzen der Krampfschwelle*

T 20.17 Blei-Intoxikation

	Komplexbildner (Giftelimination ↑)	**Ethylendiamintetraacetat** (EDTA)	*ini. 15–20mg/kg in 2h in 0.9% NaCl, dann 50mg/kg auf 3 Dosen/d*
		Dimercaptosuccinic acid (DMSA)	*10mg/kg p.o., d1-5 alle 8h, d6-14 alle 12h*
		2,3 Dimercapto-1-propansulfonsäure (DMPS) → 332	*3-5mg/kg i.v., d1 alle 4h, d2 alle 6h Ab d3 alle 8h bis zum Abklingen der gastrointestinalen Symptomatik, Fortführung: DMPS p.o. 3 x 100mg*

T 20.18 Botulismus-Intoxikation

	Spezifisches Antidot (Giftwirkung ↓)	**Botulismus-Antitoxin**	*ini. 250ml i.v., dann 250ml als Dauerinfusion;* **Cave:** *nicht sicher wirksam, bei Säuglingsbotulismus nicht indiziert*

T 20.19 Carbamat-Intoxikation

	Direktes Parasympatholytikum (cholinerge Wirkung ↓)	**Atropin** → 66	*5–30mg i.v., evtl. wdh. mit 5–10mg, dann nach Wirkung, Ki. ini. 0.5–2mg (Patient muss „trocken" sein)*

T 20.20 Chinin-Intoxikation

T 20.20.1 Prophylaxe zur Membranstabilisierung

	Isotone NaCl-Lösung (Volumen + Elektrolytlösung)	**NaCl 0,9%** → 71	*0.5–2mval/kg (Na^+-Konzentration an oberer Grenze halten)*
oder	**Puffer** (Elektrolytlösung)	**Natriumhydrogencarbonat** → 74	*(Na^+-Konzentration an oberer Grenze halten)*
	Elektrolyt	**Magnesium** → 70	*0.1mval/kg/ED*

T 20.20.2 Bei Kammerflimmern

	Benzodiazepin (antikonvulsiv)	**Diazepam** → 239	*1–2mg/kg als Bolus, dann 0.1–0.4mg/kg/h*

T 20.21 Chloroquin-Intoxikation

	Benzodiazepin (prophylaktisch gegen Rhythmusstrg., Krampfanfälle)	**Diazepam** → 239	*ini. 1–2mg/kg i.v., dann 0.1–0.4mg/kg/h evtl. über Tage*
	Bei Hypokaliämie Elektrolytlösung	**Kalium** → 69	*vorsichtige Substitution nach Serum-K^+;* **Cave:** *Hyperkaliämie*

T 20.22 Chrom-Intoxikation

Komplexbildner (Giftelimination ↑)	**Dimercaptopropansulfonat** → 332	*d1: 3 x 5–10mg/kg/d, d2: 3 x 5–10mg/kg/d, weiter nach Chromkonzentration im Urin (nicht sicher wirksam, nur bei sehr schweren Intox. einsetzen)*

T 20.23 Clenbuterol-Intoxikation

Betablocker (HZV ↓, neg. chronotrop/inotrop, zentrale Sympathikusaktivität ↓)	**Propranolol** → 41	*0.01–0.02mg/kg i.v.*
	Metoprolol → 40	*5–10mg i.v.*
Benzodiazepin (antikonvulsiv)	**Diazepam** → 239	*0.3–0.5mg/kg i.v.*
	Clonazepam → 210	*1–2mg i.v., TMD 13mg*
	Lorazepam → 240	*4mg i.v. (2mg/min)*

T 20.24 Clonidin-Intoxikation

T 20.24.1 Bei Bradykardie

Direktes Parasympatholytikum (cholinerge Wirkung ↓)	**Atropin** → 66	*0.01mg/kg*

T 20.24.2 Bei Hypotonie

Alpha- und Beta-Sympathomimetikum, D_1-Rezeptor-Agonist (Inotropie ↑, Vasokonstriktion bei Hypotonie)	**Dopamin** → 65	*5–10μg/kg/min (zurückhaltend)*
Beta-Sympathomimetikum (Inotropie ↑, Vasokonstriktion bei Hypotonie)	**Dobutamin** → 65	*2–20μg/kg/min*
Alpha-Sympathomimetikum periph. Widerst. ↑, RR ↑)	**Noradrenalin** → 65	*ini. 0.1μg/kg/min*

T 20.24.3 Bei Atemdepression

Opioidantagonist (Opioidwirkung ↓)	**Naloxon** → 105	*als Therapieversuch 0.4–2mg i.v., ggf. i.m.; wegen kurzer HWZ repetitive Dosen nötig*

T 20.25 Cumarin-Intoxikation

Vitamin K (Vitamin-K-Antagonismus ↓)	**Phytomenadion** → 77	*25mg/d p.o., 0.3mg/kg i.v. (bei Cumarinen mit langer HWZ evtl. über M)*
Prothrombinkomplex-Präparat	**PPSB** → 89	*1 E/kg hebt Quick um ca. 1% an Initialdosis (E) = kg KG x gewünschter Faktoranstieg (%) (schneller Wirkungseintritt)*

T 20.26 Cyanid-Intoxikation

	Cyanidbindung	**Hydroxycobalamin** → 333	*4000–8000mg über 30min i.v.;* **Cave:** *Anaphylaxie, keine Kombination mit 4-DMAP!*
	Met-Hb-Bildner (Cyanidbindung an Met-Hb)	**4-Dimethylaminophenol** (4-DMAP) → 332	*3–4mg/kg langs. i.v. (mit aspir. Blut in der Spritze; bildet 30–40% Met-Hb)*
dann	**Cyanidbindung** aus Met-Hb ⇒ Umwandlung in Rodanid ⇒ Cyanidelimination	**Natriumthiosulfat** → 334	*50–100mg/kg langs. i.v.*

T 20.27 Dihydroergotamin-Intoxikation

Direkter Vasodilatator (antihypertensive Therapie)	**Nitroprussidnatrium** → 46	*0.001–0.005mg/kg/min i.v. (nur in sehr schweren Fällen)*

T 20.28 Eisen-III-/-II-sulfat-Intoxikation

Komplexbildner (Eisenelimination ↑)	**Deferoxamin**	*15mg/kg/h i.v., max. 80mg/kg/24h, oral bis 12g*

T 20.29 Ethylenglykol-Intoxikation

Alkohol (kompetitive Hemmung der Alkoholdehydrogenase ⇒ Hemmung der Metabolisation)	**Ethanol** → 332	*ini. 0.5–0.75g/kg in Glukose 5%, dann 0.1–0.2g/kg Erh.Dos. (Ethanolkonzentration 0.5–1.0‰ anstreben)*
Supportive Therapie zur Beschleunigung der Umwandlung in nicht giftige Metaboliten	**Thiamin** → 75	*3–4 x 100mg p.o.*
	Pyridoxin → 75	*3–4 x 50mg p.o.*

T 20.30 Gammahydroxybuttersäure/-butyrat-Intoxikation (syn.: liquid ecstasy)

T 20.30.1 Bei zerebralen Krampfanfällen

Benzodiazepin (antikonvulsiv)	**Diazepam** → 239	*0.3–0.5mg/kg i.v.*
	Clonazepam → 210	*1–2mg i.v., TMD 13mg*
	Lorazepam → 240	*4mg i.v. (2mg/min)*

T 20.30.2 Bei Erregungszuständen

Benzodiazepin (antikonvulsiv)	**Diazepam** → 239	*0.3–0.5mg/kg i.v.*
Neuroleptikum	**Haloperidol** → 236	*5–10mg i.v.*

T 20.30.3 Bei Tachykardie

Beta-1-Blocker (HZV ↓, neg. chronotrop/inotrop, Reninsekretion ↓, zentrale Sympathikusakt. ↓)	**Metoprolol** → 40	*Erw. 5–10mg langsam i.v. (nicht in Kombination mit Nifedipin)*

T 20.30.4 Bei Ateminsuffizienz

Sauerstoff	**Nasensonde oder Inhalationsmaske**	*4–6l/min*

T 20.31 Heparin-Intoxikation

Spezifisches Antidot (Aufhebung d. Heparinwirkung)	**Protamin** → 83	*1ml/1000 IE Heparin (PTT-Kontrollen)*

T 20.32 Herzglykosid-Intoxikation

Spezifisches Antidot (Glykosidwirkung ↓)	**Digitalisantidot** (Dosisberechnung nach Serumspiegel)	*80mg Digitalis-Antidot binden 1mg Digoxin; Initialdosis über 30min i.v.;* **Merke!** *Glykosidspiegel nach Antidot falsch hoch;* **Cave:** *hohe Allergiegefahr*
Adsorbens (Giftbindung ⇒ Resorptionshemmung ⇒ Giftelimination)	**Kohle** (Aktivkohle, Carbo medicinalis) → 333	*0.5–1g/kg, fraktionierte Gabe alle 4h*
	Colestyramin → 127	*3 x 4g/d, max. 24g in 24h*

T 20.33 Kalziumantagonist-Intoxikation

Kalzium (Substitution)	**Kalziumglukonat** → 69	*200–400mg Ca^{2+}/kg,* **Ki.** *1–2mg Ca^{2+}/kg, max. 7mg/kg/h*
Direktes Parasympatholytikum (cholinerge Wirkung ↓)	**Atropin** → 66	*0.1mg/kg i.v.*
Alpha- und Beta-Sympathomimetikum, D_1-Rezeptor-Agonist (Inotropie ↑, Vasokonstriktion, renale Vasodilatation, Natriurese)	**Dopamin** → 65	*2–15µg/kg/min als DTI*
Vor allem Beta-Sympathomimetikum (Inotropie ↑)	**Dobutamin** → 65	*2–20µg/kg/min als DTI*

T 20.34 Koffein-Intoxikation

T 20.34.1 Bei bedrohlicher Tachykardie

Betablocker (HZV ↓, neg. chronotrop, neg. inotrop, zentrale Sympathikusaktivität ↓)	**Propranolol** → 41	*1 x 1mg langs. i.v., max. 10mg i.v.*
	Metoprolol → 40	*5-10mg i.v.*

T 20.34.2 Bei Kammerflimmern

Antiarrhythmikum Klasse Ib	**Lidocain** → 60	*ini. 100mg i.v., dann 2–4mg/min*
Antiarrhythmikum Klasse III	**Amiodaron** → 61	*ini. 300mg i.v.;* **Cave:** *Hyperthyreose*

T 20.34.3 Bei zerebralen Krampfanfällen

Benzodiazepin (antikonvulsiv)	**Diazepam** → 239	*0.3–0.5mg/kg i.v.*
	Clonazepam → 210	*1–2mg i.v., TMD 13mg*
	Lorazepam → 240	*4mg i.v. (2mg/min)*

T 20.35 Kokain-Intoxikation

T 20.35.1 Bei zerebralen Krampfanfällen

Benzodiazepin (antikonvulsiv)	**Diazepam** → 239	*0.3–0.5mg/kg i.v. (bei persist. Krämpfen Relaxierung)*
	Lorazepam → 240	*4mg i.v. (2mg/min)*
Barbiturat (antikonvulsiv)	**Phenobarbital** → 209	*10–20mg/kg langsam i.v. (bei persist. Krämpfen Relaxierung)*

T 20.35.2 Bei bedrohlicher Tachykardie

Betablocker (HZV↓, neg. chronotrop/inotrop, zentrale Sympathikusakt.↓)	**Metoprolol** → 40	*5–10mg i.v.*

T 20.35.3 Bei hypertensiver Entgleisung

Vasodilatation	**Nitroglyzerin** → 57	*0.15–0.6mg s.l.*
	Nifedipin → 44	*10–20mg s.l.*

T 20.36 Kupfer-Intoxikation

Komplexbildner (Giftelimination↑)	**D-Penicillamin** → 115 (Metalcaptase Tbl.)	*max. 25mg/kg/d p.o. verteilt auf 3-4ED*

T 20.37 Lithium-Intoxikation

Osmotische Diurese, evtl. + Diuretikum (forcierte Diurese ⇒ Giftelimination)	**Glukose 5%** (+ 40mval NaCl + 20mval KCl pro 1l) → 71	*500ml/h Glukose 5%, Elektrolytzusätze nach Labor;* **Cave:** *Na-Diuretika sind kontraindiziert, Serum-Na hochhalten*

T 20.38 MOI-Hemmer-Intoxikation (MAO-Hemmer-Intoxikation)

Nitrat, Vasodilatator (Preload↓, venöses Pooling)	**Glyzeroltrinitrat** → 57	*ini. 0.4mg p.o., dann nach Wirkung*

T 20.39 Methanol-Intoxikation

Kompetitiver Hemmer der Alkoholdehydrogenase (Hemmung der Metabolisation ⇒ Ameisensäure↓)	**Ethanol** → 332	*ini. 0.5–0.75g/kg in Gluk. 5%, dann 0.1–0.2g/kg Erh.Dos. (Ethanolkonzentration 0.5–1.0‰ anstreben)*
Zur Verbesserung der Ameisensäure-Elimination	**Folsäure** → 77	*1mg/kg bis max. 50mg pro Dosis alle 4–6h für mind. 5d*

Hemmung der Alkoholdehydrogenase (ADH) und damit Verhinderung der Enstehung von Formaldehyd und Ameisensäure	**Fomipezole**	*ini. 15mg/kg i.v., nach 12h 10mg/kg, nach 24h bis zu 15mg/kg supportive Folsäuregabe*

T 20.40 Met-Hb-Bildner-Intoxikation

Reduktion von Met-Hb (Giftwirkung ↓)	**Methylenblau**	*1–2mg/kg i.v., bei Bedarf nach 30min 1x wdh.*
Reduktion von Met-Hb (Giftwirkung ↓)	**Toloniumchlorid**	*2–4mg/kg i.v., bei Bedarf nach 10min 1x wdh.*

T 20.41 Methotrexat-Intoxikation

Spezifisches Antidot (Giftwirkung ↓)	**Kalziumfolinat**	*6–12mg i.v. oder i.m., Wh. möglich*

T 20.42 Mutterkornalkaloid-Intoxikation

Direkter Vasodilatator (antihypertensiv, Pre-/Afterload ↓)	**Nitroprussidnatrium** → 46	*1–5µg/kg/min i.v.;* **Cave:** *nur in sehr schweren Fällen*
Benzodiazepin (antikonvulsiv)	**Diazepam** → 239	*0.3–0,5mg/kg i.v.;*
	Clonazepam → 210	*1–2mg i.v., TMD 13mg*

T 20.43 Neuroleptika-Intoxikation

T 20.43.1 Bei Herzrhythmusstörungen

Puffer (Azidosetherapie)	**Natriumhydrogencarbonat 8,4%** (100ml = 100mmol HCO_3^-) → 74	*BE x 0.3 x kg = mmol, max. 1.5mmol/kg/h i.v. (pH auf 7.45–7.55)*
Antiarrhythmikum Klasse Ib	**Lidocain** → 60	*1mg/kg langsam i.v.*

T 20.43.2 Nur bei supraventrikulärer Tachykardie

Indirektes Parasympatholytikum (Cholinesterasehemmung ⇒ anticholinerge und adrenerge Wirkung ↓)	**Physostigmin** →334	*2mg sehr langsam i.v., bei Ki. 0.02mg/kg sehr langsam i.v. ;* **Cave:** *Bradykardien, schwer beeinflussbar, Herabsetzen der Krampfschwelle*

T 20.43.3 Bei Hypotonie

Cave: keine Beta-Mimetika einsetzen!

Alpha-Sympathomimetikum (periph. Widerst. ↑, RR ↑)	**Noradrenalin** → 65	*ini. 1µg/kg/min*

T 20.44 Opiat-Intoxikation

Opioidantagonist (Opioidwirkung ↓)	**Naloxon** → 105	*0.4–2mg i.v./i.m., evtl. wdh. Ki 0.03mg/kg (sehr kurze HWZ)*

T 20.45 Organophosphat-Intoxikation

Direktes Parasympatholytikum (cholinerge Wirkung ↓)	**Atropin** → 66	*5mg i.v., evtl. wdh. mit 5–10mg, dann nach Wirkung; Ki. ini. 0.5–2mg (Patient muss „trocken" sein)*
Cholinesteraseaktivator (Antidot)	**Obidoxim**	*3–4mg/kg i.v., ggf. weiter als DTI mit 10mg/kg/d*

T 20.46 Paracetamol-Intoxikation

Antidot (Entgiftung toxischer Metaboliten)	**N-Acetylzystein**	*150mg/kg in 200ml Glukose 5% über 15min, dann 50mg/kg in 500ml über 4h, dann 100mg/kg in 1000ml über 16h; Therapie-indikation anhand des Nomogramms nach Rumack*

T 20.47 Penicillin- und Derivate-Intoxikation

Benzodiazepin (antikonvulsiv)	**Diazepam** → 239	*0.3–0.5mg/kg i.v.*
	Clonazepam → 210	*1–2mg i.v., TMD13mg*

T 20.48 Pyrazolon-Verbindungs-Intoxikation

Benzodiazepin (antikonvulsiv)	**Diazepam** → 239	*0.3–0.5mg/kg i.v.*
	Clonazepam → 210	*1–2mg i.v., TMD 13mg*

T 20.49 Quecksilber-Intoxikation

Je nach Vollblut Hg-Konzentration

Komplexbildner (Giftelimination ↑)	**Dimercaptopropansulfonat** (DMPS) → 332	*5mg/kg 6 x in den ersten 24h i.v., dann 4 x/d i.v.*

T 20.50 Reizgas-Intoxikation

Glukokortikosteroid (antiinflammatorisch, immunsuppressiv)	**Dexamethason** → 115 **Beclomethason** (Dosieraerosol)	*2 Hübe alle 5min bis Packung leer ist*

T 20.51 Reserpin-Intoxikation

Alpha-Sympathomimetikum (periph. Widerst. ↑, RR ↑, TPR ↑)	**Noradrenalin** → 65	*0.01–0.05µg/kg/min als DTI (bis max. 0.5µg/kg/min)*
Direktes Parasympatholytikum (cholinerge Wirkung ↓; bei Sinusbradykardie)	**Atropin** → 66	*0.5–1mg i.v.*
Benzodiazepin (antikonvulsiv)	**Diazepam** → 239	*0.3–0.5mg/kg i.v.*
	Clonazepam → 210	*1-2mg i.v., TMD 13mg*

T 20.52 Säuren-Intoxikation

Cave: keinesfalls primäre Giftelimination (Erbrechen)		
Puffer (Azidosetherapie)	**Natriumhydrogencarbonat 8,4**→ 74	*BE x 0.3 x kg = mmol, max. 1.5mmol/kg/h i.v.*

T 20.53 Schaumbildner-Intoxikation

Entschäumer (Herabsetzung der Oberflächenspannung)	**Simeticon** → 334	*10ml p.o., Ki. 5ml p.o.*

T 20.54 Schilddrüsenhormon-Intoxikation

Betablocker (HZV↓, neg. chronotrop/inotrop, zentrale Sympathikusaktivität↓)	**Propranolol** → 41	*3 x 40mg/d p.o. (Konversionshemmung)*

T 20.55 Spice-Intoxikation

Synthethisches Cannabinoid, getarnt als inhalative Gewürzmischung	**Symptomatische Therapie; bei Erregungszuständen: Diazepam** → 239	*0,3-0,5mg/kg*

T 20.56 Sulfonamid-Intoxikation

Reduktion von Met-Hb (Giftwirkung ↓)	**Toloniumchlorid** → 334	*2-4mg/kg i.v., evtl. 1 x wdh.*
Puffer (Azidosetherapie)	**Natriumhydrogencarbonat 8,4%** (100ml = 100mmol HCO_3^-) → 74	*p.o., Urin-pH > 7 einstellen*

T 20.57 Thallium-Intoxikation

Komplexbildner (Giftelimination ↑)	**Eisen-III-Hexacyano-ferrat**	*ini. 3g, dann 250mg/kg in 2-4ED*

T 20.58 Theophyllin-Intoxikation

Benzodiazepin (antikonvulsiv)	**Diazepam** → 239	*0.3-0.5mg/kg i.v.*
	Clonazepam → 210	*1-2mg i.v., TMD 13mg*

T 20.59 Zink-Intoxikation

Komplexbildner (Giftelimination ↑)	**Ethylendiamintetraacetat**	*ini. 15-20mg/kg in 2h in 0.9% NaCl, dann 50mg/kg auf 3 Dosen/d*

Giftinformationszentralen

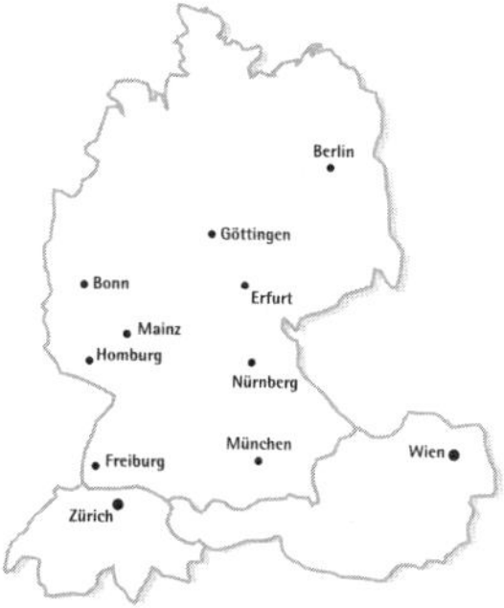

Berlin
Tel. 030 19 24 0
Fax 030 30 686-799

Bonn
Tel. 0228 19 240
Fax 0228 287-33314

Erfurt
Tel. 0361 73 07 30
Fax 0361 73 073 17

Freiburg
Tel. 0761 19 240
Tel. 0761 27 04 361
Fax 0761 27 04 457

Göttingen
Tel. 0551 19 240
Fax 0551 38 31 881

Homburg/Saar
Tel. 06841 19 240
Fax 06841 16 21 109

Mainz
Tel. 06131 19 240
Fax 06131-23 24 68

München
Tel. 089 19 240
Fax 089 4140-24 67

Nürnberg
Tel. 0911 398-24 51

Wien
Tel. 0043 140 643 43

Zürich
Tel. 0041 1 251-51 51 (Notruf)
Tel. 0041 1 251-66 66

Mobile Gegengift-Depots (24-Stunden-Bereitschaft)

München
089 19240

Oberhausen
0208 85851

Schwandorf
09431 4440

Allgemeine Informationen: www.klinitox.de
(Homepage der Gesellschaft für klinische Toxikologie, Zusammenschluss aller deutschsprachigen Giftinformationszentralen)

T 21 Zusatzinfos

T 21.1 Grundbegriffe der Pharmakologie

T 21.1.1 Resorption

Nach oraler Zufuhr wird ein Wirkstoff im Wesentlichen durch das Epithel des Dünndarms in die Blutbahn aufgenommen. Daneben existieren andere Wege, über die ein Pharmakon in den Organismus gelangen kann:

- Rektal: Resorption über die Rektumschleimhaut
- Nasal: Resorption über die Nasenschleimhaut
- Pulmonal: Diffusion über die Alveolen oder Resorption über die Bronchialschleimhaut
- Dermal: Resorption über die Haut
- Parenteral: durch intravenöse, intraarterielle oder subkutane Applikation

Die **Bioverfügbarkeit** bezeichnet den Prozentsatz einer verabreichten Dosis, der im Organismus zur Wirkung kommen kann.

T 21.1.2 Verteilung

Nachdem ein Arzneimittel in die Blutbahn gelangt ist, wird es infolge eines Konzentrationsgefälles in verschiedene Kompartimente des Organismus verteilt. Man unterscheidet hier:

- Intrazellulärraum (intrazelluläre Flüssigkeit und feste Zellbestandteile)
- Extrazellulärraum (Plasmawasser, interstitieller Raum, transzelluläre Flüssigkeit)

In welche Verteilungsräume eine Substanz eintritt, ist abhängig von physikalisch-chemischen Eigenschaften, wie Lipophilie und Molekülgröße, sowie von bestimmten Eigenschaften der begrenzenden biologischen Membranen.
Zahlreiche Arzneimittel sind im Blut reversibel an Plasmaproteine gebunden, neben der Plasmaproteinbindung (PPB) existiert ein nicht gebundener freier Anteil. Für die pharmakologische Wirkung ist fast ausschließlich der freie Anteil verantwortlich. Da der eiweißgebundene Anteil keiner Metabolisierung unterliegt, hat er eine Art Reservoirfunktion. Pharmaka können sich gegenseitig aus ihrer Proteinbindung verdrängen, darüber hinaus gibt es zahlreiche andere Faktoren, die das Ausmaß der PPB verändern können.
Erhöht sich durch eine Änderung der PPB die freie Konzentration eines Pharmakons, so ist dies meist klinisch wenig relevant, da sich die Eliminationsgeschwindigkeit proportional zur der freien Konzentration verhält.

T 21.1.3 Wirkung

Die meisten Wirkungen von Arzneimitteln lassen sich auf folgende Wirkmechanismen zurückführen:

- Interaktionen mit spezifischen Rezeptoren
- Öffnen oder Blockieren von spannungsabhängigen Ionenkanälen
- Beeinflussung von Transportsystemen
- Hemmung oder Aktivierung von Enzymen
- Störung von Biosynthesen in Mikroorganismen

T 21.1.4 Dosis-Wirkungs-Beziehung

Zur Durchführung einer sinnvollen Pharmakotherapie ist es erforderlich, durch eine bestimmte Dosierung einen gewünschten Effekt ohne vermeidbare Nebenwirkungen zu erzielen. Da der ausgelöste Effekt von der Konzentration am Wirkort abhängig ist, sollte eine Dosisangabe möglichst genau erfolgen, d.h. in Abhängigkeit vom Körpergewicht (z.B. mg/kg) oder von der Körperoberfläche (mg/m^2).
Bei Erwachsenen wird jedoch häufig ein Durchschnittsgewicht von 70kg für absolute Dosierungsangaben zugrunde gelegt.
Die therapeutische Breite gilt als Maß für die Sicherheit zwischen therapeutischer und toxischer Wirkung, d.h., ein Medikament ist umso ungefährlicher, je größer seine therapeutische Breite ist.
Für Medikamente mit geringer therapeutischer Breite eignet sich das sog. Drug Monitoring, d.h., die Dosis eines Pharmakons wird durch Messungen seiner Konzentration im Blut (therapeutischer Serumspiegel) modifiziert.

T 21.1.5 Elimination

Im Organismus existieren verschiedene Mechanismen, durch die ein Arzneistoff wieder aus dem Körper verschwindet: Bei der **Biotransformation** handelt es sich um biochemische Abbaureaktionen, z.B. Hydrolyse, Reduktion, Oxidation und Konjugation, die zum größten Teil im endoplasmatischen Retikulum der Leber über das Cytochrom P450 erfolgen.
Nach Resorption oral verabreichter Pharmaka sind diese bereits in der Darmwand bzw. bei der ersten Leberpassage über den Pfortaderkreislauf einer Metabolisierung ausgesetzt. Dieses Phänomen ist je nach Wirkstoff unterschiedlich stark ausgeprägt und wird als **First-pass-Metabolismus** bezeichnet.
Ein weiterer Eliminationsweg ist die **Exkretion**. Bei der **biliären Exkretion** werden Arzneistoffe oder deren Metabolite über die Gallenflüssigkeit via Darm ausgeschieden.
Die Ausscheidung über die Niere wird als **renale Exkretion** bezeichnet, sie ist abhängig vom Ausmaß der glomerulären Filtration, der tubulären Sekretion und der tubulären Reabsorption.
Die **Clearance** ist ein Maß für die Eliminationsleistung, mit der die Eliminationsgeschwindigkeit eines Pharmakons gemessen werden kann.
Bei der **Elimination nullter Ordnung** ist die pro Zeiteinheit ausgeschiedene Menge immer konstant und damit unabhängig von der jeweiligen Plasmakonzentration.
Die **Elimination erster Ordnung** bedeutet, dass die pro Zeiteinheit ausgeschiedene Menge proportional zur jeweiligen Plasmakonzentration ist, der zeitliche Verlauf der Plasmakonzentration lässt sich als Exponentialfunktion beschreiben.
Als **Halbwertszeit** (HWZ) bezeichnet man die Zeitspanne, in der die Wirkstoffkonzentration im Plasma um die Hälfte abgenommen hat. Eine konstante Halbwertszeit gibt es nur für Substanzen, die durch eine Kinetik erster Ordnung eliminiert werden. Häufig entstehen von verabreichten Wirkstoffen durch die o.g. Mechanismen pharmakologisch wirksame Metaboliten, deren Halbwertszeit sich oft von der Ausgangssubstanz unterscheidet.
Der **Qo-Wert** gibt den Anteil eines Pharmakons an, der bei normaler Nierenfunktion extrarenal eliminiert wird (**extrarenale Eliminationsfraktion**). Als Maß für die exkretorische Nierenfunktion gilt die glomeruläre Filtrationsrate (GFR), die eng mit der Kreatininclearance korreliert.
Die Kreatininclearance kann für jeden Menschen auf verschiedene Arten ermittelt werden, mittlerweile hat sich zur Abschätzung der **individuellen exkretorischen Nierenfunktion** (eGFR) die **Formel nach Levey** durchgesetzt, in die Alter, Serumkreatinin, Geschlecht und Rasse eingehen:

eGFR = 186 x Krea x Alter x (0.742 falls weiblich) x (1.210 falls Schwarzamerikaner)

Dies hat Bedeutung für die Stadieneinteilung der chronischen Niereninsuffizienz. Außerdem kann mit der eGFR und dem Qo-Wert die individuelle Eliminationskapaziät (Q) eines Patienten bezüglich eines bestimmten Arzneimittels errechnet werden (Formel nach Dettli):

$$Q = Qo + (1 - Qo) \times eGFR/100ml/min$$

Mithilfe des Q-Werts kann schließlich eine **Dosisanpassung bei Niereninsuffizienz (DANI)** errechnet werden. Entsprechend der folgenden Formel kann eine Dosisanpassung entweder durch eine **Erniedrigung der Erhaltungsdosis** oder durch eine **Verlängerung des Dosierungsintervalls** erfolgen:

$$Erhaltungsdosis_{NI} \;/\; Dosierungsintervall_{NI} = Q \times (Erhaltungsdosis_{N} \;/\; Dosierungsintervall_{N})$$

NI: für Patient mit Niereninsuffizienz; N für Nierengesunde; die Formel darf für einige Antibiotika mit kleinem Qo-Wert nicht angewandt werden (Amikacin, Amoxycillin, Ampicillin, Bacampicillin, Benzylpenicillin, Cefadroxil, Cefamandol, Ceftazidim, Ceftizoxim, Cefuroxim, Cephalexin, Cephazolin, Fosfomycin, Gentamicin, Latamoxef, Netilmicin, Spectinomycin, Streptomycin, Tobramycin).

T 21.1.6 Wechselwirkungen

Wechselwirkungen, auch Interaktionen genannt, bezeichnen die gegenseitige Beeinflussung von Wirkstoffen. Durch vielfältige Mechanismen kann die Wirkung eines Pharmakons durch ein zweites verstärkt, abgeschwächt, verlängert oder verkürzt werden. Interaktionen entstehen z.B. durch Hemmung oder Induktion des Metabolismus, wobei häufig das Monooxygenasesystem Cytochrom P450 (CYP) mit seinen Isoenzymen betroffen ist. Hierbei ist relevant, ob ein Pharmakon Substrat, Induktor oder Hemmer eines bestimmten CYP-Isoenzyms ist.

T 21.1.7 Unerwünschte Wirkungen

Unerwünschte Wirkungen (UW), auch Nebenwirkungen genannt, sind Wirkungen, die neben der Hauptwirkung eines Arzneimittels beobachtet werden. Sie können bedeutungslos oder gravierend sein, sie können dosisabhängig oder nicht dosisabhängig sein.
Bei der Pharmakotherapie ist die Kenntnis von Art und Häufigkeit unerwünschter Wirkungen essentiell zur Beurteilung einer Nutzen-Risiko-Relation. Die Arzneimittelhersteller sind verpflichtet, unerwünschte Wirkungen vorzugsweise mit Häufigkeitsangaben zu nennen.

T 21.1.8 Indikation

Indikation im pharmakologischen Sinn bedeutet, wenn für eine bestimmte Erkrankung eine medikamentöse Therapie angezeigt ist. Darf ein Medikament hingegen bei bestimmten Erkrankungen nicht eingesetzt werden, spricht man von Kontraindikation.

T 21.1.9 Schwangerschaft und Stillzeit

Schwangerschaft und Stillzeit gelten als besondere Situationen in der Pharmakotherapie.
Da eine Vielzahl von Arzneistoffen die Plazenta passieren bzw. in die Muttermilch übergehen, soll eine Pharmakotherapie nur bei strenger Indikationsstellung unter Abwägung des Risikos für Mutter und Kind erfolgen. Entsprechende Angaben zum Risiko sind in den Fachinformationen bzw. in den Beipackzetteln der Handelspräparate enthalten, des Weiteren sind in der Roten Liste Angaben zum embryotoxischen und teratogenen Risiko angegeben.
In den USA hat sich eine durchaus praxistaugliche Einteilung durchgesetzt, bei der 6 sog. Pregnancy Risk Categories (PRC) bzw. 3 Kategorien zum Risiko in der Stillzeit (Lact) unterschieden werden *(s. Umschlaginnenseite)*.

T 21.1.10 Verschreibungspflicht

In Deutschland regelt das Arzneimittelgesetz (AMG), ob ein Medikament **verschreibungspflichtig** (Rp) ist, d.h., es ist ein ärztliches Rezept für den Einsatz erforderlich.
Arzneimittel, die nicht verschreibungspflichtig sind, aber nur über Apotheken verkauft werden dürfen, werden als **apothekenpflichtig** bezeichnet, hierfür wurde aus dem angloamerikanischen Sprachgebrauch die Abkürzung OTC ("over the counter") übernommen.
Während für nahezu alle verschreibungspflichtigen Medikamente die Kosten von der gesetzlichen Krankenkasse (GKV) in Deutschland übernommen werden, müssen apothekenpflichtige Medikamente größtenteils vom Patienten selbst bezahlt werden.

Diesbezüglich existieren folgende Ausnahmeregelungen: Apothekenpflichtige, nichtverschreibungspflichtige Arzneimittel sind ausnahmsweise erstattungsfähig, wenn die Arzneimittel bei der Behandlung schwerwiegender Erkrankungen als Therapiestandard gelten = **OTC-Ausnahmeliste** (www.kbv.de/themen/6473.html). Ausgeschlossen von der Erstattung durch die GKV sind andererseits verschreibungspflichtige Medikamente, deren Anwendung zur Erhöhung der Lebensqualität dient, sog. **Lifestyle-Arzneimittel** (Rp-L!).

T 21.2 Dosisanpassung bei Niereninsuffizienz

T 21.2.1 Chronische Niereninsuffizienz

Eine chronische Niereninsuffizienz ist eine über längere Zeit (Jahre) bestehende, meist irreversible Einschränkung der exkretorischen Nierenfunktion.

T 21.2.2 Glomeruläre Filtrationsrate

Die GFR ist die Produktionsrate von Primärharn, also das pro Zeiteinheit in den Nierenglomerulie filtrierte Flüssigkeitsvolumen. Die GFR ist ein **Maß für die exkretorische Nierenfunktion**.

Die GFR ist geschlechtsabhängig: **Mann: ~125 ml/min; Frau: ~110 ml/min**

Bei den folgenden Überlegungen und Berechnungen wird eine durchschnittliche normale GFR, GFR_N von 100 ml/min zugrunde gelegt.

T 21.2.3 Estimated GFR

Da die individuelle GFR nicht direkt gemessen werden kann, **muss** die GFR geschätzt werden (estimated GFR = eGFR). Die Bestimmung der eGFR erfolgt mithilfe von Substanzen, die ausschließlich glomerulär filtriert, also nicht tubulär resorbiert, sezerniert oder metabolisiert werden, z.B. Inulin, Kreatinin.

Die **Kreatininclearance** wurde früher als Schätzmaß für die GFR herangezogen, entweder ermittelt mit der Sammelurinmethode oder berechnet anhand der Cockroft-Gault-Formel.
Die **renale Clearance** (Klärfähigkeit) bezeichnet das Plasmavolumen, das renal pro Zeiteinheit von einer bestimmten Substanzmenge vollständig befreit wird.

Inzwischen erfolgt die Abschätzung der GFR und damit die Abschätzung der exkretorischen Nierenfunktion mit der genaueren sog. verkürzten **MDRD-Formel** (nach Levey), und zwar nur noch unter Zuhilfenahme des Serumkreatininwerts und Berücksichtigung von Alter, Geschlecht und Ethnizität des Patienten:

$$eGFR = 186 \times Cr^{-1{,}154} \times Alter^{-0{,}203} \times (0{,}742 \text{ falls weiblich}) \times (1{,}210 \text{ falls Afroamerikaner})$$

(Simplified 4-variable MDRD study formula)
Cr ist der Serumkreatininwert in mg/100ml, Alter in Jahren.

T 21.2.4 Stadien der chronischen Niereninsuffizienz

Die chronische Niereninsuffizienz kann anhand der eGFR (geschätzte glomeruläre Filtrationsrate) in Stadien eingeteilt werden.

Stadium I	GFR > 90 ml/min
Stadium II	GFR 60–89 ml/min
Stadium III	GFR 30–59 ml/min
Stadium IV	GFR 15–29 ml/min
Stadium V	GFR < 15 ml/min

T 21.2.5 Elimination von Arzneimitteln

Arzneimittel werden eliminiert durch Metabolisierung (v.a. in der Leber), unveränderte extrarenale Ausscheidung und unveränderte renale Ausscheidung.
Die sog. totale Arzneimittelclearance entspricht der Summe der extrarenalen (v.a. hepatischen) und der renalen Clearance.

Qo ist dabei die extrarenale Elliminationsfraktion, also der extrarenal ausgeschiedene bioverfügbare Dosisanteil bei normaler Nierenfunktion.

1 - Qo ist die renale Eliminationsfraktion, also der bioverfügbare Dosisanteil bei normaler Nierenfunktion, der in aktiver Form renal eliminiert wird.
Der Anteil der Niere an der Gesamtclearance eines Arzneimittels (renale Eliminationsfraktion 1 - Qo) ist substanzspezifisch.

T 21.2.6 Individuelle Eliminationskapazität (in %)

Bei Niereninsuffizienz kann nun bei Kenntnis der eGFR anhand der extrarenalen Eliminationsfraktion Qo die **individuelle Eliminationskapazität Q** (nach Dettli) für ein bestimmtes Arzneimittel errechnet werden (Dettli-Formel):

$$Q = Qo + (eGFR / 100 \text{ ml/min}) \times (1 - Qo)$$

Q beim jungen, nierengesunden Patienten ist also 1.0.

Qo = extrarenale Eliminationsfraktion bei normaler Nierenfunktion
eGFR in ml/min
100 ml/min ist die GFR_N, also die GFR für den Normalfall.

T 21.2.7 Dosisanpassung bei Niereninsuffizienz

Bei Kenntnis der individuellen Eliminationskapazität Q eines Patienten bezüglich eines bestimmten Arzneimittels kann dann eine Dosisanpassung bei Niereninsuffizienz (DANI) erfolgen.
Die Loading Dose bleibt dabei unverändert. Es wird gemäß folgender Formel entweder die Erhaltungsdosis und/oder das Dosierungsintervall verändert.

$$\text{Erhaltungsdosis}_{NI} / \text{Dosierungsintervall}_{NI} = Q \times (\text{Erhaltungsdosis}_N / \text{Dosierungsintervall}_N)$$

NI für Patient mit Niereninsuffizienz, N für Nierengesunde

Dettli-Regel 1: Erniedrigung der Erhaltungsdosis des Arzneimittels um den Faktor der individuellen Ausscheidungskapazität Q **oder**
Dettli-Regel 2: Verlängerung des Dosierungsintervalls um den Faktor 1/individuelle Ausscheidungskapazität Q **oder**
Kombination von Dettli-Regel 1 und Dettli-Regel 2

T 21.3 Arzneistoffe und andere Xenobiotika, die über Enzyme des Zytochrom-P450-Systems verstoffwechselt werden oder sie beeinflussen[a]

CYP1A2

Ind Carbamazepin, Omeprazol, Phenobarbital, Phenytoin, Rifampin, Ritonavir; Rauchen, über Holzkohle gegrilltes Fleisch[b], Kreuzblütengewächse

Inh Amiodaron, Azithromycin, Cimetidin, Clarithromycin, Erythromycin, Fluoxetin, Fluvoxamin, Gyrasehemmstoffe[c], Interferon (?), Isoniazid, Methoxsalen, Mibefradil, Nefazodon; Grapefruitsaft (Naringenin), Ticlopidin, Troleandomycin

Sub Aminophyllin, Amitriptylin, Betaxolol, Chlorpromazin, Clomipramin, Clopidogrel (Nebenweg), Clozapin, Coffein, Fluvoxamin, Haloperidol, Imipramin, Methadon, Metoclopramid, Olanzapin, Ondansetron, Paracetamol (Acetaminophen), Phenacetin, Phenazon (Antipyrin), Propranolol, Ropivacain, R-Warfarin, Tacrin, Tamoxifen, Theophyllin, Thioridazin, Trifluoperazin, Verapamil

CYP3A

Ind Carbamazepin, Dexamethason, Phenobarbital, Phenytoin, Prednison, Rifampicin, Rifapentin, Somatotropin, Troglitazon

Inh Antidepressiva[d], Azolantimykotika[e], Cimetidin[f], Ciprofloxacin, Clarithromycin, Diltiazem, Erythromycin, Fluoxetin, Fluvoxamin, Isoniazid, Metronidazol, Nefazodon, Omeprazol, Propoxyphen, Proteaseinhibitoren[g], Quinupristin/Dalfopristin, Troleandomycin, Verapamil; Grapefruitsaft, Sevilla-Orangen

CYP3B

Sub Alfentanil, Amiodaron, Amitriptylin, Astemizol, Benzodiazepine[h], Budesonid, Bupropion, Buspiron, Carbamazepine, Cerivastatin, Chinidin, Cisaprid, Clarithromycin, Clomipramin, Clopidogrel, Cocain, Codein, Coffein, Cortisol, Cyclosporin, Dapson, Delavirdin, Dexamethason, Dextromethorphan, Diazepam, Dihydroepiandrosteron (DHEA), Dihydroergotamin (DHE), Dihydropyridine[i], Diltiazem, Disopyramid, Donepezil, Doxycyclin, Efavirenz, Erythromycin, Estradiol, Ethinylestradiol, Fluoxetin, Fluvastatin, Gestoden, Glyburid, Imipramin, Ketoconazol, Lansoprazol, Lidocain, Loratadin, Losartan, Lovastatin, Methadon, Miconazol, Nefazodon, Nevirapin, Norethindron, Omeprazol, Ondansetron, Orphenadrin, Paclitaxel, Paracetamol (Acetaminophen), Paroxetin, Progesteron, Propafenon, Proteaseinhibitoren, Quetiapin, Rapamycin, Repaglinid, Rifampin, Ropivacain, R-Warfarin, Sertralin, Sibutramin, Sildenafil, Simvastatin, Sirolimus, Sufentanil, Sulfamethoxazol, Tacrolimus, Tamoxifen, Terfenadin, Testosteron, Theophyllin, Toremifen, Trazodon, Troleandomycin, Venlafaxin, Verapamil, Vinblastin, Zaleplon, Zolpidem, Zopiclon

CYP2C9

Ind Carbamazepin, Ethanol, Phenytoin, Rifampin

Inh Amiodaron, Azolantimykotika, Clopidogrel, Fluoxetin, Fluvastatin, Fluvoxamin, Isoniazid, Leflunomid[j], Lovastatin, Metronidazol, Paroxetin, Phenylbutazon, Probenecid (?), Ritonavir, Sertralin, Sulfamethoxazol, Sulfaphenazol, Teniposid, Trimethoprim, Zafirlukast

Sub Amitriptylin, Cerivastatin, D9-Tetrahydrocannabinol, Diclofenac, Fluoxetin, Fluvastatin, Hexobarbital, Ibuprofen, Irbesartan, Losartan, Naproxen, Phenprocoumon, Phenytoin, Piroxicam, S-Warfarin, Tamoxifen, Tolbutamid, Torasemid, Trimethadion

CYP2C19	
Ind	Piroxicam, Rifampin
Inh	Cimetidin, Felbamat, Fluoxetin, Fluvoxamin, Indometacin, Isoniazid, Ketoconazol, Lansoprazol, Modafinil, Omeprazol, Paroxetin, Probenecid (?), Ritonavir, Sertralin, Telmisartan, Ticlopidin, Topiramat
Sub	Amitriptylin, Citalopram, Clomipramin, Diazepam, Flunitrazepam, Imipramin, Lansoprazol, Naproxen, Omeprazol, Propranolol, S-Mephenytoin
CYP2D6	
Ind	Schwangerschaft
Inh	Amiodarone, Amitriptylin, Chinidin, Cimetidin, Clomipramin, Diphenhydramin, Fluoxetin, Fluphenazin, Fluvoxamin, Haloperidol, Nefazodon, Paroxetin, Perphenazin, Ritonavir, Sertralin, Thioridazin, Ticlopidin, Venlafaxin
Sub	4-Methoxy-Amphetamin, Amitriptylin, Betaxolol, Carvedilol, Clomipramin, Clozapin, Codein, Debrisoquin, Desipramin, Dextromethorphan, Donepezil, Doxepin, Encainid, Flecainid, Fluoxetin, Guanoxan, Haloperidol, Hydrocodon, Imipramin, Methadon, Metoprolol, Mexiletin, Nebivolol, Nortriptylin, Olanzapin, Ondansetron, Orphenadrin, Oxycodon, Paroxetin, Penbutolol, Perphenazin, Phenformin, Pindolol, Propafenon, Propoxyphen, Propranolol, Risperidon, Selegilin, Sertralin, Spartein, Thioridazin, Timolol, Tramadol, Trazodon, Venlafaxin
CYP2E1	
Ind	Ethanol, Isoniazid[k], Ritonavir
Inh	Cimetidin, Disulfiram, Isoniazid[k]; Brunnenkresse
Sub	Chlorzoxazon, Coffein, Dapson (N-Oxidation), Dextromethorphan, Enfluran, Ethanol (Nebenweg), Halothan, Paracetamol (Acetaminophen), Theophyllin, Venlafaxin

Sub = Substrat; Ind = Induktor; Inh = Inhibitor

[a] Haupt- und/oder Nebenwege des Stoffwechsels des jeweiligen Substrats
[b] Neben CYP1A2 weitere Enzyme beteiligt
[c] Ciprofloxacin, Enoxacin, Grepafloxacin, Norfloxacin, Ofloxacin, Lomefloxacin, Pipemidsäure
[d] Nefazodon, Fluvoxamin, Fluoxetin, Sertralin, Paroxetin, Venlafaxin
[e] Ketoconazol, Itraconazol, Fluconazol
[f] Hemmt nicht alle CYP3A-Substrate, keine Hemmung des Stoffwechsels von Terfenadin
[g] Ritonavir, Saquinavir, Indinavir, Nelfinavir
[h] Alprazolam, Clonazepam, Diazepam, Midazolam, Triazolam
[i] Nifedipin, Felodipin, Nicardipin, Nisoldipin
[j] Der aktive Metabolit von Leflunomid hemmt CYP2C9
[k] INH hat eine biphasische Wirkung auf CYP2E1 (Hemmung-Induktion), was einige Interaktionen INH erklärt

T 21.4 Häufige Phytotherapeutika

Wirkstoff	Handelsname	Indikation/Wirkung
Bärentraubenblätterextrakt	**Cystinol akut**	Zystitis
Baldrian- und Hopfenextrakt	**Alluna Nacht, Luvased**	Unruhe, Schlafstrg.
Baldrian- und Passionsblumenextrakt	**Alluna Tag**	Unruhezustände
Brennnesselwurzelextrakt	**Bazoton uno**	Prostatahyperplasie
Campher- und Crataegusextrakt	**Korodin**	Herzinsuffizienz, Hypotonie
Cimicifugaextrakt	**Remifemin, Cimicifuga-ratioph.**	Klimakterische Beschwerden
Cineol, Myrtol	**Gelomyrtol**	Bronchitis, Sinusitis
Echinacea	**Contramutan, Echinacea ratioph., Echinacin**	Immunstimulanz
Efeublätterextrakt	**Hedelix, Prospan**	Husten, Bronchitis
Eisenhut, Mercurius cyanatus und Atropin	**Meditonsin**	Grippale Infekte
Enterococcus-faecalis-Autolysat	**Symbioflor**	Immunstimulanz
Ginkgo biloba	**Gingium, Ginkobil, Ginkobil-ratioph., Kaveri, Rökan, Tebonin**	Periphere und zentrale Durchblutungsstrg.
Johanniskrautextrakt	**Felis, Jarsin, Johanniskraut-ratioph., Hyperimerck, Remotiv**	Psychovegetative Strg., depressive Verstimmung, Angst, nervöse Unruhe
Johanniskraut- und Baldrianextrakt	**Sedariston**	Unruhe- und Angstzustände
Kamillenblütenextrakt	**Kamillosan**	Entzündliche Erkrankungen der Haut und Schleimhäute, Magen-Darm-Strg.
Kürbissamen	**Granufink**	Kräftigung der Blasenfunktion
Mistelextrakt	**Iscador**	Malignome

Wirkstoff	Handelsname	Indikation/Wirkung
Pfefferminzöl	**Medacalm**	Reizdarm
Pflanzenextrakte, diverse	**Iberogast**	Funktionelle Magen-Darm-Strg.
	Miroton	Funktionelle Herzbeschwerden, Hypotonie
	Monapax	Husten, Bronchitis
	Sinupret	Sinusitis
	Viburcol	Unruhezustände (Kinder), Adjuvans bei Infektionen
Primelwurzel- und Thymianextrakt	**Sinuforton, Thymian-ratioph.**	Sinusitis
Rosskastanienextrakt	**Aescusan, Venostasin, Venentabs retard-ratioph.**	Venenleiden
Rutosid	**Venoruton**	Venenleiden
Sägepalmenfruchtextrakt	**Prostagutt, Prostess, Serenoa, Sita, Talso**	Prostatahypertrophie
Schöllkrautextrakt	**Panchelidon, Schöllkraut-ratioph.**	Spasmen der Gallenwege und des Magen-Darm-Trakts
Thymian-, Spitzwegerich-Primelwurzelextrakt	**Bronchicum**	Husten, Bronchitis
Weißdornblätterextrakt	**Crataegutt, Weißdorn-ratioph.**	Herzinsuffizienz
Zitterpappel-, Eschen- und Goldrutenkrautextrakt	**Phytodolor**	Rheumatische Erkrankungen, Neuralgien

T 21.5 Berechnung der Körperoberfläche

Tabelle zur Bestimmung der Körperoberfläche in m² (nach der Formel von DuBois u. DuBois)

Gewicht kg	KG 60cm	70cm	80cm	90cm	100cm	110cm	120cm	130cm
15	0,44	0,49	0,54	0,59	0,64	0,69	0,73	0,77
17,5	0,47	0,53	0,58	0,63	0,68	0,73	0,78	0,83
20	0,50	0,56	0,62	0,67	0,72	0,78	0,83	0,87
22,5	0,53	0,59	0,65	0,70	0,76	0,81	0,87	0,92
25	0,55	0,61	0,68	0,74	0,80	0,85	0,91	0,96
27,5	0,57	0,64	0,70	0,77	0,83	0,89	0,95	1,00
30	0,59	0,66	0,73	0,80	0,86	0,92	0,98	1,04
32,5	0,61	0,69	0,76	0,82	0,89	0,95	1,01	1,08
35	0,63	0,71	0,78	0,85	0,92	0,98	1,05	1,11
37,5	0,65	0,73	0,80	0,88	0,94	1,01	1,08	1,14
40	0,67	0,75	0,83	0,90	0,97	1,04	1,11	1,17
42,5	0,69	0,77	0,85	0,92	1,00	1,07	1,14	1,21
45	0,70	0,79	0,87	0,95	1,02	1,09	1,17	1,23
47,5	0,72	0,81	0,89	0,97	1,04	1,12	1,19	1,26
50	0,74	0,82	0,91	0,99	1,07	1,14	1,22	1,29
52,5	0,75	0,84	0,93	1,01	1,09	1,17	1,24	1,32
55	0,77	0,86	0,95	1,03	1,11	1,19	1,27	1,34
57,5	0,78	0,87	0,96	1,05	1,13	1,21	1,29	1,37
60	0,80	0,89	0,98	1,07	1,15	1,24	1,32	1,40
62,5	0,81	0,91	1,00	1,09	1,17	1,26	1,34	1,42
65	0,82	0,92	1,02	1,11	1,19	1,28	1,36	1,44
67,5	0,84	0,94	1,03	1,12	1,21	1,30	1,38	1,47
70	0,85	0,95	1,05	1,14	1,23	1,32	1,41	1,49
75	0,88	0,98	1,08	1,18	1,27	1,36	1,45	1,53
80	0,90	1,01	1,11	1,21	1,30	1,40	1,49	1,58
85	0,92	1,03	1,14	1,24	1,34	1,43	1,53	1,62
90	0,95	1,06	1,17	1,27	1,37	1,47	1,56	1,66
95	0,97	1,08	1,19	1,30	1,40	1,50	1,60	1,70
100	0,99	1,11	1,22	1,33	1,43	1,54	1,64	1,73
105	1,01	1,13	1,24	1,36	1,46	1,57	1,67	1,77
110	1,03	1,15	1,27	1,38	1,49	1,60	1,70	1,81
115	1,05	1,17	1,29	1,41	1,52	1,63	1,74	1,84
120	1,07	1,20	1,32	1,43	1,55	1,66	1,77	1,87
125	1,09	1,22	1,34	1,46	1,58	1,69	1,80	1,91
130	1,11	1,24	1,36	1,48	1,60	1,72	1,83	1,94
135	1,12	1,26	1,39	1,51	1,63	1,74	1,86	1,97
140	1,14	1,28	1,41	1,53	1,65	1,77	1,89	2,00
145	1,16	1,30	1,43	1,56	1,68	1,80	1,92	2,03
150	1,18	1,31	1,45	1,58	1,70	1,82	1,94	2,06

Gewicht kg KG	140cm	150cm	160cm	170cm	180cm	190cm	200cm	210cm
15	0,82	0,86	0,90	0,94	0,98	1,02	1,06	1,10
17,5	0,87	0,92	0,96	1,00	1,05	1,09	1,13	1,17
20	0,92	0,97	1,02	1,06	1,11	1,15	1,20	1,24
22,5	0,97	1,02	1,07	1,12	1,16	1,21	1,26	1,30
25	1,01	1,07	1,12	1,17	1,22	1,27	1,31	1,36
27,5	1,06	1,11	1,16	1,22	1,27	1,32	1,37	1,42
30	1,10	1,15	1,21	1,26	1,32	1,37	1,42	1,47
32,5	1,13	1,19	1,25	1,31	1,36	1,42	1,47	1,52
35	1,17	1,23	1,29	1,35	1,40	1,46	1,52	1,57
37,5	1,21	1,27	1,33	1,39	1,45	1,50	1,56	1,62
40	1,24	1,30	1,37	1,43	1,49	1,55	1,61	1,66
42,5	1,27	1,34	1,40	1,46	1,53	1,59	1,65	1,71
45	1,30	1,37	1,44	1,50	1,56	1,63	1,69	1,75
47,5	1,33	1,40	1,47	1,53	1,60	1,66	1,73	1,79
50	1,36	1,43	1,50	1,57	1,63	1,70	1,76	1,83
52,5	1,39	1,46	1,53	1,60	1,67	1,74	1,80	1,87
55	1,42	1,49	1,56	1,63	1,70	1,77	1,84	1,90
57,5	1,45	1,52	1,59	1,66	1,73	1,80	1,87	1,94
60	1,47	1,55	1,62	1,69	1,77	1,84	1,91	1,98
62,5	1,50	1,58	1,65	1,72	1,80	1,87	1,94	2,01
65	1,52	1,60	1,68	1,75	1,83	1,90	1,97	2,04
67,5	1,55	1,63	1,71	1,78	1,86	1,93	2,00	2,08
70	1,57	1,65	1,73	1,81	1,89	1,96	2,04	2,11
75	1,62	1,70	1,78	1,86	1,94	2,02	2,10	2,17
80	1,66	1,75	1,83	1,92	2,00	2,08	2,15	2,23
85	1,71	1,79	1,88	1,97	2,05	2,13	2,21	2,29
90	1,75	1,84	1,93	2,01	2,10	2,18	2,27	2,35
95	1,79	1,88	1,97	2,06	2,15	2,23	2,32	2,40
100	1,83	1,92	2,02	2,11	2,20	2,28	2,37	2,45
105	1,87	1,96	2,06	2,15	2,24	2,33	2,42	2,51
110	1,91	2,00	2,10	2,19	2,29	2,38	2,47	2,56
115	1,94	2,04	2,14	2,23	2,33	2,42	2,51	2,60
120	1,98	2,08	2,18	2,28	2,37	2,47	2,56	2,65
125	2,01	2,11	2,22	2,32	2,41	2,51	2,60	2,70
130	2,05	2,15	2,25	2,35	2,45	2,55	2,65	2,74
135	2,08	2,18	2,29	2,39	2,49	2,59	2,69	2,79
140	2,11	2,22	2,33	2,43	2,53	2,63	2,73	2,83
145	2,14	2,25	2,36	2,47	2,57	2,67	2,77	2,87
150	2,17	2,28	2,39	2,50	2,61	2,71	2,81	2,92

Normogramm zur Bestimmung der Körperoberfläche in m²

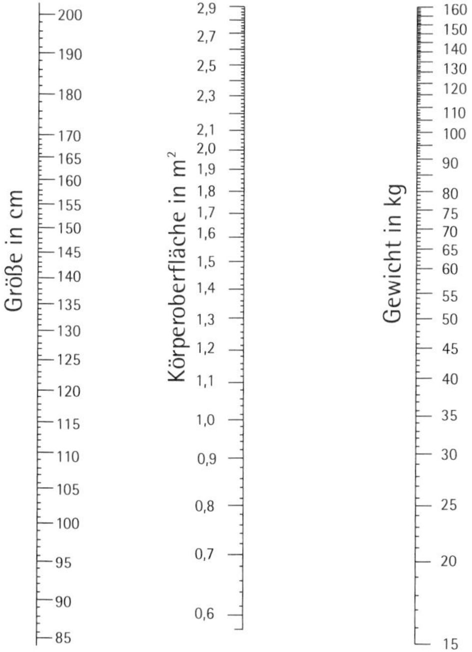

Formel: KOF (m²) = (Gewicht [kg]) x 0,425 x (Körpergröße [cm]) x 0,725/139,32

Quelle: DuBois D, DuBois EF: A formula to estimate the approximate surface area if height and weight be known. Arch Intern Med 1916;17:863

Modifizierte Formel: KOF = Wurzel (Größe [cm] x Gewicht [kg]/3600)
Quelle: Mosteller RD: Simplified calculation of body-surface area. NEJM 1987;317:1098-9

T 21.6 Doping

T 21.6.1 Verbotene Arzneimittel im Sport

Die Einnahme verbotener Medikamente im Sport wird als Doping bezeichnet.
Die World Anti-Doping Agency (WADA) definiert Doping als das Auftreten eines Verstoßes gegen die Anti-Doping-Regeln. Dazu gehören u.a. das Vorhandensein eines verbotenen Wirkstoffs, seiner Stoffwechselprodukte oder Marker im Körpergewebe oder in einer Körperflüssigkeit eines Sportlers sowie die Anwendung oder der Versuch der Anwendung eines verbotenen Wirkstoffs oder einer verbotenen Methode und der Verstoß gegen das Meldesystem (Whereabouts).
Im Arzneimittelgesetz wird Doping seit dem 11.09.1998 als Straftatbestand genannt.
In § 6a „Verbot von Arzneimitteln zu Dopingzwecken im Sport" heißt es: Es ist verboten, Arzneimittel zu Dopingzwecken im Sport in den Verkehr zu bringen, zu verschreiben, bei anderen anzuwenden oder in nicht geringen Mengen zu besitzen.

Zur Aufnahme in die WADA-Liste der verbotenen Wirkstoffe und Methoden müssen 2 der 3 folgenden Kriterien erfüllt sein:
(1) Die sportliche Leistung kann gesteigert werden,
(2) Es besteht ein gesundheitliches Risiko für den Sportler und/oder
(3) Es liegt ein Verstoß gegen den Geist des Sports vor.

Die aktuelle Liste der WADA (gültig ab 01.01.2011) umfasst:
Anabole Wirkstoffe, Stimulanzien, Narkotika, Peptidhormone, Wachstumsfaktoren, Beta-2-Agonisten, Hormonantagonisten und -Modulatoren, Diuretika, Maskierungsmittel, Cannabinoide (THC) und Glukokortikoide. Alkohol und Betablocker sind sportartspezifisch verboten. Zu den verbotenen Methoden zählen Maßnahmen zur Erhöhung des Sauerstofftransfers, chemische und physikalische Manipulationen an Blut oder Urin und Gendoping.

Kritische Wirkstoffe sind mit einer Hand (✋) gekennzeichnet.
Die Einhaltung der Verbote wird durch Kontrollen nach Wettkämpfen und außerhalb von Wettkämpfen (sog. Trainingskontrollen) überprüft.

Die WADA hat im International Standard for Therapeutic Use Exemptions (TUE) festgeschrieben, unter welchen Bedingungen der Einsatz von verbotenen Wirkstoffen zur ärztlichen Behandlung erfolgen kann (www.wada-ama.org).
Der internationale Standard für TUE enthält Kriterien für die Beurteilung, die Weitergabe der Informationen, die Zusammensetzung der Ärztegruppe (TUEC = Therapeutic Use Exemption Committee) und den Anerkennungsprozess.
Formulare und weitere Informationen unter **www.nada-bonn.de**

T 21.6.2 Liste der nach WADA verbotenen Wirkstoffe

Anabole Wirkstoffe

Wirkstoff	Einsatzgebiet	Verweis
Danazol	Endometriose	
Clenbuterol	Asthmamittel	→94
DHEA	M. Addison	
Testosteron	Androgene	→138

Exogene androgene anabole Steroide (Auswahl von Bsp.) →138

1-Androstendiol, 1-Androstendion, 1-Testosteron, 4-Hydroxytestosteron, 19-Norandrostenedion, Bolandiol, Bolasteron, Boldenon, Boldion, Calusteron, Clostebol, Dehydrochloromethyltestosteron, Desoxymethyltestosteron, Drostanolon, Ethylestrenol, Fluoxymesteron, Formebolon, Furazabol, Gestrinon, Mestanolon, Mesterolon, Metenolon, Methandienon, Methandriol, Methasteron, Methyl-1-Testosteron, Methyldienolon, Methylnortestosteron, Methyltestosteron, Methyltrienolon, Miboleron, Nandrolon, Norboleton, Norclostebol, Norethandrolon, Oxabolon, Oxandrolon, Oxymesteron, Oxymetholon, Prostanozol, Quinbolon, Stanozolol, Stenbolon, Tetrahydrogestrinon, Trenbolon und andere Wirkstoffe mit ähnlicher chemischer Struktur oder ähnlichen biologischen Wirkungen

Endogene androgene anabole Steroide →138

Androstenediol, Androstenedion, Dihydrotestosteron, Epitestosteron, Prasteron, Testosteron sowie Metaboliten und Isomere

TUE: Der Einsatz verbotener Wirkstoffe, um erniedrigte Spiegel von endogenen Hormonen anzuheben, ist nicht als akzeptable therapeutische Maßnahme anzusehen.

In Deutschland nicht mehr im Handel: Dianabol® (Metandionon), Megagrisivit® (Clostebol), Oral-Turinabol® (Dehydromethyltestosteron), Primobolan® (Metenolon), Proviron® (Mesterolon)

Andere anabole Wirkstoffe

Clenbuterol, selektive Androgenrezeptor-Modulatoren (SARMs), Tibolon, Zeranol, Zilpaterol

Stimulanzien

Wirkstoff	Einsatzgebiet	Verweis
Amfepramon	Gewichtsreduktion	→136
Amphetamin		
Amfetaminil	Psychostimulanz	
Cocain		
Ephedrin		
Etilefrin	Hypotonie	→65
Methylpenidat	ADHS	→243
Modafinil	Narkolepsie	→244
Norfenefrin	Hypotonie	
Orciprenalin	Asthma bronchiale, COPD	→94
Pemolin	ADHS	
Pholedrin		
Selegilin		→216

Weitere Wirkstoffe dieser Gruppe (Auswahl von Bsp.)

4-Phenylpiracetam (Carphedon), Adrafinil, Adrenalin, Amiphenazol, Benzphetamin, Bromantan, Cathin, Clobenzorex, Cropropamid, Crotetamid, Cyclazodon, Dimethylamphetamin, Etamivan, Etilamphetamin, Famprofazon, Fenbutrazat, Fencamfamin, Fencamin, Fenetyllin, Fenfluramin, Fenproporex, Furfenorex, Heptaminol, Isomethepten, Levmethamfetamin, Meclofenoxat, Mefenorex, Mephentermin, Mesocarb, Methamphetamin (D-), Methylendioxyamphetamin, Methylendioxymethamphetamin, Methylephedrin, Nikethamid, Norfenfluramin, Octopamin, Ortetamin, Oxilofrin, Parahydroxyamphetamin, Pentetrazol, Phendimetrazin, Phenmetrazin, Phenpromethamine, Phentermin, p-Methylamphetamin, Prolintan, Propylhexedrin, Sibutramin, Strychnin, Tuaminoheptan und andere Wirkstoffe mit ähnlicher chemischer Struktur oder ähnlichen biologischen Wirkungen.

TUE: Behandlung von ADHS mit Methylphenidat
In Deutschland nicht mehr im Handel: Captagon® (Fenetyllin), Micoren® (Cropropamid, Crotetamid), Katovit® (Prolintan), Pervitin® (Methamphetamin), Preludin® (Phentermin)

Peptidhormone, Wachstumsfaktoren und verwandte Wirkstoffe

Wirkstoff	**Verweis**
Erythropoetin (EPO)	→79
Wachstumshormon (hGH)	
Somatomedin C (IGF-1)	
Gonadotropine (LH, HCG), (verboten nur bei Männern)	
Insulin	→123
Kortikotropine (ACTH)	→141

Hormonantagonisten und Modulatoren

Aromatasehemmer →279	Anastrozol, Letrozol, Aminogluthetimid, Exemestan, Formestan, Testolacton
Selektive Östrogenrezeptoren-modulatoren (SERMs) →279	Raloxifen, Tamoxifen, Toremifen
Andere antiöstrogene Wirkstoffe	Clomifen, Cyclofenil, Fulvestrant, Myostatinhemmer

Beta-2-Agonisten →94

Für den Einsatz von Beta-2-Agonisten bedarf es einer **TUE**.

Zum Einsatz der Beta-2-Agonisten Salbutamol und Salmeterol und der Glukokortikoide zur Inhalation bedarf es nur einer Anzeige.

Clenbuterol ist wegen seiner möglichen anabolen Wirkung grundsätzlich von einer Freistellung ausgeschlossen.

Betablocker →38

Bei Sportarten, deren Leistung vorwiegend durch koordinative, konzentrative und psychische Faktoren begrenzt sind, können Betablocker die überschießenden Herz-Kreislauf-Reaktionen und die allgemeinen Symptome wie Schwitzen und Tremor dämpfen. Betablocker →38 dürfen bei Wettkampfkontrollen nicht nachgewiesen werden.
Zu ihnen gehören u.a. Acebutolol, Alprenolol, Atenolol, Betaxolol, Bisoprolol, Bunolol, Carteolol, Carvedilol, Celiprolol, Esmolol, Labetalol, Levobunolol, Metipranolol, Metoprolol, Nadolol, Oxprenolol, Pindolol, Propranolol, Sotalol, Timolol.

Alle Betablocker sind in ausgewählten Sportarten verboten. Einige Beispiele: Bogenschießen, Kegeln, Luftsport, Motorsport, Schießen, Skispringen, Ringen.

Cave: Bei Patienten unter Betablockern kommt es v.a. im Ausdauerbereich zu einer metabolisch bedingten Leistungseinschränkung.

Narkotika →201

Narkotika dürfen bei Wettkampfkontrollen nicht nachgewiesen werden.
Die Liste ist geschlossen.
Buprenorphin, Dextromoramid, Diamorphin (Heroin), Fentanyl (auch Alfentanil, Sufentanil), Hydromorphon, Methadon, Morphin, Oxycodon, Oxymorphon, Pentazocin, Pethidin.
Der Einsatz von Lokalanästhetika unterliegt keinem Verbot.

Glukokortikoide →115

Die systemische Anwendung von Glukokortikoiden durch orale, rektale, intravenöse oder intramuskuläre Gabe ist nur im Wettkampf verboten, d.h., der verbotene Wirkstoff darf bei einer Wettkampfkontrolle nicht nachgewiesen werden. Es ist zu bedenken, dass die Nachweisbarkeit der unterschiedlichen Wirkstoffe und Zubereitungen Tage bis Wochen anhalten kann. Nach einer erforderlichen Notfallbehandlung ist eine entsprechende ärztliche Bescheinigung auszustellen und bei der NADA zu hinterlegen. Eine durchgehend erforderliche systemische Behandlung bedarf einer TUE wie z.B. bei Morbus Crohn. Die nichtsystemische Anwendung von Glukokortikoiden als Inhalation oder Injektionen unter sportorthopäd. Gesichtspunkten in die großen Gelenke, Sehnen- und Muskelansätze bedarf einer Anzeige. Der topische Einsatz an Auge, Haut, Mundhöhle, Nase, Ohren ist zulässig.

Diuretika und weitere Maskierungsmittel

Diuretika →53

Mit dem Verbot der Diuretika soll eine mögliche Manipulation bei der Urinabgabe verhindert werden. Über einen gezielten Einsatz von Diuretika und ausreichendes Trinken nach Wettkämpfen könnte ein geringer konzentrierter Urin produziert werden. Die analytischen Nachweismöglichkeiten wären dadurch möglicherweise erschwert.

Acetazolamid, Amilorid, Bumetanid, Cancrenon, Chlortalidon, Etacrynsäure, Furosemid, Indapamid, Metolazon, Spironolacton, Thiazide (z.B. Bendroflumethiazid, Chlorothiazid, Hydrochlorothiazide), Triamteren und andere Wirkstoffe mit ähnlicher chem. Struktur oder ähnlichen biol. Wirkungen.

Weitere Maskierungsmittel	
Desmopressin	
Probenecid (Urikosurika)	
Plasmaexpander	Albumin, Dextran, HES, Mannitol, Glycerol
Infusion	Ohne ärztliche Indikation (bei ärztlicher Indikation nachträgliche Anzeige erforderlich)

T 21.7 Betäubungsmittelverordnung

Die stark wirksamen Opioide unterliegen der Betäubungsmittel-Verschreibungsverordnung (BtMVV) und müssen auf besonderen Rezepten verordnet werden. Die Anschrift der Bundesopiumstelle lautet wie folgt:

Bundesinstitut für Arzneimittel und Medizinprodukte - Bundesopiumstelle
Kurt-Georg-Kiesinger-Allee 3
53175 Bonn

Bei Verschreibung für einen **Patienten (Substituenten)** oder den **Praxisbedarf** sind auf dem BtM-Rezept anzugeben:

- Der Name, der Vorname und die Anschrift (Straße, Hausnummer, Ortschaft) des Patienten, ggf. der Vermerk „Praxisbedarf" und das Ausstellungsdatum
- Die Arzneimittelbezeichnung, sofern dadurch das (die) verordnete(n) BtM nicht zweifelsfrei bestimmt ist (sind), zusätzlich die Gewichtsmenge(n) des (der) BtM je Packungseinheit(en), bei abgeteilten Zubereitungen je abgeteilte Form sowie die Darreichungsform(en), ggf. den Verdünnungsgrad
- Die Menge des Arzneimittels in g oder ml - Nominalgehalt -, die Stückzahl(en) der abgeteilten Form(en) - bei Ampullen, Suppositorien, Tabletten u.a. - z.B. Dolantin Inj.Lsg. 50mg Nr. 20 etc.
- Die Gebrauchsanweisung mit Einzel- und Tagesgabe; falls dem Patienten eine schriftliche Gebrauchsanweisung übergeben wurde, der Vermerk „gemäß schriftlicher Anwendung"
- Im Fall einer Verschreibung über einen Bedarf im Rahmen einer Substitution zusätzlich die Zahl der Anwendungstage
- Die zusätzliche Kennzeichnung bei einer Verschreibung für einen besonderen Einzelfall durch den Buchstaben A , im Zuge einer Substitution durch den Buchstaben S , für ein Kauffahrteischiff durch den Buchstaben K , in einem Notfall durch den Buchstaben N; (in den beiden zuletzt genannten Fällen sind diese Kennzeichnungen nur auf den nachträglich auszustellenden BtM-Rezepten vorzunehmen).
- Der Name des Verschreibenden, seine Berufsbezeichnung und Anschrift (Straße, Hausnummer, Ortschaft) sowie seine Telefonnummer
- Die Unterschrift des Verschreibenden, im Vertretungsfall darüber hinaus der Vermerk „i.V."
- In einem **Notfall** (d.h., wenn kein BtM-Rezept zur Verfügung steht) dürfen für einen Patienten - ausgenommen im Fall einer Substitution - oder einen Praxisbedarf BtM in einem zur Behebung des Notfalls erforderlichen Umfang auf einem **Normalrezept** verschrieben werden.

Bei Verschreibungen für einen **Stationsbedarf** oder eine Einrichtung des **Rettungsdienstes** sind auf dem (den) BtM-Anforderungsschein(en) anzugeben:

- Der Name oder die Bezeichnung und die Anschrift (Straße, Hausnummer, Ortschaft) der Einrichtung - ggf. ferner der Teileinheit bei einer gegliederten Einrichtung -, für die das (die) BtM bestimmt ist (sind)
- Das Ausstellungsdatum, die Bezeichnung des (der) BtM und dessen (deren) Menge(n)
- Name und Telefonnummer des Verschreibenden, Unterschrift des Verschreibenden

Betäubungsmittel-Rezept

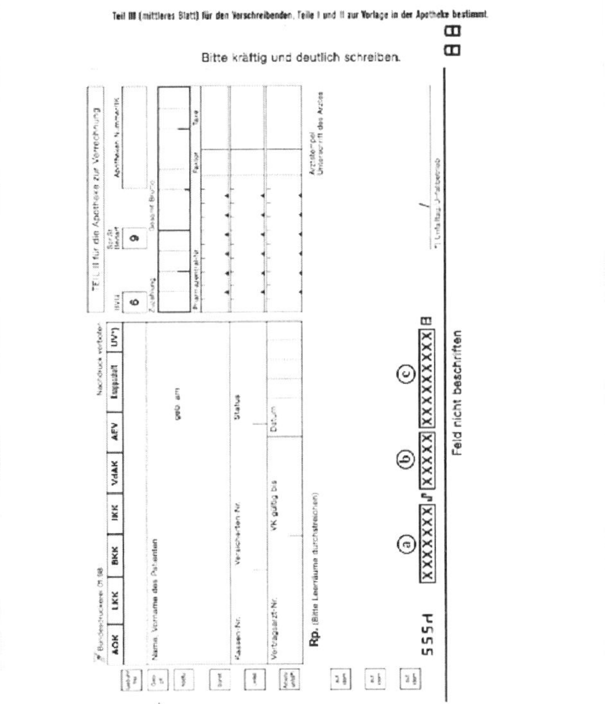

Die Abbildung zeigt eine Musterdarstellung eines Btm-Rezeptes.
Die Codierung der BtM-Rezepte lässt sich folgendermaßen entschlüsseln:

	a	b	c
555 rl	7-stellige BtM-Nummer	Technisches Datum	9-stellige Rezeptnummer

T 21.8 Meldung unerwünschter Arzneimittelwirkungen

Bitte melden Sie unbekannte, insbesondere schwerwiegende unerwünschte Arzneimittelwirkungen an das **Bundesinstitut für Arzneimittel und Medizinprodukte** (www.bfarm.de).
Das entsprechende Formular finden Sie hier abgedruckt und im Web unter **www.media4u.com**.

BERICHT ÜBER UNERWÜNSCHTE ARZNEIMITTELWIRKUNGEN (auch Verdachtsfälle)
Bundesinstitut für Arzneimittel und Medizinprodukte, Kurt-Georg-Kiesinger-Allee 3, 53175 Bonn, Tel.: 0228/207 30, FAX: 0228/207 5207

BfArM

Firmen Code Nr.	Pat. Init.	Geburtsdatum	Geschlecht	Größe	Gewicht	Schwangerschaftswoche
	N.name ☐ V.name ☐		m ☐ w ☐			

Beobachtete unerwünschte Wirkungen — aufgetreten am — Dauer

Arzneimittel / Darreichungsform	Tagesdosis	Applikation	gegeben von / bis	wegen (Indikation)
1 Chrg. Nr.				
2 Chrg. Nr.				
3 Chrg. Nr.				
4 Chrg. Nr.				

Vermuteter Zusammenhang mit Arzneimittel Nr. 1 2 3 4	dieses früher gegeben ja ☐ nein ☐	vertragen ja ☐ nein ☐	ggf. Reexposition neg. ☐ pos. ☐

Grunderkrankung: — Begleiterkrankungen:

Anamn. Besonderheiten: Nikotin ☐ Alkohol ☐ Kontrazeptiva ☐ Schrittmacher ☐
Implantate ☐ Strahlentherapie ☐ physikal. Therapie ☐ Diät ☐ Allergien* ☐
Stoffwechseldefekte ☐ Arzneimittelabusus* ☐ Sonstige ☐
weitere Erläuterungen

Veränderung von Laborparametern in Zusammenhang mit der unerwünschten Arzneimittelwirkung (ggf. Befund beifügen)

Verlauf der Therapie der unerwünschten Arzneimittelwirkung — lebensbedrohend ja ☐ nein ☐

Ausgang der unerwünschten Arzneimittelwirkung
wiederhergestellt ☐ bleibender Schaden ☐ noch nicht wiederhergestellt ☐ unbekannt ☐
Exitus ☐ Sektion ja ☐ nein ☐ (ggf. Befund beifügen)
Todesursache

Beurteilung des Kausalzusammenhanges: gesichert ☐ wahrscheinlich ☐ möglich ☐ unwahrscheinlich ☐ unbeurteilt ☐ nicht zu beurteilen ☐
Weitere Bemerkungen (ggf. Anlage verwenden)

Wer wurde informiert: BfArM ☐ Hersteller ☐ Arzneim.-Komm. Ärzte ☐ Sonstige

Name des Arztes Fachrichtung PLZ Klinik ja ☐ nein ☐ (ggf. Stempel)	Hersteller	Datum Unterschrift

T 21.9 Internetlinks zur Arzneimitteltherapie

Arzneimittelkomission, Arzneimittelsicherheit	
www.akdae.de	Arzneimittelkomission der deutschen Ärzteschaft: Meldung aktueller UW; Verzeichnis von Rote-Hand-Briefen etc.
www.bfarm.de	Bundesinstitut für Arzneimittel und Medizinprodukte
www.arzneitelegramm.de	Volltextregister d. Arzneitelegramms; UW-Datenbank (Abonnenten); Arzneimitteldatenbank (kostenpfl.)
Arzneimittelinteraktionen	
http://medicine.iupui.edu/flockhart/	Tabellen über Arzneimittelinteraktionen
www.hiv-druginteractions.org	Arzneimittelinteraktionen bei HIV-Therapie
Datenbanken, Arzneimittelverzeichnisse, Literaturrecherche, neue Arzneimittel	
www.fachinfo.de	Zugang zu allen verfügbaren FachInfos (DocCheck)
www.rote-liste.de	Die Rote Liste online (DocCheck)
www.ifap-index.de	Onlinedatenbank Wirkstoffe, Handelsnamen, Preise (DocCheck)
www.dimdi.de/de/amg/index.htm	DIMDI PharmSearch: umfangreiche Datenbank aller deutschen Arzneimittel (DocCheck)
www.infomed.org	Homepage der Schweizer pharma-kritik
www.medline.de	Onlinerecherche medizinischer Publikationen
www.medknowledge.de/neu/index.html	Informationen über neue Medikamente
www.centerwatch.com/drug-information/	Neue, von der FDA zugelassene Medikamente
www.edruginfo.com	Informationen über neue Medikamente
Pharmakotherapie	
http://leitlinien.net	AWMF-Leitlinien für Diagnostik und Therapie
www.dosing.de	Angaben zur Dosisreduktion bei Niereninsuffizienz
www.aerzteblatt.de	Volltextregister des Deutschen Ärzteblatts

Numerics

2,3 Dimercapto-1-propansulfonsäure (DMPS) 619
28-mini *(Levonorgestrel)* 283
4-DMAP *(Dimethylaminophenol)* 332
4-Hydroxybuttersäure 202, 213
5-alpha-Reduktase-Hemmer 271
5-ASA 150
5-Azacytidin 369
5-Finger-Regel 330
5-Fluorouracil 441, 588, 589, 596, 597, 598, 599, 601, 602, 604, 605, 607, 608, 609, 610
5-FU 316
5-FU HEXAL *(Fluorouracil)* 316
5-FU medac *(Fluorouracil)* 316
5-HT1A-Agonismus 341
5-HT3-Rezeptorblocker 153
90Y-Ibritumomab-Tiuxetan 371

A

A.T. 10 *(Dihydrotachysterol)* 77
Aarane N *(Cromoglicinsäure + Reproterol)* 100
Abacavir 179, 180
Abarelix 273
Abatacept 117, 404
Abciximab 86, 344, 347
Abdominelle Infektionen 159, 160, 161, 162, 165, 166, 167, 168, 170, 171, 173
Abelcet *(Amphotericin B)* 186
Abilify *(Aripiprazol)* 236
Abiraterone 611
Abmagerungsmittel 135
Abort 277
Abortneigung 70
Abseamed *(Epoetin alfa)* 79
Absencen 209, 213
Abstillen 285, 286
Abstral *(Fentanyl)* 102
Abszess 245, **503**
Acamprosat 244, 496
Acarbose 120, 417
Acarbose CT *(Acarbose)* 120
Acarbose Stada *(Acarbose)* 120
ACC HEXAL *(Acetylcystein)* 91
Accupro *(Quinapril)* 36
Accuzide *(Quinapril + Hydrochlorothiazid)* 48
Accuzide diuplus *(Quinapril + Hydrochlorothiazid)* 48
Acebutolol 39, 50, 52
Aceclofenac 108
ACE-Hemmer 35, 47, 52, 340
ACE-Hemmer-ratioph. *(Captopril)* 35
ACE-Hemmer-ratioph. comp. *(Captopril + Hydrochlorothiazid)* 47
Acelacolamid
- Ophthalmologie 541
Acematcin Stada *(Acemetacin)* 108
Acemetacin 108
Acemit *(Acetazolamid)* 263
Acemuc *(Acetylcystein)* 91
Acerbon *(Lisinopril)* 36
Acercomp *(Lisinopril + Hydrochlorothiazid)* 47
Acerpes *(Aciclovir)* 251
Acesal *(Acetylsalicylsäure)* 107
Acetabs *(Acetylcystein)* 91
Acetaminophen 110
Acetazolamid 263, 536, 539
Acetylcystein 91, 300, 301, 302, 331, 384, 398
Acetylsalicylsäure 31, 86, 87, 107, 112, 302, 303, 483
- Gynäkologie 581
- Hämatologie 367
- Infektiologie 466
- Kardiologie 344, 345, 348, 349, 354, 358, 361, 362
- Neurologie 483, 492
- Urologie 567
Acetylsalicylsäure, Intoxikation 614
Acetylsalizylsäure
- Dermatologie 513
- HNO 545
Acetylzystein 544, 546
Achalasie 444
Acic *(Aciclovir)* 177, 251
Acic Ophtal *(Aciclovir)* 258
Aciclostad *(Aciclovir)* 177, 251
Aciclovir 177, 251, 258
- Dermatologie 524, 525
- Gynäkologie 578, 580
- Infektiologie 461
- Ophthalmologie 527, 530, 531
Aciclovir Siga *(Aciclovir)* 258
Aciclovir-ratioph. *(Aciclovir)* 177, 251
Acimethin *(Methionin)* 275
Acimol *(Methionin)* 275
Acitretin 248, 515, 519
Acivision *(Aciclovir)* 258
Aclasta *(Zoledronsäure)* 134
ACNU 50 *(Nimustin)* 311
Acrodematitis chronica atrophicans **503**
ACTH 141
Actihaemyl-Gel *(Organpräparate)* 265
Actilyse *(Alteplase)* 84
Actimax *(Moxifloxacin)* 169
Actinomyces 156
Actiq *(Fentanyl)* 102
Actira *(Moxifloxacin)* 169
Activelle *(Estradiol + Norethisteron)* 278
Actonel *(Risedronsäure)* 134
Actos *(Pioglitazon)* 122
Actraphane *(Normalinsulin + Verzögerungsinsulin)* 124
Actrapid HM *(Insulin normal)* 123
Acular *(Ketorolac)* 260
Acuver *(Betahistin)* 152
Acylaminopenicilline 159
Adalat *(Nifedipin)* 33, 44
Adalimumab 118, 403, 404, 406, 447, 519, 520
Adapalen 249, 508
Adartrel *(Ropinirol)* 215
Adcirca *Tadalafil* 68
Addison, Morbus 435
Addison-Krise 33, 436
Adefovir 179
Adefovir Dipivoxil 449
Adekin *(Amantadin)* 178, 217
Adenoscan *(Adenosin)* 63
Adenosin 31, 63, 355
Adenosin Item *(Adenosin)* 63
Adenosin Life Medical *(Adenosin)* 63
Adenotomie 360

Adenuric *(Febuxostat)* 17, 132
Adepend *(Naltrexon)* 105
Adiclair *(Nystatin)* 188, 253
Adipositas 136
Adocomp *(Captopril + Hydrochlorothiazid)* 47
Adrekar *(Adenosin)* 31, 63
Adrenalin 31, 65, 94, 296, 297, 523
- Dermatologie 523
- Kardiologie 343, 347, 348
- Toxikologie 618
Adrenalin Carino *(Adrenalin)* 65
Adrenalin Jenapharm *(Adrenalin)* 65
Adrimedac *(Doxorubicin)* 319
Adumbran *(Oxazepam)* 241
Advagraf *(Tacrolimus)* 192
Advanced Life Support für Kinder 295
Advantan *(Methylprednisolon)* 247
Aequamen *(Betahistin)* 152
Aerius *(Desloratadin)* 98
Aerobec N *(Beclometason)* 96
Aerodur *(Terbutalin)* 93
Aeromax *(Salmeterol)* 93
Aescusan *(Rosskastanienextrakt)* 636
Afibrinogenämie 89
Afinitor *(Everolimus)* 324
Afonilum *(Theophyllin)* 92
Agalsidase alfa 136, 305
Agalsidase beta 136, 305
Agapurin *(Pentoxifyllin)* 89
Aggrastat *(Tirofiban)* 87
Aggrenox *(ASS + Dipyridamol)* 87
Aggressivität 238
Agiocur *(Flohsamen)* 147
Agiolax *(Flohsamen + Sennoside)* 147
Agiolax Pico *(Natriumpicosulfat)* 147
Agit Depot *(Dihydroergotamin)* 218
Agomelatin 231, 497
Agopton *(Lansoprazol)* 143
Agoraphobie 501
AH 3 N *(Hydroxyzin)* 99
Aida *(Ethinylestradiol/ Drospirenon)* 282
AIDS 179, 180, 181, 182, 183, 184, 193, 195, 318, 319, 327
Airol *(Tretinoin)* 250
Ajmalin 31, 59, 355, 356
AKE 4 GX *(Aminosäurelösung)* 73
Akineton *(Biperiden)* 31, 217
Akkommodationshemmung 263
Akne 250, 278, 507
- durch Halogene 250
- medicamentosa 250
- vulgaris 164, 249, 250, 251
Aknefug *(Isotretinoin)* 250
Aknefug EL *(Erythromycin)* 249
Aknefug-oxid *(Benzoylperoxid)* 250
Aknemittel 249
- antibiotikahaltige Externa 249
- Externa 249
- Interna 250
Aknemycin *(Erythromycin)* 249
Aknenormin *(Isotretinoin)* 250
Akneroxid *(Benzoylperoxid)* 250
Aknosan *(Minocyclin)* 250
Akrinor *(Theodrenalin + Cafedrin)* 66
Akrodermatitis 455
Akromegalie 140, 154, 285, 286, 440
Aktiferrin N *(Eisen-II-Ion)* 78
Aktinische Keratose 256
Aktren *(Ibuprofen)* 107
Akute Leukämie 373
Akutes Koronarsyndrom 31, 32, 33, 35, 57, 58, 80, 82, 83, 86, 87
Albendazol 188, 458, 463
Alclometason 245
Aldactone *Amp. (Kaliumcanrenoat)* 55
Aldactone *Tbl. (Spironolacton)* 55
Aldara *(Imiquimod)* 256
Aldesleukin 607
Aldosteronantagonisten 55
Aldurazyme *(Laronidase)* 137
Alemtuzumab 325, 371
Alendron Beta *(Alendronsäure)* 133
Alendron HEXAL *(Alendronsäure)* 133
Alendronat 426
Alendronsäure 133, 427, 429, 572, 573
Alendronsäure-ratioph. *(Alendronsäure)* 133
Aleve *(Naproxen)* 108
Alexan *(Cytosinarabinosid)* 315
Alfacalcidol 76
Alfason *(Hydrocortison-butyrat)* 246
Alfatradiol 255
Alfentanil 102, 200, 306, 474
Alfentanil-Hameln *(Alfentanil)* 200
Alfunar *(Alfuzosin)* 271
Alfuzosin 271, 575
Alfuzosin HEXAL *(Alfuzosin)* 271
Algeldrat 70
Alglucosidase alfa 136
Al-hydroxid 443, 444
Alimta *(Pemetrexed)* 313
Aliskiren 16, 41, 51, 340
Alitretinoin 250, 327
Alizaprid 152
Alkali-Zitrat 573, 574
Alkaloide 316
Alkalose 74
Alkalose, metabolische 75, 415
Alkalose, respiratorische 415
Alkalosetherapeutika 75
Alkeran *(Melphalan)* 310
Alkohol
- Entwöhnungsmittel 244
- Entzug 207, 244
Alkohol 95% *(Ethanol)* 332
Alkoholabhängigkeit 496
Alkoholdelir 477
Alkoholentzug, akut 496
Alkoholentzugsdelir 495, 496
Alkoholentzugssyndrom 477
Alkylantienintoxikation 334
Alkylierende Mittel 309
Alkylphosphatintoxikation 31, 66, 331
Alkylsulfonate 311
ALL 310, 313, 314, 317, 319, 320, 322, 323, 327, 328
Allegro *(Frovatriptan)* 219

Allergie 31, 98, 99, 100, 234, 245, 247, 256, 259, 264, 265, 267, 268, 299
Allergie, Nahrungsmittel 100
Allergo Comod *(Cromoglicinsäure)* 264
Allergocrom *(Cromoglicinsäure)* 264, 267
Allergodil *(Azelastin)* 98, 267
Allergodil akut *(Azelastin)* 264
Allergospasmin N *(Cromoglicinsäure + Reproterol)* 100
Allergoval *(Cromoglicinsäure)* 100
Allethrin 254, 514
Alli *(Orlistat)* 136
Allo com-ratioph. *(Allopurinol + Benzbromaron)* 132
Allopurinol 132, 304, 367, 424, 573, 574
Allopurinol-ratioph. *(Allopurinol)* 132
Alluna Nacht *(Baldrian- + Hopfenextrakt)* 635
Alluna Tag *(Baldrian- + Passionsblumenextrakt)* 635
Allvoran *(Diclofenac)* 109
Almasilat 144
Al-Mg-Silicat 145
Almirid *(Dihydroergocriptin)* 215
Almogran *(Almotriptan)* 219
Almotriptan 219, 482
Alna Ocas *(Tamsulosin)* 272
Al-Na-Carbonat-Dihydroxid 145
Alomide *(Lodoxamid)* 264
Alopezia
- androgenetica der Frau 510
- androgenetica des Mannes 509
- areata 510
Alopezie 255, 278
Aloxi *(Palonosetron)* 153
Al-oxid 145
Alpha-1-Blocker 340
Alpha-2-Rezeptoragonisten 44
Alpha-2-Rezeptor-Antagonisten 228
Alphablocker 45
Alpha-Galactosidase-A-Mangel 136, 305
Alphagan *(Brimonidin)* 262
Alpha-Glucosidase-Mangel 136
Alpha-Glukosidase-Inhibitoren 120
Alpha-Liponsäure 225
Alpha-Methyldopa 45, 582
Alpha-Methyl-para-Tyrosin 436
Alphanine *(Faktor IX)* 89
Alprazolam 239
Alprazolam-ratioph. *(Alprazolam)* 239
Alprostadil 88, 273, 361
Alprostadil PGE 1 298
Alrheumun *(Ketoprofen)* 108
ALS für Kinder 295
Altargo *(Retapamulin)* 251
Alteplase 84
Altinsulin 123, 124, 412, 416, 422
Aluminiumchloridhydroxid-Komplex 70
Alupent *(Orciprenalin)* 94
Alveolitis, exogen allergische 387
Alvesco *(Ciclesonid)* 96
Alzheimer-Demenz 223, 224
Amadol *(Tramadol)* 105
Amanitin-Intoxikation 615
Amantadin 178, 217, 487, 488, 489
Amantadin HEXAL *(Amantadin)* 178, 217
Amantadin-Intoxikation 615
Amantadin-ratioph. *(Amantadin)* 178, 217
Amaryl *(Glimepirid)* 119
Ambe12 *(Cyanocobalamin)* 75
Ambene *(Phenylbutazon)* 111
AmBisome *(Amphotericin B liposomal)* 186
Ambrisentan 67, 408
Ambrodoxy *(Ambroxol + Doxycyclin)* 95
AmbroHEXAL *(Ambroxol)* 91
Ambroxol 91, 95, 301, 302
Ambroxol comp.-ratioph. *(Ambroxol + Doxycyclin)* 95
Ambroxol ratioph. *(Ambroxol)* 91
Amciderm *(Amcinonid)* 246
Amcinonid 246
Amenorrhoe 276, 277, 285, 286
Ametycine *(Mitomycin)* 321
Amfebutamon 244
Amfepramon 136
Amfetaminil 576
Amiada *(Terbinafin)* 187
Amifampridin 137
Amikacin 166, 391, 535
Amikacin Fresenius *(Amikacin)* 166
Amiloretik *(Amilorid + Hydrochlorothiazid)* 56
Amilorid 55, 56
Amilorid comp.-ratioph. *(Amilorid + Hydrochlorothiazid)* 56
Amineurin *(Amitriptylin)* 227
Aminkolpitis 522
Aminobenzylpenicilline 158
Aminoglutethimid 434, 604
Aminoglykoside 166
Aminoglykoside, Auge 257
Aminomel nephro *(Aminosäurelösung)* 73
Aminomethylbenzoesäure 85
Aminomix 3 *(Aminosäurelösung)* 73
Aminophyllin 92
Aminophyllin 125 *(Aminophyllin)* 92
Aminoplasmal Hepa10% *(Aminosäurelösung)* 73
Aminopyridine 487
Aminosalicylsäure 176
Aminosäurelösungen 73
Aminosteril N Hepa 8% *(Aminosäurelösung)* 73
Amiodaron 31, 61
- Kardiologie 346, 355, 356, 357
- Toxikologie 616, 622
Amiodaron-ratioph. *(Amiodaron)* 61
AmioHEXAL *(Amiodaron)* 61
Amioxid *(Amitriptylinoxid)* 227
Amisulid *(Amisulprid)* 236
Amisulprid 236
Amisulprid HEXAL *(Amisulprid)* 236
AmisulpridLich *(Amisulprid)* 236
Amitriptylin 227, 401, 481, 483, 487, 497, 588
Amitriptylin Neuraxph. *(Amitriptylin)* 227

Amitriptylinoxid 227
Amixx *(Amantadin)* 217
AML 310, 314, 315, 318, 319, 320, 327
Amlobesilat Sandoz *(Amlodipin)* 43
Amlobeta *(Amlodipin)* 43
Amlocard *(Amlodipin)* 43
Amlodipin 16, 43, 49, 50, 51, 340, 350
Amlodipin Basics *(Amlodipin)* 43
Amlodipin HEXAL *(Amlodipin)* 43
Amlodipin-ratioph. *(Amlodipin)* 43
Ammoniumbituminosulfonat 245, 506, 508
Ammoniumuratsteine 574
Amöbenenteritis 173
Amöbiasis 170, **454**
Amoclav plus *(Amoxicillin + Clavulansäure)* 160
Amorolfin 252, 516
Amoxicillin 144, 156, 158, 160, 383, 385, 386, 388, 503, 504
- Gastroenterologie 445, 446
- Gynäkologie 578, 579, 581, 583
- HNO 542, 544, 545, 546, 547, 549
- Infektiologie 455, 457, 459, 463, 464, 465
- Ophthalmologie 526, 527, 528
Amoxicillin + Clavulansäure 389
Amoxicillin-ratioph. *(Amoxicillin)* 158
Amoxidura plus *(Amoxicillin + Clavulansäure)* 160
AmoxiHEXAL *(Amoxicillin)* 158
Amoxypen *(Amoxicillin)* 158
Amparo *(Amlodipin)* 43
Amphetamin-Intoxikation 615
Ampho-Moronal *(Amphotericin B)* 187
Amphotericin B 186, 187, 454, 456, 457, 517, 535
Amphotericin B *(Amphotericin B)* 186
Amphotericin B liposomal 186
Ampicillin 558
Ampicillin 159, 160, 386, 398
- Infektiologie 458, 462
- Kardiologie 358
- Neurologie 485
- Ophthalmologie 527, 528
- Urologie 557, 558, 580
Ampicillin + Sulbactam 389, 390, 392
Ampicillin + Sulbactam Actavis *(Ampicillin + Sulbactam)* 160
Ampicillin HEXAL comp *(Ampicillin + Sulbactam)* 160
Ampicillin/Sul Kabi *(Ampicillin + Sulbactam)* 160
Ampicillin-ratioph. *(Ampicillin)* 159
Ampicillin-ratioph. comp. *(Ampicillin + Sulbactam)* 160
Amsacrin 327
Amsidyl *(Amsacrin)* 327
Amturnide *(Aliskiren + Amlodipin + Hydrochlorothiazid)* 16, 51
Anablock *(Anastrozol)* 279
Anaesthesulf Lotio 470
Anafranil *(Clomipramin)* 227
Anagrelid 328, 368
Anakinra 118, 404
Anal
- Ekzem 154, 155
- Entzündung 155
- Fissuren 155
Analeptika 243
Analgesie 31, 32, 33, 97, 101, 102, 103, 104, 105, 106, 107, 108, 109, 110, 111, 112, 113, 198, 200, 201, 202, 205, 207, 211, 212, 218, 221, 227, 228, 230, 234, 302, 303, 304, 306, 636
Analgetika 101, 200
- peripher wirksame 401
Analgetika-Kombinationen 112
Analgin *(Metamizol)* 111
Analgin Akut *(Ibuprofen)* 107
Analkarzinom 588
Analkarzinom, palliative Chemotherapie 589
Anämie
- aplastische 138, 366
- bei Chemotherapie 78, 79
- bei Niereninsuffizienz 78, 79
- Eisenmangel 78, 365
- hämolytische 365
- megaloblastäre 365
- perniziöse 75, 365
365
Anapen *(Adrenalin)* 65
Anaphylaktischer Schock 343
Anaphylaxie 31, 33, 65, 296
Anästhesie 32, 33, 66, 102, 200, 201, 202, 203, 204, 239, 240, 241, 306, 307
- lokale 32, 204, 205, 257
- peridurale 204
- regionale 204, 205
- spinale 204, 205
Anastrozol 279
Anastrozol Hexal *(Anastrozol)* 279
Anbinex *(Antithrombin III)* 89
Ancid *(Hydrotalcit)* 144
Anco *(Ibuprofen)* 107
Ancotil *(Flucytosin)* 187
Ancylostomiasis 189
Andante *(Bunazosin)* 45
Andolor *(Tilidin + Naloxon)* 105
Andriol *(Testosteron)* 138
Androcal *(Bicalutamid)* 138
Androcur *(Cyproteronacetat)* 139
Androgene 138
Androgenisierung 139, 278
Androtop *(Testosteron)* 138
Anemet *(Dolasetron)* 153
Aneurin AS *(Thiamin)* 75
Anexate *(Flumazenil)* 32, 333
Angass *(Bismut-Nitrat-Oxid)* 145
Angina pectoris 33, 43, 44, 52, 57, 58, 59, 80, 82, 83, 86, 87
- Anfall 349
Angioneurotisches Ödem 338
Angioödem 90, 299
Angioödem, hereditäres 524
Angiotensin-II-Blocker 37, 48, 49, 50
Angiox *(Bivalirudin)* 83
Angst 41, 99, 212, 228, 230, 232, 237, 239, 240, 241, 635
Angsterkrankung 501
Anidulafungin 186
Anilinderivate 110
Ankylostomiasis 188

Anovulation 281
Antabus *(Disulfiram)* 244
Antagonisierung, Muskelrelaxantien 204, 222
Antazida 144
Antazolin 528
Antelepsin *(Clonazepam)* 210
Antepan *(Protirelin)* 140
Anthelmintika 188
Anthracycline 319
Anti Kalium Na *(Polysulfonsäure)* 71
Anti Phosphat *(Algeldrat)* 70
Antianämika 78
Antiandrogene 138
Antianginosa 57
Antiarhythmika, proarhythmische Wirkung 357
Antiarrhythmika 59
Antibiotika 144, 156
- Auge 257, 260
- Haut 251
- intestinale 172
Anticholinerges Syndrom 334
Anticholinergika 95, 145, 205
Anticholinergika, zentral wirksame 216
Anticholium *(Physostigmin)* 334
Antidementiva 222
Antidepressiva 227
- Intoxikation 616
- melatonerge 231
- noradrenerge 231
- serotonerge 231
- tetrazyklische 228
- trizyklische 227
Antidiabetika 119
Antidiarrhoika 148
Antidota 331
Antiemetika 151
Antiepileptika 206
Antifibrinolytika 85
Antifungol *(Clotrimazol)* 252
Antihämophiles Globulin A 89
Antihämophiles Globulin B 89
Antihistaminika 98
Antihistaminika-Intoxikation 617
Antihypertensiva 35
Antihypoglykämika 124
Antiinfektiva
- Auge 257
- Haut 251
- HNO 269
Antikoagulation 82, 83, 84
Antikoagulation bei Dialyse 80, 81
Antikonvulsiva 206
Antikörper 324
Antikörper, monoklonale 100
Antilymphozytenglobulin 366
Antimalariamittel 189
Antimanika 233
Antimetabolite 313
- Folsäure-Analoga 313
- Purin-Analoga 314
- Pyrimidin-Analoga 315
Antimykotika
- Auge 258
- Haut 252
- systemische 184
- topische 187
Antineovaskuläre Mittel 266
Antiöstrogene 279
Antiparasitäre Mittel, Haut 254
Antiparkin *(Selegilin)* 216
Antiparkinsonmittel 213
Antiphlogistika
- Auge 259
- Haut 245
- schwer resorbierbare 150
Antipruriginosa 245
Antipsoriatika 247
- Externa 247
- Interna 248
Antirheumatika, non-steroidale 106, 302, 303
Antiscabiosum *(Benzylbenzoat)* 254
Antiseptika, Auge 259
Antithrombin III 89, 299
Antitussiva 97
Antivertiginosa 151
Antodox *(Doxycyclin)* 190
Anurie 410
Anxut *(Buspiron)* 237
Anzemet *(Dolasetron)* 153
Apidra *(Insulinglulisin)* 123
Aplastische Anämie 366
Apomorphin 487
Aponal *(Doxepin)* 228
Apothekenpflicht 631
Apraclonidin 261
Aprepitant 152, 588
Aprovel *(Irbesartan)* 37
Apsomol *(Salbutamol)* 93
Aptivus *(Tipranavir)* 183
Apydan Extent *(Oxcarbazepin)* 208
Aquacort *(Budesonid)* 268
Aquaphor *(Xipamid)* 54
Aquapred N *(Chloramphenicol + Prednisolon)* 260
Aquex *(Xipamid)* 54
Äquianalgetische Dosierungen 101
ARA-cell *(Cytarabin)* 315
Aranesp *(Darbepoetin alfa)* 78
Arava *(Leflunomid)* 114
Arcasin *(Penicillin V)* 157
Arcoxia *(Etoricoxib)* 110
Ardeydorm *(Tryptophan)* 233
Ardeytropin *(Tryptophan)* 233
Aredia *(Pamidronsäure)* 134
Arelix *(Piretanid)* 53
Arelix ACE *(Ramipril + Piretanid)* 48
Aretensin *(Ramipril + Piretanid)* 48
Argatra *(Argatroban)* 82
Argatroban 82
Argininhydrochlorid 75, 415
Aricept *(Donepezil)* 223
Ariclaim *(Duloxetin)* 230
Arilin *(Metronidazol)* 170
Arimidex *(Anastrozol)* 279
Aripiprazol 236, 498, 499, 500
Arixtra *(Fondaparinux)* 82
Arlevert *(Dimenhydrinat + Cinnarizin)* 152
Arminol *(Sulpirid)* 234
Aromasin *(Exemestan)* 279
Arrhythmie, absolute 34
Arsen-Intoxikation 617
Artane *(Trihexyphenidyl)* 217
Artelac *(Hypromellose)* 265
Artemether 189
Arteoptic *(Carteolol)* 261
Arterenol *(Norepinephrin)* 65
Arteriitis, temporalis 408, 481, 536

Arthotec forte *(Diclofenac + Misoprostol)* 113
Arthritis 108, 109, 110, 111, 114, 115, 117, 118, 303, 304, 455
- Psoriasis 405
- reaktive 405
- rheumatoide 402
Arthritis, juvenile 117, 118
Arthrose 108, 109, 110, 113
Arthrosis deformans 402
Arufil *(Polyvidon)* 265
Arutimol *(Timolol)* 261
Arzerra *(Ofatumumab)* 17, 325
Arzneimittel
- gesetz 631
- in der Schwangerschaft, Beratungstellen 292
- Internetlinks 647
- Intoxikation 333
- mit pädiatrischer Zulassung 296
- verbotene 640
Arzneimittelwirkungen, unerwünschte 646
Asacol *(Mesalazin)* 150
Ascariasis 188, 189
Ascorbinsäure 76, 148, 531, 551, 573
Ascorvit *(Ascorbinsäure)* 76
AscoTop *(Zolmitriptan)* 219
Asenapin 17, 232, 499
Asmanex *(Mometason)* 96
Asparaginase 328
Aspergillus 454
Aspirationspneumonie 464
Aspirin *(Acetylsalicylsäure)* 86, 107
Aspirin i.v. *(Acetylsalicylsäure)* 31, 107
Aspisol *(Acetylsalicylsäure)* 482
ASS 493
- Kardiologie 346
- Neurologie 401, 482, 493
- Ophthalmologie 537
ASS HEXAL *(Acetylsalicylsäure)* 107
ASS Isis *(Acetylsalicylsäure)* 86
ASS_Ophthalmologie 536
ASS-ratioph. *(Acetylsalicylsäure)* 86, 107
Asthma
- anfall **381**
- anstrengungsinduziert 383
- bronchiale 378
- Stufentherapie 379
Asthma bronchiale 32, 34, 92, 93, 94, 95, 96, 97, 100, 297, 299, 300
Astonin H *(Fludrocortison)* 116
Aszites 53, 56, 57, 297, 298, 451
Aszites, maligner 325
AT III Immuno *(Antithrombin III)* 89
Atacand *(Candesartan)* 37
Atacand plus *(Candesartan + Hydrochlorothiazid)* 48
Atarax *(Hydroxyzin)* 99
Atazanavir 182
Atebeta *(Atenolol)* 39
AteHEXAL *(Atenolol)* 39
AteHEXAL comp. *(Atenolol + Chlortalidon)* 50
Atel *(Atenolol + Chlortalidon)* 50
Atelektasenprophylaxe 91
Atemdepression, postoperative 105, 304
Atemnot 92, 93, 300, 301
Atemnotsyndrom 91, 301, 302
Atemur *(Fluticason)* 96
Atemwegsentzündung 91, 301, 302
Atemwegsinfektionen 157, 158, 159, 160, 161, 162, 163, 164, 165, 166, 167, 168, 169, 170, 171, 172, 173, 174
Atenativ *(Antithrombin III)* 89
Atendronsäure 437
Atenolol 39, 50, 52
Atenolol comp. Stada *(Atenolol + Chlortalidon)* 50
Atenolol-ratioph. *(Atenolol)* 39
AT-II-Blocker 340, 350
AT-III-Mangel 89
Atiten *(Dihydrotachysterol)* 77
Atmadisc *(Salmeterol + Fluticason)* 97
Atomoxetin 243, 502
Atopisches Ekzem 511
Atorvastatin 126, 304, 345, 348, 349, 422, 423, 493
Atosiban 286
Atosil *(Promethazin)* 234
Atosil N *(Promethazin)* 33
Atovaquon 173, 190
Atracurium 203
Atracurium Actavis *(Atracurium)* 203
Atracurium Hameln *(Atracurium)* 203
Atracurium HEXAL *(Atracurium)* 203
Atriance *(Nelarabin)* 314
Atrophie, Harn-, Geschlechtsorgane 276
Atropin 31, 66, 111, 263, 296, 307, 331, 635
- Anästhesie 475
- Kardiologie 347, 358
- Ophthalmologie 530, 531, 533
- Toxikologie 619, 620, 622, 625
Atropin Edo *(Atropin)* 263
Atropin-Intoxikation 617
Atropin-POS *(Atropin)* 263
Atropinsulfat *(Atropin)* 31, 66, 331
Atropinum sulfuricum *(Atropin)* 66, 331
Atrovent *(Ipratropiumbromid)* 95
Atrovent Inhaletten *(Ipratropiumbromid)* 95
Atrovent Ls *(Ipratropiumbromid)* 95
Aufmerksamkeitsdefizitstörung 243, 502
Auge
- Anästhesie 257
- Antiallergika 264
- Antiinfektiva 257, 260
- Antiphlogistika 259
- Antiseptika 259
- Betablocker 261
- Cholinergika 261
- Entzündung 259, 260, 263, 265
- Infektion 257, 258
- Mykose 258
- Oberflächenanästhetika 257
- Schleimhautläsionen 265
- Sympathomimetika 261
- Verätzung 259, 260, 266

- Verbrennungen 259
Augmentan *(Amoxicillin + Clavulansäure)* 160
Auranofin 114
Aureomycin *(Chlortetracyclin)* 251, 258
Aurorix *(Moclobemid)* 229
Autoimmunhepatitis 191, 450
Avalox *(Moxifloxacin)* 169
Avamys *(Fluticason)* 268
Avastin *(Bevacizumab)* 325
AVK 86, 87, 88, 89
AV-Knotentachykardie **355**
Avodart *(Dutasterid)* 272
Avonex *(Interferon beta-1a)* 194
Axicarb (Carboplatin) 312
Axidronat *(Pamidronsäure)* 134
Axirubicin *(Epirubicin)* 320
Axisetron *(Ondansetron)* 153
Axura *(Memantin)* 223
Aza Q *(Azathioprin)* 191
Azacitidin 315
Azactam *(Aztreonam)* 173
Azafalk *(Azathioprin)* 191
Azaimun *(Azathioprin)* 191
Azarga *(Brinzolamid + Timolol)* 262
Azaron *(Tripelennamin)* 256
Azathioprin 191, 388, 407, 409
- Dermatologie 518
- Gastroenterologie 447, 448, 450
- Hämatologie 365, 367
- Neurologie 486, 488
- Ophthalmologie 532, 540
- Urologie 568, 570
Azathioprin-ratioph. *(Azathioprin)* 191
Azeat *(Acemetacin)* 108
Azelainsäure 249, 508
Azelastin 98, 264, 267, 529, 542
Azetacolamid 539
Azi Teva *(Azithromycin)* 165
Azibact *(Azithromycin)* 165
Azidose 74, 296
- metabolische **414**
- respiratorische 415
Azidose, metabolische 33, 74, 75
Azidosetherapeutika 74
Azilect *(Rasagilin)* 216
Azithrobeta *(Azithromycin)* 165
Azithromicin
- Ophthalmologie 526
Azithromycin 165, 383, 385, 388, 389, 390, 464, 504
- Dermatologie 521
- Infektiologie 460, 463, 464
- Urologie 557
Azithromycin HEXAL *(Azithromycin)* 165
Azlocillin 393
Azole 184
Azopt *(Brinzolamid)* 262
Aztreonam 173, 399
Azulfidine *(Sulfasalazin)* 150
Azulfidine RA *(Sulfasalazin)* 115
Azuprostat Sandoz *(Sitosterin)* 272
Azur compositum *(Paracetamol + Coffein + Codein)* 112
Azzalure *(Clostridium-botulinum-Toxin Typ A)* 220

B

B12-Ankermann *(Cyanocobalamin)* 75
B2-Asmedic *(Riboflavin)* 75
B6-Vicotrat *(Pyridoxin)* 75
Bacitracin 251, 269
Baclofen 221, 487, 491
Baclofen AWD *(Baclofen)* 221
Baclofen-ratioph. *(Baclofen)* 221
Bacteroides fragilis 156
Bakterielle Infektionen **503**
Balanca *(Ethinylestradiol/ Chlormadinon)* 281
Baldrianextrakt 635
Bambec *(Bambuterol)* 94
Bambuterol 94
Bamipin 255
Bandwurm 467
Baraclude *(Entecavir)* 180
Barazan *(Norfloxacin)* 167
Barbiturate 201
Barbiturate, Intoxikation 617
Bärentraubenblätterextrakt 635
Basal-H-Insulin 419
Basaliom 316
Basedow, Morbus 431
Basic Life Support für Kinder 294
Basiliximab 191
Basocef *(Cefazolin)* 160
Basocin *(Clindamycin)* 249
Basodexan *(Harnstoff)* 254
Batrafen *(Ciclopiroxolamin)* 252
Baymycard *(Nisoldipin)* 44
Baymycard RR *(Nisoldipin)* 44
Bayotensin *(Nitrendipin)* 44
Baypen *(Mezlocillin)* 159
Bazedoxifen 279
Bazoton uno *(Brennnesselwurzel-extrakt)* 635
BCNU/Carmustin 373
Becaplermin 255
Bechterew, Morbus 404
Beckensyndrom, chronisches 559
Beclohexal *(Beclometason)* 96
Beclomet Nasal *(Beclometason)* 268
Beclometason 96, 268, 379, 380, 381
Beclometason-ratioph. *(Beclometason)* 268
Beclomethason 625
Beclorhinol *(Beclometason)* 268
Becloturmant HFA *(Beclometason)* 96
Beconase *(Beclometason)* 268
Befibrat *(Bezafibrat)* 125
Begrivac 2010/2011 *(Epidemische-Influenza-Impfstoff)* 197
Belara *(Ethinylestradiol/ Chlormadinon)* 281
Belastungsinkontinenz 586
Bella HEXAL *(Ethinylestradiol + Cyproteronacetat)* 278
Bellissima *(Ethinylestradiol/ Chlormadinon)* 281
Bellymed Abführpulver *(Macrogol)* 147
Belnif *(Nifedipin + Metropololtartrat)* 52
Beloc *(Metoprololtartrat)* 40
Beloc-Zok *(Metoprololsuccinat)* 40
Beloc-Zok comp. *(Metoprololsuccinat + Hydrochlorothiazid)* 50

Belsar *(Olmesartan)* 38
Bemetizid 54, 57
Bemon *(Betamethason)* 246
Benalapril *(Enalapril)* 35
Benazeplus Al *(Benazepril + Hydrochlorothiazid)* 47
Benazeplus Stada *(Benazepril + Hydrochlorothiazid)* 47
Benazepril 35, 47
Benazepril HEXAL *(Benazepril)* 35
Benazepril HEXAL comp *(Benazepril + Hydrochlorothiazid)* 47
Benazepril Winthrop comp *(Benazepril + Hydrochlorothiazid)* 47
Benda 5 Fu *(Fluorouracil)* 316
Bendaepi *(Epirubicin)* 320
Bendamustin 310, 370, 376
Bendatrexat *(Methotrexat)* 114
Bendroflumethiazid 54, 56
Benefix *(Faktor IX)* 89
Benperidol 235
Benperidol Neuraxph. *(Benperidol)* 235
Benserazid 214, 488, 489, 490
Ben-u-ron *(Paracetamol)* 110
Benzaknen *(Benzoylperoxid)* 250
Benzalkonium 269
Benzathin-Penicillin G 466
Benzbromaron 131, 132, 424
Benzbromaron AL *(Benzbromaron)* 131
Benzocain 269, 515, 525
Benzodiazepine 201, 210, 238
Benzodiazepine, Intoxikation 618
Benzodiazepinintoxikation 32, 333
Benzothiadiazine 54
Benzoylperoxid 250, 506, 508
Benzoyt *(Benzoylperoxid)* 250
Benzydamin 546
Benzylbenzoat 254, 514
Benzylpenicillin 157
Benzylpenicillin-Benzathin 157, 358, 520
Benzylpenicilline 157
Benzylperoxid 508
Beofenac *(Aceclofenac)* 108
Bepanthen *(Dexpanthenol)* 265
Berberil N *(Tetryzolin)* 265
Beriate P *(Faktor VIII)* 89
Berinert P *(C1-Esterase-Inhibitor)* 90
Berinin HS *(Faktor IX)* 89
Beriplex *(Prothrombinkomplex)* 89
Berlinsulin H 30/70 *(Normalinsulin + Verzögerungsinsulin)* 124
Berlinsulin H Basal *(Verzögerungsinsulin)* 123
Berlinsulin H Normal *(Insulin normal)* 123
Berlosin *(Metamizol)* 111
Berlthyrox *(Levothyroxin)* 129
Berodual Inhaletten *(Ipratropiumbromid + Fenoterol)* 95
Berodual Ls *(Ipratropiumbromid + Fenoterol)* 95
Berodual N *(Ipratropiumbromid + Fenoterol)* 95
Berotec N *(Fenoterol)* 32, 92
Beta Tablinen *(Propranolol)* 41
Beta-Acetyldigoxin 63
Beta-Acetyldigoxin-ratioph. *(Beta-Acetyldigoxin)* 63
Betabion *(Thiamin)* 75
Betablocker 38, 50, 52, 61
- Intoxikation 618
- Kardiologie 340
Betablocker, Auge 261
Betacaroten 426
Betadorm *(Diphenhydramin)* 242
Betaferon *(Interferon beta-1b)* 194
Betahistin 152, 491, 550
Betahistin-ratioph. *(Betahistin)* 152
Beta-Lactamase-Inhibitoren 159, 160
Beta-Lactamase-resistente Penicilline 158
Betamann *(Metipranolol)* 261
Betamethason 115, 151, 246, 513, 518, 541
- HNO 547
Betamethason-Salizylsäure 519
Betapressin *(Penbutolol)* 40
Betasemid *(Penbutolol + Furosemid)* 51
Beta-Sitosterin 575
Beta-Thalassämia 365
Beta-Turfa *(Propranolol + Triamteren + Hydrochlorothiazid)* 51
Betäubungsmittel
- Rezept 645
- Verordnung 644
Betavert *(Betahistin)* 152
Betaxolol 39, 261, 538, 539
Betnesol *(Betamethason)* 151
Betnesol V *(Betamethason)* 246
Betoptima *(Betaxolol)* 261
Bevacizumab 325, 537, 595, 598, 607, 608
Bexaroten 328
Bezafibrat 125, 423, 424
Bezafibrat dura *(Bezafibrat)* 125
Bezafibrat-ratioph. *(Bezafibrat)* 125
Bibrocathol 259
Bicalutamid 138
Bicalutamid Actavis *(Bicalutamid)* 138
Bicalutamid beta *(Bicalutamid)* 138
Bicalutamid Medac *(Bicalutamid)* 138
Bicalutin *(Bicalutamid)* 138
Bicamed *(Bicalutamid)* 138
Biciron *(Tramazolin)* 265
Bifiteral *(Lactulose)* 147
Bifomyk *(Bifonazol)* 252
Bifon *(Bifonazol)* 252
Bifonazol 252, 516
Bifonazol HEXAL *(Bifonazol)* 252
Biguanide 120
Bikalm *(Zolpidem)* 243
Biltricide *(Praziquantel)* 188
Bimatoprost 262
Bing-Horton-Syndrom 481
Binocrit *(Epoetin alfa)* 79
Biofanal *(Nystatin)* 188
Biograstim *(Filgrastim)* 193
Biolectra Calcimed *(Colecalciferol + Calciumcarbonat)* 76
Biologische Prothesen 359
Biotin H 510

Biotransformation 629
Bioverfügbarkeit 628
Biperiden 31, 217, 489
Biperiden Neuraxph. *(Biperiden)* 217
Biperiden-Intoxikation 618
Bipolare Störungen 233, 237
BiPreterax N *(Perindopril + Indapamid)* 48
Bisacodyl 147, 453
Bismolan H Corti *(Prednisolon + Bismut + Zinkoxid)* 155
Bismut 145
Bismut 155
Bismut-Nitrat-Oxid 145, 445
Bisobeta *(Bisoprolol)* 39
Bisolvon *(Bromhexin)* 91
Bisoplus Al *(Bisoprolol + Hydrochlorothiazid)* 50
Bisoplus Stada *(Bisoprolol + Hydrochlorothiazid)* 50
Bisoprolol 39, 50, 340, 345, 347, 348, 349, 350, 353, 354, 355, 357
Bisoprolol HCT AWD *(Bisoprolol + Hydrochlorothiazid)* 50
Bisoprolol-ratioph. *(Bisoprolol)* 39
Bisphosphonate 133
Bivalirudin 83
Biviol *(Ethinylestradiol/ Desogestrel)* 282
Blasen
- Atonie 222
- Funktion, Kräftigung 635
- Karzinom 312, 316, **589**
- Störung, neurogene 222
- Tumoren 317, 319, 320, 321
Blasenblutung 65
Blasenentzündung 552
Blei, Intoxikation 619
Blemaren N *(Citronensäure + Natriumcitrat)* 275
BLEO-cell *(Bleomycin)* 320
Bleomedac *(Bleomycin)* 320
Bleomycin 320, 374, 375, 595
Bleomycin HEXAL *(Bleomycin)* 320
Blepharitis 258, 259, 260, 526
- squamosa 526
- ulcerosa 526
Blepharospasmus 220
Blopresid plus *(Candesartan + Hydrochlorothiazid)* 48
Blopress *(Candesartan)* 37
Blopress plus *(Candesartan + Hydrochlorothiazid)* 48
BLS für Kinder 294
Bluthochdruck 337
Blutspende 79
Blutung
- bei Cumarinüberdosierung 77, 89
- bei Ösophagusvarizen 139
- gastrointestinale 154
- hyperfibrinolytische 85, 86
- postpartale 33, 285
- subarachnoidale 223
BNS-Krämpfe 241
Bocouture *(Clostridium-botulinum-Toxin Typ A)* 220
Bonasanit *(Pyridoxin)* 75
Bondiol *(Alfacalcidol)* 76
Bondronat *(Ibandronsäure)* 133
Bonefos *(Clodronsäure)* 133
Bonviva *(Ibandronsäure)* 133
Boostrix *(Tetanus- + Diphtherie- + Pertussis-Toxoid)* 196
Bornaprin 217
Boro-Scopol *(Scopolamin)* 264
Borrelia 156
Borrelia burgdorferi 455
Borreliose 161, 163, 164
- Acrodermatitis atrophicans 503
- Erythema migrans 503
455
Bortezomib 328, 375, 376
Bosentan 67, 298, 396, 408
Botox *(Botulinumtoxin)* 492
Botox *(Clostridium-botulinum-Toxin Typ A)* 220
Botulinumtoxin 444, 487, 492
Botulismus-Antitoxin 619
Botulismus-Intoxikation 619
Boxogetten S *(Phenylpropanolamin)* 136
Boxonal *(ASS + Paracetamol + Coffein)* 112
Bradykardie 31, 66, 205, 296, 347, **358**
Bramitob *(Tobramycin)* 167
Breitbandpenicilline 158, 159, 160
Brennesselkontakt 256
Brennnesselwurzelextrakt 635
Bresben Sandoz *(Nifedipin + Atenolol)* 52
Brevibloc *(Esmolol)* 32, 40
Brevimytal *(Methohexital)* 201
Bricanyl *(Terbutalin)* 34, 93, 94
Bridion *(Sugammadex)* 204
Brilique *(Ticagrelor)* 16, 87
Brimatoprost 538
Brimonidin 262, 538
Brimonidin HEXAL *(Brimonidin)* 262
Brinavess *(Vernakalanthydrochlorid)* 16, 62
Brinzolamid 262, 538, 539
Briserin N *(Reserpin + Clopamid)* 53
Brivudin 177, 470, 525, 527, 531
Bromat-Intoxikation 334
Bromazanil *(Bromazepam)* 239
Bromazepam 239
Bromazepam-ratioph. *(Bromazepam)* 239
Bromhexin 91
Bromhexin Berlin Chemie *(Bromhexin)* 91
Bromocriptin 214, 285, 440, 576, 584
Bromocriptin Beta *(Bromocriptin)* 214, 285
Bromocriptin-ratioph. *(Bromocriptin)* 214, 285
Bromperidol 235
Bronchialkarzinom 321
- kleinzelliges 310, 311, 312, 313, 317, 318, 319, 320, 321, 590
- nichtkleinzelliges 310, 312, 313, 316, 317, 318, 322, 323, 325
Bronchialtherapeutika, kombinierte 95, 96
Bronchicum *(Thymian-, Spitzwegerich-, Primelwurzelextrakt)* 636

Bronchicum Mono Codein *(Codein)* 97
Bronchiektasien 387
Bronchitis 91, 300, 301, 635, 636
Bronchitis, chronisch obstruktive 383
Broncho *(Salbutamol)* 93
Bronchocort novo *(Beclometason)* 96
Bronchodilatatoren 92
Bronchokonstriktion 92, 94, 297, 299, 300
Bronchoparat *(Theophyllin)* 34, 92
Bronchopulmonale Erkrankung 91, 300, 301, 302
Bronchoretard *(Theophyllin)* 92
Bronchospasmin *(Reproterol)* 94
Bronchospray *(Salbutamol)* 93
Brotizolam 239
Brucellose 175
BS-ratioph. *(Butylscopolamin)* 111
Bucain *(Bupivacain)* 204
Budapp *(Budesonid)* 268
Budecort *(Budesonid)* 96
Budenofalk *(Budesonid)* 151
Budes *(Budesonid)* 96, 268
Budesonid 96, 97, 151, 268, 299, 300, 379, 380, 381, 385, 446, 542
Budesonid-ratioph. *(Budesonid)* 96
Budiair *(Budesonid)* 96
Budipin 218, 489
Bufedil *(Buflomedil)* 88
Buflomedil 88, 361
Buflomedil CT *(Buflomedil)* 88
Buflomedil ratioph. *(Buflomedil)* 88
Bulimie 229
Bunazosin 45
Bup 4-Tagepflaster *(Buprenorphin)* 104
Bupivacain 204, 402
Buprenorphin 104, 401, 448
Buprenorphin AWD *(Buprenorphin)* 104
Bupropion 232, 244, 384, 497
Buscopan *(Butylscopolamin)* 31
Buscopan *(N-Butylscopolamin)* 111
Buscopan plus *(Paracetamol + N-Butylscopolamin)* 113
Buserelin 274, 280
Busilvex *(Busulfan)* 311
Busp *(Buspiron)* 237
Buspiron 237, 501
Busulfan 311
Butavate *(Clobetasol)* 247
Butizid 54
Butylscopolamin 31, 111
Byetta *(Exenatid)* 121
B-Zell-Lymphom 326

C

C1-Esterase-Inhibitor 90, 299, 524
Cabaseril *(Cabergolin)* 215
Cabazitaxel 16, 318, 611
Cabergo Teva *(Cabergolin)* 215
Cabergolin 215, 286, 440, 488, 490
Cabergolin Dura *(Cabergolin)* 286
Cabergolin HEXAL *(Cabergolin)* 215, 286
Cabergolin Teva *(Cabergolin)* 286
Cabergolin-ratioph. *(Cabergolin)* 215
Cadmiumintoxikation 334
Caelyx *(Doxorubicin liposomal)* 319
Cafedrin 66, 473
Cafergot N *(Ergotamin + Coffein)* 218
Calci Aps D3 *(Colecalciferol + Calciumcarbonat)* 76
Calcicare D3 *(Colecalciferol + Calciumcarbonat)* 76
Calcihexal *(Calcitonin)* 134
Calcimagon *(Calcium-Ion)* 69
Calcimagon D3 *(Colecalciferol + Calciumcarbonat)* 76
Calcipotriol 247, 519
Calcipotriol HEXAL *(Calcipotriol)* 247
Calcitonin 134
Calcitonin 134, 414, 429
Calcitonin ct *(Calcitonin)* 134
Calcitonin-ratioph. *(Calcitonin)* 134
Calcitrat *(Calcium-Ion)* 69
Calcitriol 76, 413, 428, 429, 438, 519, 562
Calcitriol Kyramed *(Calcitriol)* 76
Calcium HEXAL *(Calcium-Ion)* 69
Calciumcarbonat 76
Calciumfolinat HEXAL *(Folinsäure)* 328
Calciumgluconat Braun 10% *(Calciumglukonat/ Calciumsaccharat)* 69
Calciumglukonat 69
Calcium-Ion 69
Calciumsaccharat 69
Calcium-Sandoz *(Calcium-Ion)* 69
Calcort *(Deflazacort)* 115
Campherextrakt 635
Campral *(Acamprosat)* 244
Campto *(Irinotecan)* 321
Canakinumab 137
Cancidas *(Caspofungin)* 186
Candesartan 37, 48, 340, 350
Candida 455, 578
- Endokarditis 456
- Harnwegsinfektion 457
- Ösophagitis 443, 455
- Pneumonie 456
- Stomatitis 455
- Vaginitis 455
- Vulvovaginitis 522
Candidämie 456
Candidiasis granulomatosa 457
Candidose
- Dermatologie 517
- Infektiologie 455
Candio-Hermal *(Nystatin)* 253
Canesten *(Clotrimazol)* 252
Canesten extra *(Bifonazol)* 252
Canesten Gyn *(Clotrimazol)* 252
Canifug *(Clotrimazol)* 252
Canifug Fluco *(Fluconazol)* 185
Capecitabin 315, 595, 596, 599, 601, 602, 605, 606, 607
Capozide *(Captopril + Hydrochlorothiazid)* 47
Capreomycin 176
Capros *(Morphin)* 103
CAPS 137

Capsaicin 17, 205
Captimer *(Tiopronin)* 334
Captin *(Paracetamol)* 110
Captobeta *(Captopril)* 35
CaptoHEXAL *(Captopril)* 35
CaptoHEXAL comp *(Captopril + Hydrochlorothiazid)* 47
Captopril 35, 47, 340, 341, 347, 352
Capval *(Noscapin)* 98
Carbachol 261, 574
Carbamat-Intoxikation 619
Carbamazepin 207, 307, 478, 479, 481, 484, 487, 496, 498, 525
Carbamazepin HEXAL *(Carbamazepin)* 207
Carbamazepin-ratioph. *(Carbamazepin)* 207
Carbapeneme 170
Carbetocin 285
Carbidopa 214, 490
Carbimazol 129, 304, 431
Carbimazol Henning *(Carbimazol)* 129
Carbimazol HEXAL *(Carbimazol)* 129
Carbo medicinalis 149, 305, 613, 614, 615, 622
Carboanhydrasehemmer 262
CARBO-cell *(Carboplatin)* 312
Carbomer 529
Carboplatin 312, 372, 589, 590, 591, 594, 609
Carboplatin HEXAL *(Carboplatin)* 312
Carboplatin-GRY *(Carboplatin)* 312
Carbostesin *(Bupivacain)* 204
Carder *(Clopidogrel)* 87
Cardiagen *(Captopril + Hydrochlorothiazid)* 47
Cardular PP *(Doxazosin)* 45
Carlich *(Carvedilol)* 39
Carmen *(Lercanidipin)* 43
Carmubris *(Carmustin)* 311
Carmustin 311
Carnigen *(Oxilofrin)* 65
Carteol La *(Carteolol)* 261
Carteolol 39, 261, 538, 539
Carvedilol 39, 340, 345, 348, 349, 352
Carvedilol HEXAL *(Carvedilol)* 39
Carvedilol-ratioph. *(Carvedilol)* 39
Casodex *(Bicalutamid)* 138
Caspofungin 186, 454, 455
Cassadan *(Alprazolam)* 239
Castellani 516
Catapresan *(Clonidin)* 45
Catumaxomab 325
Caverject *(Alprostadil)* 273
Cayston *(Aztreonam)* 173
Cebrotonin *(Piracetam)* 223
CEC *(Cefaclor)* 162
Cecenu *(Lomustin)* 311
Cedur *(Bezafibrat)* 125
Cefaclor 162, 550
- HNO 542, 544, 545, 546, 549, 551
- Ophthalmologie 526
Cefaclor-ratioph. *(Cefaclor)* 162
Cefadroxil 156, 162, 545
- Gynäkologie 581
- HNO 543, 547, 551
Cefadroxil Beta *(Cefadroxil)* 162
Cefadroxil HEXAL *(Cefadroxil)* 162
Cefalexin 163, 505
- Dermatologie 503, 506, 512
- HNO 543, 545, 547, 551
- Ophthalmologie 528
Cefazolin 160, 398, 505
- Gynäkologie 584
- HNO 543, 545, 547, 551
- Infektiologie 459, 463
- Ophthalmologie 527, 529, 530
Cefazolin HEXAL *(Cefazolin)* 160
Cefazolin Hikma *(Cefazolin)* 160
Cefazolin Saar *(Cefazolin)* 160
Cefepim 162, 386, 390, 391, 392, 399
Cefixdura *(Cefixim)* 163
Cefixim 163, 393, 460, 521, 558
Cefixim-ratioph. *(Cefixim)* 163
Cefotaxim 161, 386, 389, 390, 393, 504
- Dermatologie 505, 507, 521
- Gynäkologie 584
- HNO 544, 546
- Infektiologie 460, 462
- Neurologie 490
- Ophthalmologie 527
- Urologie 557, 572
Cefotaxim Fresenius *(Cefotaxim)* 161
Cefotaxim HEXAL*(Cefotaxim)* 161
Cefotaxime 156
Cefotaxim-ratioph. *(Cefotaxim)* 161
Cefotiam 581
Cefotrix *(Ceftriaxon)* 161
Cefoxitin 580, 581, 583
Cefpo Basics *(Cefpodoxim-Proxetil)* 163
Cefpodoxim 463
Cefpodoxim-Proxetil 163
Cefpodoxim-ratioph. *(Cefpodoxim-Proxetil)* 163
Ceftazidim 162, 386, 387, 391, 392, 393, 399
- HNO 544, 547, 548, 549
- Infektiologie 462, 464
- Neurologie 485
- Ophthalmologie 535
Ceftazidim HEXAL *(Ceftazidim)* 162
Ceftazidim Pharmore *(Ceftazidim)* 162
Ceftazidim Sandoz *(Ceftazidim)* 162
Ceftazidim-ratioph. *(Ceftazidim)* 162
Ceftibuten 163
Ceftriaxon 161, 386, 389, 390, 392, 393, 504, 520, 549
- Dermatologie 520, 521
- Gynäkologie 579, 580, 581
- HNO 544, 546
- Infektiologie 455, 457, 460, 461, 462, 464, 465, 466
- Neurologie 485, 490
- Ophthalmologie 527, 529, 530
- Urologie 558
Ceftriaxon HEXAL *(Ceftriaxon)* 161
Ceftriaxon Kabi *(Ceftriaxon)* 161
Ceftriaxon-ratioph. *(Ceftriaxon)* 161
Cefudura *(Cefuroxim-Axetil)* 163

CefuHEXAL *(Cefuroxim-Axetil)* 163
Cefuroxim 161, 389, 390, 392
- Dermatologie 503, 506, 511, 512, 521
- HNO 542, 544, 545, 546, 549, 550, 551
- Infektiologie 460, 461, 464
Cefuroxim Fresenius *(Cefuroxim)* 161
Cefuroxim HEXAL *(Cefuroxim)* 161
Cefuroxim-Axetil 163, 455, 503
Cefuroxim-ratioph. *(Cefuroxim)* 161
Cefuroxim-ratioph. *(Cefuroxim-Axetil)* 163
Celebrex *(Celecoxib)* 110
Celecoxib 110
Celestamine N *(Betamethason)* 115
Celestan *(Betamethason)* 115
Celestan V *(Betamethason)* 246
Celestone *(Betamethason)* 115
Celipro Lich *(Celiprolol)* 39
Celiprolol 39
Celiprolol ct *(Celiprolol)* 39
CellCept *(Mycophenolatmofetil)* 192
Cellcristin *(Vincristin)* 317
Cellidrin *(Allopurinol)* 132
Cellmustin *(Estramustin)* 328
Cellondan *(Ondansetron)* 153
Celltaxel *(Paclitaxel)* 318
Celluvisc *(Carmellose-Natrium)* 265
Celsentri *(Maraviroc)* 183
Cephalex ct *(Cefalexin)* 163
Cephalexin 527
Cephalexin-ratioph. *(Cefalexin)* 163
Cephalosporine 160
- orale, Gr. 1 162
- orale, Gr. 2 163
- orale, Gr. 3 163
- parenterale, Gr. 1 (Cefazolin-Gruppe) 160
- parenterale, Gr. 2 (Cefuroxim-Gruppe) 161
- parenterale, Gr. 3a (Cefotaxim-Gruppe) 161
- parenterale, Gr. 3b (Ceftazidim-Gruppe) 162
Cephazolin Fresenius *(Cefazolin)* 160
Cephoral *(Cefixim)* 163
Ceprotin *(Protein C)* 85
Cerazet *(Desogestrel)* 283
Cerazette *(Desogestrel)* 283
Ceres *(mittelkettige Fettsäure)* 424
Cerezyme *(Imiglucerase)* 137
Cerson *(Flumetason)* 246
Certican *(Everolimus)* 192
Certolizumab-Pegol 118, 404
Certoparin 80
Cerucal *(Metoclopramid)* 146
Cerumenex *(Ölsäure-Polypeptid-Kondensat)* 269
Ceruminalpfropf 269
Cervarix *(Papillomvirusimpfstoff)* 197
Cesol *(Praziquantel)* 188
Cetebe *(Ascorbinsäure)* 76
Cetiderm *(Cetirizin)* 98
Cetirizin 98, 512, 513, 523, 524, 543
Cetirizin 1A *(Cetirizin)* 98
Cetirizin HEXAL *(Cetirizin)* 98
Cetrimonium 269
Cetuximab 325, 594, 598
Cetylpyridiniumchlorid 545
Champix *(Vareniclin)* 244
Chenodeoxycholsäure 452
Chibro-Timoptol *(Timolol)* 261
Chinidin 59
Chinin 189
Chinin-Intoxikation 619
Chininsulfat 220
Chininum dihydrochloricum *(Chinin)* 189
Chininum hydrochloricum *(Chinin)* 189
Chinolinolsulfat 522, 525
Chinolone 167
- fluorierte, Gr. 1 167
- fluorierte, Gr. 2 168
- fluorierte, Gr. 3 168
- fluorierte, Gr. 4 168
- nichtfluorierte 167
Chlamydia trachomatis 165
Chlamydien 156
Chlamydien-Urethritis 522
Chloraldurat *(Chloralhydrat)* 242
Chloralhydrat 242
Chloralhydrat *(Chloralhydrat)* 242
Chlorambucil 310, 366, 369, 533
Chloramphenicol 251, 257, 260, 505
Chlordiazepoxid 239
Chlormadinon 277, 281, 282
Chlormadinon Jenapharm *(Chlormadinon)* 277
Chlormadinonacetat 509, 510
Chlorocresol 254
Chloroquin 114, 403, 406, 407, 425
Chloroquin-Intoxikation 619
Chloroquinphosphat 189
Chlorphenoxamin 256
Chlorprothixen 233
Chlorprothixen Neuraxph. *(Chlorprothixen)* 233
Chlortalidon 50, 54, 576
Chlortetracyclin 251, 258, 526, 529
Chol Spasmoletten *(Hymecromon)* 112
Cholangitis 451, 453
Cholangitis, akut eitrige 453
Cholecalciferol 426
Cholelithiasis 452
Cholera 457
Cholestagel *(Colesevelam)* 127
Cholestase 112
Cholesterin
- Senker 127
- Steine 149
- Synthesehemmer 126
Cholesterol-Synthese-Enzym 126
Cholezystitis 453, 457
Cholezystitis, akute 453
Cholinergika 222
- Auge 261
Cholspasmin forte *(Hymecromon)* 112
Chorea 225
Chorea Huntington 477, **477**
Chorioiditis 259

Chorionepitheliom 313
Chorionkarzinom 318
Christmasfaktor 89
Chrom-Intoxikation 620
Chronisch entzündliche Darmerkrankungen 150
Chronisch inflammatorische demyelinisierende Polyneuropathie 195
Chronisch obstruktive Bronchitis 383
Chronisch-myeloische Leukämie 368
Chylomikronämie Syndrom 424
Cialis *(Tadalafil)* 273
Ciatyl-Z *(Zuclopenthixol)* 235
Ciatyl-Z Acuphase *(Zuclopenthixol)* 235
Ciatyl-Z-Depot *(Zuclopenthixol)* 235
Cibacen *(Benazepril)* 35
Cibacen Cor *(Benazepril)* 35
Cibadrex *(Benazepril + Hydrochlorothiazid)* 47
Cibaflam *(Gentamicin + Fluorometholon)* 260
Ciclesonid 96, 379, 380
Ciclopirox 252, 518, 578
Ciclopirox Winthrop *(Ciclopirox)* 252
Ciclopiroxolamin 504, 512, 515, 516
Ciclopirox-ratioph. *(Ciclopirox)* 252
Cicloral *(Ciclosporin)* 192, 248
Ciclosporin 192, 248, 407
- Dermatologie 512, 518, 519, 520
- Hämatologie 366
- Neurologie 486
- Ophthalmologie 532, 540
- Urologie 565, 566
Ciclosporin 1A *(Ciclosporin)* 192
Ciclosporin Pro *(Ciclosporin)* 248
Cidofovir 178
CIDP 195
Cil *(Fenofibrat)* 125
Cilastatin 171, 583
Cilazapril 35, 47
Cilest *(Ethinylestradiol/ Norgestimat)* 282
Cilostazol 87
Ciloxan *(Ciprofloxacin)* 258, 268
Cimetidin 142, 343
Cimetidin CT *(Cimetidin)* 142
Cimicifugaextrakt 635
Cimicifuga-ratioph. *(Cimicifugaextrakt)* 635
Cimzia *(Certolizumab Pegol)* 118
Cinacalcet 131, 437
Cinchocain 154, 268
Cineol 635
Cinnarizin 152
Cipralex *(Escitalopram)* 229
Cipramil *(Citalopram)* 229
Cipro HEXAL *(Ciprofloxacin)* 168
Ciprobay *(Ciprofloxacin)* 168
Ciprobeta *(Ciprofloxacin)* 168
Ciprofloxacin 156, 168, 258, 268, 386, 387, 390, 391, 392, 393, 399, 405
- Dermatologie 521
- Gastroenterologie 446
- Gynäkologie 581
- HNO 547, 548, 549
- Infektiologie 458, 459, 463, 464, 465, 470
- Urologie 554, 557, 558, 559, 572
Ciprofloxacin-ratioph. *(Ciprofloxacin)* 168
Circadin *(Melatonin)* 243
Cisatracurium 203
Ciscay *(Nifedipin)* 44
Cis-GRY *(Cisplatin)* 312
Cisplatin 312, 373, 589, 590, 591, 592, 593, 594, 595, 596, 600, 602, 603, 608, 609
Cisplatin HEXAL PI *(Cisplatin)* 312
Cisplatin medac *(Cisplatin)* 312
Cisplatin NC *(Cisplatin)* 312
Cisplatin-GRY *(Cisplatin)* 312
Cisplatin-Lsg.-Ribosepharm *(Cisplatin)* 312
Citadura *(Citalopram)* 229
Citalich *(Citalopram)* 229
Citalon *(Citalopram)* 229
Citalopram 229, 497, 501
Citalopram HEXAL *(Citalopram)* 229
Citalopram-ratioph. *(Citalopram)* 229
Citronensäure 275
Cladribin 314, 370
Claforan *(Cefotaxim)* 161
Clarilind *(Clarithromycin)* 165
Clarithromycin 144, 156, 165, 383, 385, 388, 389, 390, 392, 393
- Gastroenterologie 445
- HNO 545, 546, 547
- Infektiologie 458, 459, 462, 463, 465
- Urologie 557
Clarithromycin *(Makrolide)* 398
Clarithromycin 1A *(Clarithromycin)* 165
Clarithromycin-ratioph. *(Clarithromycin)* 165
Clarium *(Piribedil)* 215
Claudicat *(Pentoxifyllin)* 89
Claversal *(Mesalazin)* 150
Clavulansäure 156, 159, 160, 386
- Gynäkologie 581, 583
- HNO 542, 544, 545, 546, 547, 549
- Infektiologie 457, 459, 464
- Ophthalmologie 526, 527, 528
Clearance 629
- Arzneimittel 632
- Kreatinin 631
- renale 631
Clemastin 31, 98, 256, 343, 451, 523
Clenbuterol 94, 95
Clenbuterol-Intoxikation 620
Clevia *(Ethinylestradiol + Cyproteronacetat)* 278
Clexane *(Enoxaparin)* 80
Clexane multidose *(Enoxaparin)* 80
ClexaneP *(Clexane P)* 363
Climen *(Estradiol + Cyproteronacetat)* 277
Climopax *(Konjugierte Östrogene + Medroxyprogesteron)* 278
Climopax Mono *(Konjugierte Östrogene)* 276

Clin Sanorania *(Clindamycin)* 166
Clinda HEXAL *(Clindamycin)* 166
Clindabeta *(Clindamycin)* 166
Clindamycin 166, 249, 392, 393
- Dermatologie 503, 505, 508
- Gynäkologie 577, 578, 584
- Infektiologie 459
- Ophthalmologie 534
- Urologie 580
Clindamycin-ratioph. *(Clindamycin)* 166
Clindasol *(Clindamycin)* 166
Clioquinol 505, 506, 511, 512, 518
Clioquinollotio 524
Clioquinol-Lotion 525
Cliovelle *(Estradiol + Norethisteron)* 278
Clivarin *(Reviparin)* 81
CLL 310, 314, 322, 325
Clobazam 239, 478
Clobegalen *(Clobetasol)* 247
Clobetasol 247, 510, 518, 577
Clobetasol Acis *(Clobetasol)* 247
Clobetason 245
Clocortolon 245
Clodron HEXAL *(Clodronsäure)* 133
Clodronsäure 133, 414, 437
Clofarabin 314
Clofibrinsäurederivate 125
Clomethiazol 242, 477, 495, 496
Clomipramin 227, 481, 483, 497, 501, 502
Clomipramin-ratioph. *(Clomipramin)* 227
Clonazepam 210
- Anästhesie 473
- Toxikologie 614, 615, 617, 620, 621, 623, 624, 625, 626
Clonid Ophtal *(Clonidin)* 262
Clonidin 45, 244, 262, 341, 475, 477, 495, 496, 616
Clonidin-Intoxikation 620
Clonidin-ratioph. *(Clonidin)* 45
Clonistada *(Clonidin)* 45
Clont *(Metronidazol)* 170
Clopamid 53, 54
Clopidogrel 87
- Kardiologie 344, 345, 346, 348, 349, 361
- Neurologie 493
Clopidogrel HEXAL *(Clopidogrel)* 87
Clopidogrel-ratioph. *(Clopidogrel)* 87
Clopixol *(Zuclopenthixol)* 235
Cloprednol 115
Closin *(Promethazin)* 234
Clostridien 156
Clostridium-botulinum Toxin Typ A 220
Clostridium-botulinum Toxin Typ B 220
Clostridium-histolyticum-Kollagenase 256
Clotrimazol 252, 455, 504, 516, 517, 522, 578, 579
Clozapin 237, 489, 499, 500
Clozapin Neuraxpharm *(Clozapin)* 237
Clozapin-ratioph. *(Clozapin)* 237
Cluster-Kopfschmerz 481
CML 311, 321, 323, 328
CML, Blastenschub 317
CMML 315
CMV-Präparate 177
CoAprovel *(Irbesartan + Hydrochlorothiazid)* 48
Cocain-Intoxikation 623
Codein 97, 102, 112, 393
Codicaps *(Codein)* 97
Codicompren *(Codein)* 97
CoDiovan *(Valsartan + Hydrochlorothiazid)* 49
Coffein 112, 218
Colchicin 132, 425
Colchicum-Dispert *(Colchicin)* 132
Colchysat *(Colchicin)* 132
Coleb Duriles *(Isosorbidmononitrat)* 58
Colecalciferol 76, 77, 133, 413, 428
Colesevelam 127
Colestyramin 127, 423, 449, 451, 622
Colestyramin HEXAL *(Colestyramin)* 127
Colestyramin-ratioph. *(Colestyramin)* 127
Colifoam *(Hydrocortison)* 151
Colimune *(Cromoglicinsäure)* 100
Colina *(Smektit)* 149
Colistin 172, 258, 399
Colistin *(Colistin)* 172
Colitis
- kollagene 150, 151
- pseudomembranöse 171
- ulcerosa 118, 150, 151, **447**
Colo-Pleon *(Sulfasalazin)* 150
Coma
- hepaticum 173
- hypothyreotes 129
- Scale 226
Combactam *(Sulbactam)* 159
Combaren *(Diclofenac + Codein)* 112
Combigan *(Brimonidin + Timolol)* 262
Combivir *(Lamivudin + Zidovudin)* 180
Competact *(Pioglitazon + Metformin)* 122
Comtess *(Entacapon)* 216
COMT-Hemmer 216
Conbriza *(Bazedoxifen)* 279
Conceplan M *(Ethinylestradiol/ Norethisteron)* 282
Concerta *(Methylphenidat)* 243
Concor *(Bisoprolol)* 39
Concor Cor *(Bisoprolol)* 39
Concor plus *(Bisoprolol + Hydrochlorothiazid)* 50
Condylomata acuminata 197, 256, **521**
Conestat alfa 16, 90
Conjuncain-EDO *(Oxybuprocain)* 257
Conjunctivitis epidemica 530
Conjunctivitis vernalis 529
Conn-Syndrom 435
Conpin *(Isosorbidmononitrat)* 58
Contramutan *(Echinacea)* 635
Convulex *(Valproinsäure)* 210
Copaxone *(Glatirameracetat)* 224
COPD 92, 93, 94, 95, 96, 97, 100, 299, 300
- akute Exazerbation 385

- antiobstruktive Therapie 384
- Pneumologie 383
Copegus *(Ribavirin)* 184
Cor tensobon *(Captopril)* 35
Corangin *(Glyceroltrinitrat)* 58
Corangin Nitro *(Glyceroltrinitrat)* 57
Cordanum *(Talinolol)* 41
Cordarex *(Amiodaron)* 31, 61
Cordarone *(Amiodaron)* 61
Cordes VAS *(Tretinoin)* 250
Cordinate *(Valsartan)* 38
Cordinate plus *(Valsartan + Hydrochlorothiazid)* 49
Corifeo *(Lercanidipin)* 43
Corifollitropin alfa 17, 281
Corinfar *(Nifedipin)* 44
Cornaron *(Amiodaron)* 61
Corneregel *(Dexpanthenol)* 265
Corotrop *(Milrinon)* 66
Corpus-luteum-Insuffizienz 277
Corsotalol *(Sotalol)* 41, 61
Corticorelin 140
Cortisol 116
Cortisonacetat 361
Corvaton *(Molsidomin)* 58
Corvo *(Enalapril)* 35
Corvo HCT *(Enalapril + Hydrochlorothiazid)* 47
Corynebacterium diphtheriae 156, 458
CosmoFer *(Eisen-III-Hydroxid-Dextran-Komplex)* 78
Cosopt *(Dorzolamid + Timolol)* 262, 263
Cotareg *(Valsartan + Hydrochlorothiazid)* 49
Cotazym *(Pankreatin)* 149
Cotrimhexal *(Trimethoprim + Sulfamethoxazol)* 169
Cotrimoxazol 156, 169, 398, 399
- Dermatologie 522
- Infektiologie 458, 459, 463, 464, 465
- Urologie 554, 559
Cotrim-ratioph. *(Trimethoprim + Sulfamethoxazol)* 169
Coumadin *(Warfarin)* 84
Covaxis *(Tetanus- + Diphtherie- + Pertussis-Toxoid)* 196
Coversum *(Perindopril)* 36
Coxibe 109
Cozaar *(Losartan)* 38
Cozaar plus *(Losartan + Hydrochlorothiazid)* 48
CPS Pulver *(Polysulfonsäure)* 71
Cranoc *(Fluvastatin)* 126
Cras *(Buprenorphin)* 104
Crataegusextrakt 635
Crataegutt *(Weißdornblätterextrakt)* 636
Crestor *(Rosuvastatin)* 126
CRH 140
CRH Ferring *(Corticorelin)* 140
Cripar *(Dihydroergocriptin)* 215
Crixivan *(Indinavir)* 182
Crohn, Morbus 446
Croloxat *(Oxaliplatin)* 312
Cromoglicinsäure 100, 264, 267, 299, 383
- HNO 542
- Ophthalmologie 529
CromoHEXAL *(Cromoglicinsäure)* 100, 264, 267
Cromo-ratioph. *(Cromoglicinsäure)* 100, 264, 267
CRPS 134
Cryopyrin-assoziierte periodische Syndrome 137
CSE-Hemmer 126
Cubicin *(Daptomycin)* 172
Cumarinderivate 83
Cumarin-Intoxikation 620
Cumarinüberdosierung 77, 89
Cushing Syndrom 434
Cutason *(Prednison)* 116
Cuxanorm *(Atenolol)* 39
Cyanid-Intoxikation 332, 333, 334 **621**
Cyanocobalamin 75, 76, 365, 444
Cyanokit *(Hydroxycobalamin)* 333
Cycline 164
Cyclo Östrogynal *(Estradiol + Estriol + Levonorgestrel)* 278
Cyclocaps Budesonid *(Budesonid)* 96
Cyclopentolat 263
Cyclopentolat *(Cyclopentolat)* 263
Cyclophosphamid 114, 310, 407, 408, 409
- Hämatologie 365, 366, 367, 369, 370, 371, 374, 375, 376
- Neurologie 486
- Onkologie 590, 591, 604, 605, 606
- Ophthalmologie 532, 533
- Urologie 564, 565, 566, 568, 569, 570
Cyclo-Progynova *(Estradiol + Norgestrel)* 278
Cyclosporin A 403, 406, 533, 534
Cyclostin *(Cyclophosphamid)* 114
Cyklocapron *(Tranexamsäure)* 86
Cymbalta *(Duloxetin)* 230
Cymeven *(Ganciclovir)* 178
Cynt *(Moxonidin)* 45
Cyproteronacetat 139, 277, 278, 509, 510, 586, 611
Cyproteronacetat beta *(Cyproteronacetat)* 139
Cyproteronacetat dura *(Cyproteronacetat)* 139
Cyproteronacetat Gry *(Cyproteronacetat)* 139
Cysticide *(Praziquantel)* 188
Cystinol akut *(Bärentraubenblätterextrakt)* 635
Cystonorm *(Oxybutynin)* 270
Cytarabin 315, 372, 373
Cytidin 225
Cytobion *(Cyanocobalamin)* 75
Cytomegalie-Virus
- Infektion 178
- Präparate 177
- Retinitis 178
Cytotec *(Misoprostol)* 145

D

D 3 Vicotrat *(Colecalciferol)* 76
D Epifrin *(Dipivefrin)* 262
Dabigatran 83, 354, 363
Dacarbazin 313, 374, 603
Daclizumab 192
Dafiro *(Valsartan + Amlodipin)* 49
Dafiro HCT *(Amlodipin + Valsartan + Hydrochlorothiazid)* 50
Daivonex *(Calcipotriol)* 247

Dakryoadenitis 527
Dakryozystitis 528
Daktar *(Miconazol)* 253
Dalmadorm *(Flurazepam)* 240
Dalteparin 80, 412, 582
Danaparoid 81
DANI 630
Dantamacrin *(Dantrolen)* 220
Dantrium *(Dantrolen)* 220
Dantrolen 220
Dantrolen IV *(Dantrolen)* 220
Dantrolen, Anästhesie 474
Dapotum *(Fluphenazin)* 235
Dapoxetin 275
Dapson 176
Dapson-Fatol *(Dapson)* 176
Daptomycin 172
Daraprim *(Pyrimethamin)* 174
Darbepoetin alfa 78, 366
Darifenacin 270, 487
Darm
- Atonie 222
- Dekontamination 172, 173
- Lavage-Lösungen 148
Darmlavage 453
Darob *(Sotalol)* 41, 61
Darunavir 182
Dasatinib 322, 368
Daunoblastin *(Daunorubicin)* 319
Daunorubicin 319
Daxas *(Roflumilast)* 16, 95
DCCK *(Dihydroergotoxin)* 223
Deblaston *(Pipemidsäure)* 167
Decarboxlase-Hemmstoffe 213
Decentan *(Perphenazin)* 235
Decoderm *(Flupredniden)* 246
Decortin *(Prednison)* 116
Decortin H *(Prednisolon)* 116
Decostriol *(Calcitriol)* 76
Dedrei *(Colecalciferol)* 76
Deferasirox 365, 369
Deferipron 365, 369
Deferoxamin 365, 369, 430, 621
Defibrillation 356
Deflazacort 115
Defluina Peri *(Buflomedil)* 88
Degalin *(Folinsäure)* 328
Degarelix 273
Dehydratation 410
- hypertone 72
- hypotone 71
- isotone 71, 72, 410
Dehydro sanol tri *(Triamteren + Bemetizid)* 57
Dehydroepiandrosteron 435
Dekristol *(Colecalciferol)* 76
Dekubitus 251
Delagil *(Phenolsulfonsäure)* 245
Delcoprep *(Macrogol + Na2SO4 + NaHCO3 + NaCl + KCl)* 148
Delgesic *(Acetylsalicylsäure)* 107
Delir 235, 242
Delix *(Ramipril)* 36
Delix plus *(Ramipril + Hydrochlorothiazid)* 48
Delmuno *(Felodipin + Ramipril)* 52
Delonal *(Alclometason)* 245
Delphicort *(Triamcinolon)* 116
Delphicort *(Triamcinolon-acetonid)* 246
Deltadex 40 *(Dextran)* 74
Deltadex 60 *(Dextran)* 74
Deltalipid 20% *(Fettlösung)* 73
Deltamannit *(Mannitol)* 56
Deltaran *(Dexibuprofen)* 107
Demenz 223, 224, 235, 238, **478**, **495**
Demetrin *(Prazepam)* 241
Demex *(Propyphenazon)* 111
Denosumab 17
Dentomycin *(Clindamycin)* 166
Depo-Clinovir *(Medroxy-progesteronacetat)* 281
DepoCyte *(Cytarabin)* 315
Deponit NT *(Glyceroltrinitrat)* 57
Depo-Provera *(Medroxy-progesteronacetat)* 281
Depression 207, 227, 228, 229, 230, 231, 232, 233, 234, 635, **497**
Depression, wahnhafte 497
Dermatin *(Terbinafin)* 187
Dermatitiden 245, 246, 247
- seborrhoische 245, 248, 252, 253
Dermatitis
- fototoxische 513
- periorale 509
- photoallergische 513
- solaris 513
Dermatofibrosarcoma protuberans 323
Dermatome 226, 476
Dermatop *(Prednicarbat)* 246
Dermatosen, akneiforme 507
Dermestril *(Estradiol)* 276
Dermoxin *(Clobetasol)* 247
Dermoxinale *(Clobetasol)* 247
Derzolamid 536
Deseril ret. *(Methysergid)* 481
Desfluran 474
Desfluran *(Desfluran)* 202
Desloratadin 98, 512, 513, 523, 524, 543
Desmin *(Ethinylestradiol/ Desogestrel)* 281
Desmogalen *(Desmopressin)* 139
Desmopressin 139, 308, 364, 440, 487
Desmopressin *(Desmopressin)* 139
Desmotabs *(Desmopressin)* 139
Desogestrel 281, 282, 283, 584, 585
Desoximetason 247
DET MS *(Dihydroergotamin)* 218
Detimedac *(Dacarbazin)* 313
Detrusitol *(Tolterodin)* 271
Dettli-Regel 632
Deumavan 577
Dexa Loscon Mono *(Dexamethason)* 246
Dexa Rhinospray N Sine *(Dexamethason)* 268
Dexa Siozwo *(Dexamethason)* 268
Dexa-Allvoran *(Dexamethason)* 115
Dexaflam Inject *(Dexamethason)* 115
Dexa-Gentamicin *(Dexamethason + Gentamicin)* 260
DexaHEXAL *(Dexamethason)* 115
Dexamethason 115, 246, 259, 260, 268, 297, 302
- Anästhesie 475
- Dermatologie 510
- Gynäkologie 577
- Hämatologie 367, 372, 373, 376
- Infektiologie 462
- Onkologie 588

- Ophthalmologie 526, 529, 530, 531, 532, 533, 535, 537
- Toxikologie 625
Dexamethason Augensalbe *(Dexamethason)* 259
Dexamethason LAW *(Dexamethason)* 246
Dexamethason-ratioph. *(Dexamethason)* 115
Dexamytrex *(Gentamicin + Dexamethason)* 260
Dexa-Polyspectran *(Neomycin + Polymyxin B + Dexamethason)* 260
Dexapos *(Dexamethason)* 259
Dexa-sine *(Dexamethason)* 259
Dexibuprofen 107
Dexketoprofen 107
Dexpanthenol 265, 409
- Gynäkologie 577
Dextrane 74
Dextrane 582
Dextro Bolder *(Dextromethorphan)* 97
Dextromethorphan 97
D-Fluoretten *(Colecalciferol + Fluorid)* 77
DHC *(Dihydrocodein)* 97
DHE-ratioph. *(Dihydroergotamin)* 218
Diabesin *(Metformin)* 120
Diabetes
- insipidus 54, **440**
- insipidus centralis 139
- mellitus 38, 119, 120, 121, 122, 123, 124, **416**
Diabetische autonome Neuropathie 342
Diabetische Gangrän 511
Diabetische Nephropathie 563
Diacomit *(Stiripentol)* 212
Diagnostik, endokrinologische 140
Diamicron Uno *(Gliclazid)* 119
Diamox *(Acetazolamid)* 263
Diane 35 *(Ethinylestradiol + Cyproteronacetat)* 278
Diaphal *(Amilorid + Furosemid)* 56
Diaroent Mono *(Colistin)* 172
Diarrhoe 148, 149, 173, 305
- chologene 127
Diastabol *(Miglitol)* 120
Diazepam 31, 239, 296, 394
- Endokrinologie 432
- Gynäkologie 582, 583
- HNO 546
- Kardiologie 345, 348, 349
- Neurologie 477, 491
- Psychiatrie 494, 495, 499, 501
- Toxikologie 614, 615, 617, 619, 620, 621, 623, 624, 625, 626
Diazepam Desitin rectal tube *(Diazepam)* 31, 239
Diazepam-ratioph. *(Diazepam)* 239
Diazoxid 124, 441
Dibenzyran *(Phenoxybenzamin)* 45
Diblocin PP *(Doxazosin)* 45
Dibotermin alfa 135
Diclac *(Diclofenac)* 109
Diclac Dolo *(Diclofenac)* 109
Diclofenac 109, 112, 113, 256, 260, 402, 404, 405, 406, 408
- Dermatologie 520
- Endokrinologie 427
- Gynäkologie 578, 580, 584
- HNO 543, 545, 548
- Kardiologie 361
- Neurologie 484
- Ophthalmologie 530, 531, 532, 533, 541
- Urologie 558, 572
Diclofenac-ratioph. *(Diclofenac)* 109
Dicloxacillin 459, 543
Diconpin *(Isosorbiddinitrat)* 58
Didanosin 179
Didronel *(Etidronsäure)* 133
Dienogest 281, 283, 584
Difen Stulln Ud *(Diclofenac)* 260
Differenzierte antihypertensive Therapie 338
Differin *(Adapalen)* 249
Diflucan *(Fluconazol)* 185
Diflucortolon 247
Digacin *(Digoxin)* 63
Digimed *(Digitoxin)* 63
Digimerck *(Digitoxin)* 63
Digitalis-Antidot BM *(Digitalisantitoxin)* 332
Digitalisantitoxin 332, 622
Digitalisglykoside 63
Digitalisintoxikation 332
Digitoxin 63, 353
Digitoxin Philo 63
Digostada *(Beta-Acetyldigoxin)* 63
Digox ct *(Beta-Acetyldigoxin)* 63
Digoxin 31, 63, 298, 353, 354, 397
Digoxin RAN *(Digoxin)* 63
Dihydralazin 46, 342, 582
Dihydrocodein 97, 102
Dihydroergocriptin 215
Dihydroergotamin 218, 342
Dihydroergotamin, Intoxikation 621
Dihydroergotoxin 223
Dihydropyridine 43
Dihydrotachysterol 77, 438
Dihzdroergotamin-mesilat 482
Dikaliumchlorazepat 472
Dikaliumclorazepat 210, 240
Dilatrend *(Carvedilol)* 39
Dilsal *(Diltiazem)* 42
DiltaHEXAL *(Diltiazem)* 42
Diltiazem 42, 340, 350, 353, 354, 396, 582
Diltiazem-ratioph. *(Diltiazem)* 42
Dilzem *(Diltiazem)* 42
Dimaval *(Dimercaptopropansulfonat)* 332
Dimenhydrinat 152, 306, 475, 482, 491, 583
Dimenhydrinat Hennig *(Dimenhydrinat)* 152
Dimercaptopropansulfonat 332, 617, 620, 625
Dimercaptosuccinic acid (DMSA) 619
Dimethylaminophenol 332, 621
Dimethylsulfoxid 252, 254
Dimeticon 150, 514, 626
Dimetil *(Carvedilol)* 39
Dimetinden 99, 256, 296, 299, 343
Dimetindenmaleat 512, 523, 525
Diovan *(Valsartan)* 38

Dipentum *(Olsalazin)* 150
Diphenhydramin 242, 583
Diphos *(Etidronsäure)* 133
Diphtherie 458, 546
- Krupp 546
Diphtherie-Antitoxin 458, 546
Diphtherie-Immunisierung 196, 198
Diphtherie-Tetanus-Pertussis-Poliomyelitis-Haemophilus influenzae-Hepatitis-B-Impfstoff 198
Dipidolor *(Piritramid)* 103
Dipiperon *(Pipamperon)* 238
Dipivefrin 262
Diprosis *(Betamethason)* 246
Diprosone *(Betamethason)* 246
Dipyridamol 87, 493, 567
Direkte Renininhibitoren 41, 51
Disalunil *(Hydrochlorothiazid)* 54
Disease modifying antirheumatic drugs 113
Disoprivan *(Propofol)* 33, 202
Dispacromil *(Cromoglicinsäure)* 264
Dispatenol *(u.a. Dexpanthenol)* 265
Dispatim *(Timolol)* 261
Distigmin 222
Distraneurin *(Clomethiazol)* 242
Disulfiram 244
Dithranol 247, 248, 518
Diucomb *(Triamteren + Bemetizid)* 57
Diurapid *(Furosemid)* 53
Diuretika 47, 48, 50, 51, 53, 339
Diuretika-Kombinationen 56
Diuretikum Verla *(Triamteren + Hydrochlorothiazid)* 56
Diursan *(Amilorid + Hydrochlorothiazid)* 56
Divertikulitis 446
DMAP-Überdosierung 334
DMARD 113
DNase 398
DNCG Stada *(Cromoglicinsäure)* 100, 264
Dobutamin 65, 348, 397, 439, 614, 620, 622
Dobutamin Carino *(Dobutamin)* 65
Dobutamin Fresenius *(Dobutamin)* 65
DobutaminHEXAL *(Dobutamin)* 65
Dobutamin-ratioph. *(Dobutamin)* 65
Docetaxel 318, 593, 601, 602, 604, 605, 606, 607, 611
Docetaxel Hexal *(Docetaxel)* 318
Dociteren *(Propranolol + Triamteren + Hydrchlorothiazid)* 51
Dociton *(Propranolol)* 41
Docosanol 251
Docpelin *(Ibuprofen)* 107
Dogmatil *(Sulpirid)* 234
Dolanaest *(Bupivacain)* 204
Dolantin *(Pethidin)* 103
Dolasetron 153, 588
Dolcontral *(Pethidin)* 103
Dolestan *(Diphenhydramin)* 242
Dolgit *(Ibuprofen)* 107
Dolo Posterine Haemotamp *(Cinchocain)* 154
Dolo Posterine N *(Cinchocain)* 154
Dolomagon *(Dexibuprofen)* 107
Dolomo TN *(ASS + Paracetamol + Codein/Coffein)* 112
Doloproct *(Fluocortolon + Lidocain)* 155
Dolopyrin Al *(ASS + Paracetamol + Coffein)* 112
Dolormin *(Ibuprofen)* 107
Dolormin Femina *(Naproxen)* 108
Dolovisano Methocarb *(Methocarbamol)* 221
Dolviran N *(ASS + Codein)* 112
Dominal *(Prothipendyl)* 234
Domperidon 146, 491
Domperidon HEXAL *(Domperidon)* 146
Domperidon Teva *(Domperidon)* 146
Donepezil 223, 495
Doneurin *(Doxepin)* 228
Dopamin 31, 65, 343, 348, 439, 614, 616, 617, 618, 620, 622
Dopamin *(Dopamin)* 31
Dopamin Carino *(Dopamin)* 65
Dopamin Fresenius *(Dopamin)* 65
Dopaminagonisten 214
Dopaminantagonisten 146, 233
Dopamin-Decarboxylase-Inhibitoren 213
Dopaminergika 213, 214, 216
Dopamin-ratioph. *(Dopamin)* 65
Dopegyt *(Alpha-Methyldopa)* 45
Dopergin *(Lisurid)* 215, 286
Doping 640
- Beta-2-Agonisten 642
- Betablocker 643
- Diuretika und weitere Maskierungsmittel 643
- endogene androgene anabole Steroide 641
- exogene androgene anabole Steroide 641
- Glukokortikoide 643
- Hormonantagonisten 642
- Liste verbotener Wirkstoffe 640
- Narkotika 643
- Peptidhormone 642
- Stimulanzien 641
- Wachstumsfaktoren 642
Doribax *(Doripenem)* 170
Doripenem 170, 391
Dorithricin *(Benzalkonium + Benzocain + Tyrothricin)* 269
Dormicum *(Midazolam)* 241
Dormo Puren *(Nitrazepam)* 241
Dormutil *(Diphenhydramin)* 242
Dorzo Vision *(Dorzolamid)* 262
Dorzolamid 262, 263, 533, 537, 538, 539
Dorzotim *(Dorzolamid + Timolol)* 263
Dosierungen, äquianalgetische 101
Dosisanpassung bei Niereninsuffizienz 630, 631, 632
Dosis-Wirkungs-Beziehung 629
Doss *(Alfacalcidol)* 76
Dostinex *(Cabergolin)* 286
Dosulepin 227
Doxacor *(Doxazosin)* 45
Doxakne *(Doxycyclin)* 251
Doxam *(Ambroxol + Doxycyclin)* 95

Doxazosin 45, 340
Doxazosin Stada *(Doxazosin)* 45
Doxazosin-ratioph. *(Doxazosin)* 45
Doxepia *(Doxepin)* 228
Doxepin 228, 497
Doxepin-ratioph. *(Doxepin)* 228
DOXO-cell *(Doxorubicin)* 319
Doxorubicin 319, 370, 371, 374, 375, 441, 589, 590, 591, 600, 604, 605, 606
Doxorubicin HEXAL *(Doxorubicin)* 319
Doxorubicin liposomal 319
Doxorubicin NC *(Doxorubicin)* 319
Doxy plus Stada *(Ambroxol + Doxycyclin)* 95
Doxycyclin 95, 156, 164, 190, 251, 383, 385, 388, 405, 464, 504
- Dermatologie 503, 505, 508, 509, 512, 520, 521, 522
- Gynäkologie 579, 581
- Infektiologie 455, 458, 460, 466
- Neurologie 490
- Ophthalmologie 526, 529
- Urologie 557, 580

Doxycyclin Heumann *(Doxycyclin)* 251
Doxycyclin-ratioph. *(Doxycyclin)* 164, 190
Doxyderma *(Doxycyclin)* 251
DoxyHEXAL *(Doxycyclin)* 164, 190
Doxylamin 242
D-Penicillamin 623
Dranginkontinenz 586, **575**
Dravet-Syndrom 212
Dressler-Syndrom 361
Dridase *(Oxybutynin)* 270
Dronedaron 62, 346, 355, 356, 357
Droperidol 152, 475
Dropropizin 97
Drospirenon 282, 584
Drotrecogin alfa 85
Ductus arteriosus Botalli 298
Dulcolax *(Bisacodyl)* 147
Dulcolax M Balance *(Macrogol)* 147
Duloxetin 230, 275, 497, 501
Duodart *(Dutasterid + Tamsulosin)* 272
Duodenitis 145
Duodopa *(L-Dopa + Carbidopa)* 214
Duofilm *(Salicylsäure + Milchsäure)* 254
DuoPlavin *(Clopidogrel + Acetylsalicylsäure)* 87
Duotrav *(Travoprost + Timolol)* 263
Duphaston *(Dydrogesteron)* 277
Duracoron *(Molsidomin)* 58
Duradiuret *(Triamteren + Hydrochlorothiazid)* 56
Durafenat *(Fenofibrat)* 125
Duranifin *(Nifedipin)* 44
Duranifin Sali *(Nifedipin + Mefrusid)* 51
Durapental *(Pentoxifyllin)* 89
Durapindol *(Pindolol)* 40
Duratenol *(Atenolol)* 39
Duratenol comp. *(Atenolol + Chlortalidon)* 50
Durazepam *(Oxazepam)* 241
Durchblutungsfördernde Mittel 88
Durchblutungsstörung 635
Durchbruchsblutungen 277
Durogesic Smat *(Fentanyl)* 102
Dusodril *(Naftidrofuryl)* 88
Duspatal *(Mebeverin)* 111
Duspatalin *(Mebeverin)* 111
Dutasterid 271, 272
Dydrogesteron 277, 278, 576, 586
Dynacil *(Fosinopril)* 36
Dynacil comp. *(Fosinopril + Hydrochlorothiazid)* 47
Dynamisch labile Kreislaufdysregulation 342
Dynastat *(Parecoxib)* 110
Dynepo *(Epoetin Delta)* 79
Dynorm *(Cilazapril)* 35
Dynorm Plus *(Cilazapril + Hydrochlorothiazid)* 47
Dysfibrinogenämie 89
Dysfunktion, erektile 272, 273
Dyskinesien 31, 225
Dysmenalgit *(Naproxen)* 108
Dysmenorrhoe 107, 108, 113, 221, 277
Dysphorie 238
Dysport *(Clostridium-botulinum-Toxin Typ A)* 220, 492
Dysregulation, Kreislauf 342
Dystonie, zervikale 220
Dysurgal *(Atropin)* 111
Dytide H *(Triamteren + Hydrochlorothiazid)* 56

E

Eatan N *(Nitrazepam)* 241
Ebastel *(Ebastin)* 99
Ebastin 99, 523, 524
Ebastin *(Ebastin)* 99
Ebixa *(Memantin)* 223
Ebrantil *(Urapidil)* 34, 46
Ecalta *(Anidulafungin)* 186
Echinacea 635
Echinacea-ratioph. *(Echinacea)* 635
Echinacin *(Echinacea)* 635
Echinocandine 186
Echinococcus granulosus 458
Echinococcus multilocularis 458
Echinokokkose 188, **458**
Ecolicin *(Erythromycin + Colistin)* 258
Econazol 253, 516, 517, 578
Ecthyma 504
Eculizumab 366
Ecural *(Mometason)* 247
Edronax *(Reboxetin)* 231
EDTA-Lösung 531
Efavirenz 181
Eferox *(Levothyroxin)* 129
Eferox-Jod *(Levothyroxin + Kaliumiodid)* 129
Efeublätterextrakt 635
Effekton *(Diclofenac)* 109
Effentora *(Fentanyl)* 102
Efflumidex *(Fluorometholon)* 259
Effortil *(Etilefrin)* 65
Efient *(Prasugrel)* 87
Eflornithin 256
Efudix *(Fluorouracil)* 316

Einphasenpräparate **584**
EinsAlpha *(Alfacalcidol)* 76
Eisen 78
- Intoxikation 334
- Mangel 77, 78
Eisenhut 635
Eisen-II-Glycin-Sulfat-Komplex 365
Eisen-III-hexacyanoferrat 626
Eisen-III-Hydroxid-Dextran-Komplex 78
Eisen-III-Hydroxid-Polymaltose-Komplex 78
Eisen-III-Ion 78
Eisen-III-Natrium-Glukonat-Komplex 365
Eisen-II-Ion 77, 78, 562
Eisen-III-verbindungen, Intoxikation 621
Eisenmangelanämie 365
Eisentabletten-ratioph. *(Eisen-II-Ion)* 78
Eisessig-Salpetersäure-Milchsäure 524
Ejaculatio praecox 275
Eklampsie 46
Ekzem 245, 246, 247, 250, 251, 256, **511**
- atopisches 511
- Kontakt 511
Elacutan *(Harnstoff)* 254
Elanercept 403, 404, 406
Elantan *(Isosorbidmononitrat)* 58
Elaprase *(Idursulfase)* 137
Elbrol *(Propranolol)* 41
Elcrit *(Clozapin)* 237
Eldisine *(Vindesin)* 317
Elektrokrampftherapie 494, 497
Elektrolytlösung 523
Eletriptan 219, 482
Elidel *(Pimecrolimus)* 256
Eligard *(Leuprorelin)* 274
Elimination 629
- Arzneimittel 632
- extrarenale Fraktion 629
- Geschwindigkeit 628
- individuelle Kapazität 632
Ell Cranell *(Alfatradiol)* 255
Ellaone *(Ulipristalacetat)* 284
Ellatun N *(Tramazolin)* 267
Elobact *(Cefuroxim-Axetil)* 163
Elocon *(Mometason)* 247
Elontril *(Bupropion)* 232
Elonva *(Corifollitropin alfa)* 17, 281
Elortinib 610
Eloxatin *(Oxaliplatin)* 312
Eltrombopag 90, 367
Elugan *(Simeticon)* 148
Emadine *(Emedastin)* 264
EMB-Fatol *(Ethambutol)* 174
Embolie
- Lungen- 394
- Prophylaxe 354
Emedastin 264
Emend *(Aprepitant)* 152
Emesan *(Diphenhydramin)* 242
Emestar Mono *(Eprosartan)* 37
Emestar plus *(Eprosartan + Hydrochlorothiazid)* 48
Emovate *(Clobetason)* 245
Emselex *(Darifenacin)* 270
Emtricitabin 180
Emtriva *(Emtricitabin)* 180
Enacomi *(Enalapril + Hydrochlorothiazid)* 47
EnaHEXAL *(Enalapril)* 35
EnaHEXAL comp *(Enalapril + Hydrochlorothiazid)* 47
Enalagamma Hct *(Enalapril + Hydrochlorothiazid)* 47
Enalapril 35, 47, 52, 297, 298, 340, 347, 348, 350, 352
Enalapril HCT Sandoz *(Enalapril + Hydrochlorothiazid)* 47
Enalapril-ratioph. *(Enalapril)* 35
Enantone-Monatsdepot *(Leuprorelin)* 274, 280
Enaplus Al *(Enalapril + Hydrochlorothiazid)* 47
Enbrel *(Etanercept)* 118
Endak *(Carteolol)* 39
Endofalk Classic *(Macrogol + NaCl + NaHCO3+ KCl)* 148
Endokarditis 157, 158, 159, 160, 161, 166, 167, 170, 171, 172, 173, 175
- bakterielleakterielle 358, 359
- Candida 456
- empirisch, Therapie **458**
- Enterokokken 358
- Pneumokokken- 359
- Prohpylaxeempfehlungen 359
- prophylaxe 157, 158, **359**
- rheumatische 358
- Staphylokokken- 358
- Streptokokken- 358
Endokrine Orbitopathie 540
Endokrinologische Diagnostik 140
Endometriose 277, 280, **577**
Endometritis 560, 580, **583**
Endometriumfunktion 276
Endometriumkarzinom 277, 312, 319
Endomyometritis 583
Endophthalmitis 535
Endorganschaden 337
Endothelinrezeptorblocker 67
Endoxan *(Cyclophosphamid)* 114, 310
Eneas *(Nitrendipin + Enalapril)* 52
Enelfa *(Paracetamol)* 110
Energiebedarfsdeckung 72
Enfluran 474
Enfuvirtid 183
Engerix B Erwachsene *(Hepatitis-B-Impfstoff)* 197
Engerix B Kinder *(Hepatitis-B-Impfstoff)* 197
Enoxacin 168
Enoxaparin 80, 344, 345, 361, 362, 363, 436, 439
Enoximon 66
Enoxor *(Enoxacin)* 168
Entacapon 214, 216
Entacavir 450
Entamoeba histolytica 454
Entecavir 180
Enteritis 167, 168, 169, 173
Enterobacter 156
Enterobiasis 188, 189
Enterobius vermicularis 463
Enterococcus-faecalis-Autolysat 635
Enterocolitis, pseudomembranöse 171
Enterokokken 156
- Endokarditits 358
- vancomycinresistent 156, 164
Entgleisung, hämodynamische 356

Entocort Kapseln *(Budesonid)* 151
Entocort rektal *(Budesonid)* 151
Entzug 105, 207, 228, 242, 244
Entzündung 101, 302
Enuresis 139, 228, 308
Enyglid *(Repaglinid)* 120
Enzephalitis 177, 484
Enzephalopathie
- hepatische 73, 147, 452
- portosystemische 173
Enzym Lefax *(Pankreatin + Dimeticon)* 150
Enzyminhibitoren 90
Epaq *(Salbutamol)* 93
EPH-Gestose 581
Epi Nc *(Epirubicin)* 320
EPI-cell *(Epirubicin)* 320
Epididymitis 559
Epiglottitis 546
Epilepsie 207, 208, 209, 210, 211, 212, 213, 239, 307, 308, **478**
Epinastin 264
Epinephrin 31, 65, 94, 473, 523
Epi-Pevaryl *(Econazol)* 253
Epirubicin 320, 372, 600, 602, 604, 605, 606
Epirubicin HEXAL *(Epirubicin)* 320
Episachs *(Epirubicin)* 320
Episkleritis 532
Epivir *(Lamivudin)* 180
Epizoonosen 514
Eplerenon 55, 348, 353, 435
Epoetin alfa 79
Epoetin Alfa HEXAL *(Epoetin alfa)* 79
Epoetin beta 79
Epoetin delta 79
Epoprostenol 396
Epratenzide plus *(Eprosartan + Hydrochlorothiazid)* 48
Eprex *(Epoetin alfa)* 79
Eprosartan 37, 48, 340, 350
Eprosartan Comp Ct *(Eprosartan + Hydrochlorothiazid)* 48
Eprosartan Ct *(Eprosartan)* 37
Eprosartan-ratioph. *(Eprosartan)* 37
Eprosartan-ratioph. comp. *(Eprosartan + Hydrochlorothiazid)* 48
Eptacog alpha 89
Eptifibatid 87, 344, 347
Equasym *(Methylphenidat)* 243
Equilibrin *(Amitriptylinoxid)* 227
Eracin *(Epirubicin)* 320
Eradikation, Helicobacter pylori 143, 144, 158, 165
Eradikationstherapie 446
Erazaban *(Docosanol)* 251
Erbitux *(Cetuximab)* 325
Erbrechen 146, 152, 153, 242, 306
Erbrechen, induziertes 330
Erektile Dysfunktion 272, 273
Eremfat *(Rifampicin)* 175
Ergenyl *(Valproinsäure)* 210
Ergobel *(Nicergolin)* 223
Ergocalm *(Lormetazepam)* 240
Ergodesit *(Dihydroergotoxin)* 223
Ergo-Kranit Migräne *(Ergotamin)* 218
Ergotam ct *(Dihydroergotamin)* 218
Ergotamin 218, 482
Ergotamine 218
Ergotamintartrat 482
Erguss 297, 298
Erlotinib 322, 594
Ernährung, parenterale 71
Erregungszustand, akuter 494
Erregungszustände 31, 233, 234, 235, 236, 237, 238, 239, 240, 241, 242
Ertapenem 170, 389, 390, 464
Eryaknen *(Erythromycin)* 249
Erydermec *(Erythromycin)* 249
Eryfer *(Eisen-II-Ion)* 78
EryHEXAL *(Erythromycin)* 165
Erypo *(Epoetin alfa)* 79
Erysipel 157, 459, **504**
Erysipeloid 505
Erythema migrans 163, 455, **503**
Erythrasma 253, **504**
Erythrocin *(Erythromycin)* 165
Erythromycin 165, 249, 258, 389, 390
- Dermatologie 504, 505, 506, 508, 509, 520, 521, 522
- Gynäkologie 579, 580
- Infektiologie 459, 466
- Ophthalmologie 526, 529
- Urologie 557, 564
Erythromycin-ratioph. *(Erythromycin)* 165
Erythropoetin 78
Erythropoetin 369
Erythropoetin alfa 366
Erythropoetin beta 366
Erythropoetin delta 366
Erythropoetin zeta 366
ESBL 164
Eschenextrakt 636
Escherichia coli 156
Escitalopram 229, 497, 501, 502
Escor *(Nilvadipin)* 44
Esidrix *(Hydrochlorothiazid)* 54
Eskazole *(Albendazol)* 188
Esketamin 32, 201
Eslicarbazepinacetat 207
Esmeron *(Rocuronium)* 203
Esmocard *(Esmolol)* 40
Esmolol 32, 40
Esomep *(Esomeprazol)* 143
Esomeprazol 143, 443, 444
Esomeprazol CT *(Esomeprazol)* 143
Esomeprazol ratioph. *(Esomeprazol)* 143
Espa Lepsin *(Carbamazepin)* 207
Espa Trigin *(Lamotrigin)* 208, 232
Espa-Dorm *(Zopiclon)* 243
Espumisan *(Simeticon)* 148, 334
Essentielle Thrombozythämie 368
Essigsäurederivate 108
Esther 204
Estimated GFR 631
Estracept *(Estramustin)* 328
Estracyt *(Estramustin)* 328
Estraderm TTS *(Estradiol)* 276
Estradiol 276, 277, 278, 283, 427, 439, 509, 510, 577, 585, 586
Estradiolvalerat 427, 586
Estragest *(Estradiol + Norethisteron)* 278
Estramon *(Estradiol)* 276

Estramustin 328
Estramustin HEXAL *(Estramustin)* 328
Estreva *(Estradiol)* 276
Estrifam *(Estradiol)* 276
Estriol 276, 278, 427
Estriol Jenaph. *(Estriol)* 276
Estronorm *(Estradiol)* 276
Etanercept 118
Ethacridin 543
Ethambutol 174, 468, 469, 470, 485, 506
Ethanercept 519, 520
Ethanol 332, 621, 623
Ethinylestradiol 276, 278, 281, 282, 283, 284, 509, 510, 576, 584
Ethinylestradiol Jenaph. *(Ethinylestradiol)* 276
Ethinylestradiol/Etonogestrel 585
Ethinylestradiol/Norelgestromin 585
Ethomidat 434
Ethosuximid 209, 479
Ethylendiamintetraacetat 619, 626
Ethylenglykol-Intoxikation 621
Etidronat Jenaph. *(Etidronsäure)* 133
Etidronsäure 133
Etilefrin 65, 342
Etilefrin-ratioph. *(Etilefrin)* 65
Eto Cell *(Etoposid)* 318
Etofibrat 125
Eto-Gry *(Etoposid)* 318
Etomedac *(Etoposid)* 318
Etomidat 32, 202, 307, 434
Etomidat lipuro *(Etomidat)* 202
Etonogestrel 281, 284, 585
Etopophos *(Etoposid)* 318
Etoposid 318, 372, 373, 374, 375, 590, 591, 595, 596, 600
Etoposid HEXAL *(Etoposid)* 318
Etoricoxib 110, 425
Etravirin 181
Eucreas *(Vildagliptin + Metformin)* 122
Euglucon N *(Glibenclamid)* 119
Eu-Med *(Phenazon)* 111
Euphylong *(Theophyllin)* 34, 92
Eurofluor *(Fluorouracil)* 316
Eusaprim *(Trimethoprim + Sulfamethoxazol)* 169
Euthyrox *(Levothyroxin)* 129
Eve 20 *(Ethinylestradiol/ Norethisteron)* 282
Everolimus 192, 324, 600, 608
Evista *(Raloxifen)* 279
Evoltra *(Clofarabin)* 314
EVRA *(Ethinylestradiol + Norelgestromin)* 284
Ewing-Sarkom 310, 319
Exazerbation, akute, COPD 385
Exelon *(Rivastigmin)* 224
Exemestan 279, 604
Exenatid 121, 418
Exforge *(Valsartan + Amlodipin)* 49
Exforge HCT *(Amlodipin + Valsartan + Hydrochlorothiazid)* 50
Exkretion, biliäre 629
Exkretion, renale 629
Exoderil *(Naftifin)* 253
Exogen allergische Alveolitis 387
Exophthalmus 540
Expafusin *(Stärkederivat)* 74
Expit *(Ambroxol)* 91
Exrheudon OPT *(Phenylbutazon)* 111
Extavia *(Interferon beta-1b)* 194
Extended Spectrum-Beta-Lactamase 164
Extrapyramidale Symptomatik 217
Extrasystolen 357
Extrazellulärraum 628
Extremitätenarterienverschluss 361
Ezetimib 128, 423
Ezetrol *(Ezetimib)* 128

F

Fabrazyme *(Agalsidase beta)* 136
Facialisparese, ideopathische 551
Fadul *(Famotidin)* 142
Faktor
- II-Mangel 89
- IX-Mangel 89
- VIII-Aktivierung 139
- VIII-Mangel 89, 298
- VII-Mangel 89
- XIII-Mangel 89
- X-Mangel 89

Faktor I 89
Faktor II 89
Faktor IX 89, 364
Faktor VII 89
Faktor VIIa 89
Faktor VIII 89, 298, 364
Faktor X 89
Faktor XIII 89
Faktor-Xa-Hemmer 81
Falicard *(Verapamil)* 34, 42
Falithrom *(Phenprocoumon)* 83
Faltenbehandlung 220
Famciclovir 177, 443, 522, 525
Familiäre Hypercholesterinämie 422
Familiäre Hypertriglyzeridämie 424
Famobeta *(Famotidin)* 142
Famotidin 142
Famotidin-ratioph. *(Famotidin)* 142
Famvir *(Famciclovir)* 177
Famvir Zoster *(Famciclovir)* 177
Fareston *(Toremifen)* 280
Farlutal *(Medroxyprogesteron-acetat)* 277
Farmorubicin *(Epirubicin)* 320
Faslodex *(Fulvestrant)* 279
Fastjekt *(Adrenalin)* 65
Fasturtec *(Rasburicase)* 132
Faustan *(Diazepam)* 239
Favistan *(Thiamazol)* 130
Fazialisparese 481
Febuxostat 17, 132
Felbamat 213
Felis *(Johanniskrautextrakt)* 635
Felocor *(Felodipin)* 43
Felodipin 43, 52
Felodipin *(Felodipin)* 43
Fem 7 *(Estradiol)* 276
Fem 7 Combi *(Estradiol + Levonorgestrel)* 278
Fem 7 Conti *(Estradiol + Levonorgestrel)* 278
Femara *(Letrozol)* 280
Femigoa *(Ethinylestradiol/ Levonorgestrel)* 282

Femigyne-ratioph. *(Ethinylestradiol/ Levonorgestrel)* 282
Femodene *(Ethinylestradiol/ Gestoden)* 282
Femoston *(Estradiol + Dydrogesteron)* 278
Femoston Conti *(Estradiol + Dydrogesteron)* 278
Femoston mono *(Estradiol)* 276
Femovan *(Ethinylestradiol/ Gestoden)* 282
Femphascyl *(Estradiol + Dydrogesteron)* 278
Fempress *(Moexipril)* 36
Fempress Plus *(Moexipril + Hydrochlorothiazid)* 47
Femranette *(Ethinylestradiol/ Levonorgestrel)* 282
Fenistil *(Dimetinden)* 99, 256
Fenistil Hydrocort *(Hydrocortison)* 245
Fenistil Pencivir *(Penciclovir)* 252
Feniticonazol 578
Fenofibrat 125
Fenofibrat-ratioph. *(Fenofibrat)* 125
Fenoterol 32, 92, 95, 286, 379, 380, 384, 523
Fentadolon *(Fentanyl)* 102
Fentanyl 32, 102, 200, 303, 306, 475
Fentanyl Hameln *(Fentanyl)* 200
Fentanyl HEXAL *(Fentanyl)* 102, 200
Fentanyl-Janssen *(Fentanyl)* 32, 102, 200
Ferinject *(Eisen-III-Hydroxid-Polymaltose-Komplex)* 78
Ferrlecit *(Eisen-III-Ion)* 78
Ferro sanol *(Eisen-II-Ion)* 78
Ferro sanol duodenal *(Eisen-II-Ion)* 78
Ferro-Folsan *(Folsäure + Eisen)* 77
Ferrum Hausmann *(Eisen-III-Hydroxid-Polymaltose-Komplex)* 78
Ferrum Hausmann *(Eisen-II-Ion)* 78
Fesoterodin 270
Fettlösungen 73
Fettsäuren, mehrfach ungesättigte 567
Fevarin *(Fluvoxamin)* 230
Fexofenadin 99, 523, 524
Fexofenadin Winthrop *(Fexofenadin)* 99
Fiblaferon *(Interferon beta)* 194
Fibrinogen 89
Fibrinogenmangel 89
Fibrinolytika 84
Fibrinstabilisierender Faktor 89
Fibrogammin HS *(Faktor XIII)* 89
Fibromyalgie-Syndrom 401
Ficortril *(Hydrocortison)* 259
Fieber 107, 108, 111, 302, 303
- rheumatisches 157
Filgrastim 193, 367, 368, 372
Filmbildner 265
Filtrationsrate, glomeruläre 629, 631
Finahair *(Finasterid)* 255
Finamed *(Finasterid)* 271
Finasterid 255, 271, 510, 575
Finasterid Beta *(Finasterid)* 271
Finasterid HEXAL *(Finasterid)* 271
Finasterid Sandoz *(Finasterid)* 271
Finasterid Stada *(Finasterid)* 255
Finasterid-ratioph. *(Finasterid)* 271
Fingolimod 16, 192
Finlepsin *(Carbamazepin)* 207
Finural *(Finasterid)* 271
Firazyr *(Icatibant)* 90
Firdapse *(Amifampridin)* 137
Firmagon *(Degarelix)* 273
First-pass-Metabolismus 629
Fischbandwurm 188
Fissuren 154, 155
Flagyl *(Metronidazol)* 170
Flavoxat 270, 487, 575
Flebogamma 5% *(Immunglobuline)* 195
Flecadura *(Flecainid)* 60
Flecainid 60, 355, 356
Flecainid HEXAL *(Flecainid)* 60
Flecainid Isis *(Flecainid)* 60
Flohsamen 147
Flosine Balance *(Flohsamen)* 147
Flotrin *(Terazosin)* 272
Floxal *(Ofloxacin)* 258
Fluad 2010/2011 *(Epidemische-Influenza-Impfstoff)* 197
Fluanxol *(Flupentixol)* 237
Flucinar *(Fluocinolon)* 247
Fluclox *(Flucloxacillin)* 158
Flucloxacillin 156, 158, 358, 393, 398, 462, 463, 503, 547, 548, 584
Flucobeta *(Fluconazol)* 185
Fluconazol 185, 443, 455, 456, 457, 516, 517, 522, 530, 535, 558, 578
Fluconazol Deltaselect *(Fluconazol)* 185
Fluconazol HEXAL *(Fluconazol)* 185
Fluconazol-ratioph. *(Fluconazol)* 185
Fluctin *(Fluoxetin)* 229
Flucytosin 187, 456, 457
Fludara *(Fludarabin)* 314
Fludarabin 314, 370
Fludarabinphos Gry *(Fludarabin)* 314
Fludrocortison 116, 342, 435
Fluimucil *(Acetylcystein)* 91
Fluimucil Antidot *(Acetylcystein)* 331
Flumanzenil Hameln *(Flumazenil)* 333
Flumanzenil HEXAL *(Flumazenil)* 333
Flumanzenil Kabi *(Flumazenil)* 333
Flumazenil 32, 333, 453, 618
Flumetason 246, 511, 512, 518
Flumid *(Flutamid)* 139
Flunarizin 224, 483
Flunarizin CT *(Flunarizin)* 224
Flunavert *(Flunarizin)* 224
Flunazul *(Fluconazol)* 185
Fluninoc *(Flunitrazepam)* 240
Flunisolid 268, 542
Flunitrazepam 240
Flunitrazepam-ratioph. *(Flunitrazepam)* 240
Fluocinolon 247
Fluocinolonacetonid 547
Fluocinonid 155, 247

Fluocortolon 116, 155
Fluorescein 257
Fluorid 77
Fluoro Ophtal *(Fluorometholon)* 259
Fluorometholon 259, 260, 528, 530, 531, 532
Fluoropos *(Fluorometholon)* 259
Fluorouracil 254, 316, 524
Fluorouracil-GRY *(Fluorouracil)* 316
Fluor-Vigantoletten *(Colecalciferol + Fluorid)* 77
Fluoxetin 229, 497, 502
Fluoxetin HEXAL *(Fluoxetin)* 229
Fluoxetin-ratioph. *(Fluoxetin)* 229
Flupendura *(Flupentixol)* 237
Flupentixol 237, 499, 500
Flupentixol Neuraxph. *(Flupentixol)* 237
Fluphenazin 235, 499
Fluphenazin Neuraxph. *(Fluphenazin)* 235
Flupirtin 221
Flupredniden 246
Flurazepam 240
Flurazepam Real *(Flurazepam)* 240
Flurbiprofen 260, 532
Fluspi *(Fluspirilen)* 235
Fluspirilen 235
Fluspirilen Beta *(Fluspirilen)* 235
Flüssigkeitersatz 71, 72
- kaliumfreier 72
Flutamid 139, 610
Flutamid-ratioph. *(Flutamid)* 139
Fluticason 96, 97, 268, 299, 301, 379, 380, 381, 385, 542
Flutide *(Fluticason)* 96
Flutide Nasal *(Fluticason)* 268
Flutide Nasetten *(Fluticason)* 268
Fluvaccinol 2010/2011 *(Epidemische-Influenza-Impfstoff)* 197
Fluvastatin 126, 422, 423
Fluvastatin beta *(Fluvastatin)* 126
Fluvastatin HEXAL *(Fluvastatin)* 126
Fluvastatin Sandoz *(Fluvastatin)* 126
FluvoHEXAL *(Fluvoxamin)* 230
Fluvoxamin 230, 497
Fluvoxamin Neuraxph. *(Fluvoxamin)* 230
Fluvoxamin Stada *(Fluvoxamin)* 230
Fluvoxamin-ratioph. *(Fluvoxamin)* 230
Fluxet *(Fluoxetin)* 229
Fokaler Anfall 208, 209, 308
Folarell *(Folsäure)* 77
Foli Cell *(Folinsäure)* 328
Foligan *(Allopurinol)* 132
Folinsäure 328, 596, 597, 598, 599, 601, 602, 610
Follikelstimulation 281
Follikuläres Lymphom 326
Follikulitis 505
Follitropin alfa 281
Folsan *(Folsäure)* 77
Folsäure 77
- Analoga 313
- Mangel 76, 77
Folsäure 76, 77, 365, 403, 404, 405, 406, 623
Folsäure Hevert *(Folsäure)* 77
Folsäureantagonisten 169
Folsäuremangel **365**
Fomipezole 624
Fondaparinux 82
Foradil P *(Formoterol)* 93
Forair *(Formoterol)* 93
Forene *(Isofluran)* 203
Formatris *(Formoterol)* 93
Formigran *(Naratriptan)* 219
Formoterol 93, 96, 97, 379, 380, 381, 384, 385
Formoterol-ratioph. *(Formoterol)* 93
Formotop *(Formoterol)* 93
Forsteo *(Teriparatid)* 130
Fortecortin *(Dexamethason)* 115
Fortum *(Ceftazidim)* 162
Fortzaar *(Losartan + Hydrochlorothiazid)* 48
Fosamax *(Alendronsäure)* 133
Fosamprenavir 182
Fosaprepitant 152
Fosavance *(Alendronsäure + Colecalciferol)* 133
Foscarnet 178, 252
Foscavir *(Foscarnet)* 178
Fosfomycin 173, 391, 485
Fosino Teva comp. *(Fodinopril + Hydrochlorothiazid)* 47
Fosinopril 36, 47
Fosinopril Act comp. *(Fodinopril + Hydrochlorothiazid)* 47
Fosinopril Basics *(Fosinopril)* 36
Fosinopril Teva *(Fosinopril)* 36
Fosinorm *(Fosinopril)* 36
Fosinorm comp. *(Fosinopril + Hydrochlorothiazid)* 47
Fosrenol *(Lanthancarbonat)* 70
Foster *(Formoterol + Beclometason)* 96
Fotil *(Pilocarpin + Timolol)* 263
Fototoxische Dermatitis 513
Fragmin *(Dalteparin)* 80
Fragmin D *(Dalteparin)* 80
Fragmin Multidose *(Dalteparin)* 80
Fragmin P *(Dalteparin)* 80
Fragmin P forte *(Dalteparin)* 80
Framycetin 251, 511
Französische Tripletherapie 445
Fraxiparin *(Nadroparin)* 81
Fraxiparin Multi *(Nadroparin)* 81
Fraxiparin R *(Nadroparin)* 363
Fraxodi *(Nadroparin)* 81
Frequenzkontrolle 354
Fresh frozen plasma 344
Frisium *(Clobazam)* 239
Frovatriptan 219, 482
Frubiase Calcium *(Calcium-Ion)* 69
Frühgeborenenanämie, Prophylaxe 79
FSH-Agonisten 280
Fuchsbandwurm 458
Fucidine *(Fusidinsäure)* 251
Fucithalmic *(Fusidinsäure)* 258
Fugerel *(Flutamid)* 139
Fulcin S *(Griseofulvin)* 187
Fulvestrant 279
Fumarsäure 519, 520
Fünf-Finger-Regel 330
Fungata *(Fluconazol)* 185

Fungizid-ratioph. *(Clotrimazol)* 252
Fungizid-ratioph. extra *(Terbinafin)* 253
Fungizone *(Amphotericin B)* 186
Fungoral *(Ketoconazol)* 253
Fungur M *(Miconazol)* 253
Furadantin *(Nitrofurantoin)* 174
Furanthril *(Furosemid)* 53
Furesis comp. *(Triamteren + Furosemid)* 57
Furorese *(Furosemid)* 53
Furorese comp. *(Spironolacton + Furosemid)* 57
Furosemid 32, 51, 53, 56, 57, 297, 298, 397
- Endokrinologie 411, 412, 413, 414, 425, 437
- Gastroenterologie 451
- HNO 550
- Kardiologie 342, 347, 348, 352
- Neurologie 491
- Toxikologie 613
- Urologie 560, 562, 563

Furosemid-ratioph. *(Furosemid)* 53
Furunkel 245, 251, **459**
Fusafungin 269
Fusicutan *(Fusidinsäure)* 251
Fusid *(Furosemid)* 53
Fusidinsäure 251, 258, 505, 506, 511, 526
Fusionsproteine 90
Fuzeon *(Enfuvirtid)* 183

G

GABA-erge Substanzen 209, 210
Gabapentin 211, 478, 480, 481, 487, 492, 525
Gabapentin HEXAL *(Gabapentin)* 211
Gabapentin Stada *(Gabapentin)* 211
Gabapentin-ratioph. *(Gabapentin)* 211
Gabax *(Gabapentin)* 211
Gabitril *(Tiagabin)* 209
Gabrilen *(Ketoprofen)* 108
Galaktorrhoe 285, 286
Galantamin 223, 495
Gallen
- gangsverschluss 127
- Refluxgastritis 149
- säurenkomplexbildner 127
- Steine 149

Gallenblase
- Karzinom 595
- Kolik 452

Gallenweg
- Infektionen 160, 162, 163, 173
- Spasmen 112, 636

Gallolingual *(Glyceroltrinitrat)* 57
Gallopamil 42
Galsulfase 137
Galvus *(Vildagliptin)* 121
Gammagard S/D *(Immunglobuline)* 195
Gammahydroxybuttersäure-Intoxikation 621
Gamunex 10% *(Immunglobuline)* 195
Ganciclovir 178, 443, 530
Ganfort *(Bimatoprost + Timolol)* 262
Gangrän, diabetische 511
Gardasil *(Papillomvirusimpfstoff)* 197
Gastrinom 441
Gastripan *(Magaldrat)* 144
Gastritis 145, **444**
- akute erosive 444

Gastroduodenale Ulzera 142, 143, 144, 145, 306
- Prophylaxe 143, 145

Gastroenteritis 459
Gastrointestinale
- Blutung 154
- Infektionen 158, 159, 164, 171
- Tumoren, hormonaktiv 154

Gastronerton *(Metoclopramid)* 146
Gastroparese 146, 306
Gastrosil *(Metoclopramid)* 146
Gastrozepin *(Pirenzepin)* 145
Gastrozol *(Pantoprazol)* 143
G-CSF 193, 367, 368
Geburtseinleitung 285
Gefäßverschluss 32, 85
Gefitinib 323
Gehörgangsekzem 268
Gehörgangsfurunkel 269, 548
Gelafundin *(Gelatinederivat)* 74
Gelafusal N *(Gelatinederivat)* 74
Gelatinederivate 74
Gelomyrtol *(Cineol, Myrtol)* 635
Gelonida Schmerztbl. *(Paracetamol + Codein)* 112
Gelusil Lac *(Al-Mg-Silicat)* 145
Gelusil Liquid *(Al-Mg-Silicat)* 145
Gemci Cell *(Gemcitabin)* 316
Gemcitabin 316, 589, 590, 591, 592, 593, 594, 595, 606, 609, 610
Gemcitabin Hexal *(Gemcitabin)* 316
Gemedac *(Gemcitabin)* 316
Gemfi *(Gemfibrozil)* 125
Gemfibrozil 125
Gemzar *(Gemcitabin)* 316
Generalisierte Angsterkrankung 501
Genitalinfektionen 165, 169, 170, 171
Genta ct *(Gentamicin)* 167
Gentamicin 156, 167, 251, 257, 260, 391, 393, 399
- Gynäkologie 584
- Infektiologie 458, 459, 461, 464
- Kardiologie 358
- Ophthalmologie 526, 529, 530
- Urologie 557, 558, 572, 580

Gentamicin HEXAL *(Gentamicin)* 167
Gentamicin-POS *(Gentamicin)* 257
Gentamicin-ratioph. *(Gentamicin)* 167
Gentamicinsulfat, HNO 547
Gentamytrex *(Gentamicin)* 257
Gerbstoff 245
Gerinnung 79
Gerinnungsfaktoren 89, 298
Gernebcin *(Tobramycin)* 167
Gesichtsschmerz, atypischer 481
Gestagen 427, 584
Gestagene 276, 277
Gestoden 282, 584
Gestose, EPH 581

Gevilon *(Gemfibrozil)* 125
GFR 631
- estimated 631
GHRH 141
GHRH Ferring *(Somatorelin)* 141
Giardiasis 460
Gicht 110, 111, 132, 424
Gichtanfall 425
Gichtmittel 131
Giftelimination 330
Giftinformationszentralen 627
Gilenya *(Fingolimod)* 16, 192
Gilurytmal *(Ajmalin)* 31, 59
Gingium *(Ginkgo biloba)* 635
Ginkgo biloba 635
Ginkobil *(Ginkgo biloba)* 635
Ginkobil-ratioph. *(Ginkgo biloba)* 635
GIST 311, 323
Gittalun *(Doxylamin)* 242
Gityl *(Bromazepam)* 239
Gladem *(Sertralin)* 230
Glasgow Coma Scale 226, 476
Glatirameracetat 224, 486
Glaukom 261, 262, 263
- malignes 539
- mittel 261
Glaupax *(Acetazolamid)* 263
Glianimon *(Benperidol)* 235
Glibenclamid 119, 418, 419
GlibenCT *(Glibenclamid)* 119
GlibenHEXAL *(Glibenclamid)* 119
Glib-ratioph. *(Glibenclamid)* 119
Gliclazid 119, 418
Glimedoc *(Glimepirid)* 119
Glimepirid 119, 122, 418
Glimepirid HEXAL *(Glimepirid)* 119
Glimepirid Stada *(Glimepirid)* 119
Glime-Q *(Glimepirid)* 119
Glinide 119
Gliom 311, 313
Gliquidon 119, 418
Glitazone 122
Glivec *(Imatinib)* 323
Glomeruläre Filtrationsrate 629, 631
Glomerulonephritis 564
- ANCA-assoziierte 570
- Anti-Glomerulumbasalmembran-AK 568
- fokal segmental sklerosierende 566
- IgA-Nephropathie 567
- Lupusnephritis 569
- membranöse 565
- membranproliferative 567
- Minimal change 564
- Pauci-Immun- 570
- rapid progressive 568
GlucaGen *(Glucagon)* 124
Glucagon 124, 304
Glucobay *(Acarbose)* 120
Glucobon *(Metformin)* 120
Glucokortikoide 398
Glucophage *(Metformin)* 120
Glucose 618, 623
Glucose 10% 560
Glucose 10% *(Kohlenhydratlösung)* 72
Glucose 20% 412, 425, 457
Glucose 20% *(Kohlenhydratlösung)* 72
Glucose 20-50% 432
Glucose 40 Braun *(Glucose 40%)* 32
Glucose 40 Miniplasco *(Glucose 40%)* 124
Glucose 40% 32, 124, 305, 417, 436
Glucose 40% *(Kohlenhydratlösung)* 72
Glucose 5% 411, 417, 448, 613
Glucose 5% *(Kohlenhydratlösung)* 72
Glucose 50% *(Kohlenhydratlösung)* 72
Glucose 70% *(Kohlenhydratlösung)* 72
Glucosteril 40% *(Glucose 40%)* 124
Glukagon 417, 441, 618
Glukokortikoide 96, 115, 151, 245
- inhalative 96
- Potenz 115
- topische, mittelstark wirksame 245
- topische, schwach wirksame 245
- topische, sehr stark wirksame 247
- topische, stark wirksame 246
Glurenorm *(Gliquidon)* 119
Glutamatrezeptorantagonisten 217
Glyceroltrinitrat 57, 155, 341, 344, 347, 349, 397, 623
Glycopyrroniumbromid 205
Glycylcycline 164
Glycylpressin *(Terlipressin)* 139
Glykopeptide 171
Glysan *(Magaldrat)* 144
Gn-RH-Agonisten 273, 274
Godamed *(Acetylsalicylsäure)* 86, 107
Goldgeist Forte *(Pyrethrine + Piperonylbutoxid + Chlorocresol)* 254
Goldrutenkrautextrakt 636
Golimumab 118, 403, 404, 406
Gonadenfunktion 140
Gonadorelin 140
Gonal F *(Follitropin alfa)* 281
Gonokokken 460
- Arthritis 460
- Endokarditis 460
- Endometritis 460
- Epididymitis 460
- Gonoblennorrhoe 461
- Meningitis 460
- Proktitis 460
- Salpingitis 460
- Sepsis 460
- Vulvovaginitis/Kinder 461
Gonorrhoe 161, 162, 163, 165, 167, 168, **460**, **521**
Goserelin 274, 280, 577, 604
Goserelinacetat 610
Gracial *(Ethinylestradiol/ Desogestrel)* 281
Gramicidin 258, 530, 547
Granisetron 153, 475, 588
Granisetron HEXAL *(Granisetron)* 153
Granisetron Stada *(Granisetron)* 153

Granisetron-ratioph. *(Granisetron)* 153
Granocyte 13 *(Lenograstim)* 193
Granocyte 34 *(Lenograstim)* 193
Granufink *(Kürbissamen)* 635
Granulokine *(Filgrastim)* 193
Granulomatose 194
- Wegener 409
Gravistat 125 *(Ethinylestradiol/ Levonorgestrel)* 282
Grippale Infekte 635
Grippeimpfstoff-ratioph. 2010/ 2011 *(Epidemische-Influenza-Impfstoff)* 197
Griseo ct *(Griseofulvin)* 187
Griseofulvin 187, 516
Grüncef *(Cefadroxil)* 162
Guillain-Barré-Syndrom 195
Gürtelrose **470**
Gutron *(Midodrin)* 65
Guttalax *(Natriumpicosulfat)* 147
Guttaplast *(Salicylsäure)* 254
Gynäkologische Infektionen 159, 162, 170, 173
Gynäkomastie 442
Gyno Daktar *(Miconazol)* 253
Gynodian Depot *(Estradiol + Prasteron)* 278
Gynokadin *(Estradiol)* 276
Gyno-Pevaryl *(Econazol)* 253
Gyracip N *(Ciprofloxacin)* 168
Gyrasehemmer 167
Gyroflox *(Ofloxacin)* 168

H

H1N1-Immunisierung 197
H2-Blocker-ratioph. *(Cimetidin)* 142
H2-Rezeptor-Blocker 142
Haarwuchsmittel 255
Haarzell-Leukämie 314, 329
Haemate HS *(Faktor VIII)* 89
Haemiton *(Clonidin)* 45
Haemocomplettan HS *(Faktor I)* 89
Haemoctin *(Faktor VIII)* 89
Haemophilus influenzae 156
Haemophilus-influenzae-Immunisierung 198
Haemopressin *(Terlipressin)* 139
HAES 6% 361, 537
HAES steril 3% *(Stärkederivat)* 74
Hakenwurm 189
Halbelektrolytlösungen 72
Halbmond *(Diphenhydramin)* 242
Halbwertszeit 629
Halcion *(Triazolam)* 241
Haldol *(Haloperidol)* 32
Haldol Janssen *(Haloperidol)* 236
Halogenakne 250
Haloper *(Haloperidol)* 236
Haloperidol 32, 236, 401, 475, 477, 494, 495, 496, 497, 499, 500, 621
Haloperidol HEXAL *(Haloperidol)* 236
Haloperidol-Decanoat 500
Halothan 474
Halslymphknotentuberkulose 468
Hals-Rachen-Entzündung 269
Hals-Rachen-Therapeutika 269
Hamadin N *(Saccharomyces boulardii)* 149
Hämarginat 425
Hämatopan F *(Folsäure + Eisen)* 77
Hämin 137
Hämochromatose 430
Hämodiafiltration 613
Hämodialyse 613
Hämodynamische Entgleisung 356
Hämoglobinurie, paroxysmale, nächtliche 366
Hämolytische Anämien 365
Hämoperfusion 613
Hämophilie 89, 364
- A 89, 298
- B 89
Hämorrhoidalmittel 154
Hämorrhoiden 154, 155
Hämosiderose 334
Harn
- Alkalisierung 275
- Ansäuerung 275
- Drang 270, 271
- Inkontinenz 270, 271, 275
- wegsinfektionen 158, 159, 160, 161, 162, 163, 164, 167, 168, 169, 170, 171, 173, 174, 275
Harnstoff 247, 254
Harnverhalt, akut 574
Harnwegsinfektion, Candida 457
Harnwegsinfektionen 572
Harnwegsspasmen 111
Harzol *(Sitosterin)* 272
Hashimoto-Thyreoiditis 433
Haut
- anästhesie 204
- antiparasitäre Mittel 254
- Entzündung 245, 247, 635
- Infektion 157, 158, 159, 160, 161, 162, 163, 165, 166, 167, 168, 169, 171, 172, 173, 251, 253
- Metastasen 329
- Mykose 185, 187, 252, 253
- Nekrosen, cumarininduzierte 85
- Tuberkulose 470
- Ulcus 251, 255, 256
- Wundinfektion 251
Havrix *(Hepatitis A-Impfstoff)* 197
Hbvaxpro *(Engerix B Erwachsene)* 197
HCT Beta *(Hydrochlorothiazid)* 54
HCT Hexal *(Hydrochlorothiazid)* 54
HCTad *(Hydrochlorothiazid)* 54
Hedelix *(Efeublätterextrakt)* 635
Heitrin *(Terazosin)* 46
Helicobacternachweis 445
Helicobacter-pylori-Eradikation 143, 144, 158, 165
Helicomp Sandoz *(Omeprazol + Amoxicillin + Clarithromycin)* 144
Helixate *(Faktor VIII)* 89
Helmex *(Pyrantel)* 189
Hemmkörper 89
Hemolax *(Bisacodyl)* 147
Heparin
- Antagonisierung 83
- Antidot 83
- niedermolekulares 80
- unfraktioniertes 79
Heparin 32, 79, 394

- Gynäkologie 582
- Intoxikation 622
- Kardiologie 344, 345, 354, 361, 363
- Neurologie 492
- Ophthalmologie 536

Heparin-Calcium-ratioph. *(Heparin)* 79
Heparin-Natrium-ratioph. *(Heparin)* 32, 79
Heparinoide 81
Hepatitis 449
- B 179, 180, 181, 194
- C 184, 194
- Autoimmun- 450

Hepatitis-A- + -B-Impfstoff 197
Hepatitis-A-Immunisierung 197
Hepatitis-A-Impfstoff 197
Hepatitis-B-Immunisierung 197, 198
Hepatitis-B-Impfstoff 197
Hepsera *(Adefovir)* 179
Herceptin *(Trastuzumab)* 326
Hereditäres Angioödem 524
Herglykoside-Intoxikation 622
Herpes
- Aciclovir-Resistenz 178
- Enzephalitis 177
- genitalis 177, 251, 252
- integumentalis 252
- Keratitis 258, 259
- labialis 251, 252, 461
- Präparate 176

Herpes simplex
- Infektionen der Hornhaut 530
- Lidinfektion 461, **527**
- Meningoenzephalitis 461
- Ösophagitis 443
- Virus 461
- Vulvovaginitis 461, 522, **578**
- Zervizitis 461, 580

524

Herpes zoster 177, 252, 470
- Keratitis 531
- Immunisierung 198
- Lidinfektion 527

Herphonal *(Trimipramin)* 228
Herz
- funktionelle Beschwerden 636
- Infarkt 32, 33, 35, 36, 37, 38, 55, 80, 82, 84, 85, 86, 87, 128
- Syndrom, hyperkinetisches 39, 40, 41
- Transplantation 192

Herz ASS-ratioph. *(Acetylsalicylsäure)* 86
Herzinsuffizienz 33, 35, 36, 37, 38, 39, 40, 54, 55, 56, 57, 63, 64, 65, 66, 297, 298, 347, 635, 636
- Diagnostik 351
- Stadieneinteilung 350
- Therapie 351, 352, 353
- Therapieziele 352

350

Herzrhythmusstörungen 34, 298
- bradykarde 66
- supraventrikuläre 39, 41, 61
- tachykarde 31, 39, 40, 41
- ventrikuläre 39, 41, 60, 61

353

Herzschrittmacher 347, 358
HES 6% 362, 410, 536
Heterotope Ossifikationen, Prophylaxe 133
Heweneural *(Lidocain)* 204
Hirn
- Abszess 170
- Druck, erhöhter 56
- Leistungsstörung 223
- Metastasen 311
- Ödem 56
- Tumoren 311, 313

Hirsutismus 256, 278
Histiocytosis X 317
Histrelinacetat 274
HIV 179, 180, 181, 182, 183, 184, 193, 195, 318, 319, 327
HMG-CoA-Reduktase-Hemmer 126
HNO
- Antiallergika 267
- Antiinfektiva 269
- Infektionen 157, 158, 159, 161, 162, 163, 164, 165, 166, 168, 169, 173
- Sympathomimetika 267

Hoden
- karzinom 310, 312, 317, 318, 320, 595
- unterfunktion 138

Hodgkin, Morbus 374
Hoggar N *(Doxylamin)* 242
Holoxan *(Ifosfamid)* 310
Homatropin 532, 533
Hopfenextrakt 635
Hordeolum 259, 526
Hormonaktiver Tumor 154
Hormonelle Kontrazeptiva 281, 584
- Depotpräparate 281
- Dreiphasenpräparate 283
- Einphasenpräparate 281
- Minipille 283
- Zweiphasenpräparate 282

Hormonpräparate 276
Hormonsubstitution 585
Hornhaut
- pflegemittel 265
- ulcus 258
- verletzung 259

Hörsturz 550
Horton-Syndrom 219
Humalog *(Insulin lispro)* 123
Humalog Mix 25, 50 *(Insulin lispro + Verzögerungsinsulin)* 124
Humancalcitonin 437
Humatin *(Paromomycin)* 173
Huminsulin Basal *(Verzögerungsinsulin)* 123
Huminsulin Normal *(Insulin normal)* 123
Huminsulin Profil III *(Normalinsulin + Verzögerungsinsulin)* 124
Humira *(Adalimumab)* 118
Hundebandwurm 458
Hunter-Syndrom 137
Huntington, Chorea 477
Husten 635, 636
Hustenstiller-ratioph. *(Dextromethorphan)* 97
HVL-Tumoren 440
Hyaluronsäure 265, 529
Hycamtin *(Topotecan)* 321
Hydergin *(Dihydroergotoxin)* 223

Hydrea *(Hydroxycarbamid)* 328
Hydro Cebral-ratioph. *(Dihydroergotoxin)* 223
Hydrochlorothiazid 16, 47, 48, 49, 50, 51, 54, 56, 396
- Endokrinologie 411, 413, 440
- Kardiologie 339, 352
- Neurologie 491
- Ophthalmologie 540
- Urologie 563, 573
Hydrocortison 116, 151, 154, 245, 259, 269, 302
- Gynäkologie 577
Hydrocortison *(Hydrocortison)* 116
Hydrocortison Acis *(Hydrocortison)* 116
Hydrocortison HEXAL *(Hydrocortison)* 245
Hydrocortison Hoechst *(Hydrocortison)* 116
Hydrocortison POS *(Hydrocortison)* 259
Hydrocortison-butyrat 246
Hydrocutan *(Hydrocortison)* 245
Hydrokortison
- Dermatologie 511, 512
- Endokrinologie 432, 433, 435, 436, 438, 439
Hydrokortisonacetat 515
Hydromorphon 102, 401
Hydromorphon HEXAL *(Hydromorphon)* 102
Hydromorphon Oros 102
Hydromorphon Stada *(Hydromorphon)* 102
Hydrotalcit 144
Hydrotalcit-ratioph. *(Hydrotalcit)* 144
Hydroxycarbamid 328, 368
Hydroxychinolin 503, 504, 505, 507
Hydroxychloroquin 304
Hydroxychloroquinsulfat 114
Hydroxycobalamin 333, 621
Hydroxyethylstärke 74, 343, 344, 550, 582
Hydroxyprogesteron 577
Hydroxyprogesteroncaproat 277
Hydroxyzin 99, 524
Hygroton *(Chlortalidon)* 54
Hylan *(Hyaluronsäure)* 265
Hymecromon 112
Hyperaktivitätsstörung 243, 502
Hyperaldosteronismus 55, 57, **435**
Hypercholesterinämie 126, 127, 128, 304
- familiäre 422
Hyperemesis gravidarum 583
Hypereosinophiles Syndrom 323
HyperHAES *(Stärkederivat)* 74
Hyperhidrosis 217
Hyperhydratation 411
- hypertone 411
- hypotone 411
- isotone 411
Hyperimerck *(Johanniskrautextrakt)* 635
Hyperkaliämie 71, **412**
Hyperkalzämie 131, 134, **413**
- tumorinduziert 133, 134
Hyperkalzurie 573
Hyperkeratosen 254
Hyperkeratosis palmoplantaris 248
Hyperlipidämie 126, 127, 128, 304, **423**
Hyperlipoproteinämien 125, **422**
Hypermagnesiämie 414
Hypermenorrhoe 277, 284
Hyperosmolares Koma 422
Hyperoxalurie 574
Hyperparathyreoidismus 131, 437
Hyperphenylalaninämie 137
Hyperphosphatämie 69, 70
Hyperprolaktinämie 286
Hypertension, okuläre 261, 262, 263
Hypertensive Krise 44, 45, 46, 436, **341**
Hypertensiver Notfall 33, 34, 46
Hyperthermie, maligne 220
Hyperthyreose 41, 129, 130, 304, 305, **431**
Hypertone Hyperhydratation 411
Hypertonie 33, 34, 35, 36, 37, 38, 39, 40, 41, 42, 43, 44, 45, 46, 47, 48, 49, 50, 51, 52, 53, 54, 56, 57, 297, 298
- differenzierte antihypertensive Therapie 338
- Hypertriglyzeridämie 128, 424
- Kardiologie 337
- Klassifikation 337
- pulmonalarterielle 395
- pulmonale 67, 68, 298
- Risikofaktoren 337
- Risikogruppen und Behandlung 337
- Therapie, bei KHK 350
Hyperurikämie 131, 132, 304, 424, 574
Hypnomidate *(Etomidat)* 32, 202
Hypnorex retard *(Lithiumcarbonat)* 233
Hypnotika 238
Hypofibrogenämie 89
Hypoglykämie 32, 124, 304, 305
Hypoglykämisches Koma 417
Hypogonadismus 138, 281
Hypokaliämie 412
Hypokalzämie 69, 76, 413
Hypokalzämische Krise 413
Hypokortisolismus 342, **435**
Hypomagnesiämie 70, 298, 414
Hypomagnesiurie 574
Hyponatriämie 140
Hypoparathyreoidismus 76, 77, **438**
- Prophylaxe 77
Hypophysäres Koma 439
Hypophysenfunktion 140, 141
Hypophysenhinterlappenhormone 139
Hypophysenvorderlappen-überfunktion 440
Hypopituitarismus 438
Hypotension 31
Hypothalamusfunktion 140
Hypothyreose 129, 305, **432**
Hypothyreotes Koma 129
Hypotone Hyperhydratation 411
Hypotonie 65, 66, 218, 635, 636, **342**
- kontrollierte 46
Hypozitraturie 573
Hypromellose 409, 529
Hyzaar plus *(Losartan + Hydrochlorothiazid)* 48

I

Ibandronat 426
Ibandronsäure 133, 427, 437
Iberogast *(Pflanzenextrakte)* 636
Ibuhexal *(Ibuprofen)* 107
Ibuprofen 107, 303, 401, 402, 482, 483, 513, 532, 548
Ibu-ratioph. *(Ibuprofen)* 107
ib-u-ron *(Ibuprofen)* 107
Icandra *(Vildagliptin + Metformin)* 122
Icatibant 90
Ichtholan *(Ammonium-bituminosulfonat)* 245
Ichtholan spezial *(Ammonium-bituminosulfonat)* 245
Ichthoseptal *(Chloramphenicol + Natriumbituminosulfonat)* 251
Ichthyol *(Ammonium-bituminosulfonat)* 245
Ichthyol-Schwefel-Zink 509, 512
Ichthyosis 248, 254, 514
Idarubicin 320
IDEOS *(Colecalciferol + Calciumcarbonat)* 76
Idiopathische Lungenfibrose 388
Idiopathische thrombozytopenische Purpura 195, 367
Idom *(Dosulepin)* 227
Idoxuridin 252
Idursulfase 137
If-Kanal-Hemmer 58
IFO-cell *(Ifosfamid)* 310
Ifosfamid 310, 372, 592, 596
Ikterus 127
Ilaris *(Canakinumab)* 137
Ileus 222
Illina *(Ethinylestradiol/Levonorgestrel)* 282
Ilomedin *(Iloprost)* 67, 88
Iloprost 67, 88, 396, 401, 408
Imap *(Fluspirilen)* 235
Imatinib 323, 368
Imbun *(Ibuprofen)* 107
Imeson *(Nitrazepam)* 241
Imex *(Tetracyclin)* 249
Imiglucerase 137
Imigran *(Sumatriptan)* 219
Imipenem 156, 171, 391, 457, 464, 583
Imipenem + Cilastatin 386, 390
Imipenem/Cilastatin Hexal *(Imipenem + Cilastatin)* 171
Imipramin 228, 483, 501, 575
Imipramin Neuraxph. *(Imipramin)* 228
Imiquimod 256, 521
Immovax Polio 198
Immun
- mangelsyndrome 195
- stimulanz 635
- suppression 302, 310
- suppressiva 191
Immunate *(Faktor VIII)* 89
Immunglobuline 195
Immunglobuline 195, 367
Immunine STIM plus *(Faktor IX)* 89
Immunosporin *(Ciclosporin)* 192, 248
Immunsuppressiva, selektive 117, 224
Immunthrombozytopenische Purpura 90
Imodium *(Loperamid)* 148
Imogas *(Simeticon)* 148
Imovane *(Zopiclon)* 243
Impavido *(Miltefosin)* 329
Impetigo 251
- contagiosa 506
Impfkalender 199
Impfstoffe 195
- bakterielle 195
- bakterielle + virale 198
- virale 196
Implanon *(Etonogestrel)* 281
Impromen *(Bromperidol)* 235
Imukin *(Interferon gamma-1b)* 194
Imurek *(Azathioprin)* 191
INa-late Inhibitor 59
Indacaterol 93
Indacterol 384
Indapamid 48, 54
Indapamid Heumann *(Indapamid)* 54
Inderal *(Propranolol)* 41
Inderm *(Erythromycin)* 249
Indikation 630
Indinavir 182
Indivina *(Estradiol + Medroxyprogesteron)* 278
Indo ct *(Indometacin)* 109
Indo Edo *(Indometacin)* 260
Indocolir *(Indometacin)* 260
Indometacin 109, 260, 303, 400
- Dermatologie 520
- Endokrinologie 425, 429, 433
- Ophthalmologie 531, 532, 533
Indometacin AL *(Indometacin)* 109
Indomet-ratioph. *(Indometacin)* 109
Indo-paed *(Indometacin)* 109
InductOs *(Dibotermin alfa)* 135
Inegy *(Ezetimib + Simvastatin)* 128
INF-alpha-2a/b 442
Infanrix *(Tetanus- + Diphtherie- + Pertussis-Toxoid)* 196
Infanrix Hexa *(Diphtherie-Tetanus-Pertussis-Poliomyelitis-Haemophilus influenzae-Hepatitis B-Impfstoff)* 198
Infectocef *(Cefaclor)* 162
Infectocillin *(Penicillin V)* 157
Infectocillin Parent *(Penicillin G)* 157
Infectocortikrupp *(Prednisolon)* 33
Infectofos *(Fosfomycin)* 173
InfectoKrupp Inhal *(Epinephrin)* 94
Infectomox *(Amoxicillin)* 158
Infectomycin *(Erythromycin)* 165
Infectoopticef *(Cefixim)* 163
Infectopedicul *(Permethrin)* 254
Infectoscab *(Permethrin)* 254
InfectoStaph *(Oxacillin)* 158
Infectotrimet *(Trimethoprim)* 169
Infectozidim *(Ceftazidim)* 162
Infektionen 636
- pleurale 392
- urologische 552
Infektsteine 574
Infiltrationsanästhesie 204, 205
Inflam *(Indometacin)* 109

Inflanefran *(Prednisolon)* 259
Inflanegent *(Gentamicin + Prednisolon)* 260
Infliximab 118, 403, 404, 406, 447, 519, 520
Influenza 178, 179
Influenza-Immunisierung 197
Influenza-Impfstoff (H1N1) 197
Influenza-Impfstoff (saisonale Influenza) 197
Influenza-Präparate 178
Influsplit 2010/2011 *(Epidemische-Influenza-Impfstoff)* 197
Influvac 2010/2011 *(Epidemische-Influenza-Impfstoff)* 197
Infukoll HES 6% *(Stärkederivat)* 74
Inhalationsnarkotika 202
Inhalative Alpha- und Beta-Sympathomimetika 94
Inhalative Beta-2-Sympathomimetika 92
Inimur Myko *(Ciclopirox)* 252
Injektionsnarkotika 201
Inkontinenz 270, 271, 275, 575, 586
- Drang- 575
- Stress- 575
Inkretin-Verstärker 121
innohep *(Tinzaparin)* 81
innohep 20000 *(Tinzaparin)* 81
innohep multi *(Tinzaparin)* 81
Inovelon *(Rufinamid)* 208
Insektenstiche 255, 256
Insidon *(Opipramol)* 232
Inspra *(Eplerenon)* 55
Insulin aspart 416
Insulin B. Braun Comb 30/70 *(Normalinsulin + Verzögerungsinsulin)* 124
Insulin B. Braun Rapid *(Insulin normal)* 123
Insulin detemir 416
Insulin glargin 124, 416
Insulin glulisin 416
Insulin lispro 123, 124, 416
Insulin normal 123, 124
Insulin-Analoga
- lang wirksame 124
- sehr kurz wirksame 123
Insulinaspart 123, 124
Insulindetemir 124
Insuline 123
- kurz wirksame 123
- mittellang wirksame 123
Insulinglulisin 123
Insulin-Kombinationen 124
Insulinom 441
Insuman BASAL *(Verzögerungsinsulin)* 123
Insuman Comb *(Normalinsulin + Verzögerungsinsulin)* 124
Insuman RAPID *(Insulin normal)* 123
Intal *(Cromoglicinsäure)* 100
Integrilin *(Eptifibatid)* 87
Intelence *(Etravirin)* 181
Interaktionen 630
Interferon alpha-2a 194, 449, 607, 608
Interferon alpha-2b 194
Interferon alpha, pegyliert 368
Interferon alpha-2a/b 368
Interferon beta 194
Interferon beta-1a 194, 486
Interferon beta-1b 194, 486
Interferon gamma-1b 194
Interferon-alpha 368, 603
Interferone 194
Interleukin 603
Interleukin-2 603
Intertrigo 245, 246
Intestinale Antibiotika 172
Intoxikation 149, 305, 330
- Acetylsalicylsäure 614
- Ajmalin, Prajmalin 614
- Alkylantien 334
- Alkylphosphate 31, 66, 331
- Allgemeinmaßnahmen 613
- Amanitin 615
- Amantadin 615
- Amphetamin 615
- Antidepressiva 616
- Antihistaminika 617
- Arsen 617
- Arzneimittel 333
- Atropin 617
- Barbiturate 617
- Benzodiazepine 32, 333, 618
- Betablocker 618
- Biperiden 618
- Blei 619
- Botulismus 619
- Bromat 334
- Cadmium 334
- Carbamate 619
- Chinin 619
- Chloroquin 619
- Chrom 620
- Clenbuterol 620
- Clonidin 620
- Cocain 623
- Cumarin 620
- Cyanid 332, 333, 334
- Cyanide 621
- Digitalis 332
- Dihydroergotamin 621
- Eisen 334
- Eisen-III-verbindungen 621
- Ethylenglykol 621
- Gammahydroxybuttersäure 621
- Heparin 622
- Herzglykoside 622
- Jod 334
- Kalziumantagonisten 622
- Knollenblätterpilz 615
- Koffein 622
- Kupfer 334, 623
- Lithium 623
- MAO-Hemmer 623
- Methämoglobinbildner 334
- Methanol 332, 623
- Met-Hb-Bildner 624
- Methotrexat 328, 624
- Mutterkornalkaloide 624
- Nahrungsmittel 333
- Neostigmin 66, 331
- Neuroleptika 624
- Nikotin 217
- Opiate 624
- Opioide 33, 105, 304
- Organophosphate 334, 625
- Paracetamol 91, 331, 625
- Penicillin und Derivate 625
- Polonium 334
- Pyrazolon-Verbindungen 625
- Pyridostigmin 66, 331

- Quecksilber 332, 334, 625
- Reizgase 625
- Reserpin 625
- Säuren 626
- Schaumbildner 626
- Schilddrüsenhormone 626
- Schwermetalle 333
- Spice 626
- Spülmittel 148, 334
- Sulfonamide 626
- Thallium 626
- Theophyllin 626
- Zink 334, 626

Intrauterine Kontrazeptiva 284
Intrauterinpessar mit Kupfer 284
Intrauterinpessar mit Levonorgestrel 284
Intrazellulärraum 628
Intrinsa *(Testosteron)* 138
Intron A *(Interferon-alpha-2b)* 194
Inuvair *(Formoterol + Beclometason)* 96
Invanz *(Ertapenem)* 170
Invega *(Paliperidon)* 237
Invirase *(Saquinavir)* 183
Iopidine *(Apraclonidin)* 261
Ipecacuanha-Sirup 613
Ipilimumab 603
Ipratropiumbromid 66, 95, 382, 384, 543
IPV Merieux *(Poliomyelitis-Impfstoff)* 198
IPV Virelon *(Poliomyelitis-Impfstoff)* 198
Irbesartan 37, 48, 340, 350
Irenat *(Natriumperchlorat)* 130
Iressa *(Gefitinib)* 323
Irinotecan 321, 591, 597, 598, 602, 610
Irinotecan Hexal *(Irinotecan)* 321
Iritis 259, 263
Irtan *(Nedocromil)* 264
Iruxol *(Clostridium-histolyticum-Kollagenase + Proteasen)* 256
IS 5 mono-ratioph. *(Isosorbidmononitrat)* 58
Iscador *(Mistelextrakt)* 635
Ischämie, zerebrale 84, 86, 87, 492
Ischämische Optikusneuropathie 536
Iscover *(Clopidogrel)* 87
ISDN-ratioph. *(Isosorbiddinitrat)* 58
Isentress *(Raltegravir)* 184
Isicom *(L-Dopa + Carbidopa)* 214
ISMN ct *(Isosorbidmononitrat)* 58
Ismo *(Isosorbidmononitrat)* 58
Isocillin *(Penicillin V)* 157
Isoconazol 516
Isoderm *(Isotretinoin)* 250
Iso-Eremfat *(Rifampicin + Isoniazid)* 175
Isofluran 203, 474
Isofluran Baxter *(Isofluran)* 203
Isoglaucon *(Clonidin)* 262
Isogutt MP Lösung *(Natrium-dihydrogenphosphat)* 266
Isoket *(Isosorbiddinitrat)* 58
Isomol *(Macrogol + NaCl + NaHCO3 + KCl)* 147, 148
Isomonit *(Isosorbidmononitrat)* 58
Isoniazid 175, 467, 468, 469, 470, 485, 506, 507, 528
Isoptin *(Verapamil)* 34, 42
Isoptin RR plus *(Verapamil + Hydrochlorothiazid)* 51
Isopto-Carbachol *(Carbachol)* 261
Isopto-Dex *(Dexamethason)* 259
Isopto-Max *(Neomycin + Polymyxin B + Dexamethason)* 260
Isoretinoin 508, 509
Isosorbiddinitrat 58, 401, 444
Isosorbidmononitrat 58, 349
Isotone Dehydratation 410
Isotone Hyperhydratation 411
Isotretinoin 250, 506, 508
Isotretinoin Isis *(Isotretinoin)* 250
Isotretinoin-ratioph. *(Isotretinoin)* 250
Isotrex *(Isotretinoin)* 250
Isoxazolylpenicilline 158
Isozid *(Isoniazid)* 175
Isozid compositum *(Isoniazid + Pyridoxin)* 175
Ispenoral *(Penicillin V)* 157
Isradipin 43
Italienische Tripletherapie 445
Itracol *(Itraconazol)* 185
Itraconazol 185, 454, 516, 517, 518, 522, 578
Itraconazol-ratioph. *(Itraconazol)* 185
Itrop *(Ipratropiumbromid)* 66
Ivabradin 58
Ivemend *(Fosaprepitant)* 152
Ivermektin 514
Ixiaro *(Japanische-Enzephalitis-Virus-Impfstoff)* 197
Ixoten *(Trofosfamid)* 310

J

Jacutin Pedicul *(Allethrin + Piperonylbutoxid)* 254
Jalra *(Vildagliptin)* 121
Janumet *(Sitagliptin + Metformin)* 122
Januvia *(Sitagliptin)* 121
Japanische-B-Enzephalitis-Immunisierung 197
Japanische-Enzephalitis-Virus-Impfstoff 197
Jarsin *(Johanniskrautextrakt)* 635
Jatrosom N *(Tranylcypromin)* 229
Javlor *(Vinflunin)* 317
Jellin *(Fluocinolon)* 247
Jelliproct *(Fluocinonid + Lidocain)* 155
Jenacard *(Isosorbiddinitrat)* 58
Jenapirox *(Piroxicam)* 109
Jenapurinol *(Allopurinol)* 132
Jenaspiron *(Spironolacton)* 55
Jennifer 35 *(Ethinylestradiol + Cyproteronacetat)* 278
Jeprolol *(Metoprololtartrat)* 40
Jevtana *(Cabazitaxel)* 16, 318
Jodid 430
Jod-Intoxikation 334
Jodmangelstruma 430
Jodthyrox *(Levothyroxin + Kaliumiodid)* 129
Johanniskrautextrakt 635
Johanniskraut-ratioph. *(Johanniskrautextrakt)* 635
Jonosteril *(Vollelektrolytlösung)* 71

Jonosteril HD 5 *(Halbelektrolytlösung)* 72
Jonosteril Na 100 *(Zweidrittelelektrolytlösung)* 72
Juckreiz 245, 247, 255, 256
Juformin *(Metformin)* 120
Juliette *(Ethinylestradiol + Cyproteronacetat)* 278
Junik *(Beclometason)* 96
Junizac *(Ranitidin)* 142
Jurnista *(Hydromorphon Oros)* 102
Jutabis *(Bisoprolol)* 39
Jutabloc *(Metoprololtartrat)* 40
Jutacor comp. *(Captopril + Hydrochlorothiazid)* 47
Jutadilat *(Nifedipin)* 44
Jutadol *(Tramadol)* 105
Jutagilin *(Selegilin)* 216
Jutalar *(Doxazosin)* 45
Jutalex *(Sotalol)* 41, 61
Jutamox *(Amoxicillin)* 158
Jutapress *(Nitrendipin)* 44
Jutaxan *(Enalapril)* 35
Juvenile Arthritis 117
Juvental *(Atenolol)* 39

K

Ka Vit *(Vitamin K)* 77
Ka+-Na+-Hydrogencitrat 424
Kaban *(Clocortolon)* 245
Kabanimat *(Clocortolon)* 245
Kaletra *(Lopinavir + Ritonavir)* 183
Kalinor *(Kalium)* 69
Kalinor ret. P *(Kalium)* 69
Kalitrans *(Kalium)* 69
Kalium
- präparate 69
- sparende Diuretika 55
- substitution 69
Kalium 69, 412, 619
Kalium Verla *(Kalium)* 69
Kaliumcanrenoat 55
Kaliumchlorid 69, 346, 453
Kaliumchlorid *(Kaliumchlorid)* 69
Kaliumfolinat 534
Kaliumfreie Lösungen 72
Kaliumjodid 129, 430
Kalium-Natrium-Hydrogencitrat 275
Kaliumphosphat 417
Kalma *(Tryptophan)* 233
Kälteagglutinine 366
Kälteschäden 255, 256
Kalymin *(Pyridostigmin)* 222
Kalzium
- antagonisten 42, 43, 49, 50, 51, 52, 61
- Blocker 209
- Mangel 69, 76
- Präparate 69
- stoffwechselregulatoren 133
- Substitution 69
Kalzium 413, 426, 428, 438, 574
Kalziumantagonist, Intoxikation 622
Kalziumantagonisten 340
Kalziumfolinat 624
Kalziumglukonat 560, 622
Kalziumglukonat 10% 412, 413, 414, 438, 448
Kalziumkarbonat 428, 429, 438
Kalziumoxalatsteine 573
Kamillenblütenextrakt 635
Kamillosan *(Kamillenblütenextrakt)* 635
Kammerflimmern 31
Kanamycin 257, 529, 530
Kanamycin-POS *(Kanamycin)* 257
Kanamytrex *(Kanamycin)* 257
Kaposi-Sarkom 317, 318, 319, 327
Kardiogener Schock 348
kardiovask. Prävention 38
Kardioversion 347, 356
Karies-Prophylaxe 77
Karil *(Calcitonin)* 134
Karison *(Clobetasol)* 247
Karminativa 148
Karvea *(Irbesartan)* 37
Karvezide *(Irbesartan + Hydrochlorothiazid)* 48
Karzinoid 154, 442
Karzinom
- Anal- 588
- Blasen- 589
- Bronchial- 590
- kolorektales 596
- Leberzell- 599
- Magen- 600
- Mamma- 603
- Nieren- 607
- Ösophagus- 608
- Ovarial- 609
- Pankreas- 609
- Prostata- 610
Katadolon *(Flupirtin)* 221
Kataplexie 213
Katatonie 235, 236
- perniziöse 494
Kationenaustauscher 70
Kaveri *(Ginkgo biloba)* 635
Kawasaki-Syndrom 195, 302, 303
KCl 147, 148, 306
KCl 7.45% 412, 413, 415, 416, 422, 437
Keciflox *(Ciprofloxacin)* 168
Keimax *(Ceftibuten)* 163
Keimempfindlichkeit 156
Keltican N *(Uridin + Cytidin)* 225
Kendural Fol *(Folsäure + Eisen)* 77
Kentera *(Oxybutynin)* 270
Kepinol *(Trimethoprim + Sulfamethoxazol)* 169
Kepivance *(Palifermin)* 193
Keppra *(Levetiracetam)* 213
Keratitis 258, 259, 260, 265, 530
- bakterielle Ulzera 530
- Herpes zoster 531
- Keratomykose 530
- Prophylaxe 461
Keratokonjunktivitis sicca 265, 529
Keratolytika 254
Keratomykose 530
Keratose 316
- aktinische 256
Kerlone *(Betaxolol)* 39
Ketamin 32, 202, 473
Ketamin Inresa *(Ketamin)* 202
Ketamin-ratioph. *(Ketamin)* 32, 202
Ketanest S *(Esketamin)* 32, 201
Ketek *(Telithromycin)* 166
Ketoconazol 185, 253, 434, 512, 516, 517, 530, 535
Ketof *(Ketotifen)* 100
Ketofex *(Ketotifen)* 100

Ketolide 165
Ketoprofen 108
Ketorolac 260, 532
Ketotifen 100, 529
Ketotifen Stada *(Ketotifen)* 100
Kevatril *(Granisetron)* 153
Kieferinfektionen 157, 166, 170
Kineret *(Anakinra)* 118
Kinetose 242
Kinzal komb *(Telmisartan + Hydrochlorothiazid)* 49
Kinzal mono *(Telmisartan)* 38
Kirim *(Bromocriptin)* 214, 285
Kivexa *(Abacavir + Lamivudin)* 179
Klacid *(Clarithromycin)* 165
Klappen
- ersatz, alloprothetisches Material 359
- ersatz, biologische Prothesen 359
- ersatz, mechanische Prothesen 359

Klasse
- Ia-Antiarrhythmika 59
- Ib-Antiarrhythmika 60
- Ic-Antiarrhythmika 60
- II-Antiarrhythmika 61
- III-Antiarrhythmika 61
- IV-Antiarrhythmika 61

Klean Prep *(Macrogol + Na2SO4 + NaHCO3 + NaCl + KCl)* 148
Klebsiella 156
Klimakterium 276, 277, 279, 635
Kliogest N *(Estradiol + Norethisteron)* 278
Klismacort *(Prednisolon)* 33, 116
Knochen
- infektionen 159, 160, 161, 162, 163, 166, 167, 168, 170, 171, 173
- marktransplantation 192, 195
- metastasen 133, 134
- morphogene Proteine 135
- verlust, Prophylaxe 134

Knollenblätterpilz, Intoxikation 615
Kodein 546
Koffein-Intoxikation 622
Kogenate *(Faktor VIII)* 89
Kohle Hevert *(Kohle, medizinische)* 149, 333
Kohle Pulvis *(Kohle, medizinische)* 149, 333
Kohle, medizinische 614, 615, 622
Kohle, medizinische 333
Kohlenhydratlösungen 72
Kokain 623
- Intoxikation 623

Kolik 31, 111, 572
Kolloidale Lösung 10% 523
Kolloidale Plasmaersatzlösung 536
Kolonkarzinom 312, 315, 316, 321, 325, 326, 328
Kolorektales Karzinom **596**
Koloskopie 453
- Vorbereitung 148

Koma
- hyperosmolares 422
- hypoglykämisches 417
- hypophysäres 439
- Myxödem 439

Kompartimente 628
Kompensan *(Al-Na-Carbonat-dihydroxid)* 145
Konakion *(Phytomenadion)* 77
Konjugierte Östrogene 276, 278
Konjunktiven, Hyperämie 265
Konjunktivitis 257, 258, 259, 260, 264, 265
- allergische 259, 264, **529**
- bakterielle **529**
- virale 530

528
Kontaktekzem **511**
Kontaktlinsen 265
Kontrazeption 281, 282, 283, 284
- Depotpräparate 585
- Einphasenpräparate 584
- hormonelle 281, 584
- intrauterine 284, 585
- Postkoitalpille 585
- Zweiphasenpräparat 584

Kontrollierte Hypotonie 46
Kopf-Hals-Karzinom 312, 313, 317, 318, 321, 325
Kopfschmerzen 481
- askuläre 218

Koproporphyrie 137
Koprostase 147, 306
Korodin *(Campher- + Crataegusextrakt)* 635
Koronare Herzerkrankung 39, 40, 41, 42, 44, 58, 86, 87, 125, 126
Koronare Herzkrankheit 344
- Hypertonietherapie 350

Koronarintervention 83, 86
Koronarsyndrom, akutes 31, 32, 33, 35, 57, 58, 80, 82, 83, 86, 87
Körperoberflächenberechnung 637, 639
Kortikoide 115, 151
- Auge 259, 260
- HNO 267

Kortikoid-ratioph. *(Triamcinolonacetonid)* 246
Krampfanfall 31, 33, 208, 210, 239, 240, 241, 242, 296
Krätze 514
Kreatininclearance 631
Kreislaufdysregulation 410
- dynamisch labile 342

Kreon *(Pankreatin)* 149
Krise
- Addison 33, 436
- hyperkalzämische 413
- hypertensive 44, 45, 46, 436, **341**
- hypokalzämische 413
- thyreotoxische 130

Krupp 546
Kryptokokkenmeningitis 185, 187
Kupfer-Intoxikation 334, 623
Kürbissamen 635
Kuvan *(Sapropterin)* 137
Kybernin Hs *(Antithrombin III)* 89
Kytril *(Granisetron)* 153

L

Lachscalcitonin 437
Lac-Ophtal *(Filmbildner)* 265
Lacosamid 208
Lacrimal *(Hypromellose)* 265
Lacrisic *(Filmbildner)* 265
Lactuflor *(Lactulose)* 147
Lactulose 147, 452

Lactulose-ratioph. *(Lactulose)* 147
Lafol *(Folsäure)* 77
Laktation 292
Laktationsstörung 285
Lambert-Eaton-Myasthenisches-Syndrom 137
Lamblia intestinalis 460
Lambliasis 170
Lamictal *(Lamotrigin)* 208, 232
Lamisil *(Terbinafin)* 187, 253
Lamivudin 179, 180, 449
Lamo Tad *(Lamotrigin)* 208
Lamo-Q *(Lamotrigin)* 208
Lamotrigin 208, 232, 308, 478, 479, 480, 487, 498
Lamotrigin HEXAL *(Lamotrigin)* 208
Lamotrigin-ratioph. *(Lamotrigin)* 208, 232
Lamuna *(Ethinylestradiol/ Desogestrel)* 281
Lanicor *(Digoxin)* 31, 63
Lanitop *(Metildigoxin)* 64
Lanreotid 154, 440, 441, 442
Lansoprazol 143, 443, 444
Lansoprazol HEXAL *(Lansoprazol)* 143
Lansoprazol Sandoz *(Lansoprazol)* 143
Lanso-Q *(Lansoprazol)* 143
Lantarel *(Methotrexat)* 114, 249
Lanthancarbonat 70, 429
Lantus *(Insulin Glargin)* 124
Lapatinib 323, 607
L-Arginin-Hydrochlorid *(Argininhydrochlorid)* 75
Lariam *(Mefloquin)* 190
Laronidase 137
Laropiprant 424
Laropiprant 128
Larylin Husten Stiller *(Dropropizin)* 97
Laryngitis 546
Laryngotracheitis 94
Lasix *(Furosemid)* 32, 53
Latanoprost 262, 263, 538
Laticort *(Hydrocortison-butyrat)* 246
Läuse 254
Laxans-ratioph. *(Bisacodyl)* 147
Laxantien 147
Laxoberal *(Natriumpicosulfat)* 147
Laxofalk *(Macrogol)* 147
LDL-Zielwerte 125
L-Dopa 213
L-Dopa 214, 488, 489
Leber
- abszess 452
- Egel 188
- Insuffizienz 73
- Transplantation 192
- zellkarzinom 321, 323, **599**
- zirrhose 451
Lederlind *(Nystatin)* 253
Lefax *(Simeticon)* 148
Leflunomid 114, 403, 406
Leflunomid Hexal *(Leflunomid)* 114
Leflunomid Winthrop *(Leflunomid)* 114
Legionärskrankheit 462
Legionella 156
Legionellen 462
Legionellose 462
Leios *(Ethinylestradiol/ Levonorgestrel)* 282
Leishmaniasis 174, 329
Leitungsanästhesie 204, 205
Lemocin *(Cetrimonium + Lidocain + Tyrothricin)* 269
Lenalidomid 329, 369, 376
Lendenwirbelfusion 135
Lendorm *(Brotizolam)* 239
Lendormin *(Brotizolam)* 239
Lennox-Gastaut-Syndrom 208, 213, 308
Lenograstim 193, 367, 368, 372
Lenoxin *(Digoxin)* 63
Leona Hexal *(Ethinylestradiol/ Levonorgestrel)* 282
Lepirudin 83
Leponex *(Clozapin)* 237
Lepra 176
Leptilan *(Valproinsäure)* 210
Lercanidipin 43, 52, 340, 350
Lercanidipin Heumann *(Lercanidipin)* 43
Lercanidipin Stada *(Lercanidipin)* 43
Lesch-Nyhan-Syndrom 132
Letrozol 280, 604
Leukämie
- akute 310, 313, 314, 315, 317, 318, 319, 320, 322, 323, 327, 328
- chronisch- myeloische 368
- chronische 310, 311, 314, 317, 321, 322, 323, 325, 328
- chronische eosinophile 323
- chronische myelomonozytäre 315
- Haarzell 314, 329
- Promyelozyten 329
Leukase N *(Framycetin)* 251
Leukeran *(Chlorambucil)* 310
Leukotrienrezeptorantagonisten 100
Leukovorin *(Folinsäure)* 328
Leuprone Hexal *(Leuprorelin)* 274
Leuprorelin 274, 280, 576, 577, 610
Leustatin *(Cladribin)* 314
Levemir *(Insulindetemir)* 124
Levetiracetam 213, 478, 479, 480
Levetiracetam UCB *(Levetiracetam)* 213
Levetiracetam Winthrop *(Levetiracetam)* 213
Levey-Formel 629
Levitra *(Vardenafil)* 273
Levium *(Levomepromazin)* 234
Levobunolol 261, 538, 539
Levocabastin 264, 267, 529, 542
Levocetirizin 99, 512, 513, 523, 524
Levocetirizin Stada *(Levocetirizin)* 99
Levodopa 213
Levodopa Comp *(L-Dopa + Benserazid)* 214
Levodopa-ratioph. comp *(L-Dopa + Carbidopa)* 214
Levofloxacin 156, 168, 258, 386, 387, 389, 390, 391, 392, 399, 554, 556
- HNO 547, 548, 549
- Infektiologie 462, 464

- Ophthalmologie 530
- Urologie 557
Levogynon *(Levonorgestrel)* 284
Levomepromazin 234, 401, 484, 494, 499
Levomepromazin Neuraxph. *(Levomepromazin)* 234
Levomethadon 102
Levonorgestrel 278, 282, 283, 284, 584, 585, 586
Levopar *(L-Dopa + Benserazid)* 214
Levothyroxin 129, 305
Levothyroxin (T4) 430, 432, 433, 438, 439
Lexostad *(Bromazepam)* 239
Lexotanil *(Bromazepam)* 239
LHRH 140
LH-RH-Agonisten 280
Libidoverlust 138
Librium *(Chlordiazepoxid)* 239
Licain *(Lidocain)* 204
Lichen ruber 246, 247, 248, **515**
Lichen sclerosus 246, 247, **577**
Lichtdermatose, polymorphe 513
Lidabszess **526**
Lidfurunkel 526
Lidinfektion
- Herpes simplex 461, **527**
- Herpes zoster 527
Lidocain 60, 76, 155, 204, 269, 356, 614, 616, 622, 624
Lidphlegmone 526
Lidretraktion 540
Lifestyle-Arzneimittel 631
Lifestyle-Modifikation 338
Limptar N *(Chininsulfat)* 220
Lincosamide 166
Lindoxyl K *(Ambroxol)* 91
Linezolid 156, 172, 391, 398
Linola Urea *(Harnstoff)* 254
Linolacort Hydro *(Hydrocortison)* 245
Linola-H N *(Prednisolon)* 245
Linola-H-Fett N *(Prednisolon)* 245
Lioresal *(Baclofen)* 221
Liothyronin 129
Lipasehemmer 136
Lipidil *(Fenofibrat)* 125
Lipidil 145 ONE *(Fenofibrat)* 125
Lipidil Ter *(Fenofibrat)* 125
Lipidsenker 125
Lipitor *(Atorvastatin)* 126
Lipocol *(Colestyramin)* 127
Lipofundin 473
Lipofundin 20% *(Fettlösung)* 73
Lipo-Merz *(Etofibrat)* 125
Liponsäure-ratioph. *(Alpha-Liponsäure)* 225
Lipopeptide 172
Liposic *(Filmbildner)* 265
Liposomales Amphotericin B 454, 456, 457
Lipotalon *(Dexamethason)* 115
Lipovenös MCT 20 *(Fettlösung)* 73
Liprolog *(Insulin lispro)* 123
Liprolog Mix *(Insulin lispro + Verzögerungsinsulin)* 124
Liquifilm *(Filmbildner)* 265
Liquor carbonis detergens 519
Liraglutid 121, 418
Lisi Lich *(Lisinopril)* 36
Lisibeta comp. *(Lisinopril + Hydrochlorothiazid)* 47
Lisidigal *(Lisinopril)* 36
Lisidigal Hct *(Lisinopril + Hydrochlorothiazid)* 47
Lisigamma *(Lisinopril)* 36
Lisigamma Hct *(Lisinopril + Hydrochlorothiazid)* 47
Lisihexal *(Lisinopril)* 36
Lisino *(Loratadin)* 99
Lisinopril 36, 47
Lisinopril-ratioph. *(Lisinopril)* 36
Liskantin *(Primidon)* 213
Lisodura *(Lisinopril)* 36
Listeriose 158, 159
Lisurid 215, 286, 440
LITAK *(Cladribin)* 314
Litalir *(Hydroxycarbamid)* 328
Lithiofor *(Lithiumsulfat)* 233
Lithium 497, 498
Lithium Apogepha *(Lithiumcarbonat)* 233
Lithiumcarbonat 233
Lithium-Intoxikation 623
Lithiumsulfat 233
Litholyse **452**
Livial *(Tibolon)* 279
Liviella *(Tibolon)* 279
Livocab *(Levocabastin)* 264, 267
Locabiosol S *(Fusafungin)* 269
Locacorten *(Flumetason)* 246
Loceryl *(Amorolfin)* 252
Locol *(Fluvastatin)* 126
Lodoxamid 264, 529
Logimat *(Felodipin + Metoprololsuccinat)* 52
Logimax *(Felodipin + Metoprololsuccinat)* 52
Lokalanästhesie 32, 204, 205, 257
Lokalanästhetika 204
Lomefloxacin 258
Lomir Sro *(Isradipin)* 43
Lomustin 311
Loniten *(Minoxidil)* 46
Lonolox *(Minoxidil)* 46
Lonoten *(Minoxidil)* 46
Lopalind *(Loperamid)* 148
Lopedium *(Loperamid)* 148
Loperamid 148, 305, 442
Loperamid-ratioph. *(Loperamid)* 148
Lophakomp B12 *(Cyanocobalamin)* 75
Lopinavir 183
Lopirin *(Captopril)* 35
Lopresor *(Metoprololtartrat)* 40
Lora Lich *(Loratadin)* 99
Loracarbef 459
Lorano *(Loratadin)* 99
Loratadin 99, 299, 449, 512, 513, 523, 524, 543
Loratadin Stada *(Loratadin)* 99
Lorazepam 210, 240, 415, 473, 494, 500, 501, 588, 615, 617, 620, 621, 623
Lorazepam Neuraxph. *(Lorazepam)* 240
Loretam *(Lormetazepam)* 240
Lorinden Teersalbe *(Steinkohlenteer)* 248
Lormetazepam 240
Lormetazepam-ratioph. *(Lormetazepam)* 240
Lorzaar *(Losartan)* 38
Lorzaar plus *(Losartan + Hydrochlorothiazid)* 48

Losar-Q *(Losartan)* 38
Losar-Q comp. *(Losartan + Hydrochlorothiazid)* 48
Losartan 38, 48, 340, 350, 353, 563
Losartan Hexal *(Losartan)* 38
Losartan Hexal comp. *(Losartan + Hydrochlorothiazid)* 48
Lösferron *(Eisen-II-Ion)* 78
Lotemax *(Loteprednol)* 259
Loteprednol 259
Lotio alba 523, 525
Lovabeta *(Lovastatin)* 126
LovaHEXAL *(Lovastatin)* 126
Lovastatin 126, 422, 423
Lovastatin-ratioph. *(Lovastatin)* 126
Lovelle *(Ethinylestradiol/ Desogestrel)* 281
Lovenox *(Enoxaparin)* 80
L-Polamidon *(Levomethadon)* 102
L-Polamidon Lsg. *(Levomethadon)* 102
lTacrolimus Hexal *(Tacrolimus)* 192
L-Thyrox Jod HEXAL *(Levothyroxin + Kaliumiodid)* 129
L-Thyroxin *(Levothyroxin)* 129
L-Thyroxin-ratioph. *(Levothyroxin)* 129
L-Tryptophan-ratioph. *(Tryptophan)* 233
Lucentis *(Ranibizumab)* 266
Ludiomil *(Maprotilin)* 228
Lues 157, 164, 165
- connata 466
- erworben 466
- latens 466
- Neurolues 466
520
Lumbago **484**
Lumefantrin 189
Lumigan *(Bimatoprost)* 262
Luminal *(Phenobarbital)* 209
Luminaletten *(Phenobarbital)* 209
Lungen
- egel 188
- embolie 32, 82, 84, 85, 394
- emphysem 387
- entzündung 388
- ödem 32, 33, 57, 342, 397
- ödem, toxisches 33
- tuberkulose 468
Lupus erythematodes 114, 246, 304, 406
Lupus vulgaris 506
Luvased *(Baldrian- + Hopfenextrakt)* 635
Lymphadenitis 157
Lymphogranuloma venerum **522**
Lymphom 310, 311, 313, 317
- B-Zell 326
- follikuläres 326
- kutanes T-Zell 328
- T-lymphoblastisches 314
Lynestrenol 282, 576, 584
Lyogen *(Fluphenazin)* 235
Lyrica *(Pregabalin)* 212
Lysetherapie 536
Lysin-Acetylsalicylsäure 482
Lysodren *(Mitotan)* 329
Lysthenon *(Suxamethonium)* 204

M

M PredniHEXAL *(Methylprednisolon)* 116
Maalox *(Mg-hydroxid + Al-oxid)* 145
Maalox 70 *(Mg + Al-hydroxid)* 444
Maaloxan *(Mg-hydroxid + Al-oxid)* 145
MabCampath *(Alemtuzumab)* 325
MabThera *(Rituximab)* 326
Macrogol 147, 148, 306
Macrogol 335 453
Macrogol Stada *(Macrogol + NaCl + NaHCO3 + KCl)* 147
Macugen *(Pegabtanib)* 266
Madopar *(L-Dopa + Benserazid)* 214
Magaldrat 144
Magaldrat-ratioph. *(Magaldrat)* 144
Magastron *(Magaldrat)* 144
Magen
- beschwerden, säurebedingte 144, 145
- karzinom 315, 316, 318, 319, 320, 321, 326, **600**
- schutz 572
- spülung 330
Magen-Darm
- Infektionen 158, 159, 164, 171
- krampfartige Schmerzen 113
- Relaxation 124
- Spasmen 111, 636
- Störungen, funktionelle 149, 635, 636
- Tumoren 311, 323
Maggisuppe 410
Magium *(Magnesium)* 70
Magna *(Glimepirid)* 119
Magnesiocard *(Magnesium)* 70
Magnesium 70, 298, 574, 619
Magnesium Diasporal *(Magnesium)* 70
Magnesium Verla *(Magnesium)* 70
Magnesiumaskorbat 583
Magnesiumhydrogencitrat 414
Magnesiumhydrogenphosphat 414
Magnesiumhydroxid 443, 444
Magnesiummangel 70, 298
Magnesiumpräparate 70
Magnesium-ratioph. *(Magnesium)* 70
Magnesiumsulfat 583
Magnetrans *(Magnesium)* 70
Makrolide 165, 392, 393
Makuladegeneration 266
Malabsorption 76
Malaria 189, 190
Malarone *(Proguanil + Atovaquon)* 190
Malarone junior *(Proguanil + Atovaquon)* 190
Maligne Hyperthermie 220
Malignes Glaukom 539
Malignes Melanom 311, 313, 317, **603**
Malignome 635
- hämatologische 132
Mammakarzinom 277, 279, 280, 310, 313, 315, 316, 317, 318, 319, 320, 321, 323, 325, 326, 329, **603**

- anthrazyklinresistentes 317
Manidipin 43
Manie 207, 210, 233, 237, **498**
Maninil *(Glibenclamid)* 119
Mannit *(Mannitol)* 56
Mannitol 56, 263, 539
Mannitol *(Mannitol)* 56, 263
Manyper *(Manidipin)* 43
MAO-Hemmer, Intoxikation **623**
MAO-A-Hemmer 229
MAO-B-Hemmer 216, 229
Mapox *(Aciclovir)* 177
Maprotilin 228
Maprotilin ct *(Maprotilin)* 228
Maprotilin Neuraxph. *(Maprotilin)* 228
Maprotilin-ratioph. *(Maprotilin)* 228
Maraviroc 183
Marax *(Magaldrat)* 144
Marcumar *(Phenprocoumon)* 83
Marcuphen *(Phenprocoumon)* 83
Mareen *(Doxepin)* 228
Marvelon *(Ethinylestradiol/ Desogestrel)* 281
Masern-Immunisierung 197
Masern-Mumps-Röteln-Impfstoff 197
Masern-Mumps-Röteln-Varizellen-Impfstoff 197
Masern-Prophylaxe 195
Mastitis 251, 285, **584**
Mastitisprophylaxe 285
Mastodynie **576**
Mastodynon 576
Mastoiditis **549**
Mastopathie **576**
Mastzellstabilisatoren 100
Matrifen *(Fentanyl)* 102
Maxalt *(Rizatriptan)* 219
Maxipime *(Cefepim)* 162
MCP HEXAL *(Metoclopramid)* 146
MCP-ratioph. *(Metoclopramid)* 146
MDRD-Formel 631
Meaverin *(Mepivacain)* 205
Mebendazol 188, 463, 467
Mebeverin 111
Mebeverin dura *(Mebeverin)* 111
Mebeverin Solvay *(Mebeverin)* 111
Mechanische Prothesen 359
Medacalm *(Pfefferminzöl)* 636
Medazepam 240
Mediabet *(Metformin)* 120
Medikinet *(Methylphenidat)* 243
Meditonsin *(Eisenhut, Mercurius cyanatus, Atropin)* 635
Medivitan N *(Pyridoxin + Cyanocobalamin + Folsäure + Lidocain)* 76
Medivitan N Neuro *(Thiamin + Pyridoxin)* 75
Medoxa *(Oxaliplatin)* 312
Medrogeston 278, 576, 577, 585
Medroxyprogesteron 278, 585, 586
Medroxyprogesteronacetat 277, 281, 427, 585, 604
Mefloquin 190
Mefrusid 50, 51, 54
Megacillin oral *(Penicillin V)* 157
Megalac Almasilat *(Almasilat)* 144
Megaloblastäre Anämie 365
Megestat *(Megestrolacetat)* 277
Megestrolacetat 277, 604
Mehrkanalblocker 62
Meladinine *(Methoxsalen)* 248
Melanom, malignes 311, 313, 317, 603
Melatonin 243
Melfalan *(Melphalan)* 310
Melleril *(Thioridazin)* 234
Melneurin *(Melperon)* 237
Melox Gry *(Meloxicam)* 109
Meloxicam 109
Meloxicam-ratioph. *(Meloxicam)* 109
Melperon 237, 496
Melperon-ratioph. *(Melperon)* 237
Melphalan 310, 373, 375, 376
Memac *(Donepezil)* 223
Memantin 223, 495
Menière, Morbus 550
Meningeosis
- carcinomatosa 313
- leucaemica 313
- lymphomatosa 315
Meningitec *(Meningokokken-C-Oligosaccharid)* 195
Meningitis 157, 159, 161, 162, 166, 167, 171, 173, 185, 187, **462**, **484**
- uberculosa 469
Meningoenzephalitis, Herpes simplex 461
Meningokokken 156
- Immunisierung 195, 196
- Prophylaxe 175
Meningokokken-A-,-C-,-W135-,-Y-Oligosaccharid 196
Meningokokken-C-Oligosaccharid 195
Menjugate *(Meningokokken-C-Oligosaccharid)* 195
Menstruations
- beschwerden 277
- störungen 276, 277, 285, 286
Menveo *(Meningokokken A-, C-, W135, Y-Oligosacharid)* 196
Mepact *(Mifamurtid)* 329
Mepihexal *(Mepivacain)* 205
Mepivacain 32, 205
Meprolol *(Metoprololtartrat)* 40
Meprolol comp. *(Metoprololtartrat + Hydrchlorothiazid)* 50
Meptazinol 104
Meptid *(Meptazinol)* 104
Mercaptopurin 314
Mercaptopurin Medice *(Mercaptopurin)* 314
Mercilon *(Ethinylestradiol/ Desogestrel)* 281
Mercurius cyanatus 635
Meresa *(Sulpirid)* 234
Merigest *(Estradiol + Norethisteron)* 278
Merimono *(Estradiol)* 276
Meronem *(Meropenem)* 171
Meropenem 171, 386, 387, 390, 391, 392, 393, 399, 457, 464, 485
Meropenem Hexal *(Meropenem)* 171
Mesalazin 150, 446, 447
Mesna 407, 408, 409, 572, 605

Mestinon *(Pyridostigmin)* 222
Mesuximid 213
Metabolische
- Alkalose 415
- Azidose **414**
Metalcaptase 623
Metalcaptase *(Penicillamin)* 115
Metalyse *(Tenecteplase)* 85
Metamizol 32, 111, 303
- Dermatologie 525
- Neurologie 401, 482, 483
- Urologie 572
Metamizol HEXAL *(Metamizol)* 111
Metamucil *(Flohsamen)* 147
Meteorismus 148, 150, 305
Meteozym *(Pankreatin + Dimeticon)* 150, 305
Metex *(Methotrexat)* 114, 249
Metformin 120, 122, 417, 419
Metformin Dura *(Metformin)* 120
Metformin-ratioph. *(Metformin)* 120
Methämoglobinämie 76
Methämoglobinbildnerintoxikation 334
Methanol-Intoxikation 332, **623**
Met-Hb-Bildner, Intoxikation **624**
Methergin 583
Methicillin 158
Methicillinresistenter Staph.aureus 156, 158, 161, 164, 170, 171
Methicillinsensitiver Staph.aureus 156, 158
Methio Tad *(Methionin)* *275*
Methionin 275, 574
Methionin Stada *(Methionin)* 275
Methizol *(Thiamazol)* 130
Methocarbamol 221
Methohexital 201
Methotrexat 114, 249, 304, 313, 403, 404, 405, 406, 409
- Dermatologie 519, 520
- Hämatologie 372
- Neurologie 486
- Onkologie 589, 605
- Ophthalmologie 532
Methotrexat medac *(Methotrexat)* 313
Methotrexat-Intoxikation 328, **624**
Methotrexat-Gry *(Methotrexat)* 313
Methoxsalen 248
Methyldopa Stada *(Alpha-Methyldopa)* 45
Methylenblau 624
Methylnaltrexon 146
Methylphenidat 243, 502
Methylphenidat HEXAL *(Methylphenidat)* 243
Methylprednisolon 116, 247, 297, 381, 385, 400
- Dermatologie 510, 523
- HNO 543
- Neurologie 481, 486, 487
- Ophthalmologie 533, 534, 535, 536, 537, 541
- Urologie 565, 566, 567, 568, 569, 570, 571
Methylprednisolon Acis *(Methylprednisolon)* 116
Methylprednisolonaceponat 513
Methylxanthine 92
Methysergid 442, 481
Metildigoxin 64
Metipranolol 261, 263, 538, 539
Metixen 217, 489
Metoclopramid 32, 112, 146, 306, 482, 491, 583, 588
MetoHEXAL *(Metoprololtartrat)* 40
MetoHEXAL comp. *(Metoprololtartrat + Hydrchlorothiazid)* 50
MetoHEXAL Succ comp. *(Metoprololsuccinat + Hydrochlorothiazid)* 50
MetoHEXAL-Succ *(Metoprololsuccinat)* 40
Metoprolol
- Gynäkologie 582
- Kardiologie 340, 345, 347, 348, 349, 350, 352, 353, 354, 355, 357
- Neurologie 483
- Toxikologie 615, 620, 621, 622, 623
Metoprolol AWD *(Metoprololtartrat)* 40
Metoprolol-ratioph. *(Metoprololtartrat)* 40
Metoprolol-ratiopharm comp. *(Metoprololtartrat + Hydrchlorothiazid)* 50
Metoprololsuccinat 40, 50, 52
Metoprololsuccinat plus 1A *(Metoprololsuccinat + Hydrochlorothiazid)* 50
Metoprololtartrat 40, 50, 52
Meto-Succinat Sandoz *(Metoprololsuccinat)* 40
Metrelef *(Buserelin)* 280
Metronidazol 156, 170
- Dermatologie 506, 509, 522
- Gastroenterologie 445, 446, 452
- Gynäkologie 577, 578, 579, 581, 583
- HNO 544
- Infektiologie 454, 457, 459, 460, 467
- Urologie 558
Metronidazol Fresenius *(Metronidazol)* 170
Metronidazol Rotexmedica *(Metronidazol)* 170
Metronidazol-ratioph. *(Metronidazol)* 170
Metsop *(Metformin)* 120
Metypred *(Methylprednisolon)* 116
Metyrapon 434
Mevalotin protect *(Pravastatin)* 126
Mevinacor *(Lovastatin)* 126
Mezavant *(Mesalazin)* 150
Mezlocillin 159, 452
Mezlocillin Carino *(Mezlocillin)* 159
Mg-5-Sulfat *(Magnesium)* 70
Mg-5-Longoral *(Magnesium)* 70
Mg-hydroxid 145
Mg-sulfat 614
Mg-sulfat 10% 347, 357, 413, 414
Miacalcic *(Calcitonin)* 134
Mianserin 228

Mianserin Neuraxph. *(Mianserin)* 228
Mianserin-ratioph. *(Mianserin)* 228
Micafungin 186, 454
Micanol *(Dithranol)* 247
Micardis *(Telmisartan)* 38
Micardis plus *(Telmisartan + Hydrochlorothiazid)* 49
Miconazol 253, 516, 578
Micotar *(Miconazol)* 253
Microgynon 21 *(Ethinylestradiol/ Levonorgestrel)* 282
Microlut *(Levonorgestrel)* 283
Mictonetten *(Propiverin)* 270
Mictonorm *(Propiverin)* 270
Midazolam 241, 415, 453, 472, 473
Midazolam HEXAL *(Midazolam)* 241
Midazolam-ratioph. *(Midazolam)* 241
Midodrin 65, 342
Mifamurtid 329
Miflonide *(Budesonid)* 96
Miglitol 120
Miglustat 137
Migraeflux Mcp *(Paracetamol + Metoclopramid)* 112
Migraene Neuridal *(Paracetamol + Metoclopramid)* 112
Migralave + Mcp *(Paracetamol + Metoclopramid)* 112
Migräne 31, 112, 210, 218, 219, 224, **482**
- mittel 218
- prophylaxe 40, 41, 218, 220
Migräne-Kranit *(Phenazon)* 111
Migränerton *(Paracetamol + Metoclopramid)* 112
Migränin Phenazon *(Phenazon)* 111
Mikro-30 *(Levonorgestrel)* 283
Milchsäure 254
Milchstau 285
Miliartuberkulose 469
Milrinon 66, 297
Miltefosin 329
Miltex *(Miltefosin)* 329
Mimpara *(Cinacalcet)* 131
Minakne *(Minocyclin)* 164, 250
Mineralokortikoide Potenz 115
Mineralstoffe 69
Miniasal *(Acetylsalicylsäure)* 86
Minipille 283
Minirin *(Desmopressin)* 139
Minisiston *(Ethinylestradiol/ Levonorgestrel)* 282
Minitrans *(Glyceroltrinitrat)* 57
Minoclir *(Minocyclin)* 164
Minocyclin 164, 250, 508, 509, 526, 529
Minocyclin-ratioph. *(Minocyclin)* 164, 250
Minoplus *(Minocyclin)* 164
Minoxidil 46, 255, 509, 510
Minulet *(Ethinylestradiol/ Gestoden)* 282
Miosis 261
Miranova *(Ethinylestradiol/ Levonorgestrel)* 282
Mirapexin *(Pramipexol)* 215
Mircera *(PEG-Epoetin beta)* 79
Mirena *(Intrauterinpessar mit Levonorgestrel)* 284
Miroton *(Pflanzenextrakte)* 636
Mirtazapin 231, 497
Mirtazapin Stada *(Mirtazapin)* 231
Mirtazelon *(Mirtazapin)* 231
Misoprostol 113, 145
Mistelextrakt 635
Mitem *(Mitomycin)* 321
Mithramycin 437
Mito-extra *(Mitomycin)* 321
Mito-medac *(Mitomycin)* 321
Mitomycin 321, 588
Mitomycin HEXAL *(Mitomycin)* 321
Mitomycin medac *(Mitomycin)* 321
Mitotan 329
Mitotane o-p-DDD 434
Mitoxantron 320, 369, 370, 486, 611
Mitoxantron HEXAL *(Mitoxantron)* 320
Mitoxantron-GRY *(Mitoxantron)* 320
Mivacron *(Mivacurium)* 203
Mivacurium 203
Mixtard 30 *(Normalinsulin + Verzögerungsinsulin)* 124
Mizolastin 99, 524, 542
Mizollen *(Mizolastin)* 99
M-long *(Morphin)* 103
MMR Triplovax *(Masern-Mumps-Röteln-Impfstoff)* 197
MMR Vaxpro *(Masern-Mumps-Röteln-Impfstoff)* 197
Mobec *(Meloxicam)* 109
Mobilat *(Naproxen)* 108
Mobile Gegengift-Depots 627
Mobloc *(Felodipin + Metoprololsuccinat)* 52
Moclobemid 229, 497, 502
Moclobemid HEXAL *(Moclobemid)* 229
Moclobeta *(Moclobemid)* 229
Moclodura *(Moclobemid)* 229
Modafinil 244, 487
Modigraf *(Tacrolimus)* 192
Modip *(Felodipin)* 43
Moduretik *(Amilorid + Hydrochlorothiazid)* 56
Moexipril 36, 47
Mogadan *(Nitrazepam)* 241
MOI 229
Molevac *(Pyrvinium)* 189
Molsibeta *(Molsidomin)* 58
Molsidomin 58, 349
MolsiHEXAL *(Molsidomin)* 58
Momegalen *(Mometason)* 247
Mometason 96, 247, 268, 379, 380, 510, 511, 513, 515, 519, 542
Monapax *(Pflanzenextrakte)* 636
Mono Demetrin *(Prazepam)* 241
Mono-Embolex *(Certoparin)* 80
Mono-Embolex multi *(Certoparin)* 80
Monoklonale Antikörper 100
Mono-Mack *(Isosorbidmononitrat)* 58
Mononine *(Faktor IX)* 89
MonoStep *(Ethinylestradiol/ Levonorgestrel)* 282
Montelubronch *(Montelukast)* 100

Montelukast 100, 299, 379, 380, 381, 383, 543
Monuril *(Fosfomycin)* 173
Morbus
- Addison 435
- Basedow 431
- Bechterew 108, 109, 111, 118, **404**
- Bowen 316
- Crohn 118, 151, 446
- Darier 248
- Fabry 136, 305
- Gaucher 137
- haemorrhagicus 77, 299
- Hodgkin 310, 311, 313, 317, 318, 319, 320, 374
- Menière 152, 491, 550, **550**
- Paget 133, 134, 429
- Parkinson 214, 215, 216, 217, 218, 488
- Pompe 136
- Reiter **405**
- Waldenström 310
- Werlhof 317
- Wilson 115, 334, 429

Morea *(Ethinylestradiol + Cyproteronacetat)* 278
MOR-NRI 106
Moronal *(Nystatin)* 188
Morphin 33, 103, 304, 342, 344, 345, 348, 349, 394, 397, 401
Morphin *(Morphin)* 33
Morphin Merck *(Morphin)* 103
Motilitätssteigernde Mittel 146
Motilium *(Domperidon)* 146
Movergan *(Selegilin)* 216
Movicol *(Macrogol + NaCl + NaHCO3 + KCl)* 147
Movicol Junior *(Macrogol + NaCl + NaHCO3 + KCl)* 147
Moviprep *(Macrogol + Na2SO4 + NaCl + KCl + Ascorbinsäure + Natriumascorbat)* 148
Moxifloxacin 156, 169, 386, 389, 390, 392, 462, 464
Moxobeta *(Moxonidin)* 45
Moxonidin 45
Moxonidin HEXAL *(Moxonidin)* 45
Mozobil *(Plerixafor)* 193
MPA GYN 5 *(Medroxyprogesteronacetat)* 277
MPA HEXAL *(Medroxyprogesteronacetat)* 277
MRSA 156, 158, 161, 164, 170, 171
MS 191, 192, 194, 224, 320
MSI *(Morphin)* 33, 103
MSIW Krugmann *(Morphin)* 103
MSR *(Morphin)* 103
MSSA 156, 158
MST *(Morphin)* 103
MSTW Krugmann *(Morphin)* 103
mTOR-Inhibitoren 324
MTX HEXAL *(Methotrexat)* 114, 249, 313
MTX Sandoz *(Methotrexat)* 114
Mucofalk *(Flohsamen)* 147
Mucosolvan *(Ambroxol)* 91
Mucospas *(Ambroxol + Clenbuterol)* 95
Mukolytika 91
Mukopolysaccharidose 137
Mukositisprophylaxe 193
Mukoviszidose 91, 167, 173, 302, **398**
Multaq *(Dronedaron)* 62
Multiload Cu 375 *(Intrauterinpessar mit Kupfer)* 284
Multiorganversagen 85
Multiple Sklerose 191, 192, 194, 224, 320, **486**
Multisafe Cu 250, 375 *(Intrauterinpessar mit Kupfer)* 284
Multosin *(Estramustin)* 328
Mumps-Immunisierung 197
Mundinfektionen 157, 170
Mundsoor 187, 253
Munobal *(Felodipin)* 43
Mupirocin 506, 572
Musaril *(Tetrazepam)* 221
Muse *(Alprostadil)* 273
Muskel
- relaxierung 203, 204, 306, 307
- spasmen 221
- verspannung 221, 239

Muskelrelaxantien 203, 220
- Antagonisierung 204, 222
- Antagonisten 204
- depolarisierende 204
- stabilisierende 203
- zentral wirksame 221

Mutaflor 447
Mutagrip 2010/2011 *(Epidemische-Influenza-Impfstoff)* 197
Mutterkornalkaloide 624
Myambutol *(Ethambutol)* 174
Myasthenia gravis 191, 222, **487**
Myasthenisches Syndrom 137
Mycamine *(Micafungin)* 186
Mycobacterium avium intracellulare 165, 176
Mycobutin *(Rifabutin)* 176
Myconormin *(Terbinafin)* 187
Mycophenolat 568
Mycophenolatmofetil 192, 366, 367, 407, 566
Mycophenolatmofetil Hexa *(Mycophenolatmofetil)* 192
Mycophenolatnatrium 192
Mycosis fungoides 248
Mycospor *(Bifonazol)* 252
Mydocalm *(Tolperison)* 221
Mydriasert *(Tropicamid + Phenylephrin)* 17, 264
Mydriasis 260, 263, 264
Mydriaticum *(Tropicamid)* 264
Mydriatika 263
Mydrum *(Tropicamid)* 264
Myelodysplasie **368**
Myelodysplastisches Syndrom 315, 323
Myelose, funikuläre 75
Myfena *(Mycophenolatmofetil)* 192
Myfortic *(Mycophenolatnatrium)* 192
Mykofug *(Clotrimazol)* 252
Mykontral *(Tioconazol)* 253
Mykoplasmen 156
Mykose 185, 186
- Aspergillose 185, 186
- Candidose 185, 186, 187, 188, 252, 253
- Chromoblastomykose 185, 187
- Fusariose 185
- Haare 187
- Haut 185, 187, 252, 253
- Kokzidioidomykose 185

- Myzetom 185
- Nagel 252, 253, 516
- Pityriasis 248, 253
- Prophylaxe 185, 186
- vaginal 252, 253, **515**

Mykosert *(Sertaconazol)* 253
Mykundex *(Nystatin)* 188
Mylepsinum *(Primidon)* 213
Myleran *(Busulfan)* 311
Myocardinfarkt, Sekundärprophylaxe 348
Myocet *(Doxorubicin liposomal)* 319
Myokardinfarkt 345
Myokardischämie, pharmakologische Provokation 63
Myoklonie 209, **488**
Myoklonus-Syndrom 223
Myom 280
Myopathie 225
Myoson *(Pridinol)* 221
Myotonolytika 221
Myozyme *(Alglucosidase alfa)* 136
Myrtol 635
Myxödem-Koma 439
Myxofat *(Acetylcystein)* 91

N

Na2SO4 148
Nabelinfektion, Prophylaxe 251
N-Acetylcystein 388, 625
Nachtkerzensamen-Öl 511
NaCl 147, 148, 306, 619
NaCl 0,9% *(Elektrolytlösung, kaliumfrei)* 72
NaCl 0.9%
- Endokrinologie 416, 422, 432, 436, 437, 439
- Infektiologie 457
- Ophthalmologie 531
- Stoffwechsel 410, 411, 413, 414, 415
- Toxikologie 614

NaCl-Konzentrat 410
NaCl-Lsg. 382, 398
Nacom *(L-Dopa + Carbidopa)* 214
NAC-ratioph. *(Acetylcystein)* 91
Nadifloxacin 249, 508
Nadixa *(Nadifloxacin)* 249
Nadroparin 81, 362, 363, 412, 417, 439
Nadroparin *(Fraxiparin)* 363
Nafarelin 577
Naftidrofuryl 88
Naftifin 253, 516
Naftilong *(Naftidrofuryl)* 88
Nafti-ratioph. *(Naftidrofuryl)* 88
Nagel Batrafen *(Ciclopirox)* 252
Nagelmykose 252, 253, 516
Naglazyme *(Galsulfase)* 137
NaHCO3 147, 148, 306
Nahrungsmittelallergie 100
Nahrungsmittelintoxikation 333
Nalbuphin 104
Nalorex *(Naltrexon)* 105
Naloxon 33, 103, 104, 105, 304, 539, 620, 624
Naloxon Hameln *(Naloxon)* 105
Naloxon Inresa *(Naloxon)* 105
Naloxon-ratioph. *(Naloxon)* 33, 105
Nalpain *(Nalbuphin)* 104
Naltrexon 105, 496
Naltrexon Hcl *(Naltrexon)* 105
Naphazolin 264, 267, 528
Na-PPS 88, 256
Naproxen 108, 483
Naproxen ct *(Naproxen)* 108
Naramig *(Naratriptan)* 219
Naratriptan 219, 482
NARI 231
Narkolepsie 213, 227, 243, 244
Narkose 32, 33, 102, 200, 201, 202, 203, 204, 240, 241, 306, 307
Narkoseprämedikation 66, 239, 240, 241, 307
Narkotika 201
Naropin *(Ropivacain)* 205
Nasacort *(Triamcinolon)* 268
Nasenfurunkel **543**
Nasengel-ratioph. *(Xylometazolin)* 267
Nasenpolypen 268
Nasenspray-ratioph. *(Xylometazolin)* 267
Nasentropfen-ratioph. *(Xylometazolin)* 267
Nasivin *(Oxymetazolin)* 267
Nasonex *(Mometason)* 268
Nasopharynxkarzinom 194
NaSSA 231
Natalizumab 224, 486
Natamycin 187, 258, 467, 530, 579
Nateglinid 418
Nateglinide 119
Natil N *(Flunarizin)* 224
Natrilix *(Indapamid)* 54
Natriumascorbat 148
Natriumaurothiomalat 114
Natriumbicarbonat 562, 573, 574
Natriumbituminosulfonat 251, 505
Natrium-Blocker 206, 210
Natriumchlorid 453
Natriumcitrat 275
Natriumdihydrogenphosphat 266, 531
Natriumhydrogencarbonat 33, 74, 296
- Gastroenterologie 453
- Kardiologie 344
- Stoffwechsel 414
- Toxikologie 614, 616, 617, 618, 619, 624, 626

Natriumhydrogencarbonat 4.2% *(Natriumhydrogencarbonat)* 74
Natriumhydrogencarbonat 8,4% *(Natriumhydrogencarbonat)* 33, 74
Natriumhydrogencarbonat 8.4%
- Endokrinologie 416
- Stoffwechsel 412, 414
- Urologie 560

Natriummangel 140
Natriumoxybat 213
Natrium-Pentosanpolysulfat 88, 256
Natriumperchlorat 130, 305
Natriumpicosulfat 147
Natriumsulfat 613
Natriumthiosulfat 334, 621
Natriumthiosulfat *(Natriumthiosulfat)* 334
Navelbine *(Vinorelbin)* 317
Navirel *(Vinorelbin)* 317
Navoban *(Tropisetron)* 153
N-Butylscopolamin 113, 425, 452

Nebacetin *(Neomycin + Bacitracin)* 251
Nebennierenrinden
- funktion 141
- insuffizienz 302
- karzinom 329
Nebenschilddrüsenkarzinom 131
Nebido *(Testosteronundecanoat)* 138
Nebilet *(Nebivolol)* 40
Nebivolol 40
Nebivolol Stada *(Nebivolol)* 40
Nebivolol-ratioph. *(Nebivolol)* 40
Nedocromil 264
Nedolon P *(Paracetamol + Codein)* 112
Neisseria meningitidis 156
Neisvac C *(Meningokokken C-Oligosaccharid)* 195
Nelarabin 314
Nemexin *(Naltrexon)* 105
Neo Opt *(Bromazepam)* 239
Neobac *(Neomycin + Bacitracin)* 251
Neocarbo *(Carboplatin)* 312
Neo-Eunomin *(Ethinylestradiol/Chlormadinon)* 282
Neoflubin *(Fludarabin)* 314
Neofluor *(Fluorouracil)* 316
Neogama *(Sulpirid)* 234
Neo-Gilurytmal *(Prajmaliumbitartrat)* 60
Neomycin 251, 258, 260, 529, 530, 531
Neomycinsulfat 547
Neoposid *(Etoposid)* 318
NeoRecormon *(Epoetin beta)* 79
Neostig Carino *(Neostigmin)* 222
Neostigmin 222, 475
Neostigmin *(Neostigmin)* 222
Neostigminintoxikation 66, 331
Neosynephrin-POS *(Phenylephrin)* 263
Neotaxan *(Paclitaxel)* 318
Neotigason *(Acitretin)* 248
Neotrexat *(Methotrexat)* 313
Neotri *(Triamteren + Xipamid)* 57
NeoTussan *(Dextromethorphan)* 97
Nephral *(Triamteren + Hydrochlorothiazid)* 56
Nephrolithiasis **573**
Nephrologie 552
Nephropathie, diabetische 563
Nephrotect *(Aminosäurelösung)* 73
Nephrotisches Syndrom 192, **563**
Nepresol *(Dihydralazin)* 46
Nerisona *(Diflucortolon)* 247
Nespo *(Darbepoetin alfa)* 78
Neulasta *(Pegfilgrastim)* 193
Neupogen 30 *(Filgrastim)* 193
Neupogen 48 *(Filgrastim)* 193
Neupro *(Rotigotin)* 215
Neuralgie 198, 205, 207, 211, 212, 230, 636
- Trigeminus- 484
Neuralgin *(ASS + Paracetamol + Coffein)* 112
Neuranidal N *(ASS + Paracetamol + Coffein)* 112
Neuritis 205, 221, 225
- nervi optici **535**
Neurium *(Alpha-Liponsäure)* 225
Neuroblastom 310, 317, 319
NeuroBloc *(Clostridium-botulinum-Toxin Typ B)* 220
Neuroborreliose 455
Neurocil *(Levomepromazin)* 234
Neurodermitis 245, 246, 247, **511**
Neuroendokrine Tumore 599
Neuroleptanalgesie 102, 200, 306
Neuroleptika 233
- Intoxikation **624**
- mittelstark potente 235
- schwach potente 233
- sehr stark potente 235
- stark potente 235
Neurolues 466, 520
Neurontin *(Gabapentin)* 211
Neuropathia vestibularis 551
Neuropathie 75
- diabetische autonome 342
Neuro-ratioph. N *(Thiamin + Pyridoxin)* 75
Neurotrat S forte *(Thiamin + Pyridoxin)* 75
Neurozystizerkose 188
Neutralisierungslösungen, Auge 266
Neutropenie 167, 168, 171, 193
- zytostatika-induziert 367
Nevirapin 181
Nexavar *(Sorafenib)* 323
Nexium *(Esomeprazol)* 143
Nexium Mups *(Esomeprazol)* 143
Niaspan *(Nicotinsäure)* 128
Nicergolin 223
Nicergolin Neuraxph. *(Nicergolin)* 223
Nicerium *(Nicergolin)* 223
Nicht-Opioid-Analgetika 302, 303
Nichtselektive Monoamin-Reuptake-Inhibitoren 227
Nichtsteroidale Antiphlogistika, Auge 260
Niclosamid 188, 467
Nicotinsäure 128
Nicotinylalkohol 423, 424
Nieren
- funktion, exkretorische 631
- Insuffizienz 53, 70, 73, 77, 78, 79, 131, 410, 631, 632
- Insuffizienz, Dosisanpassung 630, 631, 632
- karzinom **607**
- kolik 572
- steine 132, 275, 304, **572**
- Transplantation 192
- versagen 53, 56
- zellkarzinom 323, 324, 325
Niereninsuffizienz, chronische 561
Nierenversagen, akut 560
Nif Ten *(Nifedipin + Atenolol)* 52
Nifatenol *(Nifedipin + Atenolol)* 52
Nifedipin 33, 44, 51, 52, 401
- Gastroenterologie 444
- Kardiologie 340
- Ophthalmologie 537
- Pneumologie 396
- Toxikologie 623
NifeHEXAL *(Nifedipin)* 44
Nifical *(Nifedipin)* 44
Nifurantin *(Nitrofurantoin)* 174
Nifuretten *(Nitrofurantoin)* 174
Nikotinintoxikation 217
Nikotinsäure + Laropiprant 424

Nikotinsäurederivate 127
Nilotinib 323, 368
Nilvadipin 44
Nimbex *(Cisatracurium)* 203
Nimodipin 223
Nimodipin Carino *(Nimodipin)* 223
Nimodipin HEXAL *(Nimodipin)* 223
Nimotop *(Nimodipin)* 223
Nimustin 311
Nipent *(Pentostatin)* 329
Nipruss *(Nitroprussid-Na)* 46
Nirason N *(Pentaerithrityltetranitrat)* 58
Nisoldipin 44
Nitisinon 137
Nitoman *(Tetrabenazin)* 225
Nitrangin *(Glyceroltrinitrat)* 57
Nitrate 57
Nitrazepam 241
Nitrazepam Neuraxph. *(Nitrazepam)* 241
Nitrendipin 44, 52
Nitrendipin-ratioph. *(Nitrendipin)* 44
Nitrepress *(Nitrendipin)* 44
Nitro Carino *(Glyceroltrinitrat)* 57
Nitroderm *(Glyceroltrinitrat)* 57
Nitrofurantoin 174
Nitrofurantoin retard-ratioph. *(Nitrofurantoin)* 174
Nitroglycerin 33, 57, 537, 623
Nitroimidazole 170
Nitrolingual *(Glyceroltrinitrat)* 33, 57
Nitroprussidnatrium 46, 342, 621, 624
Nitrosoharnstoffe 311
Nitrosorbon *(Isosorbiddinitrat)* 58
Nivadil *(Nilvadipin)* 44
Nizoral *(Ketoconazol)* 185, 253
Nocardiose 169
Noctamid *(Lormetazepam)* 240
Nocturin *(Desmopressin)* 139
Nocutil *(Desmopressin)* 139
Nolvadex *(Tamoxifen)* 280
Non-Dihydropyridine 42
Non-Hodgkin-Lymphom 310, 313, 315, 317, 318, 319, 320, 328, 369, 371, **369**, **608**
Non-Nukleosidische Reverse-Transkriptase-Inhibitoren 181
Non-steroidale Antirheumatika 106, 302, 303
Nootrop *(Piracetam)* 223
Noradrenalin 65, 397, 473, 614, 616, 620, 624, 625
Noradrenalin-Reuptake-Inhibitoren 231
Norcuron *(Vecuronium)* 203
Norelgestromin 284
Norepinephrin 65
Norethisteron 278, 282, 283, 439, 584
Norethisteronacetat 586
Norethisteronenantat 281
Norflex *(Orphenadrin)* 221
Norflohexal *(Norfloxacin)* 167
Norflosal *(Norfloxacin)* 167
Norfloxacin 167
Norfloxacin-ratioph. *(Norfloxacin)* 167
Norfluxx *(Norfloxacin)* 167
Norgestimat 282, 283, 584
Norgestrel 585
Noristerat *(Norethisteronenantat)* 281
Norkotral Tema *(Temazepam)* 241
Normal/NPH Mischinsulin 420
Normalip Pro *(Fenofibrat)* 125
Normoc *(Bromazepam)* 239
Normofundin G5 *(Zweidrittel-elektrolytlösung)* 72
Normofundin OP *(Halbelektrolytlösung)* 72
Normoglaucon *(Pilocarpin + Metipranolol)* 263
Normoglaucon Mite *(Pilocarpin + Metipranolol)* 263
Normosang *(Hämin)* 137
Norprolac *(Quinagolid)* 286
Norspan *(Buprenorphin)* 104
Nortestosteron 577
Nortrilen *(Nortriptylin)* 228
Nortriptylin 228, 497
Norvasc *(Amlodipin)* 43
Norvir *(Ritonavir)* 183
Noscapin 98
Notfallkontrazeption 284
Nova T *(Intrauterinpessar mit Kupfer)* 284
Novalgin *(Metamizol)* 32, 111
Novaminsulfon-ratioph. *(Metamizol)* 111
Novanox *(Nitrazepam)* 241
Novantron *(Mitoxantron)* 320
Novastep *(Ethinylestradiol/ Levonorgestrel)* 283
Novesine *(Oxybuprocain)* 257
Novial *(Ethinylestradiol/ Desogestrel)* 283
Noviform *(Bibrocathol)* 259
Novirell B1 *(Thiamin)* 75
Novirell B12 *(Cyanocobalamin)* 75
Novirell B6 *(Pyridoxin)* 75
Novodigal *(Beta-Acetyldigoxin)* 63
Novomix 30 *(Insulinaspart + Verzögerungsinsulin)* 124
Novonorm *(Repaglinid)* 120
Novopam *(Pamidronsäure)* 134
Novopulmon *(Budesonid)* 96
NovoRapid *(Insulinaspart)* 123
NovoSeven *(Faktor VIIa)* 89
Novothyral *(Levothyroxin + Liothyronin)* 129
Noxafil *(Posaconazol)* 185
NPA-Insulin 124
NPH-Insulin 123, 416
Nplate *(Romiplostim)* 90
NPL-Insulin 124
NSAR 106, 302, 303
NSMRI 227
Nubral *(Harnstoff)* 254
Nukleosidische Reverse-Transkriptase-Inhibitoren 179
Nukleotidische Reverse-Transkriptase-Inhibitoren 179
Nutriflex combi *(Aminosäurelösung)* 73
Nuvaring *(Ethinylestradiol + Etonogestrel)* 284
Nystaderm *(Nystatin)* 253
Nystatin 188, 253, 455, 517, 522, 578, 579
- Urologie 572

Nystatin Stada *(Nystatin)* 188

O

Oberbauchbeschwerden 146
Oberflächenanästhetika, Auge 257
Obidoxim 625
Obidoximchlorid 334
Obsidan *(Propranolol)* 41
Obstinol M *(Paraffin)* 147
Obstipation 146, 147, 306
Octagam *(Immunglobuline)* 195
Octanine *(Faktor IX)* 89
Octaplex *(Prothrombinkomplex)* 89
Octostim *(Desmopressin)* 139
Octreotid 154, 440, 441, 442, 451, 600
Octreotid Depot 600
Octreotid Hexal *(Octreotid)* 154
Ocuflur OK *(Flurbiprofen)* 260
Oculotect *(Retinolpalmitat)* 265
Oculotect sine *(Filmbildner)* 265
Odansetron 583
Ödemausschwemmung 412
Ödeme 53, 54, 56, 57, 297, 298
OeKolp *(Estriol)* 276
Ofatumumab 17, 325
Offenwinkelglaukom, primäres 538
Oflohexal *(Ofloxacin)* 168
Oflox ct *(Ofloxacin)* 168
Ofloxacin 168, 258, 521, 528, 530, 557
Ofloxacin-ratioph. *(Ofloxacin)* 168
Oftaquix *(Levofloxacin)* 258
Ogostal *(Capreomycin)* 176
Ohr
- Ekzem 268
- Entzündung 268, 269
- Furunkel 269
- Reinigung 269
Okacin *(Lomefloxacin)* 258
Olanzapin 237, 498, 499, 500
Oligomenorrhoe 277
Oligurie 53, 410
Olmesartan 16, 38, 49, 50
Olmetec *(Olmesartan)* 38
Olmetec plus *(Olmesartan + Hydrochlorothiazid)* 49
Olopatadin 264, 529
Olsalazin 150
Ölsäure-Polypeptid-Kondensat 269
Olynth *(Xylometazolin)* 267
Omacor *(Omega-3-Säurenethylester)* 128
Omalizumab 100, 381
Ome Tad *(Omeprazol)* 143
Omedoc *(Omeprazol)* 143
Omega-3-Fettsäuren 127
Omega-3-Säurenethylester 128
Omep *(Omeprazol)* 143
Omep plus *(Omeprazol + Amoxicillin + Clarithromycin)* 144
Omeprazol 143, 144, 306, 441, 443, 444, 445, 446
Omeprazol Dura *(Omeprazol)* 143
Omeprazol-ratioph. NT *(Omeprazol)* 143
Omnic Ocas *(Tamsulosin)* 272
Onbrez *(Indacaterol)* 93
Oncaspar *(Asparaginase)* 328
Oncofolic *(Folinsäure)* 328
Ondansetron 153, 588
Ondansetron HEXAL *(Ondansetron)* 153
Ondansetron-ratioph. *(Ondansetron)* 153
One-Alpha *(Alfacalcidol)* 76
Onglyza *(Saxagliptin)* 121
Onkofluor *(Fluorouracil)* 316
Onkologie **588**
- supportive Therapie 588
Onkotrone *(Mitoxantron)* 320
Onsenal *(Celecoxib)* 110
Opatanol *(Olopatadin)* 264
Opdrit *(Opipramol)* 232
Ophtalmin *(Tetryzolin)* 265
Opiat-Intoxikation **624**
Opioide 101, 200
- Abhängigkeit 102, 104, 105
- Agonist mit Noradrenalin-Reuptake-Hemmung 106
- Agonisten 102, 303, 304
- Agonisten-Antagonisten 104
- Antagonisten 104
- Entzug 105
- Intoxikation 33, 105, 304
- Überhang 33
- Umstellung 101
Opipram *(Opipramol)* 232
Opipramol 232, 501
Opipramol Neuraxph. *(Opipramol)* 232
Opipramol-ratioph. *(Opipramol)* 232
Optidorm *(Zopiclon)* 243
Optikusneuropathie, ischämische 536
Optipect Kodein *(Codein)* 97
Optruma *(Raloxifen)* 279
Oral rehydration formula (WHO) 457
Oralpenicilline 157
Orap *(Pimozid)* 236
Orbitalphlegmone **526**
Orbitopathie, endokrine 540
Orciprenalin 94, 357, 358
Orelox *(Cefpodoxim-Proxetil)* 163
Orencia *(Abatacept)* 117
Orfadin *(Nitisinon)* 137
Orfiril *(Valproinsäure)* 210
Organophosphat-Intoxikation 334, 625
Organpräparate 265
Organtransplantation 191, 192, 310
Orgaran *(Danaparoid)* 81
Orlistat 136
Orphan drugs 136
Orphenadrin 221
Orphol *(Dihydroergotoxin)* 223
Ortoton *(Methocarbamol)* 221
Oseltamivir 178
Osmil *(Estradiol + Medroxyprogesteron)* 278
Osmofundin *(Mannitol)* 56
Osmosteril *(Mannitol)* 56
Osmotische Diuretika 56
Osnervan *(Procyclidin)* 217
Ösophagitis 443
Ösophaguskarzinom 312, 317, 321, **608**
Ösophagusvarizenblutung 139, 451
Ospolot *(Sultiam)* 212

Ossofortin D *(Colecalciferol + Calciumcarbonat)* 76
Ossofortin forte *(Colecalciferol + Calciumcarbonat)* 76
Osspulvit D3 *(Colecalciferol + Calciumcarbonat)* 76
Ostac *(Clodronsäure)* 133
Osteo
- dystrophie, renale 76
- lyse 133
- malazie 76, 428
- myelitis 159, **463**
- porose 69, 76, 130, 133, 134, 135, 276, 277, 278, 279, **426**
- sarkom 312, 313, 319, 321, 329
Osteoporoseprophylaxe 572
Osteotriol *(Calcitriol)* 76
Ostitis deformans Paget 429
Östradiolvalerat 585
Östrogen, konjugiert 427, 585
Östrogene 276, 277
- Gestagen-Kombination 281, 282, 283
- mangel 276
- rezeptor-Modulatoren 279
- test 276
Östrogene, konjugierte 276, 278
Osyrol *(Spironolacton)* 55
Osyrol-Lasix *(Spironolacton + Furosemid)* 57
Otalgan *(Phenazon + Procain)* 268
OTC-Ausnahmeliste 631
Otitis
- externa 268, 269, **547**
- externa circumscripta 548
- externa diffusa 547
- externa maligna 548
- media 268, 269, 463, 548
Otobacid N *(Dexamethason + Cinchocain)* 268
Otologika 268
Otriven *(Xylometazolin)* 265, 267
Ovarialfunktion 277
Ovarialkarzinom 310, 311, 312, 316, 318, 319, 320, 321, **609**
Ovastat *(Treosulfan)* 311
Ovestin *(Estriol)* 276
Ovoresta M *(Ethinylestradiol/ Lynestrenol)* 282
Ovulations
- hemmer 281, 282, 283, 284
- induktion 280
- stimulation 281
Oxacillin 158, 458, 459, 463, 503, 506, 507, 527, 543, 547
Oxaliplatin 312, 595, 596, 597, 598, 599, 600, 601, 602, 610
Oxaliplatin Hexal *(Oxaliplatin)* 312
Oxaliplatin Nc *(Oxaliplatin)* 312
Oxazepam 241
Oxazepam-ratioph. *(Oxazepam)* 241
Oxazolidinone 172
Oxcarbazepin 208, 478, 480, 484
Oxcarbazepin Dura *(Oxcarbazepin)* 208
Oxedrin 528
Oxicame 109
Oxiconazol 516
Oxilofrin 65
Oxis *(Formoterol)* 93
Oxprenolol 40
Oxybuprocain 257
Oxybutinin 575
Oxybutynin 270, 487, 575
Oxybutynin *(Oxybutynin)* 270
Oxybutynin-ratioph. *(Oxybutynin)* 270
Oxycodon 103
Oxycodon Beta *(Oxycodon)* 103
Oxycodon HEXAL *(Oxycodon)* 103
Oxycodon Stada *(Oxycodon)* 103
Oxycodon-ratioph. *(Oxycodon)* 103
Oxygesic *(Oxycodon)* 103
Oxymedin *(Oxybutynin)* 270
Oxymetazolin 267
Oxytetracyclin 258, 529
Oxytetracyclin *(Oxytetracyclin)* 258
Oxytocin 33, 139, 285
Oxytocin Carino *(Oxytocin)* 285
Oxytocin HEXAL *(Oxytocin)* 285
Oxyuriasis 463
Ozurdex *(Dexamethason)* 259
Ozym *(Pankreatin)* 149

P

Pabal *(Carbetocin)* 285
Paclitaxel 318, 589, 590, 592, 593, 594, 605, 606, 607, 609
Paclitaxel HEXAL *(Paclitaxel)* 318
Paediathrocin *(Erythromycin)* 165
Painbreak *(Morphin)* 103
Palexia retard *(Tapentadol)* 16, 106
Palifermin 193
Paliperidon 237, 500
Palladon *(Hydromorphon)* 102
Palmidronsäure 375
Palonosetron 153, 588
Paludrine *(Proguanil)* 190
Pamba *(Aminomethylbenzoesäure)* 85
Pamidron HEXAL *(Pamidronsäure)* 134
Pamidronsäure 134, 414
Pamifos *(Pamidronsäure)* 134
Pamorelin LA *(Triptorelin)* 274
Pan Ophtal *(Dexpanthenol)* 265
Panarteriitis nodosa 408
Panchelidon *(Schöllkrautextrakt)* 636
Pancuronium 203
Pancuronium Hikma *(Pancuronium)* 203
Pancuronium Inresa *(Pancuronium)* 203
Pancuronium-ratioph. *(Pancuronium)* 203
Pandemrix *(H1N1-Influenza-Impfstoff)* 197
Pangrol *(Pankreatin)* 149
Panikattacke **501**
Panikstörung 228, 229, 230, 239, **501**
Panitumumab 326, 599
Pankreas
- fistel 154
- insuffizienz, exokrine 149, 150, 305, 306
- karzinom 316, 321, 322
Pankreaskarzinom (exokrin) **609**
Pankreatin 149, 150, 306, 399, 448

Pankreatin Mikro-ratioph. *(Pankreatin)* 149
Pankreatitis **448**
Panoral *(Cefaclor)* 162
Panotile Cipro *(Ciprofloxacin)* 268
Panoxyl *(Benzoylperoxid)* 250
Panretin *(Alitretinoin)* 327
Pantolax *(Suxamethonium)* 204
Pantoprazol 143, 144, 443, 444, 445, 572
Pantoprazol HEXAL *(Pantoprazol)* 143
Pantoprazol Nyc *(Pantoprazol)* 143
Pantoprazol Stada *(Pantoprazol)* 143
Pantorc *(Pantoprazol)* 143
Pantostin *(Alfatradiol)* 255
Pantozol *(Pantoprazol)* 143
Pantozol control *(Pantoprazol)* 143
Pantozol control *(Pantoprazol)* 143
Panzytrat *(Pankreatin)* 149
Papillomvirus-Immunisierung 197
Papillomvirusimpfstoff 197
Paracefan *(Clonidin)* 244
Paracetamol 16, 110, 112, 113, 303, 388, 393
- Dermatologie 525
- Gastroenterologie 448
- HNO 544, 545, 549, 551
- Neurologie 401, 482, 483
Paracetamol comp Stada *(Paracetamol + Codein)* 112
Paracetamol HEXAL *(Paracetamol)* 110
Paracetamol-Intoxikation 91, 331, **625**
Paracetamol-ratioph. *(Paracetamol)* 110
Paracodin *(Dihydrocodein)* 97
Paraffin 147
Paranoia **501**
Parasympatholytika 66, 111, 145, 270
Parathormon 130, 131
Parathyroidhormon 130
Parecoxib 110
Parenterale Ernährung 71
- Stufenschema 71
- Tagesbedarf 71
Paricalcitol 77
Pariet *(Rabeprazol)* 144
Parkinsan *(Budipin)* 218
Parkinson 492
Parkinson-Syndrom 214, 215, 217, 492, **488**
Parkopan *(Trihexphenidyl)* 217
Parkotil *(Pergolid)* 215
Parlodel *(Bromocriptin)* 214, 285
Paromomycin 173, 452, 454
Paroxalon *(Paroxetin)* 230
Paroxat *(Paroxetin)* 230
Paroxetin 230, 497, 501, 502
Paroxetin-ratioph. *(Paroxetin)* 230
Paroxysmale nächtliche Hämoglobinurie 366
Partusisten *(Fenoterol)* 32, 286
Pasconeural Injectopas *(Procain)* 205
Pascorbin *(Ascorbinsäure)* 76
PAS-Fatol N *(Aminosalicylsäure)* 176
Paspertin *(Metoclopramid)* 32, 146
Passionsblumenextrakt 635
PaVK 361
- Thrombangiitis obliterans 361
Pazopanib 17, 323, 608
PecFent *(Fentanyl)* 102
Pediculosis capitis 514
Pediculosis pubis 514
Peeling-Creme 508
Pegabtanib 266
Pegasys *(Peginterferon alfa-2a)* 194
PEG-Epoetin beta 79
PEG-Filgrastim 367, 368, 372
Pegfilgrastim 193
PEG-IFN-alpha-2a 449, 450
PEG-IFN-alpha-2b 449, 450
Peginterferon alpha-2a 194
Peginterferon alpha-2b 194
Pegintron *(Peginterferon alpha-2b)* 194
Pegvisomant 140, 440
Pegyliertes IFN-alpha 368
Pelvic inflammatory disease 581
Pemetrexed 313, 593, 594
Pemolin 487
Pemphigus vulgaris 518
Penbutolol 40, 51
Penciclovir 252
Pendysin *(Benzylpenicillin-Benzathin)* 157
PenHEXAL *(Penicillin V)* 157
Penicillamin 115, 429
Penicillin G 156, 157, 393, 504
- Dermatologie 504, 520, 521
- HNO 544, 546
- Infektiologie 458, 466
- Kardiologie 358, 359
- Neurologie 490
- Ophthalmologie 529
- Toxikologie 615
- Urologie 564
Penicillin G *(Penicillin G)* 157
Penicillin Grünenthal *(Penicillin G)* 157
Penicillin V 156, 157, 358, 465, 504, 544, 545, 546
Penicillin V-ratioph. *(Penicillin V)* 157
Penicillin, Intoxikation 625
Penicilline 157
Pentacarinat *(Pentamidin)* 174
Pentaerithrityltetranitrat 58
Pentalong *(Pentaerithrityltetranitrat)* 58
Pentamidin 174
Pentasa *(Mesalazin)* 150
Pentatop *(Cromoglicinsäure)* 100
Pentohexal *(Pentoxifyllin)* 89
Pento-Puren *(Pentoxifyllin)* 89
Pentosanpolysulfat SP 54 *(Natrium-Pentosanpolysulfat)* 88
Pentostatin 329
Pentoxifyllin 89, 361, 536, 537
- HNO 550
Pentoxyverin 98
Pepcid akut *(Famotidin)* 142
Pepdul *(Famotidin)* 142
Peptide, regulatorische 154
Perazin 234, 499
Perazin Neuraxph. *(Perazin)* 234
Perchlorat 432

Perchlorat-Discharge-Test 130, 305
Perenterol *(Saccharomyces boulardii)* 149
Perfalgan *(Paracetamol)* 110, 482
Perfan *(Enoximon)* 66
Pergolid 215, 490
Pergolid HEXAL *(Pergolid)* 215
Pergolid Neuraxph. *(Pergolid)* 215
Periamin X *(Aminosäurelösung)* 73
Perichondritis 547
Periduralanästhesie 204
Perikarditis 361
Perimenopause 585
Perindopril 36, 48
Perindopril 1A Pharma *(Perindopril)* 36
Periorale Dermatitis 509
Periorbitale Schwellung 540
Peritonitis 159
Perkutane Aspiration-Injektion-Reaspiration 458
Perlinganit *(Glyceroltrinitrat)* 57
Permethrin 254, 514
Perniziöse Anämie 365
Perniziöse Katatonie 494
Perocur *(Saccharomyces boulardii)* 149
Peroxidasehemmer 129
Perphenazin 235
Perphenazin Neuraxph. *(Perphenazin)* 235
Pertussis-Immunisierung 196, 198
Pest 463
Peteha *(Protionamid)* 175
Pethidin 103, 304, 361, 401, 425, 448, 452, 475, 539, 572
Pethidin Hameln *(Pethidin)* 103
Petibelle *(Ethinylestradiol/ Drospirenon)* 282
Petinutin *(Mesuximid)* 213
Petnidan *(Ethosuximid)* 209
Pfefferminzöl 636
Pflanzenextrakte, diverse 636
Pfortaderhochdruck 451
Phäochromozytom 45, 342, **436**
Pharmakologie, Grundbegriffe 628
Pharyngitis **545**
Phasenprophylaktika 233
Phenazon 111, 268
Phenhydan *(Phenytoin)* 33, 208
Phenobarbital 209, 307, 478, 479, 615, 623
Phenobarbital Neuraxph. *(Phenobarbital)* 209
Phenolsulfonsäure 245
Phenolsulfonsäure-Phenol-Harnstoff-Methanal-Kondensat 517
Phenoxybenzamin 45, 436, 487
Phenoxymethylpenicillin 157, 505, 506
Phenoxypenicilline 157
Phenpro Abz *(Phenprocoumon)* 83
Phenprocoumon 83, 354, 362, 363, 394, 397, 493
Phenprogamma *(Phenprocoumon)* 83
Phenpro-ratioph. *(Phenprocoumon)* 83
Phentolamin 342, 436
Phenylbutazon 111
Phenylephrin 17, 263, 264, 265
Phenylketonurie 137
Phenylpropanolamin 136
Phenytoin 33, 208, 296, 307, 478, 484, 614, 615
Phenytoin AWD *(Phenytoin)* 208
Phlebothrombose 363
Phlegmone **507**
Phobie 227, 229, 230
Phobie, soziale 502
Pholdyston *(Etilefrin)* 65
Phosphatbinder 70
Phosphodiesterase-4-Inhibitor 95
Phosphodiesterase-5-Inhibitor 67
Phosphodiesterasehemmer 66, 272
Phosphonorm *(Aluminium-chloridhydroxid-Komplex)* 70
Photoallergische Dermatitis 513
Physiotens *(Moxonidin)* 45
Physostigmin 334, 474, 615, 616, 617, 618, 624
Phytodolor *(Zitterpappel-, Eschen- + Goldrutenkrautextrakt)* 636
Phytomenadion 77, 620
Phytosterol 272
Pidana *(Levonorgestrel)* 284
Pilocarpin 261, 263, 409, 538, 539
Pilocarpin *(Pilocarpin)* 261
Pilomann *(Pilocarpin)* 261
Pilopos *(Pilocarpin)* 261
Pima Biciron N *(Natamycin)* 258
Pimafucin *(Natamycin)* 187
Pimecrolimus 256, 511, 515
Pimozid 236, 499
Pindolol 40
Pioglitazon 122, 418
Pipamperon 238, 496
Pipamperon Neuraxph. *(Pipamperon)* 238
Pipemidsäure 167
Piperacillin 156, 159, 160, 386, 399, 448, 453, 457, 558, 583
Piperacillin + Tazobactam 387, 389, 390, 391, 392
Piperacillin Actavis *(Piperacillin)* 159
Piperacillin Eberth *(Piperacillin)* 159
Piperacillin Fresenius *(Piperacillin)* 159
Piperacillin HEXAL *(Piperacillin)* 159
Piperacillin Hikma *(Piperacillin)* 159
Piperacillin/Tazobactam Kabi *(Piperacillin + Tazobactam)* 160
Piperacillin-ratioph. *(Piperacillin)* 159
Piperonylbutoxid 254
Piracetam 223, 488
Piracetam-ratioph. *(Piracetam)* 223
Pirenzepin 145
Piretanid 48, 53
Piretanid 1A *(Piretanid)* 53
Piretanid HEXAL *(Piretanid)* 53
Piretanid Stada *(Piretanid)* 53
Pirfenidon 388
Piribedil 215
Piritramid 103, 304
Pirocutan *(Piroxicam)* 109
Piroxicam 109, 578, 580
Piroxicam-ratioph. *(Piroxicam)* 109
Pitressin *(Vasopressin)* 34

Pityriasis 248, 253
- versicolor **517**
Pix-lithanthracis-Paste 515
PK-Merz *(Amantadin)* 217
Plantago ovata 147
Planum *(Temazepam)* 241
Plasmaersatzmittel 74
Plasmapherese 536, 537, 568
Plasmaproteinbindung 628
PlasmaVolume *(Stärkederivat)* 74
Plasmozytom 134, 310, 311, 319, 328, 329
Plastulen N *(Folsäure + Eisen)* 77
Platinhaltige Verbindungen 312
Plattenepithelhyperplasie **577**
Plavix *(Clopidogrel)* 87
Plazentaschranke 630
Plenaxis *(Abarelix)* 273
Plendil *(Felodipin)* 43
Pleon RA *(Sulfasalazin)* 115
Plerixafor 193
Pletal *(Cilostazol)* 87
Pleuraempyem 360
Pleuraergüsse, maligne 320
Pleurale Infektionen **392**
Pleuramesotheliom, malignes 313
Pleuritis **392**, **393**
- exsudativa 392, **468**
- sicca 392
Plexusblockade 205
Pneumocystis-jirovecii-Pneumonie 169, 173, 174
Pneumokokken 156
- Endokarditits 359
- Immunisierung 196
Pneumokokkenpolysaccharid 196
Pneumonie 159, 162, 165, 167, 168, 169, 170, 171, 172, 463
- ambulant erworben 463, **388**
- Aspirations- 464
- Candida- 456
- nosokomial **390**
- nosokomiale 464
388
Pneumovax 23 *(Pneumokokken-polysaccharid)* 196
Podomexef *(Cefpodoxim-Proxetil)* 163
Podophyllotoxin 521
Podophyllotoxin-Derivate 317
Polidocanol 525
Poliomyelitis-Immunisierung 198
Poliomyelitis-Impfstoff 198
Polividon 529
Polivinylalkohol 529
Pollakisurie 270, 271
Poloniumintoxikation 334
Polyarthritis 108, 109, 110, 111, 114, 115, 117, 118, 304
Polycythaemia vera 311, 328, 367
Polyene 186
Polymenorrhoe 277
Polymixin 529
Polymorphe Lichtdermatose 513
Polymyalgia rheumatica **408**
Polymyxin 531
Polymyxin B 258, 260, 269
Polymyxin B + Neomycin + Gramicidin 530
Polymyxin-B-Sulfat 547
Polyneuropathie 207, 225, 230
Polyposis 110
Polyspectran *(Polymyxin B + Neomycin + Gramicidin)* 258
Polyspectran HC *(Polymyxin B + Bacitracin + Hydrocortison)* 269
Polysulfonsäure 71, 412
Polytrauma 297, 302
Polyvidon-Jod 503, 504, 505, 506, 511
Porphyria cutanea tarda 425
Porphyrie 137
- akut hepatische 425
- akut intermittierende 425
- chronisch hepatische 425
425
Posaconazol 185, 454
Posifenicol C *(Chloramphenicol)* 257
Posiformin *(Bibrocathol)* 259
Postanoxisches Myoklonus-Syndrom 223
Posterisan Akut *(Lidocain)* 155
Posterisan Corte *(Hydrocortison)* 154
Postherpetische Neuralgie, Prophylaxe 198
Postkoitalpille 284, **585**
Postkommotionelles Syndrom 223
Postmenopause 276, 277, 278, 279, **585**
Postpartale Blutung 33, 285
Post-Transplantations-Hyperlipidämie 126
Potenzen, analgetische 101
Povidon-Jod 543
PPSB-human Sd/Nano *(Prothrombinkomplex)* 89
PPSB-Konzentrat-S-TIM *(Prothrombinkomplex)* 89
Präcoma 173
Pradaxa *(Dabigatran)* 83
Prajmaliumbitartrat 60
Prämedikation 66, 239, 240, 241, 307, 472
Prämenstruelles Syndrom **576**
Pramino *(Ethinylestradiol/ Norgestimat)* 283
Pramipexol 215, 488, 490
Prasteron 278, 586
Prasugrel 87, 344
Pravabeta *(Pravastatin)* 126
Prava-Q *(Pravastatin)* 126
Pravasin protect *(Pravastatin)* 126
Pravastatin 126, 348, 349, 422, 423
Pravastatin Aurus *(Pravastatin)* 126
Pravastatin ct *(Pravastatin)* 126
Pravastatin HEXAL *(Pravastatin)* 126
Pravidel *(Bromocriptin)* 214, 285
Praxiten *(Oxazepam)* 241
Prazepam 241
Praziquantel 188, 467
Prazosin 46, 340
Prazosin-ratioph. *(Prazosin)* 46
Predni POS *(Prednisolon)* 259
Prednicarbat 246, 511, 512, 513, 518, 519
Prednicarbat Acis *(Prednicarbat)* 246
PredniHEXAL *(Prednisolon)* 116
Prednisolon 33, 116, 155, 245, 259, 260, 296, 300, 301, 381, 382, 385, 400, 402, 404, 405, 406, 407, 408, 409
- Anästhesie 473

- Dermatologie 510, 512, 513, 515, 518, 523, 525
- Endokrinologie 433, 435, 439
- Gastroenterologie 446, 447, 450
- Hämatologie 375, 376
- HNO 543, 546, 548, 550, 551
- Kardiologie 343, 358
- Ophthalmologie 528, 530, 532, 533, 534, 535, 536, 537, 540, 541
- Urologie 564, 565, 566, 567, 568

Prednisolon Jenapharm *(Prednisolon)* 116
Prednisolon LAW *(Prednisolon)* 245
Prednisolon+ Sulfacetamid 526
Prednisolon-ratioph. *(Prednisolon)* 116
Prednisolut *(Prednisolon)* 116
Prednison 116, 381, 385, 387, 388, 400, 409
- Endokrinologie 414, 437
- Hämatologie 365, 366, 367, 369, 370, 371, 372, 374, 375, 376
- HNO 546
- Infektiologie 466, 468, 469
- Kardiologie 346, 362
- Onkologie 611
- Urologie 567, 568, 569, 570, 571

Prednison HEXAL *(Prednison)* 116
Prednitop *(Prednicarbat)* 246
Pregabalin 212, 402, 487, 501
Pregnancy Risk Categories 630
Prelis *(Metoprololtartrat)* 40
Prent *(Acebutolol)* 39
Preotact *(Parathyroidhormon)* 130
Presinol *(Alpha-Methyldopa)* 45
Presomen *(Konjugierte Östrogene)* 276
Presomen compositum *(Konjugierte Östrogene + Medrogeston)* 278
Presomen Conti *(Konjugierte Östrogene + Medrogeston)* 278
Preterax N *(Perindopril + Indapamid)* 48
Prevenar-13 *(Pneumokokken-polysaccharid)* 196
Prezista *(Darunavir)* 182
Prialt *(Ziconotid)* 106
Pridinol 221
Prilace *(Ramipril + Piretanid)* 48
Priligy *(Dapoxetin)* 275
Prilocain 205
Primaquin 190
Primaquine *(Primaquin)* 190
Primäres Offenwinkelglaukom **538**
Primelwurzelextrakt 636
Primidon 213, 307, 478, 479, 492
Primidon Holsten *(Primidon)* 213
PRIND 87
Prinzmetal-Angina **350**
Priorix MMR *(Masern-Mumps-Röteln-Impfstoff)* 197
Priorix Tetra *(Masern-Mumps-Röteln-Varizellen-Impfstoff)* 197
Pritor 38
Pritor *(Telmisartan)* 38
Privigen *(Immunglobuline)* 195
Privin *(Naphazolin)* 267
Proarrhythmische Wirkung, Antiarrhythmika 357
Probenecid 131, 529
Probenecid *(Probenecid)* 131
Procain 205, 268
Procain Deltaselect *(Procain)* 205
Procain-Penicillin 579
Procarbazin 374, 375, 611
Procoralan *(Ivabradin)* 58
Procorum *(Gallopamil)* 42
Proctosigmoiditis 151
Proculin *(Naphazolin)* 264
Procyclidin 217
Profact Depot 2 *(Buserelin)* 274
Profact Depot 3 *(Buserelin)* 274
Profact nasal *(Buserelin)* 274
Profact pro injectione *(Buserelin)* 274
Progastrit *(Mg-hydroxid + Al-oxid)* 145
Progesteron 427, 576
Progesteron Depot Jenapharm *(Hydroxyprogesteroncaproat)* 277
Proglicem *(Diazoxid)* 124
Prograf *(Tacrolimus)* 192
Progressive Muskelentspannung nach Jacobson 483
Proguanil 190
Progynova *(Estradiol)* 276
Proktitis 155
Prolaktinhemmer 285
Prolaktinom 440
Prolia *(Denosumab)* 17
Proluton Depot *(Hydroxy-progesteroncaproat)* 277
Prometax *(Rivastigmin)* 224
Promethazin 33, 234, 494, 499, 583
Promethazin Neuraxph. *(Promethazin)* 234
Promyelozytenleukämie 329
Proneurin *(Promethazin)* 234
Propafenon 60, 355, 357
Propafenon ratioph. *(Propafenon)* 60
Propafenon Siga *(Propafenon)* 60
Propanol 548
Proparakain-POS *(Proxymetacain)* 257
Propecia *(Finasterid)* 255
Prophylaxe, Embolie- 354
Prophylux *(Propranolol)* 41
Propimedac *(Propiverin)* 270
Propionsäurederivate 107
Propiverin 270, 487
Propiverin Hexal *(Propiverin)* 270
Propofol 33, 202, 307, 453, 473, 474
Propofol lipuro *(Propofol)* 33, 202
Propofol-ratioph. *(Propofol)* 202
Propra comp.-ratioph. *(Propranolol + Triamteren + Hydrochlorothiazid)* 51
Propranolol 41, 51
- Endokrinologie 425, 431, 432, 436
- Gastroenterologie 451
- Kardiologie 342
- Neurologie 483, 489, 492
- Toxikologie 620, 622, 626

Propranolol Stada *(Propranolol)* 41
Propra-ratioph. *(Propranolol)* 41
Propycil *(Propylthiouracil)* 130
Propylthiouracil 130, 431
Propyphenazon 111
Proscar *(Finasterid)* 271
Prosmin *(Finasterid)* 271
Prospan *(Efeublätterextrakt)* 635
Prostacyclin 401
Prostadil *(Tamsulosin)* 272
Prostaglandin-Derivate 262
Prostaglandinsynthesehemmer 106, 107, 109, 110
Prostagutt *(Sägepalmenfruchtextrakt)* 636
Prostalitan *(Tamsulosin)* 272
Prostata
- hyperplasie 271, 272, 635, 636
- karzinom 138, 139, 273, 274, 276, 312, 318, 320, 328, **610**
- mittel 271

Prostatahyperplasie, benigne nodulär 575
Prostatitis 167, 168, **558**
- akut bakterielle 558
- chronisch bakterielle 559

Prostatitis, chronische 559
Prostavasin *(Alprostadil)* 88, 401
Prostazid *(Tamsulosin)* 272
Prostess *(Sägepalmenfruchtextrakt)* 636
Protagent *(Filmbildner)* 265
Protamin 622
Protamin Vale *(Protamin-HCl)* 83
Protamin-HCl 83
Protaminsulfat Me *(Protamin-HCl)* 83
Protaphane *(Verzögerungsinsulin)* 123
Protease-Inhibitoren 182
Proteasen 256
Protein C 85
Protein-C-Mangel 85
Proteine, knochenmorphogene 135
Proteinkinase-Inhibitoren 322
Proteinurie 38
Protelos *(Strontiumranelat)* 135
Proteus mirabilis 156
Proteus vulgaris 156
Prothazin *(Promethazin)* 234
Prothipendyl 234
Prothrombinkomplex 89
Prothyrid *(Levothyroxin + Liothyronin)* 129
Protionamid 175, 469
Protirelin 140
Protonenpumpenblocker 142, 144
Protopic *(Tacrolimus)* 256
Provas *(Valsartan)* 38
Provas comp. *(Valsartan + Hydrochlorothiazid)* 49
Provas maxx *(Valsartan + Hydrochlorothiazid)* 49
Proxen S *(Naproxen)* 108
Proxymetacain 257, 531
Prucaloprid 146
Pruritus 154
- bei Gallengangsverschluss 127

Pseudokrupp 33, 297
Pseudomembranöse Enterocolitis 171
Pseudomonas aeruginosa 156, 167
- Pneumonie, chronisch 173

Pseudomonaspenicilline 159
Psoradexan *(Dithranol + Harnstoff)* 247
Psoralon MT *(Dithranol + Salicylsäure)* 248
Psorcutan *(Calcipotriol)* 247
Psoriasis 118, 192, 245, 246, 247, 248, 249
- arthritis 114, 118, 304, 405
- arthropathica **520**
- pustulosa generalisata **519**
- vulgaris **518**

518
Psychoanaleptika 243
Psychose 32, 233, 234, 235, 236, 237, 238
Pubertas tarda 138
Puerperalfieber **583**
Pulmax *(Budesonid)* 96
Pulmicort *(Budesonid)* 96
Pulmicort Topinasal *(Budesonid)* 268
Pulmonalarterielle Hypertonie **395**
Pulmonale Hypertonie 67, 68, 298
- Therapeutika 67

Purin-Analoga 314
Puri-Nethol *(Mercaptopurin)* 314
Purpura 367
- fulminans 85
- idiopathische thrombozytopenische 195, 367
- immunthrombozytopenische 90

Pustulosis palmoplantaris 247, 248
Pyelonephritis 470, **556**
- unkompliziert 554

Pyodermien 251
Pyrafat *(Pyrazinamid)* 175
Pyrantel 189, 463
Pyrazinamid 175, 468, 469, 470, 485, 506, 528
Pyrazinamid *(Pyrazinamid)* 175
Pyrazolonderivate 110
Pyrazolon-Verbindungen, Intoxikation 625
Pyrcon *(Pyrvinium)* 189
Pyrethrine 254
Pyrethrum-Extrakt 514
Pyridostigmin 222
Pyridostigminbromid 487
Pyridostigmin-Intoxikation 66, 331
Pyridoxin 75, 76, 175, 429, 574, 583, 621
Pyrilax *(Bisacodyl)* 147
Pyrimethamin 174, 534
Pyrimidin-Analoga 315
Pyrvinium 189

Q

Qlaira *(Estradiol/Dienogest)* 283
Qo-Wert 629, 632
Quadropril *(Spirapril)* 37
Quadrupeltherapie 445
Quallenerytheme 255, 256
Quantalan *(Colestyramin)* 127
Quecksilber-Intoxikation 332, 334, 625
Quensyl *(Hydroxychloroquinsulfat)* 114
Querto *(Carvedilol)* 39
Questran *(Colestyramin)* 127
Quetiapin 238, 499
Quietiapin 498

Quilonorm *(Lithiumcarbonat)* 233
Quilonum retard *(Lithiumcarbonat)* 233
Quinagolid 286
Quinaplus Stada *(Quinapril + Hydrochlorothiazid)* 48
Quinapril 36, 48
Quinapril HEXAL *(Quinapril)* 36
Quinapril HEXAL comp. *(Quinapril + Hydrochlorothiazid)* 48
Quinapril Stada *(Quinapril)* 36
Quincke-Ödem **523**
Qutenza *(Capsaicin)* 17, 205
Q-Wert 630, 632

R

Rabeprazol 144
Rabipur *(Tollwutimpfstoff)* 198
Racecadotril 149, 305
Rachitis 76
- Prophylaxe 76, 77
Radedorm *(Nitrazepam)* 241
Radepur *(Chlordiazepoxid)* 239
Radiojod 431
Ralenova *(Mitoxantron)* 320
Ralofekt *(Pentoxifyllin)* 89
Raloxifen 279, 427, 586
Raltegravir 184
Ramilich *(Ramipril)* 36
Ramiplus Al *(Ramipril + Hydrochlorothiazid)* 48
Ramipril 36, 48, 52, 340, 347, 348, 350, 352, 563
Ramipril comp. ct *(Ramipril + Hydrochlorothiazid)* 48
Ramipril ct *(Ramipril)* 36
Ramipril HEXAL *(Ramipril)* 36
Ramipril Piretanid Sandoz *(Ramipril + Piretanid)* 48
Ramipril-ratioph. *(Ramipril)* 36
Ramipril-ratioph. comp. *(Ramipril + Hydrochlorothiazid)* 48
Rami-Q *(Ramipril)* 36
Rami-Q comp. *(Ramipril + Hydrochlorothiazid)* 48
Ramitanid Al *(Ramipril + Piretanid)* 48
Ranexa *(Ranolazin)* 59
Ranibeta *(Ranitidin)* 142
Ranibizumab 266, 537
- Ophthalmologie 540
Ranitic *(Ranitidin)* 142
Ranitidin 142, 444, 448, 550, 551
Ranitidin-ratioph. *(Ranitidin)* 142
Ranolazin 59
Rantudil *(Acemetacin)* 108
Rapamune *(Sirolimus)* 192
Rapifen *(Alfentanil)* 200
Rapilysin *(Reteplase)* 84
Rasagilin 216
Rasburicase 132
Rasilamlo *(Aliskiren + Amlodipin)* 16, 51
Rasilez *(Aliskiren)* 41
Rasilez HCT *(Aliskiren + Hydrochlorothiazid)* 51
Ratacand *(Candesartan)* 37
Ratacand plus *(Candesartan + Hydrochlorothiazid)* 48
Ratiograstim *(Filgrastim)* 193
Rauchentwöhnungsmittel 244
Raucherentwöhnung 244
Rauchgasinhalation 96
Raynaud-Syndrom 44, **401**
Reactine *(Cetirizin)* 98
Reaktive Arthritis 405
Reanimation 31, 34, 65, 296
Rebetol *(Ribavirin)* 184
Rebif *(Interferon beta-1a)* 194
Reboxetin 231
Recatol Mono *(Phenylpropanolamin)* 136
Recombinate *(Faktor VIII)* 89
Rectodelt *(Prednison)* 116
Rectogesic *(Glyceroltrinitrat)* 155
Refludan *(Lepirudin)* 83
Refluxkrankheit 443
Refluxösophagitis 142, 143, 144, 145, **443**
Refobacin *(Gentamicin)* 167, 251, 257
Refraktionsbestimmung 263
Regaine Frauen *(Minoxidil)* 255
Regaine Männer *(Minoxidil)* 255
Regenon *(Amfepramon)* 136
Regepithel *(Calciumpantothenat + Vitamin A + Vitamin B1)* 265
Regranex *(Becaplermin)* 255
Regulatorische Peptide 154
Reisediarrhoe-Prophylaxe 149, 305
Reisegold *(Dimenhydrinat)* 152
Reisekrankheit 152, 153, 306
Reisetabletten-ratioph. *(Dimenhydrinat)* 152
Reiter, Morbus **405**
Reiz
- darm 111, 636
- husten 97, 98
- syndrom, zentrales vestibuläres 152, 306
Reizgas-Intoxikation 625
Reizkonjunktivitis **528**
Rekawan *(Kalium)* 69
Rektumkarzinom 312, 315, 316, 321, 325, 326, 328
Relefact LHRH *(Gonadorelin)* 140
Relenza *(Zanamivir)* 179
Relestat *(Epinastin)* 264
Relistor *(Methylnaltrexon)* 146
Relpax *(Eletriptan)* 219
Remergil *(Mirtazapin)* 231
Remeron *(Mirtazapin)* 231
Remestan *(Temazepam)* 241
Remicade *(Infliximab)* 118
Remid *(Allopurinol)* 132
Remifemin *(Cimicifugaextrakt)* 635
Remifentanil 103, 200, 306, 474
Reminyl *(Galantamin)* 223
Remotiv *(Johanniskrautextrakt)* 635
Removab *(Catumaxomab)* 325
Renacor *(Enalapril + Hydrochlorothiazid)* 47
Renagel *(Sevelamer)* 70
Renatriol *(Calcitriol)* 76
Renininhibitoren, direkte 41, 51, 340
Rentibloc *(Sotalol)* 41, 61
Rentylin *(Pentoxifyllin)* 89
Renvela *(Sevelamer)* 70
ReoPro *(Abciximab)* 86
Repaglinid 120, 418
Repaglinid HEXAL *(Repaglinid)* 120
Repaglinid Stada *(Repaglinid)* 120
Replagal *(Agalsidase alfa)* 136

Reproterol 94, 100, 382, 383, 473
ReQuip *(Ropinirol)* 215, 490
Reserpin 53
Reserpin, Intoxikation 625
Resochin *(Chloroquin)* 114
Resochin *(Chloroquinphosphat)* 189
Resolor *(Prucaloprid)* 146
Resonium 560
Resonium A *(Polysulfonsäure)* 71
Resorption 628
Respiratorische Alkalose 415
Respiratorische Azidose **415**
Respiratory-Syncytial-Virus-Infektion 184
Restex *(L-Dopa + Benserazid)* 214
Restless-legs-Syndrom 214, 215 **490**
Retapamulin 251
Reteplase 84, 346
Retigabin 16, 212
Retinitis 178, 259
Retinochorioiditis 534
- Clindamycin-3f-Therapie 534
- Pyrimethamin-3f-Therapie 534
- Toxoplasmose 534
Retinolpalmitat 265, 531
Retrobulbärneuritis 486
Retrovir *(Zidovudin)* 181
Revatio *(Sildenafil)* 68
Reverse-Transkriptase-Inhibitoren
- non-nukleosidisch 181
- nukleosidisch 179
- nukleotidisch 179
Reviparin 81
Revlimid *(Lenalidomid)* 329
Revolade *(Eltrombopag)* 90
Rewodina *(Diclofenac)* 109
Reyataz *(Atazanavir)* 182
Rezidivprophylaxe bei Rhythmusstörungen 355
Rhabdomyosarkom 310
Rheologische Therapie 537
Rheothromb *(Urokinase)* 85
Rheuma-Basistherapeutika 113, 304
Rheumatische Erkrankungen 107, 108, 109, 110, 303, 326, 636
Rheumatisches Fieber 157
Rheumatoide Arthritis 402
Rhinex Nasenspray *(Naphazolin)* 267
Rhinisan *(Triamcinolon)* 268
Rhinitis **542**
- allergische 98, 99, 267, 268
Rhinivict *(Beclometason)* 268
Rhinologika 267
Rhinospray *(Tramazolin)* 267
rHu-Epo 562
Rhythmisierung 355
Rhythmusstörungen
- bradykarde **358**
- Rezidivprophylaxe 355
- tachykarde ventrikuläre 346 **353**
Riamet *(Artemether + Lumefantrin)* 189
Ribavirin 184, 450
Ribocarbo-L *(Carboplatin)* 312
Ribodocel *(Docetaxel)* 318
Ribodoxo *(Doxorubicin)* 319
Ribodronat *(Pamidronsäure)* 134
Riboepi *(Epirubicin)* 320
Riboflavin 75
Ribofluor *(Fluorouracil)* 316
Riboirino *(Irinotecan)* 321
Ribomustin *(Bendamustin)* 310
Riboposid *(Etoposid)* 318
Ribotax *(Paclitaxel)* 318
Riboxatin *(Oxaliplatin)* 312
Rickettsien 156
Ridaura *(Auranofin)* 114
Riedel-Thyreoiditis 433
Rifa *(Rifampicin)* 175
Rifabutin 176
Rifampicin 175
- Dermatologie 506, 507
- Infektiologie 459, 462, 467, 468, 469, 470
- Infektionen 469
- Neurologie 485
- Ophthalmologie 528
Rifampicin Hefa *(Rifampicin)* 175
Rifax *(Rifaximin)* 173
Rifaximin 173
Rifaximin *(Rifaximin)* 173
Rifun *(Pantoprazol)* 143
Rimexolon 259, 533
Rinderbandwurm 467
Ringer 343, 344, 382, 410, 411, 432, 448, 613
Ringer-Lactat *(Vollelektrolytlösung)* 71
Ringer-Lösung *(Vollelektrolytlösung)* 71
Riopan *(Magaldrat)* 144
Risedron Hexal *(Risedronsäure)* 134
Risedronat 426
Risedronat Heumann *(Risedronsäure)* 134
Risedronsäure 134, 427, 429
Risiko, erhöhte Blutfette 125
Risocon *(Risperidon)* 238
Rispe-Q *(Risperidon)* 238
Risperdal *(Risperidon)* 238
Risperdal Consta *(Risperidon)* 238
Risperidon 238, 497, 499, 500
Risperidon HEXAL*(Risperidon)* 238
Ritalin *(Methylphenidat)* 243
Ritonavir 183
Rituximab 326, 366, 367, 369, 370, 371, 372, 373, 404, 409
Rivanol-Lösung 526
Rivaroxaban 82
Rivastigmin 224, 495
Rivotril *(Clonazepan)* 210
Rizatriptan 219, 482
RoActemra *(Tocilizumab)* 118
Robinul *(Glycopyrroniumbromid)* 205
Rocaltrol *(Calcitriol)* 76
Rocephin *(Ceftriaxon)* 161
Rocornal *(Trapidil)* 58
Rocuronium 203, 306
Rocuronium-Antagonisierung 204
Rocuroniumbromid HEXAL *(Rocuronium)* 203
Rocuroniumbromid Kabi *(Rocuronium)* 203
Rodavan S *(Dimenhydrinat)* 152
Roferon A *(Interferon alpha-2a)* 194
Roflumilast 16, 95, 385
Rohypnol *(Flunitrazepam)* 240
Rökan *(Ginkgo biloba)* 635
Rolando-Epilepsie 212, 308
Romiplostim 90, 367

Romyk *(Roxithromycin)* 166
Ropinal *(Ropinirol)* 215
Ropinirol 215, 488, 490
Ropinirol dura *(Ropinirol)* 215
Ropinirol HEXAL *(Ropinirol)* 215
Ropivacain 205
Ropivacain Hexal *(Ropivacain)* 205
Rosacea 164, 249, 251, **509**
Rosskastanienextrakt 636
Rosuvastatin 126, 422, 423
Rotarix *(Rotavirusimpfstoff)* 198
RotaTeq *(Rotavirusimpfstoff)* 198
Rotaviren-Immunisierung 198
Rotavirusimpfstoff 198
Röteln-Immunisierung 197
Rotigotin 215
Roxi HEXAL *(Roxithromycin)* 166
Roxibeta *(Roxithromycin)* 166
Roxithromycin 166, 383, 385, 388, 389, 503, 505
rt-PA 84, 346, 363, 395, 536
- lokal 492
- systemisch 492
Rubiemen *(Dimenhydrinat)* 152
Rubiemol *(Paracetamol)* 110
Ruconest *(Conestat alfa)* 16, 90
Rudotel *(Medazepam)* 240
Rufinamid 208
Rulid *(Roxithromycin)* 166
Rupafin *(Rupatadin)* 99
Rupatadin 99, 524
Rusedal *(Medazepam)* 240
Rutosid 636
Rytmonorm *(Propafenon)* 60
Rytmonorm SR *(Propafenon)* 60

S

sab simplex *(Simeticon)* 148, 334
Sabril *(Vigabatrin)* 209
Saccharomyces boulardii 149, 305
Sägepalmenfruchtextrakt 636
Sägezahnpalmextrakt 575
Salazopyrine *(Sulfasalazin)* 150
Salazopyrine RA *(Sulfasalazin)* 115
SalbuHEXAL *(Salbutamol)* 93
Salbulair *(Salbutamol)* 93
Salbutamol 93, 94, 300, 301, 379, 380, 381, 382, 383, 384, 398
- Endokrinologie 413
- Kardiologie 343
Salbutamol-ratioph. *(Salbutamol)* 93
Salicylsäure 248, 254
Salicylsäurederivate 106
Salicylvaseline *(Salicylsäure)* 254
Saliprent *(Acebutolol + Mefrusid)* 50
Salizylate 106
Salizylsäure 518, 524
Salizylsäure-Spiritus 517, 524
Salizylsäure-Vaseline 514
Salmeterol 93, 97, 379, 380, 381, 384, 385
Salmonella 156, 464
- enteritidis 465
- paratyphi 464
- typhi 464
- typhimurium 465
Salmonella-typhi-Polysaccharid 196
Salmonellose 169, **464**
Salofalk *(Mesalazin)* 150
Salpingitis **560**, **580**
Salzsäure 75, 415
Salzsäure 7.25% *(Salzsäure)* 75
Samsca *(Tolvaptan)* 140
Sanasepton *(Erythromycin)* 249
Sanasthmax *(Beclometason)* 96
Sanasthmyl *(Beclometason)* 96
Sandimmun *(Ciclosporin)* 192, 248
Sandocal-D *(Colecalciferol + Calciumcarbonat)* 76
Sandoglobulin M *(Immunglobuline)* 195
Sandoparin Nm *(Certoparin)* 80
Sandostatin *(Octreotid)* 154
Sandostatin LAR Monatsdepot *(Octreotid)* 154
Sapropterin 137
Saquinavir 183
Sarkoidose **400**
Sarkom 310, 312, 313, 317, 318, 319, 320, 321, 327, 329
Saroten *(Amitriptylin)* 227
Sartane 37
Sauerstoff 342, 345, 347, 348, 349, 394, 396, 397, 398
Säureamide 204
Säuren-Intoxikation 626
Saxagliptin 419
Saxagliptin 121
Scabies 254, **514**
Scandicain *(Mepivacain)* 32, 205
Scharlach 157, **465**
Schaumbildner-Intoxikation 626
Schilddrüsen
- Blockade 130, 305
- Funktion 140
- hormone 128
- Malignom 129, 319
- Suppressionstest 129
Schilddrüsenhormone-Intoxikation 626
Schistosomiasis 188
Schizophrenie 233, 236, 237, 238, **499**
Schlafsterne *(Doxylamin)* 242
Schlafstörungen 233, 234, 237, 238, 239, 240, 241, 242, 243, 635
SchlafTabs-ratioph. *(Doxylamin)* 242
Schleifendiuretika 53
Schleimhaut
- anästhesie 204
- entzündung 635
- läsionen, Auge 265
- protektiva 113, 145
- schwellung, Nase 267
Schmerz 31, 32, 33, 97, 101, 102, 103, 104, 105, 106, 107, 108, 109, 110, 111, 112, 113, 200, 201, 202, 205, 218, 221, 227, 228, 234, 302, 303, 304, 306
- neuropathischer 198, 205, 207, 211, 212, 230, 636
- therapie **401**
Schock 31, 56, 65, 296, 297, 302
- kardiogener 348
- anaphylaktischer 31, 33, 65, 296
Schöllkrautextrakt 636

Schöllkraut-ratioph. *(Schöllkrautextrakt)* 636
Schwangerschaft 630
- Beratungsstellen für Arzneimittel 292
- Hypertonus 45
- Risikoklassen (FDA) 292
Schwarze Salbe Lichtenstein *(Ammoniumbituminosulfonat)* 245
Schweinebandwurm 467
Schwellung 108, 109, 303
- periorbitale 540
Schwermetallintoxikation 333
Schwindel 152, 224, 234, 242, **491**
Scopoderm TTS *(Scopolamin)* 153
Scopolamin 153, 264, 491, 530, 531, 533
Sebiprox *(Ciclopirox)* 252
Sebivo *(Telbivudin)* 180
Seborrhoe oleosa 248
Secale-Alkaloide 218
Sedaplus *(Doxylamin)* 242
Sedariston *(Johanniskraut- + Baldrianextrakt)* 635
Sedativa 238
Sedierung 33, 202, 241, 242, 307, 453
Sedotussin *(Pentoxyverin)* 98
Sehnen(scheiden)entzündung 109
Sekretionshemmung 205
Sekretolyse 300, 301, 302
Sekretolytika 91
Sekundärprophylaxe, postinfarzielle 348
Selectol *(Celiprolol)* 39
Selegilin 216, 488, 489
Selegilin Neuraxph. *(Selegilin)* 216
Selegilin-ratioph. *(Selegilin)* 216
Selektive Darmdekontamination 172
Selektive Immunsuppressiva 117, 224
Selektive Serotonin-Reuptake-Inhibitoren 229
Sempera *(Itraconazol)* 185
Sennoside 147
Sepsis 85, 159, 160, 161, 162, 165, 166, 167, 168, 170, 171, 173, 299
Serag-HAES 10% *(Stärkederivat)* 74
Serdolect *(Sertindol)* 238
Serenoa *(Sägepalmenfruchtextrakt)* 636
Seretide *(Salmeterol + Fluticason)* 97
Serevent*(Salmeterol)* 93
Sermion *(Nicergolin)* 223
Seroquel *(Quetiapin)* 238
Serotoninantagonisten 153
Serotonin-Noradrenalin-Reuptake-Inhibitoren 230
Serotonin-Reuptake-Inhibitoren, selektive 229
Seroxat *(Paroxetin)* 230
Serratia 156
Sertaconazol 253
Sertindol 238
Sertra Isis *(Sertralin)* 230
Sertralin 230, 497
Sertralin HEXAL *(Sertralin)* 230
Sertralin Neuraxph. *(Sertralin)* 230
Sevelamer 70
Sevelamerhydrochlorid 429
Sevikar *(Olmesartan + Amlodipin)* 49
Sevikar HCT *(Olmesartan + Amlodipin + Hydrochlorothiazid)* 16, 50
Sevofluran 203, 474
Sevoflurane Baxter *(Sevofluran)* 203
Sevorane *(Sevofluran)* 203
Sevredol *(Morphin)* 103
Sexualhormone 138, 273
Sexuell übertragbare Krankheiten **520,** 557
Shigellose 169, **465**
SIADH 140
Sialadenitis **551**
Sibelium *(Flunarizin)* 224
Siccaprotect *(Filmbildner)* 265
Sifrol *(Pramipexol)* 215
Sigabloc *(Atenolol + Chlortalidon)* 50
Sigacalm *(Oxazepam)* 241
Sigamuc *(Ambroxol + Doxycyclin)* 95
Sigaprim *(Trimethoprim + Sulfamethoxazol)* 169
Siklos *(Hydroxycarbamid)* 328
Sildenafil 68, 273, 396, 408, 487
Silibinin 615
Silodosin 272
Silomat *(Pentoxyverin)* 98
Simagel *(Almasilat)* 144
Simagel *(Magaldrat)* 144
Simethicon-ratioph. *(Simeticon)* 148
Simeticon 148, 150, 305, 334
Simponi *(Golimumab)* 118
Simulect *(Basiliximab)* 191
Simvabeta *(Simvastatin)* 127
Simvacor *(Simvastatin)* 127
SimvaHEXAL *(Simvastatin)* 127
Simvastatin 127, 128, 345, 422, 423, 493, 563
Simvastatin Acis *(Simvastatin)* 127
Simvastatin-ratioph. *(Simvastatin)* 127
Sinemet *(L-Dopa + Carbidopa)* 214
Singulair *(Montelukast)* 100
Sinuforton *(Primelwurzel- + Thymianextrakt)* 636
Sinupret *(Pflanzenextrakte)* 636
Sinusitis 168, 169, 635, 636, **544**
Sinusrhythmus 355
Sinustachykardie 353
Siofor *(Metformin)* 120
Sirdalud *(Tizanidin)* 221
Sirolimus 192
Siros *(Itraconazol)* 185
Sisare *(Estradiol + Medroxyprogesteron)* 278
Sisare *(Estradiol)* 276
Sita *(Sägepalmenfruchtextrakt)* 636
Sitagliptin 121, 122, 419
Sitosterin 272
Sitosterin Prostata *(Sitosterin)* 272
Sitosterinämie 128
Sixantone *(Leuprorelin)* 274

Sjögren Syndrom 409
S-Ketamin 473
Skiaskopie 264
Skid *(Minocyclin)* 164, 250
Skinoren *(Azelainsäure)* 249
Skleritis 259, **532**
Sklerodermie 407
Sklerodermie, progressiv systemische 407
Sklerose, multiple 486
Smektit 149
SNRI 230
Snup *(Xylometazolin)* 267
Sobelin *(Clindamycin)* 166
Sodbrennen 142
Sodormwell *(Diphenhydramin)* 242
Solaraze *(Diclofenac)* 256
Solian *(Amisulprid)* 236
Solifenacin 270, 487
Solosin *(Theophyllin)* 92
Solu-Decortin H *(Prednisolon)* 33, 116
Solupen Sine *(Dexamethason)* 268
Solutio Cordes Dexa N *(Dexamethason)* 246
Solutio pyoactini 511, 512, 513, 516, 518
Solvetan *(Ceftazidim)* 162
Solvex *(Reboxetin)* 231
Somatoforme Störungen 232
Somatorelin 141
Somatostatin 154
Somatostatin HEXAL *(Somatostatin)* 154
Somatostatin Inresa *(Somatostatin)* 154
Somatotropin 438
Somatuline Autogel *(Lanreotid)* 154
Somavert *(Pegvisomant)* 140
Somnosan *(Zopiclon)* 243
Somsanit *(4-Hydroxybuttersäure)* 202
Sonnenbrand 255, 256, 513
Soor **455**
Soorprophylaxe 572
Sorafenib 323, 608
Sorbisterit *(Polysulfonsäure)* 71
Sorbitol 56
Sorbitol-Infusionslsg. 40 *(Sorbitol)* 56
Sormodren *(Bornaprin)* 217
Sortis *(Atorvastatin)* 126
SotaHEXAL *(Sotalol)* 41, 61
Sotalex *(Sotalol)* 41, 61
Sotalol 41, 61, 355, 356, 357
Sotalol-ratioph. *(Sotalol)* 41, 61
Soventol *(Bamipin)* 255
Spannungskopfschmerz **483**
Spannungszustände 239, 240, 241
Spasman Scop *(Butylscopolamin)* 111
Spasmen 220, 221
- Gallenwege 112
- glatte Muskulatur 271
- Harnwege 111
- infantile 209
- Magen-Darm 111, 636
Spasmex *(Trospiumchlorid)* 271
Spasmolyt *(Trospiumchlorid)* 271
Spasmolytika 111
Spasmo-Mucosolvan *(Ambroxol + Clenbuterol)* 95
Spasmorelax *(Tetrazepam)* 221
Spasmo-Urgenin TC *(Trospiumchlorid)* 271
Spastik 220, 221, **491**
Spasuret *(Flavoxat)* 270
Spasyt *(Oxybutynin)* 270
Spermatogenese, Stimulation 281
Spersacarpin *(Pilocarpin)* 261
Spersadex *(Dexamethason)* 259
Spice-Intoxikation 626
Spinalanästhesie 204, 205
Spirapril 37
Spiriva *(Tiotropiumbromid)* 95
Spiriva Respimat *(Tiotropiumbromid)* 95
Spiro comp. *(Spironolacton + Furosemid)* 57
Spiro CT *(Spironolacton)* 55
Spiro D *(Spironolacton + Furosemid)* 57
Spironolacton 55, 57, 298, 348, 353, 397, 412, 451
Spironolacton-ratioph. *(Spironolacton)* 55
Spiropent *(Clenbuterol)* 94
Spitzwegerichextrakt 636
Spondylon *(Ketoprofen)* 108
Sporanox *(Itraconazol)* 185
Sprycel *(Dasatinib)* 322
Spülmittelintoxikation 148, 334
SSRI 229
Stalevo *(L-Dopa + Carbidopa + Entacapon)* 214
Stammzellen
- mobilisierung 193
- spende 193
- transplantation 311
Stangyl *(Trimipramin)* 228
Staphylex *(Flucloxacillin)* 158
Staphylococcus aureus 360, 459
- methicillinresistent 156, 158, 161, 164, 170, 171
- methicillinsensitiv 156, 158
Staphylokokken-Endokarditits 358
Staphylokokken-Furunkel 459
Staphylokokkeninfektionen 158, 172
Stärkederivate 74
Starlix *(Nateglinid)* 119
Statine 126
Status
- asthmaticus 33, 34, 94, 201, 202, 297
- epilepticus 31, 33, 208, 210, 239, 240, 296
Staurodorm *(Flurazepam)* 240
Stavudin 180
Stediril-d *(Ethinylestradiol/ Levonorgestrel)* 282
Steinkohlenteer 248, 511
Stelara *(Ustekinumab)* 249
Stenotrophomonas 156
Sterofundin *(Vollelektrolytlösung)* 71
Steroide, synthetische 277
Stesolid *(Diazepam)* 31, 239
Stickstofflost-Analoga 309
Stillzeit 630
Stilnox *(Zolpidem)* 243
Stiripentol 212
Stocrin *(Efavirenz)* 181
Strahlencolitis 150
Strattera *(Atomoxetin)* 243
Streptase *(Streptokinase)* 85

Streptococcus viridans 156
Strepto-Fatol *(Streptomycin)* 175
Strepto-Hefa *(Streptomycin)* 175
Streptokinase 85, 346, 362, 363, 395, 536
Streptokokken 156, 360
- Endokarditis 358
- Erysipel 459
- Scharlach 465
Streptomycin 175
Streptozocin 599, 600
Stressinkontinenz **575**
Stressulkusprophylaxe 142
Strongyloidiasis 188
Strontiumranelat 135, 427
Struma 129, 430
- blande 430
- euthyreot 430
Stupor
- depressiver **494**
- katatoner **494**
Subarachnoidalblutung 223
Suboxone *(Buprenorphin + Naloxon)* 104
Subutex *(Buprenorphin)* 104
Sucrabest *(Sucralfat)* 145
Sucralfat 145, 444
Sufentanil 103, 200, 306, 475
Sufentanil HEXAL *(Sufentanil)* 200
Sufentanil Hikma *(Sufentanil)* 200
Sugammadex 204, 475
Suizidalität, akute 494
Sulbactam 159, 160, 386
- Gastroenterologie 448, 453
- Gynäkologie 581, 583
- Infektiologie 457
Sulbactam Actavis *(Sulbactam)* 159
Sulbactam Eberth *(Sulbactam)* 159
Sulbactam HEXAL *(Sulbactam)* 159
Sulfacetamid 526
Sulfadiazin 169, 534
Sulfadiazin-Heyl *(Sulfadiazin)* 169
Sulfamethoxazol 169, 572
Sulfasalazin 115, 150, 403, 404, 405
Sulfasalazin HEXAL *(Sulfasalazin)* 115, 150
Sulfasalazin Heyl *(Sulfasalazin)* 150
Sulfonamide 169
Sulfonamid-Intoxikation **626**
Sulfonylharnstoffe 119
Sulmycin *(Gentamicin)* 251
Sulpirid 234
Sulpirid ct *(Sulpirid)* 234
Sulpirid-ratioph. *(Sulpirid)* 234
Sulpivert *(Sulpirid)* 234
Sultamicillin 160, 386, 389
Sultanol *(Salbutamol)* 93
Sultiam 212, 308
Sumatriptan 219, 481, 482
Sumatriptan 1A *(Sumatriptan)* 219
Sumatriptan CT *(Sumatriptan)* 219
Sumatriptan HEXAL *(Sumatriptan)* 219
Sumatriptan-ratioph. *(Sumatriptan)* 219
Sumavel DosePro *(Sumatriptan)* 219
Sunitinib 323, 600, 608
Superpep *(Dimenhydrinat)* 152
Supportivtherapie, Immunsuppression 572
Suprane *(Desfluran)* 202
Suprarenin *(Adrenalin)* 31, 65
Supraventrikuläre Tachykardie bei WPW-Syndrom 355
Supraviran *(Aciclovir)* 177
Suprax *(Cefixim)* 163
Suprefact Depot *(Buserelin)* 274
Surfont *(Mebendazol)* 188
Surgam *(Tiaprofensäure)* 108
Sustiva *(Efavirenz)* 181
Sutent *(Sunitinib)* 323
Suxamethonium 204
Suxilep *(Ethosuximid)* 209
Sycrest *(Asenapin)* 17, 232
Symbicort *(Formoterol + Budesonid)* 97
Symbioflor *(Enterococcus-faecalis-Autolysat)* 635
Sympal *(Dexketoprofen)* 107
Sympathomimetika 64, 92, 93, 94
- Auge 261
- Nase 267
Synacthen *(Tetracosactid)* 141
Syndets 504, 508
Syndrom
- akut, katatones **500**
- Bing-Horten 481
- Chylomikronämie 424
- Conn 435
- Cushing 434
- Fibromyalgie 401
- nephrotisches 563
- Parkinson 488
- prämenstruelles 576
- Raynaud 401
- Restless legs 490
- Sjögren 409
- von Willebrand-Jürgens 364
- Werner-Morrison 441
- Zollinger-Ellison 441
Synechien 263
Syneudon *(Amitriptylin)* 227
Synflorix *(Pneumokokkenpolysaccharid)* 196
Synphasec *(Ethinylestradiol/Norethisteron)* 283
Syntaris *(Flunisolid)* 268
Syntestan *(Cloprednol)* 115
Syntocinon *(Oxytocin)* 33, 285
Syntocynon 583
Syphilis **466**, **520**
Syphilis, Gravidität 466
Syrea *(Hydroxycarbamid)* 328
Systemische Beta-2-Sympathomimetika 93
Systral *(Chlorphenoxamin)* 256

T

T3 129
T4 129, 305
Tacalcitol 519
Tacholiquin *(Tyloxapol)* 91
Tachykardie 31, 63, 64
- AV-Knoten 355
- paroxysmale 31, 63
- Sinus- 353

- supraventrikuläre 31, 32, 34, 40, 42, 59, 60, 298, 355
- ventrikuläre 31, 59, 60, **356**
Tachystin *(Dihydrotachysterol)* 77
Tacrolimus 192, 256, 511, 515
Tadalafil 68, 273, 396, 408
Tadin *(Tamsulosin)* 272
Taenia 467
- saginata 467
- solium 467
Taeniasis 188, **467**
Tafil *(Alprazolam)* 239
Taflotan *(Tafluprost)* 262
Tafluprost 262
Tagamet *(Cimetidin)* 142
Tagesbedarf
- Aminosäuren 71
- Elektrolyte 71
- Energie 71
- Fett 71
- Kohlenhydrate 71
- Wasser 71
Talcid *(Hydrotalcit)* 144
Talidat *(Hydrotalcit)* 144
Talinolol 41
T-ALL 314
Taloxa *(Felbamat)* 213
Talso *(Sägepalmenfruchtextrakt)* 636
Talvosilen *(Paracetamol + Codein)* 112
Tambocor *(Flecainid)* 60
Tamiflu *(Oseltamivir)* 178
Tamoxifen 280, 433, 442, 576, 603
Tamoxifen HEXAL *(Tamoxifen)* 280
Tamoxifen ratioph. *(Tamoxifen)* 280
Tamsu-Astellas *(Tamsulosin)* 272
Tamsulosin 272, 575
Tamsulosin Beta *(Tamsulosin)* 272
Tamsulosin Hexal *(Tamsulosin)* 272
Tandemact *(Pioglitazon + Glimepirid)* 122
Tannin 525
Tannin-Teilbäder 512
Tannolact *(Phenolsulfonsäure)* 245
Tannosynt *(Phenolsulfonsäure)* 245
Tapentadol 16, 106
Tarceva *(Erlotinib)* 322
Tardocillin *(Benzylpenicillin-Benzathin)* 157
Tardyferon *(Eisen-II-Ion)* 78
Tardyferon *(Folsäure + Eisen)* 77
Targin *(Oxycodon + Naloxon)* 103
Targocid *(Teicoplanin)* 171
Targretin *(Bexaroten)* 328
Tarivid *(Ofloxacin)* 168
Tarka *(Verapamil + Trandolapril)* 52
Tarmed *(Steinkohlenteer)* 248
Tasigna *(Nilotinib)* 323
Tauredon *(Natriumaurothiomalat)* 114
Tavanic *(Levofloxacin)* 168
Tavegil *(Clemastin)* 31, 98, 256
Tavor *(Lorazepam)* 240
Taxane 318
Taxilan *(Perazin)* 234
Taxomedac *(Paclitaxel)* 318
Taxotere *(Docetaxel)* 318
Tazaroten 519
Tazobac *(Piperacillin + Tazobactam)* 160
Tazobactam 156, 159, 160, 386, 399
- Gastroenterologie 453
- Infektiologie 457
- Urologie 558
Tazocin *(Piperacillin + Tazobactam)* 160
TD Rix *(Tetanus- + Diphtherie-Toxoid)* 196
Td-Impfstoff Mérieux *(Tetanus- + Diphtherie-Toxoid)* 196
Td-pur *(Tetanus- + Diphtherie-Toxoid)* 196
Tebesium *(Isoniazid + Pyridoxin)* 175
tebesium-s *(Isoniazid)* 175
Tebonin *(Ginkgo biloba)* 635
Tefilin *(Tetracyclin)* 164
Tegafur 316
Tegretal *(Carbamazepin)* 207
Teicoplanin 171
Telbivudin 180, 450
Tele Stulln N *(Naphazolin)* 264
Telfast *(Fexofenadin)* 99
Telithromycin 166
Telmisartan 49
Telmisartan 16, 38, 49
Telzir *(Fosamprenavir)* 182
Temagin Pac *(ASS + Paracetamol + Coffein)* 112
Temazep ct *(Temazepam)* 241
Temazepam 241
Temgesic *(Buprenorphin)* 104
Temodal *(Temozolomid)* 313
Temozolomid 313, 603, 611
Temozolomid Hexal *(Temozolomid)* 313
Temsirolimus 324, 608
Tenecteplase 85
Teneretic *(Atenolol + Chlortalidon)* 50
Tenofovir 180, 181
Tenormin *(Atenolol)* 39
Tensobon *(Captopril)* 35
Tensobon comp. *(Captopril + Hydrochlorothiazid)* 47
Tensoflux *(Amilorid + Bendroflumethiazid)* 56
Tenuate *(Amfepramon)* 136
Tera Tad *(Terazosin)* 272
Terablock *(Terazosin)* 272
Teranar *(Terazosin)* 272
Terazosin 46, 272, 575
Terazosin HEXAL *(Terazosin)* 272
Terazosin Stada *(Terazosin)* 46
Terbinafin 187, 253, 516
Terbinafin CT *(Terbinafin)* 253
Terbinafin HEXAL *(Terbinafin)* 187
Terbinafin Sandoz *(Terbinafin)* 187
Terbinafinhydrochlorid Al *(Terbinafin)* 253
Terbinafinhydrochlorid Stada *(Terbinafin)* 253
Terbutalin 34, 93, 94, 300, 301, 379, 380, 382, 384, 473, 523
Terbutalin ratioph. *(Terbutalin)* 94
Terfenadin 99, 524
Terfenadin Al *(Terfenadin)* 99
Teriparatid 130, 427

Terlipressin 139
Terzolin *(Ketoconazol)* 253
Testim *(Testosteron)* 138
Testogel *(Testosteron)* 138
Testopatch *(Testosteron)* 138
Testosteron 138, 439
Testosteron-Depot *(Testosteron)* 138
Testosteronpropionat 577
Testosteronundecanoat 138
Testoviron-Depot *(Testosteron)* 138
Tetanus- + Diphtherie- + Pertussis-Toxoid 196
Tetanus- + Diphtherie-Toxoid 196
Tetanus-Immunisierung 196, 198
Tetmodis *(Tetrabenazin)* 225
Tetrabenazin 225
Tetracosactid 141
Tetracyclin 164, 249, 446, 520, 522, 543
Tetracyclin Wolff *(Tetracyclin)* 164
Tetracycline 164
Tetrahydrobiopterin (BH4)-Mangel 137
Tetramdura *(Tetrazepam)* 221
Tetrazepam 221, 484, 491
Tetrazepam Neuraxph. *(Tetrazepam)* 221
Tetrazepam-ratioph. *(Tetrazepam)* 221
Tetrazyklische Antidepressiva 228
Tetrilin E*(Tetryzolin)* 267
Tetryzolin 265, 267, 528
Tetryzolin Dmp *(Tetryzolin)* 267
Tevanate *(Alendronsäure)* 133
Teveten Mono *(Eprosartan)* 37
Teveten plus *(Eprosartan + Hydrochlorothiazid)* 48
Thalidomid 329, 375, 376
Thalidomide Celgene *(Thalidomid)* 329
Thallium-Intoxikation 626
Tham Koehler 3M *(Trometamol)* 75
Theodrenalin 66, 473
Theophyllin 34, 92, 297, 300, 380, 381, 382, 384
- Anästhesie 473
- Dermatologie 523
- HNO 543
- Kardiologie 343
Theophyllin, Intoxikation **626**
Theophyllin-ratioph. *(Theophyllin)* 92
Therapeutische Breite 629
Thevier *(Levothyroxin)* 129
Thiamazol 130, 304, 431, 432
Thiamazol Henning *(Thiamazol)* 130
Thiamazol HEXAL *(Thiamazol)* 130
Thiamin 75, 495, 496, 621
Thilorbin *(Oxybuprocain + Fluorescein)* 257
Thilo-Tears *(Filmbildner)* 265
Thiobitum *(Ammonium-bituminosulfonat)* 245
Thioctacid *(Alpha-Liponsäure)* 225
Thioguanin-GSK *(Tioguanin)* 314
Thiopental 201, 307, 473
Thiopental Inresa *(Thiopental)* 201
Thiopental Rotexmedica *(Thiopental)* 201
Thioridazin 234
Thioridazin Neuraxph. *(Thioridazin)* 234
Thomaeamin n 15% *(Aminosäurelösung)* 73
Thomaejonin *(Vollelektrolytlösung)* 71
Thomaejonin HX5 *(Halbelektrolytlösung)* 72
Thomaejonin OP *(Zweidrittel-elektrolytlösung)* 72
Thomapyrin *(ASS + Paracetamol + Coffein)* 112
Thomasin *(Etilefrin)* 65
Thrombangiitis obliterans 88, 361
Thrombininhibitoren 82, 89
Thrombocid *(Natrium-Pentosanpolysulfat)* 256
Thromboembolie 79, 80, 81, 82, 83, 85
Thromboembolische Risiken 84
Thrombophlebitis 256, 362
Thrombose 80, 81, 82, 85
- oberflächlich 82
- Prophylaxe 79, 80, 81, 82, 83, 84, 362
Thrombozytenaggregations-hemmer 86
Thrombozytendysfunktion 139
Thrombozythämie, essentielle 328, 368
Thybon *(Liothyronin)* 129
Thymianextrakt 636
Thymian-ratioph. *(Primelwurzel- + Thymianextrakt)* 636
Thyreoiditis
- de Quervain 433
- Hashimoto 433
- Riedel 433
- subakute **433**
433
Thyreostatika 129
Thyreotoxische Krise 130
Thyronajod *(Levothyroxin + Kaliumiodid)* 129
Thyrotardin-inject *(Liothyronin)* 129
Thyrozol *(Thiamazol)* 130
TIA 86, 87
Tiagabin 209
Tial *(Tramadol)* 105
Tiamon *(Dihydrocodein)* 97
Tiaprid 225, 477
Tiaprid HEXAL *(Tiaprid)* 225
Tiaprid Neuraxph. *(Tiaprid)* 225
Tiapridal *(Tiaprid)* 225
Tiapridex *(Tiaprid)* 225
Tiaprofensäure 108
Tibiafraktur 135
Tibolon 279, 487, 586
Ticagrelor 16, 87
Ticlopidin 87
Ticlopidin HEXAL *(Ticlopidin)* 87
Ticlopidin-ratioph. *(Ticlopidin)* 87
Tigecyclin 156, 165
Tigreat *(Frovatriptan)* 219
Tiklyd *(Ticlopidin)* 87
Tilicomp Beta *(Tilidin + Naloxon)* 105
Tilidin 105, 490, 539
Tilidin HEXAL comp *(Tilidin + Naloxon)* 105
Timo-Comod *(Timolol)* 261
TimoHexal *(Timolol)* 261

Timolol 261, 262, 263, 533, 537, 538, 539
Timolol Cv *(Timolol)* 261
Timolol-ratioph. *(Timolol)* 261
Timonil *(Carbamazepin)* 207
Tim-Ophtal *(Timolol)* 261
Timosine *(Timolol)* 261
Timo-Stulln *(Timolol)* 261
Timox *(Oxcarbazepin)* 208
Tinea
- capitis **515**
- corporis **515**
Tinidazol 454, 460, 467, 558
Tinktura Arning 512
Tinnitus aurium **550**
Tinzaparin 81
Tioconazol 253
Tioguanin 314
Tiopronin 334, 573
Tiorfan *(Racecadotril)* 149
Tiotropium 384
Tiotropiumbromid 95
Tipranavir 183
Tirgon *(Bisacodyl)* 147
Tirofiban 87, 344, 347
Titralgan *(ASS + Paracetamol + Coffein)* 112
Titretta *(Paracetamol + Codein)* 112
Tizanidin 221, 487
Tizanidin Teva *(Tizanidin)* 221
T-lymphoblastisches Lymphom 314
TNF-alpha 117, 326
Tobi *(Tobramycin)* 167
Tobra-cell *(Tobramycin)* 167
Tobramaxin *(Tobramycin)* 257
Tobramycin 167, 257, 391, 393, 399
Tocilizumab 118, 404
Toctino *(Alitretinoin)* 250
Tofranil *(Imipramin)* 228
Tokolyse 32, 286
Tolciclat 516
Tolid *(Lorazepam)* 240
Tollwut-Immunisierung 198
Tollwutimpfstoff 198
Tollwutimpfstoff (HDC) inaktiviert *(Tollwutimpfstoff)* 198
Tolnaftat 516
Toloniumchlorid 334, 624, 626
Tolperison 221
Tolperison HEXAL *(Tolperison)* 221
Tolperison Stada *(Tolperison)* 221
Tolterodin 271, 487, 575
Toluidinblau *(Toloniumchlorid)* 334
Tolvaptan 140, 411
Tonometrie 257
Tonsillektomie 360
Tonsillitis **545**
Topamax *(Topiramat)* 210
Topamax Migräne *(Topiramat)* 220
Topiramat 210, 220, 307, 478, 479, 480, 481, 483, 492
Topiramat CT *(Topiramat)* 210
Topiramat Heumann *(Topiramat)* 210
Topiramat Migräne Stada *(Topiramat)* 220
Topiramed *(Topiramat)* 210
Topisolon *(Desoximetason)* 247
Topoisomerase-I-Hemmer 321
Topotecan 321, 591
Topsym *(Fluocinonid)* 247
Toragamma *(Torasemid)* 53
Torasemid 53, 342, 347, 352, 411, 412, 451, 562
Torasemid HEXAL *(Torasemid)* 53
Torem *(Torasemid)* 53
Toremifen 280
Torisel Temsirolimus 324
Torsade de pointes 70, 357
Torticollis 221
Tostran 2% *(Testosteron)* 138
Totocortin *(Dexamethason)* 259
Toviaz *(Fesoterodin)* 270
Toxogonin *(Obidoximchlorid)* 334
Toxoplasmose 169, 174
- Retinochorioiditis 534
Tp Ophtal *(Pilocarpin + Timolol)* 263
Trabectedin 329
Tracleer *(Bosentan)* 67
Tractocile *(Atosiban)* 286
Tradelia *(Estradiol)* 276
Tramadol 16, 105, 113, 304, 401, 402, 428, 448, 490, 525
Tramadolor *(Tramadol)* 105
Tramadol-ratioph. *(Tramadol)* 105
Tramal *(Tramadol)* 105
Tramazolin 265, 267
Tramcinolon 513
Trancolong *(Flupirtin)* 221
Trancopal Dolo *(Flupirtin)* 221
Trandolapril 37, 52
Tränenersatzmittel 529
Tränenkanalinfektion 257
Tranexamsäure 86
Transtec PRO *(Buprenorphin)* 104
Tranxilium *(Dikaliumclorazepat)* 240
Tranylcypromin 229, 497
Trapidil 58
Trasicor *(Oxprenolol)* 40
Trastuzumab 326, 602, 607
Travatan *(Travoprost)* 262
Travex *(Tramadol)* 105
Travoprost 262, 263, 538
Trazodon 233
Trazodon HEXAL *(Trazodon)* 233
Trazodon Neuraxph. *(Trazodon)* 233
Tredalat *(Nifedipin + Acebutolol)* 52
Tredaptive *(Nicotinsäure + Laropiprant)* 128
Tregor *(Amantadin)* 217
Tremaril *(Metixen)* 217
Tremarit *(Metixen)* 217
Tremor, essentieller 41
Trenantone *(Leuprorelin)* 274, 280
Trental *(Pentoxifyllin)* 89
Treosulfan 311, 609
Treponema 156
- pallidum **466**
Tretinoin 250, 329, 508
Trevilor *(Venlafaxin)* 230
TRH 140
TRH Ferring *(Protirelin)* 140
Tri Thiazid *(Triamteren + Hydrochlorothiazid)* 56
Triamcinolon 116, 268, 515, 542
- Ophthalmologie 541

Triamcinolonacetonid 246, 402, 510, 548
Triamgalen *(Triamcinolonacetonid)* 246
TriamHEXAL *(Triamcinolon)* 116
Triampur comp. *(Triamteren + Hydrochlorothiazid)* 56
Triamteren 51, 55, 56, 57, 339, 396, 491
Triamteren comp.-ratioph. *(Triamteren + Hydrochlorothiazid)* 56
Triamteren Tri Sandoz *(Propranolol + Triamteren + Hydrochlorothiazid)* 51
Triapin *(Felodipin + Ramipril)* 52
Triapten *(Foscarnet)* 252
Triarese *(Triamteren + Hydrochlorothiazid)* 56
Triazolam 241
Trichinose 188
Trichomonas **579**
Trichomonas vaginalis 467
- Urethritis 467
- Vaginitis 467
Trichomoniasis 170, **467**
Trichuriasis 188
Triebdämpfung 139
Trientine 429
Triette AL *(Ethinylestradiol/ Levonorgestrel)* 283
Triflumann *(Trifluridin)* 259
Trifluridin 259, 530
Trifluridin-Augensalbe 461
Trigeminusneuralgie 207, **484**
Trigoa *(Ethinylestradiol/ Levonorgestrel)* 283
Trihexyphenidyl 217, 489
Trileptal *(Oxcarbazepin)* 208
Trimethoprim 169
Trimethoprim 169, 572
Trimidura *(Trimipramin)* 228
Trimineurin *(Trimipramin)* 228
Trimipramin 228, 497
Trimipramin Neuraxph. *(Trimipramin)* 228
Trinordiol *(Ethinylestradiol/ Levonorgestrel)* 283
TriNovum *(Ethinylestradiol/ Norethisteron)* 283
Tripelennamin 256
Tripletherapie
- französische 445
- italienische 445
Triptane 219
Triptorelin 274
Triquilar *(Ethinylestradiol/ Levonorgestrel)* 283
TRIS 36.34% *(Trometamol)* 75
Trisequens *(Estradiol + Norethisteron)* 278
Trisiston *(Ethinylestradiol/ Levonorgestrel)* 283
Trizivir *(Lamivudin + Zidovudin + Abacavir)* 180
Trizyklische Antidepressiva 227
Trobalt *(Retigabin)* 16, 212
Trofosfamid 310
Trometamol 75
Tromethamol 3 Molar *(Trometamol)* 75
Tropicamid 17, 264, 532, 533
Tropisetron 153
Trospi *(Trospiumchlorid)* 271
Trospiumchlorid 271, 487
Trusopt *(Dorzolamid)* 262
Truvada *(Emtricitabin + Tenofovir)* 180
Truxal *(Chlorprothixen)* 233
Tryasol *(Codein)* 97
Trypanosomiasis 174
Tryptophan 233
Tuberkulose 174, 175, 176
- Halslymphknoten- 468
- Haut- 470
- Lungen- 468
- Meningitis 469
- Miliar 469
- Pleuritis exsudativa 468
- Urogenital 470
467
Tuberkulostatika 174
- Kombinationen 175
- Reservemittel 176
Tuboovarialabszess 560, 580
Tularämie 175
Tumor, hormonaktiv 154
Tumorlyse 132
Tumornekrosefaktor-Alpha 117, 326
Tumorschmerz 102
Turfa *(Triamteren + Hydrochlorothiazid)* 56
Turimycin *(Clindamycin)* 166
Tutofusin *(Vollelektrolytlösung)* 71
Tutofusin G5 *(Vollelektrolytlösung)* 71
Tutofusin H G5 *(Halbelektrolytlösung)* 72
Tutofusin NS X *(Elektrolytlösung, kaliumfrei)* 72
Tutofusin OPG *(Zweidrittelelektrolytlösung)* 72
Tuttozem N *(Dexamethason)* 246
Twinrix Erwachsene *(Hepatitis-A- + -B-Impfstoff)* 197
Twinrix Kinder *(Hepatitis-A- + -B-Impfstoff)* 197
Twynsta *(Telmisartan + Amlodipin)* 16, 49
Tygacil *(Tigecyclin)* 165
Tyloxapol 91, 301, 302
Typherix *(Salmonella-typhi-Polysaccharid)* 196
Typhim Vi *(Salmonella-typhi-Polysaccharid)* 196
Typhus 159
Typhus-Immunisierung 196
Tyrosinämie 137
Tyrothricin 269
Tysabri *(Natalizumab)* 224
Tyverb *(Lapatinib)* 323
T-Zell-Lymphom, kutanes 328

U

Übelkeit 32, 146, 152, 153, 242, 306
Übergangszellkarzinom 317
Ubretid *(Distigmin)* 222
UDC *(Ursodeoxycholsäure)* 149
Udima *(Minocyclin)* 164, 250
Udrik *(Trandolapril)* 37
UFT Hartkapseln *(Tegafur)* 316
Ulcogant *(Sucralfat)* 145
Ulcozol *(Omeprazol)* 143
Ulcus
- gastroduodenal 142, 143, 144, 145, 306

- Haut 251, 255, 256
- Hornhaut 258
- molle 521
- prophylaxe 142, 143, 145
- therapeutika 142

Ulipristalacetat 284
Ulkuskrankheit 444
Ulnor *(Omeprazol)* 143
Ultiva *(Remifentanil)* 200
Ultracarbon *(Kohle, medizinische)* 149, 333
Ultracortenol *(Prednisolon)* 259
Ultralan *(Fluocortolon)* 116
Ultreon *(Azithromycin)* 165
Unacid PD *(Sultamicillin)* 160
Unat *(Torasemid)* 53
Unerwünschte Wirkungen 630
Unimax *(Felodipin + Ramipril)* 52
Uniphyllin *(Theophyllin)* 92
Unruhe 33, 233, 234, 235, 237, 242, 635, 636
Unruhezustände **496**
Uracil 316
Uralyt-U *(Kalium-Natrium-Hydrogencitrat)* 275
Urapidil 34, 46, 341, 582, 616
Urapidil Carino *(Urapidil)* 46
Urapidil Pharmore *(Urapidil)* 46
Urat-Nephropathie 132, 304
Uratsteine **573**
Urbason *(Methylprednisolon)* 116
Urea 40% 516
Urea 5-10% 511, 512, 514
Urem *(Ibuprofen)* 107
Ureotop *(Harnstoff)* 254
Urethritis 165, 557
- Candida 558
- Chlamydien 522, 557
- Mycoplasma 557
- Neisserien 558
- Trichomonas vaginalis 558

Urgeinkontinenz **575**
Uribenz *(Allopurinol)* 132
Uridin 225
Urikostatikum 132
Urikosurika 131
Urion *(Alfuzosin)* 271
Urivesc *(Trospiumchlorid)* 271
Uro Methin *(Methionin)* 275
Urogenitalinfektionen 164, 165, 166, 167, 168
Urogenitalsystem 552
Urogenitaltuberkulose 470
Urokinase 85, 363, 395, 536
Urokinase medac *(Urokinase)* 85
Urolithiasismittel 275
Urorec *(Silodosin)* 272
Urosepsis 555
Urospasmolytika 270
Uro-Tablinen *(Nitrofurantoin)* 174
Urothelkarzinom 317
Uroxatral *(Alfuzosin)* 271
Urozosin *(Terazosin)* 272
Urso *(Ursodeoxycholsäure)* 149
Ursochol *(Ursodeoxycholsäure)* 149
Ursodeoxycholsäure 149, 451, 452
Ursofalk *(Ursodeoxycholsäure)* 149
Urtikaria 98, 99, 256
- akute **523**
- chronische **524**
- Luftnot 523
- Quincke-Ödem 523
- Schock 523

523
Urtimed *(Rupatadin)* 99
Ustekinumab 249, 519
Uterus myomatosus 280
Uterusatonie, Prophylaxe 285
Utrogest *(Progesteron)* 427
Uveitis 259
- anterior **532**
- hintere **534**
- intermediäre **534**

532

V

Vagimid *(Metronidazol)* 170
Vaginitis 455
Vaginose, bakterielle 577
Valaciclovir 177, 461, 470, 522, 525
Valaciclovir 1A Pharma *(Valaciclovir)* 177
Valcyte *(Valganciclovir)* 178
Valdoxan *(Agomelatin)* 231
Valette *(Ethinylestradiol/Dienogest)* 281
Valganciclovir 178
Valiquid *(Diazepam)* 239
Valium *(Diazepam)* 31, 239
Valocordin Diazepam *(Diazepam)* 239
Valoron N *(Tilidin + Naloxon)* 105
Valproat 478
Valproat HEXAL *(Valproinsäure)* 210
Valproinsäure 210, 307, 308, 479, 480, 483, 488, 498, 499
Valsartan 38, 49, 50, 340, 350
Valtrex *(Valaciclovir)* 177
Valtrex S *(Valaciclovir)* 177
Vanco Cell *(Vancomycin)* 171
Vancomycin 156, 171, 391, 393, 398
- Infektiologie 458, 459, 462, 463
- Kardiologie 358
- Neurologie 485
- Ophthalmologie 535

Vancomycin Enterocaps *(Vancomycin)* 171
Vancomycin Hikma *(Vancomycin)* 171
Vancomycinhydrochlorid
- HNO 549

Vancomycin-ratioph. *(Vancomycin)* 171
Vancomycinresistente Enterokokken 156, 164
Vaniqa *(Eflornithin)* 256
Vantas *(Histrelinacetat)* 274
Vaqta *(Hepatitis A-Impfstoff)* 197
Vardenafil 273
Vareniclin 244, 384
Varicella-zoster-Immunisierung 198
Varicella-zoster-Impfstoff 198
Varilrix *(Varizellen-Impfstoff)* 198
Varivax *(Varizellen-Impfstoff)* 198
Varizella zoster 470
Varizellen 525
Varizellen-Immunisierung 197, 198
Varizellen-Impfstoff 198

Vascal uno *(Isradipin)* 43
Vasodilatatoren, periphere 342
Vasodilatatoren, direkte 46
Vasokonstriktiva 264
Vasomotal *(Betahistin)* 152
Vasopos N *(Tetryzolin)* 265
Vasopressin 34
Vasopressinantagonisten 140
Vasosan *(Colestyramin)* 127
Vasospasmen 223
Vectibix *(Panitumomab)* 326
Vecuronium 203, 307
Vecuronium Hikma *(Vecuronium)* 203
Vecuronium Inresa *(Vecuronium)* 203
Vecuronium-Antagonisierung 204
Velaglucerase alfa 17
Velcade *(Bortezomib)* 328
Velmetia *(Sitagliptin + Metformin)* 122
Vena poplitea 363
Venenleiden 636
Venentabs retard-ratioph. *(Rosskastanienextrakt)* 636
Venlafaxin 230, 497, 501, 502
Venlafaxin-CT *(Venlafaxin)* 230
Venlafaxin-ratioph. *(Venlafaxin)* 230
Venofer *(Eisen-III-Ion)* 78
Venoruton *(Rutosid)* 636
Venostasin *(Rosskastanienextrakt)* 636
Ventavis *(Iloprost)* 67
Ventilastin *(Salbutamol)* 93
Ventolair *(Beclometason)* 96
Ventrikuläre Tachykardie 356
Vepesid *(Etoposid)* 318
VeraHEXAL *(Verapamil)* 42
Veramex *(Verapamil)* 42
Verapamil 34, 42, 51, 52, 59, 298, 340, 347, 353, 354, 356, 481
Verapamil-ratioph. *(Verapamil)* 42
Veratide *(Verapamil + Hydrochlorothiazid + Triamteren)* 51
Verätzung, Auge **531**
Verbrennung, Auge **531**
Verbrennungen 166, 251, 255, 256
Verdauungsenzyme 149
Verdauungsstörung 150, 305
Vergentan *(Alizaprid)* 152
Vergiftung 149, 305, 330
Vermox *(Mebendazol)* 188
Vernakalanthydrochlorid 16, 62
Verner-Morrison-Syndrom 441
Verospiron *(Spironolacton)* 55
Verrucae
- planae **524**
- vulgares **524**
524
Verrucid *(Salicylsäure)* 254
Verrumal *(Salicylsäure + Fluorouracil + Dimethylsulfoxid)* 254
Verschreibungspflicht 631
Verteilung 628
Verteporfin 266
Vertigo Meresa *(Sulpirid)* 234
Vertigo-Vomex *(Dimenhydrinat)* 152
Verwirrtheit 235, 237, 238, 242
Verwirrtheitssyndrome **496**
Verzögerungsinsulin 123, 124
Verzögerungsinsuline 123
Vesanoid *(Tretinoin)* 329
Vesdil *(Ramipril)* 36
Vesdil Plus *(Ramipril + Hydrochlorothiazid)* 48
Vesicare *(Solifenacin)* 270
Vesikur *(Solifenacin)* 270
Vexol *(Rimexolon)* 259
VFEND *(Voriconazol)* 185
Viagra *(Sildenafil)* 273
Viani *(Salmeterol + Fluticason)* 97
Vibrio cholerae 457
Viburcol *(Pflanzenextrakte)* 636
Victoza *(Liraglutid)* 121
Vidarabin 3% 461
Vidaza *(Azacitidin)* 315
Videx *(Didanosin)* 179
Vigabatrin 209, 308
Vigantol *(Colecalciferol)* 76
Vigantoletten *(Colecalciferol)* 76
Vigil *(Modafinil)* 244
Vildagliptin 121, 122, 419
Vimpat *(Lacosamid)* 208
Vinblastin 317, 374, 589
Vinblastinsulfat-Gry *(Vinblastin)* 317
Vinca-Alkaloide 316
Vincristin 317, 367, 369, 370, 371, 372, 374, 375, 590, 591, 611
Vincristin Liquid L *(Vincristin)* 317
Vincristinsulfat Hexal *(Vincristin)* 317
Vincristinsulfat-Gry *(Vincristin)* 317
Vindesin 317
Vinflunin 317
Vinorelbin 317, 592, 593, 594, 606, 609
Vinorelbin Hexal *(Vinorelbin)* 317
Vinorelbin Nc *(Vinorelbin)* 317
VIPom 441
Viramune *(Nevirapin)* 181
Virazole *(Ribavirin)* 184
Viread *(Tenofovir)* 181
Viridal *(Alprostadil)* 273
Virilit *(Cyproteronacetat)* 139
Virunguent *(Idoxuridin + Dimethylsulfoxid)* 252
Virupos *(Aciclovir)* 258
Virushepatitis
- A, akute 449
- B, chronische 449
- C, chronische 450
Virusinfektionen der Lider **527**
Virustatika 176
- Auge 258
- Haut 251
Virzin *(Aciclovir)* 177
Visadron *(Phenylephrin)* 265
Visine Yxin *(Tetryzolin)* 265
Visken *(Pindolol)* 40
Vistabel *(Clostridium-botulinum-Toxin Typ A)* 220
Vistagan *(Levobunolol)* 261
Vistide *(Cidofovir)* 178
Visudyne *(Verteporfin)* 266
Vitaferro *(Eisen-II-Ion)* 78
Vitamin ADE 399
Vitamin ADEK 448, 451
Vitamin B1 (Thiamin) 75
Vitamin B1 + B6 + B12 + Folsr. 451

Vitamin B12 (Cyanocobalamin) 75, 76
Vitamin B12-ratioph. *(Cyanocobalamin)* 75
Vitamin B1-ratioph. *(Thiamin)* 75
Vitamin B2 (Riboflavin) 75
Vitamin B2 Jenapharm *(Riboflavin)* 75
Vitamin B6 485
Vitamin B6 (Pyridoxin) 75, 76
Vitamin B6-ratioph. *(Pyridoxin)* 75
Vitamin-C-Brause 531
Vitamin C Loges *(Ascorbinsäure)* 76
Vitamin D 448, 519
Vitamin D3 426, 438
Vitamin D3 Hevert *(Colecalciferol)* 76
Vitamin E 448
Vitamin K 448
Vitamin K1 (Phytomenadion) 77, 299
Vitamin-A-Säure 514
Vitamin-A-Säure-Creme 0,25-0,1% 524
Vitamine 75
- B 75
- C 76
- D 76
- K 77
Vitaminmangel
- B1 75
- B12 75, 76, 365
- B2 75
- B6 75, 76
- C 76
- D 76
Vitiligo 248
Viveo *(Tolperison)* 221
Vividrin *(Cromoglicinsäure)* 264, 267
Vividrin akut Azela *(Azelastin)* 264
Vivinox Sleep *(Diphenhydramin)* 242
Vobamyk *(Miconazol)* 253
Vocado *(Olmesartan + Amlodipin)* 49
Vocado HCT *(Olmesartan + Amlodipin + Hydrochlorothiazid)* 16, 50
Volibris *(Ambrisentan)* 67
Vollelektrolytlösungen 71
Volmac *(Salbutamol)* 94
Volon *(Triamcinolon)* 116
Volon A *(Triamcinolon)* 116, 246
Volonimat *(Triamcinolonacetonid)* 246
Voltaren *(Diclofenac)* 109
Voltaren ophtha *(Diclofenac)* 260
Voltaren plus *(Diclofenac + Codein)* 112
Vomacur *(Dimenhydrinat)* 152
Vomex *(Dimenhydrinat)* 482
Vomex A *(Dimenhydrinat)* 152
Von Willebrand-Jürgens-Syndrom 364
Vorhofflattern 298
Vorhofflattern/-flimmern 353, **354**
Vorhofflimmern 31, 59, 60, 62, 63, 64, 298, 346
Voriconazol 185, 454
Vorina *(Folinsäure)* 328
Votrient *(Pazopanib)* 17, 323
Votum *(Olmesartan)* 38
Votum plus *(Olmesartan + Hydrochlorothiazid)* 49
Vpriv *(Velaglucerase alfa)* 17, 137
VRE 156, 164
Vulvadysplasie 197
Vulvadystrophie **577**
Vulvovaginitis
- bakterielle **522**
- Candida 522, 578
- Herpes simplex 461, **522**, **578**
- Trichomonaden **579**
522, **577**

W

Wachstums
- faktoren 193
- Hormonrezeptor-Antagonisten 140
- Unterdrückung 138
WADA 640
Wadenkrämpfe 220
Wahnerkrankung **501**
Warfarin 84
Wärmeautoantikörper 365
Warzen 254
Wechselwirkungen 630
Wegener-Granulomatose 409
Wehen
- hemmer 286
- induktion 285
- vorzeitige 32, 70, 286
Weichteilinfektionen 158, 159, 160, 161, 162, 163, 165, 166, 167, 168, 169, 171, 172, 173
Weichteilsarkom 310, 313, 319, 320, 329
Weißdornblätterextrakt 636
Weißdorn-ratioph. *(Weißdornblätterextrakt)* 636
Wellvone *(Atovaquon)* 173
West-Syndrom 308
WHO-Stufenschema 401
Wick Husten *(Dextromethorphan)* 97
Wick Sinex *(Oxymetazolin)* 267
Wilms-Tumor 317, 319
Wilson, Morbus 429
Windpocken **470**
Winkelblockglaukom, akut 539
Winobanin *(Danazol)* 524
Wirkmechanismen 628
Wirkung 628
World Anti-Doping Agency 640
WPW-Syndrom 31, 355
Wundinfektion 251

X

Xagrid *(Anagrelid)* 328
Xalacom *(Latanoprost + Timolol)* 263
Xalatan *(Latanoprost)* 262
Xanef *(Enalapril)* 35
Xanthin-Oxidase-Inhibitoren 132
Xarelto *(Rivaroxaban)* 82
Xatral *(Alfuzosin)* 271
Xelevia *(Sitagliptin)* 121
Xeloda *(Capecitabin)* 315
Xenazine *(Tetrabenazin)* 225
Xenical *(Orlistat)* 136

Xeomin *(Clostridium-botulinum-Toxin Typ A)* 220
Xeristar *(Duloxetin)* 230
Xidan Edo *(Hyaluronsäure)* 265
Xifaxan *(Rifaximin)* 173
Xigris *(Drotrecogin alfa)* 85
Xilopar *(Selegilin)* 216
Ximovan *(Zopiclon)* 243
Xipa Tad *(Xipamid)* 54
Xipamid 54, 57, 352, 562, 563
Xipamid Beta *(Xipamid)* 54
Xipamid HEXAL *(Xipamid)* 54
Xolair *(Omalizumab)* 100
Xomolix *(Droperidol)* 152
Xusal *(Levocetirizin)* 99
Xylocain *(Lidocain)* 60, 204
Xylocitin Cor *(Lidocain)* 60
Xylocitin Loc *(Lidocain)* 204
Xylometazolin 265, 267
Xylomethazolinhydrochlorid 542, 544, 548
Xylonest *(Prilocain)* 205
Xyrem *(4-Hydroxybuttersäure)* 213
Xyzall *(Levocetirizin)* 99

Y

Yasmin *(Ethinylestradiol/Drospirenon)* 282
Yasminelle *(Ethinylestradiol/Drospirenon)* 282
Yaz *(Ethinylestradiol/Drospirenon)* 282
Yentreve *(Duloxetin)* 275
Yersinia pestis 463
Yersinien 463
Yocon-Glenwood *(Yohimbin)* 273
Yohimbin 273
Yohimbin-Spiegel *(Yohimbin)* 273
Yomesan *(Niclosamid)* 188
Yomogi *(Saccharomyces boulardii)* 149
Yondelis *(Trabectedin)* 329

Z

ZacPac *(Pantoprazol + Amoxicillin + Clarithromycin)* 144, 445
Zaditen *(Ketotifen)* 100
Zahninfektionen 157, 166, 170
Zalain *(Sertaconazol)* 253
Zaldiar *(Paracetamol + Tramadol)* 16, 113
Zanamivir 179
Zanipress *(Lercanidipin + Enalapril)* 52
Zantic *(Ranitidin)* 142
Zavedos *(Idarubicin)* 320
Zavedos Oral *(Idarubicin)* 320
Zavesca *(Miglustat)* 137
Zebinix *(Eslicarbazepinacetat)* 207
Zeffix *(Lamivudin)* 180
Zeldox *(Ziprasidon)* 238
Zemplar *(Paricalcitol)* 77
Zenapax *(Daclizumab)* 192
Zentral wirksame Abmagerungsmittel 135
Zentralarterienembolie 536
- Lysetherapie 536
Zentrales vestibuläres Reizsyndrom 152
Zentralvenenthrombose 537
- rheologische Therapie 537
Zentropil *(Phenytoin)* 208
Zerebrale Ischämie 492
Zerit *(Stavudin)* 180
Zervikale Dystonie 220
Zervixdysplasie 197
Zervixkarzinom 197, 310, 312, 321
Zervizitis 579
- Chlamydien 579
- Gonokokken 579
- Herpes simplex 461, 580
Ziagen *(Abacavir)* 179
Ziconotid 106
Zidovudin 180, 181
Ziel-INR 84
Zienam *(Imipenem + Cilastatin)* 171
Zinacef *(Cefuroxim)* 161
Zindaclin *(Clindamycin)* 249
Zink 429
Zink-Intoxikation 334, 626
Zinkoxid 155
Zinnat *(Cefuroxim-Axetil)* 163
Ziprasidon 238, 499, 500
Zirrhose, primär biliäre 149, 451
Zithromax *(Azithromycin)* 165
Zitrat 414
Zitterpappelextrakt 636
ZNS-Malignome 611
ZNS-Tumoren 311, 313
Zocor *(Simvastatin)* 127
Zodin *(Omega-3-Säurenethylester)* 128
Zofran *(Ondansetron)* 153
Zoladex *(Goserelin)* 274, 280
Zoldem *(Zolpidem)* 243
Zoledronat 375, 426
Zoledronsäure 134, 414, 427
Zolim *(Mizolastin)* 99
Zoliparin *(Aciclovir)* 258
Zollinger-Ellison-Syndrom 142, 143, 144, **441**
Zolmitriptan 219, 482
Zoloft *(Sertralin)* 230
Zolpidem 243
Zolpidem-ratioph. *(Zolpidem)* 243
Zolpinox *(Zolpidem)* 243
Zometa *(Zoledronsäure)* 134
Zomig *(Zolmitriptan)* 219
Zonegran *(Zonisamid)* 208
Zonisamid 208
Zop 7.5 *(Zopiclon)* 243
Zopiclon 243
Zopiclon-ratioph. *(Zopiclon)* 243
Zostavax *(Varicella-Zoster-Impfstoff)* 198
Zoster 525
- ophthalmicus 177
- oticus 548
Zostex *(Brivudin)* 177
Zovirax *(Aciclovir)* 177, 251, 258
Zuclopenthixol 235, 494
Zwangserkrankung 502
Zwangsstörung 227, 229, 230
Zweidrittelelektrolytlösungen 72
Zweiphasenpräparate 584
Zwergbandwurm 188
Zyban *(Bupropion)* 244
Zyklitis 259, 263
Zyklolat *(Cyclopentolat)* 263
Zykloplegie 263, 264
Zykloplegika 263
Zyklusstörungen 276, 277, 285, 286

Zyloric *(Allopurinol)* 132
Zymafluor D *(Colecalciferol + Fluorid)* 77
Zypadhera*(Olanzapin)* 237
Zyprexa *(Olanzapin)* 237
Zyrtec *(Cetirizin)* 98
Zystennieren 557
Zystin 510
Zystinsteine 573
Zystitis 470, 635
- Dauerkatheterträger 556 **552**
- rezid. bakterielle 553
Zytochrom-P450-System 633
- CYP1A2 633
- CYP2C19 634
- CYP2C9 633
- CYP2D6 634
- CYP2E1 634
- CYP3A 633
Zytomegalie-Ösophagitis 443
Zytotoxische Antibiotika 319
Zytrim *(Azathioprin)* 191
Zyvoxid *(Linezolid)* 172

Programmübersicht

pockets

Akupunktur pocket	978-3-89862-291-2
Anamnese & Untersuchung pocket	978-3-89862-289-9
Anatomie fast	978-3-89862-276-9
Arzneimittel pocket 2012	978-3-89862-729-0
Arzneimittel pocket plus 2012	978-3-89862-730-6
Arzneimittel Infektionen pocket	978-3-89862-273-8
Arzneimittel Pädiatrie pocket	978-3-89862-249-3
Arzneimittel Phytotherapie pocket	978-3-89862-258-5
Arzneimittel Rettungsdienst p.	978-3-89862-292-9
Arzneimittel Therapie 09-10	978-3-89862-297-4
Austria Arzneimittel pocket	978-3-89862-293-6
Biologie fast	978-3-89862-232-5
Chirurgie fast	978-3-89862-261-5
Dermatologie pocket	978-3-89862-214-1
Differenzialdiagnose pocket	978-3-89862-280-6
EKG Fälle pocket	978-3-89862-266-0
EKG pocket	978-3-89862-732-0
Heilpraktiker Kompaktwissen p.	978-3-89862-299-8
Homöopathie pocket	978-3-89862-246-2
Homöopathie für Kinder pocket	978-3-89862-727-6
Labormedizin pocket	978-3-89862-726-9
Medizinisches Englisch pocket	978-3-89862-239-4
Medizinisches Französisch pocket	978-3-89862-264-6
Medizinisches Spanisch pocket	978-3-89862-240-0
Mensch Körper pocket	978-3-89862-712-2
Mensch Körper pocket XXL Band 1	978-3-89862-721-4
Mensch Körper pocket XXL Band 2	978-3-89862-722-1
Mensch Körper pocket XXL Band 3	978-3-89862-723-8
Mensch Körper XXL Band 1-3 Set	978-3-89862-724-5
Neurologie pocket	978-3-89862-253-0
Normalwerte pocket	978-3-89862-230-1
Notfallmedikamente pocket	978-3-89862-733-7
Pneumologie pocket	978-3-89862-279-0
Psychiatrie fast	978-3-89862-243-1
Wörterbuch Medizin pocket	978-3-89862-298-1
Patientologie	978-3-89862-908-9
Physiotherapie pocket	978-3-89862-714-6

XXS pockets

Affektive Störungen XXS pocket	978-3-89862-527-2
Anästhesie XXS pocket	978-3-89862-519-7
Antiinfektiva XXS pocket	978-3-89862-534-0
Asthma XXS pocket	978-3-89862-533-3
COPD XXS pocket	978-3-89862-524-1
Diabetes mellitus XXS pocket	978-3-89862-536-4
Hämatologie XXS pocket	978-3-89862-510-4
Hypertonie XXS	978-3-89862-528-9
Impfungen XXS pocket	978-3-89862-523-4
Infektionen XXS pocket	978-3-89862-530-2
Kardiologie XXS pocket	978-3-89862-509-8
KHK XXS pocket	978-3-89862-522-7
Neurologie XXS pocket	978-3-89862-285-1
Notaufnahme Innere Med. XXS p.	978-3-89862-513-5
Pankreas XXS pocket	978-3-89862-521-0
Pädiatrie XXS pocket	978-3-89862-537-1
Pneumonie XXS pocket	978-3-89862-532-6
Regionalanästhesie XXS pocket	978-3-89862-520-3
Stroke XXS pocket	978-3-89862-535-7
Thrombose/Embolie XXS pocket	978-3-89862-525-8
Virologie XXS pocket	978-3-89862-526-5

pockettools und pocketflyer

Asthma/COPD pockettool	978-3-89862-315-5
DANI pockettool	978-3-89862-316-2
EKG pockettool	978-3-89862-314-8
EKG Lineal pockettool	978-3-89862-318-6
Med. Engl. pockettool	978-3-89862-317-9
Diabetes pocketflyer	978-3-89862-663-7
EEG pocketflyer	978-3-89862-660-6
Hypertonie pocketflyer	978-3-89862-661-3

Jetzt auch als iPhone App!